全国高等医药院校经典教材

神 经 病 学

（第四版）

名誉主编　吕传真
主　　编　汪　昕　董　强
副主编　王　坚　赵重波　丁　晶

U0188349

上海科学技术出版社

图书在版编目（CIP）数据

神经病学 / 汪昕，董强主编. -- 4版. -- 上海 ：
上海科学技术出版社，2022.3
ISBN 978-7-5478-5653-6

Ⅰ. ①神… Ⅱ. ①汪… ②董… Ⅲ. ①神经病学－高
等学校－教材 Ⅳ. ①R741

中国版本图书馆CIP数据核字(2022)第013597号

神经病学（第四版）

名誉主编　吕传真

主　　编　汪　昕　董　强

副主编　王　坚　赵重波　丁　晶

上海世纪出版(集团)有限公司
上海科学技术出版社　出版、发行
(上海市闵行区号景路 159 弄 A 座 9F－10F)
邮政编码 201101　　www.sstp.cn
浙江新华印刷技术有限公司印刷
开本 889×1194　1/16　印张 27.75
字数 850 千字
2003 年 3 月第 1 版
2022 年 3 月第 4 版　2022 年 3 月第 1 次印刷
ISBN 978－7－5478－5653－6/R•2477
定价：148.00 元

内 容 提 要

　　本书为全国高等医学院校教材。全书共十七章，以疾病为纲，主要从神经系统病史采集及检查，神经系统疾病病因、病理、临床表现、诊断与鉴别诊断、治疗等角度，对相关知识进行讲解。第一章至第三章介绍神经系统疾病解剖定位，检查、诊断方法以及神经系统疾病的常见症状。第四章至第十七章介绍不同类型周围和中枢神经系统疾病，以及内科疾病的神经系统并发症。与前一版相比，第四版根据近年来神经疾病谱变动情况对章节内容进行了调整，增加神经系统常见症状、内科疾病的神经系统并发症等章节。另外，第四版增加了许多图表，并录制了视频，便于学生更直观地理解、掌握知识点。

　　本书主要供医学院校五年制、"五加三"年制的临床专业学生使用，亦可供神经科进修生、研究生、住院医师和主治医师阅读、参考。

内容提要

作 者 名 单

名誉主编　吕传真

主　　编　汪昕　董强

副 主 编　王　坚　赵重波　丁　晶

学术秘书　罗苏珊　毛玲艳

编 写 者（按姓氏笔画排序）

丁　晶　王　坚　王　亮　冯国栋　朱国行

邬剑军　全　超　汪　昕　陈向军　陈　嬿

郁金泰　林　洁　钟春玖　赵重波　赵　静

董　强　董继宏　魏文石

前　言

　　《神经病学》自1990年出版至今，已出版了3版，在实际教学和临床应用中都有较好的反响。随着神经病学临床和基础研究的飞速发展，各相关学科前沿技术不断进展，新的临床试验结果、指南和共识不断涌现，对《神经病学》教材进行更新势在必行。

　　《神经病学》第四版沿袭了前版的编写特色和写作风格，本着坚持先进性、实用性、可读性的原则，根据神经疾病谱的变化，增加了痴呆、自身免疫性脑炎、运动神经元病等章节；对周围神经病变、脱髓鞘疾病、发作性疾病等进行了较大幅度修订和更新；根据临床诊疗特点，增加了神经系统疾病的常见症状、内科疾病的神经系统并发症两个章节，帮助读者提高临床思维能力。每个章节均增加了近年神经病学发展的最新成果，同时注重基础知识和临床实践的密切融合，使学生能了解本学科的发展。另外，本书增加了许多配图，提供了一些关键检查方法及体征的在线视频资源，便于教师授课以及学生理解。

　　本教材适用于高等医学院校不同教学年限的临床医学、基础医学、公共卫生学、法医学等各专业的医学教学，神经内科专科医师培训以及进修医师学习，也可作为广大临床医师参考的重要图书。

　　本教材是复旦大学神经病学系全体编者根据学科最新进展，结合多年临床实践编写、修订而成。各位编者认真、细致、严谨地完成了修订工作，付出了大量心血。由于学科发展迅速，书中错漏和不足之处在所难免，希望广大师生、同仁以及其他读者在使用过程中多提宝贵意见。

主　编

汪　昕　董　强

2021 年 12 月

目　　录

在线资源目录

第一章
总　论

第一节　概　述

一、神经病学的发展

神经病学是研究神经系统(脑、脊髓和周围神经)以及骨骼肌肉疾病的诊断和防治的临床医学,是独立的二级临床学科。

临床医师对神经系统疾病的认识始于 19 世纪末和 20 世纪初对神经结构认识的进步。最初,外科医师在手术中见到脑外面有脑膜和软脑膜。至 19 世纪 90 年代,Cajal 用显微镜看到脑内的基本结构为轴突(索)和树突的网状结构。20 世纪 40 年代,Brodmann 在外科医师的帮助下描绘了脑皮质功能分区定位,此后 Brodal 等医师描述了神经运动和感觉纤维通路,为神经疾病的定位诊断奠定了基础。这些解剖知识是近代临床神经病学教学与培训神经科医师的基本思路和方法。

随着近代神经病学的发展,以及功能影像技术、立体定向脑电图等辅助诊疗技术的进展,人们对神经纤维通路,躯体运动区,思维活动、情感活动的脑内相关功能的解剖基础及功能环路有了更多、更新的认识,赋予了传统的神经定位诊断更多的内涵。同时,随着科学技术及医学的快速发展,特别是神经解剖、神经化学、神经免疫、分子遗传和神经影像等方向的发展,对神经疾病的认识,疾病的精准诊断,以及疾病的修饰治疗、基因治疗等诊疗和防治方案不断更新,神经疾病的治疗理念变得更加积极、有效,神经疾病无法治疗的观念将不再存在。

神经病学与普通内科学仍然有许多不同。除了与内科学一样,要求有详细的病史采集外,神经病学还必须要有坚实的神经解剖知识和详细的神经系统体格检查,它也是当今临床医学中唯一的极具特色的床旁临床医学(bedside medicine)。因此,要学好神经病学,必须熟悉神经功能解剖和神经损害的基本特征,具备识别损害特征的能力以及逻辑思考能力。

随着人口老龄化进程,神经疾病,特别是脑血管病、老年期痴呆、帕金森病等慢性非传染性疾病在整个疾病谱中的比例正逐步升高。据不完全统计,目前全国有 500 万～600 万脑卒中患者、1 000 万癫痫患者、800 万老年期痴呆患者;估计至 2050 年,全球可能有超过 1 亿的认知障碍患者。这个趋势对临床神经病学者、神经科学工作者以及有志于神经疾病研究、诊断、治疗和预防工作的从业者提出了时代挑战。

二、神经系统基本结构

神经系统的基本结构由神经细胞和神经纤维的相互连接所组成。神经细胞包括脑、脊髓各区、神经核团的功能细胞(神经元),营养的胶质细胞和支持细胞组成;神经纤维由神经细胞的轴突(索)所构成。

(一) 神经细胞

神经细胞包括神经元和胶质细胞。

1. 神经元(neuron)　人脑内约有 1 000 亿个以上的神经元,细胞大小和功能差异很大。浦肯野细胞(Purkinje cell)最大,皮层大锥体细胞次之,特殊感觉细胞最小,但其基本结构相同,均由细胞体、树突和轴突(索)所组成。神经元由胞体(soma)、核周体(perikaryon)和胞体膜所组成。胞体内含核糖体(ribosome)和各种遗传物质,合成各种蛋白质和兴奋或抑制性物质。神经元的胞体膜是双层脂质结构,脂质胞体膜与树突及轴突(索)膜相延续,有接受其他神经元轴突的突触能力。该膜结构中有稳态蛋白、离子通道、受体、转运体和裂隙结合蛋白等信号传递蛋白,因此该膜既有保护作用,又有接受和传递信号的功能。树突位于细胞体两侧或顶端,接受其他神经元的兴奋传递。

轴突为神经元最大突起,轴突(索)膜部与胞体膜相延续,轴突延伸部构成神经纤维。中枢神经的轴突组成神经传导束,如皮质脊髓束等;脊髓前角运动神经元的轴突组成周围神经。轴突(索)由轴突膜包绕,形成神经纤维管,轴突内有神经丝和微管,轴突膜外有髓鞘包绕。中枢神经的髓鞘由少突胶质细胞包绕形成,周围神经的髓鞘由施万细胞(Schwann cell)包绕形成,有髓鞘包绕的神经纤维称为有髓纤维,仅有轴突膜包绕的纤维为无髓鞘纤维。髓鞘内的微管内有囊泡蛋白、离子通道蛋白、神经肽或神经生长因子、神经毒素、病毒等流动。轴突内有组分沿轴浆运动,称为轴浆流。该流动有两个方向:① 快速顺向轴浆运输(fast anterograde transport),从细胞体运送突触囊泡蛋白、离子通道蛋白、多肽、ATP 等,其转送速度达 200~400 mm/d,到达下级神经突触;② 快速逆向轴浆运输(fast retrograde transport),从神经终末运送再摄取物质如神经生长因子、毒素、病毒等到达神经细胞体者,其运送速度为 2.40~3.60 μm/s;这种转运见于疱疹病毒、狂犬病毒和破伤风毒素、肉毒毒素的转运。此外,有些物质(如线粒体)在轴突内的转运是双向的,有些物质(如代谢酶)的运送相当缓慢(仅为 0.024~0.096 μm/s)。由于轴浆流的双向流动,故神经轴突可以修复与再生。

树突属神经元胞体周边的突起或延伸,接受其他神经元的轴突,形成突触,将信号输送到细胞体,当冲动达到一定程度时,神经细胞体形成信号,促使轴突形成轴突电位并向远端输送,形成新突触和动作电位。一个神经元有数个树突,可同时接受来自不同神经元的信息。

2. 胶质细胞(glial cell) 存在脑和脊髓中,以脑内为主(90%)。胶质细胞分为大胶质细胞和小胶质细胞。前者又分为少突胶质细胞(oligodendrocyte)、星形细胞和室管膜细胞等。少突胶质细胞来源于外胚层,可以再生;它位于脑白质内,包绕神经元的轴突,形成髓鞘,一个少突胶质细胞可以包绕 40~50 根轴突。星形细胞的功能尚不完全清楚,但它位于神经系统血管周边,特别是在血-脑屏障的血管周边形成伪足,对血-脑屏障及离子通道的调节起关键作用。星形细胞可以增生,在脑损伤后形成胶质瘢痕,在慢性脑损伤中起重要作用。小胶质细胞又被称为中枢神经系统的巨噬细胞、中枢神经系统的淋巴细胞、免疫炎症细胞等,其能在中枢神经内移行,分泌各种炎性细胞因子,激活中枢神经内的各种炎性免疫反应,被认为是当今研究神经系统变性疾病的发病机制和靶向药物治疗的最重要途径之一。

(二)神经纤维和髓鞘

1. 神经纤维(nerve fiber) 根据纤维的粗细和结构,分为有髓纤维和无髓纤维。中枢神经内的有髓纤维由少突胶质细胞包绕,周围神经的有髓纤维由施万细胞包绕。周围神经的神经纤维按其直径可分为 A、B、C 三种类型(表 1-1)。

表 1-1 周围神经纤维类型

神经类型	直径(μm)	传导速度(m/s)	功能
A 型(混合型)			
α	13~22	17~120	α 运动神经元;肌梭初级终板,肌腱高尔基体的传入纤维
β	8~13	40~70	触觉,肌梭二级终板,关节位置觉传入纤维
γ	4~8	15~40	触、压觉传入纤维和 γ 运动神经元
B 型(混合型)	1~3	3~14	自主神经节前纤维
C 型(混合型)	0.1~1	0.2~3	痛、触、压、温度觉和自主神经节后纤维

神经纤维的基本结构由轴突、髓鞘、髓鞘膜组成。无髓鞘纤维仅由轴突和髓鞘膜组成。神经纤维的功能是联系神经元与效应器之间的通路,将上级神经元的兴奋输送到下级神经元或效应器,或接受外周神经终末的信号并输送到上级神经元。该输送途径由髓鞘和轴突完成。

2. 髓鞘(myelin) 髓鞘为轴突外周的包膜,是一种脂质蛋白结构。它有两大功能,一是保护神经元轴突不受损伤;二是传递神经元细胞体的信号到达终端——突触前膜。髓鞘由郎飞结(Ravier node)、结间连接部和结间区组成。郎飞结含电压门控 Na⁺ 通道、G 蛋白、细胞黏附分子、Na⁺-K⁺-ATP 酶和神经节苷脂

GM_1；结间区和结间连接部有 K^+ 通道，因此，髓鞘负责神经兴奋冲动的跳跃或快速兴奋传导。这也与神经损伤后髓鞘修复较快有关。

髓鞘是一种脂质蛋白膜，主要成分为磷脂和蛋白质。其主要蛋白质有糖蛋白、碱性蛋白及其他数种蛋白质，各种蛋白质的分布不同，在神经系统炎性脱髓鞘疾病和遗传相关性周围神经病中均有重要意义。目前已知 P0 蛋白主要存在于周围神经的施万细胞内，基因定位于 1 号染色体；周围神经髓鞘蛋白 22 占糖蛋白的 4%，见于周围神经及其他部位，基因定位于 17 号染色体，与腓骨肌萎缩症（CMT）1 型密切相关。

神经元与脑内各细胞共同构成一个整体。2003 年科学家 Lo 提出神经血管单元（neurovascular unit，NVU）（图 1-1）的概念。神经血管单元由神经和血-脑屏障构成。神经元、神经胶质细胞和血管内皮细胞相互影响，在多种疾病的发生、发展中起重要作用。

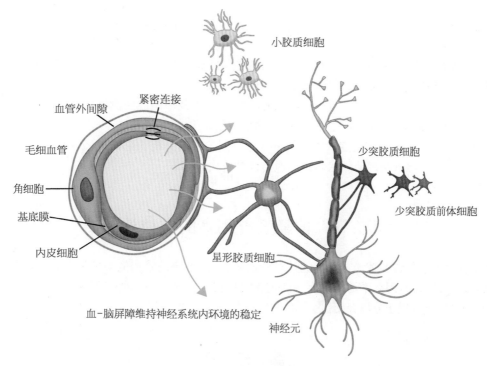

图 1-1 神经血管单元

三、神经系统损害的基本临床特征

神经系统（包括脑、脑干、脊髓、周围神经）受损后可出现运动、感觉和自主神经的功能障碍，可根据表现的临床症状、体征或病损的范围进行描述。

（一）按症状、体征描述

可分为刺激症状、缺失症状、释放症状和失联络症状。刺激症状和释放症状称为阳性症状（positive symptom），缺失症状和失联络症状称为阴性症状（negative symptom）。无论是阳性症状还是阴性症状，均属于有诊断意义的神经系统症状和体征。

1. 刺激症状 是由各种因子刺激神经细胞、神经根或神经纤维引起的症状。例如，皮质运动区的神经元受刺激后兴奋，出现对侧肢体的局灶性抽搐（杰克逊癫痫发作）；边缘叶脑区受刺激后兴奋，出现精神症状和口周不自主抽动等；椎间盘突出压迫相应神经根所引起的神经痛；水痘-带状疱疹病毒感染后的神经痛；末梢神经痛等。上述症状均可理解为神经刺激症状，属阳性症状。

2. 缺失症状 指神经损伤后该神经相应支配区的正常功能缺失。例如，一侧内囊部位病变（脑出血、脑梗死）后出现病变对侧躯体的运动不能、感觉缺失；一侧面神经损伤后出现的面瘫；桡神经损伤后的垂腕；水痘-带状疱疹病毒感染后的条带状感觉缺失等。这些症状和体征为阴性症状。

3. 释放症状 指原来受高级神经中枢控制的低级中枢在失去上级神经抑制后，出现功能亢进的神经症状和体征。例如，皮质脊髓束的皮质 γ-氨基丁酸（GABA）能运动神经元在生理功能时对锥体束的下级神经元起抑制作用,当上级 GABA 能神经元抑制性兴奋传递消失时,下级神经元的兴奋性就能释放,临床表现为肌张力升高、腱反射亢进和巴宾斯基征(Babinski 征)阳性;皮质基底节环路的皮质损伤可出现肢体动作增多、舞蹈或手足徐动。这些体征亦为阳性症状。

4. **失联络症状** 指中枢神经系统发生急性严重损伤,上、下神经功能联系中断,从而产生相应部位神经功能短时缺失。例如,急性横贯性脊髓损伤、脊髓炎等患者的脊髓休克,表现为病变平面以下的运动、感觉反射完全消失,病理征阴性,这种反射消失可以随上级神经元对下级神经元联系的逐步恢复而恢复,恢复时间长短因人、因病而异。失联络症状亦见于脑血管疾病,当一侧半球发生脑梗死,对侧半球的脑血流量亦可降低。急性昏迷患者的一切反射消失亦可认为是失联络症状的一种表现。

(二)按神经疾病的病变范围分类

可分为局灶性、弥漫性和系统性病变。

1. **局灶性病变** 系神经系统某一局部结构受到损伤引起的神经症状和体征。例如,一侧大脑中动脉梗死引起对侧偏瘫,大脑后动脉梗死引起对侧视野缺失等。局灶性病变可为多灶性,即在多个部位有相同的病变,如视神经脊髓炎患者,有视神经和脊髓同时或相继受累的局灶性脱髓鞘病变的症状和体征。局灶性病变同样还可见于多发性神经纤维瘤病、延髓-脊髓空洞症等。

2. **弥漫性病变** 指神经系统内散在的、弥漫性损害,病变累及一侧或两侧半球、灰质、白质或脑干、脊髓乃至周围神经。例如,脑炎、急性播散性脑脊髓炎、多发性硬化等。

3. **系统性病变** 指神经损害的症状以局限于神经解剖的某一系统为主的神经疾病。例如,运动神经元病(锥体系)、锥体外系疾病(基底节纹状体系)、遗传性共济失调等。

第二节 神经系统损害的定位诊断

神经系统损害的定位诊断依赖于坚实的神经解剖知识,对各解剖结构的功能以及这些结构受累后出现的临床症状和体征的认识,因此学习神经疾病的定位诊断必须熟悉相应的神经系统解剖。为便于学习和与临床神经检查顺序一致,现作分段介绍。

脑 神 经

一、嗅神经(Ⅰ)

嗅神经为初级神经元,起源于鼻腔黏膜的双极细胞,其中枢突为无髓鞘纤维,穿过筛板终止于嗅球。换神经元后,经嗅束行至前穿质附近分为内侧嗅纹和外侧嗅纹,内侧嗅纹进入颞叶内侧面皮质,外侧嗅纹进入颞叶钩回。

嗅神经损伤的症状有:① 嗅觉缺失,双侧嗅觉缺失常由上呼吸道感染、萎缩性鼻炎、颅前窝颅底骨折等引起;一侧嗅觉缺失常见于嗅沟旁脑膜瘤或一侧颅底骨折;② 嗅幻觉,常由嗅神经或嗅觉中枢刺激引起,常见于颅内肿瘤、颞叶癫痫患者。

二、视神经(Ⅱ)

(一)解剖、生理

视神经是视网膜节细胞的中枢突向后形成,经视神经孔,在蝶鞍上方,两侧视神经进行不完全交叉(称为视交叉)。视交叉中,鼻侧的纤维分别交叉到各自的对侧,颞侧的纤维不交叉并分别与交叉来的对侧纤维构成视束,向后绕过大脑脚外侧,终止于外侧膝状体、中脑盖前核和上丘,大部分纤维在外侧膝状体换神经元后经视放射投射到枕叶视觉中枢。

(二)视神经损伤产生的症状

根据病变受累的部位产生不同的症状体征(图 1-2)。① 视网膜的病变引起中央盲点和辨色困难。② 一侧视神经损伤(如球后视神经炎)引起一侧的全盲。③ 视交叉前中部病变,因双鼻侧的交叉纤维受累,出现双侧颞侧偏盲,常见于垂体瘤和颅咽管瘤等鞍区肿瘤。④ 视交叉外侧损伤,出现病损同侧鼻侧偏盲,见于蝶嵴脑膜瘤等鞍旁病变。⑤ 视束损伤出现病变对侧同向偏盲。⑥ 视放射损伤,出现偏盲或象限性盲。丘脑、内囊部位病变出现偏盲;颞叶病变,破坏视放射下部,出现对侧同向上象限性盲;顶叶病变,累及视放射上部分,出现对侧同向下象限性盲。⑦ 枕叶皮质损伤,出现皮质性同向偏盲,但中央视力保存,称为黄斑回避。

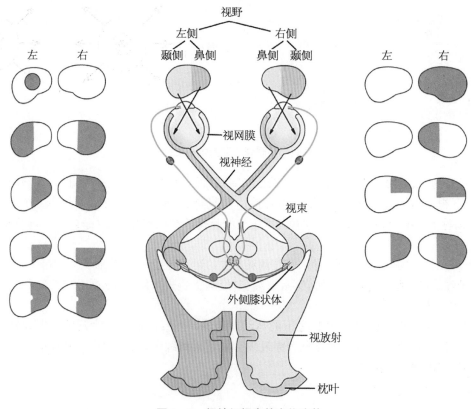

图1-2 视神经损害的定位症状

三、动眼神经(Ⅲ)、滑车神经(Ⅳ)和展神经(Ⅵ)

动眼神经、滑车神经和展神经(又称外展神经)三对脑神经统称为眼球运动神经,它们的神经终末支配眼外肌和眼内肌,完成眼球精确而协调的运动和各种调节反应(表1-2;图1-3),在神经系统疾病的检查和定位诊断中有十分重要的地位。

表1-2 眼球运动神经支配

眼球运动神经	神经核在脑干的位置		支配的肌肉	神经核与肌肉的位置关系
动眼神经	中脑		下直肌	同侧
			内直肌	同侧
			下斜肌	同侧
		重叠	上直肌	大部分对侧
			上睑提肌	大部分对侧
滑车神经	中脑		上斜肌	对侧
展神经	脑桥		外直肌	同侧

(一)解剖、生理

1. 动眼神经 动眼神经核位于中脑上丘水平的导水管下方中央灰质,依次有四个核群发出纤维支配眼内直肌、上直肌、下直肌和下斜肌。这些核群下方的小核发出纤维支配上睑提肌。从这些核群的神经元发出的神经轴突于大脑脚间离开脑干,在大脑后动脉及小脑上动脉间穿过,与后交通动脉平行向前至海绵窦外

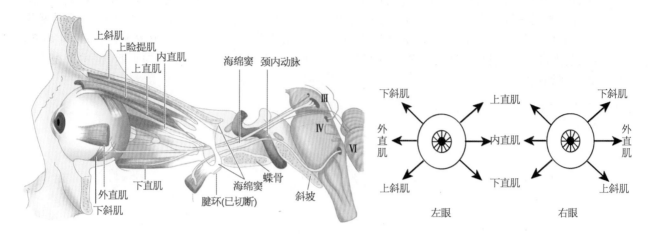

图 1-3 眼球活动的神经支配

侧,经眶上裂后分为上、下两支进入眼眶,上支支配上睑提肌及上直肌,下支支配内直肌、下斜肌和下直肌,司眼球的上视、下视、内收、上旋和下旋等运动功能。动眼神经核群中的动眼神经副核(又称 Edinger - Westphal 核,简称 E-W 核)发出的副交感神经纤维支配瞳孔括约肌和睫状肌(眼内肌),调节瞳孔反射和泪腺分泌。

2. 滑车神经　源于中脑下丘水平、导水管腹侧灰质中的运动神经元,发出轴突于中脑下丘后方的髓帆中交叉后出脑,神经绕过小脑上脚及大脑脚,穿过海绵窦,经眶上裂进入眼眶,支配上斜肌,司眼球向下、内旋、外旋(即视外下方)功能。

3. 展神经　源于脑桥背部、面神经丘之下的运动神经核,神经纤维于脑桥、延脑交界处发出,在颅底向前、向外侧前行,经过岩骨尖(破裂孔),于鞍旁穿过硬脑膜进入海绵窦,紧靠颈内动脉往前,经眶上裂进入眼眶,支配外直肌,司眼球外展功能。

(二)眼球运动神经损伤的症状和体征

1. 周围性眼肌麻痹

(1)动眼神经麻痹:表现为上睑下垂、眼球向下外方斜视,向上、向内、向下转动不能,并有复视,瞳孔常散大、对光及调节反应消失。周围性动眼神经麻痹可见于颅底后交通动脉瘤、基底动脉上端动脉瘤、颅底转移癌、小脑幕裂孔疝等,偶见于动眼神经炎(图 1-4)。

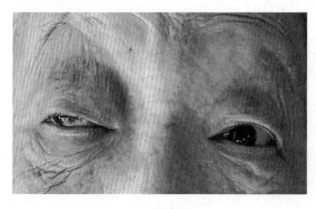

图 1-4　右侧动眼神经麻痹

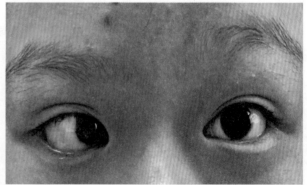

图 1-5　右侧展神经麻痹

(2)滑车神经麻痹:表现为眼球位置稍偏上,头部常歪向对侧肩部,向外下方向注视时产生复视。单独的滑车神经麻痹很少见。

(3)展神经麻痹:表现为眼球内斜视、不能外展(图 1-5),双眼向病侧注视时有复视。常见于脑桥病变、岩骨尖综合征、鼻咽癌颅底转移、颅内压增高等。

2. 核性眼肌麻痹

（1）单纯滑车神经和展神经核的核性损害：所产生的症状与周围性损害的临床表现没有差异，常可借助是否伴有其他中脑和脑桥损害的神经体征予以鉴别。一侧展神经核损伤常伴有同侧面神经核和锥体束损伤，产生病变侧眼球外展不能、面瘫和对侧肢体瘫痪，称为米亚尔-居布勒综合征（Millard - Gubler syndrome）；若同时累及展神经副核和内侧纵束，则在上述体征的基础上伴有对侧眼球向病侧同向凝视不能，称为福维尔综合征（Foville syndrome）。

（2）核性动眼神经麻痹：常为分离性、部分眼外肌运动障碍。由于动眼神经核是在中脑导水管周围的灰质中分布，上端位于上丘水平，下端延及滑车神经核，因此其核性损害常出现选择性损害一部分眼外肌功能，如上直肌瘫痪和内直肌瘫痪，而其他肌群（如瞳孔括约肌等）均正常。可见于脑干脑炎、韦尼克脑病（Wernicke encephalopathy）等。

3. 核间性眼肌麻痹　核间性眼肌麻痹（图1-6）又称内侧纵束综合征，是由脑干内侧纵束受累引起的眼球水平运动障碍，根据受累的部位不同分为前核间性眼肌麻痹、后核间性眼肌麻痹和一个半综合征。前核间性眼肌麻痹系由脑桥侧视中枢到对侧动眼神经核的上行内侧纵束纤维受损引起，表现为两眼向病侧凝视，病侧眼球可以外展，常伴眼球震颤，对侧眼球不能内收，但两眼辐辏运动正常。后核间性眼肌麻痹系由脑桥凝视中枢至同侧展神经核的内侧纵束下行纤维受损所致，临床表现为两眼向病侧凝视时，病侧眼球不能外展，但刺激时眼球仍可外展。一个半综合征（one and half syndrome）系由脑桥侧视中枢和同侧脑桥的网状结构破坏所引起，临床表现为一侧眼球固定，另一侧眼球位于外展状态而不能内收过中线。核间性眼肌麻痹常见于多发性硬化、脑干肿瘤。一个半综合征以脑桥血管性病变多见。由脑干病变所致的核间性麻痹称为真性核间性眼肌麻痹。重症肌无力的眼外肌麻痹亦可出现一侧眼球内收不能，另一侧眼球外展不全，而会聚正常的体征，称为假性核间性眼肌麻痹。

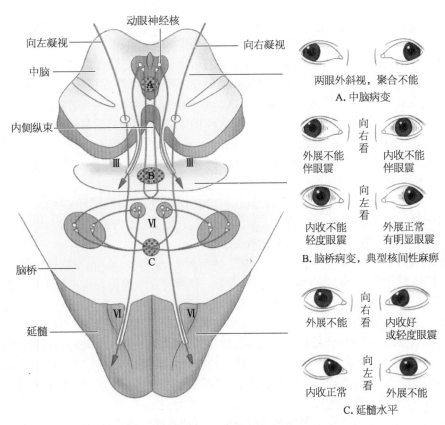

图1-6　核间性眼肌麻痹

4. 核上性眼肌麻痹　核上性损害出现的眼肌麻痹往往表现为眼球的联合运动障碍，两眼不能协同上视、下视或侧视，这种协同不能称为凝视障碍。临床上以同向左侧或右侧凝视障碍和上下凝视障碍最为常见。

(1)同向凝视障碍:是眼球协同功能障碍最常见的临床表现。两侧协同运动的完成受大脑和脑干的协同运动中枢调节。大脑的随意协同运动中枢(亦称凝视中枢)位于额中回后部,两眼垂直运动中枢位于中脑,水平凝视中枢在脑桥。大脑和脑干的眼球协同运动中枢的联系尚未完全明确,可能是从额中回后部发出的纤维经内囊前肢后部下行,管理垂直性协同运动的纤维进入中脑的上视丘和下视丘,然后至支配上视和下视眼肌的有关神经核。在中脑动眼神经核水平,管理水平侧视协同运动的纤维交叉至对侧,终止于脑桥旁正中网状结构内的侧视中枢。从脑桥侧视中枢发出的纤维,一部分进入同侧的展神经核,一部分经内侧纵束至对侧的动眼神经核中的内直肌亚核(图1-7)。脑桥两侧同向侧视中枢的核上纤维都来自额中回,当此处或由此处发出至脑桥中枢的纤维受到破坏时,两眼不能转向对侧,即双眼向病灶侧注视(患者凝视自己的病灶);反之,当额叶中枢受刺激时,则两眼同向病灶对侧注视。脑桥弥漫性破坏性病灶往往影响两侧,引起两侧持久性凝视麻痹。

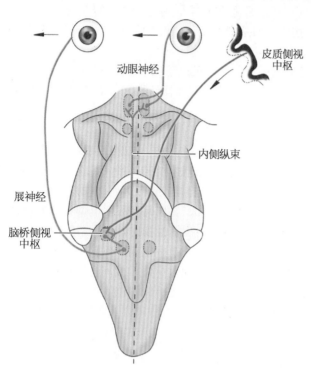

图1-7 两侧同向凝视的神经支配

(2)两眼同向垂直上视运动麻痹:帕里诺综合征(Parinaud syndrome)系由中脑四叠体上丘部的病变引起,常合并瞳孔扩大和对光反应消失。少数患者有同向上视和同向下视同时麻痹,常见于松果体瘤。上丘脑刺激性病变时表现为动眼危象(ocular crisis),可由脑炎后帕金森综合征及甲氧氯普安(胃复安)、吩噻嗪类药物中毒引起。

5. 复视 明显的眼外肌瘫痪,依据眼球向某一方向的运动丧失或受限,以及斜视和复视,即可判定某个眼外肌瘫痪。但在轻微的眼肌瘫痪时,眼球活动障碍及斜视不明显,可有复视感觉。此时应做复视检查,以虚像和实像的位置关系来帮助确定是哪一个眼肌瘫痪。临床上简易的复视检查方法是让患者向瘫痪肌的收缩方向注视目标,虚像处于实像的外侧。若仍不能判断,则用红玻璃试验等眼科检查复视的手段来判断。

如眼肌瘫痪仅限于眼外肌,而瞳孔收缩、扩大功能仍正常者,称为眼外肌瘫痪。相反,如瞳孔收缩、扩大功能消失而眼球运动仍正常者,称为眼内肌瘫痪。如眼球运动与瞳孔收缩、扩大功能均丧失,称为完全性眼肌瘫痪。

6. 瞳孔和瞳孔反射 动眼神经的副交感纤维(支配瞳孔括约肌,使瞳孔缩小)和颈上交感神经节的交感纤维(支配瞳孔扩大肌,使瞳孔散大)调节瞳孔大小。正常瞳孔直径为2.5~3.5 mm,平均为3 mm。瞳孔直径<2.5 mm为瞳孔缩小,瞳孔直径>5 mm为瞳孔散大。

(1)瞳孔散大:临床上多见一侧性瞳孔散大,常见的病因有动眼神经麻痹、早期钩回疝、中枢神经系统感染性疾病(脑炎、脑膜炎、梅毒)及药物(阿托品类)中毒等。视神经完全性损害也可发生瞳孔散大。两侧瞳孔极度散大(瞳孔直径6 mm以上)除见于昏迷外,还见于完全失明或药物中毒等。

(2)瞳孔缩小:凡交感神经径路的病变均可发生瞳孔缩小。一侧瞳孔缩小,见于霍纳综合征(Horner syndrome),表现为病侧眼裂变窄(睑板肌瘫痪)、瞳孔缩小、眼球内陷(眼眶肌瘫痪)及同侧面部出汗减少或消失,此综合征为颈上交感神经径路损害所致。两侧瞳孔针尖样缩小,常因血管疾病、肿瘤、炎症、外伤、药物中毒、农药中毒等原因造成脑桥病变或广泛性大脑病变、第四脑室病变波及脑桥部位所致。若伴有去大脑强直及瞳孔对光反应消失,则提示病情危重。

(3)瞳孔对光反应:可分直接反应和间接反应两种。一侧视网膜受光刺激后,将冲动经视神经、视交叉、中脑顶盖前区传至两侧E-W核,换神经元后再由两侧动眼神经(副交感神经纤维)、睫状神经节、节后纤维支配瞳孔括约肌,使瞳孔缩小。接受光刺激侧的瞳孔缩小反应为直接光反应,不接受光刺激侧的瞳孔缩小反应为间接光反应。对光反应传导径路上任何一处的损害可引起对光反应丧失(直接、间接或两者兼有)和瞳孔散大。外侧膝状体、视放射及枕叶视中枢损害时,其对光反应不消失,瞳孔也不散大。

（4）调节反应（辐辏反应）：一个完整的调节反应应当包括眼球向中线会聚时两侧瞳孔缩小。注视近物时，冲动经视觉通路至大脑枕叶、额叶，再经中脑上丘部的正中核（Perlia 核），由此核发出纤维经两侧动眼神经进入两眼内直肌，使之收缩而两眼会聚；同时，来自枕叶、额叶的冲动也到达两侧 E－W 核，由该核发出纤维经动眼神经至括约肌，使瞳孔缩小。神经梅毒引起的阿-罗瞳孔（Argyll－Robertson pupil），因对光反应径路在中脑顶盖前区受损，故有对光反应消失而调节反应存在的临床特征。若见到瞳孔对光反应消失，调节反应时瞳孔收缩迟缓及下肢深反射消失，则可确认为埃迪瞳孔（Adie pupil），其机制不明。

四、三叉神经（Ⅴ）

（一）解剖、生理

三叉神经是混合神经，但主要是感觉神经。感觉神经的Ⅰ级神经元位于半月神经节内，于颞骨岩尖三叉神经压迹处、颈内动脉的外侧、海绵窦的后方，其末梢纤维分三支（图 1－8）。第 1 支（眼支）通过海绵窦外侧壁，经眶上裂，分布于头顶前部、前额、鼻根及上睑的皮肤、眼球、泪腺、角膜、结膜及一部分鼻黏膜和额窦。第 2 支（上颌支）经圆孔出颅，进入翼腭窝成为眶下神经，出眶下孔抵面部，分布于下睑、颧部、面颊及上唇的皮肤、上颌的牙齿、硬腭、上颌窦和鼻黏膜。第 3 支（下颌支）经卵圆孔出颅，支配面部及下颌皮肤、下颌的牙齿、舌和口腔黏膜。这三支神经都有返支发出，分布于脑膜。由半月神经节发出的向心纤维进入脑桥后，部分触觉纤维终止于感觉主核；痛觉、温度觉及粗触觉纤维组成下降束进入三叉神经脊束核。脊束核甚长，经延髓至第 2 颈髓水平，从口周来的痛觉纤维止于此核的上部，从耳周来的则止于此核的下部，然后分别由感觉主核及脊束核（Ⅱ级神经元）发出的纤维交叉至对侧，组成三叉丘系上升至丘脑（Ⅲ级神经元），再从丘脑发出纤维经内囊而终止于中央后回的下部。三叉神经的运动纤维仅占小部分，始于脑桥的三叉神经运动核，与三叉神经第 3 支一起出颅，支配咀嚼肌、颞肌、翼状内肌和翼状外肌。三叉神经运动支纤维受累，出现咬肌无力、颞肌萎缩，张口时下颌向病侧偏斜。

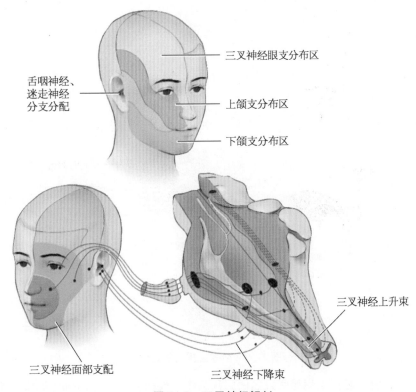

图 1－8　三叉神经解剖

（二）三叉神经损伤后的神经症状

三叉神经感觉纤维受累出现三叉神经分布区的感觉减退或消失、角膜溃疡等。三叉神经感觉主核或脊束核受累，则出现面部三叉神经支配区的洋葱皮样感觉障碍，病损部位越高，感觉减退的部位越接近口周。三叉神经运动支受损后可出现张口时下颌偏向病侧，病侧咬肌萎缩。

五、面神经(Ⅶ)

(一) 解剖、生理

面神经由运动神经、中间神经、内脏感觉神经和内脏运动神经组成。本节所述的面神经是指第Ⅶ对脑神经,因此它包括少数源于外耳道、面肌的感觉神经,支配泪腺、下颌下腺和舌下腺的分泌纤维,以及源于舌前2/3的味觉纤维。面神经运动核位于脑桥被盖部的腹侧部分,其纤维绕过展神经核后向下、向前在脑桥小脑角处发出,随听神经进入内听道,通过面神经管于茎乳突孔处穿出,支配除咀嚼肌及上睑提肌以外的所有面肌、镫骨肌、耳部肌、枕肌、颈阔肌、茎突舌骨肌的二腹肌后腹等。脑桥内,支配上面部各肌(额肌、皱眉肌及眼轮匝肌)的神经元接受双侧皮质延髓束的控制,支配下面部各肌(颊肌、笑肌等)的神经元只接受对侧皮质延髓束的控制。味觉纤维起自面神经管内膝状神经节,周围支在离开面神经前形成鼓索神经参与舌神经中,终止于舌前2/3的味蕾;中枢支与舌咽神经的味觉纤维一起终止于孤束核,由此发出纤维经丘脑至中央后回下部。自脑桥上涎核发出的副交感纤维经中间神经、舌神经至颌下神经节,节后纤维支配舌下腺和下颌下腺的分泌,岩浅大神经则支配泪腺的分泌。

(二) 面神经损害的临床症状

面神经的运动功能是控制面部表情肌的运动。

1. 周围性面瘫 面神经核及其以下部位损害时出现周围性面瘫,受累侧所有表情肌麻痹,常见于贝尔麻痹(Bell palsy)和 Mobius 综合征。面神经不同部位的损害出现不同的临床症状(图1-9)。① 膝状神经节前损害:因鼓索神经受累,出现舌前2/3味觉障碍,镫骨肌分支受累,可有听觉过敏、过度回响。② 膝状神经节病变:除表现有面神经麻痹,听觉过敏和舌前2/3味觉障碍外,还有耳郭和外耳道感觉迟钝、外耳道和鼓膜上出现疱疹,称亨特综合征(Hunt syndrome),系水痘-带状疱疹病毒感染所致。③ 茎突孔附近病变:出现上述典型的周围性面瘫体征。

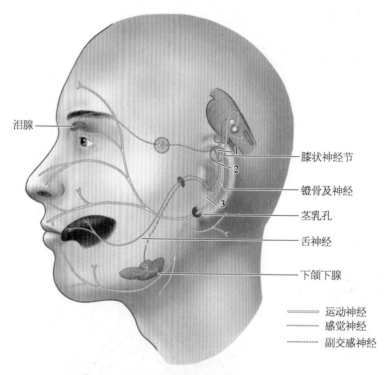

图1-9 面神经损害的定位

2. 中枢性面瘫 面神经核以上病变所致的面瘫称为中枢性面瘫,特征为下面部表情肌瘫痪重,上面部受累较轻,而且可在情感控制下有所代偿,如发笑时下面部瘫痪可暂时消失,常与丘脑功能调节有关。

六、听神经(Ⅷ)

(一) 解剖、生理

听神经由蜗神经与前庭神经组成。

1. 蜗神经　传导听觉,起自内耳螺旋神经节的双极细胞,其周围突始于内耳螺旋器(Corti 器),中枢突形成耳蜗神经,止于耳蜗神经核。换神经元后交叉及不交叉的上升纤维形成两侧的外侧丘系,终止于双侧下丘和内侧膝状体。从内侧膝状体发出的纤维再经内囊后部、听放射,终止于颞叶的颞横回皮质第Ⅰ听区。内侧膝状体和下丘还发出纤维经顶盖延髓束至眼球运动核和颈髓前角细胞,使听觉与眼肌、头颈部运动发生反射性联系。

2. 前庭神经　起源于内耳前庭神经节的双极细胞,其周围突始于半规管的壶腹嵴和椭圆囊、球状囊的囊斑。大部分中枢突组成前庭神经止于前庭核,小部分经绳状体至小脑的小结及绒球。由前庭核发出的纤维通过内侧纵束、前庭脊髓束、前庭小脑束,与眼球运动神经核、网状结构以及脊髓前角细胞、小脑相联系,从而反射性地调节躯体平衡。自前庭神经核尚有纤维经丘脑至大脑颞叶。

(二)听神经损害的神经症状

1. 蜗神经损害

(1) 耳鸣(tinnitus):是指听觉器并未受到外界声响刺激而感觉到不正常的声音(如嗡嗡、呜呜、吱吱、嘘嘘、丝丝等声音)。听觉的传导器、感音器及听神经传导路径的病损均可引起耳鸣,如耳道耵聍、慢性中耳炎、迷路炎、耳硬化症、内耳缺血(动脉硬化、高血压、严重贫血等)、药物中毒(链霉素、新霉素、奎宁、水杨酸等)、听神经瘤和脑膜炎等。源于颅内的响声称为脑鸣。

(2) 听力障碍:分为听力减退(hearing reduction)和耳聋(deafness)。耳聋有传导性耳聋和感音性耳聋两种。前者由中耳疾病引起,如中耳炎、耳硬化症等,主要表现为听力减退,以低音频为主,骨导大于气导,骨导偏向病侧。后者常由内耳感受器、蜗神经病变引起,表现为听力减退,以高音频为主,气导大于骨导,骨导偏向健侧,常见于药物中毒(双氢链霉素、庆大霉素、卡那霉素、多黏菌素、新霉素、奎宁、水杨酸盐类、依他尼酸、呋塞米、砷、铅、磷和汞等)、外伤、梅尼埃病、感染性疾病(流行性感冒、腮腺炎、伤寒、猩红热、风疹、脑膜炎和梅毒等)以及动脉硬化所致的内听动脉闭塞、脑桥小脑角占位、炎症性疾病等。上脑干病变(如松果体瘤)可引起听力减退,但颞叶皮质的一侧听觉中枢病变不产生耳聋。双侧颞叶病变则可出现皮质耳聋。

2. 前庭神经损害　症状有眩晕(vertigo)、眼球震颤(nystagmus)和平衡失调(incoordination)等。眩晕是患者感觉环境或自身在旋转的运动错觉,常伴有眼球震颤、倾倒、恶心、呕吐、面色苍白、出汗等症状。产生眩晕的原因很多,包括:① 位置性眩晕、运动病;② 前庭神经病损,如前庭神经炎、脑桥小脑角肿瘤、蛛网膜炎、岩骨骨折等;③ 脑干、小脑病损,如脑桥或第四脑室底部肿瘤、多发性硬化、延髓空洞症、椎-基底动脉缺血、小脑梗死、小脑出血、小脑炎症、小脑蚓部肿瘤、遗传性共济失调、基底动脉型偏头痛等;④ 大脑颞叶病变,如颞叶癫痫;⑤ 药物中毒,如链霉素、庆大霉素、新霉素、奎宁、苯妥英钠、卡马西平等。

七、舌咽神经(Ⅸ)、迷走神经(Ⅹ)

(一)解剖、生理

1. 舌咽神经　属于混合神经,由躯体运动、躯体感觉、内脏运动和内脏感觉等部分组成。感觉Ⅰ级神经元位于上神经节和岩神经节,周围支接受舌后 1/3 味蕾的特殊味觉,接受舌后 1/3、咽、软腭、扁桃体、腭弓、耳咽管和鼓室等处黏膜的感觉。起源于脑干疑核的运动纤维,支配茎突咽肌,司提高咽穹隆的功能。起源于下涎核的副交感纤维,经鼓室神经、岩浅小神经,终止于耳神经节,节后纤维司控腮腺的分泌功能。

2. 迷走神经　属躯体运动、内脏运动和内脏感觉的自主神经。感觉纤维的Ⅰ级神经元位于颈静脉神经节,周围支分布于外耳道及耳郭凹面的部分皮肤;内脏感觉神经元位于结状神经节,终末支纤维分布于胸腔、腹腔脏器,中枢端则终止于脑干孤束核。躯体运动纤维起源于脑干疑核,支配软腭、咽及喉部诸肌。一般内脏运动纤维起源于迷走神经背核,控制平滑肌、心肌和腺体的活动。

(二)舌咽神经、迷走神经损害的神经症状

舌咽神经和迷走神经损伤产生发音嘶哑、吞咽困难、咽反射消失等症状。一侧神经麻痹时,可见病侧软腭弓较低,腭垂偏向健侧,伴病侧咽反射消失。舌咽神经与迷走神经往往同时受累,单纯一对脑神经受累极为罕见。不伴长束体征的舌咽神经、迷走神经麻痹常为后组脑神经疾病。舌咽神经、迷走神经均属双侧半球功能控制,一侧核上性损害往往没有神经体征,两侧皮质延髓束受累时才出现舌咽神经、迷走神经麻痹症状,称为假性延髓麻痹或核上性延髓麻痹。

八、副神经(Ⅺ)和舌下神经(Ⅻ)

副神经和舌下神经均为运动神经。

副神经由脊髓部(支)和延髓部(支)两部分组成。脊髓部的纤维发自脊髓颈$_1$~颈$_6$的前角细胞,经枕骨大孔上升入颅腔,与发自延髓疑核下部的纤维合并,与舌咽神经、迷走神经共同穿过颈静脉孔离开颅腔,其中脊髓支支配胸锁乳突肌及斜方肌;延髓支返回颅内,并与迷走神经同行支配喉部肌肉,部分成为喉返神经支配声带。

舌下神经的根纤维在延髓锥体与橄榄体之间发出,联合成为总干后,经舌下神经管走出颅腔,支配舌肌。

副神经麻痹时,胸锁乳突肌及斜方肌瘫痪、萎缩。一侧副神经麻痹时头不能转向健侧,瘫痪侧垂肩,耸肩不能。一侧舌下神经核麻痹时,病侧舌肌萎缩伴肌束颤动,伸舌时舌尖歪向病侧。因舌向外伸主要是舌肌的作用,舌下神经核只受对侧皮质脑干束支配,一侧舌肌瘫痪时病侧舌不能伸出,故舌尖歪向病侧。

感 觉 系 统

一、感觉的分类

感觉可分为躯体感觉(一般感觉)和特殊感觉(视觉、听觉、嗅觉、味觉等)。躯体感觉又可分为以下两种。

(一)浅感觉

包括痛觉、温度觉和触觉。感觉的感受器分布于皮肤和黏膜。感觉神经终末在不同部位的敏感性亦有不同。1根神经末梢在指尖部接受 5 mm^2 的感觉,而在上臂部则接受 2 cm^2 区域的感觉。

(二)深感觉(本体感觉)

包括运动觉、位置觉和振动觉。感受器分布于肌腱、肌肉、骨膜和关节。

二、感觉的神经传导通路

躯体感觉,即一般感觉(如触觉、痛觉、温度觉、深感觉)的神经末梢均有其特有的感受器,它们接受刺激后分别传向中枢。各种感觉的传导通路均终止于对侧顶叶中央后回的大脑皮质,均由三个向心的神经元连接而成。Ⅰ级神经元位于脊髓背根神经节内;其周围突经神经干分布于皮肤、黏膜、肌腱及关节组织各自的神经末梢感受器,其中枢突组成后根进入脊髓。Ⅱ级神经元位于脊髓后角灰质内,或延髓背部薄束核及楔束核内(内侧为薄束核,外侧为楔束核,两者合称后柱核),其纤维均交叉到对侧后上行。Ⅲ级神经元位于丘脑内。由此可见,后根包含各种感觉纤维,在病变时各种感觉同时受损。在脊髓内则各种感觉纤维按功能分类,按各自的传导束传导,在病变时按受损部位及损害传导束的不同而出现不同类型的感觉障碍。

面部的一般感觉由三叉神经传导,Ⅰ级神经元位于三叉神经半月神经节内,Ⅱ级神经元位于中脑至颈髓之间的三叉神经感觉主核内,Ⅲ级神经元位于丘脑内。交叉亦发生于Ⅱ级神经元,即由该神经感觉核发出三叉丘脑束交叉至对侧后加入内侧丘系,上行并终止于丘脑。

(一)痛觉、温度觉及一般轻触觉的传导通路

三者虽由不同的神经纤维传导,但其途径基本上相同(图1-10)。Ⅰ级神经元的胞体在后根神经节内,其周围突经周围神经至皮肤及黏膜的感受器,中枢突经后根进入脊髓,于后角灰质的背神经核(Ⅱ级神经元)换元。自后角细胞发出的纤维经脊髓前连合交叉至对侧脊髓的前索和侧索,组成脊髓丘脑侧束和前束上行达丘脑的腹后外侧核(Ⅲ级神经元)。从丘脑发出的纤维(丘脑皮质束,或称丘脑辐射)通过内囊后肢的后1/3部分,抵达中央后回和顶叶皮质。

Ⅱ级神经元的神经纤维在脊髓丘脑束中以骶、腰、胸、颈段的次序由外向内排列,即脊髓丘脑束的外侧部传导来自下部节段(腰、骶段)的感觉,而内侧部传导来自上部(胸、颈段)的感觉,此与锥体束的排列相同。这种纤维排列在定位诊断上是有意义的。例如,髓内病变从脊髓中央部的灰质向侧索发展,则痛觉、温度觉的障碍从病变节段逐渐向下扩展;髓外病变从外侧向内发展,则痛觉、温度觉障碍就从下肢向上扩展;髓内病变尚能产生受损节段平面以下的痛觉、温度觉传导障碍,而骶部肛门周围皮肤的痛觉仍保留。脊髓丘脑束的感

觉功能分布是：温度觉在后(背侧)，痛觉居中，触觉在前(腹侧)。亦有把脊髓丘脑束再分成侧束与前束两部，即痛觉、温度觉的纤维在脊髓丘脑侧束内上行，而触觉纤维系在脊髓丘脑前束内上行。临床上发现的痛觉与触觉的分离性障碍可能是由于病变局限地损害了上述纤维功能排列所引起。脊髓丘脑束在延髓中的位置仍在前外侧，在脑桥开始逐渐内移，至脑桥上部已靠近内侧丘系，在中脑亦维持此位置，此后即与内侧丘系一同进入丘脑。由Ⅱ级神经元发出的纤维先在同侧上升 2～3 个节段后才交叉至对侧，因此脊髓侧索受损时，对侧皮肤痛觉、温度觉障碍的平面相应较低。躯体各部分感觉在中央后回(第 3、1、2 区)的排列方式为：下肢在上部，躯体及上肢在中部，头面部在下部(图 1-10)。顶上叶(第 5、7 区)并无一定的部位排列顺序，受损后发生对侧整个半身的感觉障碍。

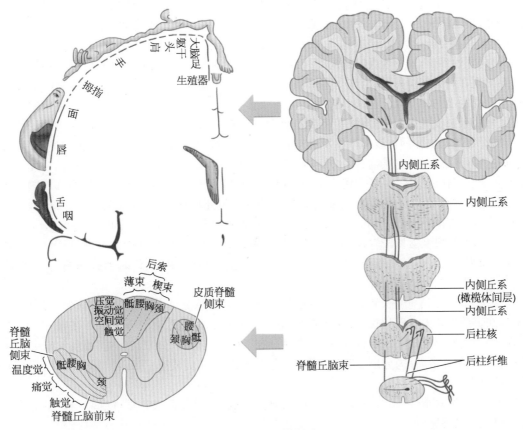

图 1-10　感觉通路

(二)深感觉和识别性触觉的传导通路

Ⅰ级神经元的胞体亦位于背(后)根神经节，其周围突分布于肌腱、关节、骨膜及皮肤的感受器，中枢突经后根进入脊髓后，在同侧后索(薄束及楔束)上行，于延髓下部的薄束核及楔束核(Ⅱ级神经元)换元。由此两核发出的纤维(内弓纤维)交叉至对侧中线旁，组成内侧丘系(来自舌咽神经、迷走神经及三叉神经的感觉纤维在脑干交叉后亦加入内侧丘系)，经脑桥及中脑的腹内侧部上行，止于丘脑的腹后外侧核(Ⅲ级神经元)。再由此发出纤维(丘脑皮质束，或称丘脑辐射)通过内囊后肢，到达中央后回及顶上小叶。在脊髓中的薄束及楔束纤维由外向内以颈、胸、腰、骶的顺序排列，与脊髓丘脑束内的排列顺序相反。脊髓第 4 胸段以下的后索只有传导躯体下部(骶、腰、下胸部)深感觉的薄束，第 4 胸段以上增加了传导躯体上部(上胸、颈)深感觉的楔束。顶叶皮质的深感觉代表区位于触觉代表区之后。部分触觉纤维亦在后索上行。

三、感觉障碍

(一)感觉障碍的分类

感觉神经通路中的刺激或毁损均可引起感觉障碍。感觉系统受到刺激或兴奋性增高可引起感觉过敏、感觉过度、感觉异常、感觉倒错及疼痛等，感觉系统被损坏或功能受抑制则出现感觉减退或缺失。

1. 感觉过敏(hyperesthesia)　表现为轻微的刺激即引起强烈的感觉，系因对触觉、痛觉的敏感性增强或感觉阈降低引起。

2. 感觉过度(hyperpathia) 由于刺激阈增高与反应时间延长,刺激必须达到很强的程度方有感觉,在刺激后,需经一潜伏期,才能感到强烈的、定位不明确的不适感觉,患者不能正确指出刺激的部位,也不能判明刺激的性质与强度。有时患者尚感到刺激点会向四周扩散,并有"后作用",即持续一段时间后才消失。

3. 感觉异常(paresthesia) 没有外界刺激而发生的感觉,例如麻木感、蚁走感、触电感、针刺感、灼热感、冷水滴在皮肤上的感觉等。

4. 疼痛(pain) 感受器、感觉传导路径或中枢受到损害性刺激,或对痛觉起抑制作用的正常结构受到损害时,都会发生疼痛。不受外界刺激而感觉到的疼痛,称为自发性疼痛;由机体内的病灶刺激痛觉结构所引起的疼痛称为病理性疼痛。最明显的疼痛现象见于周围神经、脊髓后根、脑脊膜和丘脑等部分受损害时。疼痛除按照其发生的器官而命名外(例如肌痛、关节痛、头痛等),还可分为下列数种:① 局部疼痛(local pain),是病变部位的局限性疼痛,如神经炎时的局部神经痛;② 放射痛(radiating pain),神经根或神经干受病变刺激时,疼痛除出现在刺激部位外,尚沿该受累感觉神经扩散到其支配区,如后根受肿瘤压迫时引起的神经根痛,腰骶神经根受脱出的椎间盘压迫时引起的坐骨神经痛等;③ 扩散痛(spreading pain),疼痛向邻近部位扩展,例如三叉神经某一支受刺激时,疼痛扩散到其他分支;④ 牵涉痛(referred pain),为内脏病变时,在同患病内脏相当的脊髓段所支配的体表部分也发生疼痛,例如心绞痛时引起的左胸及左上肢内侧疼痛,肝胆疾病时引起右肩痛,肾脏疾病时引起腰痛;⑤ 灼性神经痛(causalgia),是一种烧灼样的强烈疼痛,常见于正中神经或胫神经不完全性损伤的患者,患者常用冷水浸泡患肢以减轻疼痛;现认为可能是因损伤部位的交感神经传出纤维与无髓鞘的 C 纤维形成假突触,交感神经传出冲动经过此处发生短路,冲动传至 C 纤维,再传回中枢而发生灼痛;⑥ 幻肢痛(phantom limb pain),指已经截肢的残端发生疼痛;⑦ 闪电痛(lightening pain),最多见于脊髓痨患者,因胸段及腰骶段脊髓的后根及后柱受累,而出现下肢发作性短暂性触电样剧痛。若伴有支配内脏的神经损害而出现内脏功能的障碍,称为危象。胃危象最为常见,发作时上腹部剧痛,并伴严重的恶心和呕吐。

5. 感觉缺失、减退 感觉缺失指在意识清醒时对刺激不发生感觉反应。感觉缺失区可受到严重损伤(如烫伤)而不觉知。感觉缺失有痛觉缺失、触觉缺失、温度觉缺失和深感觉缺失等之分。在同一部位内各种感觉均缺失,称为完全性感觉缺失;如果在同一部位内只有某种感觉障碍(如皮肤痛觉、温度觉缺失),而其他感觉(如皮肤触觉)仍保存者,称为分离性感觉障碍;只有深感觉缺失,而浅感觉(痛觉、温度觉、触觉)仍保存者,亦称为分离性感觉障碍。

感觉减退是刺激(兴奋性)阈增高而感觉反应减弱,即感觉能力降低或感觉程度减弱。感觉减退可影响全部感觉或仅影响某种感觉。

(二) 感觉障碍的定位诊断

感觉通路中受损水平不同(自神经末梢到顶叶皮质),所产生感觉障碍的分布区也各异。根据感觉障碍分布区的特征,可作出损害的定位诊断(图 1 - 11)。

1. 末梢型 多数周围神经末梢受损时,出现对称性四肢远端的各种感觉障碍,呈手套-袜套样分布,且常伴有运动及自主神经功能障碍,见于多发性神经病。

2. 神经干型 某一周围神经干受损时,其支配区皮肤的各种感觉障碍有明显的节段性。例如,以桡神经为主的上干型受损时,表现为颈₄～颈₅的感觉减退或缺失;以尺神经为主的下干型损伤时,则表现为颈₇～颈₈和胸₁神经分布区的感觉减退。神经丛(如臂丛、腰丛和骶丛)受损时,由该丛组成的神经干所发出的感觉纤维支配区内亦发生各种感觉障碍。

3. 后根型 脊神经后根或后根神经节受损时,其支配区内皮肤出现节段性带状分布的各种感觉缺失或减退(图 1 - 12),并常伴发神经根痛,如脊髓髓外肿瘤。神经节损害(神经节炎)时则在相应节段的皮肤上可发生带状疱疹。

4. 脊髓型

(1) 后角型:脊髓后角损害产生节段性的痛觉、温度觉障碍,受损区域的触觉和深感觉仍保存(分离性感觉障碍),因为痛觉、温度觉纤维进入后角,而触觉和深感觉的纤维绕过后角直接进入后索。后角受损时,疼痛不如后根受损那样明显,但有时也可达强烈的程度。

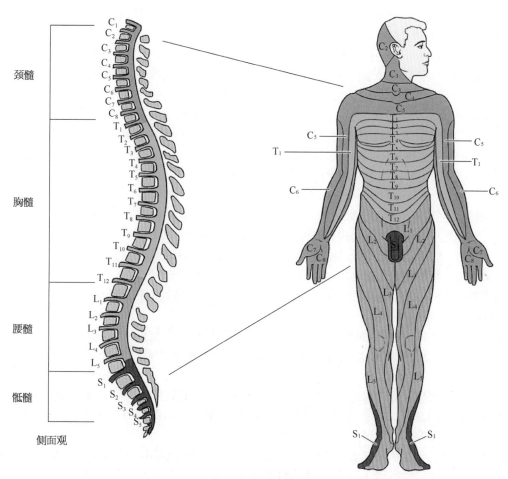

图 1 - 11 感觉障碍的定位诊断

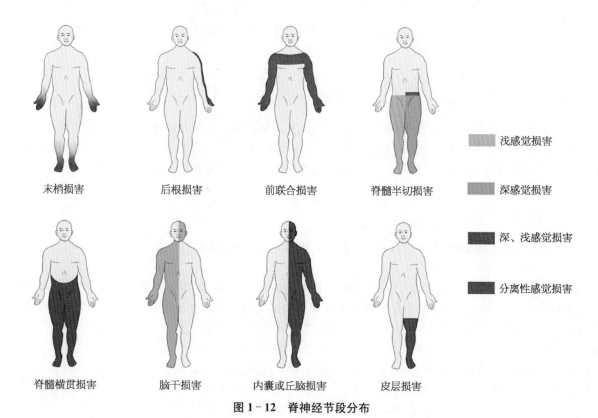

末梢损害　　　　后根损害　　　　前联合损害　　　脊髓半切损害

浅感觉损害

深感觉损害

深、浅感觉损害

分离性感觉损害

脊髓横贯损害　　　脑干损害　　　内囊或丘脑损害　　　皮层损害

图 1 - 12 脊神经节段分布

(2) 前连合型：脊髓中央部的前连合主要是两侧脊髓丘脑束的交叉纤维,损害时即发生两侧对称的节段性痛觉、温度觉缺失或减退而触觉仍保存的分离性感觉障碍。

后角型和前连合型损害多见于脊髓空洞症或髓内肿瘤早期。

(3) 传导束型：脊髓感觉传导束受损害后所产生的感觉障碍是受损节段平面以下的感觉缺失或减退,与后根型、后角型或前连合型的节段性分布不同。脊髓后索(薄束、楔束)受损时,病侧病变平面以下的深感觉缺失,并出现感觉性共济失调症状。触觉的脊髓传导纤维经后索和脊髓丘脑束两条路径上行,故该两束的任何单独一束受损时,都可不出现触觉缺失,但可有轻度触觉减退。脊髓侧索病变时损害脊髓丘脑束,产生对侧损害平面以下的皮肤痛觉、温度觉缺失,触觉和深感觉仍保存(分离性感觉障碍)。半侧脊髓损害如髓外肿瘤早期、外伤时,产生损害平面以下同侧中枢性瘫痪和深感觉缺失,对侧痛觉、温度觉缺失,称为脊髓半切综合征[又称布朗-塞卡综合征(Brown - Séquard syndrome)]。脊髓全部横贯性损害如横贯性脊髓炎、脊髓压迫症时,产生损害平面以下的各种感觉缺失,同时有截瘫或四肢瘫和大小便功能障碍。

5. 脑干型　延髓中部病变时损害内侧丘系,产生对侧肢体的深感觉缺失,但位于延髓外侧部的脊髓丘脑束未受损害,故痛觉、温度觉并无障碍,触觉障碍亦不明显,可出现深、浅感觉的分离性障碍。延髓外侧部病变时损害三叉神经降核和脊髓丘脑束,产生病灶侧面部的感觉障碍和对侧肢体的痛觉、温度觉障碍,故出现交叉性感觉障碍。脑桥和中脑病损时因内侧丘系、脊髓丘脑束和脑神经的感觉纤维已合并在一起,故可产生对侧面部和偏身深、浅感觉缺失。

6. 丘脑型　丘脑为深、浅感觉的Ⅲ级神经元起始部,受损后产生对侧偏身(包括面部)深、浅感觉缺失或减退,深感觉和触觉障碍常较痛觉、温度觉障碍更明显。此外,丘脑损害尚可有自发性疼痛和感觉过度或感觉倒错的特点。

7. 内囊型　丘脑皮质束经内囊后肢的后 1/3 投射到中央后回及顶上小叶,内囊损害时,产生对侧偏身深、浅感觉缺失或减退;如同时损害内囊后肢的锥体束和视觉纤维时,则伴有偏瘫和偏盲,称为三偏综合征(偏身感觉缺失、偏瘫和偏盲)。

8. 皮质型　身体各部在顶叶皮质感觉代表区的排列和中央前回运动区一样,头足倒置,且由于顶叶皮质感觉区范围甚广,因此感觉障碍常可局限于对侧躯体的某一部分,因而常表现为对侧的面部或一个上肢或一个下肢分布的感觉减退,称单肢感觉缺失。

皮质型感觉障碍的特点是除一般感觉障碍外,还出现复合性感觉障碍,如实体觉、两点辨别觉、定位觉、图形觉、对各种感觉强度的比较等。皮质感觉中枢的刺激性病灶可引起对侧躯体相应区感觉异常,并可向邻近各区扩散形成感觉性局限性癫痫发作。

运 动 系 统

运动系统由大脑皮质、基底节和小脑三部分神经结构的调控所完成。大脑皮质通过皮质脊髓束、皮质延髓束及相应的下运动神经元完成随意运动;基底节通过皮质-基底节皮质环路调控;小脑通过大脑皮质-小脑-纹状体、小脑皮质-脑桥通路协调运动。因此,运动可分为：① 锥体系统;② 锥体外系统;③ 小脑系统。有人亦将小脑系统归入锥体外系统。

一、锥体系统

锥体系统包括上运动神经元(皮质运动神经元)、锥体束和下运动神经元。

（一）下运动神经元

1. 解剖、生理　下运动神经元(周围运动神经元)指脊髓前角细胞、脑神经运动核及其发出的神经轴突,是接受锥体束、锥体外系统和小脑系统各方面来的神经冲动的最后共同通路。运动细胞接受各方面传来的冲动,综合后经前根、周围神经传递至运动终板,引起肌肉收缩。由脑神经运动核发出的轴突组成脑神经,直接到达其所支配的肌肉。由脊髓前角细胞发出的轴突经前根发出,通过神经丛,进入相应的周围神经后才到达其所支配的肌肉。前根和后根在椎旁(背根)神经节外互相联合,形成混合神经,并走出椎间孔,此后分为前支和后支。前支参与形成神经丛,从上到下共有 5 个神经丛：颈丛(颈$_1$～颈$_4$)、臂丛(颈$_5$～胸$_1$)、腰丛(腰$_1$～腰$_4$)、骶丛(腰$_5$～骶$_4$)和尾丛(骶$_5$～尾),从这些神经丛再组合成周围神经。

神经纤维在神经丛中发生错综复杂的再组合现象,发自一个根的纤维进入不同的几个周围神经内。每个神经根都参加几个肌肉的神经支配,各肌肉所获得的神经纤维总是来自几个神经根。因此,肌肉的运动神经支配就有节段型(根型)和周围型神经支配的区别(在线资源1-1)。

2. 下运动神经元损害的特征和定位诊断 下运动神经元单位受损后出现的肌肉瘫痪称为下运动神经元或周围性瘫痪,其主要特点为瘫痪肌的肌张力降低,肌肉弛缓、松软和肌肉萎缩,腱反射和皮肤反射均减低或消失,无病理反射出现,这种瘫痪称为弛缓性瘫痪。肌电图显示神经传导异常和失神经支配电位,即肌肉静息时有自发性电活动、肌纤维颤动电位或肌束性颤动电位。不同部位病变的特点如下。

在线资源 1-1 节段型运动神经支配表

(1) 前角损害:仅引起弛缓性瘫痪,没有感觉障碍。瘫痪分布呈节段性,如腰$_3$、腰$_4$前角细胞的病变引起股四头肌瘫痪、萎缩;颈$_5$的病变引起三角肌的瘫痪、萎缩等。急性病变最多见于脊髓前角灰质炎,慢性病变最多见于进行性脊肌萎缩症、脊髓灰质炎。在慢性进展的病变中,由于尚未死亡的神经元遭受病理变化的刺激而产生肉眼可见的肌纤维束性跳动,称肌束性颤动(fasciculation);或肉眼不可见,只在肌电图上显示的肌纤维性颤动(fibrillation)。

(2) 前根损害:前根损害所产生的运动障碍和前角损害相同,瘫痪的分布呈节段性。但是前根损害的原因多是椎间盘突出、髓外肿瘤的压迫、脊髓膜炎症或椎骨的病变,后根常同时受侵犯,故常有感觉障碍或神经根痛。前根内的纤维密集在一起,遭受刺激时易发生肌束性颤动。

(3) 神经丛损害:神经丛含有感觉纤维和运动纤维,损害后产生弛缓性瘫痪和感觉障碍。神经丛的损害视损害范围的大小而出现一个肢体或多数周围神经的弛缓性瘫痪和感觉障碍。

(4) 末梢性神经损害:末梢性神经损害指四肢远端出现对称的所有支配的肌肉发生弛缓性瘫痪和感觉障碍。因大多数神经是混合性的,故常同时出现疼痛、麻木等感觉障碍和自主神经功能紊乱。表现为对称性四肢远端的肌肉瘫痪或无力,肌肉萎缩,并伴有手套-袜套样感觉障碍。

(二) 上运动神经元和锥体束

1. 解剖、生理 上运动神经元指下运动神经元以上的神经传导通路(锥体束)和皮质运动神经元。锥体束指随意运动的神经通路中,上、下神经元之间神经纤维束,是随意运动功能最主要的神经通路。上运动神经元包括皮质脊髓束(corticospinal tract)和皮质脑干束(又称皮质延髓束,corticobulbar tract)。前者约由110万根神经纤维组成,起始于中央前回皮质至脊髓前角细胞的纤维束,后者为自中央前回皮质至脑干脑神经运动核细胞的纤维束。

锥体束纤维最主要的来源是中央前回和旁中央小叶(Brodmann第4、6区)皮质的锥体细胞,但顶叶中央后回(Brodmann第3、1、2区)及顶叶感觉联络区(Brodmann第5、7区)也发出少数轴突加入锥体束。巨大的Betz锥体细胞(直径达120 μm)大多数分布在第4区的上内侧部,但锥体束纤维由巨大Betz锥体细胞发出者仅占3%,绝大多数都是由较小的锥体细胞所发出。锥体束(包括皮质脊髓束和皮质脑干束)纤维中约40%起源于第4区皮质,20%起源于顶叶中央后回的皮质,其余则起源于额叶的运动前区(第6区)和顶叶感觉联络区的皮质(图1-13)。

人体各部位在大脑运动皮质(第4区)的代表区也和中央后回感觉代表区一样,头足倒置,即头部在第4区皮质外侧面的最下面,大腿在最上面,小腿和足部则在大脑内侧面的旁中央小叶。头面部及手所占的区域最大,躯干及下肢所占的区域最小。肛门及膀胱括约肌的代表点亦在额叶的旁中央小叶。代表区的大小与运动功能的精细程度和复杂性有关,与躯体所占体积的大小无关。电刺激一侧第4区运动皮质各部位时,引起对侧躯体相应部位肌肉的收缩。强烈的电刺激则先引起与杰克逊癫痫(Jackson seizure)类似的局部肌肉痉挛,然后扩散成全身痉挛。切除灵长类动物Brodmann第4区运动皮质后即引起其弛缓性瘫痪,之后可部分恢复,但遗留有精细动作,特别是手指及肢体远端肌肉精细动作的障碍。

从大脑运动皮质发出的锥体束进入半球白质组成放射冠,经内囊膝部(皮质脑干束)及后肢前2/3部(皮质脊髓束)而下行至脑干。锥体束下行至中脑位于大脑脚基底中部3/5处;至脑桥则位于基底部,并分成许多小束在脑桥本身纤维之间通过。皮质脊髓束经脑干继续下行,在延髓下方腹内侧面形成两个突起,称为锥体;在延髓和脊髓交界处,约85%的皮质脊髓束纤维进行交叉,称为锥体交叉(pyramidal decussation)。交叉后的纤维转入脊髓侧索,称为皮质脊髓侧束或锥体侧束或锥体主束。未交叉的锥体束纤维则在脊髓同侧前索内继续下行,称为锥体前束或皮质脊髓前束或直接锥体束。皮质脊髓前束的绝大部分纤维都陆续经白质

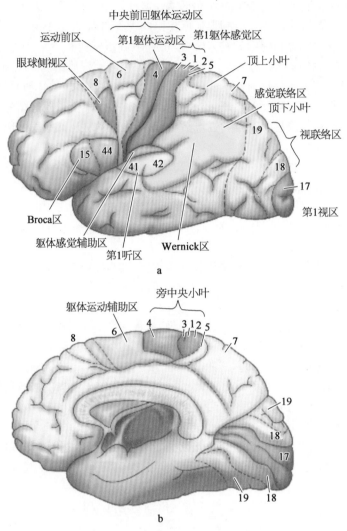

图 1-13 大脑皮质功能代表区

a. 外侧面；b. 内侧面

前连合而终止于对侧的前角细胞,极少数纤维始终不交叉,在同侧锥体侧束或锥体前束中下行而终止于同侧前角细胞。皮质脊髓束纤维通过中间神经元(少数则直接)与脊髓前角的运动神经元连接,50％的纤维终止于颈段,20％终止于胸段,30％终止于腰骶段。所以,越高位的脊髓的锥体束就越大,越低位的就越小。巴宾斯基征是锥体束受损最重要的体征,在腰₅以上脊髓损害时才会出现巴宾斯基征。大脑皮质至脑干各运动神经核之间神经纤维称为皮质脑干束,纤维在脑干各个脑神经运动核的平面上交叉至对侧,终止于各个脑神经运动核。除面神经核下部和舌下神经核外,其他脑神经运动核均接受双侧大脑皮质(即双侧皮质脑干束纤维)的支配(图 1-14)。

肌张力是维持机体稳定和协调的重要功能,一般认为,肌张力与姿势的维持均与牵张反射及 γ 反射襻(γ reflex loop)有关。当肌肉受到被动牵拉而引起肌肉肌梭内收缩,或因中枢下行的纤维束激动脊髓前角 γ 运动神经元而致梭内肌收缩时,引起梭内环状螺旋感受器(annulospiral receptor)兴奋,其传入冲动经后根进入脊髓,激动前角 α 运动神经元,使梭外肌收缩,肌肉的张力即增高。维持肌张力的初级反射中枢主要在脊髓,但初级中枢又受脊髓以上的中枢调节。脑部有多个区域(如大脑皮质、前庭核、基底节、小脑、脑干网状结构等)对牵张反射分别有易化或抑制作用,这种易化或抑制作用是分别通过网状脊髓束、前庭脊髓束或锥体束对脊髓中枢起调节作用。因此,凡损害牵张反射的任何结构和脊髓以上的神经中枢及其下行纤维,都可引起肌张力改变。人体要执行准确的随意运动,除有完整的脊髓反射弧外,还必须通过脊髓以上中枢(锥体束和锥体外系)的易化和抑制作用共同调节而实现。由锥体束或锥体外系下行的冲动先激动前角 γ 运动神经元,使梭内肌收缩,兴奋梭内环状螺旋感受器,然后冲动经后根传入脊髓,一面激

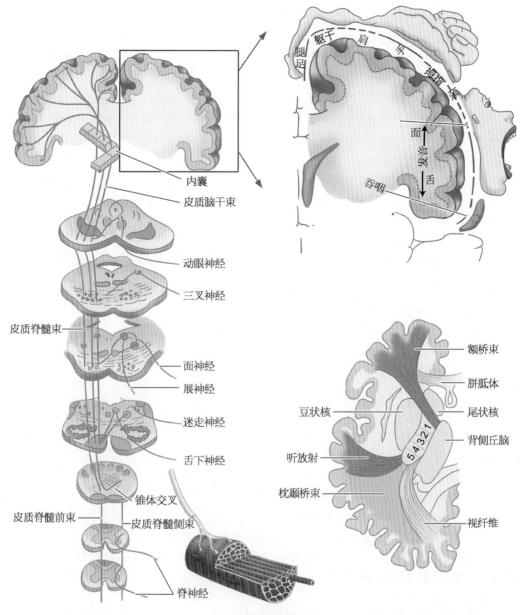

图 1-14 运动系统

动 α 运动神经元,使梭外肌收缩,肌张力增高,另一面又激发其他节段中的中间神经元,使支配拮抗肌的 α
运动神经元受到抑制,使拮抗肌的张力降低,这样就形成一组随意肌调节的完善的反馈控制系统,使各种
随意运动执行自如。当中枢下行纤维对脊髓 γ 运动神经元的抑制作用减弱或消失时,或中枢对 γ 运动神
经元的抑制性冲动受阻断而易化性冲动仍保存时,就引起肌张力增高。牵张反射的任何组成部分受损时
则出现肌张力降低。当急性脊髓横贯性损害及内囊区急性脑损害时,因脊髓两侧或一侧完全失去中枢的
易化作用,也可引起受损区以下肌张力降低,且伴有深、浅反射消失,如急性横贯性脊髓炎的脊髓休克、急
性脑血管意外的脑休克。

　　2. 上运动神经元瘫痪的特征和定位诊断　　下运动元神经元(脊髓前角细胞或脑干运动神经核)以上的运
动神经元及其传导束损害所引起的随意运动不能的瘫痪称为上运动神经元瘫痪。这种瘫痪的主要特征为:
瘫痪肢体的肌张力增高,呈痉挛状态,故亦被称为痉挛性瘫痪;体检时可感觉到,肌张力的改变类似"折刀
(clasp knife)"样改变,故亦有称其为"折刀"样强直;瘫痪肢体肌腱反射增高或亢进,可出现阵挛(clonus),如
踝阵挛、髌阵挛、腕阵挛等;浅反射消失,病理反射(巴宾斯基征、查多克征)阳性;肌肉无萎缩,但长期瘫痪者
可有瘫痪肢体的轻度废用性萎缩;肌电图检查无失神经改变,神经传导速度正常。

一侧皮质脊髓束损害时出现病损对侧的瘫痪,即使是严重损害亦不出现双侧体征。然而,皮质脑干束损害时,除对侧下面部肌肉和对侧舌下神经支配的肌肉瘫痪外,其他脑神经支配的肌肉极少出现瘫痪症状,这与多数脑神经运动核由双侧皮质延髓束纤维支配有关。

一侧锥体束损害引起的偏瘫分布于对侧面肌下部,舌肌以及上、下肢,而两侧神经支配的肌肉如眼肌、咀嚼肌、咽喉肌、颈肌、胸肌和腹肌均不受累。

皮质下及内囊处锥体束的损害所引起的偏瘫往往上肢比下肢重,肢体远端比近端重;对侧下部面肌及舌肌受累明显,随意表情动作尤为明显,而非随意的情感性表情动作不受影响。越精巧的随意动作越易受累,故手指的精细动作比肩、肘关节的粗大动作受累严重。由于上、下肢的伸、屈肌,旋前、旋后肌以及内翻、外翻肌的张力不同,故中枢性偏瘫患者常呈特有的姿势,即上肢肩关节内收和内旋,上臂紧靠躯干,肘关节屈曲和旋前,腕关节及手指亦屈曲,下肢髋关节伸展和内收,膝、踝关节伸直,足及足趾屈曲并内翻,以致出现画圈步态。中枢性瘫痪的恢复亦以下肢、上肢近端首先康复,上肢远端及指趾功能最难恢复。

根据上、下运动神经元受损引起的中枢性瘫痪和周围性瘫痪的特点,两者的鉴别要点见表1-3。

表1-3　中枢性与周围性瘫痪的鉴别

体征	中枢性瘫痪	周围性瘫痪
分布	一个以上的肢体(单瘫、偏瘫、截瘫)	个别或几个肌群受累
肌萎缩	无(可有轻微废用性萎缩)	明显
肌张力	增强,瘫痪肌呈痉挛性瘫痪(硬瘫)	降低,瘫痪肌呈弛缓性瘫痪(软瘫)
腱反射	亢进	减弱或消失
病理反射	巴宾斯基征阳性	无
肌束性颤动	无	有
肌电图	神经传导正常,无失神经支配电位	有神经传导异常,有失神经支配电位(肌纤维颤动,肌束性颤动,正相尖波)

3. 上运动神经元损害的定位诊断　锥体束受损后所产生的中枢性瘫痪,按受损解剖部位而不同,现分述如下。

(1)皮质型:由大脑皮质运动区病损引起。因大脑皮质运动区呈一条长带,范围较广,因此病变常仅损及其一部分,引起对侧中枢性单瘫(一个上肢、下肢或面部的瘫痪)。由于人体在运动区的功能位置是以倒置形状排列,病变在运动区的上部引起对侧下肢瘫痪,下部则引起对侧上肢及面部瘫痪。运动区皮质的刺激性病变引起对侧肢体相应部位的局限性、阵发性抽搐,重者抽搐也可向同侧或对侧肢体扩散,称为杰克逊癫痫,口角、拇指、示指及趾常为抽搐的始发部位。皮质病变多见于脑内肿瘤、动静脉畸形、脑梗死等。

(2)内囊型:因锥体束纤维在内囊区最为集中,故此处病变易引起锥体束全部受损而产生对侧偏瘫。如病损波及内囊后肢的后部,阻断传导对侧半身感觉的丘脑皮质束及传导两眼对侧视野的视放射,则可伴有对侧偏身感觉缺失和对侧同向偏盲,即三偏综合征。内囊病变最常见于脑血管意外。皮质和内囊之间白质(放射冠)的病变,瘫痪情况介于皮质型与内囊型之间,即以对侧一个肢体瘫痪为主,但整个偏侧肢体均有一定程度的受累,多见于脑胶质瘤。

(3)脑干型:一侧脑干病损,由于损害了已交叉的脊髓丘脑束纤维、同侧的脑神经核和未交叉的皮质脊髓束,可产生交叉性瘫痪,即病灶侧的周围性脑神经麻痹、对侧肢体的感觉障碍和中枢性偏瘫。脑干不同水平的损害,出现不同的临床特征:如中脑损害时出现韦伯综合征(Weber syndrome),表现为患侧动眼神经麻痹,对侧面神经,舌下神经及上、下肢中枢性瘫痪;脑桥米亚尔-居布勒综合征时,患侧展神经及面神经麻痹,对侧舌下神经及上、下肢中枢性瘫痪;脑桥福维尔综合征(Foville syndrome)时,患侧面神经、展神经麻痹,病灶侧同向凝视障碍和对侧中枢性偏瘫;延髓病变的交叉性瘫痪是病灶侧的周围性第Ⅸ、Ⅹ、Ⅺ、Ⅻ脑神经麻痹和对侧中枢性偏瘫。上述各种交叉性瘫痪尚可伴发偏瘫侧的偏身感觉障碍。

(4)脊髓型:脊髓颈膨大以上、延髓以下的一侧性病变引起脊髓性偏瘫,它与脑干病变引起的偏瘫不同,没有脑神经麻痹,见于髓外肿瘤的早期;此处横贯性病变则产生中枢性四肢瘫。颈膨大处横贯性病变,因损害了前角细胞及皮质脊髓束,故产生上肢周围性瘫痪及下肢中枢性瘫痪。颈膨大与腰膨大之间的脊髓横贯性病变则产生痉挛性截瘫。不完全性脊髓损伤多产生伸直性截瘫,损害呈完全横贯性时,因前庭脊髓束、网状脊髓束等亦中断,下肢屈肌便产生非自主痉挛,髋、膝、踝关节呈屈曲姿势,称屈曲性截瘫,预后比伸直性截瘫差。下部腰骶段病变,因此处锥体束已消失,故只引起下肢周围性截瘫。脊髓病变多伴有损害平面以下感觉障碍及大、小便功能障碍。脊髓半侧横贯性损害产生病变以下同侧的运动障碍,深感觉障碍和对侧病变以下的痛觉、温度觉障碍,称为脊髓半切综合征(Brown-Séquard syndrome)。脊髓病变常由脊髓炎、外伤及肿瘤等原因引起。

　　锥体束损害定位见图 1-15。

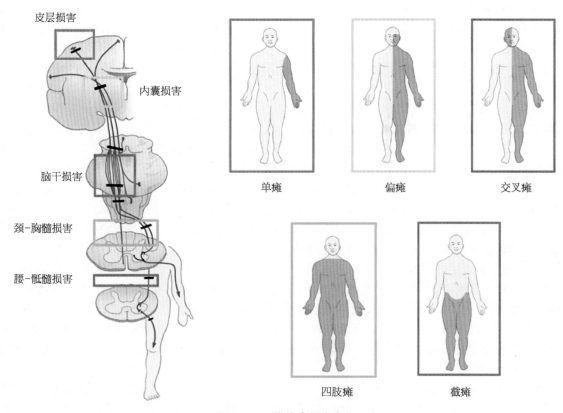

图 1-15　锥体束损害定位

二、锥体外系统

　　1. 解剖、生理　锥体束以外的所有运动神经核和运动神经传导束称为锥体外系统。锥体外系统为多神经元结构,其主要组成部分为基底节(又称纹状体),包括尾核、壳核及苍白球。广义的锥体外系统尚包括丘脑底核(subthalamic nucleus,又称Luys核)、黑质、红核、网状结构、丘脑、小脑的齿状核、前庭神经核及延髓的橄榄核等。它们与大脑皮质的联系颇为广泛,最主要者为皮质运动区(第4区)和运动前区(第6区)。它们共同调节上、下运动神经元的运动功能。

　　纹状体(corpus striatum)按发生学分类又可分为新纹状体(neostriatum)和旧纹状体(paleostriatum)。纹状体包括尾核及豆状核,后者又分为壳核及苍白球。尾核及壳核的组织结构相同,含大量小细胞及较少数中等大的多极神经细胞,发生较晚,属纹状体的较新部分,故两者合称为新纹状体。苍白球分内外两节,含有较多的有髓纤维,呈苍白色,神经细胞多为大的梭形细胞,其轴突形成纹状体的主要输出纤维。苍白球发生较早,属纹状体的古老部分,故又称旧纹状体或苍白体(pallidum)。

　　组成锥体外系统的各个结构之间以及它们与大脑皮质及脑神经核或脊髓前角细胞之间的解剖联系极为复杂,有许多通路尚不完全清楚,这里只能以纹状体为核心,简述重要的神经纤维联系。

　　(1) 新纹状体的纤维联系:新纹状体(尾核及壳核)是传入纤维的接受站,亦由此发出纤维到达苍白球,一部分到达黑质。

　　1) 传入纤维包括:① 皮质纹状体束,特别是从皮质运动区(第4区)与运动前区(第6区)以及皮质抑制区(第4 s、8 s区)发出的纤维;② 丘脑纹状体束;③ 黑质纹状体束,此束以抑制性多巴胺为神经递质,病变时可发生震颤麻痹;④ 脑干缝核纹状体束,传递抑制性递质5-羟色胺至纹状体。

2) 传出纤维包括:① 纹状体豆状核束,包括从尾核至豆状核、从壳核至苍白球、从苍白球外节至内节的纤维;② 纹状体黑质束,主要神经递质为抑制性γ-氨基丁酸(GABA),但有些为兴奋性P物质。

(2) 旧纹状体(苍白球)的纤维联系:苍白球主要是大量传出纤维的起始点,但亦接受从新纹状体发出的大多数纤维。苍白球与丘脑底核间亦有往返纤维联系。

传出纤维:苍白球传出纤维经豆状襻(ansa lenticularis)与豆状束(fasciculus lenticularis)到达丘脑,此两束先与齿状核-红核-丘脑束(来自齿状核及红核)联合形成丘脑束后进入丘脑核,经丘脑皮质束最终投射至运动区(第4区)及运动前区(第6区)的皮质。纹状体及小脑系共同通过此丘脑皮质束而调节下行的锥体系与锥体外系的运动功能。另外,豆状襻尚有纤维到达黑质、红核、丘脑底核、脑干的网状结构及丘脑下部等。然后再直接或辗转地经红核脊髓束、网状脊髓束、前庭脊髓束及顶盖脊髓束等而影响脊髓前角的运动功能。

在神经系统的进化史中,纹状体属于古老的运动系统。在低等脊椎动物中大脑皮质还没有或尚不发达,纹状体和丘脑曾是运动和感觉最高级的调整和控制中枢,并参与执行简单、刻板的动作。在哺乳动物,由于大脑皮质的发育及锥体束的形成,主要的运动功能归由大脑运动皮质掌管,纹状体则转到从属于皮质的地位,受皮质运动区的制约,这时纹状体的功能为维持及调节身体的姿势和保证动作时必需的肌张力,并担负那些半自动性的、刻板的反射性运动,如行走时两上肢的前后自然摆动、面部表情运动、防御反射等。虽然自 Wilson 首先联系基底节损害与所出现症状到现在已很久,但对锥体外系统各个结构的功能所知仍较少,主要是因为病变所侵犯的区域常常比较广泛,不是孤立的。另外,动物实验也很难取得与人类临床相同的症状。锥体外系统的抑制性冲动是来自大脑皮质第4 s和(或)第8 s等抑制区,经新纹状体、苍白球、丘脑,再返回皮质运动区(第4区和第6区),这一环路中任何环节被阻断,即可因抑制性冲动的消失而出现释放症状,如舞蹈症、手足徐动症、扭转痉挛等,但在临床上要对每种症状作肯定的定位是很困难的。已可肯定的为:苍白球病变时可出现肌强直、运动减少及静止性震颤(如震颤麻痹);新纹状体(特别是尾核)病变时可出现舞蹈症(如亨廷顿舞蹈症);丘脑底核病变可出现对侧偏身投掷运动;破坏一侧苍白球或其传出通路,丘脑腹外侧核可使震颤麻痹患者对侧偏身震颤及肌强直缓解,对侧偏身投掷运动或肌张力障碍亦可缓解。

2. 锥体外系统损害的临床症状和体征 锥体外系统病变所产生的症状有肌张力变化和不自主运动两类。肌张力变化有肌张力的增强、减低和游走性的增强及减低。不自主运动有舞蹈样动作、手足徐动、震颤和扭转痉挛等,一般在睡眠时停止,情绪激动时增强。纹状体内具有部位排列顺序,即纹状体的一部分与身体的一定部位有关,因此当病变侵犯纹状体的一部分时,可能引起身体上局部的不自主运动,如限于颈部的痉挛性斜颈。肌张力增高时常伴运动减少,肌张力减低时常伴运动增多。常见的症状分述如下。

(1) 肌强直(rigidity):锥体外系性肌张力增强是伸肌和屈肌均增强。在作被动运动检查时,增强的肌张力是始终保持一致的,像弯曲软铅管样的感觉,称铅管样强直(lead pipe rigidity)。肌强直兼有震颤的患者,当伸屈肢体时,可感到在均匀的阻力上出现断续的停顿,称为齿轮样强直(cogwheel rigidity),这与锥体束损害后产生的肌张力增高肌痉挛(spasticity)不同,后者表现为伸性肌张力升高,呈折刀样肌强直。

(2) 静止性震颤(resting tremor):震颤出现于肢体处于静止状态时,在自主运动时减轻或消失,入睡后完全停止。最常见为手指的节律性抖动,其频率为每秒4~8次,形成所谓"搓丸样(pill rolling)"动作;重者头部、下颌、舌头及四肢均可有震颤,见于震颤麻痹综合征。

(3) 舞蹈样动作(choreic movement):是一迅速多变、无目的、无规律、不对称、运动幅度大小不等的不自主动作。可发生于面部、肢体及躯干,如挤眉、弄眼、伸舌、噘嘴、舐唇、耸肩、转颈、上下肢舞动或伸屈手指等动作。在自主运动或情绪激动时加重,安静时减轻,入睡后消失。舞蹈样动作见于风湿性舞蹈症或亨廷顿舞蹈症。

(4) 手足徐动(athetosis):或称指划动作,是手指或足趾间歇、缓慢、扭曲、蚯蚓蠕动样的伸展动作,指趾呈现各种奇异姿态,如手呈"佛手"样。肢体远端肌张力呈游走性的时高时低,故又称变动性痉挛(mobile spasm)。手足徐动见于纹状体钙化、肝豆状核变性、胆红素脑病(又称核黄疸)等。

(5) 扭转痉挛(torsion spasm):或称变形性肌张力障碍(dystonia musculorum deformans),是躯干的徐动症,其特点同手足徐动,系围绕躯干或肢体长轴的缓慢扭转性或呈螺旋形旋转的不自主运动;局限型颈肌的扭转称为痉挛性斜颈。扭动痉挛可为原发性,而症状性者见于肝豆状核变性及吩噻嗪类、丁酰苯类或左旋多巴等药物反应。

(6) 偏侧投掷运动(hemiballismus):为一侧肢体猛烈的投掷样不自主运动;类似舞蹈样动作,肢体近端重,运动幅度大,是因对侧丘脑底核损害或其与纹状体的传导径路的病变引起。

(7) 抽动症(tic):为固定性或游走性的单个或多个肌肉快速收缩动作,如挤眉、眨眼、噘嘴、舐唇、耸肩、转颈等。一部分患者是由于基底节病变或精神因素引起一组肌肉重复地、刻板地收缩,多属习惯性动作。医源性者,如吩噻嗪类或丁酰苯类、左旋多巴、氯普胺(胃复安)等药物引起的运动障碍(drug induced dyskinesia)近年来渐多见。治疗早期出现者称急性肌张力障碍,停药后可消失。长期用药后始出现者称迟发性运动障碍(tardive dyskinesia),首先表现为口及面部的动作异常(facial/orofacial dyskinesia),严重时可出现扭转痉挛、痉挛性斜颈、不安宁、静坐不能等不自主运动,停药可消失,或不可逆。中年以后自发性的口、面颊、舌、眼睑等肌肉运动异常多见于 Meige 病。抽动秽语综合征(Gilles de la Tourette syndrome)见于儿童,主要表现为面肌抽动、喉部痉挛、发音肌抽动以及秽语等。

锥体系与锥体外系综合征的临床鉴别要点见表 1-4。

表 1-4 锥体系和锥体外系综合征的临床鉴别要点

鉴别要点	锥体系	锥体外系
肌张力增高		
性质	折刀征(痉挛)	被动运动全过程中伸、屈肌均匀性增高(铅管样强直)或间歇性增高(齿轮样强直);小脑病变时肌张力降低
分布	上肢的屈肌,下肢的伸肌	四肢的伸、屈肌(但以屈肌为主),躯干的屈肌
不自主运动	无	出现震颤、舞蹈样动作、手足徐动、肌张力障碍
腱反射	亢进	正常或轻度增高
巴宾斯基征	阳性	阴性
随意运动瘫痪	存在	不存在或仅有轻度障碍

基底节的功能除锥体外系统调节外,还有其他功能环路,如认知环路、眼球运动环路和边缘脑环路。认知环路为意向性运动环路,即前额叶的意向性兴奋经纤维传导到尾核头部、壳核和苍白球时,对侧皮质前区的神经兴奋可经丘脑腹侧核发出新的兴奋,这就形成了意向性运动开与关的环路,这种现象可见于帕金森病患者。边缘脑环路的纤维从前额叶下部经核襻、苍白球腹侧、丘脑内背核回到额叶皮质下部,该环路控制可视性情感,如微笑、不高兴、强势和愤怒等。眼球运动环路则从额叶眼球运动区和后顶叶皮层(Brodmman 第 7 区)发出至尾核黑质网状襻(SNpr)至丘脑腹核额叶眼区和前额叶皮质,该环路控制眼球的扫视运动。帕金森病患者眼球运动徐缓。

三、小脑系统

1. 解剖、生理 小脑位于颅后窝内。上方为小脑幕(天幕),与枕叶隔开,下方为小脑延髓池,腹侧为脑桥与延髓,其间为第四脑室;借上脚(结合臂)、中脚(脑桥臂)和下脚(绳状体)3 个小脑脚,分别与中脑、脑桥及延髓联系。小脑中部的狭窄部分,其形似虫,称为蚓部,其两侧为小脑半球,由蚓部把两侧小脑半球连接在一起。小脑上面比较平坦,下面则颇膨隆;上面的蚓部称上蚓,下面的蚓部称下蚓,上蚓与半球间无明显分界,下蚓则有两个深沟与两小脑半球明显隔开。蚓部和小脑半球有多条横行的裂和沟,将小脑分成许多回、叶或小叶。上蚓向前延伸至上髓帆,形成小舌。下蚓自前向后由小裂分成蚓小结、蚓垂及部分蚓锥。蚓小结向两旁伸展成绒球,两者合称绒球小结叶(flocculonodular lobe)。蚓垂向两旁延伸成小脑扁桃体,颅内压增高时,小脑扁桃体可向下疝入枕大孔而立即致死。蚓锥向外延伸成二腹小叶。小脑含有 3 个主叶,即前叶、后叶及绒球小结叶。在小脑上表面有一"V"形的主裂,在主裂前方为小脑前叶,在主裂后方的其余小脑半球及蚓锥和蚓垂合称为小脑后叶。后叶上的水平裂为小脑上、下表面的分界线。

小脑表面是由细胞组成的灰质,里面是由神经纤维组成的白质。灰质分为 3 层,从外向内为分子层、浦肯野细胞(Purkinje cell,又称梨形细胞)层及颗粒细胞层。白质中由外侧向中线有4对神经核,即齿状核、栓状核、球状核和顶核,其中齿状核最大。输入小脑的纤维有两种:一为攀缘纤维(climbing fibres),主要传导来自下橄榄核的冲动至浦肯野细胞,下橄榄核接受上行及下行的传入冲动至小脑皮质;二为苔藓纤维(mossy fibres),传导来自大脑和脊髓的传入冲动,终止于颗粒细胞层,再由颗粒细胞的轴突传至分子层。皮质内的联系为由攀缘纤维直达浦肯野细胞,或由苔藓纤维经颗粒层传至分子层的篮细胞(basket cell)及星形细胞(stellate cell),再由此两种细胞传至浦肯野细胞。由小脑发出的冲动均起自浦肯野细胞,终止于白质中的齿状核等神经核,再从齿状核等发出纤维,离开小脑,经小脑上脚(结合臂)终止于对侧的中脑红核,故齿状核是最重要的核团。

小脑系统的纤维联系分传入和传出两组(图1-16)。

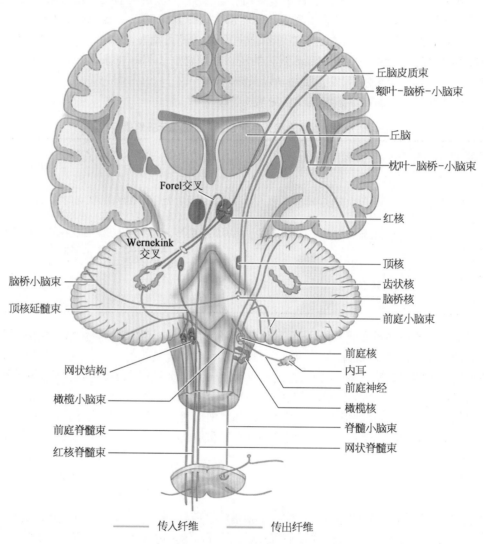

图1-16 小脑传入纤维与传出纤维

小脑的传入纤维主要通过小脑下脚及中脚进入小脑,有:① 来自脊髓的脊髓小脑束,将自肌腱、关节来的本体觉(深感觉)经后根(后根神经节为Ⅰ级神经元)传导至脊髓后角的背核细胞(Clarke柱,为Ⅱ级神经元),换元后,其轴突组成脊髓小脑后束,在同侧侧索后周边部上行,到达延髓后形成外弓纤维,经小脑下脚进入小脑蚓部;背核细胞另一部分轴突组成脊髓小脑前束,在同侧侧索内上行,至中脑经小脑上脚进入小脑蚓部。② 来自延髓的前庭小脑束,由前庭核细胞的轴突组成,经小脑下脚进入同侧原始小脑(绒球小结叶及顶核),但有些纤维直接由前庭神经进入原始小脑。③ 来自延髓的橄榄小脑束,起自对侧下橄榄核,交叉后经小脑下脚终止于小脑皮质和蚓部。④ 来自大脑皮质的皮质脑桥小脑束,起自额中回或颞中下回及枕叶皮质,经内囊前肢下行,终止于同侧脑桥核(额叶或颞叶脑桥束),换元后组成脑桥小脑束交叉至对侧,经小脑中脚(脑桥臂)进入对侧小脑皮质。

　　小脑传出纤维主要自齿状核发出,通过小脑上脚离开小脑,有:① 齿状核-红核-脊髓束,自齿状核发出的纤维交叉后终止于对侧红核,红核脊髓束走出红核后,立即交叉[福莱尔交叉(Forel commissure)],沿脑干和脊髓侧索下行,终止于脊髓前角细胞,与躯干、肢体肌肉联系;② 齿状核-红核-丘脑束,纤维自齿状核发出后交叉至对侧红核,由红核再至丘脑,通过丘脑皮质束到达大脑皮质第4区与第6区而与锥体束及锥体外系发生联系;③ 顶核延髓束,从小脑顶核发出,经过小脑下脚到达延髓网状结构和前庭核,再由网状脊髓束和前庭脊髓束终止于前角细胞而与躯干、肢体肌肉建立联系。通过前庭核,小脑借内侧纵束和眼肌神经核相联系,因而也就与眼球运动的肌肉发生联系。因此,在小脑的传入、传出通路中有3个主要的纤维交叉:① 魏奈金克交叉(Wernekink commissure),小脑齿状核发至红核的纤维经小脑上脚后都交叉到对侧中脑红核;② 福莱尔交叉,红核脊髓束纤维自红核发出后立即交叉至对侧;③ 脑桥小脑纤维交叉,由大脑皮质至小脑的传入纤维经脑桥核换元后组成脑桥小脑束并均交叉至对侧,经小脑中脚进入小脑。由于上述的三个交叉,小脑损害后出现的小脑功能障碍为同侧肢体的小脑功能障碍;大脑皮质和红核损害时出现的小脑症状为对侧肢体的小脑功能障碍。

　　在种系发生史上,绒球小结叶及顶核是前庭结构向小脑的延伸,是小脑最古老的结构,称为原始小脑(archicerebellum),它主要接受前庭器官传来的冲动,与身体的平衡密切相关,损害时表现为躯干和下肢远端的共济失调。小脑前叶及后叶的蚓锥、蚓垂是发育史上次古老的结构,称为旧小脑(paleocerebellum),主要接受来自脊髓的本体感觉,维持身体的姿势及调节肌肉的张力。小脑后叶(蚓锥、蚓垂除外)是小脑最大的部分,它与大脑半球同时发育,称为新小脑(neocerebellum),接受皮质-脑桥-小脑束的传入冲动,对随意精细动作的发动、校正、协调起着重要的作用。此外,从中脑上丘及下丘发出的顶盖小脑束传送视觉和听觉的冲动,与身体的定向亦有密切关系。

　　2. 小脑损害的临床表现　小脑损害的症状与损害的部位有关,蚓部是躯干肌的代表区,而小脑半球是四肢(特别是远端部)的代表区,故蚓部病变与小脑半球病变的临床表现有差异。小脑半球的病变,即新小脑的病变,损害症状主要表现在四肢。与病变小脑同侧的上、下肢出现共济失调,上肢比下肢重,远端比近端重,精细动作比粗大动作受的影响明显。表现为:指鼻试验、跟膝胫试验不准确,误指试验偏向病侧,辨距不良,轮替动作差,反跳现象阳性;有运动性震颤;肌张力常减低,且有肌无力,容易疲乏,可有钟摆样膝反射;常有水平性(亦可为旋转性)眼球震颤,眼球向病灶侧侧视时,眼球震颤可更粗大。小脑半球病变多见于小脑脓肿、星形细胞瘤或小脑成血管细胞瘤(von-Hipple-Lindau病)等。

　　(1) 小脑半球病变:最主要的症状如下。

　　1) 共济失调(ataxia 或 incoordination):因为任何主动运动都必须有主动肌、拮抗肌、协同肌及固定肌四组肌肉的共同协调才能完成。小脑病变时,这些肌肉的协调功能发生障碍,出现站立不稳、摇晃欲倒[龙贝格征(Romberg sign)阳性];行走时两脚分开、步态蹒跚、左右摇晃,如醉汉走路样,称醉汉步态。与深感觉障碍性共济失调迥然不同,小脑性共济失调在睁眼后症状并不能改善。

　　2) 构音障碍:小脑损害时因发音肌的共济失调,患者出现暴发性言语,语音不清,且言语缓慢,断断续续不连贯,犹如吟诗状,故亦称"吟诗状言语"。

　　3) 辨距不良(dysmetria):由于对运动的距离、速度及力量的估计能力丧失而发生。导致患者动作过度,检查时可发现指鼻试验、跟膝胫试验、轮替动作、误指试验及反跳试验等呈不正确、不灵活或笨拙反应,且写字常过大。

　　4) 震颤(tremor):运动性震颤或意向性震颤以及眼球震颤亦为小脑病变的特征。运动性震颤只于作随意运动时出现,静止时消失。

　　5) 眼球运动障碍:可有眼球分离性斜视(skew deviation),即同侧眼球向下、向内,对侧眼球向上、向外,可能是小脑与其他中枢联系损害的结果。

　　此外,小脑占位病变可发生阵发性强直性惊厥,表现为去脑强直状态,如四肢伸直、角弓反张、神志不清,称小脑发作。

　　(2) 小脑蚓部(中线)的病变:蚓部属原始小脑及旧小脑,与前庭结构有密切联系,病变时引起躯干性共济失调,亦即发生轴性功能障碍。表现有躯干不能保持直立姿势,站立不稳,常向前或向后倾倒,行走时两足分开、步态蹒跚,呈醉汉步态。四肢共济失调一般不明显,特别是上肢;但下肢作为姿势及步态障碍的一部分,可有不同程度的共济失调。言语障碍明显。多无眼球震颤,肌张力常正常。蚓部病变多见于儿童小脑蚓部的髓母细胞瘤。

(3)小脑慢性弥散性变性:患者蚓部和小脑半球虽同样受损,但临床上多只表现为躯干性和言语的共济失调,四肢共济失调不明显,这是新小脑的代偿作用所致。急性病变则缺少这种代偿作用,故可出现明显的四肢共济失调。小脑传导束或小脑脚受损时,可发生与小脑病变同样的症状。齿状核-红核-丘脑束受损时,可出现锥体外系性不自主运动。下橄榄核或其与齿状核间通路受损时可出现舌、咽、软腭部的肌阵挛。

(4)认知障碍:小脑病变还可出现认知障碍,表现为情感性小脑综合征,特征为注意减退、记忆减退和情感障碍。小脑病变的认知障碍常为短暂性,见于小脑手术后,或由小脑梗死后的代偿性皮质脑血流降低所致。

反　射

反射是最基本的神经活动,是机体对感觉刺激的非自主反应。反射活动的基础结构为反射弧。一个反射弧包括感受器、传入神经元(即感觉神经元)、神经中枢内一个或数个联络神经元、传出神经元(即脊髓前角或脑干的运动神经元)和效应器(肌纤维或腺体等)。反射弧的活动又受神经系统高级中枢抑制性冲动的制约。反射弧中任何一点的中断即可造成反射消失;反射弧正常,若高级中枢(特别是锥体束)病变,使抑制解除,可使反射增强(如中枢性瘫痪的腱反射亢进及出现巴宾斯基征等病理反射),或因断联休克而使反射消失。根据反射弧所牵涉的神经组织范围不同,反射可以是简单的或复杂的。肌肉的收缩、肌张力的改变、腺体的分泌或内脏的反应等都属于反射的范畴。临床上常规检查的反射,主要是最简单的肌肉收缩反射,如浅反射(皮肤、黏膜反射)、深反射(肌肉牵张反射或腱反射、骨膜反射)、病理反射等。每一反射弧都是通过自身的脊髓节段和传入及传出的周围神经完成,因此,作反射检查可以帮助判断神经系统的损害部位。临床应用的反射均限于躯体神经的反射,包括浅反射和深反射。

一、浅反射

皮肤反射和黏膜反射是由身体表面部分感受器的刺激引起,这些反射又被称为外部反射。每种浅反射均有与节段装置相当的反射弧,该反射弧受损时反射就消失。现将临床上常用的浅反射及其检查法、反应、肌肉、神经和节段定位列于表1-5。具体检查方法请参见第二章第二节和在线资源2-4～在线资源2-8。

表1-5　浅反射定位

反射	检查法	反应	肌肉	神经	节段定位
角膜反射	轻触角膜	闭眼睑	眼轮匝肌	三叉神经、面神经	脑桥
咽反射	轻触咽后壁	软腭上举和呕吐	诸咽缩肌	舌咽神经、迷走神经	延髓
上腹壁反射	划过腹部上部肌肤	上腹壁收缩	腹横肌	肋间神经	胸$_7$～胸$_8$
中腹壁反射	划过腹部中部肌肤	中腹壁收缩	腹斜肌	肋间神经	胸$_9$～胸$_{10}$
下腹壁反射	划过腹部下部肌肤	下腹壁收缩	腹直肌	肋间神经	胸$_{11}$～胸$_{12}$
提睾反射	刺激大腿上部内侧皮肤	睾丸上举	提睾肌	生殖股神经	腰$_1$～腰$_2$
跖反射(正常)	轻划足底外侧	足趾及足向跖面屈曲	屈趾肌等	坐骨神经	骶$_1$～骶$_2$
巴宾斯基征(病理)	轻划足底外侧	踇趾向足背屈曲,其余足趾呈扇形分开	屈趾肌等	坐骨神经	骶$_1$以上锥体束
肛门反射	轻划或针刺肛门附近	外括约肌收缩	肛门括约肌	肛尾神经	骶$_4$～骶$_5$

腹壁反射除了脊髓节段性反射弧以外,还有冲动通过脊髓至大脑皮质(可能达中央前回、中央后回)后再下传(经锥体束)至前角细胞的反射弧,所以锥体束受损后产生皮肤反射消失与腱反射增强。脊髓反射弧的中断亦可出现皮肤反射消失;昏迷、熟睡、麻醉、1岁以内的婴儿也可丧失。正常的提睾反射两侧可以不对称。

二、深反射

深反射包括腱反射和骨膜反射,是刺激肌腱、骨膜和关节内的本体感受器所产生的反应,又称本体反应。

反射弧仅由感觉神经元和运动神经元直接联系而成,无中间联系神经元。现将临床上常用的深反射及其检查法、反应、肌肉、神经和节段定位列于表1-6。

表1-6 深反射定位

反射	检查法	反应	肌肉	神经	节段定位
下颌反射	轻叩微张的下颌中部	下颌上举	咀嚼肌	三叉神经第3支	脑桥
肩胛反射	叩击两肩胛间	肩胛骨向内移动	大圆肌、肩胛下肌	肩胛下神经	颈$_5$~颈$_6$
肱二头肌腱反射	叩击置于肱二头肌肌腱上的检查者手指	肘关节屈曲	肱二头肌	肌皮神经	颈$_5$~颈$_6$
肱三头肌腱反射	叩击鹰嘴上方肱三头肌肌腱	肘关节伸直	肱三头肌	桡神经	颈$_6$~颈$_8$
桡骨骨膜反射	叩击桡骨茎突	肘关节屈曲、旋前和手指屈曲	桡肌、肱三头肌、旋前肌、肱二头肌	正中神经、桡神经、肌皮神经	颈$_5$~颈$_8$
膝反射	叩击膝盖下股四头肌肌腱	膝关节伸直	股四头肌	股神经	腰$_2$~腰$_4$
跟腱/踝反射	叩击跟腱	足向跖面屈曲	腓肠肌	坐骨神经	骶$_1$~骶$_2$

深反射的减弱或消失系因反射弧的任何部位(周围神经、神经根或脊髓前角)被损害所引起,为下运动神经元病变特征之一。肌肉本身疾病或神经肌肉接头处的病变,如肌营养不良症、周期性瘫痪或重症肌无力时,也可出现腱反射的减弱或消失。麻醉、昏迷、熟睡、脑脊髓的断联休克期中,深反射亦可减弱或消失。

深反射的增强是因锥体束受损所引起,为上运动神经元病变特征之一,是由于脊髓反射弧失去正常的抑制性纤维联系而出现的释放症状,表现为腱反射亢进。神经症、甲状腺功能亢进、破伤风、手足搐搦症、番木鳖碱中毒等病的患者,因皮质神经元的兴奋性增高,也可出现对称性的腱反射不同程度增强。阵挛是腱反射高度增强的一种表现,在锥体束受损时出现,是由于肌腱受到牵伸而发生的有节律的肌肉收缩,常见的是踝阵挛和髌阵挛。在神经症中,有时也可出现所谓功能性阵挛,但这种阵挛次数少、不持久,而且是对称性的。

三、病理反射

病理反射仅在中枢神经系统损害时才出现。脊髓性和脑性的各种病理反射,主要是锥体束受损后失去了对脑干和脊髓的抑制作用而产生。

1. 巴宾斯基征(Babinski sign) 亦称跖反射,正常时刺激足底外侧,足趾跖屈。当锥体束受损后,同样刺激足底外侧,拇趾背屈而其他足趾扇形散开。这是最重要的病理反射,是锥体束受损的特征性反射,亦称病理性跖反射或拇趾背屈征。

临床上尚有许多检查足部病理反射的方法,基本上都是拇趾背屈或其余诸趾跖屈的反应,不同的只是刺激的部位和性质(表1-7)。1岁内的正常婴儿可出现巴宾斯基征。

表1-7 锥体束受损后的足部病理反射

病理反射名称	检查法	反应
巴宾斯基征(Babinski sign)	以针样物在足底外缘自后向前划过	拇趾背屈,其余各足趾呈扇形散开
查多克征(Chaddock sign)	以针样物划过足部外踝处	拇趾背屈
欧本海姆征(Oppenheim sign)	以拇指用力沿小腿胫骨从上而下挤压胫前肌	拇趾背屈
戈登征(Gordon sign)	用手捏压腓肠肌	拇趾背屈
赛夫欧征(Schaffer sign)	捏挟或挤压跟腱	拇趾背屈
岗达征(Gonda sign)	紧捏中小趾,使之向下,数秒后突然放松	拇趾背屈
罗索里摩征(Rossolimo sign)	急促地叩击足趾的跖面	足趾跖屈

2. 霍夫曼征(Hoffmann sign)　用左手托住患者的腕部,以右手示指和中指夹住患者的中指,用拇指向下弹拨患者中指的指甲,如患者拇指和其他手指掌屈,即为阳性。反射阳性者常可提示高颈段锥体束受累,但亦可见于反射活跃的正常人,故临床诊断时应结合其他体征考虑其价值。

3. 脊髓总体反射(mass reflex)　又名缩回反射或防御反射,是由于脊髓完全性横贯性损害,与大脑脱离关系而引起。表现为刺激下肢任何部位时两侧下肢立即缩回(髋、膝屈曲,踝背屈)并出现巴宾斯基征。此时因大脑的抑制作用已经完全消失,冲动不断从后根进入脊髓,反射性兴奋可增强到非常程度,即使不易察觉的轻微刺激(床铺震动、被褥压迫、空气流动等)亦能引起脊髓总体反射,以致下肢3个关节的屈曲似乎是自动发生的。严重的屈肌痉挛最后形成下肢持久的屈曲姿态,称为屈曲性截瘫;强烈时,尚伴有腹肌收缩,大小便排空,病变水平以下出汗、充血和竖毛。脊髓总体反射的出现可提示脊髓损伤较完全,所出现的截瘫称为屈曲性截瘫。部分性脊髓损伤产生伸性肌张力增高,伸性截瘫仅当刺激足底或下肢远端时可产生肢体的回缩反射,而不出现总体反射。

4. 口反射　唇反射或吮吸反射,是皮质脑干(延髓)束受损后释放的体征。轻划唇部或轻叩口角时,上下唇就耸出而作吮吸动作,是假性延髓麻痹的特征。掌颏反射是另一种口反射,当轻划掌部鱼际上的皮肤时,引起同侧颏肌的收缩,亦是脑干受累的体征。新生儿和幼儿出现的口反射是正常的现象。

5. 抓握反射(grasp reflex)　轻划手掌指根部时,患者即握住刺激物而长久不放,故亦称强握反射。强握反射阳性常常提示额叶病损的存在。

6. 其他　脑膜刺激征、直腿高举征(Lasègue sign)等均属病理体征,分别是脑膜或神经根刺激的体征。内科教材对此已有叙述,本章不再赘述。

脑功能定位

脑分为大脑、间脑、小脑和脑干等数个组成部分。大脑对各系统的信息进行整合和归纳,然后传出兴奋信息,控制随意运动,整合协调动作和自主神经系统。脑干为周围神经到中枢的传导通道,又有周围神经(脑神经)发出,直接或间接地与头面部的躯体感觉、躯体运动和内脏感觉(味)、内脏运动(腺体)直接联系,而且还有许多脑干固有神经核行使其中枢的调节功能(如呼吸、心跳、睡眠等)。因此,脑的各个水平除完成与大脑半球的联系功能外,均有各自的调节功能,并与脑的血液供应密切相关。

一、大脑

大脑由两侧大脑半球、深部的基底节和侧脑室组成。两侧大脑半球由胼胝体沟通。侧面观,每侧大脑半球呈半球形隆突,表面凹凸不平,凹陷部称沟,隆起部称回,最显著的沟为大脑外侧裂和中央沟。主要的沟和裂将大脑半球分为额、颞、顶、枕四个叶。脑功能定位不完全是简单——对应,可有多脑区、多传导束受累。

(一)额叶

额叶占大脑半球表面的前1/3,位于外侧裂上、中央沟前方,是大脑半球主要功能区之一。该区主要有以下功能。

1. 躯体运动功能相关区　该区包括第Ⅰ躯体运动区、第Ⅱ躯体运动区、运动辅区和头眼运动区。第Ⅰ躯体运动区位于中央前回和旁中央小叶区的前部,包括Brodmman第4区和第6区,是躯体运动的主要功能代表区,有30%的皮质脊髓束纤维始于第4区,28%的纤维始于第6区,但起源于巨大Betz锥体细胞的纤维仅占3%。第Ⅰ躯体运动区控制对侧躯体的运动功能,下肢代表区在顶部,膝关节以下在大脑半球的内侧面,上肢代表区在中间部。躯体代表区是倒置的,头顶部在该区底部,但它的排列是直立的,手指、唇、舌代表区均较大。第Ⅰ躯体运动区的破坏产生对侧躯体的单瘫或中枢性面瘫,刺激性病灶产生局灶性癫痫。第Ⅱ躯体运动区位于深部岛叶皮质,与对侧肢体运动有关。头眼运动区位于额中回后部(Brodmman第8区),并向中央前回延伸。该区功能与头眼运动有关,该区被破坏时,两眼同向凝视病灶侧;该区刺激时,两眼向病灶对侧凝视且伴头与肢体向对侧转位,见于癫痫的转位发作。

2. 语言和书写功能区　该区包括运动性语言区和书写区。运动性语言区亦称布罗卡区(Broca area),位于大脑半球外侧裂上方和额下回后部(Brodmman第44、45区)。左侧(或主侧)半球与该区病变引起表达性失语,轻则为电报式失语。此种失语表现为在语言中无错义、错词,但在表达中发生困难。该区的失语亦称前语言区失语或外侧裂周性失语。额叶的书写区位于中央前回的上肢代表区和额中回后部,该区病变出现写字和绘画困难,产生失写症(agraphia)。

3. 眼球凝视中枢 位于额中回后部。该区刺激时双眼球同向凝视病灶对侧(如癫痫发作),该区破坏时双眼同向凝视病灶侧(如卒中)。

4. 额前区 该区广泛的联络纤维与记忆、判断、抽象思维、情感、冲动行为有关。该区病变时出现精神退缩、记忆丧失、行为幼稚、情感淡漠和强握、摸索等精神行为障碍。

(二)顶叶

顶叶位于中央沟后、顶枕线之前和外侧裂延长线的上方,该叶的主要功能如下。

1. 感觉功能相关区 该区包括第 I 躯体感觉区、第 II 躯体感觉区和味觉功能相关区。第 I 躯体感觉区位于中央后回和旁中央小叶的后部(Brodmman 第 3 区),该区接受丘脑腹外侧核和腹后内侧核传入的神经纤维,为对侧半身的痛、温、触、压和位置觉的代表区。感觉的分布与中央前回躯体运动相关区的分布相对应,下肢在上,头部在下。第 I 躯体感觉区的刺激产生对侧半身的局灶性感觉发作,该区的破坏产生对侧半身的躯体感觉障碍,并出现许多临床症状或综合征。例如位置觉缺失(不知道自己肢体的位置)、实体辨别觉缺失(手摸不出物质的形状、大小)、皮肤辨别觉缺失或减退(在皮肤上写字或画图形而患者不能辨别)等。第 II 躯体感觉区位于岛叶,在中央前回的深面、外侧裂的上壁。该区的主要功能为痛觉代表区,但其分布则从头到下肢以水平状从前到后分布。味觉功能相关区分布于顶叶的岛盖,即 Brodmman 第 50 区,该区纤维亦与边缘脑和额叶底部相连。

2. 语言、文字、信号等功能相关区 该区位于顶下小叶、缘上回和角回,即 Brodmman 第 39 区和第 40 区。该区的主要功能是语言、文字符号和空间认识能力。这些部位的损害可产生失语、失用和体象障碍。顶叶角回的病变产生命名性失语(anomic aphasia),患者往往知道物体的名称而说不出,经提醒后即可说出,故亦称遗忘性失语(amnestic aphasia)。角回和缘上回同时受累时则可出现失语同时伴有书写和理解的困难。若以缘上回损害为主者则出现失用症,即患者知道物品的名称却不会使用,如不会打电话、不会穿衣等。体象障碍则由缘上回损害引起,患者有对自身病肢的不承认(自体不认症)、空间定位困难(失地理概念)、失定向(出走后不能回家)和偏侧忽视(写字仅写一个字的一半)等表现,但患者并无偏盲。

(三)颞叶

颞叶位于大脑外侧裂下方、顶枕线的前方,由数条水平沟将颞叶分成颞上回、颞中回和颞下回,该区主要功能如下。

1. 视、听觉功能相关语言区 听觉功能相关语言区位于颞上回后部和缘上回,即 Brodmman 第 20 区和第 40 区,主要功能为调整自身语言和听懂别人的语言内容。该区病变时虽然能有自发言语,但不能表达自己的意思,亦听不懂别人讲话,常呈答非所问的现象。视觉功能相关语言区包括阅读中枢和听觉语言中枢,位于 Brodmman 第 39 区和第 22 区,顶下小叶的角回和颞上回后部,该区称为后语言区,即韦尼克区(Wernicke area)。该区的病变导致不能认识文字符号和语音符号,因此,患者听不懂亦读不出,产生失写、失读、失认等综合性语言障碍。

2. 听觉平衡功能相关区 听觉中枢位于外侧裂深部,颞中回深部与颞横回以及部分颞上回皮质所组成,即由 Brodmman 第 41 区、第 42 区部分、第 22 区组成,统称听觉联合区。听觉纤维是双侧传入的,一侧颞叶该区病变不产生皮质性耳聋。前庭平衡功能的神经纤维终止于颞上回的前端,该区刺激可产生眩晕,见于眩晕发作的痫性发作。

3. 嗅觉功能相关区 位于颞叶内侧的梨状皮质,包括海马钩回、海马旁回的内侧嗅觉区及岛阈皮质。该区域的兴奋刺激可出现幻嗅发作,常见于颞叶癫痫。

4. 精神运动和内脏运动相关区 位于颞叶内侧面,包括海马、海马钩回、扣带回等区域,多数部位均属边缘系统,这些部位的损害可出现幻觉、自动症和记忆丧失、猜疑妄想、冲动行为等精神症状。若累及内脏功能区则可出现腹痛、胃肠自主神经功能紊乱等。

(四)枕叶

枕叶位于顶枕裂和枕前切迹连线的后方。枕叶突面无特殊功能。枕叶内侧面有一较深的裂,称为矩状裂,该裂两侧为视觉皮质代表区。一侧枕叶完全损伤引起病变对侧同向偏盲;两侧枕叶完全破坏,引起完全性皮质盲(视觉丧失,但瞳孔对光反应正常);两侧矩状裂上方皮质病变,引起双眼下方视野缺损;两侧矩状裂下方皮质损害,引起双眼上方视野缺损。

（五）边缘系统

边缘系统(limbic system)包括海马、乳头体、隔部、岛叶、扣带回、海马旁回和杏仁核、颞极下核群。海马和边缘系统其他脑回间存在纤维环路,称为帕佩兹回路(Papez circle),途径为海马→穹隆→扣带回→眶内皮质→海马。海马接受不同神经功能的神经纤维的传入,包括:① 膈核传入的胆碱能纤维,与睡眠功能有关;② 蓝斑传入的去甲肾上腺素能纤维,与觉醒有关;③ 腹侧被盖核传入的多巴胺能纤维,与运动及思维有关;④ 缝隙核传来的5-羟色胺神经纤维,与情感有关。海马除接受各部来的兴奋输入外,还综合许多功能,例如记忆功能。颞前部受损时,贮存记忆和新事物记忆及学习记忆受累,但顺序记忆存在。岛叶前部皮质与疼痛有关,后部及杏仁核与眶内皮质联系,与情绪反应及疼痛记忆有关。岛叶中部与语言功能有关。扣带回与前岛叶及纹状体有联系,它与额叶及运动辅区联系完成执行功能;接受丘脑伤害性感觉传入;传出愉快性情感,并与杏仁核互为调节,一旦前扣带回切除则立即出现进攻性精神焕发行为;管理营养与膀胱充盈以及呼吸功能。总之,边缘系统的功能和通路十分复杂,随着功能磁共振成像在心理检测中的应用,脑内神经纤维束的认识和脑内网络调节的认识论将进一步完善。

（六）内囊

内囊是大脑半球深部的另一个主要结构。内囊由丘脑、尾状核和豆状核三个灰质块的夹角所形成,该区有许多神经纤维传导束通过,该区域内的神经纤维排列有十分重要的临床意义(图1-17)。在水平切面上,内囊呈尖端向内的钝角形,分为3个部分:① 前肢,位于尾状核和豆状核之间,含额叶脑桥束和丘脑到额叶的纤维;② 膝部,位于前、后肢连接处,皮质脑干束在此通过;③ 后肢,位于丘脑和豆状核之间,其前部有皮质脊髓束,支配上肢的纤维靠前,支配下肢的纤维靠后;其后部有丘脑到中央后回的丘脑皮质束;最后部是视放射和听放射。内囊部位任何细小的病损均可出现对侧躯体体征,一侧内囊病损(如脑出血等)可引起对侧偏瘫、偏身感觉障碍和偏盲,即三偏综合征。

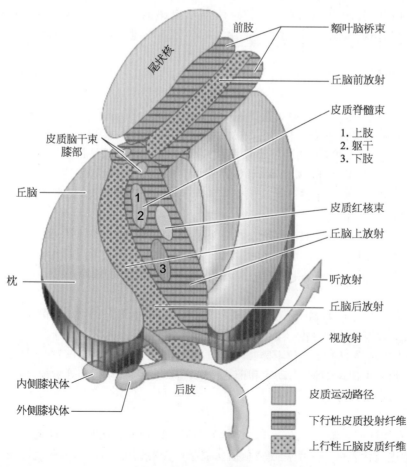

图1-17 右侧内囊的组成

二、间脑

间脑位于大脑半球与中脑之间,是脑干与大脑半球连接的中转站,亦称大脑皮质下最高级中枢。结构上可分为丘脑、下丘脑和第三脑室三大部分(图1-18),各部分的功能各异。

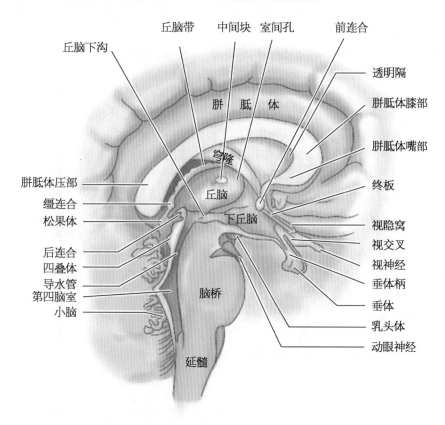

图1-18 脑干矢状切面(示间脑)

(一)丘脑

丘脑是间脑的最大灰质块,长约4 cm,宽约1.5 cm,呈卵圆形。内部灰质核团多达30余个,有些功能尚不清楚。主要的核有前核(与下丘脑发生联系,接受来自乳头体的乳头丘脑束纤维,并发出纤维与额叶内侧面的扣带回相联系)、内侧核(与大脑额叶相联系)与外侧核(与脊髓、延髓、小脑和顶叶相联系)。外侧核又分为腹后外侧核(脊髓丘脑束和内侧丘系终止于此)、腹后内侧核(接受三叉丘脑束的纤维)、腹外侧核(接受小脑齿状核及顶核发出的小脑丘脑束或齿状核-红核-丘脑束的纤维)、外侧膝状体(经视束接受来自双眼同侧一半视网膜的传入纤维)和内侧膝状体(接受由中脑下丘传入的双耳听觉纤维)。

丘脑为各种感觉(除嗅觉外)进入大脑皮质之前的最后一个换元站。它对上行的网状激活系统、边缘系统、运动系统及大脑皮质的活动都有重要影响。

丘脑损害时可出现随损害部位而异的各种感觉症状。最轻的脑血管损害可能仅出现对侧面部或局部肢体麻木和感觉不适,无客观感觉缺失或仅有触觉、针刺觉、振动觉的轻度减退。在丘脑膝状体动脉阻塞(丘脑外侧核后部损害)引起的德热里纳-鲁西综合征(Dejerine-Roussy syndrome,又称丘脑综合征),患者对侧偏身感觉完全消失(深感觉缺失重于浅感觉,上肢重于下肢),可伴短暂的轻偏瘫,过一段时间后感觉有所恢复,但出现对侧弥散性疼痛(丘脑痛),可因各种刺激而阵发性加剧。丘脑穿通动脉阻塞后主要表现为对侧偏身手足徐动,舞蹈样不自主动作,可伴有深感觉丧失、共济失调或震颤等。

(二)下丘脑

位于丘脑下方。体积很小,重量仅4 g。有视前核、视上核、室旁核、腹内侧核、背内侧核、乳头体核等。它是一个非常重要的神经结构,又是一个具有决定性意义的内分泌腺体,与脑干、丘脑、边缘系统之间存在着密切的交互联系。下丘脑内有些神经元还具有内分泌腺体的作用,通过神经纤维和垂体门脉系统控制垂体的功能。它调节体温、体重、代谢、内分泌、饮食、生殖、睡眠、觉醒等重要生理功能及生命活动,对维持机体内环境稳定和决定情绪、行为反应等方面都起着重要的作用。

下丘脑损害时可出现一系列十分复杂的症状和综合征。

1. 尿崩症　视上核、视旁核或下丘脑-垂体束受损等可引起抗利尿激素分泌不足所致的中枢性尿崩症。表现为多尿、烦渴、多饮,尿比重减低(一般低于1.006)、尿渗透压低于290 mmol/L,尿中不含糖。禁水8 h后血浆渗透压高于300 mmol/L,尿渗透压总是低于血浆渗透压。

2. 摄食异常　被认为是"饱食中枢"的腹内侧核受损后,患者摄食量显著增加,呈下丘脑性肥胖。外侧下丘脑内存在"摄食中枢",损害后患者显著厌食而极度消瘦。

3. 体温调节障碍　下丘脑广泛损害的患者可表现为体温过高或过低。下丘脑吻部损害,影响散热,在温热环境中体温不断上升而呈高热;下丘脑尾部损害,影响产热,体温接近环境温度。但也有单独下丘脑吻部病损而尾部正常的患者,表现为发作性体温降低至28℃。

4. 性功能障碍　性功能减退为下丘脑疾病的常见症状,多数是由于垂体丧失了下丘脑的抑制作用,使泌乳素分泌过多所致,少数是由于促性腺激素释放激素不足所致。表现为肥胖而生殖无能[弗勒赫利希综合征(Frohlich syndrome),又称肥胖生殖无能综合征]。发生于儿童的下丘脑损害可引起早熟,多见于男孩,常为肿瘤引起。

5. 睡眠-觉醒异常　前下丘脑与睡眠有关,后下丘脑则与觉醒的发生和维持有关。后下丘脑病损可引起多睡,患者非常容易入睡,但尚可被唤醒。损害延及中脑首端网状结构时转为昏迷。

一般而言,缓慢发展的下丘脑病损(如肿瘤)更可能引起摄食异常和内分泌功能障碍;急性破坏性病损更可能出现昏迷和自主神经系统的紊乱,如消化性溃疡和消化道出血等。

三、脑干

脑干由中脑、脑桥和延髓组成,中脑上接间脑,延髓下接脊髓。脑干是大脑皮质与脊髓及外界相联系的信息传递的必经要道。

(一) 脑干的内部结构

1. 神经核　第Ⅲ、Ⅳ对脑神经核位于中脑;第Ⅴ、Ⅵ、Ⅶ和Ⅷ对脑神经核位于脑桥;第Ⅸ、Ⅹ及部分第Ⅺ、Ⅻ对脑神经核位于延髓。除了脑神经核外,尚有传导深感觉的中继核(薄束核、楔束核)以及与锥体外系有关的核(红核、黑质)等。

2. 传导束　包括深感觉传导束、浅感觉传导束、锥体束、锥体外通路及内侧纵束(与眼球运动神经及副神经有联系,尚有来自前庭的纤维,以及保证头、颈、眼球协同运动的传导束)等。

3. 脑干网状结构　为分布在脑干的中轴、经典传导通路和神经核之间、神经纤维交织如网的灰质结构,其间有许多散在或成团的神经元。它与大脑皮质、丘脑、下丘脑、边缘系统、小脑、脑干神经核和脊髓等密切联系,几乎参与神经系统的所有重要功能,如调节呼吸、循环、消化等内脏活动,控制运动和感觉功能,以及觉醒和睡眠的节律交替等。最突出的调节功能为上行网状激活系统的睡眠-觉醒调节;侧视中枢的眼球运动调节以及以蓝斑为中心的呼气和吸气调节。

(二) 脑干损害的临床表现

1. 单侧脑干损害的临床表现

(1) 延髓损害:① 瓦伦贝格综合征(Wallenberg syndrome),又称延髓背外侧综合征(图1-19),见于椎动脉、小脑后下动脉或外侧延髓动脉阻塞的外侧延髓和小脑后下部分缺血性损害。主要表现为:眩晕、恶心、呕吐、眼球震颤(前庭核损害);吞咽、构音障碍,同侧软腭、声带瘫痪及咽反射消失(舌咽神经、迷走神经损害);同侧头部疼痛和麻刺感,同侧面部痛觉、温度觉障碍(三叉神经脊束核损害);向病侧倾倒和同侧肢体共济失调(小脑下脚、小脑皮质束损害);同侧霍纳综合征(Horner syndrome)(下行交感神经束损害);对侧偏身痛觉、温度觉障碍(脊髓丘脑束损害)。② 延髓内侧综合征[德热里纳综合征(Dejerine syndrome)]:延髓锥体部发生梗死时出现对侧中枢性偏瘫,内侧丘系和舌下神经纤维受损时同时发生同侧舌肌瘫痪、萎缩和对侧偏身深感觉障碍。

(2) 脑桥损害:① 米亚尔-居布勒综合征(Millard-Gubler syndrome,又称脑桥腹下部综合征)(图1-20),表现为同侧眼球不能外展(展神经损害)、周围性面瘫(面神经核损害)及对侧中枢性偏瘫(锥体束损

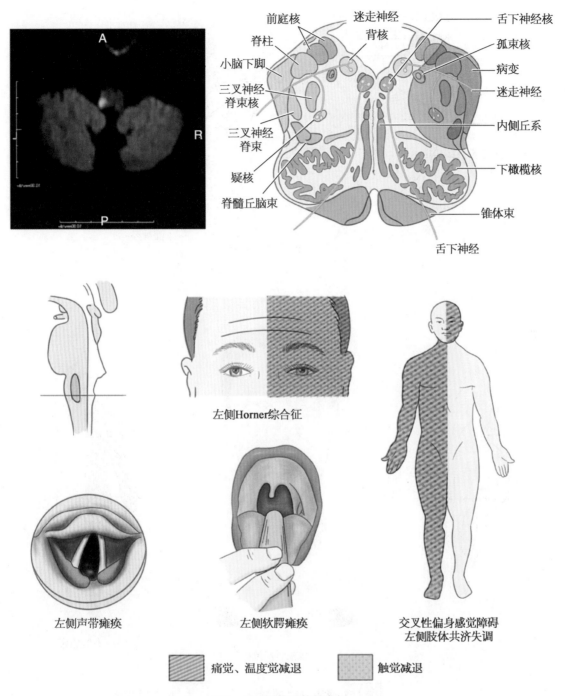

图 1-19 瓦伦贝格综合征

害)。尚可能有对侧偏身感觉障碍(内侧丘系与脊髓丘脑束损害)。②上位脑桥外侧部综合征(又称小脑上动脉综合征),主要表现为眩晕、恶心、呕吐、眼球震颤(前庭核损害),双眼向病侧水平面凝视不能(脑桥侧视中枢损害),向病侧倾倒和同侧肢体共济失调(小脑中脚、小脑上脚、小脑上面和齿状核损害),同侧霍纳综合征(下行交感神经束损害),同侧面部感觉障碍、三叉感觉束损害和对侧偏身痛觉、温度觉障碍(脊髓丘脑束损害),以及双侧下半身触觉、深感觉障碍(内侧丘系外侧部分损害)。③闭锁综合征(locked-in syndrome):见于双侧脑桥基底部损害。双侧皮质脊髓束支配三叉神经以下的皮质脑干束受损而出现双侧中枢性偏瘫。除了中脑支配的眼球运动尚存在以外,患者丧失任何运动表达能力。脑干网状结构和躯体感觉传导通路未受损,患者的感觉和意识基本正常,但只能以抬眼和眼球垂直运动示意。

(3)中脑损害:①韦伯综合征(Weber syndrome),又称中脑腹侧部综合征(图 1-21),病变位于大脑脚,

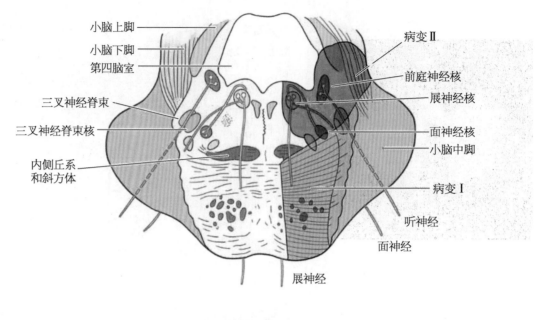

小脑上脚
小脑下脚
第四脑室
三叉神经脊束
三叉神经脊束核
内侧丘系
和斜方体

病变Ⅱ
前庭神经核
展神经核
面神经核
小脑中脚
病变Ⅰ
听神经
面神经
展神经

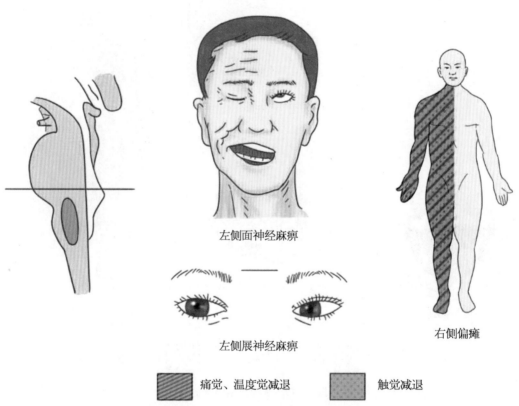

左侧面神经麻痹

左侧展神经麻痹

右侧偏瘫

痛觉、温度觉减退　　　触觉减退

图 1-20　米亚尔-居布勒综合征

累及锥体束与动眼神经,出现病侧动眼神经麻痹和对侧中枢性偏瘫。最多见于小脑幕裂孔疝。② 帕里诺综合征(Parinaud syndrome),又称中脑顶盖综合征,见于松果体瘤,两侧中脑顶盖受累,引起双眼垂直运动麻痹,以向上仰视不能为常见,侵及被盖则瞳孔对光反应消失。

2. 双侧脑干弥散性损害的临床表现　脑干网状结构与维持意识清醒有关,称为上行网状激活系统(ascending reticular activating system)。高位脑干肿瘤患者可在发生脑神经和长束症状之前首先出现嗜睡,随病情发展而整天入睡,直至昏迷。常有情感、记忆、智能和人格等方面的变化。中脑和下位脑桥间被盖损害的患者可出现中枢性过度换气。中段脑桥被盖外侧部分损害可发生长吸气式呼吸。延髓损害可出现共济失调性呼吸,呼吸的频率和幅度都极不规则,又称 Biot 呼吸。

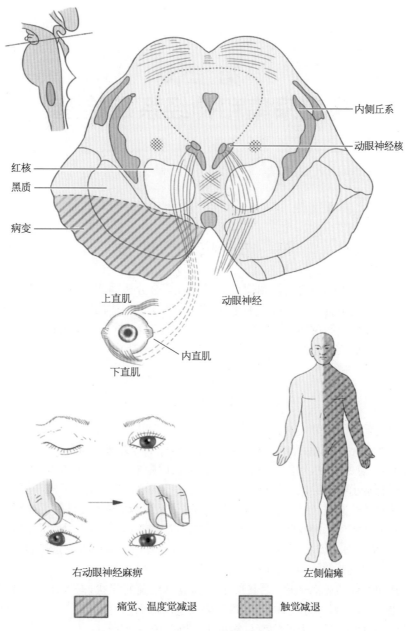

内侧丘系

动眼神经核

红核

黑质

病变

上直肌

动眼神经

内直肌

下直肌

右动眼神经麻痹

左侧偏瘫

痛觉、温度觉减退　　触觉减退

图 1-21　韦伯综合征

四、脑血管

脑的血液由颈动脉系统和椎-基底动脉系统供应。颈动脉和椎动脉之间通过颅内、外的许多侧支吻合血管(在线资源 1-2),特别是脑底动脉环的形成,使脑的血供成为统一的整体。血管病损的部位(大动脉、小动脉或分支)和数量可辅助脑功能损害的定位与定性诊断(在线资源 1-3 和在线资源 1-4)。

在线资源 1-2
脑的三级侧支循环

在线资源 1-3
脑血管供应区域

在线资源 1-4
脑血管影像学表现

(吕传真　汪　昕)

第二章
病史采集和神经系统检查

第一节 病 史 采 集

　　神经系统疾病的诊断是根据病史资料和检查结果进行综合分析而作出的。因此,完整与确切的病史是诊断疾病的重要依据。从病史资料中可获得关于损害部位和病变性质的初步印象。有些典型的疾病,如原发性癫痫、偏头痛、周期性瘫痪等,在间歇期常查不到阳性体征,需根据病史作出诊断。神经系统疾病病史的采集方法基本上与一般内科疾病相同,亦包括现病史、过去史和家族史。

现 病 史

　　现病史是病史中最重要的部分,包括主诉和每个症状发生的时间、方式和性质,有无明显的致病或诱发因素;症状的进行、发展情况;曾经治疗的经过、效果,以及病程中有无缓解和复发等。一般而论,急骤起病的病因常为血液循环障碍、急性炎症、外伤等,而起病缓慢的病因则多为肿瘤、变性及发育异常性疾病。询问病史时应尽可能避免带有暗示性的提问,对于患者所说的每一个症状都要详细了解其真正的含义。如患者诉"发麻"可能代表皮肤感觉的减退、缺失或异常,亦可能是指肢体运动不灵或肌肉营养障碍所引起的感觉,询问者就应进一步了解患者所表达的症状是指医学上的哪些功能障碍。又如"头晕",患者的理解可能是指头重脚轻的感觉,也可能是指眼花缭乱、视物模糊或思想糊里糊涂的意思,还可能是指自身或周围物体旋转、摇晃的感觉。应进一步询问患者的体验,从而得出正确的理解。

　　应详细地询问症状发生的先后顺序,尤其应了解其最早出现的症状,有助于病变的定位。如患者诉头痛、呕吐,经探询病史,已有一侧听力减退多年,并逐渐发生同侧面部麻木、眩晕、步行不稳,最近数月才出现头痛、呕吐。根据这样的病史,该患者的病变可能位于一侧的脑桥小脑角。

　　常见症状的病史询问应注意以下几点。

　　1. 头痛　应询问头痛的部位(整个头部还是局限于某个部位)、性质(胀痛、跳痛、撕裂样痛、箍紧样痛、钻痛、割锯样痛或隐痛)、时间(早晨、午后、晚间)、规律(持续性、发作性)、程度、伴发症状(恶心、呕吐、视力减退、眩晕、闪光、畏光、复视、瘫痪、昏迷等),引起头痛的可能原因以及加剧和减轻头痛的因素等。

　　2. 疼痛　应询问疼痛的部位、发作时间、频度、性质和散布情况,引起发作或加剧的原因,对各种治疗的效果。

　　3. 麻木　应询问麻木的性质(感觉减退、缺失、过敏或异常、热感、冷感、重感、触电感、针刺感等)、分布、传播、发展过程。

　　4. 惊厥　应询问起病年龄,发作情况(全身性、局限性),有无先兆,发作时间、频度,发作时意识情况,诱发因素(睡眠、饮食、情绪、疲劳、经期、精神受刺激),伴发症状(尖叫一声、发绀、舌唇咬破、口吐血沫、大小便失禁、跌倒受伤等),病程经过(病前有无头颅外伤、发热惊厥、脑炎、脑炎史、寄生虫病、是否曾服用过抗癫痫药),家族史等。

　　5. 瘫痪　应询问瘫痪部位、起病缓急、肌张力改变、肌肉萎缩情况和伴发症状(麻木、疼痛、失语、排尿障碍、不自主运动等)。

6. 视力障碍 视物不清的诉说可能是视力减退,也可能是视野缺损、屈光不正,眼肌瘫痪而致的复视、眼球震颤。视力减退可以是眼部疾病,也可以是神经系统疾病所致,均需进一步了解复视出现的方向、实像与虚像的位置关系和两者的距离以及是否曾发生单眼复视。

过 去 史

过去史对病因及鉴别诊断也具有重要意义。应询问其生长和发育情况、个人嗜好、有无冶游史,以及有无地方病史和疫水接触史。过去史的询问中要特别注意既往传染病史以及有无恶性疾病史,因很多传染性疾病可引起神经系统的并发症,如麻疹、水痘、天花、腮腺炎和猩红热后可继发急性播散性脑脊髓炎;钩端螺旋体病可引起脑血管疾病(脑动脉炎);心脏病(瓣膜病、心房颤动等)可引起脑栓塞;糖尿病可引起多发性末梢神经炎或糖尿病性脊髓病;癌症可引起各种神经系统并发症或肌病。

家 族 史

一些神经系统疾病与遗传有关,如进行性肌营养不良症、慢性进行性舞蹈病[亨廷顿病(Huntington disease),又称亨廷顿舞蹈症(Huntington chorea)]、遗传性共济失调等往往有明显家族史。应询问直系及其他亲属有无类似疾病,以及有无近亲婚配情况。

病史记录应详尽而不烦琐,系统、有序、有重点。对于昏迷、婴儿以及有精神失常的患者,应尽可能从其家属、亲友或同事处获得较可靠的病史资料。

第二节 神经系统检查

神经系统检查是一项比较细致而复杂的工作,应认真、细致并要取得患者合作。为了减少患者的翻动和疲劳,应与全身一般检查同时进行,并依次自头部及脑神经开始,其后为颈、上肢、胸、腹、下肢及背部,最后观察其站立姿势及步态。检查既需要全面,又应掌握重点,应进行左、右侧比较,上、下比较;对于重危急诊患者,应根据病情进行最必要的检查,以便立即抢救,待病情稍稳定后再进行有关方面的补充检查。

检查结果应按精神状态(高级神经活动)、一般检查、脑神经、运动、感觉、反射等项目依次记录。

高级神经活动

一、意识

意识即觉知,心理学上即人对客观现实的自觉的反应。意识的检查即检查患者对外界的反应状况。

(一)常见的意识状况

意识状况按觉知的程度分为清醒、意识模糊、谵妄、嗜睡、昏睡和昏迷。

1. 意识模糊(confusion) 或称朦胧状态(somnolence)。表现为意识清醒度降低,意识范围缩小,有不同程度的注意涣散和定向障碍,对周边事物不注意,会认错人和事,思维慢、连贯性差,可出现幻觉和恐惧,重则可进入昏迷状态。

2. 谵妄(delirium) 意识清醒度显著降低,常出现视幻觉和错觉,患者出现紧张、恐惧、烦躁不安、叫喊、冲动和伤人或自伤等现象,常见于昏迷前的急性脑病、高热等患者。

3. 嗜睡(drowsiness) 患者长时间处于睡眠状态,刺激后能被唤醒。醒后意识活动接近正常,但反应迟缓,注意力不集中,对周围环境状况识别力差,刺激停止后即又进入睡眠状态。

4. 昏睡(slumber or stupor) 睡眠状态进一步加深,要反复强刺激才能唤醒。醒后精神活动迟钝,能睁眼,对问话仅能作简单回答,言词含糊不清,常答非所问,很快又进入睡眠。

5. 昏迷(coma) 貌似睡眠状态,但意识活动全部丧失,对外界各种刺激及全身的生理需求完全不能感知。给予任何刺激均不能被唤醒,脑电活动可能呈现 α 节律,但没有睡眠和觉醒周期。深昏迷时,各种反射包括角膜反射、瞳孔反射、咽反射及腱反射均消失,肌张力降低。临床上可以以某些反射(如吞咽、咳嗽、瞳孔对光反应、角膜反射、腱反射等)的存在或消失作为判别昏迷深浅程度的指标(表 2-1)。目前,常采用 Glasgow 昏迷量表进行昏迷的评估(表 2-2)。

表 2-1 意识障碍的分级

分级	压眶反应	唤醒反应	无意识动作	腱反射	瞳孔对光反应	生命体征
嗜睡	+,明显	+,呼唤	+	+	+	稳定
昏睡	+,迟钝	+,大声呼唤	+	+	+	稳定
昏迷						
浅昏迷	+	−	±	+	+	无变化
深昏迷	−	−	−	−	−	显著变化

表 2-2 Glasgow 昏迷量表

类别	项目	计分
眼球	自主睁眼	4
	能遵嘱睁眼	3
	痛刺激后睁眼	2
	无反应	1
运动反应	能按嘱咐而作出活动	6
	对痛刺激能作出定位反应	5
	痛刺激仅引起屈曲回缩	4
	痛刺激引起异常的屈曲	3
	痛刺激引起伸直反应	2
	无反应	1
言语反应	定向准确,交谈	5
	失定向,交谈	4
	仅有不适当的词、字	3
	仅有声音	2
	无反应	1

注:总分共 15 分,最重 3 分,正常 15 分。

(二)特殊意识障碍

1. 无动性缄默(akinetic mutism)　即大脑半球及传出通路无病变,但丘脑或脑干上行网状激活系统有病损。患者仍能注视周围环境及人物,但不能活动或言语,貌似清醒,故又名醒状昏迷(coma vigil)。患者大小便失禁,尚能吞咽,无锥体束征,强烈刺激不能改变其意识状态,多为脑部严重损害而存活的后遗症。

2. 去大脑皮质综合征(decorticate syndrome)　双侧大脑皮质广泛损害;功能丧失,而皮质下功能仍保存。常见于严重脑外伤、缺氧或感染后。患者能无意识地睁眼、闭眼或转动眼球,但眼球不能随光线或物品而转动,貌似清醒,但对外界刺激无反应。有抓握、吸吮、咳嗽等反射和无意识的吞咽活动。四肢肌张力增高,双侧锥体束征阳性,上肢屈曲、下肢伸直,称为去皮质强直(decorticate rigidity)。去大脑强直(decerebrate rigidity)是四肢均为伸性强直。

此外,闭锁综合征(locked-in syndrome)是因脑桥腹侧基底部病变损害皮质脊髓束及皮质脑干束而引起的特殊状态。患者意识清楚,仅能以眼球活动表达是非,又称去传出状态(deefferented state)、脑桥腹侧综合征、Monte-Cristo 综合征等。可由脑血管疾病、感染、肿瘤、脱髓鞘病等引起。

二、认知

认知指人的认识过程的心理活动内容,包括注意、记忆、语言、思维、问题的解决和决策等高级认知过程。

神经系统疾病时,认知过程可以出现心理活动的紊乱,亦是高级神经活动的紊乱状态。神经系统体格检查中应当包括两部分的检查,即一般精神状态和语言的检查。

（一）一般精神状态的检查

简易智力状态量表（MMSE）为筛选认知障碍患者最常用的量表。通过检查,了解患者的基本认知状态。为判断神经系统疾病患者的日常生活能力（ability of daily life,ADL）,亦可应用日常生活能力量表进行评估。常用认知及日常生活能力量表见在线资源 2-1。

在线资源 2-1 常用认知及日常生活能力量表

（二）语言的检查

在听取患者主诉时或在交谈中可以了解患者的语言能力和是否有言语障碍（dysphasia）。言语障碍由构音障碍和语言障碍两大部分组成。前者由表述语言的发音、构音器官和肌肉疾病或协调障碍引起;后者为大脑皮质功能区的结构破坏所引起,称为失语。

1. 失语（aphasia）

（1）失语的检查:通过以下 5 方面的语言检查,可以明确失语的类型和皮质主要的受累部位。

1）自发语言（spontaneous speaking）:听患者讲述病史是否流利,有否错词、错句。

2）对话（communication）:与患者对话,一个问一个答。通过对话了解患者能否听懂问题,或是否有表达困难与错误。

3）阅读理解（reading comprehension）:让患者阅读报纸或短文,请患者读出来,然后询问所读文章或新闻的内容与意义,借此了解患者的阅读与理解能力。

4）复述（repetition）:检查者讲一句话或读一段文字,令患者复述。

5）书写（writing）:令患者书写姓名、地名等。

（2）失语分类:失语分类方法和皮质代表区的部位各家略有差异。从大脑皮质的前半部与后半部可将言语中枢分为前言语区和后言语区。前言语区包括 Broca 区、书写皮质区;后言语区包括 Wernicke 区、阅读皮质区、言语形成区。凡右利手者,上述语言皮质均在左侧优势半球,而左利手者仍有 40% 的言语区在左侧半球。

临床上,失语分为以下几种。

1）运动性失语（motor aphasia）:又称表达性失语或布罗卡失语（Broca aphasia）。病变位于前言语区（Brodmman 第 44 区和第 45 区）。患者并无咽、喉及舌肌的瘫痪,但不能言语或只能讲 1~2 个简单的字,对别人的言语及书写的文字能理解,但要读出来却有困难,常呈电报式表述,然而用词一般不错。

2）感觉性失语（sensory aphasia）:又称韦尼克失语（Wernicke aphasia）或听觉性失语,系后言语区（Brodmman 第 22 区）病变引起。患者发音正常,但不能理解别人及自己的言语。严重时别人完全听不懂其讲的话。模仿别人讲话的能力亦减退。患者有严重的言语缺陷,但无内省力。

3）命名性失语（anomic aphasia）:又称遗忘性失语。因言语区的顶叶后下部、角回附近言语形成区（Brodmman 第 39 区和第 40 区）病变引起。患者称呼物体名称的能力丧失,但能表达如何使用该物体;当别人讲出某物名称时,患者能辨别对方讲得是否正确。患者自我表述经常错误,常有错词、错句,但完全理解所问的问题。

4）传导性失语（conductive aphasia）:指连接 Broca 区和 Wernicke 区的弓形纤维阻断,左颞上回、左缘下回、左下顶叶、左侧初级听觉中枢和岛叶病变也可引起,特征为复述困难的失语。

5）失读（alexia）:系左侧（或主侧）缘上回附近病变引起。患者不失明,但对视觉性符号的认识能力丧失,因此不识词句及图画。失读和失写常同时存在,患者既不能阅读又不能书写。

6）全失语（global aphasia）:既听不懂,也无法表达。

（3）失写和失用症:在失语检查时,常可同步检查患者是否存在失写和失用症。

1）失写（agraphia）:即书写不能,多认为系左侧（或主侧）额中回后部病变引起。患者无手部肌肉瘫痪,但不能书写,抄写能力尚保存。常合并有运动性失语或感觉性失语。

2）失用症（apraxia）:即运用不能。患者肢体无瘫痪、感觉障碍及共济失调,但不能准确完成有目的的动作。对日常用品的正确使用、职业性的工作、乐器的弹奏等均发生障碍。对所出示的物品虽能认识,但不能运用。患者不能按检查者的要求完成使用梳子梳头、用牙刷刷牙、用钥匙开门、用钢笔写字等动作。右利手者,左侧大脑半球较广泛的病变如顶叶缘上回、胼胝体及额叶病变较易产生失用症,局部小病灶很少引起上述症状。

在失语检查时,应在患者注意力集中,能合作,视力、听力正常,肢体无瘫痪的情况下进行,才能有可靠的结果;事先应了解患者的文化水平,是右利手还是左利手。失用的检查,可根据执行命令动作是否能完成,如用梳子梳头、用钥匙开门、点香烟等。另要观察模仿动作是否有困难等。

2. 构音困难(dysphasia) 可由下列主要疾病引起。

(1) 肌肉疾病:皮肌炎及重症肌无力均能影响咽喉肌而致构音困难。面肩肱型的肌营养不良症由于面肌瘫痪,可影响发音。

(2) 下运动神经元疾病:是产生发音困难的常见原因。各种引起吞咽、迷走神经、舌下神经的周围性或核性麻痹的疾病,均可导致发音不清、无力,或带鼻音。如运动神经元疾病、延髓空洞症、急性多发性神经炎及颅后窝肿瘤、小脑后下动脉血栓形成等。

(3) 上运动神经元疾病:一侧的锥体束病变只引起暂时的发音困难。两侧锥体束损害则有构音不清、发音困难。构音困难是假性延髓麻痹的临床表现之一,如脑血管意外后、运动神经元疾病、多发性硬化等。

(4) 锥体外系疾病:由于肌张力增高而影响随意运动,或由于有不随意运动,均可影响发音的清晰或流畅。如帕金森病、各种舞蹈病、肝豆状核变性等疾病。

(5) 小脑疾病:由于发音肌的共济失调而致声音音调不一,音节断续停顿或呈所谓吟诗状言语,或发音生硬引起的暴发性言语。

一 般 检 查

一般检查与内科体格检查相同,应注意:① 对称性,即在望诊中注意头面部对称与否、肢体长短和粗细是否对称;② 全面性,对身体各部分系统检查。但是,从神经系统固有特点出发,应特别注意以下方面。

1. 头面部 注意形状、大小,有无伤痕、肿块,有无静脉充盈、颅骨缺损、局部压痛,有无血管杂音以及头面部色素沉着、结节等。对于小儿应注意前囟张力、有无颅缝分离。

2. 颈部 有无颈项强直、颈椎压痛,转动是否受限,颈动脉搏动是否对称、有无血管杂音等;屈颈是否有阻力,或是否有下肢屈曲疼痛等。其他如颈淋巴结、甲状腺及肿块等检查亦不可忽略。

3. 脊柱 有无畸形,有无压痛及叩击痛以及窦道等。

4. 皮肤 有无牛奶咖啡斑、面部错构瘤。

脑 神 经 检 查

一、嗅神经

用盛有带气味而无刺激性溶液的小瓶(如薄荷水、松节油、玫瑰水等),或用患者熟悉的香皂、香烟等,嘱患者闭目并用手指按住一侧鼻孔,然后将上述物品置于患者鼻孔下,嘱患者说出嗅到的气味。左、右鼻孔分别测试。嗅神经损害时,则可出现嗅觉减退或消失。应注意嗅觉障碍是否因鼻腔本身疾病所导致。

二、视神经

视神经检查包括三部分。

1. 视力 视力检查一般可用近视力表,分别测定每眼的视力,<1.0 即为视力减退。视力减退到 0.1 以下不能用视力表检查时,可嘱患者在一定距离内辨认检查者的手指(指数、手动),记录其距离以表示视力,如1 m 数指,20 cm 手动等。视力减退更严重时,可用手电筒光检查,最严重的视力障碍(失明)即光感也消失。视力检查时,需注意有无白内障、屈光不正及角膜薄翳等影响视力的眼部病变。

2. 视野 视野是患者正视前方、眼球不动时能看到的范围。一般可用手试法,分别检查两眼视野。患者与检查者对面而坐,相距约1 m,双方各遮一眼(如检查患者左眼时,患者用右手遮其右眼,左眼固定注视检查者的右眼),检查者以手指在两人中间分别从上、下、内、外的周围向中央移动,嘱患者一见手指即说出。检查者根据自己的正常视野与患者进行比较,可粗测患者视野有无缺损。精确测定应用视野计。视野在各方面均见缩小者,称为向心性视野狭小。在视野内的视力缺失地区称为暗点。视野的左或右一半缺失,称为偏盲。

3. 眼底 眼底检查一般要求在不扩瞳的情况下进行,以免影响对瞳孔变化的观察。正常眼底的视神经乳头为卵圆形或圆形,边缘清楚,色淡红,颞侧较鼻侧稍淡,中央凹陷色较淡白,称生理凹陷;动脉色鲜红,静脉色暗红,其管径的正常比例为 2:3。检查时应注意有无视神经乳头水肿、视神经萎缩、视网膜及其血管病变等。

三、动眼神经、滑车神经、展神经

此 3 对脑神经共同管理眼肌运动,合称眼球运动神经,可同时检查。

1. 外观 观察眼裂有无增宽或变窄,两侧眼裂是否等大。有无上睑下垂,眼球有无凸出、下陷、斜视、同向偏斜。

2. 眼球运动检查 嘱患者头不动,先向各方位转动,然后注视检查者的手指,并随手指向左、右、上、下等方向移动,如有运动受限,注意其受限的方向和程度。注意有无眼球震颤。

3. 瞳孔 正常瞳孔为圆形,两侧等大,随光线的强弱而收缩、扩大。检查时嘱患者向前平视,首先观察双侧瞳孔的形状和大小,是否圆形和相等。① 瞳孔对光反应的检查:在光亮环境下,嘱患者向光注视,检查者用手遮其双眼,而后突然移去一手,可见瞳孔缩小;在光弱环境下,嘱患者背光注视,用手电筒光从侧面分别照射眼睛,可见瞳孔缩小。正常时感光一侧的瞳孔缩小,称直接光反应;未直接感光的另一侧瞳孔亦缩小,称间接光反应。② 调节辐辏反射的检查:嘱受检者从看远处突然注视一近物,此时出现两眼瞳孔缩小及两眼球内聚。两侧瞳孔不等,异常扩大或缩小,对光反应迟钝或消失,都是重要的体征,可由于动眼神经、交感神经或视神经受损所致。一侧瞳孔明显扩大,对光反应及调节反应近乎消失,但对较持久(20～30 s 以上)的强光照射,可出现瞳孔缓慢地缩小;或眼球持续会聚(5 min 左右)以后显示瞳孔缓慢收缩者,称强直性瞳孔(tonic pupil,即 Adie 瞳孔)。双侧瞳孔不等大、缩小、边缘不规则、对光反应迟钝或消失而调节反应存在者,称为阿-罗瞳孔(Argyll - Robertson pupil),是海绵窦侧壁交感神经和中脑被盖损害的特征性体征,常见于神经梅毒。

一侧眼交感神经麻痹,称为霍纳综合征。出现瞳孔缩小、眼裂狭小和眼球凹陷,并有同侧眼结膜充血及面部无汗。视神经病变失明时,瞳孔扩大且直接光反应消失。

四、三叉神经

三叉神经为混合性神经。感觉纤维的分布为面部皮肤及眼、鼻、口腔黏膜(图 2 - 1);运动纤维支配咀嚼肌、颞肌及翼状内肌、翼状外肌。

1. 面部感觉 以针或牙签尖端、盛冷热水的试管、棉花束分别检查面部痛觉、温度觉及触觉。让患者分辨,观察其感觉有无减退、消失和过敏,并定出感觉障碍区域(属周围型或中枢型)。周围型系三叉神经干受损后产生,每分支有其一定的分布部位,在其分布范围内一切感觉都发生障碍。中枢型系三叉神经核的主核受损时所产生,其分布为同心形的排列,或称洋葱皮样排列,即面部最外侧的区域是三叉神经主核最尾端的部分,面部最内侧的区域是主核的头端部分,其损伤时只有痛觉及温度觉的障碍而触觉无损,即分离性感觉障碍。

2. 咀嚼功能 先观察双侧颞肌及咀嚼肌有无萎缩,然后检查者以双手触按患者颞肌、咀嚼肌,嘱患者作咀嚼动作,注意有无肌力减弱;再嘱患者露齿,以上下门齿的中缝线为标准,观察张口时下颌有无偏斜。如下颌偏向一侧,则为该侧翼状肌瘫痪之征。正常人一侧翼状肌收缩时,把下颌推向对侧,两侧翼状肌肌力相等,故张口时下颌无偏斜。当一侧三叉神经运动支受损时,张口时可见下颌偏向病侧。

3. 角膜反射 以棉花纤维分别轻触一侧角膜外缘。正常反应为两眼迅速闭合,同侧闭合者称直接角膜反射,对侧闭合者称间接角膜反射。以棉花纤维轻触结膜时亦能引起同样的反应,称结膜反射。检查右眼时令患者向左侧看。该反射是通过三叉神经(感觉)、脑桥中枢和面神经(运动)来完成的。角膜反射消失,为三叉神经第 1 支或面神经受损所致。

4. 下颌反射 令患者放松下颌,检查者以左手拇指或中指轻置于下颌齿列上,右手执叩诊槌轻叩手指,观察有无反射及其强弱程度。反射增强者,提示脑干的上运动神经损害。

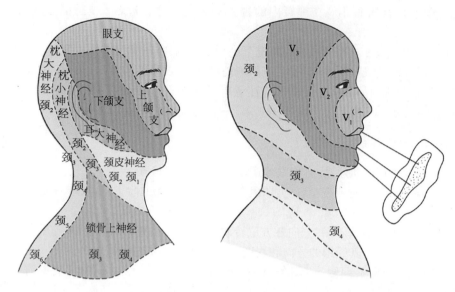

图 2-1 三叉神经感觉分布

五、面神经

第Ⅶ对脑神经包括面神经和中间神经两部分。前者主要是运动神经,支配除了上睑提肌和咀嚼肌以外的所有面部表情肌;中间神经包括味觉纤维(传导舌前 2/3 的味觉)、副交感纤维(支配涎腺、泪腺),及少量体感纤维(传导外耳道的一般感觉和面肌的深感觉)。临床上,面神经的检查仅侧重于面部表情肌的运动及味觉功能。检查时先观察患者的两侧额纹、眼裂、鼻唇沟和口角是否对称。再嘱患者作皱额、闭眼、露齿、鼓腮和吹口哨动作。一侧面神经周围性(核或核下性)损害时,病侧额纹减少,眼裂较大,鼻唇沟变浅,不能皱额、闭眼,露齿时口角歪向健侧,鼓腮或吹口哨时病变侧漏气。中枢性(核上的皮质脑干束或皮质运动区)损害时,因上半部面肌受两侧皮质运动区的支配,只出现病灶对侧下半部面肌的瘫痪。味觉功能的检查可让患者伸舌,检查者以棉签蘸少许有味道的溶液(例如醋、盐、糖、奎宁),轻擦于一侧的舌前部,嘱患者用手指指出某个预定的符号(酸、咸、甜、苦),但不能讲话或缩舌,分别测试两侧。每种味道试验完毕后,需用水漱口,以免互相干扰。

六、听神经

包括两种功能不同的感觉神经——蜗神经和前庭神经。

1. 蜗神经　检查听觉可用耳语、表声、捻手指等测定有无听力减退或耳聋,但尚不能鉴别其为感音性或传导性。常用的音叉试验是用频率 128 Hz 的音叉检查。

(1)林纳试验(Rinne test):将已振动的音叉置于乳突及耳旁,测定骨导与气导时间,正常人气导时间大于骨导时间,当传导性耳聋时骨导时间大于气导时间,神经性耳聋时气导时间大于骨导时间,但两者时间均缩短。

(2)韦伯试验(Weber test):将已振动的音叉置于颅顶正中处,比较响声偏向何侧。当神经性耳聋时声音偏向健侧,传导性耳聋时则偏向病侧。必要时可作电测听检查。

2. 前庭神经　受损时产生眩晕、恶心、呕吐、眼球震颤和平衡失调。可请五官科医生协助作冷热试验(caloric test),即外耳道冷温水灌注试验或旋转试验。正常人经由外耳道注入冷、温水或坐旋转椅旋转后出现剧烈眩晕和眼球震颤,前者持续 2 min 左右,后者持续 30 s。前庭器官受损时,反应减弱或消失。必要时可作直流电试验、头位位置试验及眼震电图的描记。

七、舌咽神经、迷走神经

舌咽神经和迷走神经都起自延髓,两者一起经颈静脉孔穿出颅腔,共同传导腭、咽和喉的感觉和运动。舌咽神经还传导舌后 1/3 的味觉。检查时注意患者的发音有无嘶哑、伴鼻音,进食或饮水时有无吞咽困难或呛咳;嘱患者张口发"啊"音时,视腭垂有无偏斜、软腭能否上提、两侧是否对称等;再用压舌板分别轻触两侧咽后壁,观察有无感觉及有无作呕。一侧麻痹时麻痹侧软腭较低,不能上提,腭垂拉向健侧,病侧咽壁感觉丧失,咽反射迟钝或消失。迷走神经病损时还有病侧声带麻痹。

八、副神经

副神经支配胸锁乳突肌及斜方肌。检查时嘱患者作对抗阻力的转头与耸肩动作,比较两侧肌力及肌肉收缩时的轮廓和坚实度。一侧副神经病损时,患者不能向病变对侧转头,病侧耸肩也不能,肩部较健侧低下。病侧的胸锁乳突肌和斜方肌出现萎缩。

九、舌下神经

舌下神经支配同侧所有舌肌。检查时嘱患者伸舌。一侧核下性舌下神经麻痹,伸舌时舌尖偏向病侧、病侧舌肌萎缩并有肌束颤动;两侧麻痹时,两侧舌肌均有萎缩和肌束颤动,舌肌不能伸出运动,言语、构音均受影响,食物在口腔内的转动和吞咽都有困难。

颈 部

观察气管是否居中,颈动脉搏动强弱、是否对称,两侧胸锁乳突肌大小。然后嘱患者头部侧转,检查双侧颈肌力是否对称。嘱患者头颈前屈,检查者以右手按压患者前额,检查屈颈肌力。最后可用听诊器听颈动脉是否有杂音,必要时可作压颈试验。

上 肢

一、望诊

观察皮肤及肌肉的营养情况。皮肤有无萎缩、光滑、粗糙、脱落或增厚,汗毛增多或缺少,出汗过多、过少或无汗,营养性溃疡,指甲变脆等。观察肌肉及皮下组织有无萎缩或肥大、僵硬,并注意其分布与范围,观察肢体大小和对称性,并可用软尺测量肢体的周径并记录。测量时应选择生理性骨隆起为定点标准,如上肢的肩峰及尺骨茎突,在其一定距离点的水平上测量肢体的周径。此外,还应注意肢体姿态有无不自主运动,如舞蹈样动作、手足徐动、震颤、抽搐、肌束颤动和挛缩畸形等情况,并将其逐一记录。

二、运动

1. 肌张力 指患者在完全放松状态下的肌肉紧张度。检查者伸屈或转动患者的上肢,观察所遇阻力的大小,肌张力减低时肌肉迟缓松软,被动运动时阻力减低或消失,关节的运动范围扩大。肌张力增高时肌肉变硬,被动运动时阻力增高。锥体系受损后出现伸屈肌张力升高,锥体外系损害后出现旋前旋后的肌张力均增高,或齿轮状僵直。

在线资源
2-2 各肌肉肌力检查表

2. 肌力 肌力是人体作随意运动时肌肉收缩的力量。肌力共分为6级:①0度,为完全瘫痪;②1度,可见肌肉收缩但不能产生动作;③2度,能在床面作主动运动,但不能抬起;④3度,能克服地心引力而作主动运动,即肢体能抬离床面而举起;⑤4度,有一定程度对抗阻力的运动;⑥5度,正常肌力。检查时应进行两侧比较,并注意在生理范围内的差别。上肢肌群肌力的检查包括各个关节进行展、收、屈、伸各个动作的肌力(在线资源2-2)。

轻微的上肢轻瘫不易发现,可作轻瘫试验,令患者作上肢向前(立、坐位)平举或向上(卧位)伸直并保持不动,如一侧迅速疲劳而逐渐下垂,则该侧有轻瘫,此法可在闭目情况下进行,简称为轻瘫试验(在线资源2-3)。

在线资源
2-3 轻瘫试验

3. 腱反射 叩击上肢肌腱、骨膜或肌肉所引发的反射。检查时患者肢体应放松、对称和位置适当,检查者叩击力量要均等。腱反射不对称(一侧增强、减弱或消失)是神经系统损害定位的重要体征。腱反射的强弱可用消失(-)、减弱(+)、正常(++)、增强(+++)和阵挛(++++)来描述(在线资源2-4)。

在线资源
2-4 腱反射检查法

(1) 肱二头肌反射(颈₅~颈₆):患者上肢半屈,检查者将左手拇指或中指置于患者肘部二头肌肌腱上,右手持叩诊槌,叩击左手中指或拇指,反应为前臂屈曲。

(2) 肱三头肌反射(颈₆~颈₈):患者外展上臂,半曲肘关节,检查者托住其肘关节,叩击鹰嘴上方的三头肌肌腱,反应为前臂伸展。

(3) 桡骨膜反射(颈₅~颈₆):患者肘部半屈、半旋,叩击其桡骨下端,反应为屈肘、前臂旋前。

(4) 霍夫曼征(Hoffmann sign):检查者用左手托住患者的腕部,以右手示指和中指夹住患者的中指,用拇指向下弹拨患者中指的指甲,如患者拇指和其他手指掌屈,即为阳性反应,提示高颈段锥体束受累,亦可为生理反射亢进。

(5) 掌颏反射:轻划患者手掌大鱼际肌部皮肤,引起同侧颏肌收缩,反射阳性者提示脑桥以上的皮质脑干束受累。

(6) 抓握反射及摸索反射:用移动着的物体(如叩诊槌柄)或手指接触受检者的手掌,引起该手的握持动作。如以物体接触受检者的手指时,手移向刺激物,连续触碰则引起手向各方摸索,直到握住为止,称为摸索反射。上述现象见于额叶病变。

4. 共济运动　即协调运动。上肢的共济运动检查方法如下。

(1) 指鼻试验:嘱患者将上肢外展并伸直,以其示指指端点触其鼻尖,先在睁眼时进行,然后在闭眼时进行。小脑病变时表现为同侧动作摇摆、过度、碰不准鼻尖等。

(2) 快复动作:嘱患者做迅速重复的手掌旋前、旋后动作(轮替运动),或以一侧手指迅速连续轻拍对侧手背。小脑性共济失调时出现病侧动作快慢轻重不一、不协调、笨拙、缓慢等。

(3) 误指试验:检查者将伸直示指的握拳手伸至患者前面,嘱患者按同样姿势将一手举起,在落下时(垂直面移动)将示指碰触检查者的示指(亦可在水平面移动),先在睁眼时进行,再在闭眼时进行。如落下(或移动时)有向一侧偏斜而不能碰到检查者示指时,提示该侧小脑有病变;前庭病变时两侧上肢均向病侧偏斜,即误指试验阳性。

(4) 肌回跳试验:患者用力屈肘,检查者握住患者腕部向相反方向拉,随即突然松手,正常人由于对抗肌的协同作用,检查者一松手,前臂屈曲立即被制止。小脑病变时,由于缺乏这种协同作用,回收的前臂可反击到自己的身体。

三、感觉

患者意识清晰和充分合作是进行感觉检查不可缺少的条件。在检查之前,要使患者了解检查的方法和其重要性。要耐心、细致,有重点并注意两侧对比。检查时患者闭目。

1. 浅感觉　检查痛觉可用针尖轻刺皮肤;温觉可用盛冷水(5~10℃)、热水(40~45℃)的试管交替接触皮肤;触觉可用棉花束轻触皮肤。让患者说出"痛""冷""热"或有"棉花碰触感"。另可用圆头针的尖端或钝端轮番轻触皮肤来检查痛觉和触觉或轻压觉。分离性感觉障碍的患者,能够感觉到针刺的触觉却不感觉到痛。检查应在远、近端,左、右侧,内、外侧等方面进行比较,并应从缺失区移至正常区。如有感觉减退、消失、过敏等,应标出感觉障碍的部位及范围。

2. 深感觉

(1) 关节运动觉:将患者的手指作被动运动的向上、下移动,移动幅度从小开始,如果患者对于轻微的运动不能觉察,可作较大幅度的运动,由此可测定其障碍的程度。

(2) 位置觉:嘱患者闭目,检查者将患者一侧的手指有伸有屈作成某种姿势,让患者说出各指所放的位置或用另一手模仿同样的姿势。

(3) 振动觉:将振动着的音叉柄(C128)置于骨突起处,如手指、足趾、内外踝、膝盖、髂骨、肋骨、胸骨、锁骨、桡骨等处的皮肤上,让患者回答有无振动的感觉。检查也要进行远、近端及左、右侧对比。正常老年人的振动觉可以减退。

3. 复合感觉(皮质感觉)

(1) 皮肤定位觉:以检查者的手指或笔杆等轻触患者的皮肤后,嘱患者用手指出感觉刺激部位。如有差异,可用厘米(cm)数表示,正常的误差在 1 cm 之内。

(2) 两点辨别觉:用特制的双规仪(或用两脚规),将其两脚分开到一定距离,接触患者皮肤,如患者感到是两点时,再缩小距离,至两接触点被感觉为一点为止。正常人全身各处的数值不同,鼻尖、舌尖、手指最灵敏,距离小;四肢近端、躯干部最差,距离大。但身体两侧对称部位检测出的距离数值应相同。

(3)图形觉:在患者皮肤上划上几何图形(圆形、三角形、正方形等)或数字(一、二、十等),观察其能否正确地感知并识别。

(4)实体觉:嘱患者闭目,将物体如钢笔、钥匙、硬币等放在患者手中,让其触摸后说出物体的名称。实体觉缺失时,患者虽能说出物体的个别特性如"硬的""冷的"等,但不能辨别物体。

躯　干

一、望诊

观察胸部、腹部和背部皮肤,骨骼及运动。注意胸廓是否对称,活动是否受限;两侧胸大肌、背阔肌、斜方肌、冈上肌及冈下肌等有无萎缩或肥大;呼吸时腹肌、胸部活动是否对称;屈颈和起坐时腹肌收缩状况及脐孔移动状况,若屈颈、腹肌收缩时脐孔上移者,称为比弗征(Beevor sign)阳性,常可提示胸$_{10}$水平的脊髓损伤。然后观察背部有否褥疮,脊柱有否畸形,色斑及压痛等。

二、反射

1.腹壁反射　腹壁反射分上(胸$_7$～胸$_8$)、中(胸$_9$～胸$_{10}$)、下(胸$_{11}$～胸$_{12}$)三部分。患者仰卧,检查者用牙签沿肋缘下(上部)、平脐(中部)及腹股沟上(下部)的平行方向,由外侧向内侧轻划腹壁皮肤,反应为该侧腹壁肌肉收缩(在线资源2-5)。

在线资源2-5 腹壁反射检查法

2.提睾反射(腰$_1$～腰$_2$)　用牙签轻划大腿内侧皮肤,反应是被划侧睾丸向上提起,正常人两侧可不对称。

3.腹肌叩击反射　检查者以左手按腹壁,叩击检查者手背,观察腹肌收缩状况,左、右、上、下进行比较。上运动神经元损害者,腹肌叩击反射增高,有一定节段定位意义。

4.肛门反射(骶$_4$～骶$_5$)　以牙签或针尖轻划肛门附近皮肤,观察肛门括约肌收缩和上提。

三、感觉

检查胸、腹部的痛觉、温度觉、触觉。检查方法与上肢相同。应进行左、右侧比较,胸、腹部以及腹、背部比较,刺激物从感觉减退(或消失)区逐步向正常区移动,以界定感觉减退或缺失的水平。

下　肢

一、望诊

观察两下肢的对称性、肌肉萎缩或肥大、肌束颤动等(同上肢)。

二、运动

1.肌张力　同上肢检查方法。

2.肌力　下肢肌群肌力的检查主要包括:髋的屈、伸、外展、内收,膝的屈、伸,踝的背屈、跖屈,趾的背屈、跖屈。各个肌肉肌力的检查见在线资源2-2。

检查下肢有无轻瘫,嘱患者仰卧,举起伸直的下肢,轻瘫侧不能长久维持此位置;或嘱患者俯卧,将下肢在膝关节处屈曲或成直角,可见轻瘫侧的小腿屈肌明显紧张,且小腿迅速下垂或出现摇摆不稳。

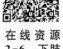

在线资源2-6 下肢反射检查法

3.反射

(1)腱反射(在线资源2-6)。

1)膝反射(腰$_2$～腰$_4$):坐位时小腿松弛下垂,与大腿成直角;仰卧位时髋及膝关节稍屈曲,检查者托住其腘窝部;叩击膝盖下股四头肌肌腱,反应为小腿伸展。

2)踝反射(骶$_1$～骶$_2$):患者仰卧,外展下肢,半屈膝,检查者以手托足跖前部,使足稍背屈,

在线资源2-7 病理反射检查法

在线资源2-8 跟膝胫试验

在线资源2-9 龙贝格征

在线资源2-10 不同疾病的步态特征

叩击跟腱。反应为足跖屈。或嘱患者跪于椅上,叩击其跟腱。

（2）病理反射(在线资源2-7)。

1）阵挛：① 髌阵挛：患者仰卧,下肢伸直,检查者用拇指、示指夹住髌骨上缘,突然向下方推动并维持不放松,髌骨即出现连续上、下有节律的颤动；② 踝阵挛：患者的膝关节屈曲(约45°),检查者左手托住腘窝,右手握足前端突然推向背屈,并用手持续压于足底,即出现踝关节连续性的背屈、跖屈节律性颤动。

2）巴宾斯基征(Babinski sign)：用牙签在患者足底沿外侧缘向前轻划至小趾跟部再转向,阳性反应分为拇趾背屈,其他各趾改呈扇形散开。正常的跖反射为五趾均跖屈,故此征也称伸性跖反射。

3）查多克征(Chaddock sign)：以牙签由后向前轻划外踝后下方,所见阳性反应同巴宾斯基征。

4）拉塞格征(Lasegue sign)：患者仰卧,将伸直的下肢在髋关节部屈曲,如有腰部或腿部疼痛而阻止下肢的继续上提,即为阳性,系坐骨神经痛的体征。

5）克尼格征(Kernig sign)：患者仰卧,下肢在髋关节及膝关节处屈曲成直角,检查者将小腿在膝关节处伸直,如有牵拉性疼痛而伸直受限时为阳性反应,系脑膜刺激症状之一。

4. 共济运动　可作下列检查。

（1）跟膝胫试验：患者仰卧,依次做下列3个动作：第一,将一侧下肢伸直举起；第二,再屈膝将足跟放于对侧下肢的膝盖上；第三,将足跟沿胫骨前缘向下移动,观察此动作是否准确或有摇晃不稳(在线资源2-8)。小脑性或感觉性共济失调时此动作不准确或足跟沿胫骨前缘下移时摇晃不稳。

（2）龙贝格征(Romberg sign)：即闭目难立征,嘱患者两足并拢站立,两手向前平伸,观察有无摇摆不稳或倾倒的现象,并注意睁眼与闭眼时的区别(在线资源2-9)。感觉性共济失调(如脊髓痨)在开眼时虽有摇摆不稳,但尚不倾倒,而在闭眼时会极度不稳而至倾倒。小脑性共济失调在睁眼时与闭眼时的差异不大。

（3）联合屈曲征：患者仰卧,嘱其两手交叉于胸前而坐起。正常人坐起时两下肢可紧贴床面而不离开；小脑病变时可见下肢上抬,是因不能协同地收缩髂腰肌和臀肌所致。

5. 立姿与步态　观察患者立位时和步行时有无姿势异常。常见的异常步态如下(在线资源2-10)。

（1）慌张步态：见于帕金森病患者。

（2）醉汉步态：见于小脑性遗传性共济失调和亨廷顿病。

（3）跨跃步态：见于周围神经病、腓神经麻痹等。

（4）痉挛性步态：见于脊髓病变,如痉挛性截瘫、脊髓外伤等。

（5）划圈步态：常见于脑卒中等半球病变后的患者。

三、感觉

下肢感觉的检查方法与上肢相同。

第三节　神经系统疾病的辅助检查

脑脊液检查

脑脊液由脉络丛分泌,从侧脑室经室间孔(Monro孔)流入第三脑室,通过大脑导水管而进入第四脑室,再经居中的中间孔(Magendie孔)和两侧的外侧孔(Luschka孔)流至蛛网膜下腔,最后经矢状窦内的蛛网膜颗粒吸收而进入静脉系统,少部分在脊神经根周围间隙被吸收。

一、检查目的

脑脊液检查用于诊断和治疗过程的随访及鞘内给药两大方面,其目的可归纳为：① 各种中枢神经系统感染性和(或)免疫性疾病的诊断;② 颅内出血性疾病的诊断与鉴别诊断;③ 脊椎管内占位性病变的造影;④ 某些中枢神经系统感染性疾病的椎管内给药,如真菌性脑膜炎;⑤ 颅内压力和动力学测定;⑥ 放射性核素脑池扫描。

二、检查的注意事项

1. 穿刺部位选择　最常选择腰椎、延髓池穿刺。但应注意在腰骶段病变时,穿刺点不要在责任病灶以上。

2. 穿刺可能产生的并发症　如临床拟诊为脊髓压迫症时,在未明确脊髓病变性质之前,不应作腰椎穿刺,更不能作动力学测定;蛛网膜下腔出血或颅后窝占位患者不宜做腰椎穿刺测压和动力学检查,前者易加重脊髓症状而致完全截瘫,后者易致脑疝而死亡。

3. 局部感染或医源性感染　易致脑膜炎。

三、脑脊液的正常值

1. 脑脊液量与压力　正常人脑脊液量约为 150 ml,每天更新 4 次,每天分泌 500～600 ml。脑脊液的压力可反映颅内压力。正常人脑脊液压力随测定位置而异。侧卧位腰椎穿刺时,压力为 80～180 mmH$_2$O(1～2 mmHg),当压力>200 mmH$_2$O 时,视为颅内压增高;压力<70 mmH$_2$O 时,视为颅内压降低。坐位时压力 400～450 mmH$_2$O。脑池穿刺时,压力为 10～30 mmH$_2$O。

2. 脑脊液的成分　脑脊液的成分基本与血液,特别是与血清成分相当,但它的浓度远比血清浓度低,并成一定的比例。

(1) 脑脊液细胞:正常人脑脊液中,细胞以单核淋巴细胞为主,总数不超过 5×10^6/L(5/mm^3),(5～10)×10^6/L 为限。中枢神经系统感染时,脑脊液细胞增多。病毒感染者以淋巴细胞增多为主,细胞总数以千万至亿(10^7～10^8)为计;细菌感染时以中性粒细胞增多为主,细胞数以十亿(10^9)为计。脑出血、蛛网膜下腔出血后亦可有轻度白细胞增多。

脑脊液的细胞学检查包括形态学分类和细胞免疫分泌功能检测,可用于颅内疾病性质和特异性感染病灶的早期诊断,如肿瘤细胞学形态、免疫组化,结核性脑膜炎的免疫酶点技术等。

(2) 生化:各种生化参数均与血清相同,但浓度各异,蛋白质、糖和氯化物三项指标应用广泛。

1) 蛋白质:由于蛋白质成分复杂,脑脊液中蛋白质含量随血-脑-脊液屏障的完善与否而发生改变。2 岁以下儿童和老年人脑脊液中蛋白质含量较高,可达 400～600 mg/L。正常成人脑脊液蛋白质含量为 150～450 mg/L(15～45 mg/dl),脑池液蛋白质含量为 100～250 mg/L,脑室液蛋白质含量为 100～150 mg/L。蛋白质成分中,2/3 为白蛋白,1/3 为球蛋白。常规检查中,潘氏(Pandy)试验为阴性。蛋白质增高,特别是球蛋白增高时,潘氏试验阳性。神经系统感染、感染性多发性神经根神经炎、脊髓压迫症、颅内肿瘤等均可出现脑脊液蛋白质含量升高。慢性脑(脊)膜炎、脑-脊髓恶性肿瘤转移或脊髓压迫症压迫完全时,脑脊液颜色变黄(黄变),蛋白质含量可升高至 1 000 mg/L 以上,腰椎穿刺时,脑脊液流出后立即自凝,称为自凝综合征(Froin 综合征)。

2) 葡萄糖:正常脑脊液中糖的含量为血糖量的 1/2～2/3,即 2.8～4.2 mmol/L。葡萄糖含量的降低见于结核性脑膜炎、化脓性脑膜炎、真菌性脑膜炎和癌性脑膜炎,亦见于脑出血和蛛网膜下腔出血的急性期。脑脊液中葡萄糖的含量直接受血糖影响,糖尿病患者和静脉注射葡萄糖者均可使脑脊液葡萄糖增多。

3) 氯化物:正常人含量为 120～130 mmol/L(700～780 mg/dl)。细菌性脑膜炎、癌性脑膜炎和结核性脑膜炎者氯化物含量降低,以结核性脑膜炎者降低最为明显。病毒性感染氯化物改变不大。

四、特殊检查

1. 蛋白电泳　正常脑脊液与血清的蛋白电泳组分带最大不同点是,脑脊液中含较多的前白蛋白(prealbumin)而血清中无。进行脑脊液的蛋白电泳检查有助于诊断某些神经系统疾病。正常脑脊液的蛋白电泳值为:前白蛋白 4.26%±0.58%,白蛋白 57.4%±6.3%,α1 球蛋白 6.01%±2.07%,α2 球蛋白 8.14%±1.96%,β球蛋白 16.86%±2.81%,γ球蛋白 10.02%±2.69%。α球蛋白增高见于中枢神经系统的急性炎症和脑瘤,β球蛋白增高可见于中枢神经萎缩性与退行性病变,γ球蛋白增高见于中枢神经系统感染、脱髓鞘性疾病和脑瘤。

2. 免疫学检查　包括免疫球蛋白和免疫活性细胞及特异性抗体的检测。

(1) 免疫球蛋白:正常脑脊液中免疫球蛋白含量约为血清 IgG 的 1/400,即 IgG 含量为 20～40 mg/L,

IgA 为 6 mg/L，IgM 测不到。脑脊液中白蛋白含量约为血清含量的 1/230，正常人含量为 200～300 mg/L。中枢神经系统感染时，脑脊液 IgG 和白蛋白含量均可升高。脑脊液中 IgG 的升高，既可由脑内神经组织的免疫反应引起，亦可由血-脑屏障破坏而 IgG 由血清进入引起。脑脊液 IgG 指数(IgG Index)＝(脑脊液 IgG/血清 IgG)/(脑脊液白蛋白/血清白蛋白)，该指数是判断是否有鞘内 IgG 合成的常用方法。凡 IgG 指数＞0.7 者提示鞘内蛋白质合成，以多发性硬化为最常见。

(2) 特殊抗体：脑脊液抗神经抗体检测是自身免疫性脑炎主要的确诊实验，常见抗体包括 NMDAR、LGI1、GAD、AMPAR、GABAbR、Caspr2、IgLON5 等，亦可进行血清抗体检测。抗 NMDAR 抗体与抗 GAD 抗体阳性一般以脑脊液检测为准。抗结核抗体、各种病毒(抗单纯疱疹病毒等)抗体均可测定，但均应与血清同时检测，并进行比较，才有临床意义。

(3) 脑脊液神经梅毒：神经梅毒具特异性的脑脊液检查系应用密螺旋体抗原(treponemal antigens)，进行包括梅毒螺旋体停动试验(treponemal pallidum immobilization test，TPI test)及荧光梅毒螺旋体抗体吸附试验(fluorescent treponemal antibody absorption test，FTA‐ABS test)的检查。

(4) 脑脊液细胞免疫学检查：多用于临床研究。

3. 细菌学 将脑脊液离心沉淀物制成薄涂片，经革兰染色后在显微镜下查找病原体。如怀疑为结核分枝杆菌，应用抗酸染色；怀疑为新型隐球菌，应用墨汁染色。

4. 其他特殊检查

(1) 二代测序：用于感染性脑炎的早期诊断。该方法快速、敏感、特异性高，但易因污染而出现假阳性。

(2) 酶：脑脊液中酶活性增高的机制较复杂，酶活性测定虽对中枢神经系统疾病的诊断及预后有一定意义，但缺乏特异性。如脑梗死时，脑脊液肌酸磷酸激酶(CPK)、乳酸脱氢酶(LDH)增高，但在细菌感染时 LDH 亦增高。

(3) 神经化学物质：对脑脊液中儿茶酚胺、血清素、乙酰胆碱等神经递质的测定，有利于了解中枢神经系统的活动与代谢情况及药物疗效。如帕金森病患者脑脊液中 5‐羟吲哚醋酸和高香草酸的含量降低。

神经影像学检查

神经影像(neuro image)学检查，即神经系统放射检查，包括常规 X 线检查、特殊造影、计算机断层扫描(computed tomography，CT)、磁共振成像(magnetic resonance imaging，MRI)和血管造影等许多内容。

一、头颅常规 X 线检查

头颅常规 X 线是一种经济、简便的检查手段。它有下列功能：① 直接诊断疾病，如颅骨缺损、听神经瘤的内听道扩大、垂体瘤的蝶鞍扩大、鼻窦炎、颅底肿瘤浸润等直接骨质破坏的证据；② 间接提供疾病证据，如脑内钙化点可为脑囊虫病，脑膜钙化可为结核性脑膜炎，颅骨指纹增多提示颅内压力增高等。然而，常规 X 线检查的价值很有限，不能作为颅脑疾病的常规检查。

二、脑血管造影

血管内注入造影剂显示脑血流供应的方法称为脑血管造影(cerebral angiography)。有颈动脉穿刺注射造影剂，桡动脉或股动脉穿刺置管并注入造影剂显示脑血管的方法，后者称为数字减影血管造影(digital substraction angiography，DSA)。这种方法 20 世纪 80 年代开始用于临床检查、诊断。由于造影图像经计算机处理，有血管不与颅骨重叠、显影清晰，并有实时成像的特点，造影剂用量亦少。脑血管造影适用于：① 颅内血管疾病，如颅内动脉瘤、动静脉血管畸形和缺血性卒中脑血管狭窄或闭塞部位的诊断；② 了解颅内肿瘤血供情况，或确定颅脑外伤者的血肿位置。血管造影的主要缺点和局限性为：① 碘剂过敏；② 出血倾向或严重肝肾功能损害；③ 甲状腺功能亢进；④ 不能良好合作的患者。此外，血管造影技术仅提供脑血流供应血管的情况，不提供该区域脑组织的功能情况，亦不能提供非血管性病变的信息。

三、头颅 CT

CT 是利用高准直的 X 线束围绕身体某一部位作一个断面扫描，由 X 线发生系统、X 线检测和计算机系统三大部分组成。每个组织单位体积的 X 线吸收系数称为组织的 CT 值,单位为 Hu。CT 技术自 1969 年首先应用以来,在 X 线发生源的发射角度和范围,检测器的敏感性、数目以及计算机的重建系统等方面逐步进行了改进。快速 CT 每次扫描时间为 0.05 s,每秒钟可完成 9 次或 34 次断层,因此是极好的功能检查工具。这种快速 CT 除用于心功能扫描之外,还用于脑血管造影,称 CT 血管造影(computed tomography angiography,CTA)。CT 增强扫描是注射造影剂后进行 CT 扫描,它可显示组织的供血情况和血-脑屏障破坏情况,为病变性质的鉴别提供依据。目前 CT 可以用于下列范围的检查:① 颅脑外伤;② 急性脑血管病,如脑出血、脑梗死、蛛网膜下腔出血、颅内动脉瘤的诊断和病情演变的随访;③ 颅内占位性病变(肿瘤、脓肿)的诊断;④ 中枢神经系统炎症性疾病,如脑炎、脱髓鞘性疾病;⑤ 脊髓和椎管内、外疾病的诊断、鉴别诊断;⑥ 心脏收缩功能、心排血量、血流速度和弥散功能的测定。

四、磁共振成像

MRI 是利用电子、质子、中子等粒子都具有自旋和磁矩的特性而发展起来的成像技术。MRI 检查有两种弛豫时间(relax time):T_1 和 T_2。T_1 称为纵向弛豫时间,它反映质子在磁场中产生纵向弛豫所需的时间。脂肪的 T_1 短,自由水的 T_1 长。当水分子被大分子吸收后,T_1 常延长,例如脑水肿。T_2 称为横向弛豫时间,它表示在完全均匀的外磁场中产生横向弛豫的时间。T_2 的衰减系由共振质子之间的相互磁作用所引起,这种作用与 T_1 正好相反,T_2 随质子活动频率的增加而延长。在 MRI 图像上,不同加权图像有完全不同的表现。例如,脑灰质的 T_1 和 T_2 均较脑白质长,T_1 加权(T_1W)图像可见脑灰质信号强度较低,脑白质较高;T_2 加权(T_2W)时灰质图像较深,白质图像较白;脑脊液的 T_1、T_2 均长于脑组织,因此脑脊液的 T_1 加权呈低信号,T_2 时呈高信号;头皮和颅骨板障均含大量脂肪而在 T_1 时呈现高信号;肌肉组织在 T_2 加权时呈灰色信号。

随着电子技术的发展,目前用于临床的磁共振扫描除常规 MRI 之外,还有许多新扫描技术,包括:① 磁共振血管造影(magnetic resonance angiography,MRA),用于了解脑血管的血供状态,有无闭塞或动脉瘤;② 磁共振弥散成像(diffusion-weighted magnetic resonance imaging,dMRI),利用组织中水的弥散特性,用于缺血性卒中的超早期诊断和多发性硬化新鲜病灶的判断;③ 磁共振张量技术(diffusion-tensor imaging,DTI),可对脑和脊髓的传导束及脑内纤维网络连接清楚显示,为脑功能研究和特殊部位神经损害的诊断提供帮助;④ 磁共振波谱分析(magnetic resonance spectroscopy,MRS),研究脑组织内氢、磷、肌酐、胆碱和有关代谢产物乳酸、兴奋性氨基酸的含量变化,进行波谱分析,其结果能有效反映某组织的代谢状况和病理生理变化,可用于脑梗死、肿瘤、癫痫和多发性硬化的早期诊断和鉴别;⑤ 灌注磁共振(perfusion weighted magnetic resonance imaging,PMRI),是了解缺血区组织血流的扫描方法,用于脑组织缺血的再灌注状况调查;⑥ 血氧水平依赖增强(blood-oxygen-level dependent contrast,BOLD)磁共振,是应用脑血流动力学改变与脑功能活动相关的原理检测各种脑功能活动时的血流改变,并用于脑功能的研究,故亦称功能磁共振(functional magnetic resonance imaging,fMRI)。

目前,磁共振可用于下列疾病的检查:① 脑血管病,脑梗死超早期病灶的确定,脑血流及灌注状况随访,颅内动脉瘤、动脉狭窄、血管畸形的诊断;② 颅内感染性疾病,各种细菌、病毒、真菌、寄生虫的颅内感染,以及小脓肿,特别是颅后窝和小脑脑脓肿的诊断;③ 脑白质病变、炎性脱髓鞘性脑病、多发性硬化的诊断和随访,脊髓内脱髓鞘疾病诊断与随访;④ 老年神经疾病中,阿尔茨海默病、血管性痴呆、帕金森病等退行性疾病的研究;⑤ 颅脑及脊髓肿瘤,特别是颅底、中线和颅后窝占位性病变的诊断;⑥ 脊髓椎间盘突出、韧带增厚、椎管狭窄以及椎管内肿瘤的诊断;⑦ 先天畸形、发育不良和遗传性代谢性疾病的颅骨、脊柱及骨骼、肌肉的检查;⑧ 其他不明原因疾病及各种内科疾病、神经系统并发症。

神经电生理检查

一、脑电图

脑电图(electroencephalography,EEG)是将脑部自发的生物电活动经电子放大器放大 100 万倍描记出来的曲线图,以研究脑功能有无障碍。一般在头皮规定部位按 10+20 法放置头皮电极,记录大脑半球电活动。记录颞叶底部的电活动可采用鼻咽电极、蝶骨电极或鼓膜电极。在开颅手术时记录的脑电活动为脑皮质电图(electrocorticography)。运用微创方法,仅在头皮和颅骨钻 2 mm 微孔,将深部电极放入脑深部特定的位置记录脑电活动的,为立体定向脑电图技术(stereotactic electroencephalography,SEEG)。

正常成人在清醒、安静、闭眼状态下,大脑半球后部(顶叶、枕叶、颞叶)为 α 波(每秒 8～13 次,波幅为 20～100 μV,平均为 50 μV),睁眼即消失,闭眼又出现。在大脑半球前部常见 β 波(每秒 14～30 次,波幅 5～20 μV)。慢波是指 θ 波(每秒 4～7 次)和 δ 波(每秒 0.5～3.0 次)。正常成人两大脑半球前部可有少量 (≤10%)θ 波,δ 波只在睡眠时出现。如慢波增多或清醒时出现 δ 波为病理现象,慢波表示该电极处的神经元受损或功能受抑制。

儿童脑电活动以慢波为主。随着年龄增长,慢波逐渐减少,α 波逐渐增多,但没有明确的年龄界限。5～6 岁后枕部 α 波渐趋明显,至 14～18 岁时基本接近成人的脑电图。

根据异常脑电波的出现是弥漫性的还是局限性的,可以判断病变的范围。EEG 虽不能确定病灶的性质(如炎症、肿瘤),但动态观察可帮助判断进行性病变。随着神经影像学的迅速发展,EEG 检查的临床应用正在逐步缩小,目前主要用于下列方面。

1. 癫痫的诊断、鉴别诊断和药物治疗的监视和选择　癫痫患者的脑电图异常表现有:① 棘波;② 尖波;③ 多棘波;④ 暴发性快节律;⑤ 每秒 3 次的棘-慢复合波(spike and wave);⑥ 高度节律失常等。这些癫痫波形的出现,统称为痫样放电。50% 以上的癫痫发作间歇期可有阳性发现。

2. 颅内病变的筛查　颅内病变可根据常见部位分为幕上病变、幕下病变和中线结构病变。幕上病变中,75%～90% 有异常脑电波改变。幕下病变常出现弥漫性或阵发性额部慢波异常。中线占位,如鞍区或上脑干、丘脑等中线深部占位病变,亦可见对称性阵发性异常放电的脑电改变,但无定位诊断之价值。

3. 意识障碍的皮质功能判断　脑外伤、脑缺氧、急性脑血管意外等患者,长期昏迷或植物状态时可作脑电图检查,观察是否有 α 波、θ 波或 δ 波的存在。EEG 也可作为判断脑死亡的参考指标。

4. 其他　如克-雅病(Creutzfeld‐Jacob disease)、肝昏迷等,动态观察及特征性脑电图表现亦有助于诊断。

二、肌电图和神经传导检查

1. 肌电图检查　将针性电极插入骨骼肌,可以记录到肌肉在放松和收缩状态下的电活动。对这些电活动进行分析,可以鉴别肌肉病变是神经源性的还是肌肉源性的。

(1) 放松状态下的肌电活动:正常肌肉在终板以外的区域记录不到自发电活动。在病变的肌肉中,可以记录到几种异常的自发电活动。纤颤电位和正锐波往往提示失去神经支配的病理过程,但在一些炎性肌病如多肌炎中也可出现。束颤电位是一个运动单位或它的一部分自发收缩产生的电活动。虽然可见于正常人,但束颤电位多见于神经源性损害,尤其在病变位于前角细胞的疾病如肌萎缩侧索硬化中较为多见。肌强直电位是由肌纤维持续、自发的去极化引起的,其波幅由高到低、发放频率由快到慢,声音类似"俯冲的轰炸机",多见于各种非萎缩性肌强直和强直性肌营养不良,也可见于高钾性周期性麻痹、多肌炎、包涵体肌炎等。

(2) 肌肉自主收缩时的肌电活动:一个运动单位的肌纤维共同产生的电活动称为运动单位电位(motor unit potential,MUP)。轻轻地收缩肌肉时最早出现的 MUP 代表针电极附近较小的运动单位,通常以 4～5 Hz 的频率发放。逐步增加收缩力量,最早募集到的 MUP 发放频率可增加到 10～11 Hz,随着力量的进一步加大,仅有的一个运动单位已不能满足要求时,则出现第二个 MUP,同时第一个 MUP 的发放频率进一步增加。以此类推,当肌肉用最大力量收缩时,所有运动单位以最大的频率发放,在电生理上表现为干扰相。这种 MUP 发放数量和发放频率上的变化过程称为 MUP 的募集。

MUP 的分析参数包括波幅、时限、相位和发放频率,不同肌肉的 MUP 正常值也不相同。神经源性损害早期可仅有运动单位数目的减少而不伴 MUP 形态的改变。此后,功能正常的运动单位对失去神经支配的肌纤维进行再支配,从而该运动单位所支配的肌纤维数量增多、范围扩大,MUP 表现为时限增宽、波幅增高,常伴有相位的增多。在募集过程中,MUP 募集的减少反映了运动单位数目减少。在肌源性损害时,肌纤维自身的破坏使一个运动单位范围内的肌纤维数量减少(而不是运动单位数目减少),因此与正常 MUP 相比,肌源性损害时 MUP 往往时限缩短、波幅降低,多相电位也增多。在募集过程中,即使是轻微的肌肉收缩也需要很多运动单位共同完成,这种现象在肌电图上称为早募集,表现为低波幅的干扰相。

2. 神经传导检查　神经传导检查分为运动神经传导检查和感觉神经传导检查。神经传导检查中能够测到的都是传导最快的大直径有髓纤维,包括传导位置觉、本体感觉和触觉的感觉纤维以及α运动纤维。薄髓或无髓纤维传导非常缓慢且兴奋阈值高,因此传统检查方法很难测到。

(1) 运动传导检查:在运动神经行径的两点或多点进行刺激,并在该神经支配的肌肉上用表面电极记录复合肌肉动作电位(compound muscle action potential,CMAP),通过测量刺激点之间的距离可以得到运动传导速度(motor conduction velocity, MCV)。除了传导速度以外,其他常用的运动传导分析参数包括CMAP的远端潜伏期、波幅和时限。异常的运动传导包括远端潜伏期延长、传导速度减慢、远端波幅降低和传导阻滞等。当神经损害以髓鞘受累为主时,运动传导异常表现为远端潜伏期延长和传导速度减慢;当神经以轴突损害为主时,电生理改变主要是CMAP波幅降低。

(2) 感觉传导检查:与运动传导检查不同,在感觉神经行径的一个点进行刺激,在另一个点记录可以得到感觉神经动作电位(sensory nerve action potential,SNAP),直接测量刺激点和记录点之间的距离就可得到感觉传导速度(sensory conduction velocity,SCV)。除了传导速度以外,另一个分析参数是SNAP波幅。异常的感觉传导包括传导速度减慢和电位波幅降低。

神经传导检查以其方便、实用、有效、准确的特点,为临床医生了解周围神经功能提供了重要的信息。该检查可以精确描述损伤的部位、程度和性质。概括起来,神经传导检查的作用包括:① 判断是否存在周围神经损害,尤其是当患者有明确的感觉障碍时,如果感觉传导异常则提示损害位于背根神经节的远端,而如果感觉传导正常则病变部位位于背根神经节近端;② 判断是单神经病、多数性单神经病还是多发性周围神经病;如果是单神经病,可以帮助定位损害部位;③ 判断周围神经损害是运动纤维损害还是感觉纤维损害或是混合性损害,是髓鞘损害还是轴突损害或两者都有。

(3) F波检查:刺激运动神经时,逆向电流沿运动纤维传导至脊髓,小部分前角细胞被激活所产生的动作电位顺向传导至其支配的肌纤维,产生潜伏期明显长于直接肌肉动作电位的迟发肌肉反应,即F波。由于F波的行径涵盖了周围神经的全程,因此临床上多用F波来帮助诊断常规神经传导检查无法触及的近端神经(如神经根)的损害。

3. 重复神经电刺激(repetitive nerve stimulation,RNS)　是最常用的检查神经肌肉传递(neuromuscular transmission,NMT)障碍的电生理方法。给予运动神经低频(2~5 Hz)或高频(20~50 Hz)重复电刺激,可在其支配的肌肉上记录到一连串的CMAP。其波幅和面积的变化有助于诊断NMT功能异常性疾病。

重症肌无力患者单次刺激CMAP波幅正常。2~3 Hz低频重复电刺激可引出最为明显的衰减反应(第4个或第5个CMAP的波幅与第1个相比较,波幅衰减超过10%为异常)。高频刺激,CMAP波幅可衰减或不变。低频衰减现象也可见于先天性肌无力综合征。

Lambert-Eaton肌无力综合征(LEMS)时由于突触前膜乙酰胆碱释放减少,单次刺激时CMAP波幅明显降低;低频刺激时,CMAP波幅略有衰减;高频刺激(20~50 Hz)后,CMAP波幅递增超过100%。

与LEMS相似,肉毒毒素中毒也可引起突触前膜乙酰胆碱释放减少。两种疾病的电生理改变类似,但肉毒毒素中毒时高频递增的程度不如LEMS明显,病情严重者波幅甚至不会增高,这是由于神经肌肉接头被完全阻滞。

三、诱发电位检查

刺激周围的感觉器官可在其对应的皮质区域或皮质下的一些中继结构引出电活动,这种电活动被称为诱发电位,反映了所对应感觉通路功能的完整性。虽然异常的诱发电位可以提示传导通路功能障碍,但是无法提示病变的性质。诱发电位应具备以下特征:① 必须在特定的部位才能检测出来;② 有其特有的波形和电位分布;③ 诱发电位潜伏期与刺激期之间有严格的锁时关系。由于各种诱发电位的波幅都很低,因此在强大的脑电活动和肌电活动背景下,诱发电位只能通过平均技术才能获得。诱发电位各波的潜伏期、峰间期和两侧的侧差是判断正常与否的指标,而波幅的意义则相对较小。

1. 诱发电位的类型

(1) 视觉诱发电位(visual evoked potential,VEP):应用单眼棋盘格翻转模式作为刺激,在枕部中央可以记录到VEP,反映了从视网膜到视皮层的整个视觉通路的传导功能。通常VEP的波形类似"V"形,其中潜伏期约为100 ms的正相波P100是临床最为常用的检测波。P100存在与否以及潜伏期是否延长是评价

VEP 异常的最为可靠和敏感的指标。P100 波幅降低的临床意义较小。

(2) 脑干听觉诱发电位(brainstem auditory evoked potential,BAEP):给予单耳重复短声刺激(咔嗒声,click),用颅顶耳垂(或乳突)导联可记录到 BAEP。从刺激开始的 10 ms 内依次出现一系列电位,分别代表皮质下听觉通路不同结构的电活动。其中最早出现的 5 个正相波在临床检测中最常用,各波的潜伏期、峰间期和侧差为分析参数。

(3) 躯体感觉诱发电位(somatosensory evoked potential,SEP):给予周围神经电刺激,在头皮和脊柱的相应部位可以记录到 SEP。其形态和潜伏期取决于刺激和记录的部位。

2. 诱发电位的应用   虽然影像技术尤其是 MRI 的发展在一定程度上局限了诱发电位的临床应用,但是 MRI 主要用于了解解剖和结构方面的异常,而诱发电位提供的信息代表各条感觉通路在功能上的完整性,因此两者可相互补充。

VEP 在诊断视神经损害时特别有价值,在发作过后 P100 的异常也可持续存在。将 VEP 用于多发性硬化或视神经脊髓炎的诊断时,最有价值的发现是单眼或双眼 P100 峰潜伏期延长。即使没有视神经损害的临床症状,1/3 的多发性硬化患者会出现 VEP 异常。

BAEP 能有效地评价周围和中枢听觉通路的完整性,对于第Ⅷ对脑神经的损害(如听神经瘤或其他脑桥小脑角的肿瘤)以及脑干听觉通路的损害尤为敏感。在确诊的多发性硬化患者中,即使没有脑干功能损害的临床表现,仍有约 1/2 的患者会有 BAEP 异常。对于不能配合电测听的婴儿和儿童,BAEP 能够提示听觉通路是否完好。

SEP 检查通常可作为常规感觉神经传导检查的补充,在对近端感觉传导功能的评价中更是如此。同时记录 SNAP 和 SEP 有助于在各种神经系统病变或一些系统性疾病中(如晚发性共济失调、脊髓延髓型肌萎缩症、肌阵挛、HIV 感染)评价中枢体感通路有无损害。SEP 可用于脊髓损伤、脊髓栓系综合征、脊髓动静脉畸形、脊髓亚急性联合变性、脊椎脊髓炎、遗传性痉挛性截瘫等疾病的脊髓功能检查。此外,SEP 检查有助于发现多发性硬化的亚临床病变。有时即使临床症状显示病灶只有一处,SEP 也可揭示多发性硬化多灶的病变特性。在确诊的多发性硬化患者中,皮质记录的 SEP 异常率为 50%～86%,在可能型或可疑型患者中,SEP 的亚临床异常率为 20%～40%。作为多发性硬化的诊断手段,SEP 和 VEP 较 BAEP 具有更大的价值;多种诱发电位同时检查时其敏感性优于 MRI,但仅检查其中任何一项时,阳性率均不如 MRI 高。

诱发电位检查还可用于术中监护以及评价中枢神经系统损害的预后。

放射性核素显像

脑核素检查指放射性核素在神经系统中的应用。它包括:① 普通放射性核素平面脑显像;② 发射型计算机断层扫描,有单光子发射计算机断层扫描(single photon emission tomography,SPECT)和正电子发射断层摄影(positive emission tomography,PET);③ 脑脊液间腔扫描。

一、普通平面脑显像

曾于 20 世纪 60 年代之后用于脑梗死、脑肿瘤、脑脓肿等诊断。目前已几乎不用。

二、发射型计算机断层扫描

属于近 20 年发展的新技术,它是能反映病变的血流和脑代谢的一种检查方法。已在临床应用的有两种方法。

1. SPECT   是目前国内应用最为广泛的一种放射性核素显像方法。在静脉注射显像剂^{99m}Tc HMPAO,^{99m}Tc ECD 后 10～20 min,应用准直探测仪围绕头部作 360°旋转,经 15～20 min 扫描后重建图像,即可见到不同脑区的血流分布情况,可作为大脑各部位脑血流分布情况的分析。但这种脑血流分析为半定量性质,不能提供具体流量,也不能提供该组织的糖代谢情况。目前临床上应用于:① 各种脑血管病的早期诊断,如短暂性脑缺血(TIA)发作后的低灌注,急性脑梗死 48 h 内阳性检出率高达 95%;② 癫痫发作时,病灶区血流增多,间歇期血流降低;定位诊断的阳性检出率可达 50%～80%;发作时注射放射性核素,阳性检测率可达 100%;③ 脑肿瘤定位诊断和检查是否有复发;④ 阿尔茨海默病(Alzheimer disease)、帕金森病的脑功能了解;⑤ 偏头痛、精神分裂症、闭合性头颅损伤等。

2. PET　静脉注射短寿命放射性核素标记葡萄糖或受体配体后,研究脑的葡萄糖、蛋白质代谢和各种功能受体(如多巴胺 D_2 受体、地西泮受体)分布及大脑功能的状况。目前较多应用的短寿命放射性核素有 ^{18}F (氟-18)脱氧葡萄糖,或 ^{15}O 标记 CO_2 吸入,以及特殊应用的 D_2 受体、地西泮受体等。临床上主要应用于:① 脑肿瘤诊断和鉴别诊断,特别是脑转移瘤、复发瘤者常有高度阳性结果;② 脑梗死病程动态观察;③ 癫痫灶确定;④ 阿尔茨海默病、帕金森病诊断和治疗的动态观察;⑤ 代谢性脑病、脑积水以及其他脑病的脑功能研究。

三、脑脊液间腔显像

利用放射性核素标记物质仅停留于脑脊髓间隙中,不参与代谢,但很快通过蛛网膜从体内清除的特性进行显像。常用方法是:腰椎穿刺或脑室穿刺,注入 ^{99m}Tc DTPA;注射后 10～15 min 做脑或脊髓蛛网膜下腔显影,此后分别于 1 h、3 h、6 h 和 24 h 作脑池扫描。

脑脊液间腔显像主要用于:① 脑脊液循环障碍的定位诊断,为脑积水诊断、鉴别诊断和治疗提供依据;② 神经外科分流术后,为评价疗效提供依据;③ 对脑脊液漏的部位作定位判断。

脑 血 流 测 定

正常人脑由颈动脉系统和椎动脉系统供应血流。每分钟流经脑的血液量约为 1 000 ml,占总心排血量的 20% 左右;儿童流经脑的血流量约为 400 ml,约占总心排血量的 1/3。其中,80% 的血液是经颈动脉系统进入颅内,仅 20% 的血液经椎动脉系统进入颅内。该血流量为经脑血流量,不代表脑组织的血流量。人脑的血流量以每 100 g 脑组织每分钟流经血液量计算,以 ml/(100 g·min) 来表示。正常人脑的血流量随检测方法而略有差异。Kety、Schmidt 等应用笑气 (N_2O) 方法测定的正常值为 54～65 ml/(100 g·min)。Helmon 等以 ^{133}Xe(氙-133)动脉注射法测定的正常值为 43.3～60.21 ml/(100 g·min)。应用不同探头记录和分析不同部位的脑血流量为局部脑血流量(regional cerebral blood flow, rCBF)。记录局部脑血流量可将流经脑灰质的血流与白质的血流分开。前者放射性核素清除的时间快,亦称快速流(fast flow);后者清除慢,又称慢速流(slow flow)。根据瑞典科学家 Ingvar 的结果,正常人脑灰质血流量为 (78.2±1.83) ml/(100 g·min),脑白质血流量为 (20.8±2.7) ml/(100 g·min)。因此,正常人脑灰质血流量约为白质的 4 倍。

脑血流量的测定方法很多,并且随整个学科的发展而发展:1945～1960 年应用 N_2O 吸入法,Lassen 等 (1955)应用放射性核素氪 (^{85}Kr)示踪法;1961～1970 年应用颈动脉注射 ^{85}Kr、^{133}Xe 计算清除曲线;1971～1978 年应用 ^{133}Xe 静脉注射及 ^{133}Xe 吸入法测定脑血流量;1978 年后,逐步发展了正电子发射断层扫描 (PET)、单光子发射计算机断层扫描(SPECT),以及 Xe-CT、灌注 CT(perfusion CT, PCT)等方法,应用于脑血流量测定。然而,PET 和 SPECT 均需放射性核素示踪,前者可以反映局部脑组织的糖代谢以及受体标记与表达情况,能反映该局部组织的功能状况;后者虽然可以反映局部血流状况,但无法作定量计算。因此,非损伤性,又能作局部组织脑血流量记录的,仅有 ^{133}Xe-CT 和 PCT。它可以了解不同脑功能状态的脑血流,以及脑梗死、脑出血病灶周边的脑血流状况,对临床诊断和治疗有实用价值。

一、经颅多普勒超声检查

经颅多普勒超声(transcranial doppler, TCD)检查是将脉冲多普勒的距离选通技术与低频(1～2 MHz)超声束良好的颅骨穿透能力相结合,选择特定的颅骨窗,如颞窗(双侧)、枕大孔窗及眼窗等,直接测定大脑中动脉、大脑前动脉、大脑后动脉以及椎-基底动脉的血流速度、流量等。

TCD 用于下列临床状况:① 检查颅底大脑动脉环(Willis 环)中各血管血流状况,判断动脉是否有狭窄或闭塞、脑血管是否有痉挛、是否有侧支循环以及是否有动脉瘤或动静脉血管畸形;② 监测是否有栓子脱落,在 TCD 检测中,可以明确动脉栓子脱落,特别是伴发心脏病患者、心脏瓣膜植入后栓子监测(图 2-2),以利缺血性卒中的病因诊断;③ 药物治疗反应和病情的检测,例如了解蛛网膜下腔出血后血管痉挛以及药物治疗后血管反应性、溶栓治疗后闭塞血管内栓子移行状况等。

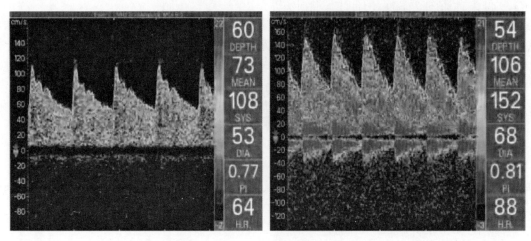

图 2-2　栓子监测

二、氙-133 计算机断层扫描(^{133}Xe-CT)

^{133}Xe-CT,始于 20 世纪 80 年代末,系利用吸入惰性气体氙(Xenon),根据它在组织中不被吸收和利用的原理,然后经 CT 扫描记录下不同脑组织中氙的分布比例,计算出各区域的脑血流状况。该方法可用于:① 急性脑血管患者,包括缺血性卒中患者梗死灶周边的缺血半暗区的界定,脑出血患者血肿周边半暗区的界定;② 急性颅内外伤,血肿清除前后血供恢复和手术疗效的评价;③ 认知功能障碍,大脑半球和脑室周边血流量的测定以及低灌注状态的检查与诊断;④ 颅内肿瘤,血液供应及其周边组织血液供应状况的调查,为手术治疗提供方案。

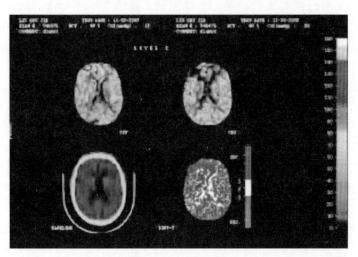

图 2-3　^{133}Xe-CT

测定脑血流量不仅能帮助了解脑组织的供血情况,还能说明许多脑血管病的病理生理和血流动力学机制。因此,临床医师应当重视。

活 组 织 检 查

神经系统疾病的病理诊断是最后的诊断,因此是疾病的最可靠诊断,特别是诊断一些临床症状不很典型的患者时,需要行活组织检查。

一、脑活组织检查

适用于通过临床表现及神经影像、神经电生理及放射性核素等检查均不能明确疾病性质的脑部疾病患者。常用的方法是以立体定向技术取出病灶区小块组织,作病理光镜、电镜检查,亦可行组织分子生物学检查,为脑部肿瘤、炎症、变性、寄生虫病、脑淋巴瘤及其他代谢异常性遗传病等提供依据。

二、神经活组织检查

经电生理检查尚不能确诊周围神经病变类型者,可作周围神经活组织检查。常用活组织检查的选择部位为下肢的腓浅神经远端或上肢的前臂外侧皮神经。根据所取神经可作特殊髓鞘染色、光镜和电镜观察,亦可作各种特异性抗原的抗体染色,为周围神经疾病的病因诊断提供依据。

三、肌肉活组织检查

肌肉活组织检查是骨骼肌肉疾病诊断的重要手段之一。取材的方法有穿刺法和手术法,取材的部位应当是有肌肉萎缩但不完全的部位。取骨骼肌时,应当纵行切开肌纤维,切下标本的大小以 0.5 cm×1.0 cm×0.5 cm 为好。取下肌肉后应立即拉平,防止卷缩。肌肉标本应作组织化学、光镜和电镜检查以及基因分析。肌肉活组织检查用于各类神经肌肉疾病的诊断和鉴别诊断。

四、皮肤活检

皮肤活组织检查是神经系统疾病诊断的重要手段之一。取材的方法有皮肤环钻取材法和手术法。通过对皮肤的病损局部取材,进行组织病理学检查,达到明确临床诊断或治疗的最终目的。

分子生物学技术

自 20 世纪 80 年代以来,人类对疾病的认识深入到基因和分子水平,越来越多与神经系统疾病相关的基因被分离、克隆,其基因结构及突变特征得以阐明,这不仅为明确某些疾病的分子发病机制奠定了基础,而且使神经系统疾病的诊断由定位、定性诊断过渡到基因水平的病因诊断,达到早期预防和治疗的目的。

下列分子生物学技术在神经系统疾病诊断中最常用。

1. 核酸杂交的相关技术　Southern 印迹杂交为经典的基因诊断方法,可进行 DNA 缺失或插入检测,以及限制性片段长度多态性(RFLP)连锁分析等。Northern 印迹杂交是对 RNA 样品进行印迹杂交,其原理与 Southern 印迹杂交相同。

2. 聚合酶链反应(PCR)及其相关技术　PCR 是一种快速、准确地从少量样品中扩增出特异 DNA 片段的方法。常用的 PCR 相关技术包括多重 PCR、PCR 微卫星多态(PCR - STR)、PCR 扩增片段长度多态性(PCR - FLP)、PCR 单链构象多态性(PCR - SSCP)、荧光定量 PCR、逆转录 PCR 及等位基因特异性 PCR 等。

3. DNA 测序　DNA 测序是遗传工程的重要技术之一,近 20 年来取得了飞速发展,由最初的放射性核素标记发展到无辐射的荧光标记,由超薄片层凝胶电泳发展为全自动毛细管凝胶电泳,使高通量、自动化的测序有了临床应用的可能。也正是在现代化测序技术的帮助下,人类基因组测序计划才得以完成。第二代 DNA 测序技术又称二代测序技术(next-generation sequencing,NGS),第二代 DNA 测序技术在大大降低测序成本的同时,还大幅提高了测序速度,并且保持了高准确性,现已在临床上广泛应用。

4. 基因芯片技术　该技术是指将大量的探针分子固定到固相支持物上,利用核酸杂交配对的性质,对 DNA 样品的序列信息进行高效地解读和分析。它可用于基因表达谱分析、基因突变及多态性检测、基因测序和基因组文库作图等研究,在疾病的诊断和预防等方面有着广阔的应用前景。

第四节　神经系统疾病的诊断程序

学习神经病学,一定要学习神经科临床医师诊断神经系统疾病的思维方法。要通过病史询问、详细的神经系统体格检查(包括一般和高级神经活动检查),了解患者的症状、体征和疾病演变过程,循序分析,并进行 3 个过程的分析:① 是否有神经系统疾病,这些症状、体征与神经系统有什么关系,即定向诊断;② 是哪个部位的神经系统疾病,即定位诊断;③ 是什么性质的神经系统疾病,即定性诊断。

定 向 诊 断

神经系统疾病的主要临床表现是运动和感觉障碍，可表现为瘫痪、抽搐、疼痛等，以及意识、言语等高级神经活动的失常。要考虑这些症状是内科病的一部分，还是原发性神经系统疾病的表现。因此，有必要首先分清是神经系统疾病还是其他内科疾病，如心血管、内分泌、呼吸等专科疾病所致的神经系统并发症，或是骨、关节、周围血管、结缔组织病的一种表现。因此，在临床思维中，要全面地了解病情和病损可能累及的器官和系统，避免单纯的专科观点、只查局部而忽视彼邻和整体，这样才能鉴别和作出正确的判断，明确是否有神经系统疾病。

定 位 诊 断

经过详细的神经系统检查，如能初步判定患者所诉确系神经系统疾病所致，应根据临床检查所见的症状和体征，进一步分析病损的可能部位，然后选用必要的、合适的辅助检查。避免滥用各种特殊辅助检查的倾向。

一、根据不同部位神经病损的临床特点推测病损部位

1. 周围神经病损的临床特点　受损时，在其支配区有运动、感觉和自主神经障碍的症状和体征。运动障碍表现为下运动神经元瘫痪，无锥体束征；感觉障碍表现仅限于病变神经所支配的区域；无脊髓或脑部病损时的传导束型感觉障碍。

2. 脊髓病损的临床特点　表现为运动障碍（截瘫或四肢瘫）、传导束型感觉障碍和自主神经症状（大小便障碍）。局限在脊髓的病损，不出现脑神经和脑部症状。

3. 脑干病损的临床特点　多见一侧的周围性脑神经受损，伴有对侧肢体的中枢性瘫痪或锥体束征（交叉性瘫痪）或一侧面部和对侧偏身感觉障碍（交叉性感觉障碍），或表现为吞咽困难、呛咳、构音障碍、舌肌萎缩、咽反射消失等真性延髓麻痹。双侧性脑神经、锥体束损害和（或）感觉障碍也不少见。

4. 脑部病损的临床特点　一侧大脑半球病损所致运动障碍常呈中枢性偏瘫、偏身感觉障碍。还可见单瘫、失语、局限性癫痫等局灶性症状；也可伴有脑神经受损症状，常为中枢性面瘫、舌瘫等。双侧性、广泛脑部病损常导致意识障碍、精神智能障碍及双侧性肢体瘫痪或锥体束征。可根据神经精神症状类型作出脑损害定位。小脑病损主要表现为共济失调、眼球震颤、构音障碍等。

二、根据病损类型，综合分析临床检查结果，推测病损部位

1. 局限性或局灶性病损　如单根神经损害，脊髓某些节段的横贯性损害，脑部的肿瘤、梗死等，临床上常有相应的局灶性症状或体征，可提示病损的部位，故又称为定位体征。

2. 弥散性、多发性病损　如脑炎、脑膜炎、多发性神经炎、多发性硬化等。症状或体征反映出神经系统多处受累而不能归纳为某一局限性病损所致。有的病损可因伴发较重的脑水肿或刺激脑膜等因素而引起颅内压增高、意识障碍、脑膜刺激征、惊厥等症状，又称全脑症状。在不同病期，可与定位体征并存。

3. 系统性或选择性病损　有些神经系统疾病的病损呈选择性，病损在某些功能系统或传导束，如运动神经元病、亚急性联合变性（维生素 B_{12} 缺乏所致）。分析患者的症状、体征和病损类型，不仅有助于定位诊断，还可按照各种病理过程的好发部位，结合病史推测病损的性质和病因。

定 性 诊 断

全面分析病史、病程、病损部位和辅助检查资料，明确病损的性质和病因。常见的病理性质和病因如下。

1. 感染　发病多为急性或亚急性，于数日或数周发展到高峰。神经系统症状常较广泛、弥散，可伴有发热等全身感染中毒的症状和体征。血液和脑脊液的实验室检查可进一步明确感染的性质和原因。

2. 外伤　多有明显的外伤史，一般急性起病，但亦可经一定时间后发病，如慢性硬脑膜下血肿、外伤性癫

痫等。应密切注意有无胸部、腹部等处的复合损伤。

3. **血管病变**　发病多急骤,症状可在几分钟、几小时或几天内达到高峰。脑血管疾病多与其他器官疾病如高血压、动脉硬化、心脏病、糖尿病等有关。

4. **肿瘤**　起病缓慢,病情逐渐发展加重,常有局限性神经系统受损的体征,颅内肿瘤可伴有颅内压增高,脊髓肿瘤可有椎管阻塞。

5. **其他**　有中毒、代谢障碍、先天异常、遗传变性等。定性诊断时应注意有无中毒史(如化学品、食物、药物等中毒)及代谢障碍(如糖尿病、尿毒症等)的一般表现和病史。对幼年发病的患者,要观察有无先天异常,要注意其母亲妊娠期患病、难产或家族遗传史等。神经系统变性疾病较其他系统为多,病因尚未完全明确,可能与代谢障碍、慢性病毒感染、遗传、免疫等方面有关,病程常为缓慢发展。

然而,定性诊断极为复杂,临床过程仅反映疾病的一般过程,不反映个别规律,因此,定性诊断的详细内容仍应结合有关疾病进行。该部分内容将在各论中详细介绍。

(汪　昕)

第三章
神经系统疾病的常见症状

在神经科临床实践中,就诊患者提供的信息往往是各种症状,这就需要临床医师从症状入手,结合病史和查体,对症状进行定位和定性,以指导诊断和治疗。

第一节　意　识　障　碍

意识是指个体对外界环境、自身状态及它们相互联系的感知能力。意识包括觉醒和意识内容两方面,意识障碍可分为觉醒度改变、意识内容变化和意识范围变化三方面。前者是由于脑干上行网状激活系统(ascending reticular activating system)接受各种感觉信息的侧支传入,发放兴奋,从脑干向上传至丘脑的非特异性核团,再由此弥散投射至大脑皮质的通路损害,患者表现为嗜睡、昏睡和昏迷;后两者主要是由于大脑皮质病变造成,表现为意识模糊和谵妄,以及智能、情感和意志活动的改变。

【分类】

1. 以觉醒度改变为主的意识障碍

(1) 嗜睡:嗜睡(somnolence)是意识障碍的早期表现。患者表现为睡眠时间过度延长,但能被叫醒,醒后可配合检查及交谈,停止刺激后患者又继续入睡。

(2) 昏睡:昏睡(stupor)是一种比嗜睡更重的意识障碍。患者处于沉睡状态,一般外界刺激不能使其觉醒,须经高声呼唤或其他较强烈刺激方可唤醒,对言语的反应能力尚未完全丧失,可作含糊、简单而不完全的答话,停止刺激后又很快入睡。

(3) 昏迷:昏迷(coma)是一种最为严重的意识障碍。患者意识完全丧失,各种强刺激不能使其觉醒,无有目的的自主活动,不能自发睁眼。昏迷按严重程度可分为三级。

1) 浅昏迷:意识完全丧失,无意识自发动作。对强烈刺激(如疼痛刺激)可有回避动作及痛苦表情,但不能觉醒。吞咽反射、咳嗽反射、角膜反射以及瞳孔对光反应仍然存在。

2) 中度昏迷:对外界的正常刺激均无反应。对强刺激的防御反射、角膜反射和瞳孔对光反应减弱。大小便潴留或失禁。呼吸节律紊乱。

3) 深昏迷:对外界任何刺激均无反应,全身肌肉松地。眼球固定,瞳孔散大,各种反射消失。生命体征明显改变,呼吸不规则。

全脑(包括大脑、小脑和脑干)功能全部不可逆丧失时称脑死亡,其确定标准是:患者对外界任何刺激均无反应,无任何自主运动;脑干反射(包括对光反应、角膜反射、头眼反射、前庭眼反射、咳嗽反射)完全消失,瞳孔散大、固定;自主呼吸停止,需要人工呼吸机维持换气;脑电图提示脑电活动消失,呈一直线;经颅多普勒超声提示无脑血流灌注现象;体感诱发电位提示脑干功能丧失;上述情况持续时间至少 12 h,经各种抢救无效;需除外急性药物中毒、低温和内分泌代谢疾病等。

2. 以意识内容改变为主的意识障碍

(1) 意识模糊:意识模糊(confusion)表现为注意力减退、情感反应淡漠、定向力障碍、活动减少、语言不连贯,对外界刺激可有反应,但低于正常水平。

(2) 谵妄状态:谵妄(delirium)患者对周围环境的认识及反应能力均有下降,表现为注意力涣散、定向障碍、记忆功能受损、思维推理迟钝、语言功能障碍、错觉、幻觉、睡眠-觉醒周期紊乱等,可表现为紧张、恐惧和兴奋不安,甚至可有攻击行为。病情常呈波动性,夜间加重,白天减轻,常持续数小时和数天。起病急,间歇期可完全意识清楚。

引起谵妄的常见神经系统疾病有中枢神经系统感染、脑血管病、脑外伤及代谢性脑病等。一些系统性疾病也可引起谵妄,如酸碱平衡及水电解质紊乱、营养物质缺乏、高热、中毒等。

3. 以意识范围改变为主的意识障碍 朦胧状态(twilight state)主要表现为意识清晰度下降或意识范围缩小。患者尚能保持貌似正常的行为,但有明显的精神运动性迟滞、反应迟钝、定向力障碍,片断的幻觉、错觉和妄想等,多突发、突止,持续时间一般不长,可由数分钟至数小时。发作后一般多陷入深度睡眠,意识恢复后常伴有完全性遗忘。多见于癫痫、器质性精神障碍(如颅脑损伤)、感染、中毒或者急性应激障碍等。

4. 特殊类型的意识障碍

(1)去皮质综合状态:去皮质综合状态(decorticated state),又称去皮质综合征(apallic syndrome),多见于因双侧大脑皮质广泛损害而导致的皮质功能减退或丧失,皮质下功能仍保存。患者表现为无意识地睁眼、闭眼或转动眼球,但眼球不能随光线或物品转动,睡眠-觉醒周期存在,貌似清醒但对外界刺激无反应。生理反射均存在,可有吸吮反射、强握反射等原始反射,但无自发动作。大小便失禁。四肢肌张力增高,典型表现为双上肢屈曲状态、双下肢伸性状态,双侧锥体束征阳性。

(2)去大脑强直:去大脑强直(decerebrate rigidity)是病灶位于中脑水平或上位脑桥时出现的一种伴有特殊姿势的意识障碍。表现为角弓反张、牙关紧闭、双上肢伸直旋内、双下肢伸直跖屈,病理征阳性,多有双侧瞳孔散大、固定。随着病变损伤程度的加重,患者可表现为意识障碍的程度加深。

(3)无动性缄默症:无动性缄默(akinetic mutism),又称睁眼昏迷(coma vigil),由脑干上部和丘脑的网状激活系统受损引起,此时大脑半球及其传出通路无病变。患者能注视周围环境及人物,貌似清醒,但不能活动及言语、大小便失禁。肌张力减低,无锥体束征。强烈刺激不能改变其意识状态,存在觉醒-睡眠周期。本症常见于脑干梗死。

(4)植物状态:植物状态(vegetative state)是指大脑半球严重受损而脑干功能相对保留的一种状态。患者对自身和外界的认知功能全部丧失,呼之不应,不能与外界交流,有自发或反射性睁眼,偶可发现视物追踪,可有无意义的哭笑,存在吸吮、咀嚼和吞咽等原始反射,有觉醒-睡眠周期,大小便失禁。持续植物状态(persistent vegetative state)指颅脑外伤后植物状态持续12个月以上,其他原因持续引起的植物状态在3个月以上。

(5)最低意识状态:最低意识状态(minimally consciousness state,MCS)是一种严重的意识障碍,却又有别于植物状态。主要表现为患者存在最小、但是清晰的认知自我和周围环境的能力。患者有自发的睁眼和睡眠-觉醒周期,有明确的意识行为(如执行简单的指令、视觉追随),但不能持续保留。对于MCS的诊断,要求表现出对自身或环境明确的认知,存在以下一个或一个以上的反复、持续的行为:① 执行简单指令;② 身体姿势或口语的反应(是或否,不管是否正确);③ 可理解的语言;④ 有目的性的动作,包括对外界刺激偶然发生的动作和情绪反应,而不是自主动作。一些标准的有目的性的动作包括:① 对带感情的语言或视觉刺激作出恰当的哭、笑反应;② 对提问,直接通过发音或姿势来作出反应;③ 取物时,明确表现出物体位置和线路的关系;④ 当接触或拿物体时,表现出适合物体的大小和形状的方式;⑤ 对移动或跳跃式的刺激,直接表现为视觉追随和凝视。

【鉴别诊断】

以下各综合征易被误诊为意识障碍,临床上应加以鉴别。

1. 闭锁综合征 闭锁综合征(locked-in syndrome)又称去传出状态,因脑桥腹侧病变,损及皮质延髓束和皮质脊髓束所致。患者意识清醒,因运动传出通路几乎完全受损而呈失运动状态,眼球不能向两侧转动,不能张口,四肢瘫痪,不能言语,仅能以瞬目和眼球垂直运动示意与周围建立联系。本综合征可由脑血管病、感染、肿瘤、脱髓鞘疾病等引起。其与植物状态、昏迷的鉴别参见表3-1。

2. 癔病发作 有时易被误认为意识障碍。但起病多有精神因素,患者发病时仍有情感反应(如眼角噙泪)及主动抗拒动作(如扒开其上眼睑时眼球有回避动作或双睑闭得更紧)。四肢肌张力多变或挣扎、乱动。神经系统无阳性体征。心理治疗可使其迅速恢复。

表 3-1　闭锁综合征和昏迷、植物状态、最低意识状态的鉴别

类别	意识	觉醒-睡眠周期	运动功能	听觉	视觉	交流	情感
昏迷	无	缺乏	原始反射活动,姿势反射活动	无	无	无	无
植物状态	无	存在	姿势反射活动,痛刺激回避动作,偶尔无目的动作	反射性惊觉,短暂循声	反射性惊觉,短暂注视	无	无,仅反射性苦笑
最低意识状态	部分	存在	痛刺激定位,伸手够物,触摸或握物的动作适应物体的大小或形态,自主运动(如瘙痒)	声源定位,间断执行指令	凝视,视觉追随	有意义发声,间断有意义的语言或姿势	有意义苦笑
闭锁综合征	清楚	存在	四肢瘫	保留	保留	失音或构音障碍,垂直眼动或眨眼	存在

3. 木僵　木僵(stupor)见于精神分裂症的紧张性木僵、严重抑郁症的抑郁性木僵、反应性精神障碍的反应性木僵等。表现为不言不动、不吃不喝、面部表情固定、对外界刺激缺乏反应,甚至出现大小便潴留,多伴有蜡样屈曲、违拗症,言语刺激触及其痛处时可有流泪、心率增快等情感反应,缓解后多能清楚回忆发病过程。

4. 发作性睡病　发作性睡病(narcolepsy)是一种不可抗拒的病理性睡眠。患者常在正常人不易入睡的场合,如行走、骑车、工作、进食等情况下入睡,持续数分钟至数小时,可被唤醒,多伴有睡眠瘫痪、入睡幻觉及猝倒发作。

【病因诊断】

意识障碍可由不同的病因所引起,颅内病变可直接或间接损害广泛的大脑皮质及上行网状激活系统,如幕上占位性病变造成钩回疝压迫脑干和脑干出血等,中枢神经系统感染造成广泛大脑损伤,均可造成严重意识障碍。

系统性疾病主要通过神经毒性和(或)影响神经递质、脑的能量代谢而影响意识。各种病变引起的缺血、缺氧,可致脑水肿、脑疝形成,可直接或间接影响脑干上行网状激活系统或大脑皮质;肝脏疾病时的肝功能不全,代谢过程中的苯乙胺和酰胺不能完全被解毒,形成假介质(去甲新福林、苯乙醇胺),取代了去甲肾上腺素(竞争性抑制),从而发生肝昏迷;各种酸中毒情况下,突触后膜敏感性极度降低,亦可致不同程度的意识障碍;低血糖时,由于脑部能量供应降低及干扰了能量代谢,可致低血糖性昏迷等。临床宜对具体问题具体分析,尤其是伴发不同症状或体征时,对病因诊断有很重要提示,详见表 3-2。

表 3-2　伴发不同症状和体征的意识障碍的常见病因

伴随症状或体征	可能病因
头痛	脑炎、脑膜炎、蛛网膜下腔出血、脑外伤、硬膜下出血
视神经乳头水肿	高血压脑病、颅内占位性病变
瞳孔散大	脑疝、脑外伤、乙醇中毒或抗胆碱能与拟交感神经药物中毒
肌震颤	乙醇或镇静药过量、拟交感神经药物中毒
偏瘫	脑梗死、脑出血、脑外伤
脑膜刺激征	脑膜炎、脑炎、蛛网膜下腔出血
肌强直	破伤风、低钙血症
痫性发作	脑炎、脑出血、脑外伤、颅内占位性病变、低血糖
发热	脑炎、脑膜炎、败血症
体温过低	低血糖、肝性脑病、甲状腺功能减退
血压升高	脑梗死、脑出血、蛛网膜下腔出血、高血压脑病
心动过缓	甲状腺功能减退、心脏疾病

(丁　晶)

第二节　记 忆 障 碍

随着生活、工作节奏日益加快,社会老龄化日益加剧,记忆力下降愈来愈多地成为人们的口头禅,也是神经病学诊疗实践中经常面对的症候和主诉。

记忆是大脑高级功能——认知功能的主要组成部分,是一个非常复杂的过程。记忆还有一个难以分割的孪生兄弟——学习,大多数情况下统称为学习记忆。一般认为,学习是指神经系统通过接受和加工外界和内在环境新信息,影响自身行为的过程;记忆是指获得和加工后的信息在脑内贮存和提取(再现)的神经活动过程。学习记忆过程中的任何环节出现问题,都可表现为记忆障碍或记忆力下降。

【记忆分类】

一般分为陈述性记忆(又称外显记忆)和非陈述性记忆(内隐记忆)。

1. 陈述性记忆　是指能用言语描述的记忆。日常所描述的记忆就是指此类记忆,本节也沿用这个惯例。陈述性记忆包括短时记忆和长时记忆。

(1) 短时记忆:是指新信息在脑内暂时保存的过程,其内容要么被遗忘,要么被整合到长时记忆中去;主要包括即时记忆和工作记忆两个成分。即时记忆存在时间极短,大约几秒钟左右,容量也非常有限,一般能容纳 7 ± 2 个条目。为了完成某种任务操作,需要临时主动保留或复述相关信息,即时记忆内容在时间上得到延续而形成工作记忆。

(2) 长时记忆:是指更持久、容量更大和不需要复述的记忆。把信息存储到长时记忆中的过程称为巩固。

2. 非陈述性记忆　有多种形式,不需要颞叶内侧和海马的参与,再现过程也不需要意识参与,是应对外部和内在环境刺激作出快速反应的主要方式。包括习惯化、敏感化、初始化效应,程序性记忆,经典条件反射,等等。

【记忆及其障碍的神经基础】

20 世纪 50 年代(1957 年),包括 H.M.在内的一组脑叶切除病例研究结果的发表,揭开了脑部结构在学习记忆中扮演不同角色的研究大幕。此后数十年里,"内侧颞叶记忆系统"的概念逐渐形成,其他一些脑区,如 Meynert 基底核(basal nucleus of meynert,MBN)、纹状体边缘区、前额叶、杏仁核等也相继被证实参与了学习记忆过程。

H.M.病例的患者(即 H.M.)在 9 岁左右被自行车撞倒,导致轻度脑部受损,大约 1 年后(10 岁)患者开始癫痫发作。随着年龄增加,癫痫发作日益频繁、严重,几乎每周发作一次。到 27 岁时(1953 年),尽管已经服用了大剂量的抗癫痫药物,癫痫发作仍然不能控制,身体状况显著变差的他被确定致痫病灶在大脑颞叶。医生决定做最后尝试:将双侧颞叶内侧部分组织切除。手术治疗确实控制了患者的癫痫发作,但也导致他严重的记忆障碍。1957 年,神经外科医生 Scoville 和神经心理学家 Milner 共同发表了包括 H.M.在内的 10 例脑叶切除病例研究结果(*Loss of recent memory after bilateral hippocampal lesions*),提出了"海马体和海马回在记忆信息保存中的重要作用"的论述,H.M.这个名字也随之高频出现在神经科学领域的文献中。Milner 在随后的 40 余年里持续随访了 H.M.这个病例,揭示了对记忆的神经机制的新理解,开创了现代记忆研究的序章。

通过对 H.M.的研究,Milner 提出关于记忆的 4 个重要原则:

(1) 长时记忆存储与颞叶内侧有关,且与大脑其他的认知功能是分开的,尽管其他认知功能在某种程度上也影响长时记忆的形成和稳固。

(2) 短时记忆不需要颞叶内侧的参与,H.M.有很好的短时记忆能力,但测试时间不能太长、主题也不能过多。

(3) 颞叶内侧不是长时记忆最终的存储部位,H.M.能够清晰地回忆童年时代的很多事情。

(4) 有些类型的记忆(现在称之为非陈述性记忆),如技巧等不依赖颞叶内侧的参与。H.M.能够学会描摹镜子里的星形轮廓,就像正常人一样。

参与记忆的主要神经系统概述如下。

1. 内侧颞叶记忆系统　临床和实验研究均证明,由海马及相邻有关皮层如内嗅皮层、外嗅皮层和海马旁回等组成的内侧颞叶记忆系统对学习记忆十分重要。内侧颞叶记忆系统结构的损害,尤其是海马的损害,会造成逆行或顺行性遗忘。

海马是内侧颞叶记忆系统中最重要的结构,因此内侧颞叶记忆系统又称海马记忆系统。研究发现海马是记忆的结构基础,主要是由于海马内位置细胞和锥体细胞的存在,特定环境或特定线索信息刺激会特异性地激活它们,从而引发记忆再现。

然而,研究和临床实践也证明,内侧颞叶记忆系统只对近事记忆的形成负责,对远事记忆作用有限。如临床一侧海马急性梗死只表现为近事记忆障碍,远事记忆基本正常。实验性损毁海马的猴只严重影响其近期学习的任务能力,而远期学习的任务记忆能力与正常猴相近。这一结果说明,远事记忆的存储和提取不依赖于内侧颞叶记忆系统,其存储在新皮层内形成。

2. 前额叶皮质　1970年后,前额叶皮层与学习记忆之间的紧密联系逐渐被人们认识。功能神经成像研究显示,事件记忆的编码过程与左侧前额叶(Brodmman 第10、45、46 和 47 区)的激活有关,而记忆的提取则与右侧前额叶(Brodmman 第9、10 和 46 区)的激活有关。前额叶的背外侧区是参与工作记忆的最重要的脑区。

3. 纹状边缘区(marginal division of the striatum,MrD)　是指脑内新纹状体尾内侧的一个由梭形细胞组成的亚区;富含多种神经肽类阳性纤维、终末和胞体,与海马、杏仁核、Meynert 基底核和前额叶皮质等多个学习记忆相关脑区存在着结构和(或)功能上的联系;是哺乳动物脑内一个新发现的新纹状体内的特殊结构,可能在学习记忆的过程中起重要作用。

4. 间脑　乳头体、前丘脑和丘脑背内侧核三个结构与颞叶有广泛联系并在记忆中起作用。慢性维生素B₁(硫胺素)缺乏[如韦尼克-科尔萨科夫综合征(Wernicke - Korsakoff syndrome)]会导致丘脑背内侧核、乳头体和其他脑区损害,从而产生严重的逆行和顺行性遗忘。顺行性遗忘的关键性部位包括乳头体、乳头体丘脑束和前丘脑。逆行性遗忘依赖于背内侧丘脑和前额叶之间环路的功能损害。因此内侧颞叶记忆系统和间脑结构之间的联系形成了脑记忆系统的一个组成部分。

5. 杏仁核　在恐惧反应和厌恶学习过程中起作用,与乙酰胆碱能注意系统和交感神经系统的激活有关,促进加压素的释放。联合损毁猴的杏仁核-海马导致学习记忆功能严重损害,提示两者同时参与了记忆过程。

6. 小脑　通过对瞬目反射的研究,发现小脑在运动学习中起着至关重要的作用,与其平行纤维和浦肯野细胞之间的长时程抑制有关。

7. Meynert 基底核(MBN)　神经病理学研究表明 MBN 损害与阿尔茨海默病(Alzheimer disease,AD)认知功能损害密切关联,AD 患者的 MBN 神经元减少 40%~80%,减少程度与发病年龄和死亡年龄呈负相关。

【病因分类】

导致记忆力下降、痴呆的病因多种多样,引起脑组织病变的几乎所有因素均可以是记忆力下降、痴呆的病因,包括血管性、退行性、外伤相关性、颅内占位性、感染性、内分泌与代谢性等因素。

1. 血管性疾病　如多灶性梗死性痴呆、腔隙状态、皮质下小动脉硬化性脑病(Binswanger disease)、脑淀粉样血管病变、结节性多动脉炎等。

2. 神经退行性疾病　阿尔茨海默病、帕金森病、进行性核上麻痹、成人型家族性黑矇痴呆综合征(Kufs病)、亨廷顿舞蹈症等。

3. 外伤相关性疾病　如拳击手痴呆、慢性硬膜下血肿及脑外伤后痴呆等。

4. 颅内占位性疾病　如脑内原发或继发性肿瘤、副肿瘤性脑病等。

5. 感染性疾病　如艾滋病-痴呆综合征、克-雅病、麻痹性痴呆、亚急性硬化性全脑炎、乙型脑炎等。

6. 中毒性疾病　如一氧化碳中毒、重金属中毒、酒精中毒等。

7. 内分泌与代谢性疾病　如急性[韦尼克脑病(Wernicke encephalopathy)]或慢性维生素 B₁ 缺乏性脑病(韦尼克-科尔萨科夫综合征)、叶酸及维生素 B₁₂ 缺乏、甲状腺功能减退性脑病等。

8. 髓鞘异常性疾病　多发性硬化、原发性胼胝体变性[又称马尔基亚法瓦-比尼亚米病(Marchiafava - Bignami disease)]、异染性脑白质营养不良、脑腱黄瘤病(cerebrotendinous xanthomatosis)等。

9. 其他疾病　如正常压力脑积水、脑类肉瘤病、惠普尔病(Whipple disease)等。

【临床表现】

记忆力下降是认知障碍患者常见的临床表现，往往是早期认知障碍患者就诊的主要，甚至是唯一的原因。患者来诊时大多会说"医生，我记忆力差了"或"医生，我记不住东西了"，等等。

遗忘是记忆障碍的严重表现，即对识记过的事物不能再认与回忆，或者错误的再认与回忆，包括顺行性遗忘和逆行性遗忘两种形式。

1. 顺行性遗忘(anterograde amnesia)　指不能回忆在疾病发生以后所经历的事件，近事记忆差，不能保留新近获得的信息，而远事记忆还可以保存，即患者可能有一个正常的短时记忆和长时记忆储存系统，只是缺少了把短时记忆转化为长时记忆的能力。常见于损害内侧颞叶记忆系统的疾病、严重酗酒(俗称"断片")和苯二氮䓬类镇静/安眠药副作用。

2. 逆行性遗忘(retrograde amnesia)　指不能回忆在疾病发生之前某一段时间的事件，过去记忆的信息会部分丢失。常见于严重的脑外伤等患者。

此外，记忆力下降往往伴有其他类型的认知功能损害，如思维、定向、理解、计算、语言、情感和人格等诸方面的损害表现，对这些认知功能损害的识别可以协助临床诊断。

【检查】

从专业来说，患者主诉可能包括即时记忆障碍、近事记忆障碍(遗忘)、远事记忆障碍及虚构等不同成分，可以采用以下方法检查被检者的记忆功能。

1. 即时记忆测验　让被检者立即重复检查者刚说出的四个互不相关的物体或词语：如地球、苹果、房子及树木，或红色、冬天、月亮及学生等，重复 2~3 次或以上，仍不能完整回答者为异常。

2. 近事记忆测验　简便的方法是让被检者回忆最近经历过的事情，如让刚入院者回忆是如何来医院的，最近一餐食用的食物是什么，等等，以确定有无近事记忆障碍。

3. 远事记忆测验　应根据被检者自身的文化知识水平确定检查内容和项目，可提问被检者的个人重要经历及被检者应该掌握的社会重大事件等。

检查过程中，应特别注意核实被检者回答的正确性。被检者回答困难、不能回答或回答错误可予以适当提示，应注意识别被检者回答中的虚构成分(以从未发生过的事情或经历回答提问)。

【诊断和鉴别诊断】

1. 记忆力下降严重程度判断　根据记忆力下降的严重程度，可以分成遗忘性轻度认知损害(amnesic mild cognitive impairment，aMCI)和痴呆。

(1) 遗忘性轻度认知损害：表现为主观或客观的记忆力下降，但对日常生活和工作没有影响或影响轻微。可以根据病因不同，进一步命名为某某疾病相关的轻度认知损害，如阿尔茨海默病性轻度认知损害(MCI due to Alzheimer disease)。

(2) 痴呆：患者表现为严重的记忆力下降，同时伴有至少一项其他类型的认知功能损害，持续 6 个月或以上，影响日常生活或工作，同时除外严重抑郁或精神意识异常(如谵妄等)。

2. 问诊要点　记忆力下降多为潜在隐性发病，早期诊断十分困难，常受到诸多因素的影响，如情绪、睡眠质量、影响记忆力的食品(如酒精类饮料等)和药物(如苯二氮䓬类药物等)的摄取等。问诊时不仅要了解记忆力情况，还必须向患者和(或)家属详细了解患者的饮食和药物使用情况、意识状态、人格、性格、情绪、兴趣、言语、智能及精神状态等方面的动态变化情况。

(1) 通过简单的口头问答和(或)书面问答，了解患者时间、地点、人物定向等方面的能力及思维情况，确定患者意识与精神状态，以及言语功能等。

(2) 了解患者即时、近事及远事记忆情况，确定有无记忆障碍。

(3) 患者近期饮食嗜好和药物使用情况，有无酗酒、药物成瘾等。

(4) 患者有无关于个人、他人安全的病态思维，有无恐惧、强迫观念、强迫行为等，以及睡眠状态；确定患者有无焦虑、抑郁及偏见状态。

(5) 根据患者年龄层次及本身的文化水平，通过相应的加、减、乘、除四则运算问诊，确定患者有无计算能力减退。

(6) 患者发病以来的病情进展情况，是慢性进展性还是急性发作性。

(7) 患者既往相关疾病诊断史,目前的伴(并)发病(症)史。

3. 诊断思维程序 记忆力下降作为脑皮质高级功能障碍的外在表现形式,损害程度往往不同,导致其发生的原因繁多。临床上,应首先确定有无记忆力下降及其程度,区分是遗忘性轻度认知损害还是痴呆。如为痴呆,还要区分是假性痴呆还是真性痴呆,并进一步区分是可治性痴呆还是目前不可治性痴呆。

值得注意的是,部分痴呆类疾病病因诊断比较困难。随着对此类疾病理解的深入,借助诊断标志物检测确定或区分痴呆类疾病的病因诊断已经愈来愈为临床实践和研究所重视。

以下分析步骤可供参考。

(1) 根据病史、神经系统检查,特别是精神状态与皮质、智能量表评估等资料,确定患者是否符合遗忘性轻度认知损害或是痴呆诊断标准。

(2) 根据精神状态评定资料,首先确定记忆力下降表现是否与抑郁等情绪、精神异常相关;如相关,给予相应的治疗后症状是否好转。

(3) 无抑郁等情绪、精神异常等相关病症,或经相关治疗后症状无好转者,进一步确定有无明显引起记忆力下降的原因,是否是外伤性、脑血管性、中毒性、感染性、内分泌与代谢异常性等相关。病因明确后,立即给予对因治疗,遏制可治性记忆力下降的进展。

(4) 不能确定原因者及上述对因治疗无效者,进一步确定有无特异性实验室检查异常,确定是否为甲状腺功能减退性脑病、维生素 B_1 或 B_{12} 缺乏、梅毒、艾滋病等,必要时进行试验性治疗,进一步排除可治性疾病可能。

(5) 不能确定者行进一步神经系统影像学如头颅磁共振成像检查,根据检查结果是否异常,确定是否是颅内占位及血管性痴呆等。

(6) 仍不能确立诊断者,进一步明确是否存在运动系统异常,以除外锥体外系综合征所致的记忆力下降或痴呆,如进行性核上麻痹、Lewy 体痴呆、帕金森病等。

(7) 最后诊断以下疾病相关的记忆力下降或痴呆:① 阿尔茨海默病,记忆、语言及视空间障碍均较明显,同时伴有淡漠、妄想、激动等特征;② 额颞叶痴呆,显著的人格改变及执行功能不良,视空间技能相对保留。

(8) 鉴别诊断困难的病例可以进一步检查有关诊断标志物变化情况,以协助诊断:如脑脊液 β-淀粉样蛋白和 tau 蛋白含量测定、β-淀粉样蛋白/tau-PET 等检查。

4. 鉴别诊断 由于记忆力下降和痴呆为复杂的临床综合征候群,需要相互鉴别的疾病种类繁多,简述如下。

(1) 正常老年性皮质功能衰退:目前学术界对一部分主诉记忆力下降、情绪难以控制等表现的老年人究竟是痴呆早期还是伴有轻度认知缺损的正常老化过程尚有争论,临床上也确实不易鉴别。一般来说,正常老年性皮质功能衰退主要表现为良性记忆力减退,较少伴有其他性质的皮质功能衰退。不易鉴别时,可动态追踪与观察。

(2) 遗忘综合征:遗忘综合征主要表现为短时或长时记忆减退或丧失,如首次发病年龄为 65 岁及以上者,应注意正常老年性皮质功能衰退的可能。遗忘综合征因患者不伴有概念思维受损、判断损害、人格异常及其他皮质功能障碍而得以与痴呆相鉴别。

(3) 与其他精神综合征鉴别:一些精神综合征有时与痴呆表现相似,需与之鉴别,如抑郁、谵妄、慢性精神分裂症等。

1) 抑郁:抑郁症患者因伴有注意力、记忆力和定向功能障碍而容易被误诊为单纯记忆力下降或痴呆,是较常见的误诊原因之一。目前尚无可靠的方法区别抑郁与单纯记忆力下降或痴呆。但如果患者病程较短,既往有人格或情感障碍或类似家族史,问诊时有情感性症状,认知测试基本正常或接近正常,则抑郁症的可能性较大。应特别注意的是,在明确诊断痴呆之前,任何可能的抑郁综合征都应治疗,以排除抑郁可能。

2) 谵妄:急性起病的注意力不集中或受损、思维不连贯或语无伦次、幻觉及睡眠周期紊乱者,应注意谵妄的可能性,患者多伴有全身性疾病的证据。老年患者可能起病较慢,甚至隐袭起病,但如果出现波动性的认知缺损伴间断清醒和突出的幻觉,则高度提示谵妄的可能。

(4) 主要记忆力下降/痴呆相关性疾病的鉴别:由于导致记忆力下降、痴呆的原因多种多样,相关性疾病之间的鉴别诊断较为复杂,应严格遵循"首先考虑可治性疾病,然后才考虑不可治性疾病;首先考虑有特异性诊断标准和手段的疾病,然后才考虑排他性诊断类疾病"的原则,具体参见本节"病因分类"及第十二章的内容。

（钟春玖）

第三节 头 痛

头痛(headache)有狭义和广义之分。狭义头痛是指外眦、外耳道与枕外隆突连线以上部位的疼痛,广义头痛则泛指头面部甚至枕项部的疼痛。头痛是颅内外痛觉敏感组织受到病理刺激而引起的主观感觉。可发生于任何年龄,几乎每个人一生中都会有头痛的经历。虽然多数慢性和复发性头痛呈缓慢良性经过,但绝大多数新发生的头痛常是颅内或全身性疾病最早或主要表现。所以对任何头痛(尤其新发生头痛)的患者,都应全面、彻底地了解颅内和全身情况。

【解剖学基础】

1. 痛觉敏感组织 颅外的皮肤、皮下组织、肌肉、血管、帽状腱膜、骨膜,第1、2、3颈神经,以及眼、耳、口腔、鼻腔黏膜,牙龈等都对痛觉敏感;颅内的痛敏结构包括颅底部硬脑膜,静脉窦及其回流静脉,脑底部动脉环及其近端分支,脑膜前、中动脉,三叉神经,舌咽神经,迷走神经,脑干室周灰质,丘脑感觉中继核等组织;颅骨、蛛网膜、软脑膜、室管膜、脉络丛及绝大部分脑实质等,对痛觉均不敏感。

2. 痛觉传导 颅内痛觉由三叉神经、舌咽神经、迷走神经及中间神经传导。其中,颅前、中窝痛觉主要由三叉神经(尤其第1支)传导。其第1支发出的神经末梢,分布于小脑幕的上面、大脑镰、幕上的静脉窦及其主要属支、颅前窝的硬脑膜及血管;第2、3支发出的神经末梢沿脑膜中动脉分布于颅中窝、大脑突面的硬膜及血管。颅前、中窝病变引起的头痛常反映在前额、颞部及头顶部。颅后窝痛觉一部分由舌咽神经、迷走神经及中间神经传导,其神经末梢分布于小脑幕的下面及颅后窝的硬膜,但颅后窝前部的硬膜则由颈上神经(颈$_1$~颈$_3$)传导。颅后窝病变引起的头痛常反映在枕部及耳、咽喉部。颅外痛觉的传导除上述神经外,还有交感神经和副交感神经参与。

【发病机制】

引起头痛的病理机制非常复杂,一般来说包括以下几方面:① 颅内外血管扩张或痉挛;② 颅内、外痛觉敏感组织的炎症;③ 颅内痛觉敏感组织被牵拉或移位;④ 颅外肌肉持续收缩和紧张;⑤ 痛觉传导神经的损伤或炎症;⑥ 五官科疾病的扩散。另外精神因素(如神经衰弱、抑郁、失眠等)也会引起头痛,所涉及的机制可能和痛阈降低、血管扩张等多种因素有关。

【病因和分类】

根据发生的速度、疼痛的部位、发生及持续的时间、疼痛的程度、疼痛的性质及伴随症状等可进行初步的病因分类。

1. 急性或突发性起病的头痛 常见病因有:① 脑出血性疾病,如蛛网膜下腔出血、脑实质内出血;② 急性颅脑感染,如病毒性脑、脑膜炎或全身感染性疾病;③ 急性血压升高、高血压脑病,或降压药及其他扩血管药物使用不当;④ 眼部疾病(急性青光眼、虹膜炎);⑤ 首次发作的偏头痛或丛集性头痛;⑥ 痫性发作;⑦ 腰椎穿刺后头痛。

2. 亚急性起病 常见病因有:① 颅内占位(肿瘤、脓肿、硬膜下血肿);② 巨细胞动脉炎;③ 慢性脑膜炎;④ 良性颅内高压综合征;⑤ 癌性脑膜病。

3. 慢性头痛 常见病因有:① 转化型偏头痛、紧张型头痛;② 疱疹后神经痛;③ 外伤后头痛综合征;④ 不典型面痛;⑤ 慢性每日头痛。

4. 反复发作性头痛 有典型偏头痛、丛集性头痛及癫痫发作等。

【诊断】

对任何以头痛为主诉的患者都应高度重视,在询问病史后都应进行详细的体格检查和神经系统检查,在有充分证据排除器质性病变的基础上,才能做出原发性头痛(偏头痛、紧张性头痛)的诊断。

有下列情况者要高度怀疑有器质性病变存在的可能:① 首次发作的剧烈头痛;② 以往有头痛病史,但本次头痛性质与以往的头痛有所不同;③ 亚急性起病,头痛呈持续性,数天、数周或数月不减轻并进行性加重;④ 头痛伴发热、呕吐,并不能以系统性疾病解释;⑤ 头痛伴一过性意识或言语改变;⑥ 头痛伴有神经系统体征(如视神经乳头水肿、玻璃体下出血、颈项强直、病理征等)。

头痛并具备上述症状者,应作进一步神经影像学、脑脊液等特殊检查,以作出详细的诊断和处理,详见表3-3。

表3-3　头痛部位与疾病的可能关系

疼痛部位	病因
全头	脑肿瘤、颅内出血、颅内感染、紧张性头痛、低颅压性头痛
偏侧头部	血管性偏头痛、鼻窦炎性头痛、耳源性头痛、牙源性头痛
前头部	颅内肿瘤、鼻窦炎性头痛、丛集性头痛
眼部(单侧或双侧)	高颅压性头痛、丛集性头痛、青光眼、一氧化碳中毒性头痛
双颞部	垂体瘤、蝶鞍附近肿瘤
枕颈部	蛛网膜下腔出血、脑膜炎、颅后窝肿瘤、高颅压性头痛、高血压头痛、颈性头痛、肌挛缩性头痛

(丁　晶)

第四节　痫性发作和晕厥

痫性发作和晕厥是临床上较为常见的发作性症状,两者均可导致短暂的可逆性意识丧失,但两者具有不同的病理基础及临床特点,临床上需加以鉴别。

痫 性 发 作

痫性发作(seizure)是指由于大脑皮质神经元异常放电而导致的短暂脑功能障碍。根据痫性发作时的大脑病灶部位及发作时间的不同,痫性发作可有多种临床表现(详见第十四章),在此仅作概述。

1. 意识障碍　发作初始,可有突发意识丧失,发作结束后,可有短暂的意识模糊,定向力障碍等。

2. 运动异常　常见有肢体抽搐、阵挛等,依发作性质(如局限性或全面性)可有不同表现,如单手不自主运动、口角及眼睑抽动、四肢强直阵挛等。

3. 感觉异常　发作时感觉异常可表现为肢体麻木感和针刺感,多发生于口角、舌、手指、足趾等部位。

4. 精神异常　有些类型的痫性发作可有精神异常,表现为记忆恍惚(如似曾相识和旧事如新等)、情感异常(如无名恐惧和抑郁等)以及幻觉、错觉等。

5. 自主神经功能异常　发作时自主神经功能异常可表现为面部及全身苍白、潮红、多汗、瞳孔散大及尿失禁等。

临床上,痫性发作的病因多种多样,可由原发性神经系统疾病引起,也可由其他系统疾病引起。表3-4列出了痫性发作的常见病因。

表3-4　痫性发作的常见病因

分类	病因
原发性神经系统疾病	特发性癫痫、脑外伤、脑卒中或脑血管畸形、脑炎或脑膜炎
系统性疾病	低血糖、低血钠、低血钙、高渗状态、尿毒症、肝性脑病、高血压脑病、药物中毒、高热

晕 厥

晕厥(syncope)是由于大脑半球及脑干血液供应减少导致的伴有姿势张力丧失的发作性意识丧失。其病理机制是大脑及脑干的低灌注,与痫性发作有明显的不同。

【临床表现】

1. 晕厥前期 晕厥发生前数分钟通常会有一些先兆症状,表现为乏力、头晕、恶心、面色苍白、大汗、视物不清、恍惚、心动过速等。

2. 晕厥期 此期患者意识丧失,并伴有血压下降、脉弱及瞳孔散大,心动过速转变为心动过缓,有时可伴有尿失禁。

3. 恢复期 晕厥患者得到及时处理很快恢复后,可留有头胀、头痛、恶心、面色苍白及乏力的症状。经休息后症状可完全消失。

晕厥不是一种单独的疾病,是由多种病因引起的一组综合征,其常见病因见表3-5。

【鉴别诊断】

痫性发作与晕厥有着完全不同的病因及发病机制,但其临床表现存在一定的相似之处,有时两者容易混淆。由于痫性发作与晕厥的治疗差别很大,因此对两者的鉴别尤为重要。表3-6列出了痫性发作与晕厥的鉴别要点。

表3-5 常见的晕厥原因

分类	病因
反射性晕厥	血管迷走性晕厥、直立性低血压性晕厥、颈动脉窦性晕厥、排尿性晕厥、吞咽性晕厥、咳嗽性晕厥、舌咽神经痛性晕厥
心源性晕厥	心律失常、心脏瓣膜病、冠状动脉粥样硬化性心脏病及心肌梗死、先天性心脏病、原发性心肌病、左房黏液瘤及巨大血栓形成、心脏压塞(又称心包填塞)、肺动脉高压
脑源性晕厥	严重脑动脉闭塞、主动脉弓综合征、高血压脑病、基底动脉型偏头痛
其他	哭泣性晕厥、过度换气综合征、低血糖性晕厥、严重贫血性晕厥

表3-6 痫性发作与晕厥的鉴别要点

临床特点	痫性发作	晕厥
先兆症状	无或短(数秒)	可较长
与体位的关系	无关	通常在站立时发生
发作时间	白天、夜间均可发生,睡眠时较多	白天较多
皮肤颜色	青紫或正常	苍白
肢体抽搐	常见	无或少见
伴尿失禁或舌咬伤	常见	无或少见
发作后头痛或意识模糊	常见	无或少见
神经系统定位体征	可有	无
心血管系统异常	无	常有
发作间期脑电图	异常	多正常

(朱国行)

第五节 眩 晕

眩晕(vertigo)是指机体因对空间定位产生障碍而发生的一种运动性或位置性错觉,造成人与周围环境空间关系在大脑皮层反应失真,产生旋转、倾倒及起伏等感受。眩晕与头晕不同,眩晕是在没有自我运动的情况下,头部或躯干自我运动的感觉,或者正常的头部运动过程中出现的失真的自我运动感,典型的就是天旋地转,有时候也表现为摇晃、倾斜、上下起伏、上下跳动或滑动的感觉。

【病因和发病机制】

1. 中枢性眩晕 是由前庭中枢性结构病变和(或)功能异常导致的眩晕,前庭中枢性病变主要为包括前庭神经核以上传导通路(常为脑干、小脑或前庭皮质及皮质下白质)的前庭中枢性结构和功能异常,如脑干和小脑,少数见于丘脑、前庭皮质或颅底高颈髓等。病因多样,主要包括血管性疾病、占位性疾病、感染性疾病、脱髓鞘疾病和其他疾病。

(1)颅内血管性疾病:见于椎-基底动脉供血不足、脑动脉粥样硬化、小脑/脑干出血或梗死、延髓外侧综合征、锁骨下动脉盗血综合征和高血压脑病等。

(2)颅内占位性疾病:见于听神经瘤、小脑肿瘤、第四脑室肿瘤和其他部位肿瘤。

(3)颅内感染性疾病:见于颅后窝蛛网膜炎、小脑微小脓肿等。

(4)颅内脱髓鞘疾病及变性疾病:见于多发性硬化和延髓空洞症。

(5)其他:如脑震荡、脑挫伤、癫痫、药物中毒及脑寄生虫病等。

2. 周围性眩晕 是指内耳前庭至前庭神经颅外段之间的病变引起的眩晕。周围性眩晕在眩晕疾病谱中的占比为44%~65%,其中,良性发作性位置性眩晕(benign paroxysmal positional vertigo,BPPV)、前庭神经炎(vestibular neuritis,VN)、梅尼埃病(Ménière disease,MD)、突发性聋伴眩晕等相对常见。

(1)良性发作性位置性眩晕:发病机制主要是椭圆囊斑中的碳酸钙颗粒脱落并进入半规管。

(2)前庭神经炎:可能与前驱的病毒感染有关,为病毒后炎症综合征。

(3)梅尼埃病:其病理改变主要为膜迷路积水。过多的内淋巴液会使压力增大,导致内耳功能障碍。

(4)突发性感音神经聋(sudden sensorineural hearing loss,SSHL)伴眩晕:常见于血管性疾病、病毒感染、自身免疫性疾病、传染性疾病、肿瘤等。

(5)前庭阵发症(vestibular paroxysmia,VP):其发病机制与血管襻压迫前庭蜗神经有关。

(6)双侧前庭病(bilateral vestibulopathy,BVP):又称双侧前庭功能低下、双侧前庭功能丧失或双侧前庭功能衰竭,常见于老化、神经耳毒性、非神经耳毒性、伴BVP的其他疾病。

3. 其他眩晕 又称非系统性眩晕。虽然理论上来说,所有引起眩晕的病理生理过程都可以按照受累解剖部位区分为中枢性眩晕或者周围性眩晕。但是,通过对前庭及相关神经系统的影响导致眩晕的某些非前庭系统器质性病变或有某些明确特殊因素的,目前的观点仍是进行单独分类。

(1)精神心理性眩晕:近年来随着功能神经影像的发展及相关生理学的研究进展,目前认为在该病的发生、发展过程中,3种机制可能起到重要作用:姿势控制机制异常、空间信息转化视觉前庭失衡和高级皮层调节异常。

(2)全身疾病相关性眩晕。

1)心血管疾病:见于各种原因导致的血压增高或降低以及迷走神经异常,如原发性高血压、低血压、心律失常(阵发性心动过速、房室传导阻滞、病态窦房结综合征等)、心脏瓣膜病、心肌缺血、颈动脉窦综合征、主动脉弓综合征等。

2)血液病:见于各种原因所致的贫血、出血等。

3)代谢中毒性疾病:见于急性发热性感染、尿毒症、重症肝炎、重症糖尿病等。

4)眼病:见于各种原因导致的视力下降或眼球共轭运动异常,如先天性视力减退、居光不正、眼肌麻痹、青光眼、视网膜色素变性等。

【临床表现】

1. 中枢性眩晕 中枢性眩晕的临床表现与病因密切相关:眩晕持续数分钟到数小时者多见于短暂性脑缺血发作和部分多发性硬化;持续数小时到数天者多见于脑梗死、脑出血、多发性硬化或感染性疾病;持续数周以上者多见于肿瘤或变性疾病。此外,占位性或神经系统退行性疾病引发的眩晕,多起病缓慢,持续时间长,恶心、呕吐少见,耳鸣和听力下降少见,随病情进展可伴脑干、小脑症状和(或)体征,如共济失调、锥体束征、吞咽困难、构音障碍及复视等;急性脑血管病引发的眩晕,如后循环梗死或脑干小脑出血,常为急性起病,伴随前述症状、体征,严重者可迅速出现意识障碍。

(1)颅内血管性疾病。

1)小脑/脑干病变:常以眩晕、头痛、呕吐起病,重者很快昏迷,病因以脑梗死最多。绝大多数的脑干和(或)小脑病变同时伴随中枢神经系统损害的其他表现,如偏瘫、偏身感觉障碍、构音障碍、锥体束征或共济失调等经典表现,常同时可见垂直性眼球震颤、凝视性眼球震颤、单纯旋转性眼球震颤或分离性眼球震颤等。平滑跟踪试验阳性而甩头试验阴性。有时可见中枢性位置性眼球震颤、摇头试验的错位性眼球震颤。

2)孤立性中枢性眩晕:发病率很低,一般见于病灶较小的脑梗死,多累及小脑小结或延髓外侧,少见于小脑绒球、内侧纵束、前庭神经核或丘脑和皮质病变。

3）外侧延髓综合征：由小脑后下动脉或更常见的椎动脉闭塞引起，中枢性眩晕是其最主要的症状。

（2）颅内占位性病变：听神经瘤是一种施万细胞（Schwann cell）瘤，通常起源于内听道近端第Ⅷ脑神经前庭分裂。听神经瘤一般发生在单侧，双侧听神经瘤很少见，会发生在年轻人中，与2型神经纤维瘤相关。如果未经治疗，听神经瘤可能扩展至脑桥小脑角，压迫面部和其他脑神经。如果压迫脑干，可能会导致共济失调、步态紊乱、痉挛和虚弱无力。听神经瘤除了有眩晕外，常有进行性耳鸣和听力下降，还有头痛、复视、构音不清等。其他肿瘤因部位不同，表现也各不相同。

（3）颅内感染性疾病：除了具有神经系统临床症状和体征之外，还伴随感染症状。

（4）颅内脱髓鞘疾病及变性疾病。

1）多发性硬化：是一种中枢神经系统脱髓鞘疾病，常以肢体疼痛、感觉异常及无力为首发症状，可有眩晕、视力障碍及相关的神经系统症状和体征。病程通常起伏不定，神经系统症状和体征各异。在约5%的病例中，孤立性眩晕可能是首发症状，是年轻患者中枢性眩晕的相对常见原因。

2）延髓空洞症：是一种进行性变性疾病，可出现软腭瘫痪、吞咽困难、发音障碍等表现，部分患者伴有眩晕。

（5）其他。

1）前庭性偏头痛：曾称为偏头痛性眩晕，女性患病率明显高于男性。通常表现为持续数小时的反复眩晕，没有任何其他耳鼻喉症状，也没有局灶性神经系统体征或症状。神经影像学检查通常是正常的，当排除眩晕的其他原因时，可做出诊断。

2）外伤：中枢性眩晕也常见于脑震荡和脑挫伤，特别是由于脑干剪切力和前庭神经核点状出血所致。

3）癫痫：有些患者出现眩晕发作，常见于颞叶癫痫和前庭反射性癫痫。

4）药物中毒：可由苯妥英钠、苯巴比妥和卡马西平等常见抗惊厥药引起，不常见。

2.周围性眩晕 周围性眩晕通常表现为急性、严重发作，会随着头部运动而恶化，并且通常与水平/旋转性眼球震颤相关，具有可疲劳和单向性特征。中枢性眩晕与周围性眩晕的鉴别见表3-7。

表3-7 中枢性眩晕与周围性眩晕的鉴别

要点	周围性眩晕	中枢性眩晕
性质	旋转性或姿势不稳常见，常伴运动性错觉，与体位或头位变化相关	姿势不稳常见，可有旋转感，伴或不伴运动性错觉
起病急缓	多为急性或发作性	可为急性、发作性或慢性
眩晕的严重程度	常较重	常较轻
持续时间	常较短，数小时或数天	常较长，可达数周
平衡障碍	不定，常与严重程度一致	常较重
迷走神经反应	恶心、呕吐、出汗常见，常反应剧烈	少见或不明显
听力下降/耳鸣	常有，常伴耳鸣、听力减退或耳聋	常无
意识障碍	无	可有
自发性或凝视性眼球震颤	水平或水平略带旋转性，眼球震颤方向不随注视方向改变而改变	水平、纯旋转或纯垂直，眼球震颤方向随注视方向改变而改变
固视抑制	成功	失败
扫视试验	正常	欠冲/过冲
平滑追踪	正常	侵入性扫视
前庭眼动反射抑制	正常	抑制失败
躯体倾倒	与眼球震颤慢相一致	与眼球震颤无一定关系
中枢神经系统症状、体征	无	常有
常见原因	迷走卒中、感染、外伤、肿瘤、药物中毒	脑血管病、中枢神经系统感染、肿瘤、脱髓鞘疾病、变性疾病

（1）良性发作性位置性眩晕（BPPV）：俗称"耳石症"，是一种相对于重力方向头位变化所诱发的、以反复发作的短暂性眩晕和特征性眼球震颤为表现的外周性前庭疾病，具有自限性和复发性特征。

BPPV眼球震颤的四要素如下。

BPPV检查法见在线资源3-1。

在 线 资 源
3-1 BPPV
检查法

1) 潜伏期：是指完成动态位置性变化到出现眼球震颤的时间差，其中宏观动力学是主要成分。

2) 时程：位置性眼球震颤出现时迅速增强，下降时缓慢衰减。

3) 持续时间：管石症一般<1 min，顶石症常常>1 min。

4) 方向：与受刺激半规管一致，无论管石症或顶石症，也无论是水平管或垂直管，眼球震颤方向与"耳石"移动方向相反，眼球震颤方向是定位诊断的关键，复位过程中眼球震颤变化提示耳石移动方向也是很重要的观察点(图 3-1)。

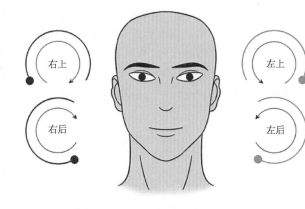

右侧管石症
双侧Roll均为向地性眼球震颤
向患侧Roll眼球震颤较强

右侧顶石症
双侧Roll均为背地性眼球震颤
向健侧Roll眼球震颤较强

a

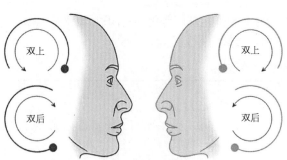

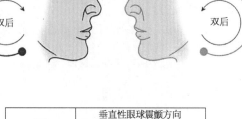

部位	垂直性眼球震颤方向		
	医生视角	患者视角	3D视角
双侧上半规管	向下	向下	V+
双侧后半规管	向上	向上	V-

部位	旋转性眼球震颤方向		
	医生视角	患者视角	3D视角
右垂直半规管	逆时针	顺时针	T+
左垂直半规管	顺时针	逆时针	T-

b

图 3-1 不同半规管受累时眼球震颤方向

a. 水平半规管 BPPV 眼球震颤方向；b. 垂直半规管 BPPV 眼球震颤方向

(2) 前庭神经炎(VN)：在眩晕疾病谱中占 5%～9%，可能与前驱的病毒感染有关，为病毒后炎症综合征。患者通常会出现快速、严重的恶心、呕吐、眩晕和步态不稳。尽管步态不稳定，患者仍然能够行走。这显示了下面讨论的典型外周性眩晕体格检查结果。如果有相关的单侧听力损失，则称为迷路炎。通常，由于症状的严重性，可能与中心性眩晕相混淆。

(3) 梅尼埃病(MD)：在眩晕疾病谱中占 4.4%～10%，首次发作多出现在 30～60 岁，女性发病为男性的 1.3 倍，以反复发作的眩晕、波动性听力下降、耳鸣和耳胀满感为主要症状。

(4) 突发性感音性聋(SSHL)伴眩晕：是指突然发生的、原因不明的感音神经性听力损失，至少在相邻的两个频率听力下降≥20 dB，可伴有耳鸣、耳闷胀感、耳周麻木、眩晕等不适。

(5) 前庭阵发症(VP)：VP 在眩晕疾病谱中占 3%～4%，好发于中年人群，男性稍多于女性。有至少 10 次眩晕发作频繁，通常高于 10 次，每次持续时间不超过 1 min，对于患者个体而言，眩晕发作具有刻板性。

（6）双侧前庭病（BVP）：有报道，BVP 在眩晕疾病谱中占 4%～7%，继发性和特发性各占一半。BVP 一般隐袭起病，缓慢进展，表现为行走不稳且夜间为著，近半数患者出现振动幻觉；约 1/3 的患者早期表现为发作性眩晕，数年后出现行走不稳；约 1/4 的患者合并不同程度的听力障碍。

（7）较少见的前庭周围性病变：包括听神经瘤、外淋巴瘘、上半规管裂等疾病导致的眩晕，通常伴有耳聋等症状。

3. 其他眩晕

（1）精神心理性眩晕：精神心理性眩晕的概念随着对疾病认知的增加不断更迭，从慢性主观性眩晕（chronic subjective dizziness，CSD）到姿势性恐惧性眩晕（phobic postural vertigo，PPV）再到持续性姿势性感知性眩晕（persistent postural-perceptual dizziness，PPPD）。虽然诊断概念发生了变化，诊断标准更加的细化和具体，但这类眩晕的诊断还是遵循"没有明确的中枢性或外周性前庭障碍疾病的慢性眩晕"排除性诊断为核心原则。

目前认为，PPPD 是精神心理性眩晕相对完备的概念。其定义为：表现为非旋转性眩晕及不稳感的慢性功能性神经系统疾病。由于认识的不足及诊断的异质性，目前尚无较准确的流行病学数据。

（2）全身疾病相关性眩晕：非神经系统疾病通过对神经系统产生影响，同样可以导致眩晕症状的发生。比如，贫血、低血糖、严重的心肌梗死或心律失常、心力衰竭、水电解质或酸碱度紊乱、甲状腺功能低下或亢进、眼肌麻痹和屈光不正等疾病。一些特殊疾病需注意鉴别。

1）晕动病（motion sickness）：指乘车、船等交通工具时出现的恶心、呕吐、困乏、头痛、出冷汗、脸色苍白、气味敏感、无食欲以及血压不稳等一系列自主神经功能紊乱的表现。一般认为与视觉、前庭觉和本体觉在中枢的整合冲突有关。在儿童、女性和偏头痛患者中更易发生。

2）药源性眩晕（drug-induced vertigo，DIV）：一些药物可能会导致眩晕，主要见于部分抗癫痫药、抗精神病类药物、前庭抑制剂、降压药、氨基糖苷类抗生素以及部分抗肿瘤药物等。DIV 发生的机制多与前庭系统受损或体位性低血压相关。多数 DIV 在用药后不久发生，如降压药、抗精神病类药物、前庭抑制剂或卡马西平、左旋多巴等；部分 DIV 发生在突然停药后，如帕罗西汀和舍曲林等；少数 DIV 发生在长期用药后，如苯妥英钠和氨基糖苷类等。多数 DIV 在停药后症状可逐渐缓解。

3）直立性低血压：相较卧位，患者在直立位时收缩压下降超过 20 mmHg 和（或）舒张压下降超过 10 mmHg，临床表现为将要摔倒的不稳感，可能伴随黑矇或视物模糊、恶心、出汗等，但患者的意识并未丧失，症状多持续数秒到数十秒，极少超过数分钟。病因多为降压药过量、血容量不足或自主神经功能障碍，也可为心脏器质性疾病，可由空腹或饱食后运动所诱发。患者出现上述表现或疑诊本病时，应行立卧位血压监测、直立倾斜试验和相应的心脏检查。

（3）病因不明的眩晕：是指限于目前对眩晕疾病认识的局限性，导致有部分患者的病因无法发现。对于此类患者，经过仔细、认真的病史询问和体格检查以及必要的辅助检查之后，应该密切随访。同时需要注意是否存在由于对眩晕疾病认知不足导致其他病因的眩晕未能正确识别，或发作性或急性单侧前庭病变由于未及时或正确诊疗，导致症状迁延不愈的可能性。

（赵　静）

第六节　颅内压异常和脑疝

颅 内 压 异 常

颅腔是一个固定容积的骨质结构，颅腔内有脑组织、脑脊液和脑血流三大成分。脑组织约为 1.4 L（占 80%～85%），脑脊液 50～120 ml（占 5%～12%），血液约 100 ml（占 5%～7%）。其中任何一种成分的增加均将增加颅内容量，引起颅内压力增高。正常颅内压（intracranial pressure，ICP）是侧脑室前角排出的脑脊液对脑的压力。平卧时压力通常为 80～180 mmH$_2$O（0.78～1.76 kPa）。ICP＞200 mmH$_2$O（1.96 kPa）提示颅内压增高，＜70 mmH$_2$O（0.69 kPa）提示颅内压降低。

一、颅内压降低

【病因和发病机制】

颅内压降低系指一侧卧位腰椎穿刺测压低于 70 mmH$_2$O,临床常有头痛、头昏、恶心、呕吐、疲倦乏力和精神障碍等表现。主要见于低颅压、脱水、脊髓蛛网膜下腔梗阻和脑脊液漏。

引起颅内压降低的原因分为两类:原发性与症状性。原发性者病因不明。症状性者多见于颅脑外伤后、长期使用高渗脱水剂、胰岛素休克治疗后及颅内血管痉挛致脉络丛分泌受抑制,使脑脊液产生过少等。

【临床表现】

颅内压降低临床表现几乎与颅内压增高无法区别。起病可呈急性,亦可缓慢,表现有头痛、头昏、眩晕、恶心、呕吐、耳鸣、眼花、疲倦乏力等。部分患者可有共济失调、意识障碍、精神障碍及自主神经功能障碍。视神经乳头淤血、边缘模糊。体征有颈项强直、克尼格征阳性。

二、颅内压增高

【病因和发病机制】

颅内压增高是颅腔内容物的体积增加或颅腔容积缩小,超过颅腔可代偿的容量所致。

颅内压增高的常见原因可分为以下几种。

1. 脑组织本身的体积增加(脑水肿) 分为:① 血管源性脑水肿(脑组织间水分增加),见于急性颅脑损伤或颅脑手术后,脑的炎症性反应,脑梗死、脑出血以及各种脑肿瘤引起的血管源性脑水肿;② 细胞毒性水肿(脑细胞内水分的增加),见于各种原因引起的脑缺氧、各种毒血症(包括尿毒症、肝昏迷、药物中毒、职业性中毒、食物中毒等)和放射性坏死等;③ 混合性脑水肿。

2. 脑血流增加 高血压、颅内血管性疾病、高碳酸血症、静脉压增高。

3. 脑脊液过多 脑脊液生成过多、脑脊液吸收障碍或脑脊液循环通路阻塞(如各种原因引起的脑蛛网膜粘连),见于各种脑膜炎、脉络丛乳头状瘤、某些药物作用等。

4. 颅内占位性病变 颅内血肿、颅内新生物、颅内脓肿、颅内寄生虫病等。

5. 颅腔狭小

【病理生理过程与分期】

根据颅内压增高的病理生理过程,可分为代偿期、早期、高峰期和晚期(衰竭期)4 个不同阶段。

1. 代偿期 颅腔有 8%～10% 的代偿容积,所以当病变体积引起的颅内容积总和改变不超过此范围,颅内压仍可保持正常而不出现症状和体征,或可诉有头胀、头痛等,早期诊断困难。

2. 早期 当颅内容物体积增加超过颅腔代偿容积,颅内压力达平均动脉压值的 1/3,脑血流量也保持在正常脑血流量的 2/3 左右时,可出现颅内压增高的症状和临床表现,如头痛、恶心、呕吐,并可见视神经乳头水肿,还可出现血压升高、心率减慢、脉压增大、呼吸节律变慢、呼吸幅度加深等。此期如能及时解除病因,脑功能尚容易恢复,预后多良好。

3. 高峰期 即病情发展到了严重阶段时,颅内压力已达平均动脉压值的 1/2(480～680 mmH$_2$O),脑血流量已降至正常的 1/2,颅内压几乎与动脉舒张压相等。此时的脑血管自动调节反应丧失,大脑可出现散性梗死灶,但尚存全身性血管加压反应。临床表现有剧烈头痛、反复呕吐、视神经乳头高度水肿或出血、昏迷、眼球固定、瞳孔散大、强迫头位等脑疝先兆征象。此期如不能及时采取有效处理措施,往往迅速出现脑干功能衰竭。

4. 晚期(衰竭期) 即病危阶段,此时的颅内压已与平均体动脉压相当,脑组织几乎处于无血液灌流状态。此时,患者多处于深昏迷,各种反射均可消失,出现双侧瞳孔散大固定、去大脑强直等现象,血压下降,心率快、心跳弱,呼吸浅而快或不规则,甚至呼吸停止,临床上可达脑死亡阶段,预后极差。

【临床表现】

颅内压增高的临床表现包括一般症状、继发症状、定位症状及假定位症状。

1. 一般症状 即非定位症状,是指由颅内占位性病变通过颅内压力增高所引起的症状。这些症状一般均无明确定位价值。

(1)头痛:是颅内压增高最主要的症状。头痛的严重程度与颅内压增高的快慢有关。慢性颅内压增高者头痛较轻,甚至不明显。头痛性质为持续性胀痛,严重者伴眼球疼痛。头痛起始时较轻,随占位性病变的发展,头痛逐步加重,低头、屏气、用力等均可使头痛加重。持续性眉间头痛并逐步加重者,应当除外中线或鞍区部位占位的可能。

(2)呕吐:是颅内压增高的又一重要症状。急性颅内压增高者,如颅内血肿、蛛网膜下腔出血、脑脓肿等,呕吐症状明显;慢性颅内压增高者,呕吐症状不明显。这种呕吐不伴明显恶心,呈喷射性,清晨多见。儿童或老年人颅内占位性病变时,呕吐症状往往不明显,这可能与儿童颅内压增高后颅缝分离、老年人颅内空间稍大有关。

(3)视神经乳头水肿:是颅内压增高的三大主征之一。视神经乳头水肿是颅内压增高的继发体征。视神经乳头水肿者视力不受影响,仅在体格检查中发现。颅内压增高早期表现为视神经乳头充血、边界模糊,随颅内压增高发展,相继出现视神经乳头隆起、水肿,视网膜水肿,视网膜血管周围渗血等体征。两侧视神经乳头水肿没有定位意义,仅为颅内压增高的证据。此时虽然颅内压很高、症状很重,但视力往往正常,而占位性病变摘除,颅内压力控制后,视力反而明显下降。

(4)继发性脑损伤。

1)脑干的继发性损害:多见于中脑被盖部的中线两旁,呈点状或片状出血或小灶梗死。主要是脑干受压变形和轴性移位,使脑干内部的穿支动脉受牵拉后断裂或闭塞所致。当发生双侧小脑幕裂孔疝时,脑干受到四周疝入组织的压迫,其前后径增长、横径缩短,形成"梨状脑干",脑干内小血管受牵拉而断裂或闭塞,更易发生出血或梗死。

2)大脑后部白质病变:各种原因的急性颅内压增高常可出现大脑半球后部弥漫性过度灌注综合征、广泛性出血性脑水肿、脑白质内血管过度扩张。头颅 MRI 可见弥漫性白质改变,故被称为可逆性大脑后部白质脑病(posterior reversible leukoencephalopathy),是由于大脑后动脉在小脑幕游离缘受压,引起枕叶缺血性坏死所致。

3)脑内脏综合征:青年人颅内压增高可引起急性肺水肿、胃十二指肠溃疡出血或穿孔、心律不齐、心动过缓和心功能障碍,以及肝、肾功能异常。这些内脏综合征可能是下丘脑自主神经中枢功能紊乱的结果。

2.继发症状

(1)视力减退和视神经萎缩:多于颅内压增高经治疗后好转时发生,临床表现为视力减退,并呈进行性加重。

(2)脑疝:为颅内压力持续增高,脑组织受挤压并使之移位和嵌压而产生的严重临床现象。根据脑组织移位和嵌压的部位不同可分为小脑幕裂孔疝、枕骨大孔疝、大脑镰下疝和小脑幕裂孔上疝。以前两者为最常见。脑疝是颅内压增高引起的严重后果,必须紧急处理。详见本节"脑疝"相关内容。

3.局灶(定位)症状

(1)局灶性(症状性)癫痫:大脑运动皮质区的占位性病变,无论是脑内或脑外,还是胶质瘤或肉芽肿,均可出现局灶性癫痫发作。这种痫性发作通常是局灶开始至全身性发作或部分性发作。中年发病、局灶至全身性痫性发作均可能为大脑半球占位性病变的早期症状。

(2)瘫痪:不同程度的(特别是一个肢体的)上运动神经元瘫痪,是占位性病变的常见症状。大脑半球深部或功能区的病变出现病变对侧肢体的瘫痪,伴或不伴对侧肢体的感觉减退;脑干占位病变则引起进行性加重的交叉性瘫痪。因此,瘫痪是颅内占位性病变常见的定位性局灶症状之一。

(3)视野障碍:大脑半球颞叶、顶叶占位性病变均可出现象限性偏盲,枕叶占位性病变可以出现病变对侧的偏盲。

(4)精神症状:颅内压增高,特别是弥漫性脑水肿者,可出现丰富的精神症状和行为障碍。

4.假定位症状 指由于颅内压增高、颅内结构移位所引起的神经症状,这些症状和体征与病变本身没有直接关系。常见的假定位症状有以下两种。

(1)展神经麻痹:最常见。颅内压力升高可直接引起天幕切迹对展神经的压迫。它可为一侧性或两侧性。一侧展神经麻痹可能是同侧颞叶占位压迫同侧展神经引起。两侧展神经麻痹没有任何定位价值。

(2)同侧肢体瘫痪:常由病侧占位引起脑干推移和对侧脑干受大脑天幕的压迫而产生病变同侧肢体瘫痪。

脑　疝

　　脑疝,系颅内压力持续增高,脑组织受挤压并使之移位和嵌压而产生的严重临床现象。脑疝是神经系统疾病中最严重的症状之一,如发现或救治不及时,会直接危及生命。

　　根据脑组织移位和嵌压的部位不同可分为小脑幕裂孔疝(又称颞叶疝、海马疝、钩回疝)、枕骨大孔疝(又称小脑扁桃体疝)、大脑镰下疝(扣带回疝)和小脑幕裂孔上疝(小脑蚓部疝)。临床上最常见、最重要的是小脑幕裂孔疝和枕骨大孔疝。

　　1. 小脑幕裂孔疝　常由一侧大脑半球,特别是额叶、颞叶的占位性病变致大脑半球体积增大而占去颅内空间,引起颅内压增高;当颅内再无空间代偿时,病变就推挤颞叶内侧的海马及钩回等结构疝入小脑幕裂孔,或通过裂孔的结构,如动眼神经、大脑后动脉、中脑及其供应血管,都受到挤压和移位,造成直接机械损伤或由于血液供应受阻而造成损害。患者表现为颅内压增高的症状明显加重,意识逐渐不清,患侧动眼神经麻痹,出现瞳孔扩大、对光反应消失,眼球外展,上睑轻度下垂,对侧肢体痉挛性瘫痪。随着移位的增加,可引起中脑内动眼神经核进一步损害而致双侧瞳孔散大,昏迷进一步加深。

　　2. 枕骨大孔疝　颅内压力增高导致两侧小脑扁桃体及邻近小脑组织经枕骨大孔向下疝入颈椎管上端,称为枕骨大孔疝,是临床上相当常见的一种紧急而严重的情况。常见于小脑幕下占位性病变如颅后窝血肿等,也可见于严重脑水肿的颅内弥漫性病变。幕上病变先形成小脑幕裂孔疝,随着病情进展也可引起不同程度的枕骨大孔疝。因延髓下移时,颈神经根被牵拉而引起枕、颈部疼痛及颈项强直。发作时可有心动过缓、血压上升、呼吸变慢、反复呕吐、面部麻木异样感、吞咽困难、眼球震颤及平衡障碍等。但患者的意识状况常保持清醒,瞳孔也少有变化,咳嗽、呕吐、屏气、腰椎穿刺、压颈试验、脑室内注入药物或气体等均可使脑疝突然加重而致呼吸骤停、昏迷,继之发生循环衰竭而死亡。

　　3. 大脑镰下疝　大脑镰下疝又称扣带回疝,多为一侧幕上占位性病变所引起,除海马钩回向小脑幕切迹移位外,还会引起同侧扣带回向大脑镰前 2/3 对侧移位而形成扣带回疝。这类脑疝除扣带回受压外,还会有大脑前动脉受压迫而引起急性脑脊液循环障碍,对侧下肢瘫、感觉减退和排尿功能障碍等症状。

　　4. 小脑幕裂孔上疝　多见于颅后窝占位性病变。因颅后窝的压力增高,使小脑蚓部的上半部及小脑前叶经小脑幕裂孔向上逆行移位,进入中脑背侧的四叠体池内,压迫四叠体及大脑大静脉,可使中脑及两侧大脑半球深部产生水肿、出血、软化等严重后果。患者常有四叠体受压的表现,出现双侧部分睑下垂、两眼上视障碍、瞳孔等大但对光反应迟钝或消失、意识障碍、去大脑强直及呼吸骤停。

(赵　静)

第七节　睡　眠　障　碍

【概述】

　　睡眠是生命过程中不可或缺的部分。睡眠-觉醒节律受 3 个系统因素调节,即:内稳态系统、昼夜生物节律系统和次昼夜生物节律系统。睡眠障碍是一种常见的疾病,它不仅引起患者的苦恼,影响日常生活活动能力,还会导致严重的并发症。睡眠障碍可以分为如下几种类型。

　　1. 失眠症(insomnia)　是常见的睡眠障碍,是指睡眠的深度、时间长短或觉醒出现问题,表现为入睡困难、维持睡眠困难、早醒和醒后不能恢复精神和体力。失眠可分为两大类,一类为原发性失眠;另一类为继发性失眠,继发于躯体疾病或心理障碍。

　　2. 睡眠节律障碍(circadian rhythm sleep disorder)　是指患者睡眠作息节律紊乱,易于在日间入睡,而在夜间正常睡眠时间段难以成眠。

　　3. 睡眠相关的呼吸障碍(sleep related breathing disorders)　是一组仅发生于睡眠期间的呼吸障碍,包括阻塞性睡眠呼吸暂停综合征、中枢性睡眠呼吸暂停综合征、上气道高阻力综合征和肥胖低气道综合征。其中最为常见的是阻塞性睡眠呼吸暂停综合征。

4. **异态睡眠症(parasomnia)** 不是睡眠和觉醒过程本身的疾病,而是在睡眠过程中表现出的中枢神经系统、自主神经系统活动改变和骨骼肌的活动干扰了正常睡眠。主要发生在部分唤醒、完全唤醒或睡眠不同阶段的转醒期,包括夜惊和梦魇、睡行症、遗尿、快速眼动睡眠行为障碍。

5. **睡眠相关运动障碍(sleep-related movement disorder)** 是指睡眠中出现的相对简单、刻板的运动,造成睡眠紊乱和日间功能障碍的一组疾病。包括不宁腿综合征、周期性肢体运动障碍、睡眠相关的腿部痉挛、睡眠相关的磨牙、睡眠相关的节律性运动障碍。

6. **过度嗜眠症(hypersomnia)** 过度嗜眠症包括下列原发的睡眠疾病,也可由于中枢神经系统抑制药、甲状腺功能减退等代谢病或各种疾病引起的昏迷前期的表现。

(1) 发作性睡病(narcolepsy):是一种有典型四联症状的疾病,其表现为白天过度瞌睡、猝倒、入睡前幻觉及睡眠瘫痪。所有患者都有白天嗜睡,但其特征在患者间有很大的不同。自动症、遗忘症可作为发作性睡病临床表现的一部分。

白天过度瞌睡是发生在白天的不可抑制的睡眠发作,多在25岁前发病,可终身存在,在昏昏欲睡时就进入睡眠中,持续数秒到半小时,甚至几周;除睡眠时间不恰当外,没有其他异常。醒后患者精神振作,可有异常饥饿感。每日可发作数次,这种欲睡的感觉至少能通过改变环境和主观努力抗争数分钟。

猝倒发作表现为部分或全部骨骼肌张力突然短暂地(不到1 min)丧失,引起患者跌倒在地。在某些严重的发作中,这种完全不能动而意识非常清楚的状况令患者特别恐惧。不典型者则仅有面肌松弛,头及颈下垂或膝弯曲。

发作性睡病的患者在半醒或未入睡时有睡眠瘫痪和幻觉,这些幻觉主要为视觉(几何图形、人、动物和复杂场面)和听觉症状,少有触觉、嗅觉或味觉表现,大约1/3的患者有此症状出现。

(2) 克莱恩-莱文综合征(Kleine-Levin syndrome):是一种罕见的睡眠疾病(发病率约为1.5/100万),多见于青年男性,呈周期性嗜睡,持续数日或数周,醒后极度贪食。表现为反复发作的嗜睡,同时可伴有认知和行为异常,包括意识模糊、情感淡漠、易激惹、攻击行为、进食异常、性欲增强等。发作间期患者即恢复正常。

失 眠

失眠是指睡眠不足或者睡眠不连贯的一种主观感受。由于各人对睡眠的主观需求不同,个体差异很大,并且睡眠所带来的体力和精神上的修复感也很难进行个人体验的评估,因此如何定义失眠症(insomnia)亦很困难。引起失眠的原因很多,症状在临床上又非常多见,本节就其常见病因、病理生理和治疗作一介绍。

【病因和发病机制】

失眠的原因很复杂,大致可包括:① 影响睡眠的情绪或者思想活动;② 药物的使用和(或)撤除;③ 毒品或者酒精的使用;④ 声、光、温度等各种外界刺激;⑤ 中枢神经系统中涉及睡眠启动及维持的结构的损害;⑥ 疼痛、感觉/运动障碍等各种躯体疾病等;⑦ 强烈的思维活动后。这些原因可造成患者难以形成睡眠,或者睡眠没有修复作用的印象。其实许多失眠症患者,其失眠症状是多个因素共同作用的结果,因此详细分析易患因素、促发因素及维持因素非常重要。性格与年龄影响着失眠的易患性。性格紧张、神经质、易于担忧的人,容易把问题内向化,并对压力产生躯体反应,这些人群是罹患失眠的高危人群。随着年龄的增长,各种躯体疾病增加,与睡眠启动及维持相关的神经系统功能退化,同时,机体对各类药物的睡眠破坏作用也越来越敏感。

内外应激促发失眠。躯体及精神疾病、治疗药物的使用、至亲患病或者死亡、离异、搬迁到新的环境以及职业地位的改变是失眠常见的促发因素。其他促发因素还有睡眠作息规律的突然改变,睡眠环境(海拔、温度等)的明显变化等。

失眠一旦发生,患者对睡眠的担忧情绪,伴随失眠而出现的负面状况以及不良的睡眠习惯等使得失眠持续存在,成为失眠的维持因素。患者认为白天表现良好与否直接取决于前一晚睡眠质量的好坏,这种观念造成的无形压力使入睡变得困难。当入睡困难发生时,患者变得越来越焦虑。一些患者应对失眠的方法是在床上待更长的时间,以期获得充足的睡眠,其结果是卧床清醒的时间增加了,而不是睡眠时间增加,这种错误的行为应对模式也是导致失眠持续存在的因素。其他失眠维持因素还包括继发获益,如夜间有更多的时间饮酒和(或)吃零食、看电视、因患者角色受到特别的照顾及享受病假等。

一些失眠患者抱怨自己睡眠时间非常短,尽管睡眠监测客观记录到正常的或者接近正常的睡眠。造成这种错误印象的原因迄今不明,这种情况称作矛盾性失眠(paradoxical insomnia)或者睡眠状态感知错误(sleep state misperception)。有两种假说解释这一现象:其一是患者夜间醒转时出现相同的思想活动,造成思维从未中断的印象,从而引起患者对睡眠状态的错误感知;其二是矛盾性失眠患者睡眠异常非常细微,不能被标准化的多导睡眠监测所发现。

【临床表现】

成人中约有10%的人诉有慢性失眠,短暂失眠者更为常见。女性和老年人患病率较高。在50岁以上社区人群中的调查资料显示,失眠的患病率为23%。抑郁症、焦虑症及物质滥用在失眠症患者中的患病率高于普通人群。虽然失眠给很多人造成了痛苦,但向医生诉说失眠症状的患者不足1/3。

失眠症患者常常诉入睡困难、睡后易醒、睡眠维持困难、清晨早醒或者感觉睡眠无修复作用。除夜间症状外,常有日间注意力难以集中、易激惹、情绪低落、焦虑等症状,做事容易出错,有时出现头痛、肌肉酸痛、疲惫,偶尔嗜睡,但白天即便躺下睡觉也难以成眠。患者常因各种不适症状,多次或到处就医,生活质量下降,社会功能也受到一定影响。

心因性生理性失眠(psychophysiological insomnia)的患者,常处在过度警醒状态。因失眠症状持续存在,许多患者会变得对睡眠过分关注。他们精心安排夜间的放松活动,甚至会持续数小时。日间会反复思索失眠对健康及日间功能造成的不良影响。相当一部分患者周末或者假期后失眠症状会自行减轻,从而对失眠的心理负担减轻。心因性生理性失眠的另一个特点是,当患者偶尔在陌生的环境(如旅馆或者朋友家过夜时),睡眠状况明显好转。

失眠症患者如果接受睡眠监测,多数会表现出睡眠潜伏期延长、睡眠连续性差、入睡后醒转次数和累计醒转时间增加、睡眠效率降低等情况。唯一例外的是矛盾性失眠,这些患者通常拥有相对正常的睡眠结构和睡眠持续时间;但从主观评价来看,矛盾性失眠患者对自身睡眠质量的评价是最差的,常抱怨每晚仅睡不足2 h,甚至长期彻夜不眠。

失眠症状也是各种躯体疾病常见的伴发症状,表3-8所列举的各种疾病均可表现为以睡眠障碍为主要症状的躯体精神疾病。

表3-8 出现睡眠障碍的常见躯体/精神疾病

分类	疾病
感染性疾病	非洲锥虫病、发热性疾病
心血管系统疾病	充血性心力衰竭、夜间心绞痛
呼吸系统疾病	慢性阻塞性肺病、哮喘
消化系统疾病	胃食管反流、消化道溃疡、炎症性肠病
神经系统疾病	中枢神经系统变性疾病、神经肌肉疾病
风湿性疾病	风湿性关节炎
肾脏疾病	慢性肾功能衰竭
精神疾病	急性精神病、抑郁症、焦虑障碍、惊恐障碍、酒精成瘾
内分泌系统疾病	库欣病、甲状腺功能亢进、甲状腺功能减退、糖尿病、停经伴随的内分泌改变
骨骼及软组织疾病	软骨发育不良、颅面骨畸形、唐氏综合征、黏多糖病
其他	癌症、瘙痒症、普拉德-威利综合征(Prader-Wili syndrome)

【诊断和鉴别诊断】

病史是诊断失眠最重要的依据。需要详细追溯失眠起病时有无促发事件,病程中失眠特点及严重程度的转化,并查找使失眠症状加重和(或)减轻的因素。详细记录患者的上床时间、入睡时间、中间醒转次数以及起床时间,同时记录睡得比较理想的夜晚和睡眠不佳的夜晚的情况。在这两种情形下,患者的行为、思想活动及情绪的变化。其他重要信息还包括患者工作日及周末作息时刻的变化、酒精消耗情况、咖啡因的摄入量及食品和药物的摄入情况等。

失眠是一种症状,也可以是一种疾病或其他疾病的一种表现,临床切不可轻视,在诊断中应与相关疾病鉴别,常见者见表3-9。

表 3 - 9 成人失眠的原因及诊断要点

疾病	诊断要点
心因性生理性失眠	可以找到与失眠伴随的负性环境因素,对于睡眠过度关注
矛盾性失眠	睡眠状况主、客观的明显不一致性
特发性失眠	因个体素质因素引起的失眠
不宁腿综合征	腿部的不适症状及渴望活动的欲望,因活动减轻,夜间/安静状态下加重
周期性肢体运动障碍	睡眠中出现规律性的踢腿样动作
睡眠呼吸暂停综合征	打鼾,呼吸暂停被目击
睡眠卫生不良	睡眠作息习惯不良
环境因素引起的睡眠障碍	存在不适合睡眠的环境状况
药物或治疗措施引起的失眠	失眠的出现与治疗措施有时间上的相关性
睡眠昼夜节律障碍	睡眠时相分布与社会公认正常的分布时相不吻合
由躯体/精神疾病所致的失眠	失眠症状随着基础病的严重程度而起伏波动

如果存在精神性因素,则心理评估就很重要。如果怀疑存在睡眠呼吸暂停和周期性肢体运动障碍,则多导睡眠监测(polysomnography,PSG)检查必不可少。同样,若治疗无效或怀疑存在睡眠感知障碍时,均需作进一步检查来协助诊断。

一位失眠的患者可以同时拥有多个致病因素,如睡眠习惯不良、环境因素、镇静安眠药物依赖以及易罹患失眠的个体素质等。辨别可能存在的因素以及判断失眠是否继发于躯体、心理疾病是选择正确治疗措施的基础。

确定失眠患者的失眠症状与抑郁症状的关系非常困难,尤其当患者试图掩盖其悲伤和失望情绪时。心境恶劣是各类失眠常见的伴随症状,如果失眠症状出现以前患者已经有抑郁症的发作病史,在心境障碍时曾有睡眠障碍出现,或者发现抑郁症的其他症状时可以诊断失眠继发于抑郁症。虽然很多失眠患者有焦虑情绪,但他们的焦虑多集中针对睡眠问题。只有当患者的焦虑涉及生活众多方面时,才需要考虑广泛性焦虑的可能。

当失眠与习得性睡眠防护措施(learned sleep-preventing associations)伴随出现时要考虑心因性生理性失眠。这是临床上最为常见的原发性失眠,对这些患者要采取规律的生活方式。一次正常的翻身动作会惊醒患者并会引起焦虑,担心难以再度入睡,次日变得焦虑和警觉而再次入睡困难。

响亮打鼾、被目击出现呼吸暂停或被发现有规律踢腿动作的患者,需考虑呼吸暂停综合征或周期性肢体运动障碍所致的失眠。有中枢呼吸暂停(如出现潮式呼吸)的患者容易诉失眠。如果患者失眠主要出现于入睡期,则需考虑焦虑障碍(anxiety disorder)和睡眠时相后移障碍(delayed sleep phase disorder)。清晨早醒伴过度思虑者,则提示可能存在抑郁症或强迫障碍。

【治疗】

失眠治疗方法应该基于失眠的根本原因,应从容易被纠治的部分入手。

1. 改良睡眠习惯 可以使病情明显改善,表 3 - 10 所列原则可供参考。

表 3 - 10 睡眠卫生保健基本原则

1. 保持每天在基本相同的时间点上床/起床
2. 尽量避免白天打瞌睡,或者将断断续续的多次瞌睡集中到午睡时间
3. 避免夜间饮酒
4. 避免午后饮用咖啡
5. 减少或者戒除吸烟,尤其避免夜间吸烟
6. 有规律地进行体育锻炼,避免在夜间进行剧烈的体育运动
7. 避免在床上阅读、看电视或者进食,仅在睡眠及性生活时使用卧室和床铺
8. 保持睡眠环境安静、凉爽,避免强光照射
9. 避免晚上睡觉以前思考有压力的或者令人不愉快的事情

2. 认知行为治疗(cognitive behavioral therapy) 是治疗心因性生理性失眠的主要方法。70%～80%的患者可以通过这种非药物治疗获益。睡眠限制治疗法可以提高睡眠的连续性。具体方法包括通过限制午睡或者在短期内控制每晚的卧床时间,使实际卧床时间比患者自己汇报的总睡眠时间短 1～2 h。一旦睡眠状

况稳定下来,可以逐步延长卧床时间。还可以同时使用刺激控制疗法,其基本原则是:使床及睡眠环境仅与睡眠/性生活发生联系;禁止在床上读书、看报、进食或者看电视。如果患者卧床 15～20 min 仍然不能入睡,应鼓励其离开床铺,做一些放松活动,待有睡意以后再回到床上。

3. 催眠药物 对于急性失眠(调节性失眠)是有帮助的,有时也可以用于一部分慢性失眠的患者。实践得知,认知行为治疗及药物治疗都可以在较短时间内产生效果,但从长期来看,认知行为治疗明显优于药物治疗。对于慢性失眠,患者因家中备有安眠药物而感到安慰,而实际上很少使用药物。虽然有些患者连续使用安眠药很多年仍能获得较为满意的睡眠质量,但是多数患者会出现药物需要量不断增加,甚至药物依赖的现象。对于慢性失眠患者,计划性用药是较为可行的方法,即每周仅在患者需要睡个好觉以达到次日良好表现时选择性使用 1～2 次安眠药物,或者工作日隔天用药、周末停药的方式。长期使用安眠药除了会产生药物依赖外,还会带来如夜间意识模糊,次日记忆力损害和宿醉感等问题。近年来提倡使用小剂量的抗抑郁药物替代传统苯二氮䓬类药物治疗轻、中度失眠(表 3-11)。

表 3-11 常用治疗失眠的药物

药物分类	药物名称及剂量范围
苯二氮䓬类药物	
短效类	三唑仑(Triazolam)0.125～0.25 mg,咪哒唑仑(Midazolam)7.5～15 mg
中效类	阿普唑仑(Alprazolam)0.2～0.4 mg,劳拉西泮(Lorazepam)1～2 mg,奥沙西泮(Oxazepam)15～30 mg,替马西泮(Temazepam)15～30 mg
长效类	地西泮(Diazepam)2.5～10 mg,氯硝西泮(Clonazepam)0.5～2 mg,氟西泮(Flurazepam)15～30 mg,氯氮䓬(Chlordiazepoxide)10～20 mg
苯二氮䓬受体激动剂类	唑吡坦(Zolpidem)5～10 mg,扎来普隆(Zaleplon)5～10 mg,佐匹克隆(Zopiclone)7.5～15 mg,右佐匹克隆(Eszopiclone)1～3 mg
褪黑素受体激动剂类	雷美替胺(Ramelteon)8～16 mg
抗组胺药物	苯海拉明(Diphehydramine)25～50 mg
具有镇静作用的抗抑郁药物	阿米替林(Amitriptyline)10～75 mg,多虑平(Doxepin)10～75 mg,曲唑酮(Trazodone)25～100 mg,丙咪嗪(Imipramine)25～100 mg,米氮平(Mirtazapine)7.5～30 mg

(朱国行)

第四章
周围神经病变

第一节 概　　述

　　周围神经系统包括脑神经和脊神经,由来自脑和脊髓的神经元及其突起组成。每个神经元都包含神经元的胞体和突起两部分。运动神经元的胞体位于脑干运动神经核和脊髓灰质前角内;感觉神经元的胞体位于脑神经的感觉神经节和脊神经后根神经节内;自主神经元的胞体位于自主神经节内。这三种神经元的突起组成周围神经纤维。运动神经纤维终止于运动终板,是一种电化学转换装置;感觉神经纤维始于外周各种感受器;自主神经终末与内脏平滑肌腺体等相连。

　　周围神经的神经元胞体是合成蛋白质、氨基酸、神经递质、肽类和其他物质的主要部位,这些物质通过轴索中的轴浆向远端运输,称轴浆流。轴浆流对周围神经的生长、再生和功能的维持起重要作用。根据是否有髓鞘包裹,可以将神经纤维分为有髓神经纤维和无髓神经纤维。周围神经系统的髓鞘是由施万细胞(Schwann cell,Sc)包绕轴突而形成(图 4 - 1)。连续两个 Sc 形成的髓鞘之间的无髓鞘区域,称为郎飞结(node of Ranvier,Rn)。髓鞘分成三部分,致密部、近结旁区和结旁区。致密部位于髓鞘中央,此处髓鞘对轴突的包裹紧密,起保护轴突和绝缘作用。两侧是 Sc 细胞膜与轴突的附着点,此处髓鞘与轴突的结合较疏松,因此称为髓鞘疏松部,包括紧邻 Rn 的结旁区(paranode)及致密部和结旁区中间的近结旁区(juxtaparanode)两部分。无髓纤维没有髓鞘环绕,通常几根无髓纤维包裹在一个 Sc 内。轴突表面的钠离子(Na^+)通道是神经冲动产生动作电位的结构基础,髓鞘的存在使得神经冲动在轴突上的传导呈沿着 Rn 进行的跳跃式传导(saltatory conduction),传导速度高达 40～70 m/s。而无髓纤维的神经传导则是沿着神经纤维连续进行,传

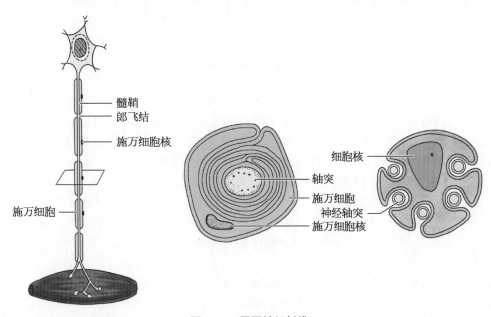

髓鞘
郎飞结
施万细胞核

细胞核
轴突
施万细胞
神经轴突
施万细胞核

施万细胞

图 4 - 1　周围神经纤维

导速度(<3 m/s)显著低于有髓纤维。因此 Rn 及其结旁区、近结旁区的病变可导致神经冲动的传导速度显著下降甚至无法下传(传导阻滞)。Sc 鞘膜也是神经损伤后再生的重要结构基础,并能分泌趋化因子、神经生长因子等诱导神经向远端芽生。脑神经中的视神经和嗅神经由于其髓鞘形成是少突胶质细胞来源,且缺乏周围神经的典型结构,因此,严格意义上,它们是中枢神经的延续,不属于周围神经系统。

周围神经系统由 10 对脑神经(cranial nerve,CN)和 31 对脊神经(spinal nerve,SN)共同组成。它们都是混合神经,其中 ① 躯体运动神经来自脑干运动神经核和脊髓灰质前角细胞,支配骨骼肌;② 内脏运动神经来自脑干内脏运动神经核、胸$_1$～腰$_2$ 和骶$_2$～骶$_4$ 节段脊髓侧索,支配平滑肌、心肌和腺体;③ 躯体感觉神经分布于皮肤、黏膜、肌腱、关节和骨骼肌等,通过感觉神经节传入中枢;④ 内脏感觉神经分布于内脏、心血管和平滑肌。此外,脑神经中尚有分布局限、功能特化的三种特殊纤维,分别是:① 特殊躯体传入纤维,如听器和平衡器;② 特殊内脏传入纤维,传导味觉;③ 特殊内脏传出纤维,支配由鳃弓延伸的骨骼肌,即咀嚼肌、表情肌、咽喉肌、胸锁乳突肌和斜方肌。通过这些功能各异的纤维,周围神经系统将中枢和外周效应器衔接起来,并使机体在中枢的调控下各器官的活动得以统一和协调。

神经纤维集合成神经束,许多神经束组成周围神经干。神经束和神经干外周都包有结缔组织膜,前者为神经束膜(perineurium),后者为神经外膜(epineurium)。神经束膜内神经纤维之间为神经内膜(endoneurium)。周围神经的血液供应来自邻近动脉的分支,在神经表面行走一段后进入神经呈 T 字形分叉升降,在神经的三层结缔组织鞘膜内均有丰富的纵行吻合的血管丛。因此,阻断一条进入神经的营养动脉并不影响神经的功能,但是全身性小动脉或微动脉病变,将导致神经干或神经束的缺血、梗死而产生相应神经的功能障碍。

周围神经病(peripheral neuropathy)是指周围神经的结构改变及功能障碍。

【病因和病理】

引起周围神经病变的病因十分复杂。感染、自身免疫性炎症、缺血、外伤、中毒、营养和代谢障碍、肿瘤直接浸润或远隔效应以及遗传均可成为病因。不管何种原因引起的周围神经病,其主要的病理改变有以下几种类型。

1. 沃(华)勒变性(Wallerian degeneration)   任何机械性损伤出现神经断裂,导致轴突中断和轴浆流终止,远端轴突和髓鞘变性及溶解,被巨噬细胞吞噬,而断裂近端仅 1～2 个郎飞结同时发生变性但不会继续向近端神经元进展。但是,若损害接近胞体或神经元,可使神经元发生死亡。病变发生 10～14 d 后,受损神经支配的肌肉可见到典型的失神经电位。

2. 轴索(突)变性(axonal degeneration)   是最常见的病理类型。指神经远端因代谢、中毒或遗传等因素导致轴浆流供应不足,髓鞘和轴突同时崩解,并逐渐向近端发展,直至神经元肿大、尼氏体溶解,因此这种变性进展模式也称为逆行死亡性神经病(dying back neuropathy)或长度依赖性神经病(length-dependent neuropathy)。神经传导检查可发现动作电位的波幅显著下降,但传导速度正常或轻度下降。

3. 神经元病(neuronopathy)   是神经元胞体的原发性病变导致整个神经轴突的变性,因此也称为顺行死亡性神经病(dying forward neuropathy)。分别有运动神经元病和感觉神经元病,神经传导检查表现类似轴索变性,但通常程度更重,可无动作电位出现。

4. 节段性脱髓鞘(segmental demyelination)   是轴索全长中的斑片状、局限性髓鞘破坏,而轴突基本正常。如果轴索全长髓鞘均匀损害,则称为髓鞘形成不良(dysmyelination)。节段性脱髓鞘具有特征性电生理表现,即脱髓鞘节段的神经传导速度明显减慢,甚至传导阻滞,而正常髓鞘节段传导速度正常。常见于自身免疫性脱髓鞘性周围神经病,或正己烷中毒、白喉等引起的周围神经病变。

值得一提的是,施万细胞和轴突之间唇齿相依,因此严重的髓鞘损害可以引起继发性轴突变性,慢性或严重的轴索变性也可出现继发性髓鞘损害。大多数周围神经病以不同程度的轴索变性和髓鞘损害混合出现,但常以一个病理过程为主。以上病变均原发于神经元、轴突或髓鞘。此外,尚有神经间质病变,如间质内微血管病变、炎症细胞浸润、免疫复合物沉积等病理改变导致的神经功能障碍。

【临床表现】

周围神经病的临床表现主要有麻木、疼痛、肌肉无力和萎缩、腱反射减弱或消失,自主神经功能障碍以及皮肤营养障碍。需要指出的是,神经病理性疼痛(neuropathic pain)不同于伤害感受性疼痛,它具有特征性的烧灼样、电击样、针刺样疼痛或呈发冷、冷痛、瘙痒等特征,可自发或被诱发。如果受累的感觉神经分布区发生上述神经病理性疼痛,但是无神经功能的缺失,且神经传导正常,称为原发性神经痛(neuralgia)。例如,三叉神经痛、枕大神经痛等,详见本章第二节。

【定位和定性诊断】

1. 定位诊断 与中枢神经系统的定位不同,周围神经病的定位包括空间分布特征、受累纤维类型和病理损害类型三部分。

(1)空间分布特征:根据神经受损部位不同,周围神经病可分为神经根病、神经丛病和神经干病。神经干病再分为单神经病(mononeuropathy)、多数性单神经病(mononeuropathy multiplex)和多发性神经病(polyneuropathy)。单神经病是指一根周围神经受损;多数性单神经病是指≥2根周围神经受损,并且受损神经呈不对称分布;多发性神经病则是多神经受累,症状往往对称,临床多表现为手套-袜套样的感觉异常、对称性下运动神经元性损害特征,并可伴皮肤和指甲的营养改变等。

(2)根据受累纤维类型不同,可分为运动感觉性(最多见)、纯感觉性、纯运动性和自主神经性神经病。

(3)根据病理损害类型不同,可分为髓鞘性、轴索性或混合性损害。临床上,髓鞘损害表现为四肢近端肌无力和早期出现的广泛腱反射减弱或消失;轴索损害通常有长度依赖性特点,较早出现远端肌萎缩。作为临床体格检查的延伸,神经传导和肌电图检查是明确这些病理损害的重要辅助检查方法。

2. 定性诊断 准确的定位诊断是定性诊断的基础,但是更为重要的诊断依据来自详细的病史资料,包括临床资料、实验室检查、神经电生理和影像学检查等。临床上,应详细询问患者周围神经病变的发生和演变过程(可以根据临床病程,将周围神经病分为急性、亚急性、慢性、复发性或进展性)、全身性疾病病史、家族史、饮食习惯、嗜好等。实验室检查包括血常规、空腹血糖和糖化血红蛋白、B族维生素浓度、甲状腺功能、红细胞沉降率和C反应蛋白、风湿疾病抗体谱、免疫球蛋白和游离轻链、血清蛋白电泳和免疫固定电泳、结区/结旁区抗体等。脑脊液检查需根据病因进行选择。辅助检查中神经电生理检查必不可少。怀疑神经根或神经丛损害时可进行高场强磁共振检查。近年来,周围神经高频超声因其便捷、无创和可重复检查的优势,也在周围神经病变的诊断中发挥作用。表浅感觉神经(如腓肠神经、腓浅神经或桡浅神经)活检的适应证有限,神经丛或运动神经选择性神经束活检对病因诊断价值极大,但技术难度极高,术后容易造成功能残疾,难以普遍开展。皮肤活检观察表皮内游离神经末梢的形态和定量分析则在小纤维神经病中应用更多。

总之,周围神经病十分复杂,本章将分为神经痛、单神经病、多数性单神经病和多发性周围神经病进行介绍。

第二节 神 经 痛

经典的神经痛(neuralgia)特指某感觉神经支配区内的神经病理性疼痛,根据是否伴该神经的结构和功能障碍分为原发性神经痛和继发性神经痛。脑神经痛中以三叉神经痛最多见,此外还有蝶腭神经痛、舌咽神经痛等。脊神经痛则以坐骨神经痛最多见,此外尚有肋间神经痛、颈神经根性疼痛(枕大神经痛、耳大神经痛、上肢神经痛)。此外,还有一类神经痛的疼痛部位与病变神经的解剖支配区域并不一致,称为复杂区域性疼痛。本章节将重点介绍三叉神经痛和坐骨神经痛。

三 叉 神 经 痛

【解剖基础】

三叉神经是混合神经,其感觉神经的假单极神经元胞体组成半月神经节,位于颞骨岩尖,中枢突进入脑干中脑核(深感觉)、感觉主核(部分触觉)和脊束核(痛觉、温度觉和粗触觉),脑内二次换元后投射到对侧中央后回下1/3区。周围突形成三个分支,分别经过眶上裂(眼神经)、圆孔(上颌神经)和卵圆孔(下颌神经)出颅,支配从头顶前部(双侧耳郭-头顶部连线之前)直到下颌颏部(除去下颌角,其归颈神经支配)的皮肤感觉,以及眼、鼻、口腔和舌前2/3黏膜感觉,是角膜反射的传入通路。脑桥三叉神经运动核的轴突加入下颌神经支配同侧面部表情肌以外的鳃弓衍化肌群(咀嚼肌、颞肌、翼状肌)。

【定义】

三叉神经痛（trigeminal neuralgia，TN）是指面部三叉神经一支或多支分布区域内反复发作的、短暂阵发性、闪电样剧烈痛。早在三百年前由希腊医生 Aretaeus of Cappadocia 首次提到这种特征性头面痛，由于患者常因疼痛而导致患侧面肌不自主抽搐，因此称之为痛性抽搐（tic douloureux）。而最为完整和精确的描述是由 John Fothergill 在 1773 年提出的。

【病因和发病机制】

三叉神经痛可分为原发性和继发性两类。原发性三叉神经痛即一般所说的三叉神经痛，多无明确的病理损害和功能障碍。近年来发现，三叉神经根入脑干区（root entry zone，REZ）存在由小脑上动脉、小脑前下动脉或基底动脉形成的动脉襻，当这些动脉硬化、异位或扭曲时，即对三叉神经神经根或半月神经节产生压迫，神经根髓鞘受损，裸露的轴突与邻近无髓鞘纤维形成"短路"（又称"伪突触"），以致轻微的触觉刺激即可通过短路传入中枢（脑干），后者传出的冲动也可通过短路再传入中枢，这些冲动总和到达一定量时，即可激发神经节内感觉神经元而产生疼痛。继发性三叉神经痛指有明确的病因，如颅底或脑桥小脑角的肿瘤、转移瘤、脑膜炎等，损害三叉神经的感觉神经根或脑干感觉核而引起疼痛，多伴有三叉神经功能丧失和邻近结构损害的表现。

【临床表现】

本病无人种和地域差异。男女发病比为 1∶2～2∶3，女性多见。原发性三叉神经痛好发于 40 岁以后，以 60～70 岁起病最为多见。因此，青年起病的三叉神经痛需要高度警惕继发性可能。原发性三叉神经痛通常单侧起病，随病程进展可累及双侧，双侧同时起病极为罕见。60% 的患者疼痛从口角放射到下颌，30% 从上唇或尖牙放射到眼眉，而单纯眼支受累的少于 5%。疼痛呈电击样、针刺样、刀割样、撕裂样或烧灼样剧痛，可长期固定于一个分支，随病程进展可影响其他分支，甚至三支全部累及，亦可两支（第 2、3 支）同时受累。由于本病疼痛发作的部位固定、程度剧烈、性质特殊，因此患者通常能准确地描述疼痛所在的位置。面颊、鼻翼、口角或舌部是最敏感的区域，稍加触动即可发作，故这些部位称为"触发点"或"扳机点"。严重者洁面、刷牙、擤鼻、说话、咀嚼、喝水等均可诱发，以致其不敢做这些动作。发作频率可以从每日平均少于 1 次到几十次甚至上百次发作。但是每次发作均呈闪电式，持续几秒至十余秒，不超过 2 min。发作间期完全正常。起病初期发作次数较少，之后逐渐增多且疼痛增强，严重者每分钟可发作数次，极为痛苦。睡眠时疼痛发作可减少甚至消失，少数亦可痛醒。

其他提示性临床特征有：反射性面肌抽搐，因患者常以手掌紧按或摩擦面部以期减轻疼痛而致局部皮肤粗糙、变厚，外侧眉毛和胡须常被擦落，患者为避免接触扳机点而不愿进行面部和口腔卫生，亦有不少疑为牙痛而误将牙齿拔除。

需要强调的是，原发性三叉神经痛无论是发作期还是发作间期，神经系统检查都没有三叉神经损害的阳性体征，也没有三叉神经传导通路上邻近结构损害的阳性体征。

本病呈慢性间歇性经过，初期疼痛数周或数月，可有缓解期（数月至数年），但以后会出现发作频率增加，缓解期缩短，未经治疗的很少自愈。

【诊断和鉴别诊断】

根据国际疼痛协会（the International Headache Society，IHS）的诊断标准，原发性三叉神经痛需满足：① ≥1 个三叉神经支配区内的发作性疼痛，持续<2 min；② 疼痛特征必须满足强烈、尖锐但表浅的特征，或由扳机点诱发；③ 个体的发作形式刻板；④ 无神经系统阳性体征；⑤ 排除其他病因。

因此，对于原发性三叉神经痛的鉴别诊断，需依次完成以下三个步骤。

1. 鉴别头面部五官疾病引起的疼痛

（1）牙痛：呈持续性钝痛，进冷热食物时疼痛加剧。

（2）副鼻窦炎：以所在副鼻窦区持续性钝痛伴压痛为特征，并伴有流脓涕、外周血白细胞增高等炎症反应。

（3）颞下颌关节综合征（又称 Coston 综合征）：咀嚼时，下颌和颞部疼痛，但无其他部位的触发点，且颞下颌关节处有压痛。

（4）青光眼：与三叉神经眼神经痛相鉴别，青光眼存在视物模糊、虹视等视觉症状；眼压测定可确诊。

2. 鉴别头面部其他神经痛　蝶腭神经痛通常表现为颜面深部的持续性疼痛，可放射至鼻根、眼眶深部、乳突、枕部等，伴面部副交感症状。舌咽神经痛位于咽部及外耳道，常在吞咽时发生（详见下述）。

3. 鉴别继发性三叉神经痛　通常疼痛更为持久，伴三叉神经麻痹，患侧面部感觉减退；眼支受损可有角膜反射迟钝或消失;第3支受损可有咀嚼肌萎缩,张口下颌歪向病灶侧,或合并邻近结构损害的体征,如交叉性感觉障碍、其他脑神经麻痹、锥体束征等。常见病因有颅底骨折、半月神经节肿瘤、脑桥小脑角肿瘤压迫、转移瘤(尤其是鼻咽癌)浸润或压迫、脑膜炎症刺激神经根、多发性硬化、延髓空洞症、面部起病的感觉运动神经元病(FOSMN)等。

【治疗】

原发性三叉神经痛以止痛为治疗目的,分为药物治疗和手术治疗两大部分。

1. 药物治疗 是首选的基本治疗,75%的患者单纯药物治疗即可有效。尤其是起病初期,单药治疗即可起到快速镇痛效果。但是,随着病程进展,患者可能需要两种或更多的药物才能缓解疼痛。主要药物介绍如下。

(1) 卡马西平(Carbamazepine):是研究最为充分并被美国 FDA 批准的唯一治疗三叉神经痛的药物,有效率达 70%~80%。起始剂量为 0.1 g,每日 1~2 次,以后每日增加 0.1 g,直至疼痛消失,最大剂量不超过每日 1.0 g,以后逐渐减少剂量,直至找出最小有效剂量并维持服用。不良反应有眩晕、嗜睡、恶心、粒细胞减少以及皮疹甚至重症多形性红斑(又称 John‑Steven 综合征)。缓慢加量,每周监测血常规和血药浓度有助于减少和避免上述不良反应。HLA‑B1502 基因检测对于预防 John‑Steven 综合征非常重要,基因阳性的患者禁用该药。奥卡西平(Oxcarbazepine)是卡马西平的结构类似物,起始剂量 150 mg,每日 2 次,以后缓慢增加日剂量,最大剂量不超过每日 1 200 mg。不良反应和用药禁忌与卡马西平相同。

(2) 拉莫三嗪(Lamotrigine)和巴氯芬(Baclofen):是治疗三叉神经痛的二线药物,目前仅有卡马西平无效后添加拉莫三嗪的疗效研究。拉莫三嗪起始剂量为 25 mg,每日 1 次,缓慢加量,每次增加 25 mg,最大剂量不超过每日 300 mg,分 2~3 次口服。最严重的不良反应为 John‑Steven 综合征,因此,HLA‑B1502 基因阳性的患者同样禁用。

(3) 其他抗癫痫药物:苯妥英钠(Phenytoin)起始剂量为 0.1 g,每日 3 次,若无效可加大剂量,每日增加 0.1 g,最大剂量不超过每日 0.6 g。不良反应有头晕、嗜睡、牙龈增生、毛发增多、共济失调和粒细胞减少等。加巴喷丁或普瑞巴林对多发性硬化所致的三叉神经痛有一定疗效。

2. 手术治疗 目前已不推荐用三叉神经颅外周围支切断术、半月神经节感觉根切断术来治疗三叉神经痛。三种手术方法,即经皮射频热凝毁损或甘油注射封闭半月神经节、γ 刀治疗和微血管减压术(microvascular decompression,MVD),可使 90% 的患者在术后迅速获得疼痛缓解,其中以 MVD 的有效时间持续更长。

(1) MVD:经由耳后区域入颅,在三叉神经根入脑干区域通过减压材料,将动脉襻与神经根分离,从而解除压迫、缓解疼痛。术后并发症主要有面部感觉减退、局部血肿、面听神经损害、脑脊液漏或无菌性脑膜炎。对于年轻的、能耐受全麻手术的患者,手术方式首选 MVD。

(2) γ 刀治疗:适用于无法耐受手术的老年患者,照射目标仍为三叉神经根入脑干区,照射剂量尚无统一标准,术后疼痛缓解程度和持续时间各异。

(3) 经皮射频热凝毁损或甘油注射封闭半月神经节:适用于长期和药物治疗无效或无法耐受药物剂量,以及年老、体弱不适合手术的原发性三叉神经痛患者。

【预后和并发症】

首次发作后半年至 1 年内,三叉神经痛可自行缓解并持续数月甚至数年不发作。此后发作变得频率加快、程度更重、更易于诱发以及疼痛范围扩大。疼痛的持续不缓解导致患者伴发情绪障碍甚至有自杀倾向。此外,镇痛类药物的长期使用和多药联用带来药物耐受和不良反应增加。而手术治疗同样存在相应的并发症,并且疗效不能长久维持后患者还要面临二次手术的抉择。

蝶腭神经痛

蝶腭神经痛(sphenopalatine neuralgia,SN)也称翼腭神经痛、翼管神经痛或 Sluder 神经痛。1908 年由 Sluder 首次发现并命名。责任神经为蝶腭神经和翼管神经,前者是上颌神经的分支,后者为交感和副交感神经,共同支配泪腺、副鼻窦、软腭、口腔顶和鼻腔的黏膜和腺体。临床表现为一侧下半面部剧烈疼痛,性质同三叉神经痛,但通常由一侧鼻根后方、眶部及上颌开始,部位更深且弥散,并向同侧头部放射,可达乳突后区域。同时还伴随同侧面部副交感症状,如面色潮红、畏光、流泪、结膜充血、鼻塞、流涕。发作前无诱因,持续时间数分钟到数小时不等。查体无阳性体征。继发性者常见于筛窦或蝶窦感染、鼻中隔畸形、颅底病变影响翼腭窝等。原发性者则多和邻近神经(如三叉神经)短路、神经节局部脱髓鞘有关。治疗以纠正原发病因为主。原发性蝶腭神经痛的药物治疗与三叉神经痛相同,但更多通过神经节阻滞或毁损术缓解症状。

舌咽神经痛

舌咽神经痛(glossopharyngeal neuralgia,GN)是指在舌咽神经及迷走神经的耳支和咽支分布区内反复发作的阵发性剧烈疼痛,1921 年由 W. Harris 首次命名。舌咽神经痛非常罕见,在所有脑神经痛中占 0.2%～1.3%。疼痛位于舌根、扁桃体区附近咽壁,这些部位可有扳机点,因吞咽、讲话、咳嗽、打哈欠或舌运动等诱发。疼痛性质和持续时间均类似三叉神经痛,并可放射至鼻咽部或耳深部。病情严重者有时可伴有阵发性咳嗽、喉部痉挛感、心动过缓甚至停搏等症状。患者可因此而晕厥、抽搐,表现类似阿-斯综合征(Adams - Stokes syndrome)。继发性舌咽神经痛常见于脑桥小脑角、颈静脉孔区、颅底、鼻咽部、扁桃体肿瘤,以及蛛网膜炎、动脉瘤压迫或舌咽部感染等。原发性舌咽神经痛的病因可能与神经脱髓鞘有关。药物治疗与三叉神经痛相同。75%的患者经过药物治疗疼痛可缓解。药物治疗无效时,可考虑舌咽神经阻滞术、舌咽神经根部微血管减压术、经皮射频神经根切断术以及经颅内切断患侧的舌咽神经根及迷走神经最高的 1～2 根纤维。

枕 神 经 痛

枕神经痛(occipital neuralgia,ON)或称颈$_2$神经痛,是指来自颈$_2$神经根的枕大神经和枕小神经支配区内的发作性抽痛或刀割样疼痛。疼痛起于枕下,放射到上颈部和后枕部,甚至到达眼后。发作期伴枕部皮肤感觉过敏和异常触痛(allodynia)。在枕大神经出口处(枕骨粗隆下 3 cm 旁开 1.5 cm 处,即风池穴)或枕小神经出口处(乳突尖正上 3 cm)有明显压痛,轻叩这些部位可诱发相应支配区疼痛[枕神经蒂内尔征(Tinel sign)],患者躺在枕头上颈部过伸或转颈可诱发疼痛(枕头征)。常见病因有枕颈交界部位血管畸形或动脉瘤压迫、先天性颅颈交界畸形[阿诺德-基亚里畸形(Arnold - Chiari malformation)]、高颈段脊髓炎症、枕大神经鞘瘤、颈椎本身骨关节病变,亦可病因不明。治疗应针对病因。对于原发性者,治疗需按药物保守治疗(同三叉神经痛)、局部干预治疗(脉冲射频治疗、局部麻醉药物神经阻滞、A 型肉毒毒素局部注射)、外科手术(神经松解术、皮下枕大神经刺激术或其他神经毁损术)循序渐进地选择。

臂 神 经 痛

臂丛系由颈$_5$～胸$_1$的脊神经前支组成,支配上肢和上肢带的运动和感觉功能。组成臂丛神经的各部受损时引起其支配范围内的疼痛,称为臂神经痛(brachial neuralgia)。通常可将臂神经痛分为原发性和继发性两种,后者多见。原发性臂神经痛无明确的原因;继发性臂神经痛按起病部位可分为根性臂神经痛和干性臂神经痛。根性臂神经痛常见病因有颈椎病、颈椎间盘突出、骨折、脱位、颈髓肿瘤、蛛网膜炎等。干性臂神经痛病因有胸廓出口综合征、臂丛神经炎、外伤、锁骨骨折、肺上沟瘤等。

臂神经痛起初为颈部及锁骨上疼痛,后扩散到肩后、手臂及手,呈间歇性或持续性疼痛,似烧灼样、针刺样或酸胀痛,活动和牵拉患者可加重疼痛。单纯的臂神经痛而不伴功能障碍者非常少见。大部分情况下,除了疼痛外,可快速出现受损神经支配处的肌肉萎缩和功能障碍。

治疗首要是消除病因。受累上肢充分休息,可用宽带悬吊于颈。可口服泼尼松或地塞米松。止痛剂、局部理疗、针灸及应用 B 族维生素均有较好疗效。

肋 间 神 经 痛

肋间神经痛(intercostal neuralgia)是指一支或数支受影响的肋间神经(沿肋骨、胸部或腹部)分布区内的神经病理性疼痛,呈条带状,性质为尖锐痛、放射痛、灼烧痛或刺痛,可间歇性发作或在持续疼痛基础上阵发性加剧,伴相应区域内感觉过敏。原发性者少见,继发性者最常见于水痘-带状疱疹病毒感染和开胸导致的损伤(开胸后疼痛综合征),其他病因包括胸膜炎、糖尿病躯干神经病、胸椎或胸膜转移癌、淋巴瘤、乳房手术、脊柱结核等。

咳嗽、喷嚏、用力或者突然转身均可诱发或加重疼痛。带状疱疹引起的肋间神经痛,可在相应肋间皮肤上出现条带状分布的疱疹,疼痛可出现在出疹之前或之后。一些特殊的检查方法可以帮助鉴别诊断:① 嘱患者向患侧侧弯躯干可导致疼痛加重[舍佩耳曼征(Schepelmann sign)],可与胸膜炎鉴别;② 较罕见的情况见于胸$_7$~胸$_{11}$节段的前皮神经卡压综合征(anterior cutaneous nerve entrapment syndrome,ACNE)和(或)肋下神经(胸$_{12}$节段)卡压综合征,表现为一侧上腹痛,半坐起时(腹肌用力)患侧区域触痛加强[卡尔内征(Carnett sign)]。

治疗取决于病因,带状疱疹引起的肋间神经痛,急性期用抗病毒药与止痛药,疱疹后神经痛可用加巴喷丁(0.3 g,每日 3 次口服)或普瑞巴林(75 mg,每日 2 次起;增至 300 mg,每日 2 次)。而 PTPS 则可以用阻滞肋间神经的方法缓解疼痛,并配合使用阿片类药物、非甾体抗炎药(NSAIDS)、抗惊厥药物及局部外用辣椒素软膏、利多卡因凝胶或经皮神经刺激(transcutaneous electrical nerve stimulation,TENS)。

坐 骨 神 经 痛

坐骨神经由腰$_4$~骶$_2$神经根前支组成,下行经过坐骨切迹处出盆腔,在大腿后侧走行,到腘窝附近分出胫神经和腓总神经,分别沿小腿后侧和外侧下行,进入足部。因此坐骨神经痛(sciatica)就是指这条通路上,包括下腰部、臀部、大腿后、小腿后外侧和足外侧的疼痛。根据受损害的部位不同又可分为根性坐骨神经痛和干性坐骨神经痛两类。

【病因】

可分为原发性和继发性两种。原发性坐骨神经痛即坐骨神经炎,较少见,为坐骨神经间质炎症。常在牙、扁桃体、鼻窦等感染之后发病。寒冷、受凉为常见的发病诱因。继发性坐骨神经痛病因复杂。根性坐骨神经痛也称为神经根痛(radicular pain),常见病因为腰骶椎骨关节疾病或腰椎间盘突出、各种原因所致的腰骶蛛网膜炎及椎管内肿瘤、髋关节手术后等。干性坐骨神经痛的病因为邻近腰骶神经丛或坐骨神经干处的各种病变,如骶髂关节及髋关节炎、盆腔炎及肿瘤等,以及坐骨神经干本身因外伤、炎症、糖尿病微血管病、血管炎等因素导致的干性坐骨神经痛。吸烟、肥胖和重体力活动是可能的诱因。

【临床表现】

本病于男性青壮年多见,以单侧性为多。

1. 根性坐骨神经痛 以腰$_5$~骶$_1$神经根受累最常见。多为急性或亚急性起病,开始常有下背部酸痛或腰部僵硬不适感,典型表现为疼痛自腰部开始,向一侧臀部及大腿后侧、腘窝、小腿后外侧放射,甚至可达足尖,下肢疼痛较腰痛更严重,并因咳嗽、喷嚏、用力排便等胸腹压增高而疼痛加剧。如果为腰$_4$神经根损害,则疼痛位于大腿前侧和前外侧。患者常取特殊的减痛姿势,如睡时卧向健侧、患侧膝部微屈,坐起时患侧膝关节屈曲,站立时身体重心移在健侧,坐下时健侧臀部先着椅等,日久可造成脊柱侧弯。神经系统体格检查可见踝反射减弱或消失,伴或不伴相应神经根支配区的感觉减退及肌力下降。病变节段的腰椎棘突或椎旁肌常有压痛和叩痛。坐骨神经牵拉试验阳性有助于诊断:① Laségue 试验和加强试验(腰$_5$~骶$_1$),患者仰卧,下肢伸直,检查者将患肢伸直抬高,下肢与水平面形成的夹角在 70° 范围内,患者感到疼痛则为 Laségue 征阳性。如可疑阳性,可将患肢略放低,同时检查者突然用力使患肢踝关节背屈,如诱发出明显疼痛即为 Laségue 加强试验阳性。② 反 Laségue(腰$_2$~腰$_4$)试验,患者俯卧,患肢屈膝,检查者将患侧大腿向上抬高,如患者出现大腿前侧疼痛则为反 Laségue 征阳性。③ 颏胸试验,患者仰卧,下肢伸直,检查者将患者的头颈部尽量前屈,使其下颏触及胸前,如激发或加剧疼痛则为阳性。

2. 干性坐骨神经痛 多为亚急性或慢性起病,少数为急性。疼痛位于坐骨神经从臀部到足底的通路上,无腰部不适。但患者也有根性坐骨神经痛的减痛姿势。沿坐骨神经径路有几个压痛点:① 腰椎旁点,腰$_4$、腰$_5$棘突外侧 2 cm 处;② 臀点,坐骨结节与股骨大粗隆之间;③ 腘窝点,腘窝横线中点上 2 cm 处;④ 腓肠肌点,小腿后面中央;⑤ 踝点,外踝后方。干性坐骨神经痛患者 Laségue 征阳性,小腿后、外侧和足部感觉障碍比根性疼痛者略明显。坐骨神经支配区肌肉松弛,并有轻微肌萎缩。踝反射常减退或消失。

【诊断和鉴别诊断】

诊断首先应明确是否为坐骨神经痛,其次确定是根性坐骨神经痛还是干性坐骨神经痛,最后为病因诊断。

根据疼痛的部位、性质、放射方向、加重和减轻因素，运动障碍，Laségue 试验阳性，踝反射减弱或消失，即可诊断为坐骨神经痛。但需与腰肌劳损、梨状肌综合征及髋关节或骶髂关节痛等相鉴别。腰肌劳损多有明显的腰部扭伤或长期腰部用力史，患者主要表现为腰痛，腰肌压痛点、Laségue 征阴性等可助鉴别。梨状肌综合征多因下肢外展位时扭伤、局部肌肉痉挛压迫坐骨神经引起，患者臀部疼痛、臀肌萎缩，臀肌深部可触及索状肌束并有压痛，踝反射正常。髋关节、骶髂关节病变时疼痛在该关节范围内，患侧髋关节外展并屈膝置于另侧大腿上时疼痛明显加剧（"4"字征阳性），但坐骨神经牵拉试验阴性。

根性和干性坐骨神经痛的区别包括：前者在胸腹压增高时疼痛加重，并呈放射性痛，腰椎棘突和椎旁肌压痛、叩痛明显；后者压痛点不在腰部而在下肢坐骨神经径路上，并且坐骨神经牵拉痛更明显。

最后，需进行病因诊断，可通过腰椎 CT 或 MRI、腰骶神经丛磁共振以及脑脊液检查发现相关病因。

【治疗】

包括病因治疗和镇痛治疗两部分。有明确病因者需根据不同病因选取相应的治疗方案。镇痛治疗包括以下几方面。

1. 药物治疗　急性发作时短期（6 周）使用糖皮质激素可能改善疼痛，但要注意激素的副作用。而非甾体抗炎药和抗癫痫药物的镇痛效果和安慰剂相比并无显著差异。其他如苯二氮䓬类、阿片类和抗抑郁药物疗效方面的研究少，不作推荐。

2. 腰骶硬膜外麻醉药物和激素局部封闭治疗　不同国家观点并不一致，英国国家卫生和临床技术优化研究所（National Institute for Health and Care，NIHC）指南中推荐使用，但是在丹麦并不被推荐。

3. 手术　目前认为大部分患者经过保守治疗均可获得症状缓解，如果保守治疗 8～12 周仍无缓解才可考虑手术。此外，如果患者合并尿潴留、便秘等提示马尾综合征的情况，或者出现严重的、进行性加重的下肢麻木无力和肌萎缩时，需要及时手术。

复杂区域性疼痛综合征

美国独立战争时期 Silas Weir Mitchell 首先描述并命名为灼性神经痛（causalgia），定义为：周围神经受到子弹穿通伤后 1 周～1 个月内，在该分布区内及以外的区域产生的特征性疼痛，多见于手掌、手指或足底、脚趾；程度剧烈，性质如辣椒抹在皮肤上或烧热的刀子摩擦皮肤的感觉，各种情绪或物理性刺激，如谈话的吵闹声、汽车声、甚至是水管的滴水声以及轻微的触碰，都可加重这种疼痛。因此，患者通常对患肢采取保护措施，如避免接触空气而一直浸在水里或用湿布缠绕以保持湿润、不让检查者碰触、患肢制动等。

第二次世界大战让这种神经穿通伤后出现的疼痛得到进一步认识。1946 年，James A. Evans 提出交感神经系统在本病发病中发挥作用，受损的神经通常具有丰富的感觉纤维和交感纤维，因此受累部位还常伴有出汗异常、血管舒缩功能异常、皮肤营养障碍。据此又将其命名为交感反射性营养不良（reflex sympathetic dystrophy，RSD）。该命名也为交感干阻滞或切除治疗灼性神经痛提供了理论基础。

直到 1994 年，国际疼痛研究协会（IASP）将其正式命名为复杂区域性疼痛综合征（complex regional pain syndrome，CRPS），并根据是否存在粗大神经干的损害分为两型：Ⅰ型不存在粗大神经干的病理损害；Ⅱ型存在明确的粗大神经干创伤或手术损害。

本病女性患病率是男性 3～4 倍，最常见的危险因素包括多发外伤、骨折、挤压伤和手术。最常见的神经损害见于正中神经、尺神经，下肢坐骨神经、腓肠神经、腓总神经较少见。临床过程分三个阶段。第一阶段为早期/急性期 CRPS，以剧烈疼痛和感觉过敏为特征，伴皮肤变色、显著水肿和出汗异常。第二阶段为营养不良阶段，表现为疼痛和感觉障碍进一步加重，并出现显著的运动障碍，皮肤颜色改变和皮肤营养障碍也变得更显著。第三阶段则为晚期 CRPS 或萎缩阶段，主要表现为疼痛和感觉障碍减轻但皮肤颜色改变和运动或营养障碍仍显著。目前本病无确诊的方法，诊断多采用布达佩斯标准。患者必须同时满足以下 4 条：① 与诱发因素无法匹配的连续疼痛；② 阳性症状必须满足以下 4 条中的 3 条，且每条至少满足 1 个体征，即感觉异常（超敏或异常触痛）、血管运动异常（不对称性皮肤温度或皮肤颜色）、泌汗异常（不对称性水肿或出汗改变）、运动/营养障碍（无力，肌张力障碍，皮肤、指甲、毛发改变）；③ 阳性体征至少满足上述 4 条中 2 条；④ 排除其他病因。

本病的病理生理机制复杂,可能的机制有交感活性失调节、CRPS 早期炎症反应(促炎因子分泌增加而抗炎因子分泌减少,导致神经病理性疼痛外周敏化和中枢敏化)、内皮细胞功能障碍(内皮素-1 增加和氧化氮下降,导致血管收缩和舒张失平衡,皮肤颜色发生改变)。此外骨重塑也被证明发生在 CRPS 中。X 线可发现局部骨吸收性骨减少,骨扫描可发现关节周围骨代谢增加,这是 CRPS 诊断中较特异性表现。

本病的治疗以体疗和作业治疗为主,还要鼓励患者增加患肢运动。患者因剧烈疼痛产生的情绪障碍,如焦虑和抑郁,也需要干预。镇痛药物治疗中,抗癫痫药物普瑞巴林和加巴喷丁、抗抑郁剂文拉法辛和度洛西汀可发挥一定作用,但非甾体抗炎药的疗效并不确定。急性期使用激素可能发挥其抗炎作用,然而剂量和疗程并无统一方案。双磷酸盐和降钙素被认为是治疗 CRPS 的有效药物。交感神经阻滞、交感干切除术或毁损术均可缓解一部分患者的疼痛。神经调控术是近年十分热门和重要的干预措施,包括经皮神经刺激、背根神经节刺激、脊髓刺激,均有一定疗效,但经颅磁刺激、经颅直流电刺激以及脑深部刺激的疗效不确切。

第三节 单 神 经 病

嗅 神 经 病

【解剖】

嗅神经为初级神经元,起源于鼻腔黏膜的双极细胞,其中枢突为无髓鞘纤维,穿过筛板终止于嗅球。换神经元后,经嗅束行至前穿质附近分为内侧嗅纹和外侧嗅纹,内侧嗅纹进入颞叶内侧面皮质,外侧嗅纹进入颞叶钩回。

【临床表现】

嗅神经损伤的症状有以下方面。

1. 嗅觉缺失　双侧嗅觉缺失常由上呼吸道感染、慢性鼻黏膜炎症、萎缩性鼻炎、先天性嗅觉缺失等引起。双侧嗅觉缺失常无特殊的神经疾病临床意义。一侧嗅觉缺失常见于颅前窝占位性病变、嗅沟脑膜瘤或一侧颅底骨折。

2. 嗅觉异常(幻嗅)　是指客观不存在的情况下嗅到特殊气味,常由嗅神经或嗅觉中枢刺激引起,常见于颅内肿瘤、颞叶癫痫患者。

视 神 经 病

【解剖】

视神经是视网膜节细胞的中枢突向后形成,经视神经孔,在蝶鞍上方,两侧视神经进行不完全交叉(称为视交叉)。交叉中,鼻侧的纤维分别交叉到各自的对侧,颞侧的纤维不交叉并分别与交叉来的对侧纤维构成视束,向后绕过大脑脚外侧,终止于外侧膝状体、中脑盖前核和上丘,大部分纤维在外侧膝状体换元后经视放射投射到枕叶视觉中枢。本节所述视神经疾病仅指视神经,不包括视网膜和视通路疾病。

【临床表现】

1. 视神经炎(optic neuritis)　指不明原因引起的视神经炎症,包括视神经乳头炎(papillitis)和球后视神经炎(retrobulbar neuritis),其中球后视神经炎占全部视神经炎的 70% 以上。

视神经炎多见于青壮年,老年人少见。我国的儿童视神经炎并不少见。绝大多数无明确原因,部分是在非特异性感染后起病,如全身性感染、中毒、妊娠期高血压疾病(妊娠高血压综合征)、代谢营养障碍、血管性病变、过敏反应和脱髓鞘疾病等。少数可见于眼球及其邻近结构的感染。部分患者为哺乳期妇女。约 2/3 的病例炎症为双侧性。发病急剧,可于数日内疼痛剧增,有压痛。在双眼完全失明的病例,瞳孔扩大、对光反应消失。视神经乳头炎患者眼底镜检查可见视神经乳头充血及轻度隆起,边缘模糊不清,静脉淤血,其周围可有点状或线状出血,视网膜可有水肿、出血及渗出物。视野检查常可发现中心暗点、旁中心暗点等改变。轻症患者于数日内即见好转,视力恢复迅速,一般经 2～3 周可达正常,眼底视神经乳头的充血、水肿状态亦可同时消退,最后视神经乳头可恢复原状,但色泽一般较淡。重症病例则需要经过 1～2 周方能出现光感,再进一步好转也甚为缓慢。如果视神经乳头在 1 个月内很快出现全面萎缩,则预后较差。

球后视神经炎的临床表现与视神经乳头炎相似,但因病变在视神经乳头后方,所以早期视神经乳头形态正常,只在晚期才出现视神经乳头萎缩。球后视神经炎除主要感觉视力减退外,甚少有客观体征,因此诊断必须特别慎重。其诊断主要依据是瞳孔、视力、视野及视觉诱发电位等方面的变化,另外还须排除其他可能引起视力障碍的病变。少数球后视神经炎病例可缓解后复发,部分与水通道蛋白 4 抗体、髓鞘少突胶质细胞糖蛋白抗体相关。部分球后视神经炎患者需要进一步完善头颅、脊髓磁共振,与视神经脊髓炎、Leber 视神经炎相鉴别。

视神经乳头炎患者的视神经乳头炎症必须与视神经乳头水肿相鉴别(表 4-1)。

表 4-1　视神经乳头炎与视神经乳头水肿的鉴别

鉴别点	视神经乳头炎	视神经乳头水肿
发病情况	可以是单眼发病	几乎都是双侧
疼痛	有眼痛、眼球压痛,转动时疼痛加剧	无眼痛和眼球压痛
视力	早期迅速减退	早期正常,晚期可明显减退
视野	有中心暗点	仅有生理盲点的扩大
视神经乳头隆起	多在 3 个屈光度以内	多超过 3 个屈光度
血管	眼底静脉不扩张,出血轻微	眼底静脉扩张,出血显著

2. 视神经萎缩(optic atrophy)　症状为视力减退或缺失,瞳孔扩大、对光反应减弱或消失。根据眼底改变分为原发性与继发性两种。原发性者乳头苍白,边缘清楚,生理凹陷与筛板轮廓清晰可见,视网膜动脉变细,多由视神经或视交叉处的肿瘤(如垂体瘤)压迫、中毒(甲醇、奎宁、砷等)、脱髓鞘性疾病(视神经脊髓炎、多发性硬化)、血管疾病、遗传疾病(黄斑变性、视网膜色素变性、遗传性共济失调)等引起。继发性者除乳头变白、视网膜动脉变细外,视乳头边缘模糊;因胶原组织增生,生理凹陷与筛板结构也难以看清,系视神经炎或视神经乳头水肿发展而来。

眼球运动神经疾病

与眼球运动有关的脑神经共三对:动眼神经(Ⅲ)、滑车神经(Ⅳ)和展神经(Ⅵ),它们合称眼球运动神经,均通过眶上裂进入眼眶,支配眼球运动。单独或共同损害时均产生斜视、复视的症状和眼球协同运动障碍的体征。

【解剖】

动眼神经由躯体运动纤维和副交感纤维组成,分别自中脑上丘水平的动眼神经核及其头端 E-W 核(Edinger-Westphal 核)发出,组成的混合神经自大脑脚间出颅,在大脑后动脉和小脑下动脉之间穿过,与基底动脉伴行,向前经过海绵窦外侧到达眶上裂,入眶后分支支配同侧上睑提肌和除上斜肌及外直肌以外的眼外肌,副交感纤维在睫状神经节换元后支配瞳孔括约肌与睫状肌,使瞳孔缩小和晶状体变厚,参与瞳孔对光反应和调节反射。滑车神经自中脑下丘平面的滑车神经核发出,向背侧走行,到达中脑顶盖后交叉并在下丘下缘出脑干,随后绕向脑干腹侧面并穿过海绵窦外侧壁,经眶上裂入颅后支配上斜肌,支配眼球向外下方转动。展神经起自面丘深部的展神经核,发出后在延髓脑桥交界处出脑干,此后在颅内走行较长,需越过颞骨岩尖,再穿过海绵窦外侧壁,最后经眶上裂入眶,支配同侧外直肌。

【临床表现】

眼球运动障碍,或称眼肌麻痹,分广义和狭义。狭义的眼肌麻痹仅指眼外肌麻痹,而广义的眼肌麻痹还包括瞳孔舒缩异常。根据受损部位与眼球运动神经核的位置关系,眼肌麻痹分为核下性、核性、核间性和核上性。

1. 核下性(周围性)眼肌麻痹　是指神经轴突或其分支损害产生的完全性或不完全性眼肌麻痹。

(1) 动眼神经麻痹:完全性麻痹表现为患侧上睑下垂、眼球斜向外下方并有复视。查体可见眼球向上、向内、向下活动受限,瞳孔散大、对光及调节反应消失。见于动脉瘤压迫、小脑幕裂孔疝压迫、颅底转移癌、海绵窦病变等。而糖尿病动眼神经麻痹则多见眼睑下垂和眼球运动障碍,但不累及瞳孔。

（2）滑车神经麻痹：表现为患侧眼球位置略偏上，复视仅在向下外方注视时（如下楼梯时）出现，患者常呈特征性矫正头位，即头部向对侧肩膀歪斜。单纯滑车神经麻痹罕见，常与动眼神经、展神经同时受累。

（3）展神经麻痹：表现为眼球内斜视伴复视，查体见眼球外展困难。常见于岩骨尖综合征、糖尿病展神经损害、脑膜炎或脑膜癌，特别是鼻咽癌颅底转移。展神经在颅内走行较长，因此当颅内压增高时可导致双侧展神经麻痹，称为假性展神经麻痹。

2. 核性眼肌麻痹 脑干眼球运动神经核损害所致，由于脑干空间有限，核团和传导束分布密集。因此，核性眼肌麻痹常伴随邻近的其他核团受累症状及长束征，如锥体束、内侧纵束、感觉丘系的损害而出现交叉性瘫痪、交叉性感觉障碍等伴随症状及体征。此外，不同核团损害尚有各自特征。动眼神经与滑车神经的核性损害均有双侧性但不对称性损害的特征，产生部分性眼肌麻痹现象。瞳孔和对光反应是否异常取决于病变是否累及 E－W 核。而展神经核性损害可仅累及单侧，但都伴随邻近核团，如面丘、三叉神经核损害，因此常出现同侧展神经、面神经和三叉神经损害的表现。

3. 核间性眼肌麻痹 内侧纵束（median longitudinal fascicle，MLF）损害所致的特征性眼肌麻痹，因此也称内侧纵束综合征。内侧纵束是由前庭神经核发出的、在脑干中线两侧纵向上行和下行的纤维束，上行纤维到达各眼球运动神经核，下行纤维到达副神经核与颈髓前角运动细胞，是前庭眼反射和眼球侧向凝视的重要神经束。脑桥凝视中枢发出的纤维支配同侧展神经核，并通过内侧纵束支配对侧动眼神经内直肌核，因此一侧的脑桥凝视中枢兴奋，产生同侧眼球外展和对侧眼球内收的协同运动，即眼球看向凝视中枢。当一侧内侧纵束损害时，双眼向健侧凝视出现患侧眼球内收受限、眼球外展仍正常但有眼球震颤，双眼前视时眼球共轭，并且辐辏反射正常，称为核间性眼肌麻痹。而当一侧脑桥凝视中枢和内侧纵束同时受损，则表现为一个半综合征，即患侧眼球的内收、外展均不能（一个）和健侧眼球的内收不能（半个），但两眼辐辏运动仍正常。

4. 核上性（中枢性）眼肌麻痹 系眼球运动神经核与中枢间的投射纤维损害。表现为眼球联合运动障碍，但单眼活动正常，称为凝视麻痹。大脑凝视中枢对脑桥凝视中枢呈交叉支配，因此，一侧大脑凝视中枢损害产生双眼向对侧凝视不能，患者向病灶侧凝视。但如前所述，一侧脑桥凝视中枢损害，则向患侧凝视不能，表现为患者向健侧凝视。中脑四叠体病变则产生同向垂直凝视麻痹，上视困难最多见，并伴瞳孔对光反应消失，称为帕里诺综合征（Parinaud syndrome）。而额叶和顶叶扫视中枢、颞叶和枕叶平滑追踪中枢、基底节损害则产生双眼平滑追踪和扫视障碍。

三叉神经麻痹

三叉神经解剖见本章"神经痛"部分。根据三叉神经及其通路上损害部位的不同，三叉神经麻痹可分为半月神经节及其外周分支损害、三叉神经核性损害和核上性损害。

半月神经节损害可产生病侧面部皮肤，结膜，角膜，口腔、舌、腭及鼻腔黏膜的感觉缺失，角膜反射消失，咀嚼肌、颞肌萎缩，张口时下颌向病侧偏斜。如各分支损害，则产生相应支配区功能障碍。常见的病因有鼻咽癌颅底转移、颅中窝脑膜瘤、听神经瘤、半月神经节肿瘤、半月神经节水痘-带状疱疹病毒感染、动脉瘤的压迫、颅中窝骨折、脑膜炎、岩骨尖炎等。

三叉神经核性损害表现不一，感觉主核损害时出现受累范围轻触觉障碍，但痛、温觉保留的分离性感觉障碍。若累及延髓和脊髓上颈段的三叉神经脊束或脊髓核时，则出现痛、温觉障碍但轻触觉保留的分离性感觉障碍，且自鼻根和鼻翼向外逐步减轻，呈洋葱皮样分布特征。脑桥病变累及三叉神经运动核则产生病灶侧咀嚼无力和张口歪向病侧。以上损害多见于延髓空洞症，多发性硬化，脑桥、延髓、脊髓上颈段的肿瘤、炎症或血管性疾病等。

脑桥以上，包括丘脑、内囊的病变，由于损害了已交叉的三叉丘系，因此三叉神经核上性损害表现为病变对侧面部全感觉障碍，但不影响咀嚼功能。

面 神 经 病

面神经是人体穿过骨性管道最长的混合神经，含有躯体运动、躯体感觉、内脏运动和内脏感觉四种纤维成分。① 躯体运动纤维：起于脑桥被盖部的面神经核，支配除了咀嚼肌及上睑提肌以外的所有面肌、镫骨肌、耳部肌、枕肌、颈阔肌、茎突舌骨肌和二腹肌的后腹等。脑桥面神经核内,支配面上部各肌(额肌、皱眉肌及眼轮匝肌)的神经元接受双侧皮质脑干束(又称皮质延髓束)的控制;支配面下部各肌(颊肌、笑肌等)的神经元只接受对侧皮质脑干束的控制。② 内脏运动纤维:起于脑桥的上泌涎核,属于副交感节前纤维,通过岩大神经和舌神经在翼腭神经节和颌下神经节内换元,其节后纤维分布于泪腺、下颌下腺、舌下腺及鼻腔和颌部的黏膜腺,行分泌功能。③ 内脏感觉纤维:即传导味觉的纤维,其感觉神经元胞体位于面神经管转折处的膝状神经节内,发出的周围突离开面神经前形成鼓索神经参与舌神经中,分布于舌前 2/3 黏膜和腭部黏膜的味蕾;中枢突则终止于脑内的孤束核,行特殊感觉功能。④ 躯体感觉纤维:其感觉神经元胞体亦在膝状神经节内,将耳部小片皮肤区的浅感觉和表情肌的本体感觉传至脑干的三叉神经脊束核。

面神经自脑桥延髓交界处,于听神经之前发出。在第四脑室底,面神经形成面丘恰于水平的髓纹之上,中间神经于面神经和听神经之间发出。三条神经向外侧进入内听道。在内听道,面神经、中间神经与听神经分离,穿过基底部进入面神经管,在鼓室内壁前面膨大形成膝状神经节,随后转折向后外行至前庭窗(又称卵圆窗),转而向下穿鼓室后壁,垂直向下达茎乳孔。在面神经管内,面神经依次分出岩大神经、镫骨肌神经和鼓索神经。出茎乳孔后,面神经仅为单纯躯体运动纤维,于软组织内向前上转 105°进入腮腺,再分 5 支,形同禽足,支配上述的面部表情肌。

一、周围性面神经麻痹

又称面神经炎或贝尔麻痹(Bell's palsy),特指在面神经管茎乳孔内的面神经非特异性炎症所致的急性周围性面瘫。

【病因和病理】

病因未明。部分患者在受凉或上呼吸道感染后发病,可能和面神经茎乳孔出口部炎症导致的面神经局部受压、脱髓鞘有关,因此也有人认为它同属于卡压性周围神经病(entrapment neuropathy)。部分患者与病毒感染有关,疱疹病毒感染最常见,此外,EB 病毒、巨细胞病毒、风疹病毒、腮腺炎病毒、流感病毒、柯萨奇病毒等均可能引起发病。莱姆病、糖尿病、自身免疫性周围神经病等全身性疾病亦可能为面神经麻痹的原因。

病理变化主要为茎乳孔和面神经管内的面神经水肿、脱髓鞘,后期可有不同程度的轴索变性。

【临床表现】

本病无种族、地域和季节差异,任何年龄均可发病,以 20～40 岁最为多见。男性略多,绝大多数为单侧发病。发病前 60%的患者出现前驱症状,表现为同侧耳根、耳内、乳突区或下颌角区疼痛。呈急性起病,患者

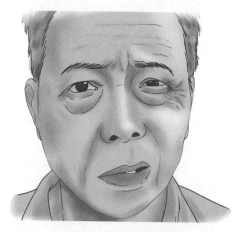

图 4-2　右侧面神经麻痹

常因清晨刷牙时发现不能含住漱口水、口角歪斜、讲话漏风、口角流涎、进食时食物滞留于病侧的齿颊间隙内等情况而就诊。数小时至数日内达到高峰。体格检查时,可见患侧面部表情肌瘫痪:鼻唇沟变浅或消失、口角下垂、露齿困难导致口角反而偏向健侧(图 4-2),鼓腮或吹口哨时患侧口唇不能闭合而漏气。以上表现在中枢性面瘫和周围性面瘫均可发生,但下述症状和体征则为周围性面瘫所特有:患侧额纹消失、眉头低于对侧、眼裂扩大、瞬目减少。皱额、蹙眉动作困难或完全不能。闭目时上下睑缘不能合拢,但眼球能正常转向上内方,因此闭目后患侧露出白色巩膜(贝尔现象)。患侧角膜反射消失但面部感觉正常(传出障碍)。

面神经通路上不同损害部位产生的临床症状各异:① 茎乳孔附近病变,出现上述典型的周围性面瘫体征;② 鼓索神经近端病变,周围性面瘫伴舌前 2/3 味觉障碍和泪腺、唾液腺分泌障碍;③ 镫骨肌神经受累,上述症状再加上听觉过敏、过度回响;④ 膝状神经节病变,上述所有症状以外,还有同侧耳郭和外耳道感觉迟钝。水痘-带状疱疹病毒感染膝状神经节时除了以上这些症状,还可见外耳道和鼓膜疱疹,特称肌阵挛性小脑协调障碍[又称拉姆齐-亨特综合征(Ramsay-Hunt syndrome)]。

本病具有自限性,达到高峰后不会进行性加重。1982 年,在对 1 011 例未经治疗的患者的自然史报道中发现,85%的患者在发病 3 周内出现恢复迹象,最终完全恢复者占 71%,其余患者存在不同程度后遗症。

House 和 Brackmann 根据患者面部静止和系列动作的表现将周围性面瘫按严重程度分为六级(表 4-2)。Ⅰ级和Ⅱ级提示预后良好,而Ⅴ级和Ⅵ级提示预后不良。

表 4-2 House 和 Brackmann 严重程度分级

级别	面部静息状态	抬眉	闭目	露齿	连带运动
Ⅰ(正常)	对称	正常	正常	正常	无
Ⅱ(轻度)	对称	完成	完成	轻度异常	轻度
Ⅲ(中度)	欠对称	不改容	轻度异常	费力完成	明显
Ⅳ(中重度)	不对称	困难	不能完成	不能完成	不能完成
Ⅴ(重度)	明显不对称	仅见非常勉强的面肌运动	仅见非常勉强的面肌运动	仅见非常勉强的面肌运动	仅见非常勉强的面肌运动
Ⅵ(完全麻痹)	明显不对称	完全没有运动	完全没有运动	完全没有运动	完全没有运动

预后不良的患者多伴有后遗症,包括:① 联合运动(synkinesis),见于 50% 的患者,在发病 2 个月后开始出现;表现为上(下)面部肌肉运动时,连带下(上)面部肌肉同时运动;如患者瞬目时,病侧上唇发生轻微颤动,闭目时病侧额肌收缩和病侧唇沟加深,露齿时病侧眼睛不自主闭合等;② 味泪觉反射异常,或称自主神经联合运动(autonomic synkinesis),患者在进食咀嚼时,病侧流泪(鳄鱼泪),颞部皮肤潮红、发热,出汗;③ 病侧面肌痉挛和挛缩,发病数年后,瘫痪侧面部肌肉可见不自主抽动,称为面肌痉挛,而面肌挛缩表现为病侧眼裂缩小、鼻唇沟变深、口角反歪向患侧;但患者露齿时,即可发现挛缩侧的面肌收缩程度弱于健侧;其机制可能是再生的神经纤维长入邻近的其他神经鞘,支配原来属于其他神经纤维的末梢器。

本病有 7% 左右的复发率,同侧或对侧均可累及,平均复发年限为 10 年。但复发并不代表预后更差。

【辅助检查】

病程早期(发病 1 周内),面神经复合肌肉动作电位(compound muscle action potential,CMAP)波幅、瞬目反射和面肌肌电图等电生理检查对预后判断有一定价值。

1. 面神经动作电位的潜伏期和 CMAP 波幅 在耳屏下缘刺激面神经,可获得所记录的肌肉的复合动作电位,称为面神经直接反应,其潜伏期和波幅分别反映了面神经的传导速度及该神经能兴奋的所有肌纤维总和。面瘫患者潜伏期延长并波幅明显降低,提示面神经传导障碍。如发病 2 周内患侧波幅>30% 健侧波幅,则可能在 2 个月内恢复;如<10% 健侧波幅,则恢复较差。

2. 三叉神经-面神经瞬目反射(blink reflex,BR) 刺激一侧眶上神经(三叉神经眼支),可引起双侧眼轮匝肌收缩反应,并可在刺激同侧的眼轮匝肌上记录到一个早反应 R1 波和一个经过三叉神经核与脑干网状结构通路后再次到达面神经的晚反应 R2 波,在对侧眼轮匝肌上可同步记录到与 R2 潜伏期相近的 R2′波。正常人双侧 R1 潜伏期之差<2 ms,双侧 R2 潜伏期之差<4 ms。因此,通过比较各波出现情况及潜伏期差值,可鉴别三叉神经系统损害、面神经损害或其反射通路中涉及的脑干结构的损害。周围性面瘫的典型瞬目反射表现为:刺激病侧眶上神经时 R1 和 R2 消失,并且刺激健侧眶上神经时 R2′消失。另一种评估方法将病侧 R1 与直接反应的潜伏期比值(R1/DR)和健侧 R1/DR 进行比较,如患侧 R1/DR>健侧 R1/DR,提示面神经近端损害,反之则提示为面神经远端损害。如发病后早期 R1 恢复出现或者 R1/DR 开始逐步接近健侧,则预后良好。而如果患侧 R1 持久缺失或 R1/DR 始终大于健侧,则预后不良。

3. 面肌针电极肌电图 可发现面肌失神经支配后活跃的自发电位,而发病早期出现自发电位提示预后良好。

【诊断和鉴别诊断】

根据前驱症状、起病方式和典型的临床表现,本病诊断并不困难,但需与能引起周围性面瘫的其他疾病相鉴别。

1. 耳源性面神经麻痹 因面神经在骨性管道中行程最长,因此邻近的乳突炎、中耳炎、迷路炎等可导致本病,原发病的特殊表现有助于鉴别。

2. 出茎乳孔后继发性面神经麻痹 见于腮腺炎、腮腺肿瘤、颌后的化脓性淋巴结炎或淋巴瘤等压迫或浸润面神经,可根据局部病变的特征进行鉴别。

3. 颅底病变　如特异性或非特异性炎症、鼻咽癌颅底转移、脑桥小脑角肿瘤,常伴有其他脑神经受损和原发病的特殊表现,可以此鉴别。

4. 吉兰-巴雷综合征(Guillain-Barré, syndrome, GBS)和莱姆病　可出现周围性面瘫,但均为双侧同时起病,GBS有四肢对称性弛缓性瘫痪和脑脊液蛋白-细胞分离现象。莱姆病有蜱虫叮咬病史和发热、肌肉痛、慢性游走性红斑或关节炎史。

【治疗】

治疗目的是改善和减轻面神经局部炎症、水肿,促进功能恢复。

1. 糖皮质激素　急性期尽早使用。泼尼松每日30 mg,清晨顿服或分次服用,7~10 d后减半量,2~3周内减完。但需告知患者激素相关副作用,并给予相应处理。

2. 抗病毒药物　仅用于拉姆齐-亨特综合征,通常选择阿昔洛韦或更昔洛韦,连续服用1~2周。需要强调的是,单纯面神经麻痹者不必加用抗病毒治疗。

3. 神经营养药物　甲钴胺、维生素 B_1 均可早期使用。

4. 针灸和理疗　急性期在茎乳孔附近可给予短波透热疗法、红外线照射或热敷等方法。发病1周后可配合针灸治疗。

5. 患者宣教　嘱其早期开始面部按摩、热敷,当面肌开始能活动时及时进行对镜练习抬额、蹙眉、闭目、露齿、鼓气和吹口哨等动作,每日数次,每次5~10 min。强调患者应保护暴露的角膜和结膜,出门时佩戴防风镜、人工泪液定时滴眼、夜间睡眠时用眼罩或金霉素眼膏封闭暴露的巩膜。

6. 手术治疗　仅用于严重的、不积极干预可能无法恢复的患者,在发病2周内进行,但仅部分患者有效。

7. 后遗症治疗　面肌痉挛可采用卡马西平、氯硝西泮口服或A型肉毒毒素局部面肌内注射治疗。自主神经联合运动用肉毒毒素治疗可能有效。

二、面肌痉挛

面肌痉挛(facial spasm)是以一侧面肌阵发性不自主抽搐为主要表现,而无其他神经系统阳性体征的脑神经病,也称面肌抽搐。

【病因和发病机制】

病因未明。可能和面神经的异位兴奋或伪突触形成有关。常见于面神经通路上邻近血管,如小脑前下动脉、小脑后下动脉、小脑上动脉及静脉等压迫面神经所致。

【临床表现】

中年女性多见。一侧面部起病,慢性进行性发展。起初多局限在一侧眼轮匝肌或口轮匝肌,有轻微颤搐,时轻时重;以后抽搐幅度增大,并逐渐向同侧面部其他表情肌扩散,每次持续数秒至数分钟。可因精神紧张、疲劳、面部自主运动而加重,睡眠时消失,不能自行缓解。神经系统检查仅见面肌抽动,无其他阳性体征。少数患者晚期可见面肌无力和轻度萎缩。

【辅助检查】

针电极肌电图在痉挛面肌可见肌纤维颤搐。面神经刺激可见患侧出现侧方扩散的电生理现象,即刺激支配眼轮匝肌的面神经颞支,可在眼轮匝肌和口轮匝肌上同时记录到动作电位,而在支配口轮匝肌的面神经下颌支上刺激,也可在口轮匝肌和眼轮匝肌上同时记录到动作电位。但健侧不存在这种现象。高分辨磁共振成像(MRTA)有时可发现面神经根部有微血管压迫的改变。

【诊断和鉴别诊断】

根据典型临床表现,诊断不难。应与以下疾病相鉴别。

1. 继发性面肌痉挛　如面瘫后遗症、脑桥小脑角肿瘤、脑桥炎症、肿瘤或血管病。但上述疾病均存在相应的其他脑神经或长束征的临床表现,可资鉴别。

2. 局灶性运动性癫痫　除累及面肌外,还可波及头、颈、肢体,脑电图见癫痫波,可资鉴别。

3. 抽动秽语综合征　多见于儿童及青年,除了面肌抽动外,还伴有其他部位不自主抽动、不自主发声、注意力缺陷、情绪异常、秽语等表现。

4. 梅热综合征(Meige syndrome)　又称特发性眼睑痉挛-口下颌肌张力障碍综合征。多见于中老年女性,表现为双侧眼睑痉挛、无法睁开,容易被患者误以为是眼睑下垂,严重者甚至影响日常活动。本病常伴有口、下颌、喉、颈部肌张力障碍。

5. 药物所致面肌多动　吩噻嗪类、丁酰苯类药物及左旋多巴亦可诱发面肌的多动,如有相应的药物服用病史,可资鉴别。

【治疗】

1. 药物治疗

(1) 卡马西平:0.1 g,每日 3 次;逐渐加量至 0.2 g,每日 3 次。使用时的注意事项见本章"三叉神经痛"相关内容。

(2) 氯硝西泮:0.5~1 mg,每日 3 次。

2. 肌电图引导下局部 A 型肉毒毒素治疗　可同时多点注射,对多数患者有效,持续时间平均为 3 个月左右,复发后可重复注射。最常见的并发症为眼睑下垂。

3. 微血管减压术　隔离面神经和邻近微血管,以缓解压迫。

位听神经疾病

位听神经,又称前庭蜗神经,是重要的特殊感觉神经,由传导前庭觉的前庭神经和传导听觉的耳蜗神经共同组成;损伤后产生眩晕和平衡障碍、耳鸣和听力下降。

【神经解剖】

耳蜗内螺旋神经节位于螺旋器[又称科蒂器(organ of Corti)]螺旋管内。它构成耳蜗神经的初级神经元,其周围突进入耳蜗毛细胞,感知经中耳传入的声音刺激;中枢突则形成耳蜗神经,在内听道内与前庭神经和面神经伴行,出内耳孔到达脑桥延髓沟进入耳蜗神经核。换元后交叉形成外侧丘系,依次经过上橄榄核、内侧膝状体、听辐射,到达颞叶听觉中枢。

前庭系统包括迷路、前庭神经及其中枢通路。迷路位于岩骨内,包括椭圆囊、球囊和三个半规管。保持平衡的感受器在椭圆囊、球囊和半规管的壶腹。囊斑是其感受器。椭圆囊囊斑位于椭圆囊底部,与颅底平行。球囊囊斑位于球囊的内侧壁。囊斑上有耳石,因此前庭也称耳石器,感受头部的线性加速度运动。三个半规管互相垂直,双耳半规管的壶腹嵴共同感知头部的角加速度。这种加速度刺激前庭的毛细胞,产生的神经冲动到达内耳道底的前庭神经节,其中枢突组成前庭神经,大部分纤维终止于第四脑室底的前庭神经核,其余小部分纤维到达小脑绒球小结叶,构成前庭-小脑系统。前庭神经核发出的纤维分别构成:① 前庭脊髓束,到达颈髓前角运动细胞,形成头、颈姿势反射,维持头部转动时躯干的平衡;② 内侧纵束,形成前庭眼反射(vestibular-ocular reflex,VOR),这是眼球震颤形成的解剖基础;③ 部分纤维到达脑干网状结构内血管运动中枢和迷走神经背核,产生恶心、呕吐、面色苍白、心悸、血压下降等自主神经症状。

【耳蜗神经损害的临床表现】

主要表现为耳鸣和听力减退,后者严重者为耳聋。

1. 耳聋　又分为传导性耳聋和感音性耳聋。

(1) 传导性耳聋:表现为低音频听力减退,不伴眩晕。林纳试验(Rinne test)骨导>气导,韦伯试验(Weber test)偏向病侧。多见于耳源性疾病。

(2) 感音性耳聋:表现为高音频听力减退伴眩晕、林纳试验气导>骨导,韦伯试验偏向健侧。通常由内耳听觉感受器、耳蜗神经病变产生。内耳听觉感受器所致者称耳蜗性聋,病因主要有药物中毒(氨基糖苷类抗生素、多黏菌素、新霉素、奎宁、水杨酸盐类、呋塞米)、重金属中毒(砷、铅、磷、汞等)、外伤、梅尼埃病(迷路水肿)、感染(流行性感冒、腮腺炎、脑膜炎、梅毒等)。因耳蜗神经病变所致者称为神经性聋,病因有脑桥小脑角肿瘤(以听神经瘤为常见)、炎症、颅底岩骨骨折、内听动脉梗死等。因耳蜗神经进入脑干后纤维较为分散,且一部分纤维交叉后在脑干内的两侧上升,因此,因脑干病变产生的耳聋为中枢性耳聋,程度并不严重,而且十分少见。而颞叶听皮质的病变一般不引起耳聋,除非两侧皆有病变。治疗以病因治疗为主。对症治疗包括 B 族维生素、改善微循环药物以及高压氧治疗,或可辅以人工耳蜗等外用设备改善听力。

2. 耳鸣　是指听觉感受器未受到外界声音刺激的情况下感觉到的声音,可低调如嗡嗡或机器轰鸣声,也可高调如鸟叫声或蝉鸣声。持续时间可长可短,也可间歇性发作,与基础病因相关。见于自听觉外周器官到中枢的各种疾病,也见于全身性疾病,如高血压、贫血等。治疗以病因治疗为主,对症治疗可选用苯二氮䓬类或苯巴比妥等镇静类药物。

【前庭神经损害的临床表现】

前庭神经损害分为周围性损害和中枢性损害。共同的症状为眩晕、眼球震颤、过指和倾倒,伴或不伴自主神经症状。

1. 眩晕(vertigo) 是一种运动错觉,表现为对自身(主观眩晕)或环境中固定物体(客观眩晕)的空间定位异常。如视物晃动或一直向一个方向移动,或者是自身旋转、倾倒的感觉。典型的描述如感觉自己被地心引力拉倒在地。睁眼时加重,并常伴自主神经症状和严重的恐惧感。眩晕也分为前庭中枢性眩晕和前庭外周性眩晕,前者因前庭神经核团以下的前庭通路病变,即前庭周围性损害所致;后者则是核上前庭中枢通路的病变所致。

2. 眼球震颤(eye nystagmus,EN) 是指眼球不自主的节律性晃动,可呈水平性、垂直性或旋转性。EN由快相和慢相两部分组成。慢相的生理基础为一侧半规管兴奋,冲动经过 VOR 通路引起眼球向对侧运动,而一侧半规管抑制时,对侧相对兴奋,导致眼球向同侧运动。然而,皮质的纠偏冲动快速将偏移的眼球拉回原来的位置,构成 EN 的快相。一般以快相方向作为 EN 的方向。

3. 过指和倾倒 分别是上肢和躯干的平衡失调而产生的自发性偏斜。过指试验可使患者双上肢向前平举,之后垂直上下运动,观察上肢的偏斜情况。

4. 前庭周围性损害的临床特征 眩晕程度重但持续时间短,常伴显著的自主神经症状,合并累及耳蜗神经则伴耳鸣和听力下降;眼球震颤通常呈水平性眼球震颤,持续时间较短;过指和倾倒均向眼球震颤的慢相侧。病因有内耳病损(梅尼埃病/综合征)、良性位置性眩晕、药物性迷路损害(如氨基糖苷类、紫杉醇等)、迷路供血障碍和前庭神经病损(如前庭神经炎、脑桥小脑角肿瘤、蛛网膜炎等)。

5. 前庭中枢性损害的临床特征 眩晕程度较周围性轻,但持续时间长,眼球震颤方向不一且持续存在,过指和倾倒的方向并不固定。另外常伴随中枢邻近结构损害的表现。病因主要有脑干病变(脑桥或第四脑室底部肿瘤、多发性硬化、延髓空洞症等)、椎-基底动脉缺血性疾病(如小脑后下动脉血栓形成、基底动脉型偏头痛)、小脑病损(如小脑梗死、出血、炎症、蚓部肿瘤)、药物过量(苯妥英钠、卡马西平等)、大脑颞叶病变(如颞叶癫痫)等。

一、梅尼埃病

梅尼埃病(Ménière disease)又称内耳眩晕病,因该病常在神经科首诊,故在本章介绍。

【病因和病理】

原发性梅尼埃病病因尚不明确。病理表现为膜迷路积水、水肿。可能的发病机制为血管运动神经功能失调学说:由于自主神经功能失调引起迷路动脉痉挛,发生局部供血不足或内耳毛细胞血管渗透性增加,继而使内淋巴液产生过多或吸收障碍,导致迷路水肿及内淋巴系统压力增高。如有明确病因,如外伤后耳漏、病毒感染、梅毒或莱姆病、巨细胞动脉炎、内听动脉供血不足等导致的继发性迷路损害,则称为梅尼埃综合征(Ménière syndrome)。

【临床表现】

呈发作性眩晕、耳鸣、耳道内闷塞感和波动性听力减退四联症。

1. 眩晕 常突然发作,睁眼、转头时加剧,闭目静卧时减轻。伴显著的自主神经症状和短暂眼球震颤。每次发作眩晕持续时间超过 20 min,2~3 h 后进入缓解期,超过 24 h 的非常少见。眩晕的结束通常在瞬间发生,但是头晕及步态不稳可持续数日,并可有继发性位置性眩晕。

2. 耳鸣 呈低频吹风样耳鸣,或持续性蝉鸣声。间歇期自然缓解。

3. 耳闷和波动性听力减退 于眩晕发作时出现,听力检查呈典型的感音性耳聋。发作后听力可部分恢复,但难以恢复到原来的水平,随着病程延长可完全丧失听力。

本病为反复发作性,频繁程度不一,超过 40% 呈自限性,眩晕的发作往往随耳聋的加重逐渐减少,至完全耳聋、病侧迷路功能丧失,眩晕也终止。但也有部分患者从一侧发展到双侧。发作间歇期检查可发现多数患者有典型的感音性耳聋;一部分患者的冷热水试验提示前庭功能减退。

【诊断和鉴别诊断】

根据本病的临床特点,诊断并不困难。但梅尼埃综合征需和良性发作性位置性眩晕、前庭神经炎等周围性眩晕相鉴别。

【治疗】

1. 急性发作期　卧床休息,减少刺激,有明显呕吐者可静脉输液,维持电解质平衡。症状严重者可予异丙嗪(Promethazine,非那根)25～50 mg肌内注射。倍他司汀(Betahistine)4～8 mg,每日3次口服,能扩张迷路小动脉、改善内耳血液循环、减轻迷路积水,常为首选药物。可配合氟桂利嗪(Flunarizine)5～10 mg,每晚1次。

2. 发作间歇期　对于发作较频繁的患者,可继续应用倍他司汀和氟桂利嗪,但要注意氟桂利嗪长期使用引起帕金森综合征的风险。另外,小剂量镇静药物和低盐饮食可能减少或防止发作。

3. 手术治疗　由于本病呈自限性,一般不需要手术。但是对于发作频繁、眩晕程度严重,药物治疗2年以上仍无效的,可考虑进行内耳破坏手术或经颅后窝切断前庭蜗神经或其前庭部分,从而消除病理刺激性的前庭冲动。

二、良性发作性位置性眩晕

良性发作性位置性眩晕(benign paroxysmal positional vertigo,BPPV)也称为耳石症,1921年由Barany首次报道。表现为在一定头位上所诱发的短暂眩晕,不伴耳鸣和听力下降。可反复发作,每次发作均与诱发头位有明确的时效关系(参见第三章)。

【病因和发病机制】

管石症学说:椭圆囊的囊斑中耳石脱落,沉积于半规管壶腹嵴。当头位变化使耳石碎片在管中受重力作用而移动时,因其比重大于内迷路淋巴而产生"拔塞效应",刺激所在半规管的壶腹部,使得毛细胞产生神经冲动,导致眩晕和相应的眼球震颤,快相为患侧。三个半规管中,后半规管BPPV占85%～90%,其次为水平半规管BPPV,占10%左右,而前半规管BPPV少见。

劳累、长期卧床、牙科诊所或美发院有过不恰当头位,均可为本病病因,但也有许多患者,尤其是老年人,可无病因。

【临床表现】

BPPV是真性眩晕中最常见的类型。老年人尤其高发,可占所有BPPV的50%。患者通常表现为清晨翻身或起床时突然发作眩晕,呈视物旋转或自身倾倒感,伴恶心、呕吐和平衡障碍。此后患者会发现每次进行某个特定的动作时即可出现眩晕(位置性),眩晕呈发作性,再次回到原来的位置还可诱发眩晕(转换性)。追问病史,会发现眩晕的发作与头位的变化间存在数秒(<45 s)的潜伏期。此外,本病具有特征性的易疲劳性,即多次重复诱发后症状逐渐减轻,但是这个特征在病史中很难采集到,因为患者通常为避免诱发眩晕而不愿多动。本病呈良性自限性,数日至数周可自行缓解。

【检查方法】

1. 基本检查:位置试验,可鉴别病变的半规管。

(1) Dix-Hallpike手法:用于后半规管BPPV的诊断。患者坐于检查台上,向患侧转颈45°,在检查者帮助下以此头位快速倒下并悬头于检查台外,经过数秒(<30 s)潜伏期后诱出短暂眩晕,伴垂直向上和旋转眼球震颤。维持此头位待症状消失,再以此头位帮助患者快速坐起,可再次诱发眩晕和眼球震颤(转换性),但眼球震颤方向逆转。重复进行多次,症状可明显减轻甚至消失(易疲劳性)。此法也用于前半规管BPPV的诊断,但眼球震颤的方向为垂直向下和旋转。

(2) 双侧滚转试验(Pagnini-McClure方法):用于水平半规管(外半规管)BPPV的检查。患者坐于检查台上,迅速平卧并转颈90°,立刻诱发出眩晕和水平眼球震颤。水平向地性眼球震颤强度大、持续时间长的一侧为病侧;水平离地性眼球震颤强度小、持续时间短的一侧为病侧。

(3) 低头-仰头试验(bow and lean test):用于水平半规管BPPV的检测,可作为双侧滚转试验的辅助。患者坐位,头颈前屈,然后头迅速向后仰靠,可诱发出旋转性眩晕和水平眼球震颤。

2. 耳鼻喉科相关检查　冷热水试验、听力检查等。

3. 影像学检查　颞骨高分辨率CT、颅脑MRI。

【诊断】

(1) 相对于重力方向改变头位后出现反复发作的、短暂的眩晕或头晕。

(2) 位置试验中出现眩晕及特征性位置性眼球震颤。

（3）排除其他前庭外周性或前庭中枢性眩晕或心理精神源性眩晕，或以头昏、头晕等为主诉的全身性疾病。

【治疗】

1. 耳石复位　是目前治疗 BPPV 的主要方法，操作简便，可徒手或借助耳石复位仪完成，效果均良好，但因复位仪器设备昂贵，目前难以普及。因此手法复位仍是目前常用的、即时可以完成的治疗手段。这里介绍两种最常用的复位手法。

（1）后半规管 BPPV：首选 Epley 法，步骤如下：① 同 Dix - Hallpike 手法；② 维持仰卧悬头体位，将患者头部向对侧转 90°（即偏健侧 45°）；③ 固定此头位，连同身体再向健侧转 90°成侧卧位；④ 坐起，头前倾 20°，完成一次治疗。

（2）水平半规管 BPPV：通常采用 Barbecue 法进行复位：① 同双侧滚转试验，但头转向健侧 90°；② 身体向健侧翻转 90°，使面部朝下；③ 继续朝健侧翻转，使侧卧于患侧；④ 坐起，完成一次治疗。

两种手法均要求每个体位都必须等患者眩晕和眼球震颤消失后再保持 1 min，才能进入下一步操作。上述手法无效者可选用其他手法或几种方法交替使用。

2. 药物治疗　原则上药物并不能使耳石复位，但鉴于 BPPV 可能和内耳退行性病变有关或合并其他眩晕疾病，可考虑药物辅助治疗，使用的药物同梅尼埃病。

3. 前庭康复训练　可作为 BPPV 患者耳石复位的辅助治疗，通过中枢适应和代偿机制提高患者前庭功能，用于复位无效以及复位后仍有头晕或平衡障碍的病例。

4. 手术治疗　适用于责任半规管明确，经过 1 年以上规范的耳石复位等综合治疗仍然无效且活动严重受限的难治性患者。

三、前庭神经炎

前庭神经炎常发生于上呼吸道感染后，其病因可能为病毒感染。病变侵犯一侧或双侧前庭核或前庭神经节。呈急性起病，主要症状为眩晕和眼球震颤，眩晕症状较梅尼埃病更长，可持续 7~14 d。初起症状严重并伴恶心、呕吐，但无耳聋或耳鸣。数日后眩晕可减轻，但头晕、行走不稳的感觉可持续数周甚至数月。眼球震颤在发病后 1~3 周内缓解。查体除了眼震外，尚有平衡障碍，可向患侧倾倒。本病预后良好，复发者较少。治疗同梅尼埃病，但主张尽早开始前庭功能康复训练，以加强中枢代偿。

第Ⅸ～Ⅻ对脑神经疾病

由延髓发出的这四对脑神经的一部分功能互相重合，临床表现不如前述的其他脑神经那样可提供精确定位，因此临床上通常将其合称后组脑神经。

舌咽神经和迷走神经均为混合神经，含有：① 躯体运动纤维，支配咽喉肌；② 一般内脏运动纤维，支配腮腺和内脏腺体分泌，迷走神经尚支配心肌和平滑肌；③ 一般内脏感觉纤维，传导内脏感觉、颈动脉窦和颈动脉小球压力觉；④ 躯体感觉纤维，传导舌后 1/3、咽、喉、鼓室黏膜和耳道感觉；⑤ 舌咽神经尚有特殊内脏感觉纤维，传导舌后 1/3 味觉。舌咽神经单独损害非常少见，迷走神经单独损害常见于甲状腺手术误伤其分支喉返神经，引起同侧声带麻痹，双侧喉返神经损伤则导致声音嘶哑和呼吸困难。

副神经和舌下神经是纯躯体运动神经。副神经的颅内根起自疑核，在迷走神经根丝下方出脑；脊髓根起自脊髓副神经核，在前后根之间出脊髓后上行穿过枕骨大孔入颅后与颅内根同行，共同经颈静脉孔出颅。随后，颅内根加入迷走神经，支配咽喉肌；脊神经根则支配胸锁乳突肌和斜方肌。因此，副神经损害除了产生胸锁乳突肌和斜方肌瘫痪外，同样可产生声音嘶哑，这在头颈部放疗后副神经迟发性损伤时更明显。舌下神经支配一侧舌肌，损害后造成同侧舌肌萎缩，伸舌偏向病侧。

脊神经卡压综合征及其他损害

肢体周围神经从椎间孔发出直到四肢末梢，轴浆流到达最远端所需行程很长，因此容易受到全身性疾病影响或是针对轴索和髓鞘的损害而发生功能障碍。另外，肢体神经在其行程中通常要通过一些狭窄的腔隙或管道,导致神经在这些部位容易发生局部损害,产生相应神经的卡压综合征(entrapment syndrome)。其共同临床特征有: ① 在卡压部位叩击时可产生该神经支配区的过电感,称为 Tinel 征;② 神经传导检测及其寸移(inching)技术均可在卡压部位发现局灶性的传导减慢或阻滞;③ 治疗上均可选择手术松解、局部封闭、局部理疗或口服神经营养药等方法。以下不再赘述。

一、正中神经麻痹

【解剖通路】

颈$_6$～胸$_1$ 神经根—臂丛—前股—外侧束(颈$_6$～颈$_7$)和内侧束(颈$_8$～胸$_1$)—正中神经。运动支(肌支)支配旋前圆肌、前臂大部分屈肌和除拇收肌以外的大鱼际肌。感觉支(皮支)支配手掌桡侧半、拇指、示指、中指和环指桡侧半掌面,以及示指、中指两指背面和环指中节、末节桡侧一半的背面。主要功能为前臂旋前和拇指、示指的屈曲。正中神经在上臂无分支,通过旋前圆肌两个头到达前臂,在前臂分出第 1 支分支,支配旋前圆肌、桡侧腕屈肌、指浅屈肌和掌长肌。之后分出的是纯运动分支——前骨间神经,支配拇长屈肌、旋前方肌和指深屈肌桡侧半。正中神经在进入腕管前,发出手掌感觉支支配大鱼际皮肤。然后进入腕管。

【临床表现】

正中神经容易受损的部位主要在前臂和腕部,由远端向近端依次是:腕管综合征、前骨间神经综合征和旋前圆肌综合征,以下逐一描述。

1. 腕管综合征(carpal tunnel syndrome,CTS)　这是周围神经卡压性疾病中最为常见的一种综合征,多见于中年女性及女性妊娠期,以腕部的慢性劳损(如长期织毛衣、长时间开车等)最常见,也是糖尿病及淀粉样变性中最常见的周围神经损害。其解剖基础在于腕管是腕部的腕横韧带下方的狭窄空隙,中间有 9 根肌腱和正中神经通过,因此正中神经很容易在此处卡压。临床表现为桡侧三指和环指的桡侧一半麻木疼痛和感觉障碍,疼痛可以向前臂放射,大鱼际感觉不受影响(大鱼际感觉支提前分出)。夜间和清晨醒来时麻木症状尤其显著,患者常通过甩手改善症状(甩手征)。随着病程进展,晚期出现拇指外展力弱、大鱼际肌萎缩、手掌变平、拇指紧靠示指,呈"猿手"样。

2. 前骨间神经综合征(anterior interosseous neuropathy,AIN)　常见于前臂外伤、静脉造口或内固定等医源性因素,以及血管炎等因素。造成此神经损害时,产生特征性临床表现:急性起病的拇指和示指无力,写字或拿小物品困难,可伴腕部疼痛或前臂酸痛,活动时加重,典型的体征是不能对指成 O 形,但无手部感觉障碍。特发性臂丛神经病可仅累及前骨间神经。

3. 旋前圆肌综合征　正中神经在穿过旋前圆肌和指浅屈肌时受到两者压迫而产生。临床主要表现为前臂旋前时受压部位出现疼痛,并出现正中神经完全性损害的表现。

通过临床表现、神经传导检查和针极肌电图,可以鉴别这三种综合征。

二、尺神经麻痹

【解剖通路】

颈$_8$ 和胸$_1$ 神经根—臂丛下干—前股—内侧束—尺神经。肌支支配尺侧腕屈肌、指深屈肌尺侧半、小鱼际肌、骨间肌、第 3 和第 4 蚓状肌以及拇收肌。皮支有两支,手背支自前臂中下 1/3 尺侧发出,支配手背尺侧和小指、环指尺侧半背面的皮肤感觉;其余的感觉纤维在远端再分为掌皮支和终末浅皮支,支配手掌尺侧面和小指及环指尺侧皮肤感觉。

尺神经在其走行通路中需穿过肘部和腕部两个骨性管道,分别称为肘管(Cubital tunnel)和腕尺管(ulnar tunnel,又称 Guyon tunnel),是造成卡压的主要部位。肘管是由尺侧腕屈肌肱骨头、尺骨鹰嘴头之间的纤维筋膜组织和肱骨内上髁后的尺神经沟围成的纤维骨性鞘管。其前壁为内上髁,外侧壁为肘关节内侧的尺肱韧带,内侧壁为尺侧腕屈肌两头之间的纤维筋膜组织,称为 Cubital 管。其内有尺神经通过,并且尺神经在此分出第 1 支分支,支配尺侧腕屈肌和指深屈肌尺侧半。到达前臂中下段(尺骨茎突近端 6～8 cm)时,尺神经分出感觉分支——手背尺侧皮神经,支配手背尺侧和小指及环指背面的皮肤感觉。到达腕部后,尺神经进入腕尺管,后者是在腕横韧带、豌豆骨和钩骨钩间的狭窄间隙,尺神经在此管内分出浅支支配尺侧掌面和尺侧一个半手指的皮肤感觉,深支依次支配小指展肌、第 3 和第 4 蚓状肌以及第一背侧骨间肌。

【临床表现】

尺神经的局部卡压主要有肘管综合征和腕尺管综合征。

1. 肘管综合征(cubital tunnel syndrome,CuTS) 见于肘部外翻畸形、长期屈肘姿势、肘管内腱鞘囊肿、糖尿病等。临床表现为手掌及手背的尺侧、小指和环指尺侧半麻木、感觉障碍。小鱼际肌和骨间肌萎缩。各指不能分开或合并、小指不能运动、拇指不能内收、掌指关节过伸而末节屈曲,呈"爪形手"(图4-3)。手部精细动作困难。如病程进一步延长,出现尺侧腕屈肌萎缩,屈腕时手向桡侧偏斜。

2. 腕尺管综合征(Guyon syndrome) 见于腕部骨折、外伤或长期腕部磨损。临床表现与损害的纤维有关,可仅表现为第一背侧骨间肌萎缩,或小鱼际肌和第一背侧骨间肌均萎缩,或仅小指和小鱼际感觉障碍。腕尺管综合征与肘管综合征的鉴别在于前者手背尺侧的感觉和尺侧腕屈肌功能均保留,而后者受损害。另外通过神经传导检查和针极肌电图,可以鉴别这两种综合征。

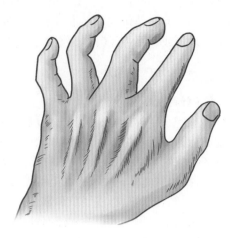

图4-3 爪形手

三、桡神经麻痹

【解剖通路】

颈₅~胸₁神经根—臂丛—后股—后束—桡神经。桡神经是整个后束的延续,在上臂位于肱骨内侧,发出分支支配肱三头肌三个头,在进入桡神经沟前发出皮支支配上臂后、外侧和前臂后侧皮肤感觉。此后进入桡神经沟,出沟后发出分支支配肱桡肌和桡侧腕长伸肌,并在肱骨外上髁处在肱二头肌和肱桡肌之间进入前臂,分成运动支(后骨间神经)和感觉支(桡浅神经),支配前臂背侧的所有伸肌(运动支)和在前臂桡侧下1/3及手背桡侧的感觉(感觉支)。因此,桡神经的主要功能为伸肘、伸腕、伸指和前臂在旋前位屈肘。损害时出现伸肘和旋前位前臂屈肘困难,手指不能伸直,拇指不能伸直、外展。相应支配区感觉障碍,虎口区麻木最为显著。

【临床表现】

桡神经的易卡压部位有以下几处。

1. 桡神经沟 此处桡神经最为表浅,容易受到外伤或持久压迫(睡姿不良)而产生桡神经麻痹。临床表现中最突出者为垂腕和垂指,以垂腕更显著(图4-4)。可有虎口区麻木。

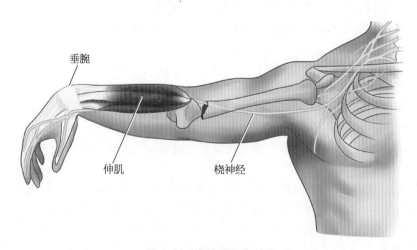

垂腕

伸肌   桡神经

图4-4 桡神经损伤垂腕

2. 腋部 如长时间拄拐导致桡神经在腋部受损时,产生桡神经完全性麻痹,此时肱三头肌可受累,并伴上臂和前臂背侧感觉障碍。

3. 肘部或前臂上1/3段 后骨间神经穿过前臂旋后肌,受压时产生后骨间神经病,表现为垂指为主而垂腕较轻,伸腕时向桡侧偏斜,无虎口区感觉障碍。

4. 前臂中下 1/3　桡浅神经在此穿出，并走行表浅，可因腕带过紧、压迫而产生麻痹症状，仅表现为相关的感觉症状，而无运动障碍。需要指出的是，桡神经有良好的再生能力，故功能恢复较上肢的其他神经为佳。

四、腓总神经麻痹

【解剖通路】

腰$_4$～骶$_2$神经根—骶丛—坐骨神经干—腓总神经（腓肠外侧皮神经、腓浅神经和腓深神经）。腓浅神经支配腓骨长肌和腓骨短肌，并支配小腿下部前外侧皮肤和第 2～5 足趾背侧皮肤。腓深神经支配胫骨前肌、拇长和拇短伸肌以及趾短伸肌，并分出皮支到第 1、2 足趾间背侧。

【临床表现】

由于腓总神经在腓骨小头位置表浅，易受撞击、挤夹、压迫、冷冻、膝关节后小血肿及肌肉肿胀的压迫等各种外界因素的影响，产生腓总神经卡压综合征，表现为患侧足下垂呈马蹄内翻足，不能背屈和外翻，足趾背屈困难（图 4-5）。行走时必须抬高患肢以使足尖离地，落地时足尖先下垂触地，而后脚掌脚跟着地，如同踏马，称为跨阈步态。感觉障碍分布于小腿前外侧和足背。

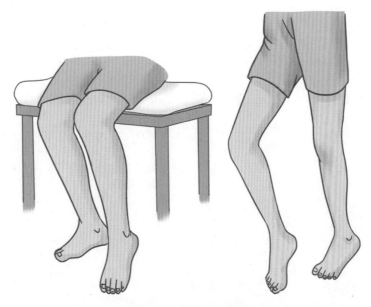

图 4-5　腓总神经麻痹

五、跗管综合征

跗管综合征（metatarsal tunnel syndrome，MTS）也称跖管综合征、踝管综合征、胫后神经卡压综合征，是胫后神经通过内踝屈肌支持带下面骨纤维管时受压产生的症状和体征，由 Keck 于 1962 年首先报道。任何疾病和外伤使跗管间隙减小，导致胫后神经或分支受到牵拉、摩擦或压迫均可引起本病。此病多发于青壮年、从事强体力劳动者或长跑运动员，表现为足底内侧疼痛或感觉异常（如针刺感、烧灼感、麻木等），可以向足趾或腓肠肌区放射。症状可以在行走、站立或夜间时加重。严重者或慢性持续损害者足内肌受累，形成爪形足。

六、股外侧皮神经病

股外侧皮神经病（lateral femoral cutaneous neuropathy）也称感觉异常性股痛症（meralgia paraesthetica）。股外侧皮神经由腰$_2$～腰$_3$神经根组成，通过腹股沟韧带的下方，在离髂前上棘下约 10 cm 处穿出大腿的阔筋膜，支配大腿前外侧下 2/3 区皮肤感觉。损害后表现为该区域针刺、烧灼、麻木或疼痛，局部感觉过敏或感觉减退。主要病因是肥胖、糖尿病、外伤、妊娠子宫压迫等，但部分病因不明。本病预后良好。

第四节　多数性单神经损害

多脑神经病

多脑神经病指单侧或双侧多根脑神经同时或先后损害所致的临床症状,病因各异,常伴有邻近其他神经系统体征。

常见的原因有颅骨骨折、外伤、脑膜炎、脑膜癌、邻近组织炎症(如中耳炎、乳突炎引起的颅底骨髓炎)波散、颅内静脉及静脉窦血栓、原发或转移瘤压迫或浸润等。常见的多脑神经损害综合征见表4-3。

表4-3　常见的多脑神经损害综合征

综合征	病变部位	受累神经(CN)	临床表现	常见病因
Foster - Kennedy综合征	嗅沟、蝶骨嵴、鞍旁	Ⅰ、Ⅱ	病侧嗅觉缺失、视神经萎缩、对侧视神经乳头水肿	脑膜瘤、垂体及额叶底部肿瘤
眶上裂(Foix)综合征	眶上裂	Ⅲ、Ⅳ、Ⅵ、Ⅴ₁	眼睑下垂,眼肌麻痹,瞳孔扩大、对光和调节反射消失,V₁支配区感觉障碍,角膜反射消失	眶上裂骨折,骨膜炎、鼻窦炎或眼眶蜂窝织炎蔓延,垂体瘤,蝶骨嵴肿瘤
眶尖综合征	眶尖	Ⅱ、Ⅲ、Ⅳ、Ⅵ、Ⅴ₁	同侧视力障碍,其余同Foix综合征	眶尖外伤、炎症和肿瘤
海绵窦综合征	海绵窦	Ⅲ、Ⅳ、Ⅵ、Ⅴ₁,有时可有Ⅴ₂、Ⅴ₃	眼球突出、眼睑或结膜水肿,其余同Foix综合征;海绵窦动静脉瘘可闻及血管杂音	海绵窦非特异性炎性肉芽肿可伴明显眶周疼痛[托洛萨-亨特综合征(Tolosa - Hunt syndrome;又称痛性眼肌麻痹综合征)]、海绵窦炎症性血栓形成、外伤性海绵窦动静脉瘘、海绵窦外侧壁肿瘤、颈内动脉瘤
岩骨尖(Gradenigo)综合征	颞骨	Ⅵ、半月神经节	患侧面部麻木、疼痛伴同侧眼球外展不能,角膜反射消失	中耳炎、乳突炎继发的颞骨岩尖炎症
脑桥小脑角综合征	脑桥小脑角	Ⅴ、Ⅶ、Ⅷ,有时Ⅵ、Ⅸ、Ⅹ	患侧周围性面瘫、面部感觉障碍、耳鸣、耳聋、眩晕,有时出现患侧展神经麻痹以及Ⅸ、Ⅹ脑神经损害表现	听神经瘤、脑膜瘤、胆脂瘤、蛛网膜炎
颈静脉孔(Vernet)综合征	颈静脉孔	Ⅸ、Ⅹ、Ⅺ	病侧软腭及咽喉感觉缺失、声带及软腭肌瘫痪、舌后1/3味觉缺失,副神经损害出现斜方肌、胸锁乳突肌瘫痪	近颈静脉孔处原发性或转移性肿瘤、颈静脉球瘤、血栓性静脉炎、颈内静脉上段血栓
孔后枕髁(Collet - Sicard)综合征	颈静脉孔与枕骨髁周围	Ⅸ、Ⅹ、Ⅺ、Ⅻ	患侧舌肌萎缩和瘫痪,其余同Vernet综合征	颅后窝、颅底原发性或转移性肿瘤,外伤,脑膜炎
腮腺后间隙(Villaret)综合征	颅外咽后部	Ⅸ、Ⅹ、Ⅺ、Ⅻ、眼交感神经	同侧霍纳综合征,其余同Collet - Sicard综合征	鼻咽癌或其他恶性肿瘤转移、创伤或感染
枕骨大孔综合征	枕骨大孔附近	Ⅸ、Ⅹ、Ⅺ、Ⅻ	同侧小脑征,延髓、颈髓损害所产生的锥体束征和感觉障碍	枕骨大孔附近的肿瘤、寰枕先天畸形

臂丛神经疾病

臂丛由颈$_5$～胸$_1$脊神经前支组成，分三部分：① 锁骨上丛，颈$_5$～胸$_1$根及其延续形成的臂丛上干（颈$_5$～颈$_6$前支）、中干（颈$_7$前支）和下干（颈$_8$和胸$_1$前支）；② 锁骨后丛（每个神经干在锁骨后方均分为前、后两股）；③ 锁骨下丛，上、中干的前股合成外侧束，下干的前股形成内侧束，三干的后股共同合成后束，再分支形成上肢的周围神经，包括后束发出的腋神经和桡神经、外侧束发出肌皮神经、内侧束发出的尺神经和前臂内侧皮神经，以及由外侧束和内侧束共同形成的正中神经。肩带（上肢带）肌的神经支配则来自臂丛束分支：① 后束发出肩胛下神经（颈$_5$～颈$_7$）支配肩胛下肌和大圆肌，胸背神经（颈$_6$～颈$_8$）支配背阔肌；② 内侧束发出的胸内侧神经；③ 外侧束发出胸外侧神经；胸内侧神经和胸外侧神经共同支配的胸小肌和胸大肌。在明确臂丛损害的具体束支时，这些神经和肌肉可以成为定位的依据。

臂丛在进入锁骨之前尚有一些短的分支，损害时对臂丛损害的根、干定位有重要意义：① 起自臂丛上干的肩胛上神经，支配冈上肌和冈下肌，此两块肌肉的损害提示定位超过了束的位置而到达干的位置；② 起自颈$_4$～颈$_5$神经根的肩胛背神经，支配菱形肌和肩胛提肌；③ 起自颈$_5$～颈$_7$神经根的胸长神经，支配前锯肌；菱形肌、肩胛提肌和前踞肌的损害，提示定位应该在神经根。

全臂丛损害时，病侧上肢完全性下运动神经元瘫痪，肩、肘、腕、手各关节均不能主动运动。耸肩动作存在（斜方肌支配），上肢感觉完全受累（肋间臂神经支配的臂内侧近腋部区除外）。上臂丛麻痹（upper brachial plexus paralysis）是指颈$_5$～颈$_6$神经根支配肌受累表现出的上肢近端受累，而手和手指功能保留的临床征象。下臂丛麻痹（lower brachial plexus paralysis）则是指颈$_8$～胸$_1$神经根支配肌损害所产生的手和手指功能障碍，而肩和肘关节活动正常，患侧可有霍纳征。

臂丛的损害也可以仅累及神经干而出现各自特征性的临床综合征：① 臂丛上干损伤，又称迪谢内-埃尔布麻痹（Duchenne - Erb paralysis），临床表现与上臂丛麻痹类似，可由产伤、穿刺伤等造成；② 臂丛下干损伤，又称克隆普克-德热里纳麻痹（Klumpke - Dejerine paralysis），临床表现与下臂丛损害类似；可由肺尖肿瘤、锁骨骨折、颈肋、肱骨头脱臼、手臂突然向上牵拉等造成；③ 臂丛中干损伤，单独损伤十分少见，无明显症状和体征。

由于臂丛位于活动度最大的肩颈之间、胸廓出口处，并且邻近丰富的血管和淋巴，因此很容易受到外伤、肿瘤压迫或浸润、放疗后迟发损伤以及非特异性炎症等因素影响而产生相应的上肢和（或）上肢带损害的临床表现。以下将讲述几种最常见的臂丛神经病。

一、特发性臂丛神经病

特发性臂丛神经病（idiopathic brachial plexopathy）也称臂丛神经炎、上肢痛性肌萎缩（neuralgic amyotrophy）、Parsonage - Turner 综合征、Kiloh - Nevin 综合征等。绝大部分为获得性，遗传性非常罕见。发病机制不清，病毒感染（25％～55％）、疫苗接种（15％）、围手术期和围产期（＞14％），以及力量训练后（8％）是常见诱因。30％～80％的患者发病前1天～2周有上述病史。

本病好发于成年人，男性更多见。以急性、突发性肩痛起病，疼痛难以忍受，并向颈部或手臂放射，肩关节活动时疼痛加重，休息或屈肘时疼痛减轻。1/3的患者疼痛开始后24 h内即可出现上肢无力，2周内出现无力者达70％，1个月时达85％。肌无力以肩带肌和上臂肌（即上臂丛）最为严重。78％的患者伴有相应区域感觉障碍，感觉异常或感觉减退均可存在。部分患者存在上肢远端的自主神经功能障碍，如皮肤菲薄、肿胀和出汗异常。

电生理检查提示神经轴索损害，但受累的神经可呈多样化组合，也可仅累及单根神经，如前骨间神经（详见"单神经病"部分）。双侧发病占10％～30％（16％同时起病），但多数情况下，另一侧上肢并无症状，而是通过电生理检查发现。

大多数患者疼痛在1～2周内逐渐减轻以至消失，肌无力在数周或数月后才开始好转，并可完全恢复。急性期应用糖皮质激素可能有效。镇痛药物通常采用长效非甾体抗炎药和阿片类缓释剂联合应用。早期开始康复和理疗对疾病的恢复至关重要，对患者的宣教要求鼓励患者经常活动患肢，但需告诫不能过度运动。

二、放疗后臂丛神经病

放疗后臂丛神经病(radiation-induced brachial plexus neuropathy,RIBPN)由 Stoll 和 Andrew 1966 年首次报道。是指颈部、胸壁或腋窝放疗后产生的短暂或永久性神经功能损害。最多见于乳腺癌和霍奇金淋巴瘤患者。

发病机制与放疗后组织纤维化对神经束产生压迫,以及神经滋养血管受放疗破坏有关。病理可见神经束内纤维化、神经内膜增厚、微血管阻塞、轴索和髓鞘严重受损。

RIBPN 与放疗时间间隔可从 5 个月~20 年(平均 6.5 年),放疗技术和剂量、辅助化疗、淋巴结清扫、合并糖尿病等都是本病的诱发因素。临床主要表现为患肢慢性进行性疼痛和感觉障碍,并逐渐合并无力和淋巴水肿。感觉症状往往较运动症状更显著,疼痛呈神经病理性疼痛,严重者可伴关节活动受限。本病需与转移瘤压迫或浸润臂丛相鉴别,磁共振增强扫描可提供帮助:纤维化组织 T_2 相呈等低信号,肿瘤浸润和转移灶 T_2 相呈高信号并可见病灶内增强信号。本病的治疗以对症治疗,即缓解神经病理性疼痛、恢复肌力和关节活动为主。一部分患者上述治疗无效时手术进行臂丛神经松解,可获得症状缓解。

三、胸廓出口综合征

颈胸出口区系由第 1 胸椎、第 1 肋骨及其软骨和锁骨上段组成。自颈根部到腋窝依次分为斜角肌间隙(前、中斜角肌和第 1 胸肋)、胸锁间隙(锁骨、第 1 肋和前斜角肌)和胸小肌间隙(位于胸小肌下方的空间)。颈胸出口区内有臂丛神经、锁骨下动静脉通过,各种原因压迫这些神经和血管所产生的临床征象即为胸廓出口综合征(thoracic outlet syndrome,TOS)。因此,TOS 根据病因和受累结构分为五个亚型:① 动脉 TOS;② 静脉 TOS;③ 创伤性神经血管 TOS;④ 真性神经源性 TOS(true neurologic - TOS,TN - TOS);⑤ 不确定的 TOS。本章仅介绍 TN - TOS。

TN - TOS 1903 年由 Thomas 和 Cushing 首次报道,也被称为"经典 TOS"。病因分为有结构异常与无结构异常两类。结构异常包括颈肋(第 7 颈椎椎体骨化的侧肋在早期发育过程中未被吸收),第 7 颈椎横突过大,第 1 肋骨先天畸形、锁骨骨折后骨痂形成或骨膜炎(肋骨锁骨综合征),前斜角肌增生、肥厚或肌纤维组织炎引起痉挛(前斜角肌综合征)等。无结构异常一般指无器质性异常的病损,常由于肩胛带松弛下降,使第 1 肋骨与锁骨之间的间隙过窄,造成对臂丛与血管的压迫。

本病女性多于男性,在 20~40 岁多见。75% 患者为臂丛下干受压表现,10% 为全臂丛受压,4% 为臂丛上干受压。臂丛下干的损害又以胸₁ 神经根支配肌的损害较颈₈ 神经根支配肌更重,因为胸₁ 神经根位于颈₈ 神经根下方,导致被牵拉和扭转更显著,所以临床上以鱼际肌萎缩和手部功能障碍为首发症状或最严重的症状。查体同样符合上述模式:正中神经支配的大鱼际肌最重,其次为尺神经支配的小鱼际肌,最轻的为桡神经支配的肌肉。TOS 的感觉异常累及颈₈ 和胸₁ 的体表皮节区,但严重程度较运动症状轻。

神经电生理检查同样提示了胸₁ 重于颈₈ 模式的轴索损害:正中神经 CMAP 波幅下降程度较尺神经更为显著、前臂内侧皮神经 SNAP 可引不出或波幅降低程度明显重于尺神经 SNAP 波幅的降低程度。针电极肌电图可出现受累肌群的慢性神经源性损害电生理特征,即自发电位并不显著但运动单位电位多表现为时限增宽、波幅增高和募集减弱,提示了本病慢性压迫或牵拉过程中受损的神经可被再生代偿。

本综合征需与颈₈ 神经根病、重度腕管综合征鉴别。神经传导和肌电图检查、颈椎 CT/MR 可提供鉴别。

治疗以病因治疗为主。2% 普鲁卡因前斜角肌局部注射可治疗前斜角肌综合征。臂丛神经和血管受压者可手术松解压迫。对患者的宣教内容包括纠正不正确姿势和加强肩部肌肉训练。

腰骶神经丛病

腰、骶丛来自腰₁~骶₄ 神经根的前支,由上部的腰丛(腰₁~腰₄ 神经根)和下部的腰骶丛(腰₄~骶₄ 神经根)组成,支配下肢带和下肢的运动和感觉功能。腰丛的神经分支包括髂腹下神经(胸₁₂~腰₁)、髂腹股沟神经(腰₁)、生殖骨神经(腰₁~腰₂)和闭孔神经(腰₂~腰₄)、股外侧皮神经(腰₂~腰₃)、股神经(腰₂~腰₄);支配前下腹肌、屈髋、伸髋和伸膝运动,以及腹股沟,大腿前、内、外侧,小腿内侧的皮肤感觉。腰骶丛的神经分支则为臀上神经(腰₄~骶₁)、臀下神经(腰₅~骶₂)、坐骨神经(腰₄~骶₂)、股后皮神经(骶₁~骶₃)和阴部神经

（骶₁～骶₄），支配展髋、屈膝和踝关节运动，以及尿道和肛门括约肌的运动，感觉支配区为膝关节下除小腿内侧以外的所有区域，以及臀部、大腿后侧的皮肤感觉。

腰骶神经丛病（lumbosacral plexopathy）临床表现取决于受累神经丛部位和范围。腰丛病变主要表现为屈髋、髋内收和伸膝无力，膝反射消失，大腿前和大腿内侧、小腿内侧到内踝处感觉减退。骶丛病变时下肢受累范围更广，可出现伸髋、展髋，屈膝、踝、趾背屈和跖屈无力，伴踝反射消失和下肢除腰丛支配区外所有区域的皮肤感觉障碍。

电生理检查有助于进一步区分根性损害、丛性损害和分支轴索损害。如丛性损害要求电生理检查中至少发现两个神经根节段，且至少两根分支神经轴索损害。但临床上通常神经根和神经丛同时损害，因此也称为腰骶神经根神经丛神经病（lumbosacral radiculoplexus neuropathies）。

本病病因很多，以外伤或髋关节手术时拉伤最常见，其次为来自下腹部和盆腔肿瘤或其他部位肿瘤盆腔转移压迫或浸润腰骶神经丛、放射性损伤、腰大肌脓肿或血肿。比较少见的如神经内微血管炎或非特异性炎症、腰骶丛神经鞘膜瘤、周围神经淋巴瘤病，部分可病因不明。本书重点介绍与神经内微小血管炎相关的糖尿病性和非糖尿病性腰骶神经根神经丛神经病。两者临床特征几乎完全一致，表现为急性或亚急性发病的单下肢或双下肢不对称性、自发性剧烈疼痛，伴感觉障碍和肌无力、肌萎缩。下肢近端和远端均可受累，部位和范围与受累神经有关。

糖尿病性腰骶神经根神经丛神经病（diabetic lumbosacral radiculoplexus neuropathy，DLRPN），也称为糖尿病肌萎缩、Bruns-Garland综合征、糖尿病近端神经病等。在糖尿病患者中，该病患病率为1%，以2型糖尿病和老年男性多见。常见于患者突然开始严格控制血糖时（如节食、健身、加强降糖治疗等），其他可能的诱因如开始启动降糖治疗、快速降糖、免疫接种、感染。以急性或亚急性发作的一侧下肢严重的神经病理性疼痛起病，自发性或轻触诱发，并伴相应部位肌萎缩和肌无力，下肢腱反射消失。随着病程进展，疼痛范围扩大、肌无力加重，影响行走，并可累及对侧。疼痛改善后，肌无力仍可持续存在，直到发病6个月后肌无力症状开始逐步改善。受累神经的病理见缺血性损害伴血管周围炎，表明发病机制并非高血糖氧化应激，而是微血管炎导致的神经内炎性反应。磁共振成像可见脂肪抑制的T_2序列（T_2 STIR）上腰骶神经丛呈高信号。脑脊液蛋白质增高但压力和细胞数正常。早期进行免疫抑制治疗可抑制炎症反应，通常用大剂量激素冲击治疗，即使患者存在糖尿病。静脉免疫球蛋白和血浆置换的疗效并不明确。本病呈良性自限性病程，预后良好，一般患者在发病2年内症状可获得显著改善。

多灶性运动神经病

多灶性运动神经病（multifocal motor neuropathy，MMN）是一类免疫介导的脱髓鞘性周围神经病，仅累及运动神经，通常表现为不对称性远端肢体无力，常呈上肢重。该病确切发病机制尚不明确，可能与免疫机制导致周围神经朗飞结处神经兴奋传导受阻，而引起周围神经功能和结构异常有关。

【临床表现】

MMN任何年龄都可以发病，起病隐袭，缓慢进展。主要表现为多发性单神经病。早期以单侧上肢某一根或多根神经受累多见，表现为相应神经支配区域的远端肌肉无力，可伴有痉挛或束颤。无力分布不对称，表现为同一肢体不同神经受累程度不同，或双侧肢体的神经受累程度不同，或上、下肢神经受累程度不同。甚至可见同一神经支配的不同肌肉无力程度不同。随着病情发展，可以出现肌肉萎缩。需要特别指出的是，对于病程较长者，不对称性可不明显，甚至可表现为多发性周围神经病的分布。患者可有轻微感觉异常的主诉，但缺乏客观感觉受累的体征，病程后期部分患者也可出现部分感觉神经受累。脑神经通常不受累。在无力不明显的肢体，腱反射可以正常甚至活跃。MMN无上运动神经元受累体征。

【辅助检查】

1. 电生理检查　是确诊MMN的重要检查方法。神经传导可见运动神经部分传导阻滞，上肢神经受累多见，跨越传导阻滞部位的运动传导速度可以减低。远端复合肌肉动作电位波幅可以正常或减低。感觉神经传导测定通常正常。针极肌电图可见自发电位，运动单位电位时限增宽，波幅增高，募集减少。可存在同一肢体不同神经支配的肌肉针极肌电图检测正常与异常并存现象。

2. 脑脊液常规检测　显示白细胞正常，蛋白质可有升高或正常，升高幅度一般不超过1g/L。

3. 血和脑脊液抗体 抗 GM$_1$ 抗体 IgM 阳性,可见于 30%～80%的患者。但 GM$_1$ 抗体也可见于其他免疫相关的周围神经病,偶见于运动神经元病等其他疾病。

4. 影像学检查 包括臂丛和腰骶丛磁共振、高频神经超声检查。部分患者臂丛或腰骶丛神经磁共振平扫和增强检查发现神经增粗,呈长 T$_2$ 信号或局限性增强。神经超声可见局灶性神经增粗。

【诊断标准】

MMN 的诊断标准包括以下几点。

(1) 隐匿起病,缓慢或阶段性进展。

(2) 临床至少有 2 根神经所支配的肌肉无力的表现,早期上肢受累多见,表现为不对称性肢体无力,随病情发展可出现肌肉萎缩。无客观的感觉异常体征。

(3) 运动神经传导测定,在非嵌压部位,至少 2 根神经或 1 根神经的 2 个节段出现运动神经部分传导阻滞,相应部位的感觉神经传导正常。

(4) 静脉注射免疫球蛋白治疗有效可支持诊断。

MMN 的诊断需要与各种原因导致的多发单神经病鉴别,包括卡压性周围神经病,血管炎相关多发单神经病,占位性病变如肿瘤、结节病所致周围神经病,多灶性获得性髓鞘性感觉运动神经病[又称刘易斯-萨姆纳综合征(Lewis - Sumner syndrome)],遗传压迫易感性周围神经病。在运动神经元病早期,以下运动神经元受累为主的情况下,也是临床重点鉴别疾病之一。另外还需要与平山病、颈椎或腰椎神经根病等相鉴别。

【治疗】

1. 静脉注射免疫球蛋白(intravenous immunoglobulin, IVIg)治疗 目前国际多项临床研究证实,IVIg 治疗可以改善患者临床无力和生活质量,有可能延缓周围神经轴索变性的发生,应尽早使用。IVIg 初始可给予 0.4 g/(kg·d),共 5 d,部分患者使用后 1 周内即可出现无力改善,但疗效维持时间通常在 1 个月左右,少数患者可长达数月。在初次使用有效后,可以根据具体情况,个体化间断 IVIg 维持治疗。

2. 人免疫球蛋白皮下注射剂型 国外已经使用,并证实和静脉使用疗效相似。

3. 免疫抑制剂 对于 IVIg 效果不佳,或其他因素限制无法使用 IVIg,无禁忌证且耐受的患者,可试用环磷酰胺。环磷酰胺 2～3 mg/(kg·d),在部分患者中可能有效,或可用于减少 IVIg 的用量。但需密切注意其不良反应。其他药物如干扰素 β-1α、硫唑嘌呤、环孢素,均有小样本和个案报道,针对个别患者有效。

4. 糖皮质激素治疗 有可能加重病情,不建议常规使用。

5. 血浆置换 在少数患者中有效,但也有可能加重病情,不建议常规使用。

第五节 多发周围神经病

多发周围神经病是最常见的周围神经病。通常是指感觉、运动或自主神经受累的一组周围神经病。临床上常表现为对称的手套-袜套样感觉异常,四肢近端和(或)远端无力。按病程可以分为急性(<3 周)、亚急性(<2 月)或慢性(≥2 月)。按病因可以分为获得性和遗传性,前者包括免疫介导性周围神经病、糖尿病性周围神经病、中毒性周围神经病等。按病理特点可以分为轴突性或脱髓鞘性。

获得性周围神经病

免疫介导性多发周围神经病

免疫介导性周围神经病亦称为炎性脱髓鞘性周围神经病,是一组与自身免疫有关的周围神经病,根据其临床过程,可以分为急性炎性脱髓鞘性多发性神经根神经病(acute inflammatory demyelinating polyradiculoneuropathy, AIDP)和慢性炎性脱髓鞘性多发性神经根神经病(chronic inflammatory demyelinating polyradiculoneuropathy, CIDP)。

(一)急性炎性脱髓鞘性多发性神经根神经病

急性炎性脱髓鞘性多发性神经根神经病又称吉兰-巴雷综合征(Guillain - Barrè syndrome),是一种可能与感染有关,免疫机制参与发病的急性(或亚急性)特发性多发性神经病。本病可发生于任何年龄,男性略多于女性,以青壮年为常见,我国儿童患者不少见。国外发病无明显季节倾向,在我国华北农村,夏秋季节有数年一次的流行趋势。

脱髓鞘性较常见,轴突变性性较少见,后者称为急性运动感觉轴突性神经病。我国华北地区常见的急性运动轴突性神经病(acute motor axonal neuropathy,AMAN)可发生于儿童,经研究提示,空肠弯曲菌(*Campylobacter jejuni*,CJ)感染常与此病发病相关。

【病因和发病机制】

确切病因尚未完全阐明。一般均认为是由某种病原体感染后,引起直接抗髓鞘成分的免疫调节异常所引起,细胞和体液免疫机制均参与其中。常见的病原体如空肠弯曲菌、巨细胞病毒(CMV)、EB病毒、乙型肝炎病毒(HBV)、人类免疫缺陷病毒(HIV)及肺炎支原体等。亦可在疫苗接种后诱发,肿瘤、风湿免疫性疾病、妊娠、骨髓移植、外科手术感染、白喉、中草药、抗抑郁药中毒等也与本病有关。

【病理】

病变主要在脊神经前(运动)根、神经丛和神经干,也可累及后(感觉)根、自主神经节和脑神经,表现为神经根水肿,神经内膜的血管周围有淋巴细胞、单核巨噬细胞浸润,神经纤维节段性脱髓鞘,部分伴有远端轴突变性。急性脱髓鞘后2周内,施万细胞增殖,随之髓鞘再生,炎症消退。极少数以轴突变性为主而无脱髓鞘改变。

【临床表现】

多数患者起病前1~4周有上呼吸道或胃肠道感染的症状,少数有疫苗接种、手术或移植病史。弛缓性肢体肌肉无力是本病的核心症状。临床表现为四肢对称性无力,可自远端向近端发展或相反,或远、近端同时受累,并可波及躯干和脑神经,严重病例可累及肋间肌和膈肌而导致呼吸麻痹。瘫痪呈下运动神经元性,腱反射减弱或消失,病理征阴性。初期肌肉萎缩可不明显,严重者(继发轴突变性)可出现肌肉萎缩,一般以肢体远端较明显。脑神经损害以双侧面神经麻痹最常见,其次为延髓麻痹,动眼神经、三叉神经及舌下神经损害少见,个别患者出现颅内压增高与视神经乳头水肿。

感觉障碍一般比运动障碍为轻,表现为肢体远端感觉异常和手套-袜套样感觉减退。部分患者伴有疼痛,不少患者可无感觉障碍。

自主神经功能损害也很常见,表现为多汗、皮肤潮红、手足肿胀及营养障碍,约半数患者有心动过速,少数出现体位性低血压或血压增高、霍纳征阳性等。括约肌功能一般不受影响,但因卧床体位和腹肌无力,偶可发生暂时性排尿困难甚至尿潴留。

吉兰-巴雷综合征为单相性神经系统自身免疫病,整个临床过程可分为4期:① 从前驱常见感染如上呼吸道、胃肠道感染到神经症状的出现,称为前驱期,此期为1~6周;② 从神经症状出现,逐步加重至最严重的时期,称为进展期,此期长短不一,半数患者在1周左右达到高峰,多数为2~4周;③ 疾病达到最严重程度后,停止进展而趋于平稳,称为平稳期,此期为1~4周,部分患者此期不明显,在临床症状达到最重后立即好转;④ 恢复期为继平稳期后的恢复阶段,此期差异较大,历时数周到数月,约半数患者在3个月后可基本恢复。伴发呼吸困难者预后较差,恢复期可长达1年以上,并有较高的病残率和病死率。呼吸麻痹、继发肺部感染、肺梗死和心力衰竭为其主要死亡原因。

根据临床特征、病理及电生理表现,可将吉兰-巴雷综合征分为:① 经典的吉兰-巴雷综合征,即急性炎性脱髓鞘性多发性神经根神经病(AIDP);② 急性运动轴突性神经病(AMAN),以脑神经和脊神经运动纤维轴索病变为主,包括运动神经轴索变性和运动神经可逆性传导阻滞,前者通常较重,后者免疫治疗可较快恢复,预后较好;该病可发生在任何年龄,儿童更常见,夏秋季较多;③ 急性运动感觉轴突性神经病(acute motor sensory axonal neuropathy,AMSAN),与AMAN相似,对称性肢体无力,多伴脑神经受累,重症者可有呼吸肌无力;同时有感觉障碍,甚至出现感觉性共济失调;该病病情严重,预后差;④ 米勒-费雪综合征(Miller-Fisher syndrome,MFS),约占6%,我国台湾地区曾高达18%,此型患者的主要表现为眼外肌麻痹、共济失调和腱反射消失三联征,临床多表现为以复视起病,相继出现对称或不对称性眼外肌麻痹,瞳孔对光反应正常;部分患者血清GQ1b抗体阳性;⑤ 急性泛自主神经病(acute pandysautonomia),以自主神经受累为主;临床表现为头晕、体位性低血压、恶心、呕吐、腹胀、腹泻,重症者可有肠麻痹、尿潴留;⑥ 纯感觉型吉兰-巴雷综合征(sensory GBS),少见,以感觉神经受累为主;表现为广泛对称性的四肢疼痛和麻木、感觉性共济失调、四肢和躯干深、浅感觉障碍。

【辅助检查】

1. 血液检查　一般正常,协助排除其他疾病。血液中可发现各种病毒抗体,部分患者可有轻度肝酶升高。AMAN 患者血清中可检测到 GM_1 和 GD_{1b} 抗体。米勒-费雪变异型者可有 GQ_{1b} 抗体阳性。

2. 脑脊液检查　可见白细胞数正常,一般不超过 $10 \times 10^6 / L$,细胞数 $> 50 \times 10^6 / L$ 者可以排除本病。发病 1 周后,2/3 的患者出现不同程度的脑脊液蛋白质增高,以第 3~6 周异常最为明显。脑脊液蛋白质增高而细胞数正常称为蛋白-细胞分离现象,具有特别诊断意义,但仍应注意还有 10% 的患者脑脊液蛋白质始终正常。脑脊液中 IgG 增高,IgG 指数升高,提示血-脑屏障损坏。等电聚焦电泳检测到脑脊液中有(或比血清中多的)寡克隆区带 IgG。

3. 电生理检查　早期肌电图检查正常,可见 F 波(代表神经根或近侧端损害)的潜伏期延长和 H 反射延迟或消失。节段性脱髓鞘者可见神经传导速度明显减慢,超过 60%~70%。远端潜伏期延长,动作电位波幅正常或轻度降低。3 周后可见失神经电位,整个病程中电生理异常率可达 90% 以上。50% 以上严重病例可出现心电图异常,如窦性心动过速和 T 波改变(如 T 波低平),QRS 波电压增高可能为自主神经功能障碍所致。

4. 腓肠神经活检　可见髓鞘脱失和炎性细胞浸润。

【诊断和鉴别诊断】

1. 诊断标准

(1) 有前驱感染史,呈急性起病,进行性加重,多在 4 周内达高峰。

(2) 对称性弛缓性瘫痪,近端重于远端,可累及延髓肌、面肌,可伴有脑神经损害。四肢腱反射减低或消失。

(3) 感觉症状和自主神经症状较轻。

(4) 脑脊液蛋白质增高,细胞数正常。

(5) 电生理检查提示神经传导速度明显减慢、传导阻滞、异常波形离散。

(6) 病程有自限性。

2. 鉴别诊断

(1) 低钾型周期性瘫痪:既往有类似发作史,病前常有过饱、过劳、饮酒史。多无感觉障碍和脑神经损害,脑脊液正常,发作时多有血钾水平降低和心电图呈低钾样改变,补钾治疗后症状迅速好转。

(2) 急性脊髓灰质炎:起病时多有发热,肢体瘫痪多为节段性,常不对称,呈单肢瘫,无感觉障碍和脑神经损害,脑脊液蛋白质和细胞均增多。肌电图检测为受累肌肉失神经电位,运动神经传导速度大多正常,动作电位波幅可减低。

(3) 全身型重症肌无力:一般起病较慢,症状有波动,呈晨轻暮重的特点,疲劳试验及新斯的明试验阳性,脑脊液正常。低频重复电刺激波幅下降 15% 以上,血清乙酰胆碱受体抗体阳性。

(4) 急性脊髓炎:高位脊髓炎可有四肢瘫痪,休克期(持续 2~4 周)肌张力呈弛缓性,有感觉障碍平面和大小便功能障碍。休克期过后,病变水平以下肌张力逐渐增高,腱反射亢进,病理征阳性,也可出现脊髓总体反射。脑脊液细胞数、蛋白正常或轻度增高。

(5) 其他疾病:如肉毒毒素中毒、白喉、卟啉病、艾滋病、糖尿病、酒精中毒和基底动脉梗死等所致的肌肉瘫痪和周围神经病,外源性毒物特别是药物(如海洛因)、化学物质(如正己烷、砷、铊)中毒,以及长期肠道外营养患者的低磷血症诱发的类似综合征。

【治疗】

强调早期有效的治疗,主要包括免疫治疗和对症支持治疗。目前认为静脉注射免疫球蛋白和血浆置换是治疗吉兰-巴雷综合征的首选。

1. 免疫治疗

(1) 静脉注射免疫球蛋白(IVIg):成人按 $0.4 \, g/(kg \cdot d)$ 计算,缓慢静脉滴注,连用 5 d 为 1 个疗程。在出现呼吸肌麻痹前尽早使用。常见不良反应有发热、面红,减慢输液速度即可减轻,偶可引起肝功能损害,停药 1 个月即可恢复。个别报道发生无菌性脑膜炎、肾衰竭或脑梗死。免疫球蛋白过敏、先天性 IgA 缺乏、高球蛋白血症和肾功能不全者禁用。

（2）血浆置换（plasma exchange）：即 PE 治疗。凡病程迅速进展、没有自限趋势的急性重症患者,每次置换血浆量按 40 ml/kg,或 1～1.5 倍血浆容量计算;轻、中和重度患者每周分别做 2 次和 4～6 次为 1 个疗程。在起病后 2 周内接受治疗可缩短病程和使用呼吸机的时间,并降低并发症。严重感染、心律失常、心功能不全及凝血系统疾病等不能进行血浆置换。

（3）糖皮质激素：糖皮质激素治疗本病缺乏循证证据支持,对于病情较重的患者,是否有必要给予,可根据情况个体化判断。对于轴索受累为主,IVIg 或 PE 效果较差的患者,可以采用甲泼尼龙每日 500～1 000 mg 静脉滴注,连续 5 d;或地塞米松每日 10～15 mg,7～10 d 为 1 个疗程。

2. 对症、支持治疗

（1）重症患者需连续心电监护,常见窦性心动过速,通常不需处理。

（2）高血压可用小剂量 β-受体阻滞剂,低血压患者可扩容或调整体位。

（3）延髓麻痹者宜早行鼻饲,进食及食后 30 min 宜取坐位,以免误吸入气管而致窒息。

（4）尿潴留者先用下腹部加压按摩,无效时则留置导尿。便秘者可用药物,必要时灌肠通便。

（5）穿抗血栓弹力袜和使用小剂量肝素可预防下肢深静脉血栓形成及肺栓塞。

（6）应用广谱抗生素预防和治疗坠积性肺炎、脓毒血症。

（7）呼吸肌麻痹、语言表达困难、长期卧床及睡眠障碍等易使患者出现焦虑和抑郁,应尽早识别并适当处理。可用抗抑郁药如氟西汀、帕罗西汀或西酞普兰等,鼓励患者对康复的信心。

（8）体育疗法、被动或主动运动、步态训练应尽早进行,并配合针灸、按摩及理疗等。

（9）呼吸肌麻痹是本病的主要死因,故应保持呼吸道通畅及通气功能良好。定时翻身、拍背,使呼吸道分泌物及时排出,并预防肺不张和呼吸道感染。如有缺氧症状（憋气、烦躁、出汗、发绀等）,肺活量降低至 20～25 ml/kg 以下,血氧饱和度降低,动脉血氧分压<70 mmHg,则应尽早使用呼吸机。通常先用气管插管,如 1 d 以上无好转,则行气管切开,并外接呼吸机。呼吸肌麻痹的抢救是增加治愈率、降低死亡率的关键。

（二）慢性炎性脱髓鞘性多发性神经根神经病

慢性炎性脱髓鞘性多发性神经根神经病（chronic inflammatory demyelinating polyradiculoneuropathy,CIDP）是一组免疫介导的获得性感觉运动周围神经脱髓鞘疾病。临床表现与 AIDP 相似,任何年龄均可患病,无性别差异。

【病因和病理】

自身免疫机制为本病的主要发病机制。目前发现的 CIDP 致病性抗体主要包括 IgG 和 IgM。根据 IgG 抗体亚型,又可以分为 IgG_1、IgG_2、IgG_3、IgG_4。主要致病的 CIDP 抗体为 IgG_1、IgG_2、IgG_3。但近几年,也发现 IgG_4 抗体相关 CIDP,此类抗体多位于朗飞结区或结旁区。目前已知的 IgG_4 亚型抗体包括抗神经束蛋白 155（neurofascin-155,NF155）、抗 NF186、抗接触蛋白 1（contactin-1,CNTN1）、抗接触蛋白相关蛋白 1（contactin associated protein-1,Caspr1）。抗 IgG_4 抗体相关 CIDP 的临床和病理表现与非 IgG_4 相关 CIDP 有明显的差异,但具体机制尚不清楚。经典型 CIDP 病理检查可见神经束膜下水肿、血管/神经内膜炎性细胞浸润、再生簇、洋葱球样改变等。IgG_4 相关 CIDP 病理与经典型有所不同,炎性细胞浸润现象极为少见,电镜下可见襻结构分离现象。因此,在 2021 年欧洲神经病学学会/周围神经病学会（European Federation of Neurological Societies/Peripheral Nerve Society,EFNS/PNS）诊断标准中将 IgG_4 抗体相关 CIDP 单列为独立病种,不再归类为 CIDP。

【临床表现】

常无前驱感染史,起病隐匿,症状进展在 8 周以上（或 2 个月以上）。CIDP 分为经典型和变异型,后者包括纯运动型（motor CIDP）、纯感觉型（sensory CIDP）、远端获得性脱髓鞘性对称性神经病（distal acquired demyelinating symmetric,DADS）、多灶性获得性脱髓鞘性感觉运动神经病（multifocal acquired demyelinating sensory and motor neuropathy,MADSAM;Lewis-Sumner syndrome）、局灶型（focal CIDP）。

临床表现主要包括以下方面。

1. 运动症状　肢体无力多累及四肢近端和（或）远端,表现为行走困难,上楼、提物、举臂及梳头等困难。四肢腱反射减低或消失,其中踝反射消失最多见。多数患者肌萎缩较轻,但部分可较严重。DADS 型肢体无力往往局限在肢体远端,表现为拿筷子、扣纽扣等动作不灵活或无法完成。

2. 感觉症状　主要表现为四肢麻木,体检时可有手套-袜套样感觉减退,肢体本体觉和震动觉减退,严重时可出现感觉性共济失调、步态异常和龙贝格征阳性。疼痛极为罕见。

3. 脑神经症状　CIDP 的脑神经受累较少。偶可出现面瘫、眼肌麻痹、言语不清等。可出现视神经乳头水肿。

4. 自主神经症状　可表现为体位性低血压、大小便障碍和心律紊乱。CIDP 中严重的自主神经症状比较罕见。

5. 肢体震颤　以双手震颤为主。震颤呈对称或不对称,多表现为姿势性和(或)意向性震颤,频率多为3~5 Hz。

【辅助检查】

实验室检查可见脑脊液细胞数正常,蛋白质含量明显增高,呈蛋白-细胞分离现象。脑脊液抗体检查可测到神经节苷脂抗体、髓鞘相关糖蛋白(MAG)抗体、β 微管蛋白抗体等。电生理检查可见神经传导速度明显减慢、F 波潜伏期延长。腓肠神经活检可见神经纤维节段性脱髓鞘和洋葱球样改变,并可伴有轴突变性。

【诊断和鉴别诊断】

1. 诊断依据　CIDP 的诊断目前仍为排除性诊断。符合下列数条可考虑诊断本病。

(1) 有周围神经病表现持续进展 8 周以上。

(2) 临床表现为不同程度的运动和感觉受累,多为对称性,少数为非对称性(如 MADSAM),四肢腱反射降低或消失,半深浅感觉异常。

(3) 脑脊液蛋白-细胞分离。

(4) 电生理检查提示周围神经传导速度减慢、传导阻滞或异常波形离散。

(5) 除外其他原因引起的周围神经病。

(6) 除伴 IgM 型 M 蛋白的 DADS 外,大多数患者使用激素治疗有效。

2. 需鉴别的疾病　本病的诊断还需与以下疾病进行鉴别。

(1) 急性吉兰-巴雷综合征:起病急,病前常有感染史,发病至高峰的进展常在 4 周内,严重者可出现呼吸肌麻痹。

(2) 多灶性运动神经病:仅累及运动神经,肌无力以上肢为主,分布不对称,感觉障碍罕见,电生理检查显示多灶性运动传导阻滞、F 波潜伏期延长,肌电图有纤颤波,激素治疗效果不佳。

(3) 运动神经元病:仅累及运动系统,肌无力分布不对称,可出现肌束震颤和锥体束征,无感觉障碍,神经传导速度正常,肌电图示广泛失神经支配电位。

(4) 遗传性运动感觉性神经病:常有家族史,可伴发色素性视网膜炎、鱼鳞病和高弓足等。

(5) IgG$_4$ 结区、结旁区抗体相关周围神经病:该组疾病临床表现与 DADS 型 CIDP 表现类似,但血清和(或)脑脊液检查可发现结区或结旁区抗体阳性。

(6) 其他:如结节性多动脉炎、系统性红斑狼疮、硬皮病、副蛋白血症和肿瘤等所致的慢性多发性神经病,常有原发病的症状和体征。

【治疗】

糖皮质激素、血浆置换和静脉注射免疫球蛋白(IVIg)为 CIDP 的一线用药。朗飞结旁抗体相关 CIDP 患者首选血浆置换,也可考虑使用糖皮质激素治疗。

1. 糖皮质激素　对绝大多数患者有肯定疗效。甲泼尼龙 500~1 000 mg/d 静脉滴注,连续 3~5 d 后改为泼尼松 1~1.5 mg/(kg·d)顿服,随后按临床情况改为隔日治疗;维持 2~3 个月。若症状改善可逐渐递减用药剂量,每 2~4 周减量 5~10 mg。如患者症状恶化,可增加剂量或改用 IVIg 或血浆置换。肾上腺皮质激素疗效出现较晚。数周后方显效,至 3~6 个月达到最大效果。

2. IVIg 和血浆置换　用法与吉兰-巴雷综合征相似,病程中可根据需要重复使用。IVIg 用法为成人按 0.4 g/(kg·d)计算,缓慢静脉滴注,连用 5 d。该法优点是较糖皮质激素不良反应小,使用简便且疗效维持较长,与小剂量糖皮质激素合用疗效维持更长。近年来国外还介绍 IgG 皮下间歇注射用于治疗 CIDP。血浆置换同样有效,但因设备、经济条件限制,目前尚不普及。

3. 硫唑嘌呤　为二线治疗;2~3 mg/(kg·d),分 2~3 次口服。

4. 环磷酰胺　为二线治疗;500~750 mg/m^2,静脉推注,每月 1 次;或者 200~400 mg 每周 2 次,总量 2~3 g 为 1 个疗程。

作为二线治疗的细胞毒性药物在使用中应注意肝功能、肾功能和血常规等副作用的监测。对治疗无效的患者可试用血浆置换和 IVIg 联合应用。有报道对激素无反应性病例使用大剂量环磷酰胺治疗后临床症状和电生理异常均获改善。

糖尿病周围神经病

糖尿病周围神经病(diabetic peripheral neuropathy,DPN)是糖尿病的常见并发症,临床表现包括多种类型,其中以远端对称性多发性周围神经病(distal symmetric polyneuropathy,DSPN)和自主神经病最为常见。

【病因和病理】

糖尿病神经病变可以造成全身或局部周围神经损伤。它与糖尿病、高脂血症、体重指数、吸烟和高血压的持续时间和控制等因素有关。这些因素会导致血管内皮细胞损伤,炎症反应,施万细胞破坏等。糖尿病神经病变病理与血管和神经两者密切相关。早期发现小血管狭窄,之后出现毛细血管壁增厚、神经轴索损害。

【临床表现】

糖尿病周围神经病一般起病隐匿、缓慢发展,主要表现为感觉和自主神经损害。感觉症状往往从下肢远端或足部起病,以麻木、疼痛为主。疼痛形式多样,可以是针刺痛、烧灼样痛、钝痛,也可以是各种疼痛形式混合。自主神经症状包括排汗异常、腹泻、便秘、性功能障碍等。肢体肌肉无力和萎缩症状出现相对较晚。

按照周围神经受累的分布,糖尿病周围神经病可以分为以下几种类型。

1. 远端对称性多发性周围神经病 是 DPN 最常见的类型。多以肢体远端对称性感觉异常为首发症状,表现为下肢起病,长度依赖性,后期发展至上肢,可表现为手套-袜套样感觉障碍,严重者可有感觉共济失调。早期即可有腱反射减低,可伴有自主神经受损表现。早期肌无力和肌萎缩通常不明显。

2. 糖尿病自主神经病 以自主神经病变为首发症状,表现为排汗异常、胃肠道症状、性功能减退、排尿困难、直立性低血压以及静息时心动过速等。由于小纤维受累,发生心绞痛或心肌梗死时可无心前区疼痛的表现,发生严重心律失常时猝死的风险增加。

3. 糖尿病单神经病或多发单神经病 以正中神经、尺神经、腓总神经受累多见,常隐匿发病,也有急性起病者。主要表现为相应神经支配区域的感觉和运动功能障碍。在易受嵌压部位(如腕管、肘管、腓骨小头处)更容易受累。也可出现脑神经受累表现,好累及的神经包括动眼神经、展神经、面神经等,通常为急性起病。

4. 糖尿病神经根神经丛病 常见于腰骶神经根神经丛分布区。急性或亚急性起病,表现为受累神经支配区的疼痛和感觉障碍,相继出现肌肉无力和萎缩,以下肢近端为主,可以单侧或双侧受累,需要与其他原因的神经根或神经丛病变相鉴别。

5. 其他糖尿病相关周围神经病 糖尿病前周围神经病是糖耐量异常或空腹血糖受损相关的周围神经病,临床特点和 DPN 相似。

【辅助检查】

1. 生化检查 对于周围神经病患者,应常规进行空腹血糖、葡萄糖负荷后 2 h 血糖和糖化血红蛋白测定,明确患者有无糖尿病。根据患者临床表现的差异,可按需要选择相应检查进行鉴别,如血常规、肝肾功能、肿瘤筛查、免疫指标、免疫固定电泳、脑脊液常规和生化、甲状腺功能、叶酸和维生素 B_{12} 检测等。

2. 神经电生理检查 能够确认是否存在周围神经病变,并辅助判断类型以及严重程度;对于无症状的糖尿病患者,电生理检查有助于发现其亚临床周围神经病变。当病史和体检已经能够明确周围神经病变及其类型时,神经电生理检查并非必需。

3. 影像学检查 对于神经根或丛病变者,可选择影像学检查排除脊柱与椎管内病变和盆腔内占位性病变。

4. 神经或皮肤活组织检查 皮肤活组织检查有助于小纤维神经病的诊断,在糖尿病自主神经病的诊断中具有一定价值。神经活组织检查主要用于鉴别其他疾病,并非诊断 DPN 的常规手段。

5. 其他自主神经功能的测定 如测定卧位和立位或 Valsalva 试验引起的血压变化和心率变化,可以反映心脏自主神经功能;B 超检测膀胱残余尿和尿动力学测定有助于排尿困难的鉴别诊断。

【诊断标准】

DPN 的诊断包括:① 明确患有糖尿病;② 存在周围神经病变的临床和(或)电生理的证据;③ 排除导致

周围神经病变的其他原因。

在 DPN 诊断过程中,需要与多种其他病因导致的周围神经病进行鉴别,包括慢性炎性脱髓鞘性多发性神经根周围神经病、营养缺乏、中毒、异常球蛋白血症、肝功能不全、肾功能不全、甲状腺功能减退、恶性肿瘤、结缔组织病、感染性疾病以及遗传性疾病等。当临床存在明显的肢体无力或神经电生理显示传导速度明显减慢时,诊断 DPN 应该非常慎重。

【治疗】

1. 病因治疗　积极控制血糖和糖化血红蛋白水平,保持血糖稳定。建议将糖化血红蛋白控制在 7% 以内,但具体控制程度应个体化。

2. 针对发病机制的治疗　目前有多种药物在临床上用于 DPN 的治疗,包括具有抗氧化应激作用的药物(如 α-硫辛酸)、改善代谢紊乱类药物(如醛糖还原酶抑制剂)以及各种改善微循环的药物等。但是,临床研究显示当 DPN 发生后,目前尚无药物能够逆转周围神经病变的进展。

3. 神经营养修复药物　临床可选择多种 B 族维生素类(如硫胺素和甲钴胺等)作为针对神经营养修复的辅助治疗药物。

4. 对症治疗　神经痛是影响 DPN 患者生活质量的主要因素之一,有多种药物可以改善患者神经痛的症状,如阿米替林、加巴喷丁、普瑞巴林、度洛西汀、文拉法辛等,具体参见中华医学会神经病学分会制订的痛性周围神经病的诊断和治疗共识。对于自主神经病变引起各系统受累的症状,可根据情况分别治疗,如胃肠道排空功能减退者,可适当选择胃肠动力药物,需注意降糖药的使用,防止低血糖的发生;对于存在明显直立性低血压者,可使用弹力袜,但需注意下肢血液循环情况。应避免使用可能加重自主神经病症状的药物。

5. 预防　加强健康教育,提高患者自我护理能力。积极控制高血压和高脂血症,改变生活方式,控制体重,避免吸烟和过度饮酒。早期发现空腹血糖受损以及糖耐量异常的患者,并进行积极干预。

遗传性多发性周围神经病

遗传性运动感觉神经病(hereditary motor and sensory neuropathy,HMSN)又称沙尔科-马里-图思病(Charcot-Marie-Tooth disease,CMT)、腓骨肌萎缩症,是最常见的遗传性周围神经病,发病率为 40/10 万。本病起病隐匿,缓慢进展。根据神经电生理和病理特点,主要分为 HMSN 1 型(又称为 CMT 1 型或脱髓鞘型)、HMSN 2 型(又称为 CMT 2 型或轴突型)、中间型。HMSN 1 型运动神经传导速度(MNCV)明显减慢(<38 m/s),神经活组织检查表现为广泛髓鞘损害;HMSN 2 型 MNCV 减慢不明显(≥38 m/s),神经活组织检查表现为神经轴突变性;中间型 MNCV 介于 1 型和 2 型之间(30～40 m/s),神经活组织检查表现为髓鞘合并轴突损害。

HMSN 具有高度的遗传异质性,其遗传方式包括常染色体显性遗传、常染色体隐性遗传或 X 性连锁遗传。迄今,数百个致病基因已被发现。

一、遗传性运动感觉性神经病 1 型

HMSN 1 型(又称为 CMT 1 型或脱髓鞘型)多为常染色体显性遗传;也有少数散发病例,遗传方式为常染色体隐性遗传的为 CMT 4 型。电生理和病理表现为脱髓鞘。最常见的 CMT 1 亚型为 CMT 1A 型,基因定位在 17 号染色体短臂 11.2 区(17p11.2),包含周围髓鞘蛋白(PMP22)在内的 1.5Mb 大片段重复突变是其主要致病原因。

【病因和病理】

目前研究发现有 *PMP22* 基因、*MPZ* 基因、*LITAF* 基因、*EGR2* 基因、*NEFL* 基因、*PMP2* 基因、*GDAP1* 基因、*FBLN5* 基因、*ITPR3* 基因、*ARHGEF10* 基因等与 CMT 1 型相关,这些致病基因的功能改变可导致周围神经脱髓鞘和(或)轴突变性。此型病理改变主要累及周围神经髓鞘,表现为神经纤维脱髓鞘和施万细胞再生,形成典型的洋葱球(onion bulb)样结构,神经内膜再生,有髓纤维密度减少,偶有少量炎性细胞浸润。

【临床表现】

多在儿童晚期或青春期发病,起病年龄较早,首发症状多为双下肢远端肌无力、肌萎缩。以后缓慢进展,

出现步行困难,呈跨阈步态,常易跌倒。双下肢肌萎缩向上发展到大腿中下 1/3 交界处,呈"倒置酒瓶样"(或称"鹤腿样")表现(图 4-6),伴或不伴感觉减退。感觉减退通常自远端开始,呈手套-袜套样痛觉、温度觉减退;膝反射减弱或消失,踝反射消失。可伴有高弓足、锤状趾、爪形手等骨骼畸变。约有 1/4 患者可发现腓总神经等粗大。少数患者出现感觉性共济失调、龙贝格征阳性,类似遗传性共济失调伴肌萎缩[又称鲁西-莱雅综合征(Roussy - Lévy syndrome)];亦可出现肢体远端营养不良。

晚期患者双手也可累及,呈对称的肌萎缩与肌无力,一般延及前臂中下 1/3 处。偶有脊椎畸形。疾病晚期累及延髓,可导致呼吸困难。

【辅助检查】

脑脊液检查多为正常。细胞数正常,少数有蛋白明显增高。运动神经传导速度显著减慢(<38 m/s),但很少在 12 m/s 以下;感觉神经传导速度明显减低或消失。神经病理活组织检查提示周围神经反复的髓鞘脱失和施万细胞增生而形成洋葱球样表现。

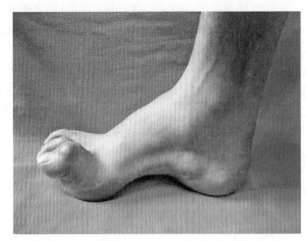

图 4-6 遗传性运动感觉性神经病 1 型足部表现

二、遗传性运动感觉性神经病 2 型

HMSN 2 型(又称为 CMT 2 型或轴突型)的遗传方式包括常染色体显性遗传、常染色体隐性遗传及 X 性连锁遗传,也有少数散发病例。目前已经发现几十种 CMT 2 型致病基因。

【病因和病理】

目前已知 CMT 2 型致病基因有 MFN2 基因、KIF1B 基因、RAB7 基因、TRPV4 基因、GARS 基因、NEFL 基因、HSPB1 基因、GDAP1 基因、HSPB8 基因、DNM2 基因、AARS 基因等,这些致病基因的功能改变可导致周围神经的轴突变性和(或)髓鞘脱失。此型病理改变主要累及周围神经轴突,表现为慢性轴突变性,有髓纤维与神经元细胞数量进行性减少,而自主神经保持相对完整。

【临床表现】

CMT 2 型和 CMT 1 型的临床表现十分相似。于青少年和成年起病,起病年龄常较晚。表现为双下肢远端肌肉萎缩、肌无力,浅感觉、深感觉功能减退,膝、踝反射减退或消失。病程进展缓慢,有时可有停滞。

【辅助检查】

脑脊液检查基本正常。运动神经传导速度≥38 m/s。神经传导动作电位波幅降低或消失。神经病理活组织检查提示轴突变性。

三、遗传性运动感觉性神经病中间型

中间型(髓鞘伴轴突型)的遗传方式为常染色体显性遗传和常染色体隐性遗传。

【病因和病理】

目前已知的 CMT 中间型的致病基因包括 DNM2 基因、YARS 基因、INF2 基因、GNB4 基因、NEFL 基因、GDAP1 基因、KARS 基因、GJB1 基因、ARHGEF10 基因等。神经病理可见有髓纤维密度明显下降,轴索变性,再生簇,伴或不伴洋葱球样改变。

【临床表现】

CMT 中间型临床特点与 CMT 1 型、CMT 2 型类似,青少年至中年起病,表现为远端对称无力,下肢重于上肢,腱反射消失,感觉可轻度受累,偶有感觉性共济失调。个别类型可伴有脑神经受累。

【辅助检查】

脑脊液蛋白质可正常或轻度升高。神经电生理可见神经传导速度减慢,为 30~40 m/s,伴 CMAP 波幅降低。

【诊断和鉴别诊断】

根据青少年期或成年起病、缓慢进展的对称性双下肢无力,呈"倒置酒瓶样"(或称"鹤腿样")表现,腱反射减弱或消失,轻度感觉减退;结合有家族史,神经传导速度正常或接近正常而动作电位波幅降低或消失,神经活组织检查提示显著的轴突变性,可作出临床诊断。基因诊断有助于 CMT 的基因分型。

本病应与下列疾病鉴别。

1. 远端型脊肌萎缩症　没有感觉障碍,肌电图提示广泛脊髓前角细胞损害。

2. 慢性炎性脱髓鞘性多发性神经病　进展较快,通常四肢运动、感觉功能均有受累,脑脊液蛋白质含量增高,肌电图提示神经传导速度明显减慢,常伴传导阻滞;激素及免疫治疗常有效。

3. 远端性肌病　多于成年起病,血肌酸激酶水平增高,肌电图提示肌源性损害,运动神经传导速度正常。

4. 家族性淀粉样多神经病　鉴别较为困难,本病通常累及感觉、运动和自主神经,表现为麻木、疼痛、无力,伴或不伴便秘、腹泻、阳痿、体位性低血压等。可通过神经活组织检查及基因诊断鉴别。

5. 植烷酸累积病(Refsum 病)　具有小脑性共济失调、夜盲、视网膜色素变性、周围神经病、心脏病变、脑脊液蛋白质增高以及血中植烷酸增高等特点。

【治疗】

本病尚无特效治疗方法,主要是对症治疗和支持治疗,垂足或足畸形者可穿矫形鞋,理疗和矫形手术等亦可应用。

【预防】

预防可通过基因诊断确定先证者基因型,检测胎儿绒毛、羊水或脐带血,分析胎儿基因型,确定产前诊断并终止妊娠。

(林　洁　董继宏)

第五章
脊髓疾病

第一节 概　述

一、脊髓的解剖和生理

（一）脊髓的外部结构

脊髓（spinal cord）是脑干向下延伸的部分，是中枢神经系统组成部分之一。位于椎管内，由齿状韧带、神经根及终丝固定于椎管内壁。脊髓上端以颈$_1$脊神经为界，在枕骨大孔处与延髓相连，下端形成脊髓圆锥（conus medullaris），从脊髓圆锥下端伸出一根无神经组织的终丝，止于第1尾椎骨膜的背侧。

脊髓自上而下共发出31对脊神经，包括颈段8对、胸段12对、腰段5对、骶段5对、尾神经1对。与此相对应，脊髓也分为31个节段，但表面并无节段界线。在发育过程中脊髓的增长较脊椎慢，3个月的胎儿，脊髓与椎管等长；至出生时的婴儿，其脊髓圆锥尾端达腰$_3$水平；至成年后，则只到腰$_1$下缘或腰$_1$和腰$_2$交界处。成人脊髓全长42～45 cm，仅相当于椎管的2/3，因此脊髓节段的位置比相应的脊椎为高。颈髓较颈椎高一个椎骨，上、中胸髓节段较胸椎高两个椎骨，下胸髓节段较胸椎高三个椎骨，腰髓则相当于胸$_{10}$～胸$_{12}$，骶段相当于胸$_{12}$和腰$_1$。当推算脊髓病变节段与椎骨位置的关系时，必须注意这一点（表5-1，图5-1）。

表 5-1 脊髓节段与脊柱的关系

脊柱棘突	椎体	脊髓节段	脊柱棘突	椎体	脊髓节段
颈$_3$	颈$_3$	颈$_4$	胸$_6$	胸$_7$	胸$_8$
颈$_6$	颈$_6$	颈$_8$	胸$_9$	胸$_{10}$	胸$_{12}$
胸$_1$	胸$_1$	胸$_2$	胸$_{12}$	腰$_4$	腰$_4$～腰$_5$/骶$_1$
胸$_3$	胸$_4$	胸$_5$	腰	腰$_1$～腰$_2$	骶$_2$～骶$_5$

脊髓外形呈微扁圆柱体，有2个膨大：① 颈膨大（cervical enlargement），由颈$_5$～胸$_2$脊髓组成，支配上肢的下运动神经元细胞体在其中，发出神经支配上肢；② 腰膨大（intumescential lumbalis），由腰$_1$～骶$_2$脊髓组成，支配下肢的下运动神经元细胞体在其中，发出神经支配下肢。在圆锥以下的腰骶神经根称为马尾（cauda equina），马尾由腰$_2$～腰$_5$、骶$_1$～骶$_5$及尾节发出的共10对神经根组成。

脊髓由3层结缔组织脊膜（spinal meninges）包裹，最外层为硬脊膜（spinal dura mater），硬脊膜在骶$_2$水平形成盲端。硬脊膜外面与脊椎骨膜之间的间隙为硬膜外腔，其中有静脉丛与松弛的脂肪组织，此静脉丛在脊髓转移性肿瘤及栓塞的发生中具有重要意义。硬脊膜随脊神经向外形成漏斗状膨出，伸入椎间孔，移行为脊神经外膜。最内层的结缔组织紧贴脊髓表面，称为软脊膜（spinal pia mater）。硬脊膜与软脊膜之间为蛛网膜（arachnoid）。蛛网膜与硬脊膜之间为硬膜下腔，其间无特殊结构。蛛网膜与软脊膜之间为蛛网膜下腔，与脑蛛网膜下腔相通，其中充满脑脊液。蛛网膜也包裹脊神经根，至脊神经节处续为脊神经的外膜。在脊髓两侧，软脊膜形成多个三角形的突起，它的尖端穿过蛛网膜，附着于硬脊膜的内面，称

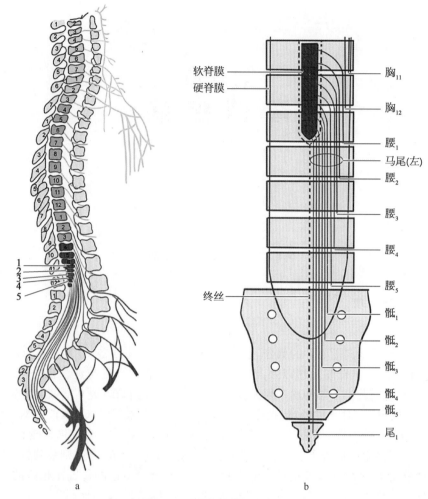

图 5-1 脊髓与脊柱的关系

a. 脊髓节段与脊柱的关系;b. 脊髓圆锥与马尾

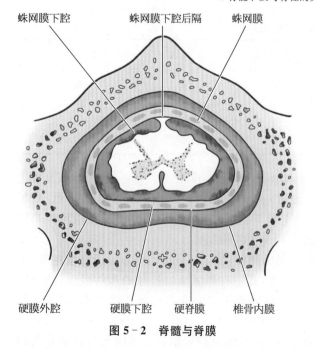

图 5-2 脊髓与脊膜

为齿状韧带。脊髓共有约 20 对齿状韧带,它有固定脊髓的作用(图 5-2)。

脊髓表面有 6 条纵行沟裂。前正中裂深达脊髓前后径的 1/3,后正中沟伸入脊髓后索将其对称地分为左右两部分,前外侧沟与后外侧沟左右各一,脊神经的前根由前外侧沟离开脊髓,后根由后外侧沟进入脊髓。

从脊髓两侧有 31 对脊神经运动前根离开脊髓和 31 对感觉后根进入脊髓。由于脊髓与脊椎的长度不相等,脊髓上部(颈部)的神经才是平行的,从胸髓开始,神经根便向下斜行,而在脊髓圆锥以下的腰骶段神经根在椎管内的方向几乎是垂直的,如马尾巴状,称为马尾。前根和后根在椎管内逐渐接近,在脊神经节以前称为神经根。神经根通过位于椎间孔的脊神经节后合为一束,即为脊神经。脊神经从椎间孔出来分成后支和前支。后支分布于后颈部肌肉、背脊肌肉、颈后和背部的皮肤。前支较粗,分布于躯干腹侧面和四肢的肌肉和皮肤。胸部节段的前支形成肋间神经。颈、腰和骶节段的前支集合起来分别形成颈神经丛、臂神经丛、腰神经丛、骶神经丛的神经索,从这些丛索再发出周围神经干或周围神经。

（二）脊髓的内部结构

脊髓由白质和灰质两种组织构成。

1. 灰质　灰质是神经元胞体和突起、神经胶质细胞和血管的复合体，横切面上呈蝴蝶形或"H"形排列，在脊髓中央有一细小的中央管；白质主要由上、下行的传导束及大量的胶质细胞组成，包绕于灰质的外周。脊髓灰质(图5-3)两翼均分前角、后角和侧角。颈$_8$、全部胸髓、腰$_1$～腰$_2$及骶$_2$～骶$_4$有侧角。前角内含有下运动神经元的胞体，其发出纤维组成前根，支配各有关骨骼肌。后角内含有浅感觉(痛觉、温度觉和粗的触、压觉)的Ⅱ级神经元胞体，接受来自背根神经节发出的后根纤维的神经冲动。颈$_8$～腰$_2$的侧角内主要是交感神经元胞体，发出纤维经前根、交感神经径路支配和调节内脏及腺体的功能。颈$_8$、胸$_1$的侧角发出的交感纤维，一部分沿颈内动脉壁进入颅内支配同侧瞳孔扩大肌、睑板肌、眼眶肌；另一部分支配同侧面部血管及汗腺。骶$_2$～骶$_4$的侧角为脊髓副交感中枢，发出纤维支配膀胱、直肠和性腺功能。

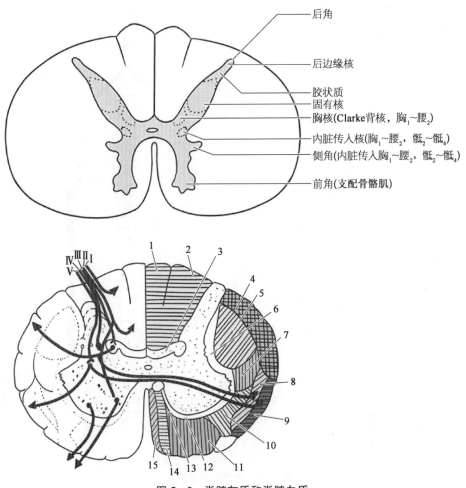

图5-3　脊髓灰质和脊髓白质

1. 薄束；2. 楔束；3. 背侧固有束；4. 脊髓小脑后(背侧)束；5. 皮质脊髓侧束；6. 外侧固有束；7. 红核脊髓束；8. 脊髓丘脑束；9. 脊髓小脑前(腹侧)束；10. 前庭脊髓束；11. 网状脊髓束；12. 腹侧固有束；13. 内侧纵束；14. 皮质脊髓前(腹侧)束；15. 顶盖脊髓束；Ⅰ、Ⅱ. 有意识的本体感觉(深部感觉)纤维及触觉纤维；Ⅲ、Ⅴ. 无意识(反射性)本体感觉纤维；Ⅳ. 痛觉纤维和触觉纤维

2. 白质　脊髓白质(图5-3)主要由上行(感觉)和下行(运动)有髓鞘纤维所组成，分为前索、侧索和后索。

（1）前索：位于前角和前根的内侧，主要为下行纤维：① 皮质脊髓前束(锥体前束)，其在下行的过程中，大部分纤维越过前连合支配对侧灰质前角的下运动神经元胞体，而另一部分纤维支配同侧灰质前角的下运动神经元胞体，这部分接受同侧支配的下运动神经元主要是支配躯干肌肉的；② 顶盖脊髓束，参与视听反射；③ 前庭脊髓束，联络前庭装置与脊髓，维持身体平衡和姿势调节；④ 网状脊髓束，参与肌张力与姿势调节。

（2）侧索：位于脊髓外侧前、后根之间，有上、下行的传导纤维束。上行的有：① 脊髓丘脑束，传导对侧肢体和躯干的痛觉、温度觉及部分触觉至脑部;② 脊髓小脑束,传导反射性本体感觉、无意识性的协调运动功能。下行的有:① 皮质脊髓侧束(锥体束),传导对侧大脑半球的运动冲动至灰质前角下运动神经元,完成随意运动;② 红核脊髓束,参与姿势调节。

(3) 后索:位于两侧后角和后根之间,主要为上行纤维,其中薄束传导同侧下半身的深感觉和部分触觉(识别性触觉);楔束在胸$_4$以上出现,位于薄束外侧,传导上半身的深感觉和部分触觉(识别性触觉)。

脊髓灰质的周围部和它的联合细胞,以及附近含有纤维的白质,构成所谓脊髓的固有束,联系脊髓各节段,并在相当程度上保证着各种各样的脊髓反射性活动。

在众多的脊髓传导束中,最具临床实践意义的传导束为皮质脊髓侧束、脊髓丘脑束和后索(薄束、楔束)。

(三) 脊髓的血液供应

供应脊髓的动脉有两个来源,即椎动脉和节段性动脉,椎动脉发出脊髓前动脉和脊髓后动脉,下行过程中不断得到节段性动脉分支的增补,以保障血供(图 5-4)。

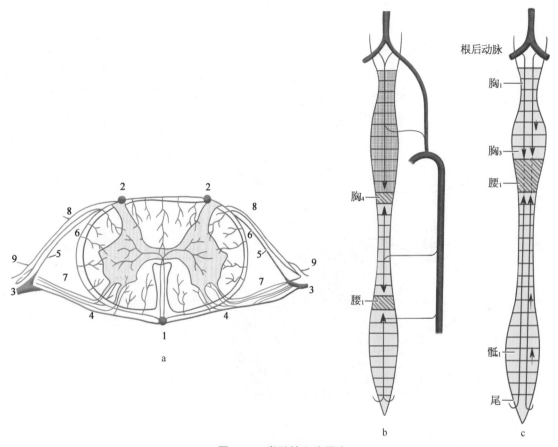

图 5-4 脊髓的血液供应

a. 断面动脉分布;b. 脊髓前动脉区;c. 节段性血供不足区

1. 脊髓前动脉 起源于两侧椎动脉的颅内部分,在延髓腹侧合并成一支,沿脊髓前正中裂下行,在下行过程中得到多数根动脉发出的分支补充和加强。脊髓前动脉沿途发出很多沟连合动脉(每厘米约分出 3～4 支)左右交替地深入脊髓,供应脊髓横断面前 2/3 区域。这些动脉系终末支,特别是胸$_4$和腰$_1$两个部位为两支根动脉供血的交界处,易发生缺血性病变,临床上称为脊髓前动脉综合征。

2. 脊髓后动脉 起源于同侧椎动脉的颅内部分,左右各一根,沿脊髓全长的后外侧沟下行,其分支供应脊髓横断面的后 1/3 区域。脊髓后动脉并未形成一条完整、连续的纵行血管,略呈网状,分支间吻合较好,故极少发生供血障碍。

3. 节段性动脉 主要为根动脉。脊髓各段还分别接受来自颈部椎动脉、甲状腺下动脉、肋间动脉、腹主动脉、髂腰动脉和骶外诸动脉分支的血液供应,这些分支沿脊神经根进入椎管,故称根动脉。它们进入椎间孔后分为前后两支,即根前动脉和根后动脉,分别与脊前动脉与脊后动脉吻合,构成围绕脊髓的冠状动脉环,它们分出的分支为脊髓表面结构和脊髓实质外周部分供血。大多数根动脉较细小，但一般在颈₆、胸₉、腰₂节段处的根动脉较大。脊髓前动脉和脊髓后动脉在下行过程中得到多数根动脉的补充和加强，这使脊髓动脉血液供应十分丰富，不易发生缺血。但当脊髓的主要动脉（脊髓前动脉、脊髓后动脉）发生缺血时，常在相邻两根动脉分布区的交界处，即胸₄和腰₁节段发生供血不足的现象。

脊髓的静脉回流经根前静脉和根后静脉引流至椎静脉丛，由椎静脉向上与延髓静脉相通，在胸段与胸腔内奇静脉及上腔静脉，在腹部与下腔静脉、门静脉及盆腔静脉多处相通。椎静脉丛内压力很低，没有静脉瓣膜，血流方向常随胸、腹腔压力变化（如咳嗽、喷嚏、排便、举重等）而改变，易使感染及恶性肿瘤由此转移入颅。

（四）脊髓反射

许多肌肉、腺体和内脏反射的初级中枢在脊髓，脊髓对肌肉、腺体和内脏传入的刺激进行简单分析，通过联络神经元完成节段间与高级中枢的联系以及实施肌肉腺体反射性活动的功能。主要的脊髓反射有三种。

1. 伸反射　又称牵张反射。骨骼肌被牵引时，引起骨骼肌收缩和肌张力增高。当突然牵伸骨骼肌时，引起被牵伸骨骼肌突然收缩，如各种肌腱反射；骨骼肌被持续牵伸，出现肌张力增高，以保持身体的姿势，即姿势反射。这两种反射弧的径路大致相同，其感受器在肌梭及腱器内，冲动经后根传入脊髓，与脊髓的中间神经元发生突触，继而激动同节段或多节段的前角细胞，再将冲动经前根传给反应器官（骨骼肌），就引起骨骼肌收缩或肌张力增高。这一反射不仅有赖于完整的脊髓反射弧，还受皮质脊髓束的抑制。如果皮质脊髓束的作用被阻断，肌张力便增高，肌腱反射亢进，这是锥体束损害的主要征象。

2. 屈曲反射　当肢体受到损害性刺激时，屈肌发生快速收缩以逃避这种刺激。这是一种防御反射。脊髓反射动作是一协调的活动。当某些肌肉兴奋时还必须有其对抗肌的抑制，运动冲动才能发生效果。防御反射就是典型的例子。当屈肌活动时，伸反射便被抑制。

3. 脊髓休克（断联休克）　当脊髓被完全切断时，脊髓与高级中枢的联系中断。由于丧失了中枢神经系统高级部位对脊髓的调节，切断面以下的脊髓反射活动完全消失，要经过一段时间才能恢复。这个不发生反射活动的现象，称为脊髓休克。休克期过后，反射活动逐渐恢复，最早是巴宾斯基征，接着为膝反射，然后为屈肌反射。一般来说，人的脊髓完全切断后，不再出现伸肌运动，而表现为屈肌紧张，患者两下肢呈屈曲姿态，称屈曲性截瘫，这提示横贯性损害严重，预后不良。

二、脊髓损害的临床表现

脊髓病变所引起的主要临床表现为运动障碍、感觉障碍、自主神经功能障碍及反射异常。详细分析前两种表现对脊髓病变的定位有重要帮助。

（一）运动障碍

1. 前角损害　出现相应节段骨骼肌下运动神经元性瘫痪，而无感觉障碍。急性损害见于脊髓灰质炎等。在慢性进行性病变时，前角细胞中尚未死亡的运动神经元受病理性变化的刺激作用而常表现出肌束颤动，可在萎缩的肌肉中见到。多见于运动神经元病等。

2. 锥体束损害　引起病灶损害平面以下的上运动神经元性瘫痪。见于原发性侧索硬化。

3. 前角与锥体束兼有损害　出现上、下运动神经元性瘫痪的混合性症状。见于肌萎缩侧索硬化。如颈膨大节段的前角细胞及锥体束同时受累时，患者上肢既出现肌萎缩和肌束颤动，又有肱二头肌反射及肱三头肌反射亢进，霍夫曼征阳性。下肢肌力减退、肌张力增高，肌腱反射亢进和病理反射阳性。

（二）感觉障碍

1. 后角损害　表现为病灶同侧节段性痛觉、温度觉障碍，而深感觉和触觉仍保留，称为分离性感觉障碍（dissociated sensory loss）。见于脊髓空洞症。

2. 后索损害　出现病损平面以下同侧深感觉缺失、感觉性共济失调及触觉减退。见于脊髓痨。如果同时有后索与侧索损害，即同时有下肢深感觉缺失与病理反射阳性，见于亚急性联合变性。

3. 前连合损害　表现为两侧对称性节段性痛觉、温度觉障碍，深感觉和触觉还保留，仍为分离性感觉障碍。见于脊髓空洞症、髓内肿瘤等。

4. 脊髓丘脑束损害　一侧脊髓丘脑束损害，在病损平面以下对侧痛觉、温度觉缺失或减退，深感觉及触觉仍保留。

（三）自主神经功能障碍

由脊髓灰质侧角损害或脊髓病变阻断侧角与大脑联系的径路所引起,出现相应节段的自主神经功能障碍,表现为括约肌功能、血管运动、发汗反应障碍及皮肤指甲的营养改变等。

（四）脊髓半侧损害

表现为脊髓病变平面以下同侧肢体瘫痪和深感觉(位置觉、震动觉与精细触觉)障碍,对侧痛觉、温度觉障碍,而两侧触觉均保留,称为脊髓半切综合征(Brown - Séquard syndrome)。见于脊髓肿瘤的早期。病变节段平面以下同侧肢体还可有血管舒缩运动功能障碍,皮肤初期潮红、发热,后期发绀、发冷,是由于侧索中下行的血管舒缩纤维被阻断,但此并非脊髓半侧损害必有表现或主要症状。

（五）横贯性损害

表现为受损节段以下双侧运动、感觉及自主神经功能全部障碍。当脊髓遭受急性严重的横贯性损害时,早期呈脊髓休克(spinal shock),表现为肌肉松弛、肌张力低、腱反射消失、病理反射阴性和尿潴留等,一般持续1～6周;以后逐渐进入高反射期,若为上运动神经元性瘫痪,肢体表现为肌张力增高、腱反射亢进、病理反射阳性,在骶$_1$以上不论何节段横贯性损害,脊髓休克期过后可逐渐出现反射性排尿。

（六）脊髓各节段横贯性损害的临床表现

当脊髓的某一节段遭受损害时,这一节段所支配的肌肉发生弛缓性瘫痪和萎缩,与该节段有关的反射消失,它所支配的区域出现根性痛或根性分布的感觉减退、感觉缺失。这些症状称为节段性症状,对病变的定位诊断具有重要的价值。而在病变节段以下,出现上运动神经元性瘫痪(肌张力增高、腱反射亢进及病理反射阳性)、感觉减退或缺失。在这些体征中,节段性体征即感觉障碍平面和反射改变对病变脊髓的节段定位最为重要。脊髓的各个主要节段病变有其各自的特征。

1. 高颈段(颈$_1$～颈$_4$) 四肢上运动神经元性瘫痪,病损平面以下两侧全部感觉缺失或减退,大小便障碍,四肢及躯干常无汗。可有枕、颈后部及肩部神经根性痛,于咳嗽、喷嚏、转头时疼痛加重。颈$_3$～颈$_5$节段双侧前角细胞损害时,两侧膈神经麻痹而出现呼吸困难、腹式呼吸运动减弱甚至消失,表现为吸气时上腹部下陷、呼气时腹部突出、咳嗽无力。若该处受刺激,则发生呃逆。病变如损害三叉神经脊束核(该核可伸达颈$_2$水平)则可出现同侧面部外侧痛、温觉缺失。若累及副神经核则出现胸锁乳突肌和斜方肌瘫痪、萎缩。由于该部位病变接近枕骨大孔,故可出现颅后窝病变的症状、体征,如眩晕、眼球震颤、共济失调、发音及吞咽困难等。若病变波及延髓下端的心血管运动和呼吸中枢,会引起呼吸、循环衰竭而死亡。占位性病变可阻塞小脑延髓池而引起颅内压增高。上颈段病变常伴发高热。

2. 颈膨大(颈$_5$～胸$_2$) 四肢瘫痪,上肢呈下运动神经元性瘫痪,下肢呈上运动神经元性瘫痪。病灶平面以下各种感觉缺失,上肢有节段性感觉减退或缺失,可有向肩及上肢放射的神经根性痛,括约肌功能障碍。颈$_8$及胸$_1$节段侧角细胞受损时,产生霍纳综合征(Horner syndrome),表现为瞳孔缩小、眼裂变小、眼球内陷、面部出汗减少。上肢腱反射改变有助于受损节段的定位,如肱二头肌反射减弱或消失而肱三头肌反射亢进,提示病损在颈$_5$或颈$_6$;肱二头肌反射正常,而肱三头肌反射减弱或消失,提示病损在颈$_7$～颈$_8$。

3. 胸段(胸$_3$～胸$_{12}$) 胸髓是脊髓中最长而血液供应较差、最易发病的部位。胸髓横贯性损害时,两上肢正常,两下肢呈现上运动神经元性瘫痪(截瘫),病变平面以下各种感觉缺失、大小便障碍、出汗异常,常伴受损节段相应胸、腹部神经根痛和(或)束带感,感觉障碍的平面是确定脊髓损害节段的重要依据。如乳头水平为胸$_4$节段,剑突水平为胸$_6$节段,肋缘水平为胸$_8$节段,平脐为胸$_{10}$水平,腹股沟为胸$_{12}$水平。上、中、下腹壁反射的反射中枢分别位于胸$_7$～胸$_8$、胸$_9$～胸$_{10}$、胸$_{11}$～胸$_{12}$节段,故腹壁反射消失有助于定位。病变在胸$_{10}$～胸$_{11}$节段时,下半部腹直肌无力,而上半部肌力正常,患者仰卧用力抬头时,可见脐孔被上半部腹直肌牵拉而向上移动,即比弗征(Beevor sign)。

4. 腰膨大(腰$_1$～骶$_2$) 受损时表现两下肢下运动神经元性瘫痪,两下肢及会阴部感觉缺失,大小便功能障碍;损害平面在腰$_2$～腰$_4$时膝反射消失,在骶$_1$～骶$_2$时踝反射消失,损害骶$_1$～骶$_3$会出现阳痿。

5. 脊髓圆锥(骶$_3$～骶$_5$和尾节) 无肢体瘫痪及锥体束征。表现为鞍状分布的感觉缺失,即肛门周围及会阴部皮肤感觉缺失。髓内病变可有分离性感觉障碍。有肛门反射消失和性功能障碍。脊髓圆锥为括约肌功能的副交感中枢,故圆锥病变可出现真性尿失禁。

6. 马尾 其病变与脊髓圆锥病变的临床表现相似,但损害时症状及体征可为单侧或不对称,根性痛多见且严重,位于会阴部或小腿,下肢可有下运动神经元性瘫痪,大小便功能障碍常不明显或出现较晚。上述表现可与圆锥病变鉴别(表5-2)。

表5-2 脊髓圆锥与马尾损害的临床鉴别

鉴别要点	圆锥病变	马尾损害
发病	常突然,双侧性	常由一侧开始,逐渐波及对侧
自发性疼痛	无	明显有不对称,在会阴、腹部沿腰骶神经根分布
感觉障碍	呈对称马鞍形分布,可有分离性感觉改变,范围较局限(骶₃~骶₅)	可为一侧或不对称,无分离性感觉改变,范围较广(骶₂~骶₅)
运动障碍	无	下肢瘫痪呈迟缓性,可不对称,伴有肌肉萎缩及颤动
反射改变	一般无明显改变,或有跟腱反射减低	跟腱反射及跖反射均消失,高位时膝腱反射亦减弱或消失
膀胱直肠症状和性功能障碍	出现早	出现晚,不明显
营养改变	常见褥疮	较不明显

不同的脊髓疾病所引起的脊髓损害常具有其特殊的好发部位,因此,确定了病变在脊髓横断面上的位置以后,就可以大致上推测出病变的性质(表5-3)。

表5-3 脊髓内横断面病损部位及其症状

示意图	病损部位	症状	疾病
	前角	下运动神经元性瘫痪	急性脊髓灰质炎(又称小儿麻痹症)、进行性脊髓性肌萎缩
	锥体束	上运动神经元性瘫痪	原发性侧索硬化
	前角、锥体束	上、下运动神经元性瘫痪	肌萎缩侧索硬化
	后索、锥体束	深感觉障碍、上运动神经元性瘫痪	亚急性联合变性
	后索	深感觉障碍、感觉性共济失调	脊髓痨、假性脊髓痨(糖尿病)
	脊髓小脑束后索、锥体束	共济运动失调、深感觉障碍、上运动神经元性瘫痪	遗传性共济失调

示意图	病损部位	症状	疾病
	中央管周围,包括灰质前连合	痛觉、温度觉缺失,触觉存在(节段性分离性感觉障碍)	脊髓空洞症、髓内肿瘤
	脊髓半侧损害	Brown - Séquard 综合征	脊髓外伤、脊髓压迫症
	脊髓横贯性损害	损害平面以下各种感觉缺失、上运动神经元性瘫痪、括约肌障碍	急性脊髓炎、脊髓外伤、脊髓压迫症、脊髓出血

第二节　急性脊髓炎

脊髓炎(myelitis)指各种感染或变态反应引起的脊髓炎症。而由放射、血管、代谢、营养、变性、外伤、压迫等原因引起的脊髓损害则称为脊髓病(myelopathy)。

脊髓炎按起病急缓可分为急性(数日内症状发展达高峰)、亚急性(2~6周达高峰)、慢性(6周以上达高峰)。按炎症累及部位可分为脊髓灰质炎(poliomyelitis,选择性侵犯灰质前角)、横贯性脊髓炎(transverse myelitis,炎症侵犯几个节段的所有组织)、上升性脊髓炎(acute ascending myelitis,脊髓炎症病变不断向上发展)、播散性脊髓炎(diffuse myelitis,多节段有多发、散在的病灶)、脊膜脊髓炎(meningomyelitis,脊膜与脊髓均受累)等。

本节所述之急性脊髓炎(acute myelitis)是指各种感染或变态反应引起的急性横贯性脊髓炎(acute transverse myelitis),是临床上最常见的一种脊髓炎,表现为急性完全性或不完全性截瘫,可能与炎性脱髓鞘疾病有关。

【病因】

病因未明。多数患者出现脊髓症状前有上呼吸道感染、发热、腹泻等病毒感染的症状,但脑脊液未检出抗体,神经组织亦未分离出病毒,其发生可能为病毒感染后诱发的异常免疫应答,而不是感染因素的直接作用。

【病理】

本病可累及脊髓的任何节段,但以胸段(尤其胸$_3$~胸$_5$)最常见,其次为颈段和腰段。受累脊髓水肿、充血、软化。镜下可见软脊膜和脊髓内血管扩张、充血,血管周围炎性细胞浸润,以淋巴细胞和浆细胞为主;灰质内神经细胞肿胀、碎裂、消失,尼氏体溶解;白质中髓鞘脱失、轴突变性;病灶中可见胶质细胞增生。若脊髓损害严重时,可软化形成空洞。近年发现,一部分急性脊髓炎患者,病变血管周围可以存在水通道蛋白4(aquaporin - 4,AQP - 4)抗体反应与补体沉积,提示部分急性脊髓炎可能是视神经脊髓炎。

【临床表现】

任何年龄均可发病,但好发于青壮年,无性别差异。散在发病。起病较急,多数患者在2~3d内症状、体征达到高峰。约半数患者起病前1~2周内有发热、全身不适或上呼吸道感染的症状,或有疫苗接种史。劳累、受凉、负重扭伤等为诱因。

最常见的首发症状为胸段神经根痛或局限性背痛,数小时至数日内出现损害平面以下肌无力或截瘫、感觉缺失及膀胱直肠括约肌功能障碍。胸髓最常受累,其表现如下。

1. **运动障碍** 损害节段可不同,高颈段、颈膨大、胸段和腰段都可以累及,表现不同。胸段最常见,表现为截瘫。早期呈脊髓休克表现,病变水平以下弛缓性瘫痪,深、浅反射(腱反射、腹壁反射、提睾反射)均消失,病理反射阴性。多数患者脊髓休克期为3~4周,也可长达1~2个月或更长。休克期的长短取决于脊髓损害的程度,也受并发症的影响。脊髓损害严重,合并肺部感染、尿路感染及褥疮者,其脊髓休克期较长。休克期过后,截瘫肢体的肌张力与腱反射逐渐增强,病理反射出现,肌力恢复常自远端开始。此时下肢受轻微刺激,如床褥不平整、转动体位、膀胱充盈等,均可引起双下肢屈曲性痉挛,伴出汗、竖毛、战栗、血压增高、大小便自动排出等症状,称为总体反射,提示预后不良。

2. **感觉障碍** 病变平面以下感觉减退或消失,呈传导束性感觉障碍。完全横贯性损害者,病变平面以下各种感觉减退或消失,可在感觉消失平面上缘有一感觉过敏区或呈束带感。随着脊髓功能恢复而感觉平面逐渐下降,但较运动功能恢复慢,容易残留感觉异常。

3. **自主神经功能障碍** 早期为大、小便潴留,膀胱无充盈感,呈无张力性神经源性膀胱,可因膀胱过度充盈(膀胱尿量可达1 000 ml)而出现充盈性尿失禁。随着病情恢复,膀胱容量缩小,尿充盈至300~400 ml时会自动排尿,称反射性神经源性膀胱。损害平面以下其他自主神经功能障碍,如无汗或少汗、皮肤水肿或脱屑、指甲松脆、角化过度等。

脊髓其他节段病变的临床表现见本章第一节中脊髓主要节段横贯性损害的临床表现。

上升性脊髓炎的脊髓损害节段呈上升性,起病急,病变常在1~2 d甚至数小时内上升至延髓,瘫痪由下肢迅速波及上肢甚至延髓支配的肌群,出现吞咽困难、构音不良、呼吸肌瘫痪而死亡。

【**辅助检查**】

急性期周围血白细胞总数正常或轻度升高。脑脊液无色透明,白细胞总数正常或有不同程度增高,可高至$(20\sim 200)\times 10^6$/L,多数不超过50×10^6/L,以淋巴细胞为主;蛋白质正常或轻度增高(多为0.5~1.2 g/L),少数病例因脊髓严重水肿,蛛网膜下腔部分梗阻,蛋白质含量可明显增高(高达2 g/L以上);糖与氯化物含量正常。影像学检查如脊柱X线、脊髓CT和MRI检查可无特异性改变。脊髓可见T_1WI低信号,T_2WI高信号异常信号。若见颈胸段长节段居中异常,须做AQP-4检查,以明确是否为视神经脊髓炎谱系疾病。

【**诊断和鉴别诊断**】

根据急性起病,病前有感染史或疫苗接种史,脊髓横贯性损害的症状、体征,结合脑脊液检查,一般诊断不困难。但是,要注意与视神经脊髓炎、多发性硬化、结缔组织病等鉴别。

1. **视神经脊髓炎和多发性硬化** 两者均可反复发作。其中视神经脊髓炎在影像学上多为长节段(>3个脊髓节段)居中部分强化病灶,多发性硬化大多少于3个节段,病灶偏向后索。视神经脊髓炎除有脊髓损害的表现外,还有视力下降等视神经损害的表现或视觉诱发电位的异常。视神经症状可在脊髓炎的表现之前出现,也可在脊髓炎的表现之后出现。部分患者的病程有缓解与复发,可相继出现其他多灶性体征,如复视、眼球震颤及共济失调等。对于脊髓炎患者,尤其是多次反复发作的脊髓炎患者,应行AQP-4抗体检查并行头颅MRI、寡克隆带、诱发电位等检查以鉴别。

2. **髓鞘少突胶质细胞糖蛋白抗体相关疾病** 髓鞘少突胶质细胞糖蛋白(myelin oligodendrocyte glycoprotein,MOG)是中枢神经系统髓鞘构成蛋白之一。MOG抗体相关疾病(MOGAD)正逐渐成为一种独立疾病谱,被认为是免疫介导的中枢神经系统炎性脱髓鞘疾病,其临床表型包括视神经炎、脊髓炎、脑膜炎、脑干脑炎及其他类型,MOGAD可表现为单相或复发病程,反复发作可遗留永久性残疾。对于脊髓炎患者应行MOG抗体检测以鉴别。

3. **急性硬脊膜外脓肿** 其他部位的化脓性病灶(如皮肤疖肿、细菌性心内膜炎、化脓性扁桃体炎等)通过血行可引起硬脊膜外脓肿。起病较急,伴高热等感染征象,病灶相应部位的脊柱剧烈疼痛,且有明显压痛和叩击痛。神经系统首发症状常为剧烈的根性痛,继而出现脊髓横贯性损害的症状、体征,椎管阻塞,脑脊液蛋白质增多,脊髓CT、MRI可帮助诊断。

4. **脊髓出血** 多由外伤和脊髓血管畸形引起。起病急骤,初起时背部剧烈疼痛,持续数分钟至数小时后疼痛停止,随之出现瘫痪、感觉障碍和大小便障碍等脊髓损害的体征。后期可表现为节段性分离性感觉障碍的体征。脑脊液多为血性,椎管多无阻塞。脊髓CT显示出血部位有高密度影,MRI可显示出血部位异常信号影,脊髓数字减影血管造影(DSA)可发现脊髓血管畸形。

5. 急性感染性多发性神经炎 其特征性表现为四肢弛缓性瘫痪,远端为重。感觉障碍不明显或呈末梢型。可伴脑神经麻痹。脑脊液有蛋白-细胞分离现象。

6. 周期性麻痹 有多次发作史,一般于饱食、劳累后发病,表现为对称性弛缓性瘫痪,无感觉障碍和括约肌功能障碍。一般血钾降低,心电图有低钾表现,补钾后症状缓解。

7. 脊髓压迫症 见于脊柱转移性肿瘤、脊柱结核等。病变椎体骨质破坏、塌陷,压迫脊髓可出现脊髓急性横贯性损害。有原发病病史。脊柱转移性肿瘤早期常出现根性疼痛。脊柱结核常有病变脊柱棘突明显突起或后凸成角畸形。椎管阻塞,脑脊液蛋白质明显增高。CT、MRI 或脊柱常规 X 线检查有助于鉴别。

此外,本病还需要与结核性脊髓炎、梅毒性脊髓炎相鉴别。

【治疗】

1. 护理 极为重要。应勤翻身,床垫宜柔软、平整,在骶部、足跟及骨隆起处加垫气圈,若有条件睡防褥疮床则更好,以防褥疮发生。应保持皮肤清洁,皮肤已发生红肿但尚未破溃者,可用 70% 乙醇作按摩,再用安息香酊;已发生溃疡者应勤换药,清除坏死组织。加强全身营养可促进褥疮愈合。有大小便失禁者,应勤换尿布,保持会阴部洁净。尿潴留者应留置导尿管,于急性期可持续导尿,以预防感染和防止膀胱过度膨胀,急性期(约 10 d)过后应每 3～4 h 放尿 1 次,以训练膀胱功能,防止膀胱挛缩。留置导尿管期间应定期冲洗膀胱,可用 0.1% 呋喃西林冲洗液,每次 250 ml 冲洗灌注,应停留半小时再放出,每天冲洗 1～2 次。高颈段脊髓损害有呼吸困难且不易咳痰者,应早作气管切开行呼吸机辅助呼吸。

2. 药物治疗

(1) 糖皮质激素:可用甲泼尼龙 500～1 000 mg 冲击治疗,病情稳定后可改口服泼尼松,每日 40～60 mg;随着病情逐渐好转,逐渐减量至停药。或可用氢化可的松 100～200 mg 或地塞米松 10～20 mg 加入 5% 葡萄糖液 500 ml 中静脉滴注,每日 1 次,10～14 d 后可改为口服泼尼松,随病情好转逐渐减量至停药。使用激素期间应注意防治激素不良反应。

(2) 免疫球蛋白治疗:成人剂量为 400 mg/(kg·d),静脉滴注,每日 1 次,连用 5 次为一个疗程。

(3) 抗生素:伴发热的患者应及时选择抗生素治疗泌尿道和呼吸道感染。

(4) B 族维生素:常用维生素 B_1 100 mg 肌内注射,每日 1 次;维生素 B_{12} 100～500 μg 肌内注射,每日 1 次。

(5) 高压氧治疗:可减轻和纠正脊髓的缺氧状态,减轻水肿,促进恢复。

(6) 其他:血管扩张剂如烟酸、尼莫地平、丹参,神经营养药如神经生长因子、腺苷三磷酸、细胞色素 C、胞二磷胆碱等,在急性期亦可选用,但疗效不肯定。

3. 康复期治疗 急性期过后应立即进行康复治疗,如瘫痪肢体被动运动、针刺、推拿、按摩等,以帮助瘫痪肢体的恢复。

第三节 脊髓压迫症

脊髓压迫症(spinal cord compression)是由椎管、椎管外或椎管内占位性病变引起脊髓受压而致的临床综合征。由于病变进行性发展,造成脊髓、脊神经根及脊髓血管不同程度受压,出现不同程度的脊髓部分性或横贯性损害的临床表现。按病程可以分为急性与慢性脊髓压迫症,慢性比急性多见;按病变部位可以分为髓内、髓外硬膜下和硬膜外压迫症。椎管内肿瘤是最常见病因。

【病因】

1. 肿瘤 包括起源于脊髓本身的肿瘤如脊髓胶质瘤、神经鞘瘤、室管膜瘤和起源于脊柱或其他器官的恶性转移肿瘤、骨髓瘤、白血病等。

2. 外伤 脊柱骨折、脱位、椎间盘突出等。

3. 炎症 脊柱结核、椎管内结核瘤、硬脊膜外或内脓肿、脊髓蛛网膜炎等。

4. 先天性疾病 以颅底凹陷症最常见,还有寰椎枕化畸形、颈椎融合畸形、椎管狭窄、脊膜(脊髓)膨出及脊髓血管畸形等。

5. 其他 颈椎增生肥大、寄生虫性肉芽肿、囊肿、脊髓内出血等。

【发病机制】

脊髓压迫症的症状与机械压迫、血供障碍及占位病变直接浸润、破坏有关。慢性压迫可由椎管内良性肿瘤和先天性脊椎畸形等引起。早期常表现为神经根受压的症状，但因病变发展缓慢，脊髓可获得代偿能力或建立侧支循环，并因局部骨质吸收，脂肪组织消失使椎管扩大以减少压迫，增加血氧供应等，而脊髓损害的症状、体征不明显。后期失代偿而出现脊髓半切或横贯性损害的表现。急性病变多由急性硬膜外血肿、外伤后椎管内血肿、椎管内出血等引起。若占位体积在短时间内增加并直接压迫脊髓，使脊髓显著水肿，则其代偿机制不能充分发挥作用，血供障碍，神经细胞严重缺氧而破坏、软化、溶解。脊髓受压后，脊髓表面静脉怒张，血液中蛋白质渗出，脑脊液蛋白质含量增高。

【病理】

除原发病（如肿瘤、炎症等）外，受压部位的脊髓可见充血、肿胀，神经根破坏，蛛网膜肥厚、粘连，脊髓内神经细胞和纤维均有不同程度的变性、坏死和髓鞘脱失。

【临床表现】

肿瘤是脊髓压迫症最常见的原因。一般起病隐匿、进展缓慢，逐渐出现从神经根到脊髓部分受压，再到脊髓横贯性损害的过程。急性压迫较少见。

1. 神经根症状　根痛常为髓外压迫的最早症状。表现为刺痛、烧灼或刀割样疼痛。咳嗽、喷嚏、用力时，因脑脊液压力一过性增高，神经根被牵拉，可加剧疼痛。后根受累时相应的皮肤分布区会表现出感觉过敏，可有束带感。前根受累时则可能出现相应节段性肌萎缩、肌束颤动及反射消失。

2. 感觉障碍　脊髓丘脑束受压时出现损害平面以下对侧身体痛觉、温度觉减退或缺失；后索受压时出现损害平面以下同侧身体深感觉减退或缺失；脊髓横贯性损害上述两束均受损时则在损害平面以下所有感觉（包括触觉）均减退、缺失。一侧脊髓损害时出现脊髓半切综合征（Brown‐Séquard syndrome）。髓外压迫时，感觉障碍从下肢向上发展；髓内压迫者，感觉障碍自病变节段向下发展，鞍区（骶$_3$～骶$_5$）感觉保留至最后才受累，称为鞍区回避。可见，感觉障碍对判断脊髓内外病变有较重要的参考价值。

3. 运动障碍　一侧锥体束受压，引起病变以下同侧肢体痉挛性瘫痪。两侧锥体束受压，则两侧肢体痉挛性瘫痪。瘫痪肢体肌张力增高，腱反射亢进，病理反射阳性。初期由于脊髓损害不完全，表现为伸展性截瘫。后期脊髓损害完全而表现为屈曲性瘫痪。脊髓前角或前根受压可引起相应节段的肌束颤动、肌萎缩或腱反射消失。急性脊髓受压致横贯性损害（如髓内出血等），初期表现为脊髓休克，以后（1～6周）变为痉挛性瘫痪。

4. 反射异常　受压节段因前根、前角或后根受损害而出现相应节段的腱反射减弱或消失。锥体束受损时则病损水平以下同侧腱反射亢进，腹壁反射消失，出现病理反射。脊髓休克期则各种反射均消失，病理反射也不出现。

5. 自主神经功能障碍　大小便障碍在髓内肿瘤早期出现，髓外肿瘤多在后期发生。此外，在病变以下的皮肤可有干燥、脱屑、苍白或发绀、少汗或无汗、指（趾）甲过度角化等。

6. 脊膜刺激症状　硬脊膜外病变还可引起脊膜刺激症状，表现为与病灶对应的脊柱棘突叩痛、压痛和脊柱活动受限等。

【辅助检查】

1. 脑脊液检查　脑脊液动力学变化和常规、生化检查对判断脊髓压迫症及程度很有价值。脊髓蛛网膜下腔梗阻时，在阻塞水平以下压力减低，甚至测不出；部分性阻塞者一般压力正常。压颈试验（Queckenstedt test）可验证椎管有严重梗阻，但试验正常不能完全排除梗阻。椎管严重梗阻时，脑脊液中蛋白质含量明显增高而细胞数正常（即蛋白‐细胞分离），甚至出现Froin征。一般梗阻越完全、时间越长、梗阻平面越低，蛋白质含量越高。在梗阻平面以下行腰椎穿刺放脑脊液并作压颈试验时，可能造成占位病灶移位而使压迫症状加重，表现为腰椎穿刺后神经根痛、肢体瘫痪和大小便障碍加重，术者应对此有所估计，并事先向患者及家属说明。怀疑硬脊膜外脓肿时，切忌在脊柱压痛部位及其附近进行穿刺，以免将病原菌带入蛛网膜下腔，造成化脓性感染。

2. CT或MRI　能清晰地显示脊髓压迫影像。CT对骨质与椎间盘阳性率较高，MRI能很好地提供脊髓外或脊髓内的病变部位、上下缘界线及其病变性质等信息，为诊断提供最有价值的信息（图5‐5）。

3. 脊柱X线摄片　可发现脊柱骨折、脱位、错位、结核、骨质增生、椎管狭窄以及肿瘤等可能引起的椎弓根间距增宽、椎弓根变形、椎间孔扩大、椎体后缘凹陷或骨质破坏等。

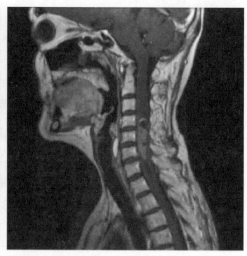

图 5-5　脊髓 MRI(示肿瘤)

4. 脊髓造影　可显示脊髓梗阻界面。椎管完全梗阻时,上行造影只显示压迫性病变的下界,下行造影则显示病变的上界。近年脊髓造影已少用,被脊髓 MRI 替代。

【诊断和鉴别诊断】

脊髓压迫症的诊断可分下列四个步骤:① 脊髓损害是否由外部或内部结构对脊髓压迫所引起;② 脊髓的哪个节段,哪些部位受到压迫;③ 压迫脊髓的病变是位于髓内、髓外硬膜内还是来源于硬膜外;④ 最后推测或拟定压迫性病变的病因及性质。

1. 判断是否为脊髓压迫症　依据渐进性病程,常从一侧开始神经根痛,以后出现脊髓部分受压症状,再发展为横贯性损害表现;脑脊液检查蛋白质含量增高;影像学检查提示脊髓外或脊髓内有受压迫的证据,即可诊断。

2. 判断脊髓压迫的节段　根据神经科临床检查(特别是感觉障碍平面)结果可以判断脊髓受损的节段。但是,因为感觉障碍平面所反映的脊髓受损节段可能是脊髓受压后其上方若干节段水肿所致,而不一定是压迫性病变所在的节段,特别是硬膜下脊髓外病变的临床定位常低于实际病变以下数个节段,脊髓硬膜外病变的临床感觉定位更远低于实际病变水平,临床医师更应注意。因此,判断脊髓压迫症的确切节段仍需依赖神经影像学诊断。

3. 判断是髓内还是髓外(硬膜内、硬膜外)病变　临床诊断主要依赖于病史,根据有神经根痛、症状从远端向近端发展、脑脊液蛋白质升高和膀胱直肠功能受影响晚等特点予以临床诊断,其鉴别要点可参见表5-4。但最终仍须经脊髓影像学检查才能确定。

表 5-4　硬膜内髓外、髓内病变和硬膜外病变的鉴别诊断

鉴别要点	硬膜内病变		硬膜外病变
	髓内病变	髓外病变	
起病与病程	较慢,病程长	缓慢,病程长	较慢,病程较长
疼痛	可有自发性疼痛,部位不定	早期常有神经根痛	可有神经根痛
感觉减退与运动障碍	自病灶开始,向下发展,可有分离性感觉障碍	多由肢体下部开始,向上发展,常有脊髓半切表现,无分离性感觉障碍	多自肢体下部开始,向心发展,脊髓常为两侧对称受压,无分离性感觉障碍
受压节段的肌萎缩	多见,且明显	少见,不甚明显	少见,不甚明显
括约肌功能障碍	早期出现	较晚出现	较晚出现
椎管腔阻塞	较晚出现,程度较轻	较早出现	较早出现
脑脊液蛋白质增高	较轻	可较明显	可较不明显
脊椎 X 线改变	少见	较多见	多见
脊髓碘剂造影	脊髓呈梭形膨大,阻塞不完全	阻塞面光滑,常呈深杯口状,脊髓明显移位	阻塞面呈锯齿状,多为不完全阻塞,脊髓轻度移位
磁共振成像	脊髓呈梭形膨大	髓外肿块,脊髓移位	髓外肿块,脊髓移位

注意,脊髓压迫症早期出现的神经根痛有时易与胆石症、心绞痛、胸膜炎、肾结石等混淆,须注意鉴别。

4. 判断脊髓压迫病变的性质 髓外硬膜内病变以神经鞘膜瘤或神经纤维瘤最常见;髓外硬膜外压迫多见于椎间盘突出(腰段和下颈段多见)、外伤、转移瘤,脓肿多见。急性压迫以外伤、硬膜外脓肿多见;外伤性硬膜外血肿症状、体征发展迅速,而脓肿常有炎症表现;转移性肿瘤发展较快,神经根痛及骨质破坏明显。

此外,脊髓压迫症还应与脊髓血管病、脊髓慢性炎症、脊髓蛛网膜炎以及其他慢性脊髓病相鉴别,也应与某些急腹症如阑尾炎、胆绞痛、肠粘连等相鉴别。

【治疗】

治疗原则是尽早去除压迫脊髓的病因,故外科手术治疗常是唯一有效的方法。急性压迫的手术治疗尤应抓紧时机,脊髓外伤性血肿或硬膜外脓肿应力争在起病6 h内减压。硬膜外脓肿应紧急手术并给予足量抗生素。脊柱结核在行根治术的同时进行抗结核治疗。良性肿瘤一般能经手术彻底切除,而晚期或转移瘤可作放疗或化疗。难以完全切除者,椎板减压术可获得短期症状缓解。瘫痪肢体应积极进行康复治疗及功能锻炼。长期卧床者应防治肺炎、褥疮、泌尿道感染及肢体挛缩等并发症。

【预后】

病变的性质、压迫时间的长短、能否解除压迫及压迫缓解程度等多种因素影响脊髓压迫症的预后。如良性的髓外肿瘤可完全切除,预后良好。髓内肿瘤、转移瘤和脊髓蛛网膜炎因不能手术切除而预后差。慢性脊髓压迫症由于脊髓能逐渐发挥代偿功能,预后较急性压迫为好。

第四节 亚急性脊髓联合变性

亚急性脊髓联合变性(subacute combined degeneration of the spinal cord,SCD)是由于人体对维生素 B_{12} 的摄入、吸收、结合、转运或代谢出现障碍导致体内含量不足,从而引起中枢和周围神经系统变性疾病。病变主要累及脊髓后索、侧索及周围神经,临床表现为双下肢深感觉缺失、感觉性共济失调、痉挛性截瘫及末梢型感觉障碍。严重时大脑白质及视神经亦可受累。

【病因和发病机制】

本病与维生素 B_{12} 缺乏有关。维生素 B_{12} 又称钴胺素,是正常红细胞生成、核酸及核糖体合成与髓鞘形成等生化代谢中必需的辅酶,由膳食来源获得,如肉、蛋和乳制品。当其缺乏时会引起髓鞘合成障碍而导致神经、精神异常。由于维生素 B_{12} 还参与血红蛋白的合成,故本病可合并恶性贫血。但恶性贫血在我国罕见,而在白种人中多见。正常人维生素 B_{12} 日需求量仅为 $1\sim2\ \mu g$,摄入的维生素 B_{12} 必须与胃底腺体壁细胞分泌的内因子结合成稳定复合物,才不被肠道细菌利用而在回肠远端吸收。唾液中 R 蛋白、转运维生素蛋白也与维生素 B_{12} 的结合、转运有关。维生素 B_{12} 摄入、吸收、结合及转运的任何环节发生障碍均可引起其缺乏。经典病因包括恶性贫血、胃壁细胞的自身免疫性破坏以及随后的内因子分泌受损。营养不良、饮酒过量、饮食摄入不良也会导致维生素 B_{12} 缺乏。食物中维生素 B_{12} 吸收不良是其缺乏的最常见原因,导致维生素 B_{12} 吸收不良的共同病因是转运蛋白无法释放维生素 B_{12},例如胃酸缺乏症、胃炎、胃切除术和质子泵抑制剂或抑酸剂的使用导致胃酸分泌减少。此时,依赖内因子的转运机制是完好的,故此类患者临床症状较轻。由于叶酸代谢与维生素 B_{12} 代谢有关,叶酸缺乏也可产生神经症状。近年发现,一氧化二氮(笑气,N_2O)麻醉或者滥用可以导致维生素 B_{12} 不可逆的失活,维生素 B_{12} 储备不足患者暴露于一氧化二氮后,可以诱发亚急性脊髓联合变性,是新发现的致病因素。长期服用二甲双胍也可以导致维生素 B_{12} 吸收障碍。此外,铜或维生素 E 缺乏也可以导致亚急性脊髓联合变性。

【病理】

主要病理改变为缓慢的脊髓后索、锥体束和周围神经髓鞘脱失,继发轴突变性,以粗大的神经纤维损害为重。严重病例可累及视神经和大脑白质,为视神经脱髓鞘和脑内小的脱髓鞘变性灶。

【临床表现】

多于中年以上起病,男女无明显差异。呈亚急性或慢性起病,数周或数月内病情逐渐加重。

多数患者在神经症状出现时伴有贫血,或仅见巨幼红细胞而无贫血。可伴有疲乏、无力、腹泻和舌炎等,但部分患者神经症状先于贫血出现。周围神经系统受累表现大致对称且以肢体远端起病,感觉障碍先于运动障碍出现。多以四肢远端或双下肢对称性麻木、刺痛、烧灼样感觉异常起病,逐渐发展成手套-袜套样感觉减退。自主神经系统受累时可出现大小便障碍、直立性低血压、阳痿等。累及脊髓后索和侧索,出现步态不稳,有踩棉花感,检查可见下肢深感觉障碍,即振动觉、位置觉减退或缺失,感觉性共济失调,龙贝格征阳性。上肢的深感觉亦可受累,但比下肢轻得多。有些患者屈颈时可出现从背部放射至足底的触电样或针刺样疼痛,即莱尔米特征(Lhermitte sign)。两下肢无力、发硬及手动作笨拙,甚至出现两下肢不完全性痉挛性瘫痪。检查可见下肢肌张力增高、腱反射亢进、病理反射阳性。周围神经病变较重者则表现为肌张力减低、腱反射减弱,但病理反射常为阳性。括约肌功能障碍出现较晚。

该病患者伴发精神症状并不少见,如易激动、猜疑、抑郁、幻觉、精神混乱、认知功能减退,甚至轻度痴呆。5%患者病程晚期可出现视力障碍、视神经萎缩及中心暗点,体检可出现视神经乳头萎缩,早期无症状患者视觉诱发电位 P100 潜伏期延长。

【辅助检查】

周围血象及骨髓涂片检查显示巨细胞低色素性贫血,但是维生素 B_{12} 缺乏并不一定有贫血,且治疗前后神经损伤程度和恢复程度均与贫血程度之间无相关性。血清维生素 B_{12} 含量降低。用维生素 B_{12} 100 μg 肌内注射,每日 1 次,10 d 后检查网织红细胞增多有助于诊断。血清甲基丙二酸和同型半胱氨酸的检测是间接判定维生素 B_{12} 缺乏的方法,两者水平升高可间接反应细胞内维生素 B_{12} 水平不足,两者敏感性均很高,特异度以甲基丙二酸更优。约 1/3 的叶酸缺乏者可出现维生素 B_{12} 缺乏,并伴有高同型半胱氨酸血症。肾功能障碍或维生素 B_6 缺乏也可激发同型半胱氨酸升高,诊断时应注意除外。临床上还可以完善内因子抗体、抗壁细胞抗体、胃蛋白酶原及胃泌素测定以明确维生素 B_{12} 缺乏的病因。脑脊液多正常,少数可有蛋白质轻度增高。神经传导速度检查多表现为神经传导速度减慢,提示周围神经损害以脱髓鞘为主,可同时伴有轴索损害,下肢神经损害为主,感觉神经较运动神经更易受累。体感诱发电位检查中,胫神经异常程度较正中神经异常更明显,提示薄束较楔束受损更重。视觉诱发电位和脑干听觉诱发电位有助于发现视神经和听神经亚临床受累的证据。部分患者颈段脊髓 MRI 可见 T_2WI 后索或侧索高信号(图 5-6),矢状位表现为垂直方向上节段异常信号,轴位表现为"倒 V 征",增强病灶有可能强化,治疗后病灶可缩小或消失,与临床症状或体征的好转呈正相关。对于可疑病例,如维生素 B_{12} 水平在正常范围,MRI 异常信号则更有意义。

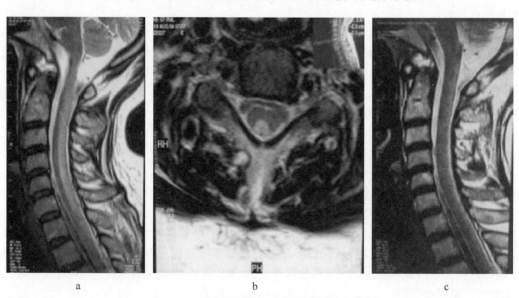

图 5-6　亚急性联合变性的脊髓异常信号

a、b. 维生素 B_{12} 治疗前;c. 维生素 B_{12} 治疗后

【诊断和鉴别诊断】

中年以后慢性发病,有脊髓后索、锥体束及周围神经受损的症状与体征,需考虑本病可能。若合并贫血,结合上述辅助检查,维生素 B_{12} 治疗后神经症状改善,可确诊。补充维生素 B_{12} 无效的患者需要筛查有无铜缺乏或维生素 E 缺乏导致的病变。

缺少贫血及维生素 B_{12} 缺乏的证据时,需与下列疾病鉴别:糖尿病引起的神经系统损害可有与本病类似的临床表现,但糖耐量试验及尿糖异常;神经梅毒(脊髓痨)只有深感觉障碍而无锥体束损害,且梅毒血清学检查阳性;多发性神经病没有脊髓侧索损害的体征;脊髓压迫症除了侧索与后索损害外,尚有脊髓丘脑束的损害而表现传导束型感觉障碍;多发性硬化具有病灶上多发和时间上多发的特点。

【治疗】

一旦作出诊断,应尽快治疗。

1. 补充维生素 B_{12} 维生素 B_{12} 1 mg,每日 1 次肌内注射,连续 4 周或病情不再进展,改为每周 2~3 次,2~3 个月后,1 000 μg/月维持或改为口服治疗,有些患者需要终身用药。如果不能耐受肌内注射治疗,则给予口服治疗,初始剂量为 1 000~2 000 μg/d,4 周后改为 50~150 μg/d。肌内注射或口服治疗持续时间取决于维生素 B_{12} 缺乏的原因。如果原因不可逆转,则治疗应持续终身。内因子抗体和(或)抗胃壁细胞抗体阳性需要长期、大量肌内注射维生素 B_{12} 治疗。合并用维生素 B_1、维生素 B_6、维生素 C 等,效果更好。

应注意评估维生素 B_{12} 的治疗反应。治疗第 1 天,患者往往感觉症状有所改善,血液学指标的改善可能需要几天时间,最长可达 2 个月。治疗 7~10 d 后全血细胞计数和网织红细胞计数有助于提示治疗反应,治疗 8 周后应检查患者的全血细胞计数、平均红细胞体积是否达到正常标准。当网织红细胞增多不充分时,应怀疑诊断是否正确。同时应检查血清铁和叶酸的含量,维生素 B_{12} 缺乏时常常会掩盖其共存的缺陷。同型半胱氨酸或甲基丙二酸含量应该在治疗第 1 周内正常。

2. 病因治疗

(1) 贫血者可用铁剂,如硫酸亚铁 0.3~0.6 g,每日 3 次口服;或 10% 枸橼酸铁铵溶液 10 ml,每日 3 次。

(2) 胃液中缺乏游离胃酸者可服胃蛋白酶合剂或饭前服稀盐酸合剂 10 ml,每日 3 次。

(3) 对恶性贫血者,应积极排查胃部肿瘤性病变,建议叶酸每次 5~10 mg 与维生素 B_{12} 共同口服使用,每日 3 次,用 2~4 周;不宜单独应用叶酸,否则会导致精神症状加重。

(4) 确认为铜缺乏或维生素 E 缺乏时采取相应治疗,例如肝豆状核变性过度驱铜应及时调整用药。

3. 其他治疗 除外上述治疗手段,还需加强瘫痪肢体的功能锻炼,辅以针刺、理疗、按摩等疗法。

【预后】

本病如不治疗,神经症状会持续加重,一般病后 2~3 年可致死亡。若能在起病后 3 个月内积极治疗,常可获得完全恢复。因此早期确诊、及时治疗是改善本病预后的关键。如果充分治疗 6 个月~1 年后仍有神经功能障碍,说明轴突已发生破坏,进一步改善的可能性较小。

第五节 脊髓血管病

脊髓血管病(vascular disorders of the spinal cord)是一组因供应脊髓的动、静脉血液循环障碍,导致脊髓运动、感觉和括约肌功能障碍的疾病。由于脊髓的结构特点,关键结构致密,微小病变常导致严重后果,虽然远较脑血管病少见,但一旦发生常有严重后果,临床上可表现为脊髓缺血和脊髓出血病变,脊髓血管畸形可表现为出血或缺血。

脊髓动脉主要为起源于椎动脉的脊前动脉和脊后动脉,它们走行于脊髓的全长;节段性发出的根动脉供应邻近相应的脊髓节段,并非所有的根动脉能够到达脊髓,通常仅有 4~9 对根动脉能够供应脊髓;脊髓各段尚有发自主动脉的肋间动脉供血。颈髓主要由椎动脉供血,胸髓由肋间动脉供应,下胸髓和腰髓由主动脉降支和髂内动脉分支供血。脊髓前动脉主要供应脊髓腹侧 2/3 区域,而脊髓后动脉供应脊髓背侧 1/3 区域,侧面由脊髓环动脉供应。整个脊髓的供血较为丰富。但有相对供血不足区域,从纵向看,胸$_2$~胸$_4$ 节段为颈髓和胸髓动脉供应的分水岭;从横断面看,脊髓的中央管周围、脊髓前角区域是脊髓前动脉与后动脉的分水岭,也同样血供相对较差,易发生脊髓缺血性损伤。

【病因】

脊髓血管病有多种病因,动脉粥样硬化仍为主因,但与脑血管病相比则较少见。缺血性脊髓血管病主要为节段性动脉闭塞所致,其他如体循环低血压、主动脉夹层、微栓塞等也可引起脊髓缺血。胸、腹部血管病变,如动脉瘤、夹层的修复会导致脊髓缺血。出血性脊髓病则多由于外伤、血管畸形、血液病等多种原因引起,脊髓血管畸形也是常见的脊髓血管病病因,畸形血管可压迫脊髓,血管闭塞引起脊髓缺血、出血,或兼有之,动静脉瘘还可以有明显肿胀。根据部位与大小,脊髓血管畸形可分为以下 4 种类型:硬膜动静脉瘘(Ⅰ型)、髓内动静脉畸形(arteriovenous malformation,AVM;Ⅱ型)、硬膜内外粗大血管畸形(Ⅲ型)以及硬膜下脊髓内外血管畸形(Ⅳ型)。

【病理】

脊髓血管病的病理改变与脑血管病类似。缺血性脊髓病患者表现为缺血区脊髓坏死、软化,镜检可见胶质增生,晚期瘢痕形成。脊髓出血者急性期可见血肿周边水肿、含铁血黄素沉积;慢性期则血肿吸收,有炎细胞浸润和胶质增生。脊髓血管畸形者可见一根或多根粗大、畸形血管包绕脊髓,部位涉及硬膜外、硬膜下及脊髓表面。显微镜下可见畸形血管管腔扩大,管壁增厚,血管腔内可见机化血块。脊髓血管畸形导致的脊髓缺血性病变,常表现为亚急性软化、坏死,脊髓内可见脊髓组织缺血、缺氧性改变,血管透明样变性伴栓塞或血栓形成。部分脊髓血管畸形者,病变脊髓节段相应的皮肤上可见血管痣。

【临床表现】

1. 脊髓短暂性缺血发作　以肢体远端无力和间歇性跛行为其特点。因血液供应不足导致短暂性脊髓缺血,在行走之后下肢无力更加明显,大多在数小时内完全恢复,易反复发作,部位相对固定。反复发作后可导致腱反射亢进和病理反射阳性,随后症状可缓解,体征可消失或长期存在。反复发生脊髓缺血可导致永久性损害。

2. 脊髓动脉血栓形成　动脉硬化导致脊髓动脉血栓形成是主要原因,其他原因如梅毒性、结核性血管炎,脊髓血管畸形等也可致病。缺血性脊髓血管病表现为脊髓前动脉综合征和脊髓后动脉综合征。

(1)脊髓前动脉综合征:双侧椎动脉分支汇合成一条脊髓前动脉,该动脉血栓形成的首发症状为肩颈部突发的剧烈神经根痛,烧灼样或刀割样,多为一过性,也可起源于双足,很快向小腿、大腿和下腹部扩展。瘫痪在数小时或数天内达到高峰,病变平面以下肢体上运动神经元瘫痪,呈分离性感觉障碍,痛觉、温度觉缺失而位置觉、振动觉存在(脊髓后索未受累及),早期可有脊髓休克和自主神经功能障碍。脊髓缺血在不同节段表现不一。

(2)脊髓后动脉综合征:脊髓后动脉成对纵行,侧支循环良好,不易产生血管闭塞。脊髓后动脉供应脊髓后 1/3 区域,病变主要影响后索,表现为神经根痛、感觉性共济失调、深感觉障碍和腱反射消失,运动障碍和自主神经功能障碍少。

(3)中央动脉综合征:可由脊前和脊后动脉分水岭区缺血引起,颈髓受累者常见于合并颈椎病的老年患者,病变相应节段水平下运动神经元瘫痪,多无感觉障碍和锥体束损害。

3. 脊髓出血　起病突然,发病时有剧烈背痛,并沿神经根放射,然后出现部分或完全性横贯性脊髓损伤的表现(运动、感觉和括约肌功能障碍)。出血量大且破入蛛网膜下腔可有脊膜刺激征和血性脑脊液。

4. 脊髓蛛网膜下腔出血　是一种特殊类型的蛛网膜下腔出血。临床以突发颈、背或腰骶部剧烈疼痛和肢体痛起病。出血量大时很快出现截瘫、括约肌功能障碍及脊膜刺激征,如出血部位近颅内则可有意识障碍和其他脑部表现。

5. 脊髓血管畸形　较少见,青壮年发病率较高,因引起脊髓血管供应障碍而表现为动脉血栓形成,临床呈渐进性脊髓损伤的症状和体征。其次表现为脊髓蛛网膜下腔出血,临床上可见突然起病的剧烈背痛、神经根痛伴不同程度的肢体瘫痪、大小便困难和血性脑脊液等特征。脊髓血管畸形者病程可有波动,呈缓解与复发交替状态。

【辅助检查】

脑脊液检查在脊髓缺血者常无异常发现。脊髓血管畸形和脊髓出血者可有血性脑脊液,血液吸收后可有轻度细胞增多和蛋白质含量增高,血管畸形或仅有蛋白质含量增高。脊髓 CT、脊髓 MRI 和脊髓血管 DSA 对脊髓血管病的诊断有重要的价值。脊髓 CT 增强扫描可以帮助鉴别脊髓缺血和出血性血管病。对于脊髓缺血性血管病,MRI 能较好地显示脊髓内病灶,DWI 可识别急性期病灶。对于脊髓血管畸形,脊髓动脉MRA 是有效的辅助诊断方法,但精确评估时必须行脊髓血管 DSA 检查,DSA 能证实畸形,了解畸形的部位、范围、供血动脉和引流静脉的情况。如不考虑血管畸形,则不选用脊髓血管 DSA 检查,因为该检查可能诱发脊髓缺血。出现剧烈胸、背痛而怀疑主动脉夹层时,需完善血管彩超、MRI 或 CTA 检查。

【诊断和鉴别诊断】

根据典型的发病形式、基本的临床表现和特殊的血管供应区域的解剖特点,结合脑脊液检查、脊髓 CT

或 MRI 等辅助检查手段,缺血性脊髓血管病不难作出正确的诊断。其鉴别诊断应注意排除其他病因导致的缺血性病变,如继发性血管压迫(肿瘤、椎间盘突出等)和其他病因(如主动脉夹层)。出血性脊髓血管病,尤其是出血,与广泛的脊髓梗死相似,因此对剧烈背痛伴脊髓横贯性损伤的患者应高度警惕,必要时行脊髓 MRI 和脑脊液检查予以鉴别。

【治疗】

脊髓血管病在治疗时按性质不同选择不同治疗方式。缺血性脊髓血管病的一般治疗原则同脑血管病,抗血小板药物与抗凝剂对脊髓缺血的疗效尚不肯定。同时,应针对病因作治疗,对全身疾病进行控制。例如,对结缔组织病性血管炎可使用激素治疗,但疗效尚无定论。胸、腹部主动脉瘤或主动脉夹层外科修复术容易诱发脊髓缺血,需要权衡利弊。

出血性脊髓血管病与脑出血处理相似,但不同病因与不同部位的治疗方法有所不同。硬膜下与硬膜外血肿须尽早手术治疗,否则预后较差。血管畸形所致脊髓出血应尽快作介入或外科手术治疗。对引起出血的原发疾病同时治疗。

【预后】

预后与病变受累范围和血管分布有关,脊髓前动脉缺血与脊髓出血所致者功能恢复相对差,脊髓血管畸形的预后取决于类型及干预时机。

第六节　脊髓空洞症与延髓空洞症

脊髓空洞症(syringomyelia)和延髓空洞症(syringobulbia)是一种缓慢进展的脊髓和(或)延髓变性疾病。由于脊髓和(或)延髓中央部形成空洞而出现受损节段分离性感觉障碍,所支配区域肌肉萎缩及营养障碍等。

【病因和发病机制】

尚未完全明确。目前较普遍的观点可概括为以下四种学说。

1. 先天发育异常　有人认为,由于胚胎期脊髓神经管闭合不全或脊髓中央管形成障碍,在脊髓实质内残留的胚胎上皮细胞缺血、坏死而形成空洞。患者常合并其他先天畸形,如颈肋、脊柱裂、寰枕畸形、颅底凹陷症、扁平颅底、小脑扁桃体下疝、弓形足等,这一证据支持该学说,2/3 的患者合并阿诺德-基亚里畸形。但因从未在空洞壁上发现过胚胎组织,故难以定论。

2. 脑脊液动力学异常　早在 1965 年,Gardner 等提出本病的发生是因第四脑室的出口处先天异常,使正常脑脊液循环受阻,脉络膜丛收缩、搏动产生的脑脊液压力搏动波可通过第四脑室向下不断冲击,导致脊髓中央管逐渐扩大,而形成空洞。支持这一学说的证据是脊髓空洞症、延髓空洞症常伴颅颈交界畸形;第四脑室顶部四周软脑膜粘连也可伴发脊髓空洞症和延髓空洞症;经手术解决颅颈交界处先天畸形后,脊髓空洞症的某些症状得以改善。但是,该理论不能解释那些空洞与中央管并无联系以及并无第四脑室出口处阻塞或无颅颈交界处畸形的病例。也有人认为是传至脊髓的搏动波压力太小,难以形成空洞。

3. 血液循环异常　认为脊髓空洞症和延髓空洞症继发于局部血管畸形、供血不良,引起脊髓和(或)延髓组织缺血、坏死而形成空洞。

4. 继发于脊髓外伤、脊髓出血等疾病　称继发性脊髓空洞症或延髓空洞症。脊髓外伤或出血后,可能损伤局部或血肿吸收而形成空洞。髓内肿瘤(胶质瘤、成血管细胞瘤、室管膜瘤)可能因肿瘤囊性变而引起。脊髓蛛网膜炎可由于脑脊液循环障碍、脊髓蛛网膜粘连而影响脊髓供血,使髓内发生梗死、软化而形成空洞。

【病理】

主要改变为空洞形成和胶质增生。脊髓内存在一个不规则的空腔,充满液体,其成分多与脑脊液相似。空腔最常见于脊髓颈段或以此段为最大,通常与中央管相通,上下延伸多个节段,呈纵长形或念珠形,甚至波及脊髓全长,可向上延伸至延髓,与第四脑室相通。空洞可对称或不对称地侵及前角、后角、灰质前连合及白质前连合,亦可伸向侧索或后索,破坏锥体束、薄束及楔束。镜检可见空洞壁被神经胶质所围绕,当空洞与中央管相通时,部分可见室管膜细胞覆盖。

发生在延髓的空洞常呈纵裂状,有时仅为胶质瘢痕而无空洞。延髓空洞有 3 种类型:① 空洞从第四脑室底部舌下神经核外侧向前侧方伸展,破坏孤束核、三叉神经脊束核及其纤维;② 空洞从第四脑室中缝扩展,累及内侧纵束;③ 空洞发生在锥体和下橄榄核之间,破坏舌下神经纤维。上述改变以前两种类型为多见。尚可侵犯网状结构、疑核、舌下神经核、前庭神经下核、脊髓丘脑束及锥体束等。延髓空洞多为单侧,伸入脑桥较多,脑桥空洞常位于被盖区,可侵犯展神经核、面神经核等;伸入中脑者罕见。

【临床表现】

可于儿童期发病,但多于 20～40 岁起病。男性与女性比为 3∶1。

1. 脊髓空洞症 病程缓慢发展,最早出现的症状常在上肢分布区,呈节段性分布。

(1) 感觉症状:空洞常始于中央管背侧单侧或双侧后角底部,最早症状为单侧或双侧节段性的痛觉、温度觉缺失,如病变侵及前连合时也表现为双侧节段性痛觉、温度觉缺失,而触觉及深感觉正常,即分离性感觉障碍。患者常因烫伤、刺伤或割伤才发现痛觉、温度觉缺失。痛觉、温度觉缺失范围常扩大到两侧上肢及胸背部,呈短上衣样分布。若累及三叉神经脊束核尾端,可造成面部外侧区痛觉、温度觉减退或缺失。常于痛觉缺失区内发生自发性灼痛、钝痛或撕裂样疼痛。晚期后索和(或)脊髓丘脑束受损害时,表现病变水平以下深感觉及触觉减退或缺失。

(2) 运动与反射障碍:前角细胞受累时,所支配肌肉(常为上肢)无力、萎缩、肌张力降低,可有肌束颤动,腱反射减低。晚期可损害锥体束而表现病变平面以下肌张力增高、腱反射亢进、病理反射阳性、腹壁反射消失。

(3) 营养障碍:病损节段分布区可出汗过多或过少、皮肤增厚或菲薄,皮肤烫伤或其他损伤后可发生无痛性溃疡,甚至手指末端骨质吸收、指尖自动脱落(Morvan 综合征)。颈胸段病变损害交感神经通路时,可产生霍纳综合征。由于关节的痛觉缺失,引起关节磨损、萎缩、畸形和肿大,活动范围过度,称为神经源性关节病或夏科关节(Charcot joint)。晚期可以出现神经源性膀胱及大便失禁。

2. 延髓空洞症 病变常不对称,故症状和体征通常为单侧。累及三叉神经脊束核和(或)三叉神经脊束时出现同侧面部痛觉、温度觉障碍(分离性感觉障碍)。疑核损害可造成吞咽困难、构音不良、腭垂偏歪。舌下神经核受累表现为同侧舌肌萎缩、肌束颤动、伸舌偏向病侧。波及内侧弓状纤维可出现半身深感觉缺失。若前庭小脑通路受损则引起眼球震颤、眩晕、步态不稳。有时还可能出现其他长传导束损害的体征,但后者常与脊髓空洞症同时存在。

此外,本病常伴有多种先天畸形,如颈肋、脊柱裂、寰枕畸形、颅底凹陷症、扁平颅底、先天性延髓下疝(阿诺德-基亚里畸形)、脊柱后凸或侧凸、弓形足等。

【辅助检查】

1. 脑脊液检查 一般无异常发现。如脊髓空洞较大则偶可出现脊髓腔部分梗阻并引起脑脊液蛋白质含量增高。

2. X 线检查 可发现夏科关节、颈枕区畸形或脊柱畸形等。

3. 脊髓延迟 CT 扫描(DMCT) 将水溶性造影剂注入蛛网膜下腔后,延迟一定时间,分别在注射后 6 h、12 h、18 h 和 24 h 再行脊髓 CT 检查,可显示高密度的空洞影像。

4. 磁共振成像(MRI) 是诊断本病最准确的方法。MRI 可在纵、横断面上清楚显示出空洞的位置、大小、范围,以及是否合并阿诺德-基亚里畸形(图 5-7)。可鉴别空洞是继发性还是原发性,有助于选择手术适应证和设计手术方案。

【诊断和鉴别诊断】

诊断依据为成年期发病,起病隐匿、缓慢发展,临床表现为节段性分布的分离性感觉障碍,肌无力,肌萎缩及皮肤、关节营养障碍。若合并有其他先天性缺陷存在,则不难诊断。MRI 或 DMCT 发现空洞可确诊。

本病须与下列疾病鉴别。

1. 脊髓内肿瘤 损害脊髓节段短,进展较快,锥体束征多为双侧,膀胱功能障碍出现较早,可发展为横贯性损害,但营养性障碍少见,椎管阻塞时脑脊液蛋白质含量可增高,MRI 有助于确诊。

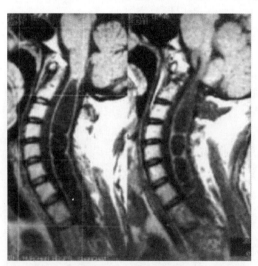

图 5-7 脊髓空洞症

2. 颈椎病　常以神经根性疼痛为突出症状,感觉障碍呈根性分布,可有上肢肌肉萎缩,但不显著,一般无营养障碍,颈椎 X 线片、CT 和 MRI 检查可资鉴别。

3. 运动神经元疾病　有肌无力、肌萎缩、肌束颤动与腱反射亢进、病理反射阳性并存,也可有延髓麻痹,但无感觉障碍。

【治疗】

本病进展缓慢,常迁延数十年之久。目前尚无特效疗法。可考虑以下疗法。

1. 防治外伤　因患者痛觉、温度觉缺失,应防止烫伤、切割伤或冻伤等。有无痛性溃疡者应作清创与抗感染治疗。

2. 一般治疗　可给予 B 族维生素、ATP、辅酶 A 等。有自发性疼痛者可给予镇痛剂。辅以被动运动、按摩、针刺等治疗。

3. 手术治疗　对阿诺德-基亚里畸形、扁平颅底、第四脑室正中孔闭锁等情况,可采用手术矫治。空洞/脊髓超过 30% 者有手术指征。手术目的在于:① 纠正同时存在的颅骨及神经组织畸形;② 椎板及枕骨下减压;③ 空洞引流。

4. 放射治疗　早期胶质增生为主时可行放射性同位素[131]I 疗法(口服法或椎管注射法),但疗效尚不肯定。

(汪　昕)

第六章
脑 血 管 病

第一节 概 述

脑血管病(cerebrovascular disease)是全身血管病的一部分,指血管源性脑部病损的总称。通常包括脑供血动脉破裂导致的脑实质出血(haemorrhage)或蛛网膜下腔出血(subarachnoid haemorrhage),以及脑供血动脉闭塞导致的脑组织梗死(infarction)和脑静脉及静脉窦血栓导致的静脉系统血栓形成(cerebral venous sinus thrombosis,CVST)。这些血管病变造成急骤发生的脑组织局部血液循环障碍,产生相应的局灶性神经功能缺损,称为脑血管意外,即卒中或中风(stroke)。

近来,人们开始关注年龄增长或血管危险因素相关的脑组织深部结构损害所导致的以认知、精神、步态与姿势、日常生活能力下降、括约肌功能障碍为主的临床综合征,称为脑小血管病(cerebral small vessel disease,CSVD)。

脑血管病是危害人类健康的常见病,随着人口老龄化、城市化进程,全球 20 年疾病死亡与负担研究的数据表明,非传染性疾病大幅增加,缺血性心、脑血管疾病已经占全球疾病死亡原因的 1/4,死亡人数达到 1 300 万;根据《中国脑卒中防治报告 2019》,推算我国年龄≥40 岁居民卒中的现患人数为 1 318 万,每年有 190 余万人因卒中死亡,是我国成人致死、致残的首位病因。

一、脑的血液循环供应与调节

脑的平均重量大约 1 400 g,占体重的 2.5%~3.0%,然而脑的血液灌注量占心排血量的 16%~17%,耗氧量占全身用量的 20%。这组生理数据表明,大脑需要丰富的血液和供氧,对缺血或缺氧状态的耐受性极差。

(一)脑的血液供应与回流

脑的血液供应来自双侧颈内动脉(internal carotid artery,ICA)和椎动脉(vertebral artery,VA)(图 6-1)。颈内动脉从颈总动脉(common carotid artery,CCA)发出,上行至颅底,经颈动脉管进入颅腔;依次发出眼动脉(ophthalmic artery, OA)、后交通动脉(posterial communicating artery, PCoA)、脉络膜前动脉(anterior choroidal artery)、大脑前动脉(anterior cerebral artery, ACA)和大脑中动脉(middle cerebral artery, MCA),供应眼球、额叶、颞叶、基底节、内囊等大脑半球前 2/3 脑组织的血液,构成大脑供血的前循环(图 6-2)。椎动脉发自锁骨下动脉(subclavian artery),经颅底颈椎横突孔、枕大孔进入颅腔;在延髓腹侧面上行至脑桥下缘时,左右椎动脉汇合成基底动脉(basilar artery,BA),基底动脉上

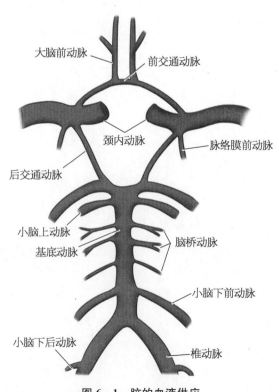

图 6-1 脑的血液供应

行到脑桥上缘时分出左、右大脑后动脉(posterior cerebral artery,PCA),供应枕叶、颞叶底面、丘脑等大脑半球后1/3脑组织的血液;沿椎-基底动脉的行径,依次发出脊髓前、后动脉(anterior/posterior spinal artery),小脑后下、前下动脉(posterior/anterior inferior cerebellar artery,PICA/AICA),脑干穿支动脉,小脑上动脉(superior cerebellar artery,SCA),分别供应脊髓上端、脑干以及小脑;椎-基底动脉的血液供应构成大脑的后循环供血。

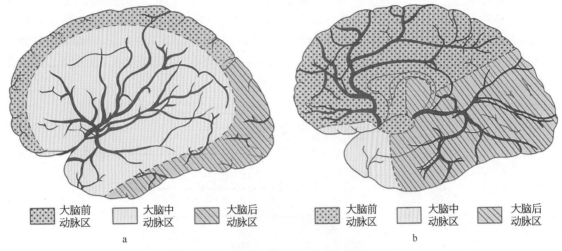

| 大脑前动脉区 | 大脑中动脉区 | 大脑后动脉区 | | 大脑前动脉区 | 大脑中动脉区 | 大脑后动脉区 |

a

b

图 6-2　主要脑动脉在大脑内、外侧面的分布

a. 大脑外侧面;b. 大脑内侧面

大脑由前、后循环的左、右双侧动脉独立供血,双侧大脑前动脉之间有一支前交通动脉(anterior communicating artery,ACoA)沟通双侧大脑前动脉的血流,颅内的颈内动脉在分出眼动脉之后有一支后交通动脉沟通两侧颈内动脉与大脑后动脉,从而在颅脑底部围绕着视交叉和脚间窝形成一个脑底动脉环(Willis环,Willis circle)(图 6-3)。它是颅内最主要的侧支循环,通常称为一级侧支循环,是保证脑血流供

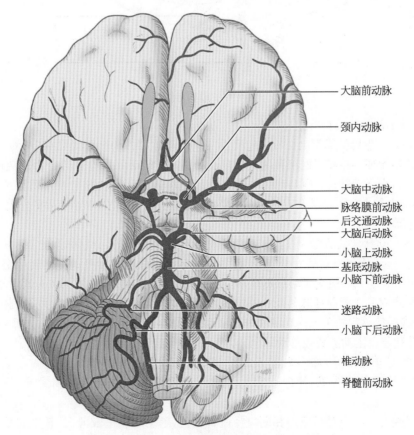

大脑前动脉

颈内动脉

大脑中动脉
脉络膜前动脉
后交通动脉
大脑后动脉
小脑上动脉
基底动脉
小脑下前动脉

迷路动脉

小脑下后动脉

椎动脉

脊髓前动脉

图 6-3　脑底部的主要动脉分布(Willis 环)

应稳定性的解剖基础。此外,颈外动脉的分支也可以通过眼动脉、脑膜动脉与颅内血管吻合,建立二级侧支循环。

脑静脉系统的分布不同于其他脏器,它不与脑的供血动脉同(伴)行,是由静脉窦、大脑浅静脉及大脑深静脉构成的一个独立体系,接收脑组织的静脉回流和脑脊液回流,脑静脉的回流障碍将明显增加颅内压。主要的硬膜静脉窦包括上、下矢状窦,直窦,横窦,乙状窦,岩上窦,岩下窦和海绵窦(图6-4);颅内浅静脉由大脑上静脉、大脑中静脉及大脑下静脉组成,汇集大脑半球表面的静脉血液;深静脉由大脑内静脉(internal cerebral vein,ICV)、基底静脉[又称罗森塔尔基底静脉(Rosenthal basal vein)]和盖伦静脉(Galen vein)组成(图6-5),接收大脑半球深部组织的血液回流,与下矢状窦汇合形成窦汇,最后经乙状窦由颈内静脉回流。

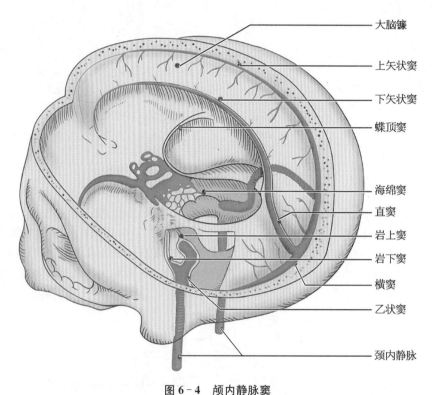

图6-4 颅内静脉窦

(二)脑血液供应的特点与调节

1. 侧支循环丰富 生理情况下脑血液供应要由两侧颈动脉和椎动脉系统完成,两侧颈动脉系统的前循环和椎动脉系统的后循环存在相互网络和侧支循环:① 左、右颈动脉系统的沟通为前交通动脉;② 前循环与后循环的沟通为后交通动脉;③ 颅内动脉与颅外动脉的沟通为颌面动脉与颈内动脉系统的眼动脉沟通;④ 大脑前动脉终末支与大脑中动脉及大脑后动脉终末支沟通;⑤ 脑膜中动脉终末支与大脑前动脉及大脑后动脉终末支的沟通等。

2. 解剖变异多 动脉常见的变异有:① 两侧椎动脉管径粗细不等,分别称为优势和劣势椎动脉,劣势椎动脉的代偿能力差,一旦优势椎动脉发生病变,容易导致后循环缺血或梗死;② 一侧后交通动脉缺如,使得前后循环不能有效地沟通;③ 前交通动脉发育不全或缺如,或大脑前动脉 A_1 段(从颈内动脉起始处发出的一段)只有一根,导致双侧大脑前动脉共干,一旦大脑前动脉 A_1 段闭塞或栓塞,导致双侧前动脉供血区发生缺血、梗死;④ 大脑后动脉起始于颈内动脉而非基底动脉顶端,这种变异称为胚胎型大脑后动脉,导致 Willis 环不完整;⑤ 椎动脉起自主动脉或颈总动脉。

脑静脉系统的变异更常见,如多数国人右侧横窦优势,左侧横窦纤细或缺如。上矢状窦前 1/3 可以缺如。浅静脉系统变异更多见,导致临床上较难区分静脉系统血栓形成和变异,有时需反复血管造影方能确认。

3. 血管壁结构特殊 与其他器官的相同口径血管相比,脑动脉管壁较薄弱,其中层平滑肌细胞少,外膜结缔组织不发达,又无外弹力层,受高压血流冲击后易形成粟粒状动脉瘤,或在管壁内形成夹层动脉瘤,继而

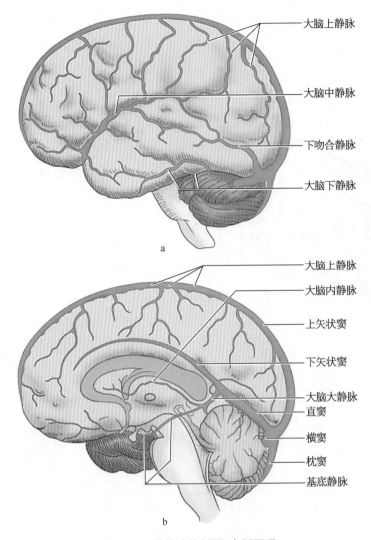

大脑上静脉

大脑中静脉

下吻合静脉

大脑下静脉

a

大脑上静脉

大脑内静脉

上矢状窦

下矢状窦

大脑大静脉

直窦

横窦

枕窦

基底静脉

b

图 6-5　脑静脉外侧面、内侧面观

a. 外侧面；b. 内侧面

破裂出血。大脑中动脉是颈内动脉的延续，其分支豆纹动脉供应大脑半球深部结构。豆纹动脉几乎是从大脑中动脉主干垂直分出的（图 6-6），受颈内动脉来源的血液压力冲击大，容易破裂出血。

4. 脑血液供应的自动调节能力　在正常生理情况下，脑血流量和血容量保持相对恒定，这种恒定的维持是靠平均动脉压、颅内压以及血液成分中的二氧化碳分压等综合因素的自动调节来完成的。在一定范围内的血压波动，脑的血流量始终能够保持在一个较恒定范围内，这种调节称为脑血流的自动调节。若利用模型来理解，则可用图 6-7 和公式 6-1 表述之。

$$脑血流量（CBF）= \frac{脑灌注压（CPP）}{脑血流阻力（CVR）} = \frac{平均动脉压（MABP）-平均静脉压（MVBP）}{CVR}$$

$$= \frac{MABP-平均颅内压（MICP）}{CVR} \approx \frac{MABP}{CVR} \qquad （公式 6-1）$$

亦可以应用流体力学的泊肃叶-哈根方程（Poiseuille - Hagen equation）（公式 6-2）来理解

$$Q = (p_1 - p_2) \times \frac{\pi r^4}{8\eta L} \qquad （公式 6-2）$$

流量（Q）与进出压力差（$p_1 - p_2$）及流经管道半径（r）的 4 次方成正比，与流体黏度（η）和长度（L）成反比。

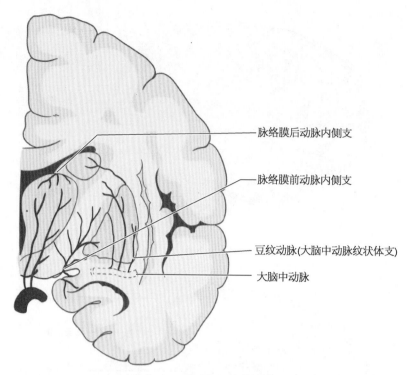

图 6-6 基底节区的血液供应

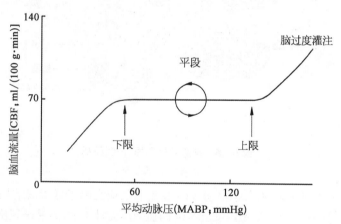

图 6-7 脑血流的自动调节

在正常情况下,当血压上升时小动脉就收缩,血压下降时小动脉就扩张,以保证脑的血流量,这种自动调节作用称贝里斯(Bayliss)效应。实验证实,起自动调节作用的血管是直径为 $50\sim200~\mu m$ 的小血管,微小血管和大动脉则没有这一作用。由于脑血流自动调节的存在,脑血流量从整体来看是恒定的。不仅睡眠和觉醒时脑血流量不改变,而且站位、坐位和卧位等各种姿势也不影响脑血流量,即使稍有变动,也在生理允许范围内。但脑血流的自动调节对血压反应是有限度的。当血压升高到小动脉不能收缩时,随血压的升高,CBF呈线性增高,该平均动脉压的数值为自动调节的上限;反之,血流随血压降低而降低时的平均动脉压的数值为下限。若再降低,则出现脑梗死,此时平均动脉压数值为最低耐受压。一般说,平均动脉血压在 $60\sim130~mmHg$ 波动,脑可以通过自动调节保持脑血流量不变。但在平均动脉压高于 $160~mmHg$ 时自动调节受损,脑血流量升高;低于 $60~mmHg$ 时脑血流量会降低。长期高血压的患者,由于动脉硬化程度的增加,脑血流自动调节的上、下限均可右移,即为临床常见的长期高血压患者骤然血压下降至过低后可发生头昏、眼花、昏倒甚至脑梗死的主要原因。此外,血氧分压降低和二氧化碳分压升高可使自动调节的下限右移,从而使血压稍有波动即可出现高灌注或低灌注状态,这种状况常见于有慢性阻塞性肺病的脑血管病患者,临床医师应予特别注意。

二、脑血管病分类

脑血管病的发生与发展有着一定的病理生理基础,其中血管本身的病变、血流动力学的变化以及血液成分的改变是三个主要因素,尤其是血管本身的病变。根据基本的病理生理变化基础,可以将脑血管病分成出血性脑血管病与缺血性脑血管病两大类。

出血性脑血管病主要包括脑出血(intracranial haemorrhage, ICH)和蛛网膜下腔出血(subarachnoid haemorrhage, SAH)。前者主要指非创伤性自发性脑实质出血,多数因高血压性动脉硬化性大脑中动脉深穿支破裂,形成大脑半球深部结构的脑内血肿,压迫和毁损脑组织,产生临床症状与体征;后者则多数因先天性动脉瘤或血管畸形导致血管破裂,血液进入蛛网膜下腔、脑池甚至脑沟,导致脑膜刺激症状、脑脊液循环障碍和急性或亚急性颅内压增高等临床表现。

急性缺血性脑血管病按前、后循环动脉供血分布异常所致综合征和病因进行分类。前者最常用的是牛津郡社区卒中计划(Oxfordshire Community Stroke Project, OCSP)分型;后者则使用改良的 TOAST(Trial of Org 10172 in Acute Stroke Treatment)病因分型,将缺血性脑卒中分为大动脉粥样硬化型、心源性栓塞型、小动脉闭塞型、其他少见病因型和不明原因型五种亚型。

虽然将脑血管病或卒中按照基本的病理生理基础分成出血性脑血管病与缺血性脑血管病两大类,实际上,一位卒中患者一生中可能同时或先后发生不同性质的卒中事件,临床上称之为混合性脑血管病。实践中,除了供血动脉病变导致的临床综合征外,还需要认识脑静脉与静脉窦所致的静脉血管病、少见病因(如遗传相关、免疫相关)所致的血管病以及不以卒中事件为主要临床表现的脑小血管病。

本章从学习脑血管病出发,将其分为缺血性脑血管病、出血性脑血管病、脑静脉性血管病、脑动脉硬化与脑小血管病和其他脑血管病这几部分进行介绍。

三、脑血管病的诊断与防治原则

神经系统疾病的诊断以定位和定性诊断原则为根本,脑血管病的诊断同样遵循这个原则。临床实践中,脑血管疾病的诊断具有一定特殊性,无论出血性、缺血性血管病,还是静脉系统疾病,均可依据符合血管供血分布区或静脉引流区域的脑组织损害的临床特征而作出血管病变部位的诊断,同时结合脑血管疾病其他相关因素及临床特点而做出疾病的临床诊断。

(一)诊断

1. 按脑血管的血供分布和症状做出定位诊断 脑血管的闭塞可产生相应供血区的神经损害和定位症状、体征,参见表6-1和表6-2。

表6-1 颈内动脉系统主要血管供应区及其闭塞后的症状

血管		主要供应区	闭塞后可能出现的症状
颈内动脉*		眼动脉、脉络膜前动脉、大脑前动脉、大脑中动脉供血区	常出现大脑中动脉供血区的全部或部分症状;尚可出现同侧一过性失明,视网膜中心动脉压降低;同侧霍纳征;颈动脉搏动减弱或消失,或在颈部可听到血管杂音
眼动脉		视网膜	同侧失明,视网膜中心动脉压降低
脉络膜前动脉		内囊后肢、膝-距状束(大脑后外侧白质)	对侧偏瘫,感觉障碍,有时同向偏盲
大脑前动脉*	皮层支	大脑半球内侧面前 3/4,沿内侧面上界的外侧面的细长条,包括旁中央小叶、胼胝体的前 4/5 和额极	对侧足、小腿运动和感觉障碍,排尿障碍。强握、吸吮反射、智力、行为改变(在前交通动脉近端闭塞,通常不出现此症状)
	深穿支	内囊的前肢和尾状核头的下部(纹状体内侧动脉——Heubner 动脉)	对侧上肢及面瘫,上肢瘫以近端为主
	主干	皮质支+深穿支	皮质支和深穿支都有的症状和体征

续表

血管		主要供应区	闭塞后可能出现的症状
大脑中动脉*	皮质支	上部分支：额叶前部、后部(包括额下回后部、额中回后部、中央前回)、顶叶前回(中央后回)	运动性失语(优势半球)，头、眼偏向病灶侧(麻痹性损害)，对侧偏瘫(上肢重于下肢)和感觉障碍
		下部分支：韦尼克区、顶叶后部(缘上回、角回)、额叶、岛叶、外侧膝状体、视放射	感觉性失语，失读，失写(优势半球)，体像障碍，失用、失认(非优势半球)，对侧同向偏盲
	深穿支	壳、尾状核头部和体部，苍白球的外部，内囊后肢(豆纹动脉、豆状核丘脑动脉)	对侧偏瘫和感觉障碍
	大脑中动脉主干	皮质支+深穿支供应区	皮质支和深穿支的所有症状和体征

注：* 常见。

表6-2　椎-基底动脉系统主要血管供应区及其闭塞后的症状

血管		主要供应区	闭塞后可能出现的症状
椎动脉	脊髓前、后动脉	上颈髓的前部、后部和延髓的下部	两下肢或四肢无力或瘫痪(脊前、后动脉一侧分支阻塞可由对侧代偿，多不出现症状)
	椎动脉或其内侧分支	延髓锥体束、舌下神经纤维、内侧丘系	对侧上、下肢瘫和同侧舌瘫，对侧深感觉丧失(延髓内侧综合征)
	椎动脉或其外侧分支(包括小脑下动脉)*	脊髓丘脑束、下行的三叉神经核与纤维、下降的交感束、橄榄小脑束和(或)脊髓小脑束、小脑、绳状体、前庭神经核和舌咽神经核、迷走神经核	对侧痛觉、温度觉和同侧面部痛觉、温度觉减退，霍纳征，前庭神经和舌咽、迷走神经障碍(延髓背外侧综合征，又称瓦伦贝格综合征)
	椎动脉主干	延髓、小脑后下部及颈髓上部	两侧椎动脉均正常大小时，一侧闭塞不引起症状；椎动脉在颈部低位闭塞时，由甲状颈干、颈深动脉、枕动脉或由颅底动脉前部代偿而不出现症状
基底动脉	小脑前下动脉	延髓上部背外侧、脑桥被盖外1/3、绳状体、小脑前下部、脊髓丘脑束、皮质脊髓束	同侧耳鸣、耳聋，眩晕，呕吐，眼球震颤，霍纳征，小脑性共济失调，同向偏视麻痹，对侧痛觉、温度觉丧失，可能有对侧偏瘫
	内听动脉	内耳的迷路和耳蜗	眩晕、恶心、呕吐、耳鸣、耳聋
	旁正中动脉*	脑桥中线的两侧、皮质脊髓束、内侧丘系、脑桥小脑束、内侧纵束、外层神经、面神经核	同侧面神经和展神经麻痹，对侧偏瘫和感觉障碍，为脑桥腹侧综合征(米亚尔-居布勒综合征)，伴病侧凝视麻痹者为脑桥旁正中综合征(福维尔综合征)
	小脑上动脉	小脑诸核、小脑中脚和(或)上脚及小脑上部、脊髓丘脑束、皮质脑干束	同侧小脑性共济失调，静止性震颤，霍纳征，对侧痛觉、温度觉减退，听力减退，言语不清，恶心，呕吐
	基底动脉主干	脑桥、延髓上部及小脑的大部，尚可影响到两侧大脑后动脉供血区	四肢瘫、眼肌瘫痪、瞳孔缩小、小脑症状、脑神经症状
大脑后动脉	大脑后动脉皮层支	枕叶、距状裂、颞叶底部	同向偏盲或上象限盲、失读、遗忘性失语、近记忆障碍(优势半球)、失认(非优势半球)
	近端支(包括深穿支)	锥体外系、丘脑底核(丘脑穿通动脉)、丘脑膝状体、丘脑感觉核、内囊后肢(丘脑膝状体动脉)、中央中核、丘脑底、动眼神经核(一侧或两侧旁正中动脉)	偏侧投掷症、偏侧舞蹈徐动症、深感觉丧失、偏侧共济失调、震颤(丘脑前内下综合征)；对侧深浅感觉丧失、自发性疼痛、痛觉过敏、同向偏盲、一时性轻偏瘫(丘脑综合征)；动眼神经麻痹和对侧偏瘫(韦伯综合征)；垂直凝视麻痹、共济失调性震颤、意识障碍
	大脑后动脉主干	枕叶、颞叶底部、丘脑、中脑	近端支+皮质支的一部分或全部

注：* 常见。

2. 按发病年龄及其他因素作出定性诊断

(1) 发病年龄：动脉硬化性脑血管病多发病于50岁以上的中老年人群,其危险因素常见高血压及动脉粥样硬化相关疾病;蛛网膜下腔出血则以先天性动脉瘤或血管畸形为主要病因,该类疾病的发病年龄以青壮年为主;其他病因的脑血管病可以发生在任何年龄段。

(2) 发病形式：急性脑血管病常呈急骤起病,具有明确的发病时间(可以精确到小时或分钟),并随着时间的推移,临床症状可以在数小时内或数日内逐渐加重。一般出血性卒中起病急,常在"动"中发病。而缺血性卒中常在"静"中起病并逐渐加重,呈阶梯式起病并逐步加重,或出现较轻的局灶性神经功能缺损(如言语障碍、偏身运动或感觉障碍),累及皮质可以出现明显的高级神经功能障碍表现(如认知障碍、精神行为异常),多见于脑栓塞或大血管闭塞性脑血管病。短暂性可逆性局灶性神经功能缺损表现的发作者称为短暂性脑缺血发作(transient ischemic attack,TIA),但应与癫痫、低血糖等其他疾病相鉴别。

3. 神经影像学检查　是明确脑血管病性质的必要手段。现代影像技术的发展极大地提高了各类脑血管病诊断的正确性。脑血管病常用的神经影像检查技术包括头颅CT扫描、头颅MRI扫描(含多种检查序列)、脑血管造影术(无创与有创),除此之外还包括颅脑供血动脉的评估检查(颈部动脉超声、经颅多普勒超声检查)。

(二) 防治原则

1. 危险因素　脑血管病患者大多有年龄相关血管危险因素,除性别、种族以及年龄等不可改变的危险因素之外,高血压病、胆固醇异常[尤其是低密度脂蛋白胆固醇(low density lipoprotein cholesterol,LDL-C)]和糖尿病是脑血管病的常见伴发病;另外在不同卒中类型中需注意可能与发病相关的其他疾病,例如老年患者的心房颤动、年轻患者的卵圆孔未闭、动脉夹层、房间隔缺损、感染性或非特异性动脉炎症等特殊病因。

2. 脑卒中的防治　包括脑卒中一级预防和二级预防。一级预防指对危险因素的干预,其措施以控制高血压、糖尿病、脂质代谢障碍、改变不良生活习惯等为主,以期防止和减少脑卒中的发生。二级预防特指脑卒中发生后,防止脑卒中再次发生。无论一级预防还是二级预防,均需根据相关指南进行并坚持,正确的健康教育和必要而恰当的药物干预是脑卒中预防的关键。

第二节　短暂性脑缺血发作

短暂性脑缺血发作(TIA)是由供脑血管病变引起的一过性或短暂性、局灶性脑或视网膜功能障碍,临床症状持续数十分钟至1 h,一般不超过24 h,不遗留神经功能缺损症状和体征。

【病因和发病机制】

TIA是由动脉粥样硬化、动脉狭窄、心脏疾病、血液成分异常和血流动力学变化等多因素促成的临床综合征。TIA的发病机制主要有：① 微栓子学说,来源于颈部和颅内大动脉,尤其是动脉分叉处的动脉硬化斑块、附壁血栓或心脏的微栓子脱落,引起颅内供血小动脉闭塞而产生临床症状;但是栓子很小,易于溶解,因此闭塞很快消失,血流恢复,症状缓解;有时,在TIA患者的眼底动脉中可以找到含有胆固醇或血小板的微小栓子;② 动力学机制,双侧椎动脉在颈椎横突孔内上升,易受颈椎病及颈部活动的压迫及牵拉的影响,当颈部突然活动时,可暂时阻断椎动脉的血供,使脑灌注压下降,造成一过性脑缺血;无名动脉或锁骨下动脉在其发出椎动脉之前管腔狭窄,当患者上肢活动时,颅内血液经椎动脉倒流入同侧的锁骨下动脉,引起一过性脑缺血症状;③ 其他,如原发性脑实质内小动脉穿透支变性闭塞,心功能障碍导致急性血压过低、红细胞增多症以及血液高凝状态,均与TIA发生有关。

【临床表现】

TIA好发于中老年人,男性多于女性。大多数TIA发作突然、持续时间短暂,一般数十分钟,部分患者可达数小时,一般不超过24 h。TIA的症状多种多样,取决于受累血管的分布。通常分为颈动脉系统TIA和椎-基底动脉系统TIA两大类。

1. 颈动脉系统TIA　多表现为单侧(同侧)视觉或大脑半球症状。视觉症状表现为一过性黑矇、视物不清、视野中有黑点或有时眼前有阴影,仿佛光线减少。一过性单眼黑矇(amaurosis fugax)是同侧颈内动脉的分支——眼动脉缺血的特征性症状,患者表现为突发单眼的视力模糊或完全失明,几秒内达到高峰,几分钟后恢复正常。大脑半球症状多为一侧面部或肢体的无力或麻木,可以出现失语和认知及行为功能的改变。部分患者突然一侧肢体无力、跌倒或抽搐、意识不清。一般均在数十分钟内恢复,头颅 MRI 可无异常。

2. 椎-基底动脉系统 TIA   通常表现为眩晕、头昏、构音障碍、跌倒发作、共济失调、异常的眼球运动、复视、交叉性运动或感觉障碍、偏盲或双侧视力丧失。椎-基底动脉缺血的患者可能有短暂的眩晕发作,但需同时伴有其他的症状,较少出现晕厥、头痛、大小便失禁、嗜睡、记忆缺失或癫痫等症状。跌倒发作是椎-基底动脉系统 TIA 的特征,表现为四肢突然无力、跌倒,但无意识丧失,症状多出现在头部急剧转动或上肢运动后,提示有椎-基底动脉系统供血不足可能,可伴有颈动脉窦过敏、颈椎病或锁骨下动脉盗血等情况。但是,临床孤立的眩晕、头昏或恶心很少是由 TIA 引起的。

【辅助检查】

凡临床诊断为 TIA 发作者都必须进行详细的检查。

1. 头颅 CT 和 MRI   头颅 CT 对 TIA 发作无诊断意义。头颅 MRI 的弥散加权成像(diffused weighted imaging,DWI)和弥散系数成像(apparent diffusion coefficient,ADC)对较小梗死有重要意义,DWI 高信号与 ADC 低信号可考虑脑梗死。另外,MR 的磁敏感加权成像(susceptibility weighted imaging,SWI)有助于鉴别是否为短暂性局灶性神经系统发作(transient focal neurological events,TFNE)。

2. 超声检查   非创伤性超声检查可作为 TIA 患者的一种基本检查手段,筛查颈动脉和椎-基底动脉的颅外段。颈内动脉的颅外段超声有助于发现颈动脉内膜增厚、斑块形态、狭窄程度以及是否有夹层,也可以定量评价流入脑内的血流速度、流量。

3. 经颅彩色多普勒超声   根据颅内各大血管的血流速度、流向可以测得各大血管的狭窄情况,同时还可以根据血流检查过程中的异常信号流,检测和监测有否栓子脱落以及栓子的多少等。

4. 脑血管造影   增强 MRA 和 CTA 是应用 MRI 和 CT 增强显影技术检查颅内各大动脉和颈部大血管的方法,可以发现颅内或颅外的血管狭窄,另外,MRA 时间飞越法(time of flying,TOF)可以作为颅内血管狭窄的筛查手段,但可能会过度评价血管狭窄程度。数字减影脑血管造影(digital substraction angiography,DSA)是评估颅内外动脉血管病最准确的诊断手段,可对动脉狭窄作出准确判断;但属创伤性检查,其严重并发症的发生率为 0.5%~1.0%。

5. 血小板聚集功能、P2Y12 反应单位及 *CYP2C19 LOF* 等位基因的检测   血小板是微栓子形成的基本成分,其数量增多和功能异常是产生微栓子的重要因素。由于 TIA 急性期可能需要阿司匹林联合氯吡格雷双联抗血小板治疗,且研究显示 50% 以上的中国人群中存在对氯吡格雷低反应或者 *CYP2C19 LOF* 等位基因,因此,TIA 急性期若有条件,建议开展血小板聚集功能及氯吡格雷药物相关反应的筛查。

【诊断和鉴别诊断】

TIA 的诊断需符合下列要点:① 发病突然;② 局灶性脑或视网膜功能障碍的症状;③ 持续时间短暂,一般十余分钟,通常不超过 24 h;④ 恢复完全,且不遗留神经功能缺损征,头颅 MRI 无异常发现。但是,临床上仍应与局限性癫痫、复杂性偏头痛、眩晕、晕厥、硬膜下血肿、低血糖、短暂性局灶性神经系统发作以及低血压等相鉴别。TIA 患者属于神经科急诊,推荐使用 ABCD2 评分评价 TIA 的再发风险,应尽早完善头颅 MR 及相关血管评估,24 h 内尽早启动治疗。

【治疗】

1. 药物治疗

(1) 抗血小板药物:① 阿司匹林,通过抑制环氧化酶而抑制血小板功能,是抗血小板药物预防脑卒中的标准治疗;推荐剂量为 75~300 mg/d;② 氯吡格雷,系噻吩并吡啶衍生物,属二磷酸腺苷诱导血小板聚集的抑制剂;推荐起始剂量为 300 mg,后维持剂量为 75 mg/d。建议上述两种抗血小板药物应该在 TIA 发病的早期,尤其对高危 TIA 患者在 24 h 内尽早启动治疗。其他可选的药物还包括西洛他唑。西洛他唑抑制血小板和血管平滑肌磷酸二酯酶活性,提高血小板及平滑肌中 cAMP 的浓度;推荐剂量为每日 2 次,每次100 mg;需要注意头痛的副作用,建议从小剂量起逐渐加量。

(2) 抗凝治疗:① 直接口服抗凝药物,包括达比加群酯、利伐沙班、阿哌沙班等,适用于心源性的 TIA 患者;凡有心房颤动,又有 TIA 发作的患者,应首选直接口服抗凝药物;② 华法林,若无条件服用直接口服抗凝药物的,也可备选华法林治疗,常用剂量为 2.5 mg/d;定期检测 INR,控制在 2.0~3.0;③ 肝素或者低分子肝素,对于频繁 TIA 发作或 TIA 连续发作者可应用低分子肝素 4 100 U 皮下注射,每 12 h 注射 1 次,7~10 d 为 1 个疗程;或用普通肝素静脉连续滴注,需要定期监测 APTT 和 PT。

(3) 降脂治疗:颈内动脉斑块、内膜增厚或颅内动脉狭窄者可使用他汀类降脂药物,选择阿托伐他汀 80 mg/d 或者瑞舒伐他汀 40 mg/d。但由于国人耐受性的问题,需要定期随访肝肾功能及肌酸激酶,也可在维持期选用阿托伐他汀 20 mg/d 或瑞舒伐他汀 10 mg/d。必要时,也可以联用胆固醇吸收抑制剂或 PCSK9 抑制剂,不推荐使用其他中效或弱效的他汀。

2. 外科治疗 对颅外颈动脉狭窄程度达 70% 以上的患者,除了药物治疗之外,还应该积极外科干预,应在发病 2~7 d 内行颈动脉内膜切除术或者颈内动脉支架植入术。狭窄不足 70% 者,单次 TIA 的患者应予抗血小板药物治疗。如果药物治疗已达最大限度,TIA 仍反复发作,可以考虑进行颈动脉内膜切除术。

(1) 颈动脉内膜切除术:是治疗颅外颈动脉疾病的主要手段之一。颈动脉内膜切除术应尽早开展,同时需注意并发症的发生率,要求颈动脉内膜切除术患者 30 d 围手术期的死亡率和残疾率不超过 5%。

(2) 血管内介入治疗:对于高龄、颈动脉狭窄节段偏高的患者,应积极考虑血管内成形术或支架治疗,最新研究提示颈动脉支架置入术与颈动脉内膜切除术具有相似的有益结果。

(3) 颈外动脉-颈内动脉搭桥:有学者认为颈外动脉-颈内动脉搭桥治疗血流动力学性 TIA 患者可能有益,但仍需更多的随机临床试验加以研究和证实。

【预后】

凡 TIA 发作的患者应尽早明确 TIA 发病原因,24 h 内启动抗血小板或者抗凝治疗。TIA 患者发病第 2~7 d 内再发风险为 15%,1 个月内脑卒中发生率是 4%~8%,1 年内是 12%~13%,5 年内则达 24%~ 29%。不同病因的 TIA 患者预后不同。大脑半球症状的 TIA 和伴有颈动脉狭窄的患者有 70% 预后不佳,在 2 年内发生脑卒中的概率是 40%。椎-基底动脉系统发生脑梗死的比例较少。相比较而言,孤立的单眼视觉症状患者的预后较好;年轻的 TIA 患者发生脑卒中的风险较低。

第三节 脑 梗 死

概 述

由于血管本身(狭窄或闭塞)、血流动力学(全身低灌注)或血液流变学(高凝状态)异常所致脑部血液供应不足,产生相应部位脑组织缺血、缺氧而坏死、软化的疾病称为脑梗死(cerebral infarction)。绝大多数为白色(缺血)梗死,少数梗死区内血管坏死,继发出血,形成出血性梗死。按不同的病因和发病机制,临床上较常见的有以下类型:脑动脉血栓形成性脑梗死、栓塞性脑梗死和腔隙性脑梗死等,统称为缺血性或闭塞性脑血管病。颅内大的静脉或静脉窦血栓形成也可导致脑梗死,但较少见。脑梗死发病率高、残障率高,目前是引起痴呆、老年癫痫的常见原因,也是引起血管性抑郁的常见原因。

【分型】

缺血性卒中的分型方法很多,当前国际广泛使用 TOAST(Trial of Org 10172 in Acute Stroke Treatment)病因分型。TOAST 分型是基于一项缺血性卒中亚型流行病学研究的病因分型方法,将缺血性脑卒中分为大动脉粥样硬化型、心源性栓塞型、小动脉闭塞型/腔隙型、其他明确病因型和不明原因型共五型。对缺血性脑卒中患者进行病因分型有助于判断预后、指导治疗和选择二级预防措施。

牛津郡社区卒中计划(Oxfordshire Community Stroke Project,OCSP)的分型将缺血性卒中分为完全前循环梗死(total anterior circulation infarct,TACI)、部分前循环梗死(partial anterior circulation infarct,PACI)、后循环梗死(posterior circulation infarct,POCI)和腔隙性脑梗死(lacunar infarction,LACI)共四型,该分型更匹配临床工作的需要,有助于急性脑卒中的治疗。

1. 完全前循环梗死(TACI) 大脑高级功能障碍,同侧视野损害,同侧面部或上、下肢中至少两个部位的运动和(或)感觉障碍。

2. **部分前循环梗死(PACI)** 只表现完全前循环梗死所列三项中的两项,或只表现大脑高级功能障碍,或较腔隙性梗死中所规定的更局限的(如局限于一个肢体或面部和手但不是整个肢体)运动/感觉障碍。

3. **后循环梗死(POCI)** 表现为以下任意一项:同侧脑神经麻痹伴对侧运动和(或)感觉障碍、双侧运动和(或)感觉障碍、眼球会聚障碍、小脑症状不伴同侧的长束症状(如共济失调轻偏瘫)、单侧同向视野缺损。

4. **腔隙性脑梗死(LACI)** 分为纯运动性、纯感觉性、感觉运动性卒中,共济失调、轻偏瘫、构音障碍、手笨拙综合征。

【临床表现】

脑梗死的临床表现与病因及不同供血区域(表6-3)的功能有关,下面就主要动脉的供血区域和不同部位脑梗死的临床表现作介绍。

表6-3 脑内主要动脉血管的供血区域

动脉	供血区域
前循环系统	
颈内动脉	
脉络膜前动脉	海马、苍白球、内囊下部
大脑前动脉	内侧额叶、顶叶及其白质、胼胝体前部
大脑中动脉	外侧额叶、顶叶、枕叶、颞叶及其白质
豆状核纹状体动脉	尾状核、豆状核、内囊上部
后循环系统	
椎动脉	
小脑后下动脉	延髓、小脑下部
基底动脉	
小脑前下动脉	脑桥中下部、小脑中央部
小脑上动脉	脑桥上部、中脑下部、小脑上部
大脑后动脉	内侧枕叶、颞叶及其白质、胼胝体后部、中脑上部
丘脑穿通动脉分支	丘脑内侧面
丘脑膝状体动脉分支	丘脑外侧面

动脉粥样硬化性血栓性脑梗死

动脉粥样硬化性血栓性脑梗死(atherosclerotic thrombotic cerebral infarction)是脑梗死中最常见的类型。本病是在脑动脉粥样硬化等原因引起的血管壁病变的基础上,管腔狭窄、闭塞或有血栓形成,造成局部脑组织因血液供应中断而发生缺血、缺氧性坏死,引起相应的神经系统症状和体征。

【病因】

脑梗死的病因主要是血液供应障碍。血管壁、血液成分和血压的改变均可造成脑供血动脉缺血。病变和功能障碍的程度取决于血供不足发生的快慢与时间长短、受损区域的大小与功能以及个体血管结构形式和侧支循环的有效性等因素。

脑动脉粥样硬化主要发生在供应脑部的大动脉和中等动脉,直径500 μm以上,是全身动脉粥样硬化的组成部分。动脉粥样硬化的程度随年龄增长而加重。脑动脉粥样硬化的主要改变是动脉内膜深层的脂肪变性和胆固醇沉积,形成粥样硬化斑块及各种继发病变,使管腔狭窄甚至闭塞。脑动脉粥样硬化性闭塞是在脑动脉粥样硬化血管狭窄的基础上,由于动脉壁粥样斑块内新生的血管破裂,形成血肿,血肿使斑块进一步隆起,甚至完全闭塞管腔,导致急性供血中断;或因斑块表面的纤维帽破裂,粥样物自裂口进入血流,遗留粥瘤样溃疡,进入血流的坏死物质和脂质形成胆固醇栓子,引起动脉管腔闭塞。脑动脉血栓形成是动脉粥样硬化性血栓性脑梗死最常见的发病机制,斑块破裂形成溃疡后,由于胶原暴露,可促进血栓形成,血栓形成通常发生在血管内皮损伤(动脉粥样斑块)或血流产生漩涡的部位(如血管分支处),血管内皮损伤和血液"湍流"是动脉血栓形成的主要原因,血小板激活并在损伤的动脉壁上黏附和聚集是动脉血栓形成的基础。

【病理生理】

动脉粥样硬化性脑血栓形成引起急性局灶性脑缺血,基础研究揭示缺血性损害机制的主要病理生理变化集中在以下方面。

1. 缺血半暗带和治疗时间窗 急性脑梗死病灶由缺血中心区及其周围的缺血半暗带(ischemic penumbra)组成。缺血半暗带的概念最早由 Astrup 于 1977 年提出,其将缺血半暗带定义为:围绕在不可逆性损伤周边的区域,表现为电生理活动消失,但尚能维持自身离子平衡的脑组织。半暗带细胞存活的时间为治疗时间窗(therapeutic time window,TTW)。缺血中心区的脑血流阈值为 10 ml/(100 g·min),神经细胞膜离子泵和细胞能量代谢衰竭,脑组织发生不可逆性损害。缺血半暗带的脑血流处于电衰竭[脑血流量约为 20 ml/(100 g·min)]与能量衰竭[脑血流量约为 10 ml/(100 g·min)]之间,局部脑组织存在大动脉残留血流和(或)侧支循环,尚有大量存活的神经元,如能在短时间内迅速恢复缺血半暗带的血流,该区脑组织功能缺损是可逆的,神经细胞可存活并恢复功能。缺血中心区和缺血半暗带是动态的病理生理过程,随着缺血程度的加重和时间的延长,中心坏死区逐渐扩大,缺血半暗带逐渐缩小。因此尽早恢复缺血半暗带的血液供应和应用有效的脑保护药物对降低脑卒中的致残率是非常重要的,但这些措施必须在一个限定的时间段内进行,这个时间段即为治疗时间窗(TTW)。它包括再灌注时间窗(reperfusion time window,RTW)和神经细胞保护时间窗(cytoprotective time window,CTW)。前者指脑缺血后,若血液供应在一定时间内恢复,脑功能可恢复正常;后者指在时间窗内应用神经保护药物,可防止或减轻脑损伤,改善预后。缺血半暗带的存在除受 TTW 影响之外,还受到脑血管闭塞的部位、侧支循环、组织对缺血的耐受性及体温等诸多因素的影响,因此不同的患者 TTW 存在差异。一般认为,RTW 为发病后的 3～4.5 h 内,不超过 6 h,在进展性脑卒中可以相应延长。CTW 包含部分或全部 RTW,包括所有神经保护疗法所对应的时间窗,时间可以延长至发病数小时甚至数天后。

缺血半暗带最重要的意义就是指导临床治疗,特别是溶栓治疗以及治疗时间窗的观察。近年来,CT、MRI 等各种影像学技术对缺血半暗带的研究为临床治疗提供了非常有益的信息。

2. 脑缺血性损害的瀑布效应 急性脑缺血后神经组织的细胞能量代谢衰竭,细胞膜去极化而膜内、外离子平衡紊乱,继而兴奋性氨基酸和神经递质释放,通过各种途径导致细胞内钙离子超载,激活细胞蛋白酶、磷脂酶和过氧化系统,继发蛋白质水解和各种自由基产生,损伤神经组织。这些改变几乎同时或在极短的时间内按序发生,故称之为瀑布效应。

实验证明,神经细胞在完全缺血、缺氧后十几秒即出现电位变化,20～30 s 后大脑皮质的生物电活动消失,30～90 s 后小脑及延髓的生物电活动也消失。脑动脉血流中断持续 5 min,神经细胞就会发生不可逆性损害,出现脑梗死。上述变化是一个复杂的过程,称为缺血性级联反应。严重缺血的脑组织,能量很快耗竭,能量依赖性神经细胞膜的泵功能衰竭,脑缺血引起膜去极化和突触前兴奋性递质(主要是谷氨酸和天冬氨酸)的大量释放。细胞外液中的 Ca^{2+} 通过如 N-甲基-D-天冬氨酸(NMDA)等电压门控通道或受体门控通道进入细胞内,细胞内还由于 ATP 供应不足和乳酸酸中毒,释放大量结合钙。细胞内 Ca^{2+} 稳态失调在神经细胞缺血性损害中起重要作用,称为细胞内钙超载。受 Ca^{2+} 调节的多种酶类被激活,导致膜磷脂分解和细胞骨架破坏,大量自由基生成,细胞产生不可逆性损伤。在上述过程中,还有转录因子的合成及炎性介质的产生等参与。造成缺血性损伤的另一种机制是细胞凋亡。而到目前为止,缺血性级联反应的很多机制尚未完全阐明,有待进一步研究。

【病理】

硬化血管呈乳白色或黄色、粗细不匀、管壁变硬,血管伸长或弯曲,有的部分呈梭形扩张,血管内膜下可看到黄色的粥样硬化斑块。细胞内、外脂质堆积,并可有钙质沉积。动脉管腔内血栓可见大量血小板、红细胞和自血管壁向血栓内生长的纤维细胞。陈旧的血栓内尚可有机化及管腔再通。脑动脉闭塞的早期,脑组织改变不明显,肉眼可见的变化要在数小时后才能辨认。缺血中心区发生肿胀、软化,灰质、白质分界不清。大面积脑梗死时,脑组织高度肿胀,可向对侧移位,导致脑疝形成。镜下可见神经元出现急性缺血性改变,如皱缩、深染及炎性细胞浸润等,胶质细胞破坏,神经轴突和髓鞘崩解,小血管坏死,周围有红细胞渗出及组织液的积聚。在发病后的 4～5 d,脑水肿达高峰;7～14 d,脑梗死区液化成蜂窝状囊腔;3～4 周后,小的梗死灶可被肉芽组织所取代,形成胶质瘢痕;大的梗死灶中央液化成囊腔,周围由增生的胶质纤维包裹,变成中风囊。后期病变组织萎缩,坏死组织由格子细胞清除,留下有空腔的瘢痕组织,空腔内可充满浆液。

局部血液供应中断引起的脑梗死多为白色梗死。由于脑梗死病灶内的血管壁发生缺血性病变,当管腔内的血栓溶解和(或)侧支循环开放等原因使血流恢复后,血液会从破损的血管壁漏出,或引起继发性渗血或出血,导致出血性脑梗死,也称为红色梗死。

【临床表现】

中老年患者多见,病前常有脑梗死的危险因素,如高血压、糖尿病、冠状动脉粥样硬化性心脏病及血脂异常等。常在安静状态下或睡眠中起病,部分病例在发病前可有 TIA 发作。临床表现取决于梗死灶的大小和部位,主要为局灶性神经功能缺损的症状和体征,如偏瘫、偏身感觉障碍、失语、共济失调等;部分可有头痛、呕吐、昏迷等全脑症状。患者一般意识清楚,在发生基底动脉血栓或大面积脑梗死时,病情严重,出现意识障碍,甚至有脑疝形成,最终导致死亡。

局灶性神经功能缺失症候群:依照血管供应区的神经解剖结构的功能,可以将脑血管病分为以下数种血管综合征。

1. 大脑前动脉综合征　大脑前动脉供应大脑皮质的内侧面,包括支配对侧小腿的运动和感觉皮质、膀胱抑制或排尿中枢。该综合征可出现对侧小腿的瘫痪和感觉缺失,因反射性排尿抑制的损害引起急迫性排尿。临床此综合征不常见。

2. 大脑中动脉综合征　在缺血性脑血管病中,大脑中动脉病变最多见。大脑中动脉供应绝大部分的大脑皮质(外侧面)和深部皮质下结构。大脑中动脉皮质支上侧分支供应支配对侧面部、手臂的运动感觉皮质和优势半球的运动性语言中枢(Broca区);皮质支下侧分支则供应视放射、部分视皮质(黄斑视力)和部分感觉皮质及优势半球的感觉性言语中枢(Wernicke区)。发自近大脑中动脉主干的豆纹动脉(豆状核纹状体动脉)则供应基底节、内囊膝部和后肢的下降运动传导束(对侧面部、手臂和下肢)。

大脑中动脉皮质支上侧分支损害时,出现对侧面部、手和臂的偏瘫及相应的偏身感觉缺失,但是不伴有同向偏盲;如损害优势半球,可以出现 Broca 失语(损害语言的表达)。单独大脑中动脉皮质支下侧分支病变少见,导致对侧同向偏盲,对侧肢体的图形、实体和空间感觉障碍,可有疾病否认、肢体失认、穿着失用、结构失用等显著的皮质感觉损害特征;如损害优势半球,可以出现 Wernicke 失语(损害语言的理解);如损害非优势半球,临床可出现急性精神混乱状态。

大脑中动脉分叉处,即分出皮质支上、下侧分支或(和)大脑中动脉处的病变,临床症状重,合并皮质支上、下侧分支综合征的表现,往往面部、上肢重于下肢,优势半球损害则为完全性失语(表达和理解语言障碍)。

大脑中动脉主干(发出豆纹动脉前)损害,临床表现出整个大脑中动脉供血区障碍,对侧偏身瘫痪和感觉缺失,因内囊受损,上、下肢损害程度无明显差异。

3. 颈内动脉综合征　颈内动脉来源于颈总动脉,其分支除前面讨论的大脑前、中动脉外,尚发出眼动脉供应视网膜。颈内动脉病变程度依侧支循环的情况而定,侧支循环多数是缓慢进展的动脉阻塞而代偿的结果。有学者认为缺血性脑血管病中约 1/5 有颅内或颅外颈内动脉阻塞。近 15% 病例,颈内动脉进行性动脉粥样硬化阻塞前,有短暂性脑缺血发作(TIA)的先兆或同侧眼动脉缺血导致一过性单眼黑矇。颈内动脉阻塞可以是无症状性的。有症状的颈内动脉综合征类似大脑中动脉综合征。

4. 大脑后动脉综合征　大脑后动脉发自基底动脉的尖端,供应枕叶皮质、颞叶内侧面、丘脑和中脑头端。通常,由于栓塞发生在基底动脉的尖端,可以阻塞一侧或双侧大脑后动脉,栓子可崩解而不出现症状,也可阻塞部分大脑后动脉。

临床上,大脑后动脉闭塞导致对侧视野的同向偏盲,而黄斑视力保存(黄斑视力的枕叶皮质由大脑中动脉和大脑后动脉双重供血)。大脑后动脉起始段闭塞影响中脑上端,出现眼球运动异常,包括垂直凝视麻痹、动眼神经麻痹、核间性眼肌麻痹和眼球垂直分离性斜视。大脑后动脉闭塞影响优势侧半球(多数为左侧)枕叶,特征性表现为命名性失语、失读症(而无失写)和视觉失认,视觉失认是由于胼胝体损害切断了右侧视皮质和左侧语言皮质的联系。双侧大脑后动脉闭塞引起皮质盲和因颞叶损害的记忆障碍。

5. 基底动脉综合征　基底动脉起自双侧椎动脉(某些个体仅有一支椎动脉),行径于脑干腹侧,并于中脑水平分叉为大脑后动脉。基底动脉分支供应枕叶、颞叶内侧面、丘脑内侧、内囊后肢和整个脑干及小脑。

基底动脉血栓形成往往因为累及多组分支动脉,临床表现不一致。如累及椎动脉(单侧或双侧),其表现类似基底动脉血栓形成。在颈椎关节硬化的病例中,可以因头部转动导致一过性椎动脉暂时性闭塞,出现脑干功能障碍的症状和体征。另外,发出椎动脉前的锁骨下动脉闭塞可以引起锁骨下动脉盗血综合征,往往是全身动脉硬化的一部分,并不提示椎-基底动脉的卒中。

发生在基底动脉近端的血栓形成,影响脑桥背侧部分,有水平性眼球运动异常,并可有垂直性眼球震颤和眼球沉浮,瞳孔缩小而对光反应存在(下降的交感神经传导束损害),偏瘫或四肢瘫和昏迷多见。基底动脉综合征易与脑干出血混淆,但 CT 或 MRI 检查可以明确鉴别。

基底动脉综合征如损害脑桥腹侧部(不影响脑桥背侧),临床出现四肢瘫痪,而意识完好,患者仅利用眼睛闭合和垂直眼球运动来示意,通常称为闭锁综合征。此状态多与昏迷混淆,EEG 可有助于鉴别。

发生在基底动脉远端的闭塞,影响中脑上行网状结构、丘脑和大脑脚,通常出现特征性的意识障碍和单侧或双侧动眼神经麻痹,偏瘫或四肢瘫,临床称为基底动脉尖综合征,有时与小脑天幕疝影响中脑的状况相混淆。此类情况多见于栓塞性病变。

6. 椎-基底动脉长旋分支综合征 椎-基底动脉长旋分支是小脑后下动脉、小脑前下动脉和小脑上动脉,供应脑干背外侧,包括位于背外侧的脑神经核和进出小脑传导束的小脑脚。常见的是小脑后下动脉闭塞导致的延髓背外侧综合征(Wallenberg 综合征),表现为同侧的小脑性共济失调、Horner 征和面部感觉缺失,对侧偏身痛觉,温度觉损害,眼球震颤、眩晕、恶心、呕吐、呃逆,吞咽困难和构音障碍,无运动障碍。

小脑前下动脉闭塞导致脑桥下端外侧部的损害,常见同侧面部肌肉瘫痪、凝视麻痹、耳聋和耳鸣,无霍纳征、呃逆、吞咽困难和构音障碍。

脑桥上端外侧部的损害多由小脑上动脉闭塞所致,临床表现类似小脑前下动脉闭塞的表现,但是无听神经损害,而出现视动性眼球震颤和眼球反侧偏斜,对侧出现完全性感觉障碍(包括触觉、振动觉和位置觉)。

7. 椎-基底动脉旁中央分支综合征 椎-基底动脉旁中央分支行径于脑干腹侧至第四脑室底,供应脑干的内侧面,包括大脑脚内侧、感觉传导通路、红核、网状结构和内侧的脑神经核(Ⅲ、Ⅳ、Ⅵ、Ⅻ)。

【辅助检查】

1. 血液化验及心电图 血液化验包括血常规、血流变、肾功能、血糖及血脂。这些检查有利于发现脑梗死的危险因素。

2. 头颅 CT 对于急性卒中患者,头颅 CT 平扫是最常用的检查,它对于发病早期脑梗死与脑出血的鉴别很重要。脑梗死发病后的 24 h 内,一般无显著影像学改变,在 24 h 后,梗死区出现低密度病灶。在脑梗死的超早期阶段(发病 6 h 内),CT 可以发现一些轻微的改变:大脑中动脉高密度征,皮质边缘(尤其是岛叶)以及豆状核区灰、白质分界不清楚,脑沟消失等。这些改变的出现提示梗死灶较大,预后较差,选择溶栓治疗应慎重。发病后 2 周左右,脑梗死病灶处因水肿减轻和吞噬细胞浸润,可与周围正常脑组织等密度,CT 上难以分辨,称为"模糊效应"。通常平扫为临床上提供的信息已经足够,但其对超早期缺血性病变和皮质或皮质下小的梗死灶不敏感,特别是颅后窝的脑干和小脑梗死更难检出。进行 CT 血管成像、灌注成像,或要排除肿瘤、炎症等,需注射造影剂增强显像。结合灌注 CT 可区别可逆性与不可逆性缺血,因此可识别缺血半暗带,但其在指导急性脑梗死治疗方面的作用尚未肯定。

3. MRI 脑梗死发病数小时后,即可显示 T_1 低信号,T_2 高信号的病变区域。与 CT 相比,MRI 可以发现脑干、小脑梗死及小灶梗死。多模式 MRI,如弥散加权成像(DWI)和灌注加权成像(PWI),可以在发病后的数分钟内检测到缺血性改变,DWI 与 PWI 显示的病变范围相同区域,为不可逆性损伤部位,DWI 与 PWI 的不一致区(图 6-8),为缺血半暗带。多模式 MRI 为超早期溶栓治疗提供了科学依据。DWI 可以早期显示缺血组织的大小、部位,甚至可显示皮质下、脑干和小脑的小梗死灶。早期梗死的诊断敏感性达到 88%~100%,特异性达到 95%~100%。PWI 是静脉注射顺磁性造影剂后,显示脑组织相对血流动力学改变的成像。灌注加权改变的区域较弥散加权的改变范围大,目前认为弥散-灌注不匹配区域为半暗带。

MRI 的最大缺陷是诊断急性脑出血不如 CT 灵敏,需应用梯度回波技术(GRE)和平面回波敏感加权技术观察急性脑实质出血(图 6-9)。标准的 MRI 序列(T_1、T_2 和质子相)对发病几小时内的脑出血不敏感。

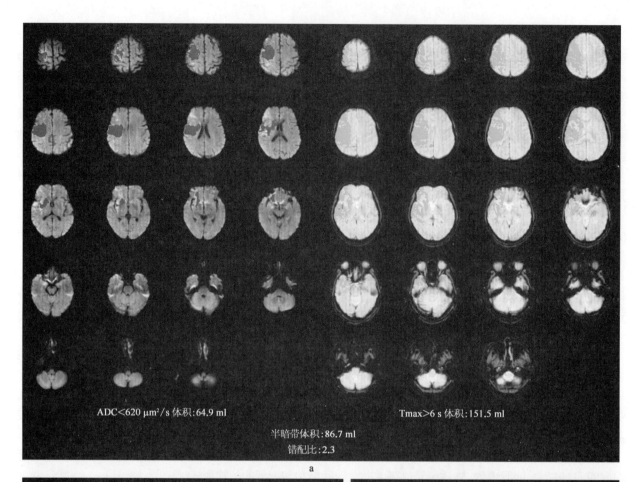

ADC<620 μm²/s 体积:64.9 ml　　　　　　　　Tmax>6 s 体积:151.5 ml

半暗带体积:86.7 ml
错配比:2.3

a

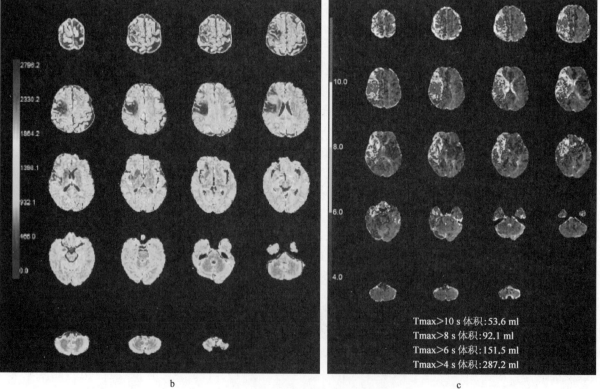

Tmax>10 s 体积:53.6 ml
Tmax>8 s 体积:92.1 ml
Tmax>6 s 体积:151.5 ml
Tmax>4 s 体积:287.2 ml

b　　　　　　　　　　　　　　　　　　c

图6-8　磁共振自动图像分析显示缺血半暗带

　　a. 定量化结果示表观弥散系数(apparent diffusion coefficient,ADC)<620 μm²/s 的梗死体积为 64.9 ml,T_{MAX}>6 s 的缺血体积为 151.5 ml,半暗带体积(错配体积,mismatch volume)为 86.7 ml,错配比(mismatch ratio)为 2.3;b. ADC 伪彩图,各体素 ADC 值可参照左侧伪彩条;c. T_{MAX}的各阈值(>4 s,>6 s,>8 s,>10 s)体积。

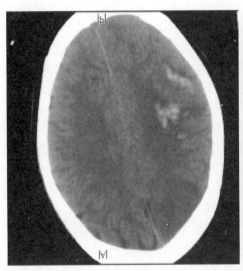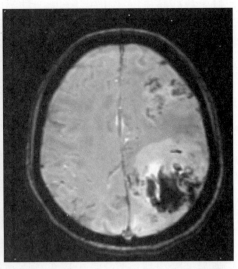

图 6-9 头颅 CT(左)示左侧半球出血性梗死,MR SWI(右)上的出血范围(黑色)更明显

4. 血管造影　数字减影血管造影(DSA)、CT 血管造影(CTA)和磁共振动脉成像(MRA)可以显示脑部大动脉的狭窄、闭塞和其他血管病变,如血管炎、纤维肌性发育不良、颈动脉或椎动脉壁夹层及烟雾病(moyamoya disease)等。作为无创性检查,MRA 的应用非常广泛,但对于小血管显影不清,尚不能替代 DSA 及 CTA。

5. 彩色多普勒超声检查(TCD)　对评估颅内外血管狭窄、闭塞、血管痉挛或者侧支循环建立的程度有帮助。应用于溶栓治疗监测,对预后判断有参考意义。

6. SPECT 和 PET　能在发病后数分钟显示脑梗死的部位和局部脑血流的变化。通过对脑血流量(CBF)的测定,可以识别缺血半暗带,指导溶栓治疗,并判定预后。

7. 脑脊液(CSF)检查　脑脊液一般正常,当有出血性脑梗死时,脑脊液中可见红细胞;在大面积脑梗死时,脑脊液压力可升高,细胞数和蛋白质可增加。目前已不再广泛用于诊断一般的脑卒中;怀疑蛛网膜下腔出血而 CT 未显示或怀疑卒中继发于感染性疾病时可行腰椎穿刺。

【诊断和鉴别诊断】

动脉粥样硬化性血栓性脑梗死的诊断要点是:① 可能有前驱的短暂脑缺血发作史;② 安静休息时发病者较多,常在晨间睡醒后发现症状;③ 症状常在几小时或较长时间内逐渐加重,呈恶化型卒中;④ 意识常保持清晰,而偏瘫、失语等局灶性神经功能缺失比较明显;⑤ 发病年龄较高;⑥ 常有脑动脉粥样硬化和其他器官的动脉硬化;⑦ 常伴有高血压、糖尿病等;⑧ CT 排除出血和占位等病变,DWI 高信号,ADC 为低信号。

本病需要与以下疾病鉴别。

1. 出血性卒中　有 10% 左右的脑出血患者发病类似脑梗死,但 CT 扫描能第一时间区分这两种病变,是首选的影像学检查。

2. 颅内占位性病变　少数的脑肿瘤、慢性硬膜下血肿和脑脓肿患者可以突然起病,表现为局灶性神经功能缺失而易与脑梗死相混淆。

3. 颅脑外伤　脑卒中发病时,患者常有突然摔倒,致头面部损伤。如患者有失语或意识不清,不能自述病史时,尤应注意鉴别。

【治疗】

脑梗死的治疗不能一概而论,应根据不同的病因、发病机制、临床类型、发病时间等确定治疗方案,实施以分型、分期为核心的个体化和整体化治疗原则。在一般内科支持治疗的基础上,可酌情选用改善脑循环、脑保护、抗脑水肿、降颅压等措施。在时间窗内有适应证者行溶栓治疗。有条件的医院应该建立卒中单元,卒中患者应该收入卒中单元进行治疗。

1. 一般治疗

(1) 保持呼吸道通畅及吸氧:保持呼吸道通畅,必要时吸氧,应维持氧饱和度＞94%,气道功能严重障碍者应给予气道支持;无低氧血症患者不需要常规吸氧。

（2）调控血压：① 高血压：约 70％的缺血性卒中患者急性期血压升高,原因主要包括疼痛、恶心、呕吐、颅内压增高、意识模糊、焦虑、卒中后应激状态、病前存在高血压等。目前,关于卒中后早期是否应该立即降压、降压目标值、卒中后何时开始恢复原用的降压药及降压药物的选择等问题,尚缺乏可靠研究证据。AHA/ASA 推荐对收缩压≥200 mmHg 或舒张压≥110 mmHg、未接受静脉溶栓及血管内治疗、没有需要紧急降压处理的严重合并症的患者,可在发病后 24 h 内将血压降低 15％。关于调控血压的推荐意见是：准备溶栓及桥接血管内取栓者,血压应控制在收缩压＜180 mmHg,舒张压＜100 mmHg;对于接受血管内治疗的患者的血压管理,尚无高水平临床研究,我国推荐接受血管内取栓治疗的患者,术前血压控制在 180/105 mmHg;缺血性脑卒中后 24 h 内血压升高的患者应谨慎处理,应先处理紧张、焦虑、疼痛、恶心、呕吐及颅内压增高等情况;血压持续升高(收缩压≥200 mmHg 或舒张压≥110 mmHg),或伴有严重心功能不全、主动脉夹层、高血压脑病,可予缓慢降压治疗,并严密观察血压变化;有高血压病史且正在服用降压药者,如病情平稳,可在卒中 24 h 后开始恢复使用降压药物。② 低血压：卒中患者低血压的可能原因有主动脉夹层、血容量减少以及心排血量减少等,应积极查明原因,给予相应处理,必要时采用扩容升压措施。

（3）控制血糖：当患者血糖增高超过 10 mmol/L 时,应给予胰岛素治疗;应加强血糖监测,可将高血糖患者的血糖控制在 7.8～10 mmol/L;当患者血糖低于 3.3 mmol/L 时给予 10％～20％葡萄糖液口服或注射治疗。

（4）降颅压治疗：严重脑水肿和颅内压增高是急性重症脑梗死的常见并发症,是死亡的主要原因之一。常用的降颅压药物为甘露醇、呋塞米和甘油果糖。20％甘露醇的常用剂量为 125～250 ml,每 4～6 小时使用 1 次;呋塞米(10～20 mg,每 2～8 小时 1 次)有助于维持渗透压梯度;其他可用白蛋白佐治,但价格昂贵。甘油果糖也是一种高渗溶液,常用 250～500 ml 静脉滴注,每日 1～2 次。

（5）吞咽困难：治疗的目的是预防吸入性肺炎,避免因饮食摄取不足导致的液体缺失和营养不良,以及重建吞咽功能。吞咽困难短期内不能恢复者可早期通过鼻饲管进食,持续时间长者经本人或家属同意可行胃造口(PEG)管饲补充营养。

（6）发热、感染：脑卒中后可因下丘脑体温调节受损,并发感染或吸收热、脱水而出现发热。中枢性高热的患者,应以物理降温为主(冰帽、冰毯或酒精擦浴)。脑卒中患者急性期容易发生呼吸道、泌尿系统感染,是导致病情加重的重要原因。约 5.6％卒中患者合并肺炎,早期识别和处理吞咽问题和误吸,对预防吸入性肺炎作用显著。患者可采用半卧位,平卧位时头应偏向一侧,以防止舌后坠和分泌物阻塞呼吸道,经常变换体位,定时翻身和拍背,加强康复活动,是防治肺炎的重要措施。尿路感染主要继发于因尿失禁或尿潴留留置导尿管的患者,其中约 5％出现败血症,与卒中预后不良有关。疑有肺炎、泌尿系统感染的发热患者应给予抗生素治疗,但不推荐预防性使用抗生素。

（7）排尿障碍与尿路感染：排尿障碍在卒中早期很常见,主要包括尿失禁与尿潴留。住院期间 40％～60％中重度卒中患者发生尿失禁,29％发生尿潴留。有排尿障碍者,应早期评估和康复治疗;尿失禁者应尽量避免留置尿管;尿潴留者应测定膀胱残余尿,配合物理按摩、针灸等方法,促进排尿功能恢复;有尿路感染者根据病情决定抗感染治疗方案,但不推荐预防性使用。

（8）上消化道出血：是由于胃、十二指肠黏膜出血性糜烂和急性溃疡所致。上消化道出血的处理包括：① 胃内灌洗,冰生理盐水 100～200 ml,其中 50～100 ml 加入去甲肾上腺素 1～2 mg 口服;仍不能止血者,将另外的 50～100 ml 冰生理盐水加入凝血酶 1 000～2 000 U 口服;对有意识障碍或吞咽困难的患者,可给予鼻饲导管内注入;也可用血凝酶、云南白药、酚磺乙胺、氨甲苯酸、生长抑素等;② 使用抑酸、止血药物,西咪替丁或奥美拉唑等;③ 防治休克,如有循环衰竭表现,应补充血容量,可采用输新鲜全血或红细胞成分输血。上述多种治疗无效,仍有顽固性大量出血者,可在胃镜下进行高频电凝止血或考虑手术止血。

（9）水电解质紊乱：脑卒中患者应常规进行水电解质检测,对有意识障碍和进行脱水治疗的患者,尤其应注意水电解质平衡。出现水电解质紊乱时应积极纠正。对低钠血症的患者应根据病因进行治疗,注意补盐速度不宜过快,以免引起脑桥中央髓鞘溶解症。对高钠血症的患者应限制钠的摄入,严重的可给予 5％葡萄糖溶液静脉滴注,纠正高钠血症不宜过快,以免引起脑水肿。

（10）心脏损伤：脑卒中合并的心脏损伤包括急性心肌缺血、心肌梗死、心律失常及心力衰竭等,也是急性脑血管病的主要死亡原因之一。发病早期应密切观察心脏情况,必要时进行动态心电图监测及心肌酶谱检查,及时发现心脏损伤,给予治疗。

(11) 癫痫：缺血性脑卒中后癫痫的早期发生率为 2‰～33‰，晚期发生率为 3‰～67‰。目前缺乏卒中后预防性使用抗癫痫药物的研究证据。有癫痫发作时给予抗癫痫治疗。孤立发作一次或急性期痫性发作控制后，不建议长期使用抗癫痫药，卒中后 2～3 个月再发的癫痫，建议按癫痫常规治疗进行长期药物治疗。卒中后癫痫持续状态，建议按癫痫持续状态治疗原则处理。

(12) 深静脉血栓形成和肺栓塞：深静脉血栓形成(deep vein thrombosis，DVT)的危险因素包括静脉血流淤滞、静脉系统内皮损伤和血液高凝状态。瘫痪重、年老及心房颤动者发生 DVT 的比例更高，症状性 DVT 发生率为 2%。DVT 最重要的并发症为肺栓塞(pulmonary embolism，PE)。为减少 DVT 和 PE 发生，卒中后应鼓励患者尽早活动、抬高下肢；尽量避免下肢(尤其是瘫痪侧)静脉输液。对于发生 DVT 及 PE 高风险且无禁忌者，可给予低分子肝素或普通肝素，有抗凝禁忌者给予阿司匹林治疗，症状无缓解的近端 DVT 或 PE 患者可给予溶栓治疗。

2. 特异性治疗　特异性治疗包括改善脑血液循环(静脉溶栓、血管内治疗、抗血小板、抗凝、降纤、扩容等)、他汀类药物及神经保护等。

(1) 改善脑血液循环。

1) 溶栓治疗：梗死组织周边存在缺血半暗带是缺血性卒中现代治疗的基础。即使是脑梗死早期，病变中心部位已经是不可逆性损害，但是及时恢复血流和改善组织代谢就可以抢救梗死周围仅有功能改变的缺血半暗带组织，避免形成坏死。溶栓治疗是目前最重要的恢复血流措施，重组组织型纤溶酶原激活剂(recombinant tissue type plasminogen activator，rt-PA)和尿激酶(urokinase，UK)是目前我国使用的主要溶栓药物。目前普遍认为，有效抢救缺血半暗带组织的时间窗为：使用 rt-PA 溶栓应在 4.5 h 内，使用尿激酶溶栓应在 6 h 内。

静脉溶栓的适应证：① 有缺血性脑卒中导致的神经功能缺损症状；② 发病 4.5 h 以内(rt-PA)或 6 h 内(尿激酶)；③ 年龄≥18 岁；④ 患者或家属签署知情同意书。

rt-PA 静脉溶栓的禁忌证包括：① 颅内出血(包括脑实质出血、脑室出血、蛛网膜下腔出血、硬膜下/外血肿等)；② 既往颅内出血史；③ 近 3 个月有严重头颅外伤史；④ 颅内肿瘤、巨大颅内动脉瘤；⑤ 近 3 个月有颅内或椎管内手术；⑥ 近 2 周内有大型外科手术；⑦ 近 3 周内有胃肠或泌尿系统出血；⑧ 活动性内脏出血；⑨ 主动脉弓夹层；⑩ 近 1 周内有不易压迫止血部位的动脉穿刺；⑪ 血压升高，收缩压≥180 mmHg 或舒张压≥100 mmHg；⑫ 急性出血倾向，包括血小板计数低于 100×10^9/L 或其他情况；⑬ 24 h 内接受过低分子肝素治疗；⑭ 口服抗凝剂，且 INR＞1.5 或 PT＞15 s；⑮ 48 h 内使用凝血酶抑制剂或Ⅹa 因子抑制剂，或各种实验室检查(如 APTT、INR、血小板计数、ECT、TT 或Ⅹa 因子活性测定等)异常；⑯ 血糖＜2.8 mmol/L 或＞22.22 mmol/L；⑰ 头颅 CT 或 MRI 提示大面积脑梗死(梗死面积＞1/3 大脑中动脉供血区)。

相对禁忌证包括：① 轻型非致残性卒中；② 症状迅速改善的卒中；③ 惊厥发作后出现的神经功能损害(与此次卒中发生相关)；④ 颅外段颈部动脉夹层；⑤ 近 2 周内严重外伤(未伤及头颅)；⑥ 近 3 个月内有心肌梗死史；⑦ 孕产妇；⑧ 痴呆；⑨ 既往疾病遗留较重的神经功能残疾；⑩ 未破裂且未经治疗的动静脉畸形、颅内小动脉瘤(＜10 mm)；⑪ 少量脑内微出血(1～10 个)；⑫ 使用违禁药物；⑬ 类卒中；⑭ 严重卒中(NIHSS 评分＞25 分)。

溶栓药物使用方法：① 尿激酶，(100～150)万 IU，溶于生理盐水 100～200 ml，持续静脉滴注 30 min，用药期间应严密监护患者；② rt-PA，剂量为 0.9 mg/kg(最大剂量为 90 mg)静脉滴注，其中 10% 在最初 1 min 内静脉推注，其余持续滴注 1 h，用药期间及用药 24 h 内应严密监护患者。

近年来科学家们通过多模式影像学将组织窗引入溶栓依据，溶栓的时间窗也得到了扩展，比如 WAKE-UP 研究、EXTEND 研究成功将溶栓的时间窗延长至 4.5 h 之外；此外，溶栓的适应证逐渐放宽，欧美的指南中愈发强调个体化的评估，既往有过脑出血病史、近 14 d 内未伤及头颅的严重外伤或者接受过重大手术的患者均可以在筛选后进行溶栓，而对于消化道、泌尿道出血的患者来说，溶栓也可能会带来获益。不过这些都还需要通过临床中不断的实践来验证。

2) 取栓治疗：机械取栓治疗较静脉溶栓治疗有更高的血管再通率。适应证为：① 年龄在 18 岁以上；② 大血管闭塞卒中患者应尽早实施血管内介入治疗；前循环闭塞在发病 6 h 以内，推荐血管介入治疗；前循环闭塞发病在 6～24 h，经过严格的影像学筛选，推荐血管介入治疗；后循环大血管闭塞发病在 24 h 以内，可行血管介入治疗；③ CT 排除颅内出血、蛛网膜下腔出血；④ 急性缺血性脑卒中，影像学检查证实为大血管闭塞;⑤ 患者或法定代理人签署知情同意书。

3) 抗血小板聚集治疗:① 不符合溶栓适应证且无禁忌证的缺血性脑卒中患者应在发病后尽早给予口服阿司匹林 150~300 mg/d。急性期后可改为预防剂量(50~300 mg/d)。② 溶栓治疗者,阿司匹林等抗血小板药物应在溶栓 24 h 后开始使用。如果患者存在其他特殊情况(如合并症),在评估获益大于风险后可以考虑在阿替普酶静脉溶栓 24 h 内使用抗血小板药。③ 对不能耐受阿司匹林者,可考虑选用氯吡格雷等抗血小板治疗。④ 对于未接受静脉溶栓治疗的轻型卒中患者(NIHSS 评分≤3 分),在发病 24 h 内应尽早启动双重抗血小板治疗(阿司匹林和氯吡格雷)并维持 21 d,有利于降低发病 90 d 内的卒中复发风险,但应密切观察出血风险。⑤ 血管内机械取栓后 24 h 内使用抗血小板药物替罗非班的疗效与安全性有待进一步研究,可结合患者情况个体化评估后决策(是否联合静脉溶栓治疗等)。

4) 抗凝治疗:① 普通肝素,100 mg 加入 5%葡萄糖或 0.85%生理盐水 500 ml 中,以每分钟 10~20 滴的速度静脉滴注。② 低分子肝素(LMW),4 000~5 000 IU,腹壁皮下注射,每日 2 次。③ 华法林(warfarin),6~12 mg,每日 1 次口服,3~5 d 后改为 2~6 mg 维持,监测凝血酶原时间(PT)为正常值的 1.5 倍或国际标准化比值(INR)达到 2.0~3.0。必要时可用静脉肝素或低分子肝素皮下注射。④ 类肝素:美国的 TOAST 试验显示类肝素不降低卒中复发率,也不缓解病情的发展。但在卒中亚型分析时发现类肝素可能对大动脉硬化型卒中有效。

使用抗凝治疗时,应该密切监测凝血功能,同时要监测部分凝血活酶时间(APTT),使其控制在正常范围的 1.5 倍之内;使用抗凝剂剂量要因人而异。《中国脑血管病防治指南》建议:① 对大多数急性缺血性脑卒中患者,不推荐无选择地早期进行抗凝治疗;② 对少数特殊急性缺血性脑卒中患者(如放置心脏机械瓣膜)是否进行抗凝治疗,需综合评估(如病灶大小、血压控制、肝肾功能等),如出血风险较小,致残性脑栓塞风险高,可在充分沟通后谨慎选择使用;③ 特殊情况下溶栓后还需抗凝治疗的患者,应在 24 h 后使用抗凝剂;④ 对存在同侧颈内动脉严重狭窄的缺血性卒中患者,使用抗凝治疗的疗效待进一步研究证实;⑤ 凝血酶抑制剂治疗急性缺血性卒中的有效性尚待更多研究证实。目前这些药物只在临床研究环境中应用或根据具体情况个体化使用。

5) 降纤治疗:很多研究显示脑梗死急性期血浆纤维蛋白原和血液黏度增高,降纤制剂可显著降低血浆纤维蛋白原,并有轻度溶栓和抑制血栓形成作用。对不适合溶栓并经过严格筛选的脑梗死患者,特别是高纤维蛋白血症者可选用降纤治疗。常用的药物包括巴曲酶(batroxobin)、降纤酶(defibrase)、蚓激酶(lumbrukinase)及蕲蛇酶(acutase)等。

6) 扩容和扩张血管:对大多数缺血性脑卒中患者,目前尚无充分随机对照试验支持扩容升压可改善预后。此外,目前也缺乏血管扩张剂能改善缺血性脑卒中临床预后的大样本高质量随机对照试验证据,均需要开展更多临床试验。

7) 急性缺血性脑卒中的治疗目的除了恢复大血管再通外,脑侧支循环代偿程度与急性缺血性脑卒中预后密切相关,除前述的药物外,目前国内改善脑血循环的药物主要有:① 丁基苯酞,是近年来国内开发的Ⅰ类新药;几项评价急性脑梗死患者口服丁基苯酞的多中心随机双盲安慰剂对照试验显示,丁基苯酞治疗组神经功能缺损和生活能力评分均较对照组显著改善,安全性好;② 人尿激肽原酶,也是近年来国内开发的另一种Ⅰ类新药;评价急性脑梗死患者静脉使用人尿激肽原酶的多中心随机双盲安慰剂对照试验显示,人尿激肽原酶治疗组的功能结局均较安慰剂组明显改善并安全。

(2) 他汀类药物:观察性研究显示他汀类药物可改善急性缺血性脑卒中患者预后,但还有待开展高质量随机对照研究进一步证实。此外,发病前已经使用他汀类药物的患者继续使用可改善预后。因此,发病后应尽早对动脉粥样硬化性脑梗死患者使用他汀类药物开展二级预防,不过他汀类药物的种类及治疗强度需个体化决定。

(3) 神经保护药物:理论上,神经保护药物可改善缺血性脑卒中患者预后,动物研究也显示神经保护药物可改善神经功能缺损程度。但临床上研究结论尚不一致,疗效还有待进一步证实。① 依达拉奉:是一种抗氧化剂和自由基清除剂,国内外多个随机双盲安慰剂对照试验提示,依达拉奉能改善急性脑梗死的功能结局并安全,还可改善接受阿替普酶静脉溶栓患者的早期神经功能。② 胞二磷胆碱:是一种细胞膜稳定剂,几项随机双盲安慰剂对照试验对其在脑卒中急性期的疗效进行了评价,单个试验未显示差异有统计学意义。近年一项荟萃分析提示胞二磷胆碱治疗急性缺血性卒中临床获益有限。③ 吡拉西坦的临床试验结果不一致,目前尚无最后结论。

（4）中医中药治疗:多种药物如三七、丹参、红花、水蛭、地龙、银杏叶制剂等国内常有应用。中成药和针刺治疗急性脑梗死的疗效尚需更多高质量随机对照试验进一步证实,可根据具体情况结合患者意愿决定是否选用针刺或中成药治疗。

（5）其他疗法:亚低温疗法的疗效和安全性还需开展高质量的随机对照试验证实。

3. 急性期并发症及其他情况的预防与处理

（1）脑水肿与颅内压增高:严重脑水肿和颅内压增高是急性重症缺血性脑卒中的常见并发症,是死亡的主要原因之一。临床应对包括患者年龄、临床症状、梗死部位、病变范围、颅内压增高的程度及系统性疾病等在内的多种因素综合分析,结合患者及家属治疗意愿,确定处理原则。对大脑半球的大面积脑梗死,可施行开颅减压术和(或)部分脑组织切除术;较大的小脑梗死,尤其是影响到脑干功能或引起脑脊液循环阻塞的,可行颅后窝开颅减压和(或)直接切除部分梗死的小脑,以解除脑干压迫;伴有脑积水或具有脑积水风险的患者应进行脑室引流;脑梗死后出血量大时如无禁忌证可手术治疗。

（2）梗死后出血性转化:脑梗死出血转化发生率为8.5%～30%,其中有症状的为1.5%～5%。心源性脑栓塞、大面积脑梗死、占位效应、早期低密度征、年龄>70岁、应用抗栓药物(尤其是抗凝药物)或溶栓药物等会增加出血转化的风险。症状性出血转化时停用抗栓治疗,对需要抗栓治疗的患者,可于症状性出血转化病情稳定后10 d～数周后开始抗栓治疗,应权衡利弊。与抗凝和溶栓相关的出血处理可参见脑出血相关章节。此外,对于再发血栓风险相对较低或全身情况较差者,可用抗血小板药物代替华法林。

4. 早期康复　康复对脑血管病整体治疗的效果和重要性已被国际公认。病情稳定后应尽早进行,康复的目标是减轻脑卒中引起的功能缺损,提高患者的生活质量。在急性期,康复运动主要是抑制异常的原始反射活动,重建正常运动模式,其次才是加强肌肉力量的训练。除运动康复治疗外,还应注意语言、认知、心理、职业与社会康复等。

【预后和预防】

本病急性期的病死率为5%～15%。存活的患者中,致残率约为50%。影响预后的因素较多,最重要的是神经功能缺损的严重程度,其他还包括患者的年龄及卒中的病因等。脑血管病的二级预防为:积极处理各项可进行干预的脑卒中危险因素(血压、血糖等),应用抗血小板聚集及他汀类等药物,降低脑卒中复发的危险性。

心源性脑栓塞

脑栓塞(cerebral embolism)是指血液中的各种栓子(如心脏内的附壁血栓、动脉粥样硬化的斑块、脂肪、肿瘤细胞、纤维软骨或空气等)随血流进入脑动脉而阻塞血管,当侧支循环不能代偿时,引起该动脉供血区脑组织缺血性坏死,出现局灶性神经功能缺损。脑栓塞占脑卒中的15%～20%。

【病因和病理】

脑栓塞的栓子来源可分为心源性、非心源性、来源不明性三大类。

1. 心源性　系脑栓塞的最常见原因。

（1）风湿性心脏病:慢性风湿性心脏病伴二尖瓣狭窄,特别是伴有心房颤动时,极易导致脑栓塞,不管有无临床表现,脑部病理检查发现有脑栓塞者达50%。

（2）非瓣膜性心房颤动:随着人口老龄化的发展和生活水平的提高,风湿性心脏病导致心房颤动的比例逐步减少,而非瓣膜性心房颤动的发病率逐渐增多,且成为心源性脑栓塞的主要病因。据单次心电图检测结果发现,我国年龄≥35岁的人群,心房颤动患病率为0.74%,美国50岁以上人群,心房颤动患病率高达5.5%。心房颤动患者发生卒中的风险增加4～5倍,我国13个省份29 079例30岁以上自然人群的调查发现,心房颤动患者年卒中发病率为12.95%,是非心房颤动患者的5倍(后者仅为2.28‰),且随年龄的增长,患病率逐渐增加。

（3）心肌梗死:心肌梗死可使心内膜变质,以致血小板可黏附在上面形成血栓。心肌梗死范围越大,血栓形成机会越大。心肌梗死后第4～20 d内易发生周围血管(脑、肾、脾、肢体等)栓塞,此后发生的脑栓塞与脑动脉硬化性脑梗死不易鉴别。

（4）亚急性细菌性心内膜炎：亚急性细菌性心内膜炎一般在风湿性心脏瓣膜病或先天性心脏病的基础上发生。细菌附着在病变内膜上繁殖，并与血小板、纤维蛋白、红细胞等结成细菌性赘生物，脱落后即可循血流发生脑栓塞。非细菌性心内膜炎在脑栓塞的病因中约占10％，包括风湿性心肌炎、红斑狼疮、癌症等慢性消耗性疾病，可能与凝血过程失常有关。

（5）其他：近代心脏手术的发展，也增添了一部分心源性脑栓塞的发病率。罕见的原发心脏肿瘤如黏液瘤、肉瘤引起脑栓塞也偶有报道。

2. 非心源性脑栓塞　由心脏以外来源的栓子造成的脑栓塞较心源性要少得多。反常脑栓塞是体循环静脉内循行的栓子，由于心隔缺损，可不经肺循环直接穿过卵圆孔或室间孔到达体循环的动脉内而造成脑栓塞。气体栓塞可发生于胸外科手术、潜水员或高空飞行员、气胸、气腹、颈静脉或硬脊膜外静脉损伤、肾周围充气、右心导管、剧烈咳嗽等各种情况。潜水员或高空飞行员所发生的气体栓塞又称减压病，主要由于大气压突然显著减低以致体内氮气释放而造成气体栓塞。脂肪栓塞见于长骨骨折与长骨手术、油剂注射等。

3. 来源不明的脑栓塞　有的脑栓塞虽经仔细检查也未能找到栓子来源。脑栓塞可以发生在脑的任何部位，由于左侧颈总动脉直接起源于主动脉弓，故发病部位以左侧大脑中动脉的供血区较多，其主干是最常见的发病部位。由于脑栓塞常突然阻塞动脉，易引起脑血管痉挛，加重脑组织的缺血程度。因起病迅速，无足够的时间建立侧支循环，所以栓塞与发生在同一动脉的血栓形成相比，病变范围大，供血区周边的脑组织常不能免受损害。

脑栓塞引起的脑组织缺血性坏死可以是缺血性、出血性或混合性梗死，出血性更为常见，占30％～50％。脑栓塞发生后，栓子可以不再移动，牢固地阻塞管腔；或栓子分解碎裂，进入更小的血管，最初栓塞动脉的血管壁已受损，血流恢复后易从破损的血管壁流出，形成出血性梗死（hemorrhagic infarction，HI）。

在栓子的来源未消除时，脑栓塞可以反复发作。某些炎性栓子可能引起脑脓肿、脑炎及局部脑动脉炎等。有时在血管内可以发现栓子，如寄生虫卵、脂肪球等。

【临床表现】

脑栓塞的临床表现与预后，取决以下各种因素：① 栓子性质、大小、数目；② 栓塞的动脉本身有无病变；③ 侧支循环的有效性；④ 栓塞的演变过程（栓子能否较快地溶解、碎裂、流失，患者血液纤溶系统的活动状态等）；⑤ 产生栓子的原发病的严重度、复发性、可治性等；⑥ 其他部位栓塞和并发症的症状与转归。脑栓塞有以下一些临床特征。

1. 起病急骤　各类脑血管病中，以脑栓塞发病最快、最突然。常在无任何前驱症状下于分秒之间起病，多数症状迅速达顶峰（稳定型卒中），偶有呈阶梯式进展加重者（进展型卒中）。

2. 年龄、性别　视病因而异。风湿性心脏病所致者年龄较轻，女性较多。动脉粥样硬化、冠状动脉粥样硬化性心脏病、心肌梗死引起者，多见于中老年。

3. 脑部症状　多数表现为颈动脉系统特别是大脑中动脉闭塞症状，常为突发偏瘫、失语、偏盲、局限性癫痫发作，或偏身感觉障碍等局部脑症状。少量的空气栓塞，症状短时间内就可完全消失。其他性质栓塞，轻者持续数日或数周后逐渐缓解，多无意识障碍、颅压增高等全脑症状，或仅出现于起病初期，程度较轻且恢复较快。严重者因大的脑动脉栓塞、多发性脑梗死、出血性梗死或颅内出血、广泛脑水肿、原发病情恶化、并发症严重，除局部脑症状外，尚有昏迷、全身抽搐、高热、颅内压增高，甚至可发生脑疝而死亡。

4. 其他症状　多数患者可以在发病时查出原发疾病的病史、症状或体征，以心脏病和动脉粥样硬化为多见。如栓子为非心源性或同时合并脑外栓塞者可有胸痛、咯血、肺部感染、呼吸困难、肢端发绀、皮肤瘀点、急腹症等症状。

【辅助检查】

1. 头部CT及MRI　可显示脑栓塞的部位和范围。CT检查在发病后的24～48 h内病变部位出现低密度的改变，发生出血性梗死时可见在低密度的梗死区出现1个或多个高密度影。余同动脉粥样硬化性血栓性脑梗死。

2. 脑脊液检查　压力正常或升高，在出血性梗死时红细胞可增多。感染性心内膜炎产生含细菌的栓子，故脑脊液中白细胞可能增加。蛋白质常升高，糖含量正常。

3. 其他　应常规进行心电图、胸部X线片和超声心动图检查。怀疑感染性心内膜炎时，应进行血常规、红细胞沉降率和血细菌培养等检查。特殊检查还包括 24 h 动态心电图监测、经食管超声心动图、发泡试验等。颈动脉超声、MRA、CTA 和 DSA 检查对评价颅内外动脉的狭窄程度、动脉粥样硬化性斑块和动脉夹层有意义。

【诊断和评估】

本病任何年龄均可发病,以青壮年较多见,病前有风湿性心脏病、心房颤动或大动脉粥样硬化等病史。起病急,症状常在数秒或数分钟内达到高峰,表现为偏瘫、失语等局灶性神经功能缺损。头颅 CT 和 MRI 有助于明确诊断。本病应与其他脑血管病,如脑血栓形成和脑出血等鉴别。

需询问有关心脏病、骨折、气胸等栓子发源的病史。患有血栓性脉管炎或肺栓塞而突然发生偏瘫者需考虑脑反常栓塞的可能。老年人常患有动脉粥样硬化而使脑栓塞的诊断更为困难。其他脏器包括肾、脾、肠、肢体、视网膜等处栓塞的存在有助于脑栓塞的诊断。心电图异常有诊断参考意义。心电图发现心房颤动的患者,应进行 24 h 心电监测,全面了解心脏的节律和心跳频率,并进一步进行心脏超声检查,了解瓣膜情况、有无心脏附壁血栓等。怀疑卵圆孔未闭的患者,还应该进行经食管心脏超声检查。亚急性细菌性心内膜炎伴发脑栓塞和发生感染性动脉瘤破裂时,可表现为蛛网膜下腔出血或脑内出血。影像学检查对明确脑栓塞性梗死的部位、范围、数目和是否伴有出血有决定性意义。

临床评估包括:心房颤动的类型、病情的严重程度[欧洲心律学会(European Heart Rhythm Association,EHRA)评分]、相关的心脏疾病、患者年龄和大体情况、心功能状况以及可能发生的变化、短期和长期治疗目标、药物治疗和非药物治疗的选择、血栓栓塞的风险评估。

心房颤动患者栓塞风险分层的评分方法主要是 CHADS$_2$ 和 CHA$_2$DS$_2$ - VASc。见表 6 - 4。

表 6 - 4 栓塞风险分层评分

危险因素	CHADS$_2$	CHA$_2$DS$_2$ - VASc
慢性心力衰竭/左心功能障碍(cardiac failure)	1	1
高血压(hypertension)	1	1
年龄(age)>75 岁	1	2
糖尿病(diabetes)	1	1
卒中/TIA/血栓栓塞史(stroke)	2	2
血管疾病(心肌梗死、周围动脉疾病、动脉杂音)(vascular disease)		1
年龄(age)65~74 岁		1
女性(sex category)		1
最高得分	6	9

如果 CHADS$_2$ 或 CHA$_2$DS$_2$ - VASc 评分≥2 分就需要口服抗凝治疗。患者在口服抗凝治疗之前,还应该评估出血的风险,用 HAS - BLED 评分进行评估,见表 6 - 5。

表 6 - 5 HAS - BLED 评分表

临床特征	评分
高血压(hypertension)	1
异常的肝、肾功能(abnormal liver or renal function)(每个 1 分)	1 或 2
卒中(stroke)	1
出血(bleeding)	1
INR 不稳定(labile INR)	1
老年人(elderly,年龄>65 岁)	1
药物或酒精滥用(drug or alcohol)(每个 1 分)	1 或 2
最高得分	9

注:高血压,收缩压>160 mmHg;异常肝功能,有慢性肝病或生化指标明显异常(胆红素 2 倍以上增高伴 AST 或 ALT 3 倍以上增高);肾功能异常,透析治疗患者、肾移植患者、血肌酐≥200 μmol/L;出血,有出血史或者出血倾向,如出血体质或贫血患者;INR 不稳定,INR 过高或过低;药物或酒精滥用,是指持续使用抗血小板制剂、非甾体抗炎药物和酗酒。

HAS - BLED 评分≥3 分提示出血风险较高,需要谨慎进行药物选择。

【治疗】

脑栓塞的治疗与动脉粥样硬化性血栓性脑梗死的治疗相同,包括急性期的综合治疗以尽可能恢复脑部血液循环、物理治疗和康复治疗。因为心源性脑栓塞容易再发,急性期应卧床休息数周,避免活动量过大,减少再发的风险。

当发生出血性脑梗死时,要立即停用溶栓、抗凝和抗血小板聚集的药物,防止出血加重和血肿扩大,适当应用止血药物,治疗脑水肿,调节血压;若血肿量较大,内科保守治疗无效时,考虑手术治疗。对感染性栓塞应使用抗生素,并禁用溶栓和抗凝治疗,防止感染扩散。在脂肪栓塞时,可采用肝素、低分子右旋糖酐(不能用于对本药过敏者)、5%的碳酸氢钠及脂溶剂(如酒精溶液)等,有助于脂肪颗粒的溶解。

脑栓塞的预防非常重要。主要是进行抗凝和抗血小板治疗,能防止被栓塞的血管发生逆行性血栓形成和预防复发。抗凝治疗所使用的药物可选择肝素、低分子肝素和华法林,具体参阅"动脉粥样硬化性血栓性脑梗死"部分。近年,替代华法林的新型口服抗凝剂逐一问世,代表性的有阿哌沙班(apixaban)、达比加群(dabigatran)和利伐沙班(rivaroxaban)。新型口服抗凝剂的优势在于,其受食物和药物的影响较小,不需要常规监测凝血指标,服用更为方便。

同时要治疗原发病,纠正心律失常,针对心脏瓣膜病和引起心内膜病变的相关疾病进行有效防治,根除栓子的来源,防止复发。

腔隙性脑梗死

腔隙性脑梗死(lacunar infarction)(小动脉闭塞)是指大脑半球或脑干深部的小穿通动脉支配的区域的小梗死灶。常见的发病部位有壳核、尾状核、内囊、丘脑及脑桥等。

【病因和病理】

病因主要为高血压引起的脑部小动脉玻璃样变、动脉硬化性病变及纤维素样坏死等。部分患者有糖尿病史而发生小血管病变。病变血管是直径 $100\sim200\ \mu m$ 的深穿支,多为终末动脉,血管壁的病变引起管腔狭窄,当有血栓形成或微栓子脱落阻塞血管时,由于侧支循环差,故发生缺血性梗死。腔隙性脑梗死为直径 $0.2\sim15\ mm$ 的囊性病灶,呈多发性,小梗死灶仅稍大于血管管径。坏死组织被吸收后,可残留小囊腔。

【临床表现】

本病多发生于 $40\sim60$ 岁及以上的中老年人,男性多于女性,常伴有高血压。起病常较突然,多为急性发病,部分为渐进性或亚急性起病;20%以下表现为 TIA 样起病。多数学者认为,TIA 持续时间超过数小时以上应考虑为本病。多在白天活动中发病。因腔隙性梗死发生的部位不同,临床上可表现为多种综合征,较常见的有以下几种。

1. 纯运动型 突发一侧面、臂、腿肌无力,很少或不伴有感觉障碍。病灶多在内囊、脑桥基部或皮质运动区。

2. 纯感觉型 突发一侧面、臂、腿部感觉异常或减退,很少或不伴运动障碍。病灶在丘脑腹后核区。

3. 感觉运动型 突发一侧面、臂、腿部肌无力,伴同侧相同部位或偏身感觉异常、减退。病灶在内囊。

4. 构音障碍-手笨拙综合征 突发构音不清,吞咽呛咳,一侧(常为右侧)中枢性面、舌肌轻瘫,手部动作笨拙但无明显的肢体瘫痪。病灶在脑桥。

5. 共济失调性轻偏瘫 突发下肢为重的轻偏瘫,伴同侧肢体明显共济失调。病灶在放射冠或脑桥。

6. 腔隙状态 多发性腔隙累及双侧锥体束,出现严重精神障碍、痴呆、假性球麻痹、双侧锥体束征、类帕金森综合征和尿便失禁等。但并非所有的多发性腔隙性梗死都是腔隙状态。

总之,本病梗死较小或梗死位于静区,临床上往往不引起症状,或引起持续时间较短(数日或 $1\sim2$ 周)且后遗症较少的局部脑症状。一般均无意识障碍、颅内压增高或生命体征(瞳孔、呼吸、脉搏、血压)等的严重变化。

【诊断和鉴别诊断】

中老年患者,有多年高血压病史,急性起病,出现局灶性神经功能缺损,头部 CT 或 MRI 检查可发现相应的脑部有腔隙性病灶,可作出诊断。本病应与少量脑出血、脱髓鞘疾病、脑囊虫病及转移瘤等引起的腔隙性软化灶鉴别。

【治疗】

与动脉粥样硬化性血栓性脑梗死的治疗类似,一般不用脱水治疗。虽然腔隙性梗死的预后良好,但易反复发作,故预防疾病复发尤为重要。应针对脑血管病的各种危险因素进行积极治疗,作好脑血管病的二级预防。

其他原因所致的脑梗死

临床上较为少见,如动脉夹层,感染性、免疫性血管病,高凝状态,血液病及遗传性血管病等所致急性脑梗死。这类患者应具备临床、CT 或 MRI 检查显示的急性缺血性卒中病灶(无论大小与位置如何),血液学及血管造影等辅助检查应提示此类特殊病因,并需排除大、小动脉粥样硬化性病变以及心源性栓塞所致的卒中。几种较常见的特殊原因脑梗死特点归纳如表 6-6。

表 6-6 几种特殊原因脑梗死的特点

疾病种类	发病机制	临床表现	诊断	治疗
感染性血管病	病毒、细菌、真菌等病原微生物感染损伤脑血管	前驱感染史,发热等	细菌培养、脑脊液病毒抗体、DNA 等	针对不同病原体抗感染治疗
免疫性血管炎	全身/中枢神经系统免疫反应损害血管	可伴低热、关节痛、皮疹,其他器官系统损害	红细胞沉降率、抗核抗体谱	激素、免疫抑制剂、免疫球蛋白
动脉夹层	内膜撕裂与血管壁内血肿导致血管狭窄和(或)栓塞	轻微外伤史(颈部按摩、运动等)、头痛、霍纳征等	血管造影、高分辨磁共振(压脂)、CTA/MRA	抗凝、抗血小板、介入治疗
遗传性血管病	先天性血管结构/功能缺陷	家族史,其他部位血管发育不良(主动脉、四肢动脉、视网膜血管等)	家族史、特征性临床表现、基因检查	对症治疗
血液病	致血液高凝状态	出血倾向、贫血等	外周血、骨髓检查	针对原发病治疗

不明原因型脑梗死

包括经过全面评估仍未发现病因的患者、评估资料不全的患者、两个或更多的可能病因而不能做出最后诊断的病例(如心房颤动合并病灶同侧颈内动脉 70%狭窄的患者)。

第四节 出血性脑血管病

脑 出 血

脑出血(intracerebral hemorrhage)分外伤性和非外伤性两种。本节仅介绍非外伤性脑出血,又称原发性或自发性脑出血。非外伤性脑出血的原因很多,以高血压性脑出血最常见,其次是淀粉样血管病(cerebral amyloid angiopathy,CAA)。随着抗栓药物的广泛应用和人口老龄化,由抗栓治疗导致的脑出血以及 75 岁以上老人脑叶出血(疑似 CAA)的发生率显著增加,口服抗凝药导致的脑出血已经占全部脑出血的12%～20%。

脑内出血占所有脑卒中的 10%～17%,亚洲人群发病率高于欧美人群,我国脑出血的比例更高,占脑卒中的 18.8%～47.6%。发病 1 个月内死亡率为 35%～52%,在 6 个月内恢复独立生活的不足 20%。发病30 d 内死亡与出血的部位、血肿大小、发病年龄以及基础疾病和并发症有关。80 岁以上、幕下出血以及合并脑室内出血的死亡率高。华山医院卒中病区资料汇总见表 6-7。

表 6-7　脑出血量、部位与死亡例数

血肿体积 (ml)	各部位出血的死亡例数(例)		
	半球深部	脑叶	小脑
>60	93	71	
30~60	64	60	75
<30	23	7	57

　　80%~85%的脑出血是原发性脑出血,其中50%由高血压引起,30%是由淀粉样脑血管病变所致,另有20%左右为继发性脑出血,其原因包括动脉瘤、动静脉畸形、烟雾病、口服抗凝药和(或)抗血小板药、血液病等其他全身性疾病。

　　流行病学研究提示脑出血的危险因素与高血压、年龄、遗传、吸烟、饮酒、胆固醇水平过低有关,特别是高血压、饮酒、生活不规律者。人口学研究发现,高胆固醇者发生脑出血的危险性低,他汀类药物治疗并未增加出血的风险。吸烟者脑出血的风险增加2.5倍;体重指数增加与脑室出血体积的增加相关;一次大量饮酒可诱发出血发作。口服抗凝治疗者发生出血的风险增加8~11倍。

　　高血压性脑出血多发生在脑内大动脉直接分出的穿通小动脉(直径100~200 μm),如大脑中动脉的豆纹动脉、丘脑穿通动脉、基底动脉的脑桥穿通支、小脑上动脉和小脑前下动脉等。这些小动脉不像皮质动脉有分支或侧支通路,可分流血液和分散承受的压力;相反,它们是管壁薄弱的终末支,以直角从粗大的脑动脉分出和进入脑实质内。因此,它们承受较多的血流和较大的压力。在高血压长期影响下,这些小穿通动脉管壁的结缔组织发生透明或玻璃样变性,在血压突然升高的情况下,破裂出血。近年来的病理研究发现,长期高血压造成穿支动脉上形成直径0.8~1.0 mm微小粟粒样动脉瘤,称为Charcot-Bouchard动脉瘤,这种变化才是高血压脑出血的根本机制。此外,CAA的发病机制是β-淀粉样蛋白在脑内中、小动脉中层或外膜沉积,使基底膜增厚、血管腔狭窄和内弹力层断裂,进而导致血管纤维蛋白样坏死和微动脉瘤形成,破裂出血。

【病理和病理生理】

　　高血压性脑出血好发于大脑半球深部的基底节,约占脑出血的2/3,其中最多见出血部位为壳核(占总数的44%),然后依次为大脑皮质下或脑叶(15%)、丘脑(13%)、脑桥(9%)、小脑(9%)等。对于大脑皮质下和壳核出血,患者耐受量较大,血肿量可达50~60 ml或以上,而丘脑、脑桥和小脑出血早期即引起较严重的神经功能障碍。脑实质内出血量大时,可沿神经纤维向四周扩散,侵入内囊、丘脑、脑干,可破入脑室或蛛网膜下腔。血肿可引起脑室受压或移位,发生脑疝。脑淀粉样血管病脑出血多发生于脑叶,且多发,以枕叶、颞叶多见,基底节、脑干和小脑少见。

　　脑出血后随时间延长,血肿扩大的发生率逐渐下降。早在1997年,Brott等就提出了早期血肿扩大的概念,其将血肿较原体积增加33%以上者定义为血肿扩大。此后,该概念被广泛采用,并成为判断血肿扩大的普遍标准。研究发现,有26%患者在发病4 h内血肿扩大,12%在20 h内血肿扩大,并与神经功能恶化直接相关。目前认为,发病48 h内是血肿扩大的最危险时段,之后随时间的延长,血肿扩大发生率逐渐下降。

　　血肿扩大是病情进展和致残率、致死率增加的重要先兆,如何筛选出具有血肿扩大风险的患者是目前研究的热点。CT血管造影、增强CT扫描或灌注CT扫描发现造影剂外溢是血肿扩大的重要证据。通过对CT、CTA和CTP等影像学的仔细观察和研究发现,预测血肿扩大的影像学变化大概有9种:CT血肿形状不规则、CT混合征(blend sign)、CT黑洞征(black hole sign)、CT漩涡征、CT出血征和液平、CT岛征和卫星征、CTA点征(spot sign)、CTA渗漏征(leakage sign)、CTP动态点征。血肿扩大的主要危险因素是发病与第1次CT的时间。其次为最初血肿的大小、血肿不规则、动脉高压、高血糖、酗酒、低纤维蛋白原血症、肝脏疾病。目前小规模的临床试验和动物实验提示,某些分子标记物和血肿扩大有关,血肿扩大患者血浆中IL-6、TNF-α、MMP-9、c-Fn(细胞纤维连接蛋白)的浓度明显增高($p<0.001$)。c-Fn是脑出血血肿扩大的最主要的预测因素,血浆c-Fn>6 $\mu g/ml$,早期血肿扩大的危险性增加92倍,c-Fn的水平和血肿扩大的发生率高度相关。

　　另外,血压、病变血管的直径和管壁、脑血管自动调节功能、凝血系统功能、出血灶周边脑实质的结构特性等也影响血肿量。少数患者再出血发生在不同部位。出血的部位、速度与量均影响患者的临床表现。小出血可沿脑组织界面扩大,呈分离或非破坏脑组织形式。因此,小出血对神经功能影响较少,出血吸收后神经功能障碍多能恢复。相反,大出血对神经组织破坏大,可引起颅内压增高。虽然颅内压达到血压水平时,可使出血停止,但是在此之前常已引起脑疝,危及患者生命。脑水肿、脑血流和脑代谢等变化也在病变发生、发展中起重要作用。出血可破入脑室、蛛网膜下腔,可引起脑积水。脑干受压或推移、扭曲或脑干原发性或继发性出血常是致死的主要原因,一般基底节血肿量>85 ml 或血肿量超过脑容量 6%,小脑血肿直径>3 cm,如无外科治疗,预后不良。

一旦血肿形成,随时间增长,可发生不同时期的病理变化。出血 7~10 d 内,血肿内容为果酱状血块或未完全凝固的血液,周围脑实质被分离、推移而呈软化带。由于出血和脑水肿造成脑局部回流障碍,脑软化带常有点状出血。出血侧半球水肿、肿胀,可引起该侧脑室变形和向对侧移位,血肿周边毛细血管形成、巨噬细胞浸润等。出血 2~3 周后,血块液化,变为棕色易碎的软块,液体成分增多。血肿存在时间愈久,其内容的颜色愈淡,质地稀薄,最后变成草黄色液体。血肿周围组织水肿和斑点状出血消失,代之胶质和结缔组织增生,逐渐形成一层假性包膜,其内侧壁因有血红蛋白分解产物含铁血黄素沉着而呈黄褐色,可保留数月至数年不褪色。少数血肿可机化,囊壁可见钙质。上述这些变化可引起血肿不同时期的MRI 表现。

【临床表现】

脑出血起病突然,常无先兆。常见诱发因素有情绪波动、体力劳动、饭后、酒后、性生活、用力排便和气候变化等,也可无任何诱因。患者常突感头痛、头胀,随之呕吐,可很快出现意识和神经功能障碍,并进行性加重。脑叶出血者常表现为癫痫发作,可在发病时或病程中发生。发病时血压常明显升高。不同出血部位的临床表现如下。

1. 基底节出血 偏瘫或轻偏瘫、偏身感觉障碍和同向性偏盲(三偏综合征),均发生于出血灶的对侧。此乃血肿压迫内囊的表现。患者双眼可向病变侧凝视,可有局灶性抽搐和失语(优势半球出血)。随着出血量增多,患者意识障碍加重,并出现颅内压增高症状,甚至小脑幕裂孔疝,导致呼吸和循环衰竭而死亡。

2. 脑叶出血 头痛明显。如出血位于脑中央区,有偏瘫、偏身感觉障碍,特别是辨别觉丧失。如出血在枕顶叶,可有同向偏盲和偏侧忽略。如发生在额叶,可有侧视障碍、强握反射、吸吮反射、排尿困难、淡漠和反应迟钝。如有抽搐,多为局灶性并限于偏瘫侧。优势半球出血者尚有失语、失读、记忆力减退和肢体失认等。

3. 丘脑出血 临床表现似壳核出血,患者可有意识障碍、反应迟钝,主侧出血可有丘脑性失语,表现为音量较小、语调低,可有语音性错语,找词困难,复述保留相对较好;听理解、阅读理解有障碍,书写大多数有障碍。还可出现双眼垂直方向活动障碍或双眼同向上或向下凝视,瞳孔缩小。如血肿阻塞第三脑室,可出现颅内压增高症状和脑积水。

4. 脑桥出血 发病后患者很快进入昏迷状态。出血常先自一侧脑桥开始,表现为出血侧面瘫和对侧肢体迟缓性偏瘫(交叉性瘫痪)。头和双眼转向非出血侧,呈"凝视瘫肢"状。出血扩大并波及两侧脑桥,则出现双侧面瘫和四肢瘫痪。后者多为迟缓性,少数为痉挛性或呈去大脑强直,双侧病理征阳性,眼球自主活动消失,瞳孔小,为针尖样,对光反应迟钝或消失。此征见于 1/3 患者,为脑桥出血特征症状,系脑桥内交感神经纤维受损所致。持续高热(体温≥39℃)乃因出血阻断丘脑下部对体温的调节。由于脑干呼吸中枢受影响,常出现不规则呼吸和呼吸困难。双瞳孔散大、对光反应消失、呼吸不规则、脉搏和血压异常、体温不断上升或突然下降,均提示病情危重。

5. 小脑出血 大多数患者有头痛、眩晕、呕吐,伴共济失调,站立时向病侧倾倒,病侧肢体不灵活,但无偏瘫、失语,有构音障碍(小脑语言)。少数患者发病迅速,短期内昏迷,出现脑干受压症状、眼肌麻痹和小脑扁桃体下疝或急性脑积水表现。

6. 脑室出血 见于上述脑实质出血,如壳核或丘脑出血可破入侧脑室,量大可充满整个脑室和蛛网膜下腔。小脑或脑桥出血可破入第四脑室,量大时可逆流入小脑幕上脑室系统。脑室出血者病情多危重,意识常在发病后 1~2 h 内进入昏迷,出现四肢抽搐或瘫痪,双侧病理征阳性。可有脑膜刺激征、多汗、呕吐、去脑强直。呼吸深沉带鼾声,后转为不规则。脉搏由缓慢有力转为细速和不规则。血压不稳定。如血压下降、体温升高则多提示预后不良。

【辅助检查】

1. 血、尿常规和生化检测　血常规常见白细胞增高,血非蛋白氮、尿素氮增高。尿常规有轻度糖尿、蛋白尿,见于 1/3 患者。肝、肾功能,凝血功能,电解质检查有助于病因的发现和治疗过程中并发症的观察。

2. 脑脊液　由于脑出血患者多有颅内压增高,如临床诊断明确,则不应做腰椎穿刺和脑脊液检查,以防脑疝。如诊断不明确,应审慎进行腰椎穿刺。一般脑出血起病早期脑脊液中可无红细胞,但数小时后脑脊液常含血液,特别见于出血破入脑室或蛛网膜下腔者,脑脊液可呈血性,蛋白质增高,脑脊液压力增高。仅约 10% 患者脑脊液不含血。

3. 影像学检查

(1) 头部 CT:是本病的首选诊断方法,它能迅速、准确和安全地诊断本病,能准确显示血肿的部位、大小、形态,合并脑积水和脑水肿的程度,特别有助于脑室内、脑干和小脑出血的诊断(图 6 - 10)。它能区分脑出血和脑梗死,有助于脑出血病因的鉴别诊断,有利于治疗方案的制订、预后判断和随访病情发展。一般新鲜血块的 CT 值是 70~80 Hu,为正常脑组织密度的 2 倍,随着时间增加,血肿吸收,其密度逐步变低。CT 上血肿吸收所需时间取决于血肿的大小和所在部位,若血肿直径≤(1.5~2.5)cm,需 4~5 周;>2 cm,需 6~7 周;脑室内出血的为 3 周内;蛛网膜下腔出血为≤(5~7)d。血肿量的计算方法有两种,取血肿最大层面:① 多田公式计算法(单位 ml),血肿量=长×宽×层面数×π/6。② 简易计算法(单位 ml):血肿量=长×宽×层面数×1/2(层厚 1 cm)。

一般脑出血,平扫 CT 可以做出诊断,但是对下述患者应加做头颅增强 CT,以助鉴别诊断:① 年龄≤40 岁;② 无高血压史;③ 神经系统症状加重>4 h;④ 有肿瘤、血液病、脉管炎和心内膜炎史;⑤ 蛛网膜下腔出血或非典型高血压脑出血部位。

CTA、CT 增强或 CT 灌注扫描对于判断血肿扩大的可能性具有重要作用,多发点状出血最后可以融合成片,预示血肿的扩大。

(2) 头部 MRI:磁敏感磁共振(SWI)和 T_2 加权梯度回波成像对脑出血的诊断十分敏感,可代替 CT 检查。但普通 MRI 发现新鲜出血的敏感性低、检查费时,故其对急性脑出血的诊断作用不如 CT。但是,对亚急性和慢性脑出血,MRI 的 T_1 和 T_2 加权成像有规律性信号改变,即由低或等信号逐渐演变为高信号。这是由于血肿内、外化学和物理变化所致,特别是血红蛋白分子水平的变化。一般血肿溶解从中心开始向周边扩展。红细胞内的血红蛋白有下列变化:0~12 h 为氧合血红蛋白,1~7 d 为去氧血红蛋白,5 d~数月为正铁血红蛋白,1 d~数年时为含铁血黄素。因此,对亚急性和慢性期脑出血、脑干和颅后窝血肿的诊断,MRI 优于 CT。MRA、MRV、MRI 增强有助于脑出血病因的鉴别。

(3) 脑血管造影:为脑出血病因诊断的影像学检查,对于典型部位脑出血患者,如果年龄较轻或既往没有高血压病史,应该进一步行 MRA、CTA 和(或)DSA 等诊断性检查。血管造影可排除脑动脉瘤、动静脉畸形(arteriovenous malformation,AVM)等引起的自发性脑出血。另外,DSA 是诊断高血流量血管畸形的理想手段,大量出血可以改变 AVM 的血流动力学,使 CTA 或 MRA 不能显像,DSA 可以选择延迟像显示病灶。

(4) SWI 或磁共振梯度回波成像:对于脑叶出血的患者,如果表现为多发皮质为主的微出血,可高度怀疑脑淀粉样血管变性,其确诊需要活检。

(5) 磁共振静脉成像(MRV):硬脑膜窦或者皮质静脉血栓形成可表现为伴有静脉性梗死的脑出血。敏感的诊断手段是磁共振增强联合应用磁共振静脉成像(MRV)。如果诊断仍不明确,可以应用 DSA。

(6) 脑出血患者的影像诊断建议:① 应用 CT 或 MRI 来鉴别缺血性卒中和脑出血;② CTA、CTP 或增强 CT 检查以筛选具有血肿扩大风险的患者。如果临床表现和影像学检查可疑,CTA、增强 CT、增强 MRI、MRA、MRV、DSA 对发现潜在器质性病变具有一定价值,包括血管畸形、肿瘤等。

【诊断和鉴别诊断】

有高血压的中老年人,突然剧烈头痛、呕吐、偏瘫伴血压升高,均应高度怀疑本病,CT 或 MRI 可帮助确定诊断。临床需要鉴别除高血压以外的其他原因的脑出血,需要根据病史、影像学、实验室检查等综合判断脑出血的病因。

人们习惯于根据脑出血的部位进行分型,但是这不能替代病因分析。近年来比较推崇的是 SMASH - U 和 H - ATOMIC 病因分型,尤其是对 SMASH - U 病因分型的研究和使用较多。

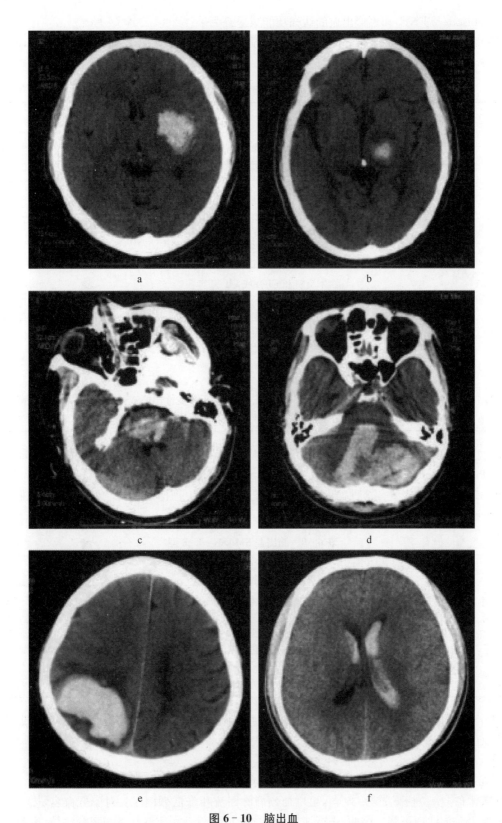

图 6 - 10 脑出血

a. 壳核出血;b. 丘脑出血;c. 脑干出血;d. 小脑出血;e. 脑叶出血;f. 脑室出血

　　CAA 相关的脑出血是正常血压脑出血的重要原因。CAA 占老年人脑叶出血的 20%。出血易流入邻近的蛛网膜下腔引起头痛、恶心、呕吐、颈项强直、克尼格征阳性等。脑叶出血多有明显的定位症状,如偏盲、象限盲、精神症状如淡漠等。CAA 所致的脑出血另一个特点是可以有不同部位同时发生血肿,或数月或数年之后反复脑叶出血。此外,CAA 还可以表现为脑出血后痴呆、短暂性局灶神经发作(transient focal neurological episode，TFNE)和不伴出血的认知功能减退或痴呆。

CAA 改良波士顿诊断标准将诊断分为四个等级，此标准将皮层表面铁沉积(cortical superficial siderosis，cSS)纳入诊断依据中，具体见表 6-8。

表 6-8　改良波士顿淀粉样血管病(CAA)诊断标准

等级	标准
确定的 CAA	全面的尸检证实： 1. 脑叶、皮质或皮质-皮质下出血 2. 严重 CAA 3. 无其他病变的证据
有病理学证据支持的很可能的 CAA	临床资料和病理组织(血肿清除或皮质活检)证实： 1. 脑叶、皮质或皮质-皮质下出血、微出血或 cSS 2. 标本可见一定程度的 CAA 3. 无其他病变的证据
很可能的 CAA	临床资料和 MRI 或 CT 证实： 1. 年龄≥55 岁 2. 局限于脑叶、皮质或皮质-皮质下区域的多发性出血(包括小脑出血)，或脑叶、皮质或皮质-皮质下单发性出血伴局灶性或弥散性 cSS 3. 无其他出血病因
可能的 CAA	临床资料和 MRI 或 CT 证实： 1. 年龄≥55 岁 2. 脑叶、皮质或皮质-皮质下单发性出血或微出血，或局灶性或弥散性 cSS 3. 无其他出血病因

脑出血病因分型 SMASH-U 方法，即血管结构病变(structural lesion)，药物相关(medication)，淀粉样血管病(amyloid angiopathy)，系统性或其他疾病(systemic/other disease)，高血压(hypertension)，不明原因(undetermined)六个病因分型。这种病因分型能够帮助临床医生理清思路，避免错漏，值得推广。具体见表 6-9。

表 6-9　脑出血 SMASH-U 分型

S	M	A	S	H	U
血管结构病变：动静脉畸形、海绵状血管瘤、烟雾病等	药物相关：发病前 3 d 内使用过华法林(且 INR>2.0)或全剂量肝素，或非缺血性卒中患者接受过静脉溶栓治疗	淀粉样血管病：脑叶、皮质或皮质-皮质下出血，年龄≥55 岁，且排除其他病因	系统性或其他疾病：全身性或其他明确病因引起的脑出血，不包括抗凝、高血压或淀粉样血管病	高血压：深部或幕下脑出血，且此次发病前有高血压病史	不明原因：全面检查后仍未找到病因

因此，脑出血的诊断流程应包括如下步骤：① 是否为脑卒中；② 是否为脑出血，行脑 CT 或 MRI 明确诊断；③ 脑出血的严重程度，根据 GCS 或 NIHSS 等量表评估；④ 脑出血分型。

【治疗】

1. 内科治疗

(1) 卧床休息：头位抬高 20°～30°角，可增加颈静脉回流和降低颅内压。对于低血容量患者，抬高床头可使血压下降及脑灌注压下降。因此，进行该项治疗之前应排除低血容量。密切观察病情，避免外界刺激和不必要的搬动。

(2) 控制血压：血压过高可加重脑水肿，诱发再出血。因此应及时应用降压药以控制过高的血压。血压降低的程度应根据每个患者的具体情况而定，原则上应逐渐降到脑出血前原有的水平或 160/90 mmHg 左右。根据近年来的研究结果，综合《中国脑出血诊治指南(2019)》的建议，推荐：① 应综合管理脑出血患者的血压，分析血压升高的原因，再根据血压情况决定是否进行降压治疗；② 对于收缩压 150～220 mmHg 的患者,在没有急性降压禁忌证的情况下,数小时内降压至 130~140 mmHg 是安全的(主要是血肿量较小的患者),但是血压下降过快、过低有可能会导致肾功能损伤;对于收缩压>220 mmHg 的脑出血患者,在密切监测血压的情况下,持续静脉输注药物控制血压可能是合理的,收缩压目标值为 160 mmHg;③ 在降压治疗期间应严密观察血压水平和神经功能的变化。

(3)血糖管理:不论是否合并糖尿病,脑出血患者入院时高血糖均提示更高的病死率和更差的临床预后。血糖值可控制在 7.8~10.0 mmol/L。

(4)脑脊液外引流和颅内压(intracranial pressure,ICP)监测:主要包括以下 2 点:① 脑脊液外引流时可在脑室内放置导管监测颅内压,同时也是降低颅内压的有效方法;可根据颅内压的情况,间断地短时间释放脑脊液;② ICP 监测临床应用较少,血肿较小或有限的脑室内出血患者通常不需要 ICP 监测。关于控制 ICP 与脑出血预后关系的研究证据不足。置入外引流和使用 ICP 监测设备的风险主要是感染和脑室内出血。多数报道细菌聚集而非系统性感染,发生率为 0~19%,相关性脑膜炎的发生率为 6%~22%。在置入设备前,应评估者的凝血功能,有应用抗血小板药物史的患者可输注血小板,发病前应用华法林的患者在置管前也需纠正凝血异常。控制 ICP 应该着眼于潜在病因的治疗,尤其是脑积水或血肿的占位效应。建议以下情况应考虑 ICP 监测和给予相应处理:① 脑出血患者 GCS 评分≤8 分,出现小脑幕裂孔疝的临床表现、严重脑积水,建议脑灌注压保持在 50~70 mmHg;② 意识水平下降的脑积水患者可行脑室引流。

降颅内压治疗应是平衡和渐进的过程:抬高床头、镇痛和镇静;甘露醇静脉滴注;必要时可用甘油果糖或呋塞米或大剂量白蛋白,但不建议长期使用;短暂的过度通气;脑室引流;高渗盐水,有助于降低颅内压、减轻灶周水肿。最近的荟萃分析认为高渗盐水的效果似乎更优于甘露醇;低温治疗和单纯去骨瓣减压术也有一定效果。

(5)止痛和镇静:躁动患者可静脉给予镇静药物,常用的有异丙酚、依托咪酯、咪达唑仑,通常给予吗啡、阿芬他尼止痛。若有必要,可作气管插管或其他操作。

(6)神经肌肉阻滞:肌肉强烈收缩可使胸内压升高及阻止脑静脉回流,若对镇静和止痛无效,可考虑神经肌肉阻滞治疗。

(7)渗透性治疗:最常用的药物是甘露醇,能使液体从水肿或非水肿脑组织中渗透到血管内,并能提高心脏的前负荷及脑灌注压,因此可通过自身调节降低颅内压;同时甘露醇可降低血黏度,引起反射性血管收缩和血管体积减小。监测血渗透压为 300~320 mOsm/kg,20%甘露醇 250 ml 静脉快速滴注,每日 2~4 次,与呋塞米合用可增加疗效。高渗盐水、甘油果糖、白蛋白也可降低颅内压。

(8)过度通气:过度通气是最有效的快速降低颅内压的方法之一。实验证明,血管对二氧化碳的反应非常明显,可通过改变细胞外液的 pH 实现。尽管此方法有效,但是由于具有侵入性及低二氧化碳水平,导致临床不太应用;同时此法也会造成脑血流量下降,因为机体自身会快速调节细胞外 pH 的变化,故其治疗效应是短暂的。事实上,过度通气 6 h 后,动脉 PCO_2 的正常或升高可快速使 ICP 升高而达不到治疗效果。过度通气的 CO_2 水平目标值为 30~35 mmHg。

(9)巴比妥类药:高剂量巴比妥类药物治疗顽固性高颅压是有效的,但作为一线药物或大剂量用药对脑有潜在损害。巴比妥类药物能抑制脑的代谢活动,相应脑血流量减少、颅内压下降,但应加强监测,防止高并发症风险。

(10)类固醇激素:不主张常规应用类固醇激素,对照研究证实激素治疗对脑出血不仅无益,反可增加感染等并发症。

(11)止血剂:脑内动脉出血应用止血剂无效,但对点状出血、渗血,特别是合并消化道出血时,需要应用止血剂。可酌情选用抗纤维蛋白溶解剂如氨甲环酸,其治疗脑出血的多中心随机对照研究(TICH-2 研究)显示,与安慰剂相比,接受氨甲环酸治疗的脑出血患者出现血肿扩大的较少且 7 d 时病死率更低,然而 90 d 时主要结局无获益,不推荐无选择性使用或长期使用。

2. 外科治疗 高血压性脑出血的治疗旨在挽救生命,仅在内科治疗无效时方可选择外科治疗。由于对脑出血病理的深入研究和微创外科技术的发展和应用,外科手术清除血肿和降低颅内压可以更好地保留和恢复患者的神经功能,改善生存质量。然而,到目前为止,脑出血患者是否手术及手术时机仍有争议。手术方法、指征、功能评定等虽然有所研究,但尚无一致意见,目前认为在严格筛选指征下,脑出血可作选择性手术治疗。

(1) 手术治疗适应证：病因未明确的脑出血患者行手术前应行血管相关检查(CTA、MRA、DSA)排除血管病变,规避和降低再出血风险。下列情况建议手术治疗：① 脑出血伴神经功能恶化、脑干受压和(或)脑室梗阻致脑积水者应尽快手术清除血肿,但不推荐单纯脑室引流而不进行血肿清除；② 脑叶出血超过 30 ml,且血肿距皮质表面 1 cm 以内者,可考虑开颅清除幕上血肿；③ 发病 72 h 内、血肿体积 20～40 ml、GCS≥9 分的幕上高血压性脑出血患者,在有条件的医院,经严格选择后可应用微创手术联合或不联合溶栓药物液化引流清除血肿；④ 40 ml 以上重症脑出血患者由于血肿占位效应导致意识障碍恶化者,可考虑微创手术清除血肿。微创治疗应尽可能清除血肿,使治疗结束时残余血肿体积≤15 ml。

(2) 其他相关因素的处理：① 脑室内出血：rt-PA 辅助外引流有效。在自发性脑出血患者中,约45%合并脑室出血,且是预后不良的独立预测因素之一。理论上置入脑脊液引流管利于血液及脑脊液向外引流,但因血液引流速度极慢且易堵塞引流管,单纯使用脑室引流术往往无效。因此,动物和临床研究尝试向脑室内注射尿激酶、rt-PA 等溶解血栓的药物。CLEAR Ⅲ研究提示合并或单纯脑室出血患者,脑室引流 rt-PA 治疗组死亡率、严重不良事件均低于对照组,且未增加症状性出血的风险。② 动静脉畸形：可以择期手术。AVM 在首次出血后一年内再次出血的比例是 18%,但在近期内再次出血的风险很低,所以不似动脉瘤那样急于手术或介入治疗。急性期最重要的是让患者保持稳定,在出血后 4～12 周再进行手术治疗,这样可以避免急性期手术容易产生的一些危险的并发症。这些并发症即使后来在手术中发生,也会比在急性期时产生的损害轻。外科医生认为,在血块存在的时候进行手术更容易操作,因为血块会分离病灶和正常组织,所以应该在发病后 2～3 个月内进行手术。栓塞术适用于 AVM、动脉瘤、硬脑膜动静脉畸形等,但不适用于海绵状血管瘤。栓塞可作为 AVM 独立或与手术联合的治疗方法。③ 海绵状血管瘤：手术前需要判断有无血管畸形。海绵状血管瘤是脑和脊髓出血的原因之一,一个病灶的年出血率是 0.7%,有过出血者年再出血率是 4.5%。此类出血不会危及生命,因为它们属于脑内低压系统。其血管造影多阴性,只有不到 10%的海绵状血管瘤可通过造影发现,最敏感的影像学手段是磁共振梯度回波 T_2 加权相(T_2^*WI)或 SWI,影像学上可以发现孤立或多发的、随机分布的圆形病灶,周边可强化。比微出血的直径大。30%的海绵状血管瘤伴有静脉畸形,反之亦然。所以怀疑此病时,尤其是要做外科手术的患者,要做 T_2^*WI 或 SWI 以判定血管畸形的范围。是否手术取决于病灶的位置。如果是无症状的海绵状血管瘤或外科手术无法企及,则进行临床观察；如果有症状且处于外科可到达的部位,则进行手术；如果病情进展但手术无法进行,则建议进行放疗。

3. **脑出血并发症的预防与处理** 肺和心血管并发症是脑出血患者死亡的主要原因。因此积极防治呼吸道阻塞、感染、心血管疾病和消化道出血、尿路感染、压(褥)疮、水电解质紊乱等很重要。

(1) 体温管理：脑出血伴发热者预示临床预后较差,发热的持续时间与预后直接相关。基底节、脑叶出血,尤其合并脑室出血的患者发热发生率高。在入院 72 h 仍存活的患者中,发热是预后的独立预测因素,但与发热治疗措施没有关系。

(2) 脑积水：可继发于任何一种颅内出血,脑室出血或实质出血可出现非阻塞性脑积水,小脑出血常可导致阻塞性脑积水。轻度脑积水者可以观察。非阻塞性脑积水者可腰椎穿刺放液,脑室-腹腔分流和腰-腹腔分流。病变部位不清或阻塞性脑积水者必须采用脑室引流,或脑室内注入溶栓剂后再同时脑室引流。经内镜第三脑室引流术对急性出血相关的脑积水疗效不佳。在脑脊液引流术中预防性使用抗生素有效。

(3) 深静脉血栓形成(deep vein thrombosis, DVT)和肺栓塞(pulmonary embolism, PE)的预防：预防DVT/PE 是每个卒中患者护理的重要内容。卧床患者应注意预防 DVT,可做 D-二聚体检测及肢体多普勒超声检查预测和证实。鼓励患者尽早活动、肢体抬高。尽可能避免下肢静脉输液,特别是瘫痪侧肢体。瘫痪患者入院后即应用气压泵装置,可预防深静脉血栓及相关栓塞事件。单独弹力袜预防无效。对易发生深静脉血栓的高危患者(排除凝血功能障碍所致的脑出血患者),血肿稳定后可考虑发病后 1～4 d 皮下注射小剂量低分子肝素或普通肝素预防 DVT,但应注意出血的风险；当患者出现深静脉血栓或肺动脉栓塞症状时,可使用系统性抗凝治疗或植入下腔静脉滤器。

(4) 癫痫发作：ICH 发病 2 周内癫痫发作的发生率为 2.7%～17%,但与预后和病死率无关。有癫痫发作或脑电图痫样放电的认知行为改变的患者,应开始应用抗癫痫药物,但不推荐预防性应用。早发痫性发作(<7 d),应给予 3～6 个月抗癫痫药物治疗。对于晚发痫性发作(>7 d),可用 CAVE 评分评价发生可能性,其变量包括皮质受累(C)、年龄(A)＜65 岁、出血体积(V)及早发痫性发作(E),晚发痫性发作的抗癫痫药物治疗原则与特发性癫痫患者相同。

【预防】

脑出血预防的关键在于控制高血压。研究显示,未经治疗的高血压者卒中发生率比控制高血压者高 10 倍。防治高血压病,除合理用药物外,应避免烟、酒和过度紧张、焦虑,劳逸有度十分必要。初发脑出血后存活的患者中,再次卒中发生率显著高于缺血性卒中的发生率;初次出血的部位与再次出血具相关性,这一结果可能与脑叶淀粉样脑血管病的复发有关。此外,还与年龄、脑出血后抗凝药的应用、本次脑出血前的出血史、载脂蛋白 ε 或等位基因的携带者,以及 MRI 的微出血灶数目等有关。

ICH 复发最重要的干预因素是最佳血压控制,目前认为长期血压控制目标为＜130/80 mmHg。口服抗凝药物的 ICH 患者预后较差,复发率高,应重新权衡 ICH 患者服用抗凝药物预防血栓形成的收益与风险。在非机械性瓣膜患者中,至少在 4 周内应避免口服抗凝药物。抗血小板药物对脑出血复发和严重程度的影响明显小于抗凝药物,似乎较为安全。如果有使用指征,脑出血后数天可开始阿司匹林单药治疗,尽管其最佳使用时间尚不清楚。没有足够证据表明脑出血患者应限制他汀类药物的使用。

蛛网膜下腔出血

颅内血管破裂后,血液流入蛛网膜下腔称为蛛网膜下腔出血(subarachnoid haemorrhage,SAH)。临床上将蛛网膜下腔出血分为外伤性与非外伤性两大类,非外伤性蛛网膜下腔出血又称为自发性 SAH,是一种常见的致死率极高的疾病。据估计其可占总脑血管病的 9%～20%。近年来,随血管介入技术、诊断方法与围手术期处理的巨大进展,病因发现率有很大提高。但是 SAH 患者的预后仍然较差,平均死亡率高达 45%,而存活者的残障率也相当高。

【病因】

自发性 SAH 的主要病因为动脉瘤,约占全部病例的 85%,各部位均可发生,以后交通动脉瘤最为常见(图 6-11)。其次是动静脉畸形(arteriovenous malformation,AVM)、硬脑膜动静脉瘘(dural arteriovenous fistula,DAVF)、凝血功能障碍、高血压、吸烟、酗酒、药物滥用等,均为 SAH 的独立危险因素。

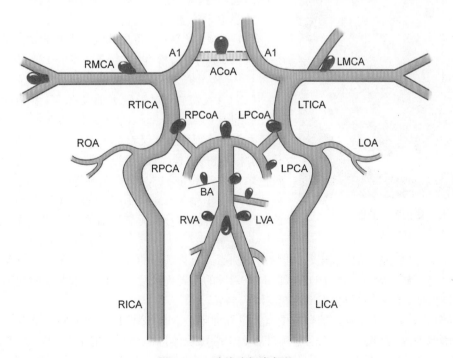

图 6-11　动脉瘤好发部位

前交通动脉(ACoA),后交通动脉(PCoA),颈内动脉(ICA)相连处,大脑中动脉(MCA)基底动脉(BA)顶端,椎动脉(VA)汇合处

【临床表现】

SAH 患者多数急性起病,因为骤然剧烈头痛而至急诊求医,有 80% 患者主诉"从未有过的剧烈头痛",20% 患者仅有一过性或者先兆性头痛,体力劳动或激动可能是发病诱因。头痛时可伴随恶心、呕吐、颈项强直、意识模糊、肢体瘫痪等局灶性神经体征(包括脑神经瘫痪)或癫痫发作。颅内动脉瘤未破裂前多无临床症状。个别患者表现不典型,头痛不明显或头晕、恶心、脸色苍白,且无明确神经体征等多样化表现,此时极易发生误诊或者延迟诊断。误诊可使该病死亡或致残比例上升 4 倍。有些动脉瘤破裂者可表现先兆性出血或警示性渗漏,多见于大动脉瘤破裂前 2~8 周的轻微出血。这些轻微出血多数伴头痛,但程度较轻,也可出现恶心、呕吐,症状可持续数天,但脑膜刺激征不明显。因此,对因突发性头痛而没有明确偏头痛病史的急诊患者,均需详细检查并排除 SAH 之可能。

SAH 发病后血液进入蛛网膜下腔,刺激血管和脑膜出现相应血管及弥漫性脑血管痉挛,严重者可出现脑缺血乃至脑梗死。动脉瘤性 SAH 发生后,血管造影可发现 30%~70% 患者出现血管痉挛。血管痉挛在出血后的 3~5 d 内开始出现,5~14 d 达到高峰,并在 2~4 周后逐渐缓解。约一半患者因血管痉挛可造成迟发性、缺血性神经功能缺损,与脑梗死过程类似。就目前医疗水平,仍有 15%~20% 患者因血管痉挛导致卒中或死亡。手术治疗但仍死亡的患者中有 50% 死因与血管痉挛有关。临床上,新发的局灶性神经功能缺损者,应首先考虑为症状性血管痉挛。所谓的"症状性"血管痉挛其实是迟发性脑梗死。昏迷患者没有明显症状,因此对于评分较差的患者需加强观察。

随着病程的发展,红细胞皱缩、破坏后溶解,含铁血黄素可沉积于脑内的蛛网膜颗粒,引起脑脊液再吸收障碍,并出现继发性脑积水和颅内压增高。因此在 SAH 发病 2 周后,CT 检查常可见有不同程度的脑室扩大,4~6 周后即可出现继发性交通性脑积水。

一般认为,SAH 发病后第 3~4 d、第 7~8 d 或第 12~14 d 是极易发生再次出血的时间。若在急性期经 DSA 检查未能发现动脉瘤及其他颅内血管异常的患者,发病 2 周后再发的机会较少,若有再发者应进一步寻找其他可能病因。2 周后有脑室扩大者应考虑发生脑积水。

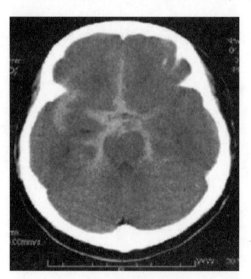

图 6-12 蛛网膜下腔出血

【辅助检查】

突然起病的剧烈头痛,伴颈项僵直或颈有阻力而不伴发热的患者,应高度怀疑 SAH 之可能,均应作急诊 CT 检查,若头颅 CT 平扫结果阴性,应考虑行腰椎穿刺做脑脊液检查以明确诊断。

1. 影像学检查

(1) 头颅 CT 平扫:可见蛛网膜下腔异常高信号(图 6-12),是诊断 SAH 的首选检查。在 SAH 发病 12 h 内,CT 敏感性高达 98%~100%,24 h 内逐渐降至 93%,6 d 内降至 57%~85%。

(2) CTA 检查:对于较大的动脉瘤,敏感性与 DSA 相似。当动脉瘤直径≥5 mm 时,CTA 的敏感性可达 95%~100%,若直径<5 mm,则敏感性仅为 64%~83%。CTA 还在动脉瘤壁钙化、动脉瘤腔内血栓、动脉瘤导致脑实质出血的倾向及动脉瘤与骨性结构的关系等方面具有一定优势。

(3) MRI 和 MRA:可用于急性 SAH 的诊断,但不适用于急诊。MRA 无需碘造影、无离子辐射,适用于孕妇,也可用于 SAH 的病因筛查。

(4) DSA:是目前明确 SAH 病因,诊断颅内动脉瘤或血管畸形的金标准(图 6-13)。SAH 患者 DSA 阴性的占 20%~25%,如 1 周后再次行 DSA,有 1%~2% 的患者仍可检查出以前未发现的动脉瘤。但因 DSA 的风险和费用均偏高,是否行两次 DSA 检查应因人而异。

2. 脑脊液和其他实验室检查　脑脊液中有大量红细胞是诊断 SAH 的直接实验室证据。动脉瘤性 SAH 者的出凝血功能无明显异常。如考虑烟雾病时需做钩端螺旋体抗体检测。电解质测定多有临床意义,血清钾水平常降低与 SAH 出血量及心电图异常相平行。SAH 患者心电图异常,表现为 P 波高尖、大 QRS 波、QT 间期延长和 ST 段降低或倒置等,极类似心肌梗死的心电图改变,心电图异常不能通过补充血钾改善,异常越严重者预后越差。SAH 伴有体温升高和白细胞升高者预后较差,入院时白细胞计数高于 $15×10^9$/L 或

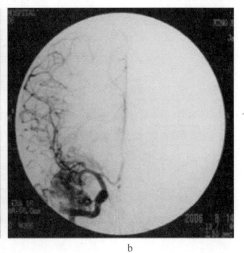

图 6‑13 SAH 的 DSA

a. 后交通动脉动脉瘤;b. 大脑中动静脉血管畸形

体温高于 37.5℃,患者病死率为 55%~60%,低于上述指标的患者,病死率为 25%~35%。血黏度增高伴血细胞比容超过 40%,血清纤维蛋白原升高和高渗透压者预后不良。

【诊断和鉴别诊断】

头痛、脑膜刺激征阳性以及头颅 CT 发现蛛网膜下腔呈高密度影是最经典的诊断标准。急性发病时剧烈头痛,可伴有恶心、呕吐、意识障碍、癫痫,脑膜刺激征阳性,头颅 CT 检查发现蛛网膜下腔高密度影,即可确诊 SAH。若头痛轻微、脑膜刺激征不明显,但临床高度怀疑 SAH,则尽早行腰椎穿刺检查,腰椎穿刺结果提示 SAH,亦可确诊。但临床仍需与病毒性脑膜脑炎、结核性脑膜炎、脑静脉或静脉窦血栓形成、枕神经痛、肌紧张性头痛以及枕骨大孔综合征等鉴别。

【治疗】

SAH 是神经科急症之一,需要迅速、正确诊断和处理。推荐按如下流程并根据临床表现及头颅 CT 结果进行分级评估,常用方法有 Hunt‑Hess 量表(表 6‑10)和改良 Fisher 量表(表 6‑11)。

表 6‑10 Hunt‑Hess 评分

评分	临床表现
1	无症状,或轻度头痛,轻度颈项强直
2	中至重度头痛,颈项强直,或脑神经麻痹
3	嗜睡或混乱,轻度局灶神经功能损害
4	昏迷,中至重度偏瘫
5	深昏迷,去脑强直,濒死状态

注:对于严重的全身性疾病(例如高血压肾病、糖尿病、严重动脉硬化、慢性阻塞性肺病)或血管造影发现严重血管痉挛者,评分加 1 分。

表 6‑11 改良 Fisher 量表

评分	CT 表现	血管痉挛风险(%)
0	未见出血或仅脑室内出血或实质内出血	3
1	仅见基底池出血	14
2	仅见周边脑池或侧裂池出血	38
3	广泛蛛网膜下腔出血伴脑实质出血	57
4	基底池和周边脑池、侧裂池较厚积血	57

SAH 诊断和处理可按照图 6-14 所示流程安排。

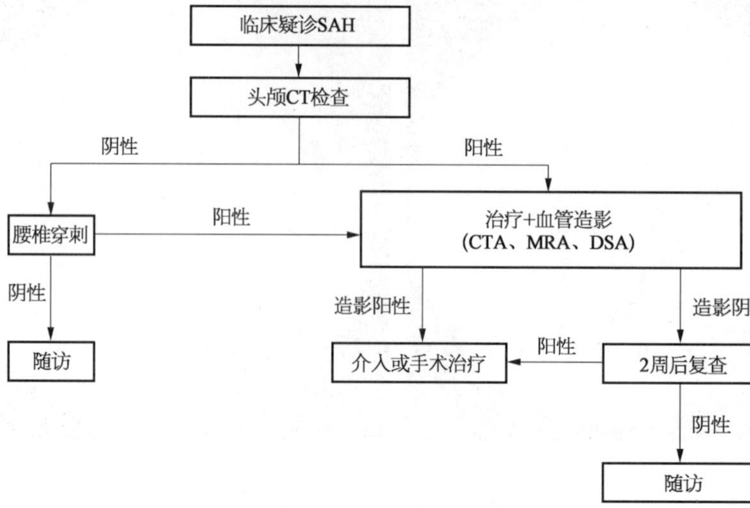

图 6-14 SAH 诊断和处理流程

1. 一般处理　需监测血压,并权衡缺血、高血压相关再出血的风险。如果存在意识水平下降,呼吸抑制及气道受阻,则有必要气管插管。应重视心电监护,采取积极的预防措施,保护心功能。应注意低钠血症的存在和处理。

SAH 患者应尽可能去有条件的医院就诊,转院可导致病情加重或出现并发症,尤其再出血而影响预后。凡必须转院者可在转院过程中使用氨甲环酸持续滴注以降低早期转运中再出血的风险。

2. 动脉瘤介入和外科手术治疗　尽早对破裂动脉瘤进行手术治疗已成共识。早期治疗可降低再出血风险。外科手术夹闭或弹簧圈栓塞均可降低动脉瘤性 SAH 的再出血风险。与完全性栓塞相比,包埋或覆盖动脉瘤、不完全夹闭或栓塞都会增加再出血风险,应尽可能完全栓塞动脉瘤。若栓塞治疗和夹闭术均可治疗动脉瘤,推荐首选栓塞治疗。

倾向于栓塞术的因素有:年龄>70 岁、不存在有占位效应的血肿、动脉瘤相关因素(后循环动脉瘤、窄颈动脉瘤、单叶形动脉瘤)。倾向于推荐夹闭术的因素有:年龄较轻、合并有占位效应的血肿、动脉瘤相关因素(大脑中动脉及胼周动脉瘤、瘤颈宽、动脉瘤体直接发出血管分支、动脉瘤和血管形态不适于血管内弹簧圈栓塞术)。

3. 预防再出血的药物和其他治疗　明确病因,针对病因治疗是预防再出血的根本措施。卧床休息有助于减少再出血,但作用有限,需结合其他治疗措施。早期、短疗程的抗纤溶药物止血治疗结合早期动脉瘤治疗,可减少再出血的发生。

4. 血管痉挛的监测和治疗　DSA 判断血管痉挛的标准是大脑中动脉主干或大脑前动脉 A_1 段直径<1 mm,或大脑中动脉和大脑前动脉的远端支直径<0.5 mm。TCD 诊断标准是流速超过 100~120 cm/s 与血管痉挛相关。典型患者在出血后第 4 d 出现血流速度增快,在第 11~18 d 达高峰,到第 3~4 周恢复正常。动脉瘤性 SAH 发生后,血管造影可发现 30%~70% 的患者发生血管痉挛。血管痉挛在出血后的 3~5 d 内开始出现,5~14 d 达到高峰,并在 2~4 周后逐渐缓解。

动脉瘤性 SAH 患者发生血管痉挛时,可缓慢静脉滴注尼莫地平 50 mg,每日 2~3 次;或口服尼莫地平 60 mg,每日 4 次,可有效改善预后。也可根据临床具体情况选择脑血管成形术和(或)动脉内注射血管扩张剂治疗血管痉挛。

5. 脑积水的治疗　急性脑积水(<72 h 内脑室扩张)发生率为 20%~30%,临床评分或 Fisher 评分较差的患者更易出现急性脑积水。对有症状的慢性脑积水患者采取临时或永久性脑脊液分流术。对脑室扩张的患者,脑室引流可减轻急性 SAH 的意识障碍,40%~80% 有意识水平下降的患者,在脑室引流后病情有不同程度的改善。

慢性脑室扩大的患者需行永久性分流术,脑室分流术、脑室-腹膜分流术、椎管-腹膜分流术均可改善患者的临床症状。

6. **痫性发作** 非惊厥性癫痫持续状态与高死亡率、高的迟发性脑缺血发病率相关,需严密监测,积极诊疗。连续脑电监测有助于临床观察和判断。如有痫性发作者需用抗癫痫药物,但不推荐长期使用抗癫痫药物,如既往有癫痫史、有实质血肿或梗死、大脑中动脉动脉瘤,可考虑长期使用。

【预后和预防】

SAH 病死率很高,在出血后第 1 周可达 27%,两次出血者的死亡率高达 70%;两周内患者再出血比例达 22%,一个月内再出血的为 33%,1 个月后再出血的风险减低,但仍有 3%。血管造影中造影剂外渗是预示再出血及预后不良的征象。3 个月内死亡率为 45%～49%。伴有巨大动脉瘤或伴有神经功能缺失者预后更差。存活者中 50% 留有残疾,64% 生活质量不能恢复到病前水平。

积极治疗高血压、戒烟、一级亲属有动脉瘤性 SAH 的高风险人群进行血管造影筛查,均为预防 SAH 的措施。

第五节 颅内静脉及静脉窦血栓形成

颅内静脉及静脉窦血栓形成(cerebral vein and sinus thrombosis,CVST)是一种少见的脑血管疾病,仅占卒中的 0.5%～1%。其中女性患者约占 75%。其临床表现与动脉系统血栓形成明显不同,往往需要更长的时间才能确诊,多数患者 7 d 左右才能确诊(3～16 d),而延迟诊断对预后有着不良的影响。近年来,随着 MRV、高分辨率 MRI 和 DSA 等影像学技术的发展,此类疾病的诊出率明显提高。

【解剖】

硬膜静脉窦是位于硬膜骨膜层和脑膜层之间的管道,内部是复杂的小梁状结构和袋状结构,没有瓣膜。硬膜窦收集浅部及深部大脑静脉、脑膜及颅骨的血液。主要的硬膜静脉窦(图 6-15)包括双侧上、下矢状窦,直窦,横窦,乙状窦,岩上窦,岩下窦和海绵窦。

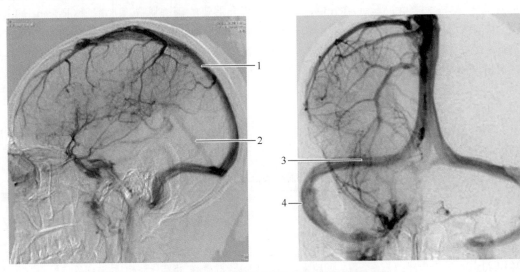

图 6-15 DSA 静脉相显示脑内主要的静脉窦
1. 上矢状窦,2. 直窦,3. 横窦,4. 乙状窦

1. **主要的静脉窦**

(1) 上矢状窦(superior sagittal sinus,SSS):位于大脑镰联合处,前面与面静脉和鼻静脉交通,主要收集大脑凸面的矢状旁静脉,与直窦汇合形成窦汇。

(2) 下矢状窦(inferior sagittal sinus,ISS):是相对小的管道,在大脑镰下的游离缘内后行。从大脑镰前 1/3 与中 1/3 交界处起始,位于胼胝体前面上方,接受来自大脑镰、胼胝体、扣带和大脑半球内侧面的属支。ISS 在大脑镰小脑幕顶部与大脑大静脉结合形成直窦即终止。

(3) 直窦(straight sinus,SS):是 ISS 与大脑大静脉汇合而成,向后下行走,接受小脑蚓部、小脑半球和小脑幕的静脉。直窦在枕内隆凸处终结,变成左、右横窦。

(4) 横窦(transverse sinus,TS):又名侧窦,位于小脑幕叶、颅骨附着处内;向前外弯曲,自枕内隆突至颞骨部后缘,向下内变成乙状窦(sigmoid sinus,SS),接受岩上窦的引流。TS,SSS 和 SS 汇合形成窦汇。TS 接受来自 SSS、SS 的静脉血,沿途还接受来自小脑、颞叶及枕叶的下外表面、小脑幕的桥式静脉属支。横窦通过乳突导静脉与枕静脉交通。人群中 75%的人右横窦大于左横窦,5%～20%解剖标本可见一侧横窦狭窄或闭塞。

(5) 乙状窦(sigmoid sinus,SS):是两侧横窦向前下方的延续,最后形成颈内静脉。乙状窦与椎静脉丛、枕下肌静脉、头皮静脉和髁导静脉之间有许多吻合支。

(6) 岩上窦(superior petrosal sinus,SPS):是从海绵窦延伸至乙状窦的管道,属支有引流脑桥及上部延髓的岩静脉、外侧中脑静脉、小脑静脉、内耳静脉。

(7) 岩下窦(inferior petrosal sinus,IPS):位于岩骨突与斜坡之间的沟内,变异较多,通常引流入颈静脉球而终止。岩下窦与颅底静脉丛、椎静脉丛、翼静脉丛和硬膜外静脉之间有许多吻合。

(8) 海绵窦(cavernous sinus):位于蝶骨体的两侧,由许多小静脉形成,不规则,小梁高度交错,分隔成多个静脉间隙,广泛互联。海绵窦内有颈内动脉海绵窦段、动眼神经、滑车神经、展神经及三叉神经眼支,均位于海绵窦外侧壁两层硬膜之间。前方的海绵窦接受眼上和眼下静脉;外侧与导静脉、翼静脉丛交通;内侧通过海绵间窦与对侧海绵窦相通,形成围绕蝶鞍的环窦。在后方,海绵窦血液进入岩上窦及岩下窦,通过这些窦再分别进入横窦和颈静脉球。海绵窦也与下方的斜坡静脉丛交通。

2. 脑部浅、深静脉 颅内浅静脉的变异较大,主要有大脑上静脉、大脑中静脉及大脑下静脉,汇集大脑半球的静脉血液。大脑上静脉收集半球皮质大部分的血液并流入上矢状窦。最大的浅静脉为大脑中静脉,它不仅流入上矢状窦,且流入海绵窦,故有沟通以上两窦的功能。大脑下静脉在半球的腹侧面形成,进入横窦或海绵窦。

深静脉中最大、最重要的静脉是大脑内静脉(internal cerebral vein,ICV),成对起自室间孔之后,靠近中线,在第三脑室顶部脉络组织内。大脑内静脉向后行,终于四叠体池嘴部,两侧的大脑内静脉联合并且与两侧的基底静脉联合,形成大脑大静脉(Galen 静脉)。另外两个重要的深静脉是基底静脉(Rosenthal 静脉)和 Galen 静脉。基底静脉在侧裂内深部近颞叶的钩部起始,大脑前、中深静脉以及引流脑岛和大脑脚的静脉汇合成基底静脉。然后,基底静脉向后围绕大脑脚,横跨顶盖,走向大脑大静脉,在途中接受中脑外侧静脉的引流。大脑内静脉与基底静脉在胼胝体压部之下联合形成大脑大静脉,后者呈"U"形,围绕胼胝体压部弯向后上,终于小脑幕顶,与下矢状窦汇合形成直窦。

【病因】

CVST 的病因很复杂,病因决定了患者后续的抗凝治疗方案。因此,根据病因是否能够解除分为两大类,详见表 6-12。

表 6-12 颅内静脉和静脉窦血栓形成的病因

可去除性的因素	难去除或不能去除性的因素
1. 血管壁因素 　(1) 感染性因素:包括中枢神经系统感染、硬脑膜邻近组织感染、全身感染 　(2) 物理损伤:包括头部外伤、腰椎穿刺、脊髓造影术、脊椎麻醉、颈部扩大手术、颅脑手术、颈部或锁骨下静脉导管置入 2. 血液成分因素(高凝状态) 　(1) 妊娠/产褥期 　(2) 药物:包括口服避孕药、激素替代疗法、雄激素药物、甾体类药物、西地那非、锂、维生素 A 等 　(3) 其他:包括任何原因导致的严重脱水、糖尿病酮症酸中毒 3. 自发性低颅压综合征	1. 血管壁因素 　(1) 非特异性炎性疾病:包括白塞病、系统性红斑狼疮、干燥综合征、颞动脉炎、血栓闭塞性脉管炎、炎症性肠病、结节病等 　(2) 硬脑膜动静脉瘘:即使得到瘘口封闭治疗,一部分患者仍然需要长期抗凝 2. 血液成分因素(高凝状态) 　(1) 遗传性:蛋白 C、蛋白 S 缺乏,活化蛋白 C 抵抗,抗凝血酶Ⅲ缺乏,Ⅴ因子 Leiden 变异,凝血酶原突变,高同型半胱氨酸血症 　(2) 获得性:抗磷脂抗体综合征、肾病综合征、发绀型先天性心脏病 　(3) 恶性肿瘤相关高凝状态:颅外实质肿瘤、血液系统肿瘤(白血病、淋巴瘤) 　(4) 血液系统疾病:缺铁性贫血、巨幼细胞性贫血、镰状细胞病、阵发性睡眠性血红蛋白尿、原发和继发性红细胞增多症、原发和继发性血小板增多症等 3. 不明原因

【临床表现】

不同静脉窦和静脉血栓形成有其不同的特点,根据病因、发病部位等有不同的临床表现,最常见的是头痛,其次是恶心、呕吐、癫痫发作、视力下降、意识障碍、局灶性神经功能缺损等,少部分患者仅表现为孤立性头痛。

1. 上矢状窦血栓形成 上矢状窦是最常见的非化脓性静脉窦血栓形成的部位。主要原因有易栓症、各种原因引起的严重脱水、慢性消耗性疾病后期、年老体衰的患者、口服避孕药、妊娠或分娩后1~3周、外伤或颅内脑膜瘤导致上矢状窦阻塞、各种贫血、溃疡性结肠炎、贝赫切特综合征等疾病。化脓性上矢状窦血栓形成较少见,感染可来自侧窦、海绵窦,或因骨髓炎、硬膜下感染扩散所致。

患者一般状态差,全身衰竭、虚脱、发热、头痛和视神经乳头水肿。局灶体征有前额及前部头皮水肿,婴幼儿前、后囟静脉怒张伴水母头征形成。在非化脓性上矢状窦血栓形成患者,颅内压增高往往为仅有的临床表现,可无局灶性神经系症状及体征。当血栓扩展到脑皮质静脉,可导致脑实质出血,造成明显的局灶体征,如双下肢瘫痪、尿潴留、偏瘫、失语、偏盲及抽搐发作。

临床特点是急性起病,早期即可出现颅内压增高的症状,以头痛、呕吐、视神经乳头水肿、视力下降为主要表现,可伴有淡漠、精神异常或意识障碍甚至昏迷。常常伴有癫痫发作,可有以偏瘫或下肢为主的四肢瘫。部分患者可以失语、凝视障碍、偏盲、皮质感觉障碍及大小便障碍。脑脊液压力高,可见红细胞或黄变,感染者可见炎症反应。MRI增强扫描及MRV可显示SSS血栓。DSA可明确诊断。

2. 横窦、乙状窦血栓形成 横窦、乙状窦紧密相连,发生血栓时多同时受累。主要由邻近部位的感染迁延而来,如乳突炎、中耳炎或副鼻窦炎。一侧横窦血栓可无症状,当对侧横窦或窦汇先天异常,或血栓蔓延到上矢状窦、直窦时,可出现颅内压增高的症状和体征,如果延及颈内静脉,可导致静脉增粗、局部有压痛;如果累及颈静脉孔,可出现舌咽、迷走、副神经导致颈静脉孔综合征。如果影响了上、下岩窦,可出现患侧展神经及三叉神经眼支受损,如果影响窦汇、上矢状窦和直窦,颅内压明显增高,可昏迷、抽搐等。因为病因以感染为主,患者可有发热、血白细胞增高、脑脊液炎性改变。腰椎穿刺做压颈试验,压患侧颈静脉时脑脊液压力不升高,压健侧时压力迅速上升,为Ayer征阳性。

3. 海绵窦血栓形成 海绵窦血栓形成通常起源于鼻窦、眼眶或面部危险三角区的化脓性感染。感染常先累及一侧海绵窦,随后很快通过环窦扩展到对侧。其他静脉窦的感染也可扩散到海绵窦。非化脓性海绵窦血栓形成较少见。此外,海绵窦也可被肿瘤、外伤或动静脉血管瘤部分或全部堵塞。

通常呈急性发病,患者急性病容,败血症样发热。眼睛疼痛、眼眶压痛。眼睑、眼结膜、额部头皮肿胀。眼眶肿胀造成眼球突出,球结膜水肿及眼睑下垂。由于海绵窦内的动眼神经、滑车神经、展神经及三叉神经眼支受到不同程度影响,可出现复视、眼球活动受限甚至眼球固定。瞳孔可大可小,对光反应可消失。少数患者有视神经乳头水肿,视神经乳头周围可见大小不等的出血灶。视力可正常,部分患者视力减退、角膜浑浊及角膜溃疡。通常先出现一侧海绵窦血栓形成症状,在数日内很快扩展到对侧,呈现双侧眼球突出、充血及固定,具有很高的诊断价值。可并发脑膜炎、脑脓肿、颈内动脉狭窄或闭塞以及垂体感染等。外周血白细胞增高,脑脊液炎性改变,细菌培养可能阳性。

4. 皮质静脉血栓形成 单纯的皮质静脉血栓形成少见,也容易漏诊或误诊。可见于易栓症、高热、感染性疾病、中耳炎、乳突炎、副鼻窦炎等。皮质梗死或出血从而出现相应的症状和体征,常常伴发癫痫发作,根据损伤的部位和范围可出现意识、精神障碍,单瘫或偏瘫,感觉障碍,语言障碍等。多数病情较轻,预后较好。

5. 深部静脉血栓形成 下矢状窦、直窦、岩窦或大脑大静脉很少单独发生血栓形成,通常是由于横窦、上矢状窦或海绵窦血栓形成扩展累及这些部位。病情多较为严重,因累及间脑和基底节,多出现意识障、认知功能减退、高热等,患者颅内压增高,神志不清,肢体强直、抽搐,有时呈去大脑强直。如果诊治不及时,可导致死亡或遗留严重的后遗症。

【辅助检查】

感染性静脉系统血栓形成患者血白细胞增多,约半数可在血中找到致病菌。非炎性血栓形成则以脑脊液压力增高为主,脑脊液培养通常是无菌的。可有血性脑脊液改变。

影像学检查可借助CT和MRV、SWI等,见到出血、水肿及静脉不显像等改变,还可出现梗死或上述改变的混合表现,占位效应突出等,较多见者如图6-16所示。

【诊断和鉴别诊断】

不同部位的CVST临床表现不同,分为4种类型。

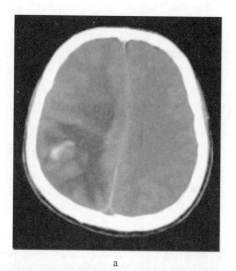

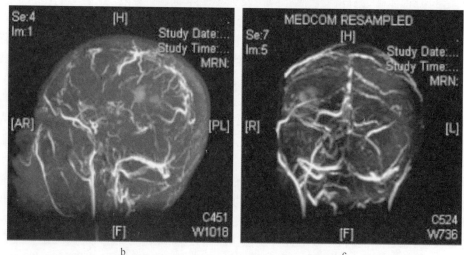

图 6-16　血栓形成的影像学表现(24 岁男性)

a. 头部 CT 显示右侧顶叶出血,水肿,中线移位;b. MRV(示矢状位)显示上矢状窦、窦汇、直窦未显影;
c. 显示左侧横窦显影不良

1. 单纯颅内压增高型　仅表现为头痛、呕吐、视神经乳头水肿及第Ⅵ对脑神经对称性麻痹,与良性颅内压升高相似。

2. 局灶性损伤综合征　可出现失语、偏瘫、偏身感觉障碍、偏盲及癫痫发作等。

3. 亚急性脑病型　表现为意识水平的下降或精神异常,有时伴有癫痫,无明确的定位体征或可识别的颅内压升高的特点,易误诊。

4. 海绵窦综合征　以眼部症状为主,表现为眼眶疼痛、结膜水肿、眼球突出、动眼神经麻痹等。

总结 CVST 的特点,可以发现其与动脉系统血栓有明显不同。80%~90%CVST 患者具有头痛、呕吐等颅内压增高症状,常常伴发痫性发作,可以发热,这些都是动脉系统血栓不常见的症状。如果患者单纯是皮质静脉血栓形成,则病情较轻,可表现为单瘫、偏瘫、单纯的感觉障碍、认知障碍、语言障碍或痫性发作,因病变位置不同而有不同的表现形式,很难鉴别。头颅 CT、MRI 或 CTV、MRV、高分辨 MRI、SWI、DSA 等检查有助于确立诊断。

由于影像学检查可出现梗死、水肿、出血或上述改变的混合,有时占位效应突出,需要与颅内肿瘤性病变如多发性胶质瘤等相鉴别。海绵窦血栓形成必须与其他能引起突眼、眼球活动受限及眼眶充血的疾病相鉴别,包括眶内球后蜂窝织炎、眼眶内肿瘤、视神经孔胶质瘤、脑膜瘤和其他蝶骨区域的肿瘤、甲状腺功能亢进的恶性突眼及海绵窦内动脉瘤或动静脉瘘等。除动静脉瘘外,各种肿瘤的病程发展均较缓慢。动静脉瘘呈现搏动性突眼,眼眶听诊有血管杂音,用手压迫同侧颈内动脉可使突出的眼球退缩。

确诊血栓形成后,需要进一步查找血栓形成的原因。感染性血栓需要检查头面部有无感染的证据。非感染性血栓首先需要排除易栓症(或称血栓前状态),目前关于静脉及静脉窦血栓最大的临床研究——脑静脉和静脉窦血栓形成国际研究(International Study on Cerebral Vein and Dural sinus Thrombosis,ISCVT)发现,34%患者存在遗传性或获得性血栓前状态。因此有必要对年轻且不明原因的患者进行易栓症基因检测。

【治疗】

感染性血栓首先需要使用抗生素治疗,根据不同的病原菌选择相应的抗炎治疗,如果找不到病原菌,可根据经验使用大剂量青霉素、头孢曲松等容易通过血-脑屏障的抗生素。因副鼻窦来源的感染常伴发厌氧菌感染,可同时使用甲硝唑。在抗感染的同时,需加用抗凝治疗。

非感染性血栓主要是抗凝治疗,可用普通肝素或低分子肝素抗凝治疗。鉴于抗凝治疗的有效性,相关指南指出,即便存在静脉窦血栓形成相关的脑出血,也应该使用抗凝治疗。CVST急性期多采用低分子肝素或普通肝素治疗,抗凝时间借鉴外周静脉血栓形成的治疗,应该持续3~4周,病情稳定后,可改为华法林或直接口服抗凝药如达比加群等,华法林治疗需要维持INR在2.0~3.0,口服抗凝6~12个月后,根据病因选择后续是否长期抗凝治疗。如果CVST的病因已经解除,可停止药物治疗,如果不能解除,低血栓风险者可改为阿司匹林治疗,但血栓一旦复发,需重新开始长期抗凝治疗。高血栓风险者需长期抗凝治疗。

其他治疗如乙酰唑胺或甘露醇控制颅内压、抗癫痫等对症治疗和支持治疗。

如果出血量较大或水肿严重,有脑疝风险,需要去骨瓣减压治疗。必要时可采用静脉窦内置管溶栓或血管内取栓的治疗措施。

【预后】

CVST预后较好,根据ISCVT研究结果,总体死亡率为8.3%,残障率为5.1%(mRS≥3分)。中枢神经系统感染、肿瘤、深静脉系统血栓、入院时有颅内出血、GCS<9分、精神异常、年龄>37岁、男性、诊断延迟等患者预后不良。

第六节　脑 小 血 管 病

脑小血管病(cerebral small vessel diseases,CSVD)指脑内直径在40~200 μm的小动脉、穿支动脉、毛细血管及小静脉所构成的脑组织血供单位病变所引起的一组集临床、影像学及病理改变为一体的综合征。其内容泛指上述小血管各种病变所导致的脑小卒中(深部小梗死、脑出血)、血管性认知障碍、步态障碍、情感障碍及总体功能下降,影像学上表现为腔隙性脑梗死(lacunar infarction,LACI)、脑白质病变(white matter lesion,WML)、血管周围间隙扩大(enlarged perivascular space)及脑微出血(cerebral microbleeds,CMB)等诸多临床症候群(clinical complex)。

脑影像学检查显示小血管病中腔隙性脑梗死极为常见,多数为"静息性",患病率是有症状者的5~6倍。依据不同人群和检查方法,在老年人群中发现率为8%~28%,有症状者中发现率为2%~3%;影像学可见的WML和CMB更为常见,在老年人群中WML发现率可有50%~98%,在脑卒中患者中可有67%~98%,阿尔茨海默病(AD)患者中亦高达28.9%~100%。在无认知功能损害的健康老年人群,CMB发现率可达11%~25%。一般认为,年龄和高血压是CSVD最明确的危险因素,糖尿病、吸烟、酗酒、高胆固醇血症、卒中或TIA史等亦可能相关。除少数是单基因遗传性疾病外,多数CSVD为散发性。

【病因和病理】

脑小血管具有重要的生理功能,包括:① 血液运输管道作用;② 脑血流调节功能;③ 血-脑屏障功能;④ 由血管内皮细胞、血管周围细胞、神经元及神经胶质细胞构成神经血管单元,在结构上和功能上维持大脑微环境的稳定;⑤ 脑小血管的管壁是组织液及可溶性物质(包括β淀粉样物质)回流的重要途径。因此,目前推测脑小血管病变可破坏其功能,经多种机制导致脑实质损伤。由此,可推测脑小血管病的发病机制与下列因素有关:① 内皮功能障碍;② 血-脑屏障受损;③ 缺血和低灌注损伤;④ 淀粉样物质沉积;⑤ 遗传因素等。而且,这些因素并非独立存在,它们相互影响、相互作用,共同构成了脑小血管病的发病机制。

脑小血管病的解剖学基础是动脉小血管,包括小动脉(腔内径100~400 μm,具有内弹力板和3~4层平滑肌细胞构成的中层)和微动脉(腔内径＜100 μm,具有连续的弹力板和1～2层平滑肌细胞构成的中层)。脑动脉小血管来源于2个血管系统,一是浅表的软脑膜血管分支,二是大血管的深穿支动脉。两者相向而行,这些动脉均为"终末动脉",与其他动脉不形成吻合,在深部皮质下白质形成分水岭区域,因此急性发病者易发生腔隙性脑梗死或出血,慢性起病者则因低灌注而与脑白质损害有关。

脑小血管病患者血管的病理改变表现有:① 小动脉硬化(arteriolosclerosis),包括微粥样硬化斑(microatheroma)、脂质玻璃样变性、纤维素样坏死及微动脉瘤;② 脑深部白质出血、微血管迂曲、毛细血管密度减少;③ 伴皮质下梗死和白质脑病的常染色体显性遗传脑动脉病(cerebral autosomal dominant arteriopathy with subcortical infarcts and leukoencephalopathy,CADASIL)、炎性血管病、线粒体脑肌病和法布里病(Fabry disease)等其他特殊类型。不同CSVD则各有不同的病理特征。按动脉病理改变类型可分为:① 小动脉硬化性,这一类最为常见;② 散在及遗传性脑淀粉样血管病;③ 其他遗传性小血管病,如伴皮质下梗死和白质脑病的常染色体显性遗传脑动脉病(CADASIL)、常染色体隐性遗传性脑动脉病伴皮质下梗死和白质脑病(cerebral autosomal recessive arteriopathy with subcortical infarcts and leukoencephalopathy,CARASIL)、线粒体脑肌病伴高乳酸血症和卒中样发作(mitochondrial encephalomyopathy with lactic acidosis and strokelike episodes,MELAS)、α-半乳糖苷酶缺乏病(alpha-galactosidase A deficiency)或法布里病等;④ 炎症及免疫介导的小血管病,如韦格纳肉芽肿、干燥综合征、Sneddon综合征、Susac综合征等;⑤ 静脉胶原性疾病;⑥ 其他小血管病,如放疗后脑病等。

【临床表现】

脑小血管病的临床表现形式较多,其中以下列三种形式为常见。

1. 卒中　CSVD的急性神经功能损害表现为(缺血性和出血性)卒中。腔隙性脑梗死最常见的临床表现为腔隙综合征,包括纯运动性偏瘫、纯感觉性卒中、感觉运动性卒中、共济失调性轻偏瘫及构音障碍-手笨拙综合征等。但腔隙综合征并不总与病损类型及部位一致,也不能提示发病机制,需要与其他病因导致的梗死相鉴别。CSVD导致的腔隙性梗死易伴随多发腔隙和较重的脑白质病变,而动脉粥样硬化导致者多为单个较大病灶且脑白质病变较轻。与病变范围大的脑梗死及皮质脑梗死相比,腔隙性脑梗死的神经功能缺损相对较轻,预后较好。多个研究结果显示,影像学检查所见腔隙、脑白质病变及脑微出血均会增加缺血性卒中及出血性卒中的风险。

2. 认知和情感障碍CSVD　患者表现有慢性或隐匿进展的认知、人格、情感及行为障碍。CSVD是血管性认知障碍(vascular cognitive impairment,VCI)的主要原因,不仅会导致未达痴呆严重程度的血管性轻度认知障碍(vascular mild cognitive impairment,VaMCI),也可引起血管性痴呆(vascular dementia,VaD),占其总病因的36%～67%。注意和执行功能障碍是脑小血管病主要的认知损害特征,符合典型的皮质下损害表现,而记忆功能受累相对较轻且再认功能相对保留。其发病机制主要有前额叶皮质下环路受损学说和长联络纤维受损学说。与其他疾病所致的血管性认知障碍相比,小血管病性血管性认知障碍具有以下特点:① 与血管病相关性高,约50%血管性认知障碍者有小血管病;② 临床表现和影像学改变具有高度同质性;③ 认知障碍随小血管病的进展而逐步加重。

3. 步态异常、易跌倒及排尿障碍　脑小血管病者可表现为步态障碍(额叶步态)、跌倒、动作缓慢、碎步、步基增宽、无明显震颤及强直,即血管性帕金森综合征。脑白质病变与认知功能、步态、情感及排尿障碍密切相关,是老年人群功能残疾的重要影像学相关因素。双侧额叶和脑室旁的投射纤维(丘脑皮质投射区、下行运动束)和联络纤维(胼胝体、上额枕束、短联络纤维)的损害与步态异常有关。扣带回、前放射冠和上额枕束均参与排尿控制,其损害可致排尿障碍。

4. 影像学检查　可表现为以下几种情况。

(1) 腔隙及腔隙性脑梗死:如图6-17a。腔隙呈脑脊液样信号特征(全部序列均为水信号),多位于皮质-皮质下、基底节区、丘脑、脑干和小脑,要注意与扩大的血管周围间隙相鉴别。腔隙性脑梗死好发部位与腔隙基本一致,在MRI上表现为T_1低信号、T_2和DWI高信号灶,后期部分演变为腔隙灶,也可变为脑白质病变或消失。

(2) 脑白质病变:如图6-17b,在深部白质或脑室旁可见边界模糊的低密度灶。在MRI上为T_1等或偏低信号、FLAIR和T_2高信号的病灶,或称"白质高信号"(white matter hyperintensity,WMH)。根据白质受累范围大小,可进行程度分级。

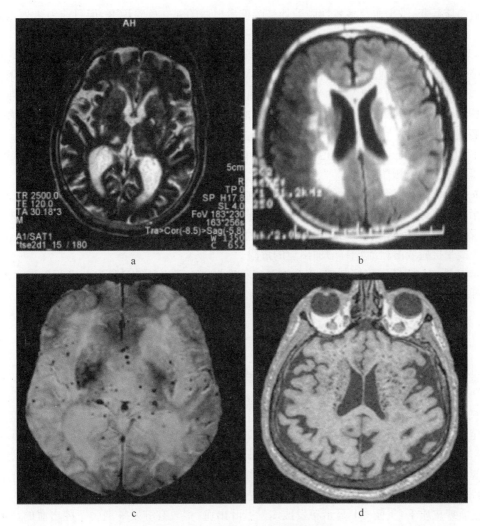

图 6-17 脑小血管病的影像表现

a. 腔隙性脑梗死;b. 脑白质损害;c. 脑微出血;d. 血管周围间隙扩大

（3）脑微出血：如图 6-17c 所示,MRI 的 T_2 梯度回波序列或磁敏感加权成像序列上呈黑色信号病灶,圆形或卵圆形,无周围水肿现象。应除外软脑膜血管、铁或钙沉积、外伤性弥漫轴突损伤或其他类似信号结构。其检出率与序列参数及判别标准有关。

（4）血管周围间隙扩大：如图 6-17d 所示,在 MRI 上表现为边界清晰、圆形或卵圆形或线状结构,最大直径多<3 mm,呈 T_1 低信号、T_2 高信号、FLAIR 低信号,类似脑脊液,多位于穿支动脉供血区,且与之伴行。

【诊断】

1. 临床诊断 根据临床病史中有腔隙性梗死或脑出血所导致的卒中,符合我国的卒中诊断标准,同时有认知功能损害,并符合血管性认知障碍诊断标准,而且可排除其他疾病者,可考虑诊断本病。应注意,老年人出现头胀、昏沉不清、失眠、全身不适、疲乏等症状并非 CSVD 的特征性表现,即使影像学检查发现有轻度病变(如轻度脑白质病变、个别腔隙或血管周围间隙轻度扩大),亦不能做出 CSVD 的临床诊断。

2. 影像学诊断 尽管脑白质病变、腔隙性梗死和(或)腔隙、脑微出血及血管周围间隙扩大被公认为 CSVD 的影像学标志,但必须注意：① 前述 4 种影像学标志并非 CSVD 特有表现,也可见于其他中枢神经系统疾病,如脱髓鞘病变导致的脑白质病变及动脉粥样硬化性深部小梗死等;② 这 4 种影像学标志中单项改变的诊断特异性均较低,但多项改变同时存在则能极大地提高诊断特异性;③ 这 4 种影像学标志均随年龄增长而出现率显著增加,对应的病情严重程度在正常老年人和有临床意义的 CSVD 患者间并无绝对界限,因此诊断必须结合临床表现,避免过度泛化。

【治疗】

1. 治疗原则 脑小血管病卒中急性期患者的治疗与其他病因所致者的脑血管病治疗原则一致。虽有研究认为严重脑白质病变、微出血及多发性腔隙灶是溶栓后出血的独立危险因素,但目前尚未列入溶栓治疗的禁忌证。

2. 预防 CSVD 患者未来发生症状性卒中的临床策略

(1) 降低 CSVD 患者的血管风险:目前关于 CSVD 患者的有症状卒中预防,缺乏来自临床对照试验的资料。但整体而言,建议遵循 AHA/ASA 卒中一级预防指南,严格控制各种血管性危险因素,纠正不良生活方式,例如积极进行体育锻炼、保持合适的体重范围、戒烟、控制血压和血脂(必要时使用药物治疗)等,来降低 CSVD 患者的血管风险。

(2) 抗血小板治疗:阿司匹林或其他抗栓治疗在 CSVD 患者预防有症状卒中的有效性尚未得到证实,目前不建议将其应用于一级预防。

(3) 合并 CMB 患者的溶栓或抗凝治疗:脑微出血同时增加未来发生缺血性和出血性卒中的风险,而溶栓或抗凝治疗的主要风险是颅内出血。目前缺乏证据表明在 CMB 患者中应用溶栓或抗凝药物的风险大于获益。因此,若 CMB 患者同时合并心房颤动,则一级预防措施与 AHA/ASA 卒中一级预防指南一致,但应注意这类患者接受抗凝或溶栓治疗有增加出血的危险。

3. 其他治疗措施　胆碱酯酶抑制剂、美金刚及尼莫地平能对患者认知功能有一定程度的改善,对小血管性认知障碍可能有一定疗效。

第七节　其他少见脑小血管病

脑淀粉样血管病

脑淀粉样血管病(cerebral amyloid angiopathy,CAA)多发于老年人,发病率随年龄增加而增加,5 岁前较少发病,90 岁以上则发病高达 60%。临床上以痴呆、精神症状、反复或多发性脑叶出血为主要表现。其病理特点为大脑皮质及软脑膜的小血管壁内有淀粉样物质沉积,没有全身性系统性淀粉样变性的证据。可为散发,有些为常染色体显性遗传。CAA 的影像学改变主要有脑萎缩、脑白质损害及微出血。并发脑出血时,常见部位为皮质或皮质下,头颅 CT 显示单发或多发脑叶出血,多数有继发蛛网膜下腔出血的征象。MRI 的 T_2 梯度回波序列或磁敏感加权成像可检测出分布于皮质下的微出血病灶,对 CAA 诊断提供非常有用的信息。

【临床表现】

1. 反复发作的脑叶出血　CAA 是导致老年人非创伤性颅内出血的重要病因,常引起脑叶出血,以顶枕叶受累为主,有反复发生的倾向。

2. 皮质蛛网膜下腔出血(convexity subarachnoid hemorrhage,cSAH)　是位于大脑凸面的局灶性蛛网膜下腔出血,通常局限于相邻的数个脑沟内,多不伴有脑底面的蛛网膜下腔出血。在老年人群中,特别是超过 60 岁的人群中,CAA 是导致非创伤性 cSAH 的常见病因。

3. 认知功能障碍　除脑叶出血外,进行性认知功能下降是导致 CAA 患者功能致残的另一重要原因。CAA 患者的认知功能障碍可能与阿尔兹海默病(AD)引起认知功能障碍的机制相关,但 CAA 患者的知觉速度(perceptual speed)下降较 AD 更为突出。

4. 短暂性局灶性神经系统发作(transient focal neurological episodes,TFNE)　TFNE 是一种反复发作、形式刻板、短暂的(通常不超过 30 min)神经系统症状,可以是刺激性症状,也可以是缺失性症状,亦被称为淀粉样发作(amyloid spells)。最常见的是扩散性(spreading)感觉异常,还可出现痫性发作样的局部运动症状和视觉障碍(通常是类似偏头痛先兆的视觉异常)等。

5. CAA 相关性炎症及血管炎　临床表现为亚急性认知功能损害、头痛、痫性发作、行为改变以及神经功能缺损症状等。其头颅 MRI 表现为广泛性非增强性皮质下异常密度或信号改变,相应病灶周围伴有血管源性水肿。激素或其他免疫抑制治疗有效。

【诊断、鉴别诊断和治疗】

目前 CAA 的诊断主要参照 Boston 标准,可能的 CAA 诊断要点如下:① 年龄≥55 岁;② 局限于脑叶、皮质或皮质-皮质下区域的出血(包括小脑出血),或脑叶、皮质或皮质-皮质下出血伴局灶性或弥散性表面铁沉着;③ 无其他出血病因或表面铁沉着。病理学检查有确诊意义。脑组织活检时若动脉壁经刚果红染色后在旋光镜下呈绿色的双折射反应,即可诊断为 CAA。该病需与 AD、皮克病、多发性梗死性痴呆等鉴别。治疗原则同内科治疗,但恢复期应避免使用抗凝药和抗血小板类药。

常染色体显性遗传脑动脉病合并皮质下梗死和白质脑病

常染色体显性遗传脑动脉病合并皮质下梗死和白质脑病(CADASIL)是一种以偏头痛、反复 TIA 或卒中发作、精神异常和认知功能损害为主要表现的常染色体显性遗传病。该病的发病主要与 *Notch3* 基因突变相关,该基因在小血管的平滑肌细胞中表达,编码一种大型跨膜受体蛋白。*Notch3* 基因定位于 19p13.1 - 13.2,基因突变集中在编码 34 个类表皮生长因子重复序列区域的外显子 2 至外显子 24,报道最多的突变位于外显子 3 和外显子 4(70%~80%)。患者多于 40~50 岁起病,主要表现为反复 TIA 或缺血性卒中发作和进行性认知功能损害,多无高血压、糖尿病等脑血管病传统高危因素。疾病晚期认知损害症状多进展为痴呆,可伴有步态异常、尿失禁、假性球麻痹等症状。MRI 可见脑白质 T_2 高信号及多发小灶皮质下脑梗死或腔隙性梗死,主要病变在脑白质,同时可有白质萎缩。目前 CADASIL 尚无特效治疗,偏头痛可予非甾体抗炎药(NSAID)等止痛治疗,多奈哌齐可能有助于改善行动能力,不主张应用抗血小板药物或者血管扩张药预防卒中发作。

(董 强)

第七章
中枢神经系统感染

第一节　概　　述

中枢神经系统感染(central nervous system infection, CNS infection)指各种生物源性致病因子(包括细菌、病毒、螺旋体、寄生虫等)侵犯中枢神经系统,如脑与脊髓实质、被膜及血管所引起的急性、亚急性或慢性炎症性(或非炎症性)疾病。

病原体可通过多种感染途径感染中枢神经,常见的有:① 血行感染,病原体通过昆虫叮咬、动物咬伤、使用不洁注射器静脉或肌内注射、静脉输血等进入血流,或者侵入呼吸道、消化道以及泌尿道的黏膜进入血流,面部感染时病原体也可经静脉逆行入颅,或孕妇感染的病原体经胎盘传给胎儿;② 直接感染,穿透性颅外伤或邻近组织感染后病原体蔓延进入颅内;③ 神经干逆行感染,嗜神经病毒(neurotropic virus)如单纯疱疹病毒、狂犬病病毒等首先感染皮肤、呼吸道或胃肠道黏膜,然后经神经末梢进入神经干。

【分类】

中枢神经系统感染可根据感染的病原体、病程、部位等有不同的分类方法。临床上最常用的分类法有以下两种。

1. 根据病原体性质并结合病因进行分类　可以将中枢神经系统感染分为:① 病毒性感染,包括急性或亚急性病毒感染(如流行性乙型脑炎、单纯疱疹病毒脑炎等)和慢性病毒感染(如亚急性硬化性全脑炎、风疹脑炎、进行性多灶性白质脑病等);② 非病毒性感染,主要由化脓性细菌、结核分枝杆菌、真菌、螺旋体和寄生虫引起的感染;③ 不明原因性感染。

2. 根据感染部位分类　可将中枢神经系统感染分为:① 脊髓感染,病原体主要累及脑和(或)脊髓实质,常见于病毒感染;② 脑膜和(或)脊膜感染,主要损害在脑膜和(或)脊膜,常见于化脓性、结核性感染;③ 脑、脊髓实质与被膜共同感染,称脑膜脑炎或脊膜脊髓炎。

除此以外,还可以根据发病情况及病程分为急性、亚急性、慢性和复发性感染;根据疾病流行情况分为流行性感染(如日本乙型脑炎和脑膜炎球菌性脑膜炎)和散发性(如单纯疱疹病毒脑炎)感染。

【临床表现】

中枢神经系统感染的临床表现可以分为感染的症状和中枢神经系统损伤的症状。感染的症状既包括前驱感染或者合并感染的症状,也可表现为感染的全身症状。中枢神经系统感染性疾病的前驱症状可以表现为发热、全身不适、头痛、肌痛、嗜睡、腹痛和腹泻等感染的全身症状,也可根据原发感染的不同表现而呈口唇疱疹、皮疹、听力下降(中耳炎)、咳嗽(肺部感染)等局灶性感染特有的症状。

中枢神经系统损伤的症状主要表现为感染引起的颅内压增高症状[如头痛、恶心、呕吐、视神经乳头水肿、瞳孔对光反应迟钝、展神经麻痹和库欣反应(心动过缓、血压升高和呼吸不规律)]、脑膜刺激症状(脑膜炎患者会出现脑膜刺激征,包括颈项强直、克尼格征和布鲁辛斯基征阳性)、神经系统局灶性症状(因感染的部位不同,患者可出现不同的伴发症状或体征,不同的功能区会出现不同的局灶性功能缺损体征,如偏瘫、偏盲、癫痫、失语等)及意识和精神状态的改变(出现嗜睡、昏睡,甚至昏迷等意识状态进行性下降,以及疲乏、精神萎靡不振、谵妄等)。

1. 脑炎(encephalitis)　是指与神经功能障碍相关的脑实质炎症。脑炎的病因可分为感染性因素(直接或间接)和非感染性(如自身免疫性)因素。国际上脑炎定义为持续精神状态改变(如精神行为异常、意识水平下降、性格改变)超过 24 h,并排除由其他原因引起的脑病;同时符合以下 3 条或 3 条以上标准:① 出现临床表现前或后 72 h 发热≥38℃;② 癫痫发作不完全归因于已存在的癫痫;③ 新发的局灶性神经系统表现;④ 脑脊液白细胞计数≥5/μl(5×10^6/L);⑤ 神经影像学提示新出现的脑实质异常;⑥ 与脑炎一致的脑电图异常。

值得注意的是,个别情况下头痛、发热、脑脊液细胞增多等脑炎的预期表现可能会不存在,另本定义中脑脊液白细胞≥5/μl 是成人标准,还应注意不同年龄段标准不同,如新生儿≥20/μl,婴幼儿≥10/μl。

根据病情轻重,脑炎可分为轻度、重症脑炎,重症脑炎符合以下条件之一:① 频繁惊厥或持续状态;② 意识障碍,Glasgow 评分<8 分;③ 肢体瘫痪,精神行为异常;④ 脑干症状;⑤ 严重或持续颅内压增高;⑥ 多器官功能受损至衰竭。此外,重症脑炎多遗留后遗症。

2. 脑膜炎(meningitis)　指软脑膜的弥漫性炎症性改变,由细菌、病毒、真菌、螺旋体、原虫、立克次体、肿瘤与白血病等各种生物性致病因子侵犯软脑膜引起。脑膜炎的临床表现主要和炎症反应的解剖位置及炎症反应的严重程度相关,可以出现伴或不伴有颈项强直的持续头痛、脑积水、脑神经病变、脊神经根病变以及认知或性格改变。这些症状可以单独发生或成组发生。当这些症状成组出现时,意味着炎症反应已随脑脊液广泛播散。当炎症累及脊膜时,还可以表现为脊膜炎。

根据病程的长短,脑膜炎可以分为急性脑膜炎、慢性脑膜炎和复发性脑膜炎。

急性脑膜炎的主要病因是细菌或病毒感染,症状可以在 24 h 之内达到高峰。细菌性脑膜炎是最常见的化脓性中枢神经系统感染,每年发病率大于 2.5/10 万。引起社区获得性细菌性脑膜炎的最常见病原体包括肺炎链球菌、脑膜炎奈瑟菌、B 组链球菌和单核细胞增生李斯特菌。如果细菌性脑膜炎得不到及时的治疗,患者病情会快速发展,甚至致残、致死。因此往往需要在得到病原学证据之前就开始经验性抗感染治疗。

急性脑膜炎临床多表现为急性暴发性起病,病情在数小时内迅速恶化,也可以表现为亚急性起病,经过数天进展,病情逐渐恶化。脑膜炎典型三联征为发热、头痛和颈项强直,但典型三联征并不总是存在。病情严重者可以出现意识水平下降,表现从嗜睡到昏迷程度不等。

当临床症状和(或)脑脊液改变持续超过 1 个月,称为慢性脑膜炎(chronic meningitis);如果初始治疗好转后,3 周内患者症状再次复发,则称为复发性脑膜炎(recurrent meningitis)。其常见的致病微生物包括结核分枝杆菌、新型隐球菌、荚膜组织胞浆菌、粗球孢子菌和梅毒螺旋体及各种寄生虫等。急性起病的细菌性脑膜炎如果得不到充分的治疗也可以进展为慢性脑膜炎。除此之外,转移性肿瘤、化学物质、自身免疫性疾病等非感染性因素也可以引起慢性脑膜炎的临床表现。慢性脑膜炎的治疗主要是病因学治疗,因此系统的病因学检查是慢性脑膜炎诊断和治疗的关键。但是如果常规病因学检查阴性,而临床高度怀疑结核性脑膜炎时,无需充足的实验室检查支持,即可开始经验性抗结核治疗。

3. 脑脓肿　是脑实质内的局灶性化脓性感染,通常被血管化的囊壁包围,是一种相对罕见的颅内感染,年发病率约为 1/10 万。中耳炎、乳突炎、鼻窦炎、胸部或其他部位的化脓性感染、穿透性头部外伤或神经外科手术以及牙周感染,均可引起脑脓肿。

在免疫功能正常的个体中,脑脓肿最重要的病原体是链球菌属、肠杆菌科(变形杆菌属、大肠杆菌属、克雷伯菌属)、厌氧菌(如拟杆菌属、梭菌属)和葡萄球菌,结核和囊虫引起的脑脓肿改变也不少见。而诺卡菌属、弓形虫、曲霉属、念珠菌属和新生隐球菌引起的脑脓肿多见于 HIV 感染、器官移植、癌症或接受免疫抑制治疗的免疫缺陷患者。

脑脓肿通常由局灶感染发展而来,其可能的感染途径包括:① 来自邻近感染病灶(如鼻旁窦炎、中耳炎、乳突炎或牙周感染)的直接扩散;② 头部外伤或神经外科手术后;③ 来自远隔感染部位的血行播散。

不同病原体、感染途径以及宿主的免疫状态差别导致患者的临床表现差异很大。但是总体上,脑脓肿的症状可以分为原发病灶症状、高颅压症状和局部症状。对于引起严重高颅压或者体积较大的脓肿,内科治疗效果不佳时,需考虑紧急行手术治疗。

【诊断】

由于中枢神经感染性疾病在临床表现上极为相似,且主要表现为脑炎和脑膜炎两大症候群,而两者的临床表现上相互交叉重合,因此 2009 年 WHO 专家 Touch 等临床研究报告推荐,对于临床出现脑炎和脑膜炎症候群的患者均需排除中枢神经系统感染。急性脑炎/脑膜炎症候群症状监测的特征包括:① 发热>37℃;

② 头痛、惊厥、抽搐;③ 喷射性呕吐;④ 易激惹、意识模糊,等等。

1. 血清学　血清病原学标志物虽然不能作为确诊中枢神经系统感染的依据,但是可以帮助对中枢神经系统的感染病原体进行判断。例如降钙素原(PCT)是细菌感染的标志物,急性细菌性脑膜炎 PCT>5 μg/L,而在病毒性脑膜炎中 PCT 不升高或仅轻微升高,且浓度<2 μg/L。类似的,1,3-β-D 葡聚糖可以作为真菌感染的标志物。

2. 影像学　中枢神经系统感染性疾病往往有特征性的颅内改变,对于典型的颅内改变,头颅 CT 和 MRI 可以对其进行明确诊断,如肺吸虫感染大脑可以出现特异的隧道征、囊虫感染可以出现头节等表现、乙型脑炎具有特征性的双侧基底节病变。当怀疑脑炎或脑膜炎时,应首先对患者进行影像学检查(头颅 CT 或 MRI)。头颅 MRI,尤其是头颅 MRI 增强扫描检查,不仅可以显示颅内病灶的部位,还可以帮助判断颅内病灶的性质甚至病原体。

3. 腰椎穿刺和脑脊液检查　对于疑似中枢神经系统感染的患者,需要在开始应用或更改抗菌药物之前、抗菌药物处于谷浓度时,收集血清和脑脊液样本行涂片和微生物培养;在行脑脊液培养的同时,也应该行 2～4 次血培养检查。在腰椎穿刺之前,临床医生需结合临床判断头颅影像学检查(CT 或 MRI)的必要性及排除禁忌证。近期没有头部创伤史、意识水平正常、没有视神经乳头水肿或局灶性神经功能缺损证据,并且免疫功能正常的患者在腰椎穿刺之前未进行头颅影像学检查被认为是安全的。在腰椎穿刺之前数小时开始的抗生素治疗不会显著改变脑脊液白细胞计数或葡萄糖浓度,也不会影响革兰染色结果或聚合酶链反应(PCR)检测细菌核酸的阳性率。

4. 分子生物学检测方法　目前,已在临床开展的检测方法主要为病原体宏基因组学检测技术,又称宏基因组二代测序技术(metagenomic next generation sequence,mNGS),即将待测样本的所有 DNA 或 RNA 混合测序,并通过将测序数据与病原体数据库进行比对,从而获得病原体的信息。该技术直接检测临床标本,对一些病因不明或已使用抗感染药物治疗后的感染仍有一定的检测阳性率。若脑脊液培养阴性,可行 mNGS 以检测可能的病原菌;但因 mNGS 的背景菌常与某些菌具有高度相似性,易出现假阳性结果,需注意鉴别。

【治疗】

中枢神经系统感染性疾病的治疗主要分为三个方面:针对病原体的抗感染治疗,针对机体免疫力的添加治疗和针对神经系统及全身并发症的对症治疗。

1. 抗感染治疗　是中枢神经系统感染性疾病治疗的基础,其关键是根据引起感染的病原微生物的种属及药物敏感性差异选择合适的抗生素或抗病毒药物。但与其他部位感染性疾病的药物使用不同,由于血-脑屏障的存在,中枢神经系统感染性疾病抗生素类药物的使用必须考虑其对血-脑屏障的穿透能力。同时,对于结核性脑膜炎或者隐球菌性脑膜炎的重症感染,还可以选择鞘内给药的方式减少药物全身用量和规避不良反应。因此中枢神经系统感染性疾病和其他部位感染相比,其抗生素的使用既有共性,又有其特殊性。

经验治疗:感染性疾病的病原学诊断困难、费时费力,而延误治疗又会致残、致死,因此往往需要在获得明确病原学诊断前就开始经验性治疗。经验性治疗的选择要综合考虑患者的一般状况、病史、感染接触史等情况。通常根据神经系统感染性疾病起病的快慢对急性脑炎脑膜炎症候群患者进行经验性治疗。

急性病毒性脑炎和细菌性脑膜炎两者在临床上难以区分,两者均表现为急性脑炎脑膜炎症候群,因此对于疑似社区获得性细菌性脑膜炎的患者,应立即进行血培养,同时启动经验性抗生素治疗和地塞米松治疗,在没有得到明确的病原学证据时,治疗应该广覆盖,选择涵盖细菌(化脓性)和病毒(单纯疱疹病毒)的治疗,且最好在患者到达急诊室后 60 min 内即根据患者的情况开始经验性抗生素或抗病毒治疗。由于社区获得性细菌性脑膜炎最常见的致病菌是肺炎链球菌(革兰阳性菌)和脑膜炎奈瑟菌(革兰阴性菌),通常首选万古霉素联合第三代或第四代头孢菌素(如头孢曲松、头孢噻肟或者头孢吡肟)以达到对革兰阳性菌和革兰阴性菌广覆盖的目标。而单纯疱疹病毒性脑炎急性起病时,单从临床表现难以和细菌性脑膜炎区分,因此对符合急性脑炎脑膜炎症候群的患者,应同时使用抗病毒药物(阿昔洛韦、更昔洛韦)。如果经验性治疗有效,且可以排除真菌或结核感染,可酌情使用地塞米松进行治疗。

对于免疫缺陷人群,单核细胞增生李斯特菌感染极为常见,因此对于年龄<3 个月的患儿和>55 岁的人群,或由慢性疾病、器官移植、妊娠、恶性肿瘤或接受免疫抑制治疗等造成的免疫力低下的患者,经验性治疗方案通常包含氨苄青霉素,以覆盖单核细胞增生李斯特菌。对于合并有中耳炎、鼻窦炎或乳突炎的患者要考虑革兰阴性厌氧菌感染的可能,可使用甲硝唑进行治疗。医院获得性脑膜炎,特别是神经外科手术后的脑膜炎中,葡萄球菌和包括铜绿假单胞菌在内的革兰阴性菌是最常见的病原体。对这些患者,经验性治疗方案应包括万古霉素和头孢他啶、头孢吡肟或美罗培南。对神经外科患者和中性粒细胞减少的患者,头孢他啶、头孢吡肟或美罗培南应替代头孢曲松或头孢噻肟,因为头孢曲松和头孢噻肟尚不足以治疗铜绿假单胞菌引起的中枢神经系统感染。美罗培南是一种碳青霉烯类抗菌药物,在体外对单核细胞增生李斯特菌具有高度抗菌活性,同时对铜绿假单胞菌引起的脑膜炎有效,并且对耐青霉素的肺炎球菌具有良好的抗菌活性。

对于亚急性或慢性脑膜炎的患者,在传统经验治疗无效且详细的病原学筛查(包括隐球菌、布鲁菌、梅毒螺旋体、囊虫等常见的病原体)仍然不能获取病原体信息的时候,即使没有结核分支杆菌的病原学证据,也可经验性给予抗结核治疗。同时进一步询问病史,寻找可能的病原学证据,排除少见的感染性病原体,如在蜱虫感染高发季节,治疗还应包括用于蜱虫叮咬感染的强力霉素。

2. 添加治疗 糖皮质激素是中枢神经系统感染最常使用的添加药物,但是其应用指征和方式存在着较大争议。尤其是对于非病毒性中枢神经系统感染,在未使用有效抗生素将疾病控制前使用激素,往往会导致病情恶化。因此添加治疗的关键是对机体免疫功能的评估,其原则是"强则抑之,弱则补之",使机体的炎症反应足以清除病原体,又不引起自身严重的损害。应注意,糖皮质激素还可以降低血-脑屏障对部分抗生素(如万古霉素)的通透性,从而降低万古霉素的抗菌效果,影响疗效。因此在使用糖皮质激素进行添加治疗时,对用药的时机、剂量、方式及药物相互作用都应进行考量。

3. 对症治疗 中枢神经系统感染性疾病多发病急骤,病情危重,可以引起颅内压增高、静脉窦血栓、癫痫发作及水电解质平衡紊乱等临床重症表现,且抗生素和激素的使用还可引起肝肾损害、骨髓抑制、骨质疏松等副作用,因此在中枢神经系统感染性疾病的治疗过程中,需要高度重视并发症的预防和治疗,应该尽量避免并发症的产生。如对于癫痫发作的患者,尽量少用具有致痫作用的抗生素,如青霉素G和异烟肼;对于难以避免的副作用,如药物性肝损害和水电解质紊乱,则应在处理的基础上加强筛查。

中枢神经系统感染性疾病的临床表现多样,可从轻微精神障碍到瘫痪、昏迷,在治疗过程中,既需考虑引起感染的病原菌,从而给予针对性抗生素治疗,还需考虑患者的免疫状况、基础病以及相关并发症。因此在治疗过程中必须全面平衡,并且要对疾病发展具有预见性,从而提前给予预防措施。而在治疗手段上,也应包括药物治疗、康复护理和手术等多种手段,才能得到良好的预后。

第二节 病 毒 感 染

【概述】

中枢神经系统病毒感染是指各种病毒感染所引起的脑膜或脑实质炎症,其中以病毒性脑炎(viral encephalitis,VE)最为常见,有100多种病毒可引起脑炎,各种病毒引起病毒性脑炎的临床表现差异较大,主要取决于:① 病毒致病的毒力;② 感染的途径和神经系统受累的部位;③ 宿主的免疫反应等。即使是同一病毒引起的感染,临床表现亦可不同。

病毒性脑炎可以为原发性感染,也可表现为病毒感染后的自身免疫性脑炎(详见第八章)。原发性感染的特征是病毒直接侵入中枢神经系统,组织学检查可发现神经元受累,光学显微镜检查可发现包涵体,或电子显微镜检查可发现病毒颗粒。通常可从脑组织中培养出病毒。

【病因和流行病学】

常见引起脑炎的病毒主要分布在9个科:① 疱疹病毒科的单纯疱疹病毒、HHV-6、巨细胞病毒、EB病毒、水痘-带状疱疹病毒等;② 小RNA病毒科肠道病毒属的脊髓灰质炎病毒、柯萨奇病毒、埃可病毒、肠道病毒71型等;③ 披膜病毒科的东、西方马脑炎病毒等;④ 黄病毒科黄病毒属的乙型脑炎病毒、西尼罗病毒、风疹病毒、圣路易斯脑炎病毒等;⑤ 副黏病毒科的腮腺炎病毒、麻疹病毒、尼帕病毒等;⑥ 正黏病毒科流行性感冒病毒等;⑦ 腺病毒科腺病毒等;⑧ 弹状病毒科狂犬病病毒等;⑨ 沙粒病毒科的淋巴细胞性脉络丛脑膜炎病毒等。

在国外,单纯疱疹病毒Ⅰ型占病毒性脑炎的10%~20%,是最常见的病原体;其次是肠道病毒;而各种虫媒病毒则是危害最大、传播最广的病原,如西尼罗病毒、各种马脑炎病毒和加利福尼亚病毒等。

感染中枢神经系统的病毒还可根据核酸成分不同分为两类:① 脱氧核糖核酸病毒(DNA 病毒),包括微小病毒、乳头多瘤空泡病毒(引起进行性多灶性白质脑病)、腺病毒、疱疹病毒、水痘-带状疱疹病毒;② 核糖核酸病毒(RNA 病毒),包括微小核糖核酸病毒(脊髓灰质炎病毒、柯萨奇病毒、埃可病毒)、虫媒病毒、正黏病毒(流行性感冒病毒)、副黏病毒(麻疹病毒和腮腺炎病毒)、沙粒病毒(淋巴细胞脉络丛脑膜炎病毒)、弹状病毒(狂犬病病毒)。

以下主要介绍三类病毒。

1. 疱疹病毒(herpes virus) 是一群有包膜的 DNA 病毒,生物学特性相似,归类为疱疹病毒科(herpesviridae)。目前总共发现了 100 多种,可以分为 α、β、γ 三大类(亚科)。α 疱疹病毒(如单纯疱疹病毒、水痘-带状疱疹病毒)增殖速度快,引起细胞病变。β 疱疹病毒(如巨细胞病毒)生长周期长,感染细胞形成巨细胞。γ 疱疹病毒(如 EB 病毒)感染的靶细胞是淋巴样细胞,可引起淋巴增生。

HSV-1 感染是致命性散发性脑炎的最常见原因,在每年 20 000 例病毒性脑炎病例中占 10%～20%。感染可发生于各年龄段人群,1/3 的病例见于儿童和青少年。

几乎所有非新生儿期疱疹性脑炎病例的病原体都是 HSV-1。在新生儿中,疱疹性脑炎可由 HSV-1 或 HSV-2 引起。

2. 肠道病毒 肠道病毒引起的中枢神经系统感染主要是脑膜炎,但是有 10%～20% 的脑炎是由肠道病毒引起的,主要是 A 组柯萨奇病毒。尤其是近年来发现,肠道病毒 71 型的某些病毒株感染引起的一种特殊临床类型可以引发严重的脑干脑炎(菱脑炎),其中有部分出现神经系统症状,并很快出现神经源性肺水肿、心肺功能衰竭而死亡,幸存者则遗留有严重的神经系统后遗症。

3. 虫媒病毒 虫媒病毒由一组属于不同科的病毒组成,这些病毒的共同点是其传播方式是昆虫或节肢动物的叮咬。目前在北美洲有 17 种虫媒病毒(如加利福尼亚病毒,近年来发现的西尼罗病毒、圣路易斯脑炎病毒、西方马脑炎病毒、东方马脑炎病毒、波瓦生病毒、科罗拉多蜱传热病毒等),这些病毒引起人类的中枢神经系统感染大部分是经蚊虫的叮咬发生传播。虫媒病毒性脑炎是由节肢动物媒介病毒引起的脑炎,这些病毒属于黄病毒科(flaviviridae)、披膜病毒科(togaviridae)、布尼亚病毒科(bunyaviridae)或呼肠孤病毒科(reoviridae),通常高度适应特定的宿主,通过被感染的节肢动物(常为特定的蚊子和蜱虫)叮咬在动物之间传播。

在亚洲引起脑炎的虫媒病毒是日本脑炎病毒(Japanese encephalitis virus,JEV),在我国被称为乙型脑炎病毒。日本脑炎病毒是一种由蚊子传播的黄病毒,从发病频率和严重性来看,这是亚洲病毒性脑炎的最重要原因。随着脊髓灰质炎几乎被根除,JEV 目前在亚洲成为儿童病毒性神经系统感染和致残的首要原因。JEV 与西尼罗病毒、圣路易斯脑炎病毒及墨累谷脑炎(murray valley encephalitis)病毒密切相关。

【临床表现】

1. 前驱期症状 病前 1～3 周多有上呼吸道或胃肠道感染病史、接触动物或昆虫叮咬史。患者急性或亚急性起病,主要表现为发热、头痛、咽痛、呕吐、腹泻、食欲减退等症状。

2. 神经精神症状 主要表现为局限性和弥漫性脑损伤。

(1)意识障碍:轻者对外界反应淡漠、迟钝或烦躁、嗜睡;重者出现谵妄、昏迷。

(2)颅内压增高:头痛、呕吐、头晕甚至出现脑疝,婴儿的前囟饱满。

(3)癫痫:可以为局限性、全身性或持续状态。

(4)运动功能障碍:根据受损的部位可以表现为中枢性或周围性的一侧或单肢瘫痪;亦可表现为锥体外系的运动障碍如舞蹈样动作、肌强直;还可因脑神经受累而表现为复视、面瘫或吞咽障碍等。

(5)精神障碍:如记忆力减退、定向障碍、幻听、幻视、情绪改变、易怒,有时出现猜疑,常因此而被误诊为精神病或额叶肿瘤。

3. 伴随症状 病毒感染为全身性疾病,但各种病毒有其独特的临床表现。腮腺炎病毒脑炎伴有腮腺肿大;柯萨奇病毒脑炎和埃可病毒脑炎可有皮疹、心肌炎、手足口病等表现;疱疹病毒脑炎时,皮肤有疱疹,但是不同疱疹病毒引起的皮疹类型各不相同。

【实验室检查】

1. 脑脊液检查 约 50% 的患者腰椎穿刺检查提示颅内压升高超过 200 mmH$_2$O。脑脊液(cerebrospinal fluid,CSF)检查通常为轻度到中度的细胞增多[(10～300)×10^6/L,以淋巴细胞为主]、蛋白质轻度升高以及脑脊液葡萄糖与血浆葡萄糖比值正常。在疾病早期,可以没有脑脊液细胞增多,或者可能以中性粒细胞增多为主。以出血、坏死为临床表现的单纯疱疹病毒脑炎可出现血性脑脊液。

2. 影像学检查

(1) 头颅 CT:在疾病早期的敏感性仅为 50%,该检查的异常通常与严重损伤和较差预后有关。相比而言,MRI 敏感性和特异性更高。

(2) 头颅 MRI:病毒性脑炎表现为脑内多发性或单发性病灶,多见于双侧大脑半球额叶、颞叶、顶叶、枕叶及基底节-丘脑区,多为不对称性分布,但病灶位于基底节区则多为对称性分布,主要位于皮层及皮层下。病灶形态多为斑片状、脑回状、斑点状改变。病灶信号在 T_1WI 呈较低信号,部分不均匀,少数稍低或等信号,合并出血者则有高信号;T_2WI 为高信号;强化多为斑片状、脑回样强化,少数为斑点状、环形强化。

3. 脑电图　80% 以上的病例会出现局灶性脑电图检查异常,通常显示受累区域显著的间歇性高振幅慢波(δ 波和 θ 波减慢),偶尔显示连续的周期性单侧癫痫样放电。但是,许多脑电图检查结果不具特异性。

4. 核酸检查　疱疹病毒脑炎确诊的金标准是通过 PCR 检测到脑脊液中有 HSV DNA。该检测具有极高的敏感性(98%)和特异性(94%~100%),且在病程早期就可呈阳性。在等待 PCR 结果的同时,应开始治疗 HSV 脑炎。如果存在 HSV 脑炎,则在临床发病后的至少 2 周内脑脊液 PCR 分析可检测到 HSV DNA,有时长达 1 个月都可检测到。

5. 脑脊液中的抗原和抗体测定　对于虫媒病毒,血清和脑脊液的抗体检测仍是诊断的主要依据。如日本脑炎可通过酶联免疫吸附试验(enzyme-linked immunosorbent assay,ELISA)检测到脑脊液或血清中有 JEV 特异性 IgM 抗体。如脑脊液中检测出 JEV 特异性 IgM 抗体,可证实为近期中枢神经系统感染;血清中有特异性 IgM 抗体提示为日本脑炎,可能是由无症状感染或近期接种了 JEV 疫苗导致的。

对于在人群中普遍有过感染的疱疹病毒、肠道病毒,抗原和抗体检测对早期诊断没有帮助。

【诊断】

(1) 急性或亚急性起病,病前 1~3 周有/无病毒感染史。

(2) 主要表现为发热、头痛、癫痫发作、精神改变、意识障碍和(或)神经系统定位体征等脑实质受损征象。

(3) 脑电图(EEG)显示局灶性或弥散性异常。

(4) 头颅 CT/MRI 检查可显示脑水肿、局灶性或弥漫性病变。

(5) 腰椎穿刺检查脑脊液压力正常或升高,白细胞和蛋白质正常或轻度增高,葡萄糖和氯化物正常;无细菌、结核分枝杆菌和真菌感染的依据。

【治疗】

本病缺乏特异性治疗。但由于病程呈自限性,急性期正确的支持与对症治疗是保证患者顺利康复、降低病死率和致残率的关键。主要治疗原则包括以下方面。

1. 维持生命体征平稳,水、电解质平衡与合理营养供给　有效退热,控制体温在正常范围,以降低脑耗氧量和脑代谢。对营养状况不良者给予静脉营养剂或白蛋白。

2. 控制脑水肿和颅内高压　可酌情采用以下方法:① 严格限制液体入量;② 过度通气,将 $PaCO_2$ 控制于 20~25 kPa;③ 静脉注射脱水剂,如甘露醇、呋塞米等。

3. 控制惊厥发作　可给予止惊剂如地西泮、苯妥英钠等。如止惊无效,可在控制性机械通气下给予肌肉松弛剂。

4. 呼吸道和心血管功能的监护与支持

5. 抗病毒药物　阿昔洛韦(aciclovir)是治疗单纯疱疹病毒、水痘-带状疱疹病毒感染的首选药物。每次 5~10 mg/kg,每 8 小时 1 次;其衍生物更昔洛韦(ganciclovir)治疗巨细胞病毒有效,每次 5 mg/kg,每 12 小时 1 次。利巴韦林(ribavirin)可能对控制 RNA 病毒感染有效,10 mg/(kg·d),每日 1 次。三种药物均需连用 10~14 d,静脉滴注给药。

HSV 脑炎是一种严重的中枢神经系统感染。即使在发病后早期给予治疗,仍有近 2/3 的幸存者会出现显著神经功能障碍。因此,一旦考虑为该诊断,就应尽快开始静脉给予阿昔洛韦(10 mg/kg,每 8 h 1 次)进行经验性治疗。

6. 激素　糖皮质激素能减轻脑水肿,抑制过度炎症反应,因此在病毒性脑炎的治疗中能起到积极的作用；但其免疫抑制作用利于病毒的复制，也可能影响疾病的治愈。因此，建议轻中度病毒性脑炎慎用糖皮质激素，对于重症病毒性脑炎应用糖皮质激素应及时、合理。

【预后】

若未能及时给予治疗，病毒性脑炎死亡率很高，其中疱疹病毒脑炎患者的死亡率可接近 70%；即使及时治疗，部分幸存者也有严重的神经功能障碍。最常见的后遗症为上、下运动神经元支配肌肉的肌无力以及小脑体征和锥体外系体征。还可出现严重的认知或语言障碍、精神障碍及反复癫痫发作。在恢复良好的患者中，可观察到约有 50% 的患者存在轻微的后遗症，如学习或行为问题。

【预防】

对于前往流行地区的旅行者，应做好个人防护措施。预防蚊子叮咬是降低日本脑炎风险的重要措施。此外，对于前往高风险环境的旅行者(风险基于地点、停留时间、季节、食宿和活动而定)，日本脑炎疫苗可明显增加保护效应。

在我国，用流行性乙型脑炎减毒株病毒经过培养后增加保护剂冻干制成的减毒活疫苗是预防乙型脑炎的主要手段。该疫苗属于一类疫苗，可免费接种。新生儿出生满 8 月龄时接种第 1 剂次作为基础免疫，2 周岁时加强注射第 2 剂次。通常认为，乙型脑炎疫苗可以使接种者终生免疫。

第三节　细菌感染

细菌性脑膜炎

【定义】

细菌性脑膜炎(bacterial meningitis，BM)是发生在蛛网膜下腔的中枢神经系统细菌性感染，成人常见，儿童患者尤多，是急性脑膜炎的主要类型。结核分枝杆菌脑膜炎虽然也是细菌性脑膜炎的一种，但是其临床特点、实验室检查和治疗与多数细菌性脑膜炎不同，主要表现为慢性或复发性脑膜炎，因此将单独进行介绍。

【流行病学】

在发达国家，细菌性脑膜炎的发生率为 0.6%~4%，在发展中国家，发病率可十倍于此。

【病因学】

在 19 世纪，最常见的细菌性脑膜炎往往由流感嗜血杆菌、肺炎链球菌及脑膜炎奈瑟菌引起，由于病情严重，通常伴随有脑脊液化脓性改变(外观呈乳白色的脓性混浊)，因此曾经将细菌性脑膜炎等同于化脓性脑膜炎(purulent meningitis)。但是随着卫生条件的改善和抗生素的广泛使用，以及脑膜炎奈瑟菌疫苗的广泛使用，细菌性脑膜炎的发生率和病死率均明显下降，脑脊液改变也不如之前典型，且病原谱变化很大。目前细菌性脑膜炎的病原体以肺炎链球菌最为常见，其次为流感嗜血杆菌、李斯特菌、脑膜炎奈瑟菌、大肠埃希菌及其他革兰阳性杆菌、葡萄球菌、厌氧菌等。

脑膜炎球菌(meningococcus)，又称脑膜炎奈瑟菌(n.meninyitidis)，是流行性脑脊髓膜炎(简称流脑)的病原菌，曾经是细菌性脑膜炎最常见病因。由于在儿童期广泛接种脑膜炎奈瑟菌疫苗，因此其引起的脑膜炎发病率明显下降。早期皮肤出血、瘀斑或紫癜性皮肤病变可为脑膜炎奈瑟菌感染的诊断提供重要线索。对一些儿童患者，该疾病可以暴发性起病，在症状出现的数小时内进展至死亡。

肺炎链球菌是 20 岁以上成人脑膜炎最常见的病原体，占已报告病例的近一半(发病率 1.1/10 万)。肺炎链球菌肺炎是最常见的危险因素，肺炎链球菌脑膜炎也常发生于急性或慢性肺炎链球菌性鼻窦炎或中耳炎、酗酒、糖尿病、脾切除术后、低免疫球蛋白血症、补体缺乏、头部外伤伴颅底骨折和脑脊液鼻漏的患者。尽管给予抗生素治疗，肺炎链球菌脑膜炎的死亡率仍有约 20%。

单核细胞增生李斯特菌是新生儿(<1 月龄)、孕妇、60 岁以上人群和所有年龄段免疫功能低下人群脑膜炎的重要致病因素，主要通过摄取被李斯特菌污染的冰箱食物而感染。据报道，受污染的凉拌卷心菜、牛奶、软奶酪和一些即食食品，包括熟食肉和未煮熟的热狗，都会导致食源性李斯特菌感染。

常见革兰阴性菌为不动杆菌、肺炎克雷伯菌、大肠埃希菌及铜绿假单胞菌等，多见于患有慢性疾病(如糖尿病、肝硬化或酒精中毒)和慢性消化道、泌尿道感染的脑膜炎患者，也常见于神经外科手术患者。

金黄色葡萄球菌和凝固酶阴性葡萄球菌是侵入性神经外科手术后发生脑膜炎的重要病因,特别是脑积水分流手术,或作为使用皮下 Ommaya 囊进行鞘内注射治疗的并发症。

链球菌、革兰阴性厌氧菌、金黄色葡萄球菌、嗜血杆菌和肠杆菌还是继发于中耳炎、乳突炎和鼻窦炎等颅周感染患者常见的致病病原体。继发于心内膜炎的脑膜炎患者则可能是由链球菌、金黄色葡萄球菌、牛链球菌、HACEK 组(嗜血杆菌属、聚集放线菌属、人源性心脏杆菌、腐蚀艾克杆菌、金氏杆菌)或肠球菌引起的。

【临床表现】

细菌性脑膜炎患者多表现为数小时内迅速恶化的急性暴发性起病;也可以表现为亚急性起病,经过数天进展,逐渐恶化。脑膜炎的典型三联征为发热、头痛和颈项强直(颈项僵硬),但典型三联征并不总是存在。多数患者出现从嗜睡到昏迷的程度不等的意识水平下降,并伴有发热、头痛、颈部僵硬等临床表现。恶心、呕吐和畏光也是常见的症状。

20%～40%的患者可在细菌性脑膜炎病程早期或病程中出现痫样发作。部分性痫样发作通常是由于局灶性动脉缺血或梗阻、皮质静脉血栓形成伴出血或局灶性水肿。全面性痫样发作和癫痫持续状态可能是由低钠血症、脑部缺氧或者较少见的抗菌药物的毒性作用引起的。颅内压升高是细菌性脑膜炎的常见并发症,且是造成反应迟钝和昏迷的主要原因。超过 90%的患者脑脊液压力升高至大于 180 mmH$_2$O,20%大于400 mmH$_2$O。颅内压增高的表现包括意识水平降低、视神经乳头水肿、瞳孔对光反应迟钝、第Ⅵ对脑神经麻痹、去大脑强直和库欣反应(心动过缓、血压升高和呼吸不规律)。颅内压增高的最严重并发症是脑疝形成。

目前细菌性脑膜炎患者的脑疝发生率为 1%～8%。典型的临床特征可能为疾病的诊断提供线索,针对特殊病原体,本书将在特定章节中进行更详细的介绍。这些线索中最重要的是脑膜炎奈瑟菌菌血症的皮疹,起初表现为弥漫性红色斑丘疹,类似病毒性出血,然而脑膜炎奈瑟菌菌血症的皮疹可早期迅速发展为瘀斑,主要出现在躯干和下肢、黏膜和结膜,有时也会出现在手掌和足底。

【治疗】

细菌性脑膜炎的治疗包括病因治疗(抗菌治疗)、辅助治疗和并发症治疗三个方面。其中抗菌治疗是化脓性脑膜炎治疗的关键,应避免延误治疗时机。

1. 抗菌治疗　细菌性脑膜炎的病因治疗主要包括去除感染源和抗生素治疗。对于不能明确病原学的患者,根据经验选择抗生素,并尽快完善病原学检查;对于能够明确病原学的患者,则可以根据其特性及药物敏感试验结果选择针对性的抗生素。在细菌性脑膜炎急性期,由于血-脑屏障的破坏,因此多数抗生素可以自由地进入脑脊液内,但是随着病情的好转,应选择能够穿透血-脑屏障并保持脑脊液中足够浓度、在酸性环境(脑脊液)内仍具有抗菌活性的抗生素。

除此之外,由于细菌性脑膜炎患者起病较急、病情危重,难以在第一时间获得病原学依据,因此通常采用两阶段的降阶梯治疗方案。第一阶段,结合患者年龄、易患因素、基础疾病及可能的病原菌,经验性使用高效广谱的抗生素治疗以改善患者预后(降低病死率、防止器官功能障碍并缩短住院时间);第二阶段,在获得脑脊液细菌培养和药物敏感试验结果的基础上,换用相对窄谱的抗菌方案,以减少耐药性发生,并优化成本效益比。

(1) 病原菌未明者:抗生素选用标准如下。

1) 新生儿:最常见的病原体是无乳链球菌、大肠埃希菌、单核细胞增生李斯特菌、克雷伯菌属。通常选用头孢噻肟联合氨苄西林。由于第三代头孢菌素对李斯特菌无效,因此不推荐头孢类单药使用。注意,由于头孢曲松可能干扰清蛋白和胆红素的结合,因此新生儿慎用。

2) 婴儿(1～23 月龄)、儿童和成人(2～50 岁):婴儿期化脓性脑膜炎最常见的病原体是肺炎链球菌、脑膜炎奈瑟菌、无乳链球菌、流感嗜血杆菌、大肠埃希菌,儿童及成人常见的病原体是脑膜炎奈瑟菌、肺炎链球菌,其起始治疗均为万古霉素联合第三代头孢菌素(头孢曲松或头孢噻肟)。

3) 老年及老年前期(>50 岁):多考虑社区获得性感染,最常见的病原体为肺炎链球菌、脑膜炎奈瑟菌、单核细胞增生李斯特菌、需氧革兰阴性杆菌,其初始治疗推荐万古霉素联合氨苄西林和第三代头孢菌素。

4) 颅底骨折:对于合并颅底骨折的化脓性脑膜炎患者,其病原菌主要为肺炎链球菌、流感嗜血杆菌、A群 β 溶血性链球菌,多为菌血症继发颅内感染,病情发展迅速,因此通常选用万古霉素联合抗菌谱较广的第三代头孢菌素。

5) 脑外伤及神经外科手术(含脑脊液分流术)后:常见病原菌为需氧革兰阴性杆菌(包括铜绿假单胞

菌)、金黄色葡萄球菌、凝固酶阴性葡萄球菌等,需考虑医院获得性感染的可能,致病菌常具有耐药性,因此起始治疗通常选用高效抗生素,如万古霉素联合第四代头孢菌素(头孢吡肟)和(或)美罗培南。

(2)病原菌已明确者:可参考药物敏感试验选用抗生素。

1)脑膜炎奈瑟菌脑膜炎:又称流行性脑脊髓膜炎,我国流行的为 A 群菌株,多对磺胺类药物敏感,因此首选磺胺嘧啶。首次剂量 50～100 mg/kg,静脉缓慢注射;以后每日 80～160 mg/kg,分 4 次口服或静脉注射,同时给予等量碳酸氢钠和充足的水分。随着国内流脑疫苗(A 群脑膜炎多糖菌苗)的广泛使用,近年来 B 群和 C 群菌株引起的化脓性脑膜炎屡有报道,因此应在发病之初及时使用第三代头孢菌素,也可使用青霉素、氨苄西林、氯霉素、氟喹诺酮类、氨曲南。由于脑膜炎双球菌具有传染性,因此一旦诊断应及时消毒、隔离,必要时需对密切接触者(成人)使用利福平、头孢曲松或环丙沙星等药物预防感染。

2)肺炎链球菌脑膜炎:多发生于急性大叶性肺炎恢复期,因此患者通常已经接受过抗生素治疗,更容易产生耐药性。对于成年患者,首选万古霉素联合第三代头孢菌素(头孢曲松或头孢噻肟),并及时进行脑脊液细菌培养加药物敏感试验。根据药物敏感试验结果,对于青霉素敏感的患者,换用青霉素 G,每日 2 000 万 U,分次静脉滴注,至少使用 2 周;对于青霉素耐药的患者(MIC 0.1～1.0 μg/ml),继续使用头孢曲松每日 2.0～4.0 g 或头孢噻肟每日 2.0 g,分 2 次静脉注射;对于青霉素抵抗的患者(MIC>1.0 μg/ml),需在万古霉素联合第二代头孢菌素的基础上,加入利福平联合用药。

3)金黄色葡萄球菌脑膜炎:金黄色葡萄球菌都有耐药性,应尽力培养出细菌,作药物敏感试验,以指导合理用药。如金黄色葡萄球菌对甲氧西林敏感,可选用耐酶青霉素(奈夫西林或苯唑西林);如患者对青霉素过敏或该菌对甲氧西林耐药,则选择万古霉素。通常在体温下降、病情好转后仍需坚持用药 2～3 周。

4)流感嗜血杆菌脑膜炎:国内长期使用氨苄西林联合氯霉素静脉滴注,但近年来广泛使用第三代头孢菌素为首选。

5)革兰阴性杆菌脑膜炎:该组脑膜炎多由大肠埃希菌、铜绿假单胞菌或肺炎杆菌等引起,首选氨苄青霉素、氯霉素和第三代头孢菌素。

(3)化脓性脑膜炎常用抗生素介绍:参见表 7-1。

表 7-1　化脓性脑膜炎抗菌治疗推荐药物剂量

抗菌药物	一日总量(给药间隔)			
	新生儿(按日龄计算)		婴幼儿	成人
	0～7[1]	8～28[1]		
阿米卡星[2]	15～20 mg/kg(12)	30 mg/kg(8)	20～30 mg/kg(8)	15 mg/kg(8)
氨苄西林	150 mg/kg(8)	200 mg/kg(6～8)	300 mg/kg(6)	12 g(4)
氨曲南	—	—	—	6～8 g(6～8)
头孢吡肟	—	—	150 mg/kg(8)	6 g(8)
头孢噻肟	100～150 mg/kg(8～12)	150～200 mg/kg(6～8)	225～300 mg/kg(6～8)	8～12 g(4～6)
头孢他啶	100～150 mg/kg(8～12)	150 mg/kg(6～8)	150 mg/kg(8)	6 g(8)
头孢曲松	—	—	80～100 mg/kg(12～24)	4 g(12～24)
氯霉素	25 mg/kg(24)	50 mg/kg(12～24)	75～100 mg/kg(6)	4～6 g(6)[3]
环丙沙星	—	—	—	800～1 200 mg(8～12)
加替沙星	—	—	—	400 mg(24)[4]
庆大霉素[2]	5 mg/kg(12)	7.5 mg/kg(8)	7.5 mg/kg(8)	5 mg/kg(8)
美罗培南	—	—	120 mg/kg(8)	6 g(8)
莫西沙星	—	—	—	400 mg(24)[4]
奈夫西林	75 mg/kg(8～12)	100～150 mg/kg(6～8)	200 mg/kg(6)	9～12 g(4)

续表

抗菌药物	一日总量(给药间隔)			
	新生儿(按日龄计算)		婴幼儿	成人
	0~7¹	8~28¹		
苯唑西林	75 mg/kg(8~12)	100~150 mg/kg(6~8)	200 mg/kg(6)	9~12 g(4)
青霉素	0.15 mU/kg(8~12)	0.2 mU/kg(6~8)	0.3 mU/kg(4~6)	24 mU(4)
利福平	—	10~20 mg/kg(12)	10~20 mg/kg(12~24)	600 mg(24)⁵
妥布霉素²	5 mg/kg(12)	7.5 mg/kg(8)	7.5 mg/kg(8)	5 mg/kg(8)
复方新诺明⁶	—	—	10~20 mg/kg(6~12)	10~20 mg/kg(6~12)
万古霉素⁷	20~30 mg/kg(8~12)	30~45 mg/kg(6~8)	60 mg/kg(6)	30~45 mg/kg(8~12)

注：¹极低体重(<2 000 g)新生儿建议给药方法为小剂量、长间隔；²需监测血清药物峰浓度、谷浓度；³肺炎链球菌脑膜炎推荐用更大剂量；⁴治疗细菌性脑膜炎的最佳剂量尚无资料；⁵每日最高剂量 600 mg；⁶剂量按甲氧苄啶计算；⁷维持血清药物谷浓度为 15~20 μg/ml。

2. 添加治疗　通常认为，糖皮质激素(如地塞米松)具有抗炎、抗休克和抗脑水肿作用。急性期可减少炎性渗出物，恢复期可有抗蛛网膜粘连作用。目前为止，地塞米松在细菌性脑膜炎治疗中的作用尚存在争议。个别研究报道，对于 b 型流感嗜血杆菌脑膜炎患者，在使用抗生素前应用地塞米松，可以减少耳聋的发生。类似的效果也见于肺炎链球菌脑膜炎患者。其中，地塞米松均为短期使用，如 5~10 mg，每日 1~2 次，连续使用 2~4 d。激素的使用仍需坚持个体化治疗原则，只有在严重全身反应、颅内压增高、脑积水等情况下，在应用强力抗生素的基础上才能使用，必要时需联合使用利福平。

对于万古霉素等药物，地塞米松治疗减少了万古霉素进入脑脊液的量，有可能减轻其效果，此时需慎重使用地塞米松，或将万古霉素换为其他抗生素。

3. 对症治疗　对明显颅内压增高者，可加用强力脱水剂(如 20% 甘露醇 125 ml，每 6~8 h 1 次)，还可配合应用呋塞米 40~100 mg 每 12 h 1 次以降低颅内压。高热者可应用物理降温或解热剂治疗。反复惊厥者，可选用苯巴比妥钠(0.2 g 肌内注射)、安定(10~20 mg 静脉注射)或 10% 水合氯醛(20~30 ml 灌肠)等镇静药。出现败血症者应注意加强抗休克和纠正酸中毒等方面的治疗。出现 DIC 者须及时给予肝素等治疗。

4. 颅内并发症的治疗　脑室炎病例除全身应用抗生素外，应行脑室引流、冲洗，并向脑室内注射抗生素。脑脓肿患者需加大抗生素用量，必要时可手术清除脓肿。硬膜下积液、积脓者可行硬膜下穿刺抽液。对严重梗阻性脑积水患者可行脑室引流或分流术。

5. 治疗原发病　如中耳炎、乳突炎、筛窦炎及脑脊液鼻漏等，均须采取相应治疗。

6. 神经细胞代谢活化剂　可选用胞二磷胆碱、ATP、辅酶 A、辅酶 Q10 以及 B 族维生素等。

7. 康复治疗　对瘫痪、失语者尤须早期进行。

结核性脑膜炎

结核性脑膜炎(tuberculous meningitis，TBM)简称结脑，是由结核分枝杆菌(myotuberculosis，Mtb)引起的一种弥漫性非化脓性软脑膜和脑蛛网膜炎性疾病，也可侵及脑实质和脑血管。

【病因和病理】

结核分枝杆菌属于放线菌目分枝杆菌科分枝杆菌属，中枢神经系统结核分枝杆菌感染主要是人型结核分枝杆菌引起的。结核分枝杆菌感染主要通过呼吸系统吸入含结核分枝杆菌的微粒，经血行播散至全身各脏器，结核分枝杆菌感染 2~4 周即产生细胞介导的免疫反应，在组织形成以干酪样物质为中心、周围聚集巨噬细胞和淋巴细胞的结核结节(tubercle)，在一定情况下结核结节可以破裂，释放结核分枝杆菌以及产生有毒性的抗原物质，进入周围组织。这些过程发生于脑膜时即形成临床的结核性脑膜炎。少数情况下，结核性脑膜炎可以是颅内邻近组织如内耳或乳突感染的浸润，常继发于肺、泌尿道、消化道或其他脏器结核病，也可为患者的唯一表现。原发性肺结核或之后伴随的菌血症引起结核分枝杆菌在脑膜、软脑膜或室管膜的定植，形成结核结节,在适当条件下,结节破溃,大量结核分枝杆菌进入蛛网膜下腔,引起结核性脑膜炎。

结核分枝杆菌多同时累及脑膜、脑实质和脑血管,初期在蛛网膜下腔形成结核渗出液,主要含多形核细胞、红细胞、巨噬细胞和纤维组织,随病程迁延,结核渗出液中淋巴细胞增多。结核渗出液能影响小、中动脉和毛细血管,引起反应性血管内皮下细胞增生而血管阻塞。除了影响脑实质和血管外,结核渗出液还可以阻塞导水管或室间孔引起阻塞性脑积水,以及影响脑脊液吸收导致交通性脑积水。

【临床表现】

结核性脑膜炎的临床表现多样,起病呈亚急性或慢性,既往结核分枝杆菌感染史较少(20%左右),无明显的诱因,平均起病时间2~3周,但是有的患者可达数月。感染初期可以无神经系统表现,随后逐渐出现头痛和脑膜刺激征(颈项强直、克尼格征和布鲁辛斯基征阳性)、情感淡漠、意识模糊和行为改变,后期出现局灶性神经功能缺损,由于大脑血管病变的存在,患者容易出现偏瘫、抽搐、偏身运动障碍;结核渗出液易引起脑膜粘连从而引发多种脑神经麻痹的症状和体征。最常见的脑神经麻痹是第Ⅵ对脑神经,其次第Ⅲ、Ⅳ和Ⅶ对脑神经,较少累及第Ⅱ、Ⅷ、Ⅺ和Ⅻ对脑神经。50%粟粒性结核患者眼底检查可发现视网膜粟粒样结节。在整个病程中颅内压增高十分常见,在儿童结核性脑膜炎患者中,表现为前囟突起和头围增大;成年患者则以嗜睡、复视和视物模糊表现为主。后期患者由于结核性分泌物在脑室形成粘连易产生脑积水症状,严重或晚期患者可以出现昏迷。

【辅助检查】

常规实验室检查多无特征性改变。脑脊液检查是结核性脑膜炎的主要实验室检查。脑脊液检查结果多变,一般压力明显增高,外观清亮或乳白色,晚期可黄变,留置后可形成薄膜。在脑脊液生化检查中,葡萄糖含量明显降低,且其高低与脑膜炎症活动程度相关,因此葡萄糖含量的变化可用作提示疾病发展过程的重要指标;同时,脑脊液氯化物含量亦降低,此指标虽然诊断意义低,但可作为本病预后的重要指标;脑脊液蛋白质含量升高(1~2 g/L),当蛋白质含量超过10~20 g/L时,会出现脑脊液自凝或椎管阻塞现象;脑脊液细胞增高,以淋巴细胞为主,一般在$500 \times 10^6/L$。上述典型脑脊液改变虽然无特异性,但提示应高度疑诊结核性脑膜炎。

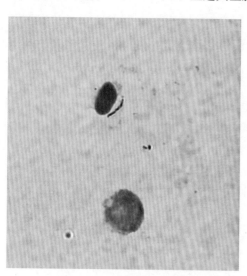

图 7 - 1　脑脊液抗酸染色

脑脊液抗酸染色(acid-fast staining method)是诊断结核性脑膜炎的快速、简便的方法,常将脑脊液离心沉淀后行抗酸染色[又称齐-尼染色(Ziehl-Neelsen stain)](图 7-1),抗酸染色阳性时需注意应排除奴卡菌及非结核分枝杆菌。

结核分枝杆菌培养是结核病诊断的金标准,临床应用中最为普遍的是罗氏培养法,通常分枝杆菌生长需4~8周,不利于早期确诊。分枝杆菌生长指示管(mycobacteria growth indicator tube,MGIT)960 培养法是近年研制的专门用于结核快速液体培养的方法,通过连续检测接种标本培养基所显示的荧光强度变化来判断是否有分枝杆菌生长,操作简单、灵敏,平均检出时间缩短至14.4 d,最快 10.0 d,是目前临床结核分枝杆菌培养的主要发展方向。

GeneXpert 是一种新的能完成 Mtb 检测和利福平耐药性快速分子生物学诊断的方法。该方法采用全自动实时荧光定量PCR原理,利用诊断试剂盒 Xpert MTB/RIF,对结核分枝杆菌特有的序列 rpoB 基因中的利福平耐药相关片段核心区域进行检测,数小时内可回报结果,在评估检测效能后可考虑作为结核性脑膜炎的确诊试验。

中枢神经系统结核病主要表现为基底池脑膜强化、脑积水、脑梗死和结核瘤等影像学特征,可单独或联合发生。颅底脑膜强化伴或不伴结核瘤是结核性脑膜炎最常见的征象,其诊断特异性高。约 20% 的患者因结核性脑动脉炎发生脑梗死,最常累及基底节、内侧豆纹动脉和丘脑动脉的供血区域。MRI 增强检查对软脑膜病灶的显示优于 CT 检查,弥散加权成像(diffusion weighted imaging,DWI)有助于发现新近的梗死灶。脑实质结核的表现包括结核瘤、脑脓肿、结核性脑病和结核性脑炎,其中结核瘤受累区域多为皮质、髓质交界区和脑室周围区域,常合并结核性脑膜炎。儿童结核瘤好发于幕下,而成人则多发于幕上大脑半球和基底节区,影像学表现取决于结核瘤的分期。

【诊断和鉴别诊断】

临床上出现发热、呕吐、易激惹、脑膜刺激征、抽搐、局灶性神经损伤、意识状态改变中的一项或多项表现时,即应考虑结核性脑膜炎的可能。脑脊液抗酸染色、培养和核酸检测阳性均可作为确诊结核性脑膜炎的依据。结核性脑膜炎临床表现缺乏特异性,在缺乏脑脊液病原学诊断依据的情况下,需要结合年龄、机体免疫状态以及地理位置、季节等因素,和其他病因引起的慢性或复发性脑膜炎进行鉴别,尽可能排除以下疾病:治疗不彻底的化脓性脑膜炎、隐球菌脑膜炎、病毒性脑膜脑炎、梅毒相关脑膜炎、脑型疟疾、布鲁菌脑膜炎、寄生虫(管圆线虫、棘颚口线虫、弓蛔虫、囊尾蚴)引起的嗜酸细胞性脑膜炎、脑弓形体病和细菌性脑脓肿(脑成像表现为占位性损伤)、恶性肿瘤(如脑膜瘤、胶质瘤、淋巴瘤、肺癌、乳腺癌等肿瘤引起的癌性脑膜炎)、自身免疫性脑炎等。常规方法未检测到病原体且怀疑为中枢神经系统感染者,行 mNGS 可进一步提高病原学检出率。

【治疗】

1. 抗结核治疗　目前结核性脑膜炎的常规抗结核治疗和肺结核类似,异烟肼、利福平、吡嗪酰胺、乙胺丁醇、链霉素、莫西沙星是目前治疗 TBM 最有效的药物(表 7 - 2);遵循早期给药、合理选药、联合用药及系统治疗的原则。主要包括初期的四联"强化"治疗(2～3 个月)和随后的二联"维持"治疗(异烟肼和利福平再联合使用 7～9 个月)。连续 2 个月的异烟肼、利福平、吡嗪酰胺是强化治疗的基础。经典的四联用药还要加上链霉素(由于可引起第Ⅷ对脑神经的不可逆损害,因此目前不作为首选治疗药物)或者乙胺丁醇,两者选一,构成四联抗结核治疗。对常规抗结核药物治疗效果不佳的结核性脑膜炎患者,可以考虑增加异烟肼、利福平的用量或者联用喹诺酮类药物(尤其是莫西沙星)。

表 7 - 2　主要的抗结核药物

药物	儿童日用量	成人日常用量	用药途径	疗程
异烟肼	10～20 mg/kg	5 mg/kg	静脉/口服	6～12 个月
利福平	10～20 mg/kg	600 mg,每日 1 次(≥50 kg)	口服	6～12 个月
		450 mg,每日 1 次(<50 kg)		
吡嗪酰胺	20～30 mg/kg	1 500 mg,每日 3 次	口服	2～3 个月
乙胺丁醇	15～20 mg/kg	750 mg,每日 1 次	口服	2～3 个月
链霉素	20～30 mg/kg	750 mg,每日 1 次	肌内注射	3～6 个月
莫西沙星	16 岁以下儿童慎用	400～800 mg	静脉/口服	2～3 个月

(1) 异烟肼:是目前临床最常规使用的结核性脑膜炎治疗药物,由于异烟肼易于透过血-脑屏障(90%～95%),且具有杀菌作用,因此是抗结核治疗的基础。通常使用的剂量是 5～10 mg/(kg·d),每日不超过 300 mg,但近年也有研究尝试使用大剂量异烟肼[16～20 mg/(kg·d)]治疗耐药性结核。其副反应主要为周围神经炎、肝功能损害,偶尔可有癫痫发作,一般情况下注意观察即可。若有四肢远端麻木或烧灼感等神经症状出现,应加服维生素 B₆ 每日 30～60 mg 以改善症状。服用异烟肼期间应定期查肝功能,至少每 3 个月 1 次,以了解肝功能状况。若有转氨酶升高,要在护肝治疗的同时给予降肝酶中成药如五味子制剂等,单纯转氨酶升高无需停药。

(2) 利福平:早期研究认为,利福平不能透过血-脑屏障(5%～25%),因此在结核性脑膜炎的治疗中不受重视。按照肺结核治疗的常规剂量 10 mg/(kg·d)治疗结核性脑膜炎时,其脑脊液内的血药浓度达不到治疗浓度。目前已有多个研究探讨大剂量利福平[13～15 mg/(kg·d)]对结核性脑膜炎急性期的治疗效果,并且证实了其有效性。常见副反应为消化道症状,可出现食欲不振、恶心、呕吐及腹泻等,遇此情况应认真分析:若为药物一般副作用可调整用药时间,避免空腹时用药;若为变态反应所致则应停药。少数患者可发生黄疸及转氨酶升高,常见于剂量过大或有慢性肝炎者。因此,要严格控制用药剂量,有肝、胆疾病史的患者禁用该药,在常规剂量下应用时应定期检查肝功能。另外利福平也有导致急性肾功能衰竭和急性溶血的报道。

(3) 吡嗪酰胺:吡嗪酰胺易透过血-脑屏障(95%～100%),可以显著缩短结核性脑膜炎的治疗时间,对于不能耐受吡嗪酰胺的患者,抗结核药物的维持时间往往需要长达 18 个月,而如果在急性期使用吡嗪酰胺,可以将治疗疗程缩短到 9～12 个月。其副反应较为少见,以肝脏损害为主,可见于个别用药量偏大,每日剂量超过 2 g 或疗程过长者,且以老年人为多。为预防该药的毒性反应,每日剂量应在 2 g 以下,疗程应在 3 个月以内,用药时间不可过长,老年人更应谨慎用药。少见的副反应还有血尿酸升高及诱发关节痛,故有痛风体质的人及痛风患者应禁用该药。另外,有极个别对日光敏感者,服药可使皮肤曝光部位呈鲜红棕色或古铜色,停药后可逐渐恢复。

(4)乙胺丁醇:在脑膜炎症时,乙胺丁醇脑脊液浓度可达同期血药浓度的 10%～50%,但是脑膜正常时,该药难以通过血-脑屏障,因此主要在急性期使用。其副反应很少,长期服用可偶发神经炎,与剂量相关。联合使用维生素 B_6 可减少神经炎的发生。偶见球后视神经炎,一般于大剂量应用时发生,对此要每月检查视敏度,包括视力、色觉、视野及眼底检查,若有异常应及时减量并对症处理。

(5)喹诺酮类:目前对于结核性脑膜炎、抗结核药物研究最为热点的是对氟喹诺酮类药物的研究,包括莫西沙星、左氧氟沙星、环丙沙星和加替沙星等。最新的两个临床研究都证明了喹诺酮类药物的有效性,其中之一是对 61 名结核性脑膜炎患者在传统四联抗结核治疗的同时,使用环丙沙星(750 mg/12 h)、左氧氟沙星(500 mg/12 h)或加替沙星(400 mg/12 h)。其中左氧氟沙星穿过血-脑屏障的能力最强,因此更为推荐。而环丙沙星透过血-脑屏障能力最弱,应避免使用。另一个来自印度尼西亚的研究,观察了在强化治疗使用莫西沙星对结核性脑膜炎预后的影响,结果也充分证实了氟喹诺酮类药物的有效性。

2. 耐多药结核性脑膜炎的治疗 耐多药结核性脑膜炎主要是指对异烟肼和利福平均耐药的患者,因此标准治疗效果不佳,需要选择结核分枝杆菌敏感的抗生素在急性期使用。关于耐药结核性脑膜炎抗结核药物的选择,目前尚无定论,除了上述喹诺酮类药物以外,二线抗结核药物以及正在研制的新型抗结核药物均可能对耐多药结核有效。

二线抗结核药物种类繁多,抗结核作用差异较大。其中值得注意的是,多数二线抗结核药物是临床常用的抗生素,因此往往患者自诉未进行抗结核治疗,但实际可能已经使用了二线抗结核药物,如阿莫西林/克拉维酸(Amx/Clv)、克拉霉素(Clr)、利奈唑胺(Lzd)、亚胺培南(Lpm),导致临床表现不典型,也容易误认为患者未经抗结核治疗即可缓解,从而轻易排除结核性脑膜炎的诊断,导致患者病情迁延不愈,甚至顿挫发展。因此,对于既往使用过上述药物的患者,不能因为患者没有进行过规范化抗结核治疗好转就排除结核诊断。

3. 添加治疗 对于重症结核性脑膜炎患者,在使用抗结核药物的同时,通常需要使用免疫调节药物以减轻炎症反应。糖皮质激素是最常用到的添加治疗药物,对出现意识障碍、颅内压增高或交通性脑积水、明显中毒症状、脑脊液蛋白明显增高(>1 g/L)、椎管阻塞、抗结核治疗后病情加重及合并结核瘤等重症患者,均宜添加使用。通常对重症成人患者(>14 岁),使用地塞米松初始剂量 0.4 mg/(kg•d),1 周后逐渐减量(每日减少 5 mg),疗程 1～2 个月;儿童患者(<14 岁)一般使用泼尼松 2～4 mg/(kg•d)(通常小于 45 mg),1 个月后逐渐减量,疗程 2～3 个月。对于激素治疗后,上述症状改善不明显的患者,也有使用沙利度胺、抗 TNF-α 单抗 infliximab 等药物添加治疗。

4. 鞘内注射 对于顽固颅内压增高、椎管阻塞、脑脊液蛋白质显著升高(>3 g/L)、有严重中毒症状、复发复治或不能耐受全身给药的患者,可在全身药物治疗的同时辅以鞘内注射,以提高疗效。可用地塞米松 5～10 mg 或 α-糜蛋白酶 4 000 U 或透明质酸酶 1 500 U,2～3 d 1 次,注射宜缓慢。但脑脊液压力较高的患者慎用此法。

5. 并发症的治疗

(1)颅内压增高:可选用渗透性利尿剂,如 20%甘露醇 125 ml,每日 2～3 次;甘油果糖 125 ml,每日 2～3 次;需注意肾功能、电解质等。

(2)交通性脑积水:口服乙酰唑胺或醋甲唑胺 0.5 g,每日 3 次。重症患者可采用脑室引流或分流术,如腰大池引流。

(3)脑梗死:对于合并脑梗死的患者可使用阿司匹林,每日 100 mg。

(4)脑内结核瘤:除给予大量抗结核药物外,可行结核瘤切除术。

(5)脑脊髓蛛网膜炎:宜早期、足量联合应用抗结核药物及地塞米松,以防止严重脑蛛网膜炎的发生。因一旦形成严重的蛛网膜粘连,治疗则较困难。可试用地塞米松 5 mg 鞘内注入,每周 2 次,10 次为一个疗程。

脑 脓 肿

【概述】

脑脓肿(brain abscess)是指化脓性细菌感染引起的化脓性脑炎、慢性肉芽肿及脑脓肿包膜形成,少部分也可由真菌及原虫侵入脑组织所致。脑脓肿患者以男性较多见,以儿童及年轻人多见。

【发病机制】

1. 邻近部位化脓性感染

(1) 耳源性脑脓肿:最多见,约占脑脓肿的50%。继发于慢性化脓性中耳炎、乳突炎。感染系经过两种途径:① 炎症侵袭鼓室盖、鼓室壁,通过硬脑膜血管、导血管扩至脑内,常发生在颞叶,少数发生在顶叶或枕叶;② 炎症经乳突小房顶部,岩骨后侧壁,穿过硬脑膜或侧窦血管侵入小脑。常见部位为颞叶(2/3)和小脑(1/3),顶叶、枕叶以及双侧少见;形态多为单发,少数为多发或多房性;致病菌以变形杆菌和厌氧性链球菌为主。

(2) 鼻源性脑脓肿:鼻源性脑脓肿由邻近副鼻窦化脓性感染侵入颅内所致。如额窦炎、筛窦炎、上颌窦炎或蝶窦炎,感染经颅底导血管蔓延至颅内,脓肿多发生于额叶前部或底部。常见部位为额部、颞叶、垂体等;致病菌常为混合性细菌感染,以链球菌、肺炎球菌多见。

2. 血源性脑脓肿 约占脑脓肿的25%。多继发于身体其他部位感染,细菌栓子经动脉血行播散到脑内而形成脑脓肿。原发感染灶常见于肺化脓性炎症(如肺脓肿、支气管扩张)、皮肤化脓性感染、脓毒血症、细菌性心内膜炎、青紫型先天性心脏病、面部及头皮感染、牙周脓肿、颅骨骨髓炎、腹腔和胸腔感染等。脑脓肿多分布于额叶、顶叶等大脑中动脉供血区,有的为多发性小脓肿。常见致病菌为金黄色葡萄球菌。

3. 外伤性脑脓肿 约占脑脓肿的15%。多继发于开放性脑损伤,尤其战时的脑穿透伤或清创手术不彻底者。致病菌经创口直接侵入或由异物、碎骨片带入颅内而形成脑脓肿。可伤后早期发病,也可因致病菌毒力低,于伤后数月、数年才出现脑脓肿的症状。金黄色葡萄球菌较为多见。

4. 隐源性脑脓肿 原发感染灶不明显或隐蔽,机体抵抗力弱时,脑实质内潜伏的细菌逐渐发展为脑脓肿。常见致病菌为链球菌及葡萄球菌。经常见于免疫抑制状态的患者,如慢性消耗性疾病、糖尿病、化疗、器官移植后行免疫抑制治疗、长期使用激素等免疫抑制剂、艾滋病等患者。

【临床表现】

脑脓肿患者的临床表现多样,典型症状为头痛(69%)、发热(53%)和局灶性神经功能缺陷(48%),但只有20%的患者同时出现上述三个症状。患者还可以表现为进行性认知及行为功能障碍。其临床表现与炎症所处时期,脓肿部位、大小、单发或多发,病原菌毒力,病因,宿主免疫功能,脑水肿程度及颅内压等有关。

1. 颅内压增高的症状及体征 颅内压增高原因是:① 急性脑炎期,严重的炎症性脑水肿;② 包膜形成期,脑脓肿的占位效应及脑水肿;以头痛、呕吐、眼底视神经水肿为主要表现,其次有头晕、展神经麻痹、缓脉等。头痛呈持续性的半侧疼痛。

2. 局限性神经功能损害的症状及体征 与脑脓肿所在部位及所处时期有关。额叶、顶叶脓肿可见偏瘫、偏身感觉障碍,优势半球病变可出现失语。颞叶脓肿常见对侧视野缺损。小脑脓肿可见水平眼球震颤、患侧肢体共济失调等。

3. 原发感染灶的症状及体征 一般为低热,如为高热,需考虑合并脑膜炎。

4. 脑脓肿危象

(1) 脑疝:如颞叶沟回疝和小脑扁桃体下疝。常见于颞叶及小脑脑脓肿。

(2) 脓肿破裂:脓肿一旦向皮质侧蛛网膜下腔或脑室破裂,可导致蛛网膜下腔积脓、脑膜炎及脑室炎。患者呈昏迷、高热、抽搐或角弓反张,死亡率高。

【辅助检查】

1. 头颅CT 可以明确脑脓肿的部位、大小、所处时期等。典型脑脓肿的CT征象包括:① 脓肿呈球形或椭圆形低密度区;② 邻近脑组织有不同范围的低密度区,是炎症性脑水肿;③ 脑室系统因脓肿压迫产生变形及移位;④ 增强扫描后可出现环形强化,明显增厚、变宽,脑室侧较薄弱,皮质侧较厚。环形影是包膜形成的征象。

2. 头颅 MRI　是诊断脑脓肿的主要手段,利用 MRI 的弥散加权成像(DWI)和增强扫描可有效鉴别脑脓肿、囊肿、原发性或坏死性肿物。磁共振波谱分析(MRS)和脑血容积测量也是重要诊断手段。

(1) T_1:脑脓肿坏死区表现为低信号强度,周围有等信号或高信号的薄环,此环为脓肿包膜,包膜外的低信号为水肿。

(2) T_2:中心坏死区为高信号,包膜为低信号黑环,外周水肿为高信号。

(3) 增强 MRI:能更清楚地明确脑脓肿的病理情况、脓肿部位,查清多房性、多发性脑脓肿,能清楚地显示中心脓肿坏死区、强化的环形包膜,以及判断脓肿周围的脑水肿范围。

3. 实验室检查　对脑脓肿诊断价值有限。血常规提示白细胞轻度升高,红细胞沉降率增快,C 反应蛋白(CRP)难以区分脑脓肿及占位。腰椎穿刺脑脊液生化提示蛋白质轻度升高,腰椎穿刺有诱发脑疝的风险,故诊断明确的脑脓肿不宜行腰椎穿刺。

【诊断和鉴别诊断】

诊断:原发性感染病灶、颅内压增高、局限性神经功能损害的体征,结合 CT、MRI 检查,可以诊断。

本病需与以下疾病鉴别。

1. 脑肿瘤　肿瘤一般病程较长,无原发感染灶,必要时行放射性核素检查,如正电子发射计算机断层扫描(positron emission tomography,PET)鉴别。

2. 化脓性脑膜炎　耳源性脑膜炎应与耳源性脑脓肿鉴别:脑膜炎有高热、脉速、脑膜刺激征,神经影像学检查无占位性病变,腰椎穿刺脑脊液检查提示白细胞、蛋白质升高,葡萄糖含量下降等,即"三高一低"(颅内压、白细胞及蛋白质高,葡萄糖低)。

3. 化脓性迷路炎　与小脑脓肿相鉴别。前者眩晕、呕吐严重,有眼球震颤、共济失调及强迫头位,但无头痛,眼底检查无水肿,CT、MRI 检查无占位病变。

4. 硬脑膜下或外脓肿　病情急,发展快,意识障碍及脑膜刺激征均明显,行 CT、MRI 可鉴别。

【治疗】

1. 抗生素治疗　应根据致病菌的种类、对细菌的敏感性和药物对血-脑屏障通透性选择抗生素,原则上应选用对致病菌敏感的,容易通过血-脑屏障的药物,在细菌尚未检出之前,可按病情选用易通过血-脑屏障的广谱抗生素,待细菌培养和药物敏感试验出结果后,予以适当调整。

脑脓肿抗生素的使用和化脓性脑膜炎类似,一般静脉给药,但使用时间更长,且通常要考虑到混合感染,给予联合用药。脑脓肿摘除术后的抗生素使用应不少于 2~4 周。必要时根据病情亦可采用鞘内、脑室和脓腔内注射。常用鞘内注射抗生素为:庆大霉素,1 万~2 万 U,每日 1~2 次;阿米卡星,5~10 mg,每日 1 次;多黏菌素,1 万~5 万 U,每日 1 次。注射前应该明确该批次药物是否能够鞘内注射,并用生理盐水和脑脊液反复稀释,缓慢注射。

耳源性及鼻源性脑脓肿为需氧菌和厌氧菌混合感染,血源性脑脓肿为多种细菌感染,应选择对需氧菌和厌氧菌及革兰阴性菌有效的抗生素,故选用广谱抗生素,可用甲硝唑(杀灭厌氧菌)及第三代头孢菌素(头孢噻肟或头孢他啶或头孢曲松;杀灭革兰阴性菌),针对革兰阳性菌可使用半合成的青霉素或万古霉素。抗生素治疗应持续 4~8 周。

2. 激素治疗　在应用抗生素的同时,也可应用肾上腺皮质激素,以改善和调整血-脑屏障的功能,降低毛细血管的通透性,减轻脑脓肿周围的脑水肿。但应注意,激素可抑制宿主的免疫功能,推迟脓肿包膜形成,影响血-脑屏障对抗生素的通透性,同时影响 CT、MRI 的成像,使脓肿环形影变淡、缩小,而误认为脓肿好转。因此激素仅用于严重的炎症性脑水肿及占位效应危及生命时。常用激素首选地塞米松,静脉滴注或肌内注射。视病情可加大剂量(每日 5~10 mg,2~3 d),用药时注意检查血糖。

3. 脱水药物的应用　主要用来降低颅内压,缓解颅内压增高的症状,预防脑疝发生。常用脱水药物有高渗性脱水剂如甘露醇、甘油溶液,利尿药物如呋塞米(速尿)、依他尼酸(利尿酸钠)等。用药同时应注意补钾,注意肾功能、酸碱和水电解质平衡的检查。

4. 手术治疗　脑脓肿治疗的主要方法有穿刺抽脓及脓肿切除等。对于有脑疝风险的脑脓肿、室周脓肿、直径≥ 2.5 cm 的脓肿,且患者状态可缓解的机会较大,可考虑行神经外科手术治疗。若脓肿仅侵入脑皮质表浅部位,建议完整切除病灶。真菌、结核分枝杆菌、放线菌和诺卡菌感染的患者对抗感染药物反应性低,建议切除病灶。

（1）穿刺抽脓：此法简单、易行，对脑组织损伤小。适用于脓肿较大，脓肿壁较薄，脓肿深或位于脑重要功能区，婴儿、年老或体衰难以耐受手术者，以及病情危急者，穿刺抽脓作为紧急救治。

（2）导管持续引流术：为避免重复穿刺或炎症扩散，首次穿刺脓肿时，于脓腔内留置一内径为 3～4 mm 的软橡胶管，定时抽脓、冲洗、注入抗生素或造影剂，以了解脓腔缩小情况，一般留管 7～10 d。CT 立体定向下穿刺抽脓或置导管引流技术更有其优越性。

（3）脓肿切除术：最有效的手术方法。脓肿包膜形成完好、位于非重要功能区者、多房或多发性脑脓肿、脓腔内有气的脑脓肿（细菌毒力强或与外界交通形成瘘）、各种丝状真菌性脑脓肿、脑脓肿危象、外伤性脑脓肿含有异物或碎骨片者，均适宜手术切除。脑脓肿切除术的操作方法与一般脑肿瘤切除术相似，术中要尽可能避免脓肿破溃，减少脓液污染。急性脑炎期脑脓肿、部位深或重要功能区脑脓肿则不宜切除。

第四节　真 菌 感 染

引起中枢神经系统真菌感染（fungal infection of the central nervous system）的常见病原体为隐球菌、念珠菌和曲霉等，多见于免疫缺陷性疾病、糖尿病、器官移植、骨髓移植或使用激素或免疫抑制剂的患者，偶有毛霉中枢神经系统感染的报道；其次还包括一些地方流行性非条件致病菌，如组织胞浆菌、皮炎芽生菌、球孢子菌等。中枢神经系统真菌感染临床表现不如细菌性脑膜炎典型，通常为亚急性或慢性起病，较为隐匿。从发病至出现明显的临床表现需 4 周以上，有的甚至可持续数年，但亦有部分患者可急性起病，尤其是在器官移植、大量使用免疫抑制剂或艾滋病等严重免疫力低下时。患者临床表现并无特异性，但颅内压增高随病情进展更为突出，此外，病情常呈波动性，有时仅对症处理，也会出现病情缓解的假象，但这种改善往往只能短期维持。

中枢神经系统隐球菌感染

新型隐球菌（cryptococcus neoformans）感染是中枢神经系统最常见的真菌感染，以侵犯脑膜多见，称作隐球菌脑膜炎（cryptococcus meningitis，CM），其临床病情重，病死率高。新型隐球菌人群感染率在 3%～6%，中枢神经系统感染约 1/10 万。临床表现呈慢性或亚急性脑膜炎，常误诊为结核性脑膜炎。

【病因和病理】

新型隐球菌属条件致病菌，其荚膜多糖是血清型特异性的抗原基础，并与其毒性、致病性和免疫性密切相关。新型隐球菌广泛存在于土壤和鸽粪中，鸽子是主要的传染源。新型隐球菌可以通过呼吸道、消化道和皮肤三条途径传播，目前主要是免疫缺陷患者，包括艾滋病、淋巴瘤、长期使用激素和免疫抑制剂患者等的机会感染。

新型隐球菌感染可以侵犯脑膜和脑实质，以脑膜炎表现最为常见。隐球菌脑膜炎中颅底软脑膜受累显著，蛛网膜下腔有广泛的渗出物，含单核细胞、淋巴细胞及隐球菌，也可形成局限性肉芽肿。

【临床表现】

各年龄段均可发病，20～50 岁最常见，男性多于女性，呈散发性分布，常见于使用免疫抑制剂或其他免疫功能低下患者。临床分为四型：脑膜炎型、脑膜脑炎型、肉芽肿型、囊肿型。首发症状常为间歇性头痛、恶心及呕吐，伴低热、周身不适、精神不振等非特异性症状。随病情发展，头痛渐加重并转为持续性，精神异常、躁动不安，严重者出现不同程度意识障碍。

起病隐匿，呈慢性或亚急性病程，病前可有上呼吸道感染或肺部感染史，多数患者以发热、头痛、恶心、呕吐为初始症状，头痛症状非常突出，可从早期的阵发性头痛逐步转为持续性头痛。发热一般体温不高，多在 38℃ 左右，亦有少数患者不伴发热。体格检查早期脑膜刺激征（颈项强直、克尼格征和布鲁辛斯基征阳性）明显；多数患者出现视神经乳头水肿和后期视神经萎缩等颅内压增高症状和体征；因蛛网膜下腔的脑膜损害显著，常出现多脑神经损害的症状，以听神经、面神经和眼球运动神经损害多见，也可见阻塞性脑积水的表现。若隐球菌沿血管周围间隙进入脑实质，而临床抗真菌治疗比较晚或不彻底，则可形成隐球菌性肉芽肿，临床表现为颅内占位性病变。隐球菌性脑膜炎临床表现常呈进行性加重，未经治疗的患者在数月内死亡，一般病程为 6 个月左右。免疫力低下患者常急性起病,进展迅速,多在 2~4 周内死亡。

【辅助检查】

脑脊液检查压力常明显增高,常超过 300 mmH$_2$O 以上,外观清亮或微混,白细胞轻中度增高,(50~200)×10^6/L,以单核细胞为主。脑脊液蛋白质含量轻度增高,为 0.5~1.0 g/L,晚期伴颅底粘连时可超过 1.0 g/L。糖含量和氯化物含量明显降低,少数慢性患者葡萄糖含量极低,甚至为零。

脑脊液离心后作墨汁涂片检查(图 7 - 2)发现新型隐球菌可以确诊,阳性率约 70%。脑脊液培养为金标准,脑脊液培养(2~10 d)或动物接种(20 d)可以明确诊断,阳性率也达 75%。

血清学乳胶凝集试验呈阳性结果,其特异性和敏感性高达 90%,但是血清学指标与疗效间无明显关系。此外,类风湿关节炎、红斑狼疮、肿瘤患者也可出现假阳性。

中枢神经系统隐球菌感染患者头颅 CT 或 MRI 可表现为脑膜强化、脑积水、颅内肉芽肿、囊肿和脓肿,但也可无明显特异性改变。新型隐球菌主要沿血管周围间隙繁殖、蓄积并向脑深部侵入,从而使血管周围淋巴间隙扩大,在基底节、丘脑、中脑或小脑等部位形成肥皂泡样的胶状假囊。如隐球菌侵犯血管可造成血管炎性闭塞,引起相应血管供血区的梗死。此外,一旦形成隐球菌性肉芽肿,则可出现占位性病变。

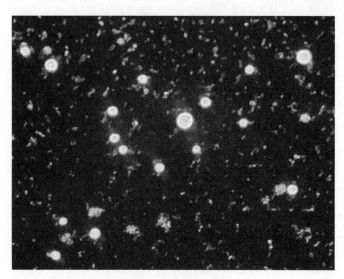

图 7 - 2 墨汁染色

【诊断和鉴别诊断】

对于临床表现为中枢神经系统感染征象,呈亚急性或慢性病程,伴有颅内压增高、颅底多脑神经损害体征,尤其是具有免疫力低下和养鸽习惯的患者,应高度怀疑。临床上容易和结核性脑膜炎混淆,通过临床症状和体征以及脑脊液变化无法鉴别,须依赖血乳胶凝集试验、脑脊液墨汁涂片和培养结果(表 7 - 3)。另外应与其他中枢神经系统感染鉴别,如部分治疗的化脓性脑膜炎。

表 7 - 3　隐球菌脑膜炎与结核性脑膜炎的鉴别诊断要点

鉴别要点	结核性脑膜炎	隐球菌脑膜炎
起病	多呈亚急性	亚急性、慢性
发热	早期出现午后低热	不规则,38℃左右
脑脊液细胞数	(10~500)×10^6/L	多见 200×10^6/L 以下
葡萄糖(脑脊液/血)	明显下降	明显下降,甚至为零
脑脊液蛋白质	明显升高	轻、中度升高
脑脊液氯化物	降低	降低
细菌涂片	抗酸染色(+)	墨汁染色(+)
血乳胶凝集试验	—	+
颅外病变	肺、淋巴结、骨骼、关节	肺、肝、肾、皮肤黏膜

【治疗】

1. 抗真菌治疗

(1) 两性霉素 B(amphotericin B,AMB):是最强有力的抗真菌药物,几乎对所有真菌均有抗菌活性,其作用机制主要是药物与真菌细胞上的固醇结合,损伤细胞膜的通透性,导致细胞内主要物质的外漏,影响其生长代谢。成人两性霉素 B 首次 1~5 mg,加入 5% 葡萄糖液 500 ml 内静脉滴注,6 h 内滴完;以后根据情况加量,直至最大剂量达 1 mg/(kg·d),总剂量达 3 000~4 000 mg,疗程需 3~4 个月。部分患者可行两性霉素 B 鞘内注射,从小剂量开始,首次为 0.05~0.1 mg,逐渐增加至每次 0.5 mg,总量为 20 mg 左右。两性霉素 B 副作用主要有静脉滴注时出现高热、血栓性静脉炎、头痛、恶心、呕吐、血压下降;长期使用时出现肝、肾功能受损、心律失常、低钾血症等。为减轻副作用,应避光缓慢滴注。此外因两性霉素 B 有较多副作用,故多主张与氟胞嘧啶和吡咯类药物合用,以减少其剂量。也可使用两性霉素 B 脂质体,它与两性霉素 B 相比,增加了对真菌细胞膜内麦角固醇的亲和力,降低了对哺乳动物细胞膜的亲和力,从而提高了抗真菌活性,而且对宿主器官的损伤大为降低。

（2）5-氟胞嘧啶(5-FC)：本品为抑菌剂,高浓度时具有杀菌作用。5-氟胞嘧啶通过真菌细胞的渗透酶进入细胞内并转化为氟尿嘧啶,代替尿嘧啶进入真菌脱氧核酸中,从而阻断核酸的形成。推荐剂量为 $100\sim150\ mg/(kg\cdot d)$,静脉滴注或口服,口服者分 3～4 次给药,疗程 6 周以上,副作用主要是消化道不适、白细胞和血小板减少、肝肾功能损害。5-氟胞嘧啶与两性霉素 B 合用可增强疗效。

（3）吡咯类药物：作用机制为通过与菌体包膜结合,使胞液外渗,菌体溶解死亡。常用药物如下。

1）氟康唑：日剂量为 200～400 mg,一次口服或溶于生理盐水中静脉滴注,直至脑脊液检查连续 3 次呈阴性为止;根据临床经验,一般疗程不得少于 7～8 周。此药能通过血-脑屏障,故一般无需进行鞘内注药。

2）伊曲康唑：为亲脂性制剂,其在脑膜与脑组织中易形成高浓度,不良反应相对较少,患者多能耐受。

3）伏立康唑：作为一种新型抗真菌药物,抗菌谱广,易通过血-脑屏障。其治疗机制是抑制真菌中由细胞色素 P450 介导的 14α-甾醇去甲基化,抑制麦角甾醇的生物合成,从而具有较好的广谱抗真菌作用。本品可经静脉缓慢滴注(须维持在 1～2 h 以上)或口服给药,静脉滴注和口服两种给药途径可以互换,但不宜静脉推注。药物可在静脉滴注或口服后 96 h 内经尿排出。

2. 对症治疗　颅内压增高者应注意防止脑疝发生,积极应用脱水剂治疗。出现脑积水表现者,可行脑室腹腔分流减压术。因其具有病程长、病情重的特点,须注意水电解质平衡、全身营养以及呼吸系统和泌尿系统感染。

在治疗新型隐球菌感染的过程中,如患者临床症状、体征完全消失,尚需每周做 1 次脑脊液涂片及培养,连续 4 次阴性、脑脊液葡萄糖含量恢复正常以及脑脊液中抗原转阴,方可停药。

【预后】

隐球菌脑膜炎若能早期诊断,予积极抗真菌药物治疗,多数患者预后良好,死亡率在 10% 左右。未经治疗则患者大多预后不良,此外伴有免疫功能低下者预后亦不良。

第五节　脑寄生虫病

脑寄生虫病(parasitic diseases of brian)是指由寄生虫入侵脑内,引起脑部相应症状的一组疾病。我国临床上较常见的有脑血吸虫病、脑囊虫病、脑肺吸虫病及脑包虫病。脑弓形虫病近年来才引起人们的重视,脑旋毛虫病等其他脑寄生虫病则尚属少见。寄生虫侵入脑后除造成脑组织的直接损伤外,有些寄生虫还可通过虫栓或卵栓方式导致缺血性脑血管病。这些病理过程可同时并存或相互影响,而引发一系列脑部症状,较常见的表现包括癫痫发作、肢体瘫痪、感觉减退或消失、意识障碍、失语和颅内压力增高等脑损害症状。

脑血吸虫病

【病因】

脑血吸虫病(cerebral schistosomiasis)是由寄生于门静脉或肠系膜静脉及其分支中的血吸虫虫卵沉积在脑组织内所引起的一种脑部寄生虫病,在我国由日本血吸虫所致。多见于长江流域的河网湖沼地带。寄生于门静脉内的血吸虫虫卵以栓子形式(卵栓)随血流进入脑内,好在大脑皮质深处及灰、白质交界处发生卵积,形成与小结核结节相似的多发病灶,且以顶叶最常见。约有 4.3% 的血吸虫病患者伴发脑血吸虫病。临床上可分为急性和慢性两型,且多在感染后数周至数年后发病,好发于青壮年,男性远较女性多见。本病的预防主要是早期发现和早期治疗血吸虫病患者和改进厕所,从源头上消灭病原体;其次是彻底杀灭血吸虫的中间宿主钉螺,切断其生活链而使其无法发育成能感染人的血吸虫尾蚴。我国科学工作者从麻风树籽中提取了一种相关成分(防蚴灵),并通过国家验收,表明防蚴灵不仅可以杀灭血吸虫尾蚴,涂抹于人体后还耐水冲和泥磨,可达到较好的预防效果。

【临床表现】

1. 急性型　多在感染后数周内发病。临床表现类似急性弥漫性脑炎,如出现高热、意识障碍或精神异常、大小便失禁、瘫痪、锥体束征和脑膜刺激征,以及血中白细胞计数增高等,可能是门静脉系统内的血吸虫虫卵和成虫所分泌的毒素、代谢产物以及虫卵所引起的组织坏死等所致的全身性反应(毒血症)和中枢神经系统的中毒反应(中毒性脑炎)的一种表现。此型脑血吸虫病的脑损害主要由反应性血液循环功能障碍所致,故发病急骤,但多能自行恢复,且少有后遗症。

2. 慢性型　多在感染后数年内发病。临床症状多以各类癫痫发作为主,且以局限性癫痫发作更多见,并可伴有瘫痪、失语、感觉缺失等局限性脑损害症状。可能是卵积和伴随而来的结节形成所致。结节散在可引发脑膜脑炎,密集在一起可形成占位性肉芽肿。病程一般较缓慢,多无发热及血白细胞计数增高。

【辅助检查】

脑脊液压力、细胞[以嗜中性和(或)嗜酸性粒细胞为主]和蛋白质可有增高,偶可找到虫卵。颅骨平片有时可显示颅内压增高征象。头颅 CT 或磁共振检查可显示脑蛛网膜粘连,侧脑室受压、移位和扩大等。皮内试验和血清、脑脊液免疫抗体检查多呈阳性。

【诊断】

已确诊为血吸虫病的患者一旦出现脑部症状,应怀疑此病,如从脑脊液或脑组织(手术或活检)里找到血吸虫虫卵即可确诊。皮内试验和血清、脑脊液免疫抗体检查有一定的辅助诊断价值。注意与流行性乙型脑炎以及由其他病因所致的癫痫、感染中毒性脑病等鉴别。对进行性颅内压增高的患者应注意排除其他颅内占位性病变。

【治疗】

1. 抗寄生虫治疗

(1) 丙硫咪唑:为目前治疗日本血吸虫病的新药,具有低毒、高效、毒副作用小、疗程短和口服方便等特点。慢性日本血吸虫病的总剂量,成人为 60 mg/kg,儿童为 70 mg/kg,分 3 次饭后口服,疗程 2～3 d(成人)或 1～2 d(儿童)。急性日本血吸虫病的总剂量为 140 mg/kg,疗程 5 d。

(2) 硝硫氰胺:亦为近年来合成的一种抗血吸虫病新药,可应用于各型血吸虫病的治疗。对成虫具有直接杀灭作用,可能因虫体三羧酸循环受到干扰,虫体缺乏能量供应而死亡。此药对童虫的作用较成虫为弱,较大剂量才能阻止其发育为成虫。对急性日本血吸虫病患者,退热较快,疗效较好;对慢性患者亦有较好疗效。总剂量为 6～7 mg/kg(以不超过 350 mg 为宜),等分 3 次口服,每日 1 次。

(3) 锑制剂。

1) 酒石酸锑钾:能直接扰乱血吸虫虫体的代谢,促使其体肌及吸盘功能丧失,不能吸附在血管壁上,随血液流入肝脏而被炎性组织所包围、破坏和消灭。它还能促使虫体生殖系统变性。国内常采用 20 日疗法,疗效较好,病情较重者可酌情延长疗程为 30 日,每次剂量不超过 0.05 g;3 日疗法方法简便、疗程较短,但只适用于大规模治疗。

20 日疗法的总剂量为 25 mg/kg,总剂量男性不超过 1.5 g,女性不超过 1.3 g,每日缓慢静脉注射 1 次,注射 6 d 后停药 1 d。药物注射前可用葡萄糖液稀释。

3 日疗法的总剂量为 12 mg/kg,最高不超过 0.7 g,每次原则上不超过 0.1 g。将总量等分为 6 份,每日上、下午各缓慢(10 min 左右)静脉注射 1 次。两次注射的间隔时间至少在 5 h 以上。

2) 没食子酸锑钠(锑-273):其作用与酒石酸锑钾类似。国内多采用中速片 15 日疗法。总剂量为 0.4/kg(体重超过 50 kg 者不加量),每日剂量可分成 2～3 次于饭后 2 h 口服,原则上晚饭后一顿可略多 1～2 片。本品对胃肠道刺激性较大,故在正式疗程开始前 1 d 睡前及治疗当日早饭后,分别服适应片 20 mg(2 片)及 40 mg(4 片)(其药量不算在中速片的总量内)。适应片宜在饭后 3 小时基本空腹时服用,并只用少量温开水送服,以使药物保持一定浓度刺激胃肠道。

(4) 其他制剂。

1) 六氯对二甲苯(血防-846):是一种非锑剂口服药。适用于身体状况较好的慢性血吸虫病患者,以及有肝脾肿大而无明显压痛和肝功能较好的晚期血吸虫病患者。日剂量(片剂)为 80 mg/kg,每晚睡前顿服,10 d 为一疗程,总剂量为 50 g。需要时可与锑-273 联合用药,疗程为 12 d。

2）呋喃丙胺：其作用与锑制剂不同，影响虫体活动较慢，对成虫生殖器官的破坏程度较轻，但对血吸虫的糖代谢有明显抑制作用，对童虫的杀灭作用优于成虫。现多用于急性血吸虫病，其退热作用和安全性均较锑剂为好。成人每日总剂量为 60 mg/kg（超过 50 kg 者不加量），等分 3 次口服，连服 10 d 为一疗程。

上述所有药物对心脏、肝脏、肾脏功能均有不同程度的损害，用药前应进行全面检查并根据患者具体情况选择药物和剂量。对心肝肾功能不全者、孕期和哺乳期妇女宜缓用或慎用。

2. 支持疗法和对症处理　对高热病重者，可适当应用肾上腺皮质激素及其他降温措施。对癫痫发作者，应给予足量的抗癫痫药，尽快控制癫痫发作。对颅内压力增高者，可适当地限水、利尿和脱水，以降低颅内压力，缓解临床症状。对贫血和低蛋白血症明显者，可给予纠正贫血药和高蛋白质饮食，同时给予有利于促进神经营养、血供、代谢和功能康复的神经保护剂。

3. 手术探查　经上述治疗疗效不佳，且经颅脑 CT 或 MRI 检查发现有可切除的颅内占位性病变者，可考虑开颅探查和切除病灶。

脑 囊 虫 病

【病因】

脑囊虫病（cysticercosis of brain）多是由猪带绦虫幼虫（猪囊虫）引起的一种脑部寄生虫病，为国内脑部寄生虫病中最常见者。其发病率颇高，占囊虫病的 80% 以上。多见于我国西北、华北、东北和华东北部等地区。常因个人卫生习惯不良、饭前便后不洗手、进食了被自身或其他猪带绦虫病患者粪便排出的猪带绦虫虫卵所污染的食物或饮水；或因猪带绦虫病患者呕吐时，肠内脱落的成虫节片随胃肠的逆蠕动进入胃内，节片被消化后释放出的大量虫卵致病。虫卵中的幼虫在肠内孵出后钻入肠壁的血管和淋巴管内，经血液循环而被带至全身各组织中发育成囊虫，尤以皮下组织、肌肉、口腔黏膜、眼和脑部等处最为常见，脊髓少见。囊虫在脑内多分布在灰质或灰、白质交界处，脑室和脑室的附近次之，脑底和脑膜处更次之。在脑灰质内的囊虫周围可见炎性及变性改变，导致相应的脑功能损害。如囊虫位于第三、四脑室或大脑导水管之中或其附近，将梗阻脑脊液循环并引起脑积水或颅内压增高；如囊虫位于脑膜处，可引起脑膜炎。囊虫死亡后可被吸收或钙化。

【临床表现】

临床表现与囊虫所处的位置、数目、生物学状态及其周围脑组织受损的性质和强度密切相关。当幼虫大量进入血液时，可出现发热、荨麻疹和全身不适等变态反应症状；儿童头痛、呕吐和抽搐更为明显，但持续时间一般较成人短。囊虫长在眼内可引起视力减退或失明；长在皮下（80%～100% 的患者可触得皮下囊虫结节）和肌肉内，偶可因囊虫压迫附近的感觉神经而导致由该神经所支配的体表部位出现疼痛或麻木感。

脑部症状多种多样，可多可少，甚至不出现任何症状（因囊虫数目过少或长在脑部功能静区所致）。现按症状频率叙述如下。

1. 癫痫发作　最为常见。几乎见于所有患者，如全身强直-阵挛性发作（大发作）、失神发作（小发作）、简单部分性发作（杰克逊癫痫、局限型感觉或运动性癫痫）和复杂部分性发作（精神运动性癫痫）等。同一患者可在不同时期出现不同类型的癫痫发作，但一般仍以大发作占绝大多数。癫痫发作是由于大脑皮质不同部位受到了囊虫的刺激所致。

2. 颅内压增高　较常见（约占 23%）。主要表现有头痛、呕吐、视力减退和视神经乳头水肿等症状；可因囊虫阻塞了侧脑室的室间孔、大脑导水管、第三和第四脑室或脑底池等，或由于脑底囊虫所引起的局限性脑蛛网膜粘连影响了脑脊液的循环所致。如囊虫寄生于脑室系统内，头位改变时偶可突然出现剧烈眩晕、头痛、恶心、呕吐以及呼吸循环功能紊乱，甚至昏迷等临床症状（Brun 综合征），是因囊虫引起脑脊液循环急性梗阻、颅内压急剧升高和迷走神经核受刺激。

3. 精神异常　较常见（约占 29%）。以意识障碍和智能减退最多见，可能与脑组织，尤其是大脑皮质受到严重而广泛的器质性损伤有关。

4. 脑底脑膜炎　少见（占 5%～6%）。可表现为发热、头痛、呕吐、脑膜刺激征和多发性脑神经麻痹等症状。是因囊虫刺激了脑膜、压迫了脑神经，或因囊虫引起的脑蛛网膜粘连和牵扯脑神经。

5. 感觉、运动障碍 如偏瘫(前中央回或锥体束受损)、偏盲(视束或视放射受损)、失语(主侧大脑半球皮质相应的语言中枢受损)以及小脑和锥体外系等症状,均是囊虫引起脑部局限性损伤的临床表现。

【辅助检查】

1. 实验室检查 在伴有猪带绦虫病患者的粪便中,常可发现猪带绦虫成虫节片,但找到其虫卵的可能性一般甚低。脑脊液可有嗜酸性粒细胞计数、蛋白质含量和压力的升高。

2. 免疫学检查 皮内试验以及脑脊液和血清免疫学抗体、抗原检查可呈阳性。

3. 影像学检查 颅内平片及四肢软组织透视可见钙化点,颅内压增高较久者的颅骨平片可有颅内压增高征象。头颅 CT 和 MRI 检查对囊虫的辨认,以及对脑蛛网膜粘连、脑皮质萎缩、脑室扩大与梗阻的诊断均有一定的帮助,典型表现为蛛网膜下腔,脑室/脑池和灰、白质交界处大小不等的囊肿,有或无环形强化及小中心结节(头节)。

【诊断】

粪便中有绦虫史、皮下囊虫结节、头颅及四肢放射线检查发现囊虫及其钙化阴影(以小腿部位的阳性率较高)、脑脊液嗜酸粒细胞计数升高、囊虫皮内试验和(或)脑脊液免疫抗体和抗原检查阳性以及相应的脑部症状和体征,均为本病的重要诊断依据。如皮下结节活检或头颅 CT、MRI 检查证实为囊虫者,更具有确诊意义。但须注意与其他原因所致的癫痫、脑膜炎和颅内占位性病变等鉴别。

【治疗】

1. 驱绦虫

(1) 槟榔、南瓜子:槟榔对绦虫的头节及前段,南瓜子对其中、后段有麻痹作用,故两者合用可提高疗效(可达 90%)。其方法为:南瓜子 60~90 g 略炒熟,去皮取仁研粉,早晨空腹时 1 次顿服,2 h 后继服槟榔煎剂 1 次(将槟榔 60~90 g 切成细片,加水 500 ml 煎至 250 ml 左右过滤,所得滤液即为成人的一次剂量),再半小时后加服 50% 硫酸镁 60 ml,一般在 3 h 后可见虫体排出。

(2) 灭绦灵:成人空腹口服 2 次,每次 1 g(间隔 1 小时)。2 小时后再服 50% 硫酸镁 60 ml。服后偶见头晕、胸闷和胃部不适,多不久后自行消失。

(3) 甲苯咪唑:成人 200 mg,儿童 100 mg,每日 2 次口服,共 3 d。

2. 治囊虫

丙硫咪唑或吡喹酮(两者兼有驱绦虫功效),日剂量按 15~20 mg/kg 计算,前者分 2 次饭后服用,连服 10 d;后者分 3 次饭后服用,连服 6 d 为一疗程,20 天后再重复一疗程,如有需要 3~6 个月和 12 个月后再分别重复一疗程,以求彻底治愈。前者的毒副作用较轻;后者可引发颅内压增高等毒副反应,故现多不常用。如患者对上述剂量不能耐受,可将剂量减量至 1/2、1/3 或 1/4 服用,必要时可加服适量泼尼松和利尿脱水剂等药物以减免副作用,同时还应加强对症处理。孕妇忌用,严重肝、肾、心脏功能不全及活动性胃溃疡者慎用。

3. 手术治疗 对局限性癫痫发作严重而频繁,经系统的抗癫痫药物治疗无效者,可考虑开颅术。

4. 对症处理 如加强抗癫痫、抗脑底脑膜炎、抗精神症状和降颅内压等治疗。

脑 肺 吸 虫 病

【病因】

脑肺吸虫病(cerebral paragonimiasis)是由肺吸虫成虫引起的一种脑部寄生虫病。多见于我国东北三省,以及浙江、台湾、四川、云南、贵州和湖北等地,近年来在陕西、山西、河南等亦有少数病例发现。约有 15.9% 的肺吸虫病患者可伴发脑肺吸虫病,因进食被肺吸虫囊蚴污染了的石蟹或蝲蛄等食物所致。蚴虫在十二指肠内脱囊而出,穿过肠壁并进入腹腔,再经膈肌进入胸腔;在移行中逐渐长大,最后寄生于肺部并成熟。幼虫和成虫也可沿颈动脉和破裂孔进入颅中窝而寄生于脑部。因青年人的颈动脉周围组织较疏松,更有利于虫体的穿行并进入颅腔,故脑肺吸虫病以青年人多见。

两侧大脑或小脑可同时受损,以大脑颞叶最多见(占 80% 左右),枕叶及顶叶次之,额叶及小脑最少见;左侧大脑半球略多于右侧。其病理变化是由虫体在脑内移行和积卵所致,可分为浸润期、脓肿期和瘢痕期三期。浸润期即为早期的脑膜炎期,瘢痕期即为后期的脑萎缩期,脓肿期主要为囊肿样变。这种囊肿样变常多个相连,由不规则的隧道相通,肉眼观酷似多房性脓肿,其中常可找到成虫,且有大量虫卵排列于病灶周围的肉芽组织内,其临床表现与脑瘤类似。

幼虫和成虫在移行过程中,亦可经椎间孔进入椎管内导致脊髓受压。此型肺吸虫病多单发,但常与脑型者伴发,且远较脑型者少见。

幼虫和成虫亦可移行到眼球、皮下、肌肉、阴囊、淋巴结等组织和器官中,造成各种异位寄生和相应的临床症状。

【临床表现】

患者可有全身、腹部、胸部及脑部症状。多数病例的肺部症状早于脑部症状,偶有胸、脑症状同时出现,或先有或仅有脑部症状者。

1. 全身症状 如短期的低热、纳差、怠倦、盗汗、消瘦和皮疹等。

2. 腹部症状 如腹痛、腹泻、恶心、呕吐和便血等。

3. 胸部症状 如咳嗽、咯痰(呈铁锈色)、胸疼和呼吸困难等。

4. 皮肤症状 如多在下腹部和大腿之间的皮下触得大小不等(12~34 cm 或以上)的皮下结节,是由虫体异位寄生所致,可引起局部瘙痒或微痛。

5. 脑部症状 主要由虫体在脑内移行时引起脑组织的直接损伤、虫体的代谢产物引起组织反应和虫卵大量沉积的异物刺激等因素所致。症状多种多样,轻重不一,常与病灶的部位及其病理过程的特性有关。常见的脑部症状如下。

(1) 颅内压增高症状:如头痛、恶心、呕吐、视力减退、视神经乳头水肿及反应迟钝等。由炎性浸润、脑水肿和脓肿形成所致。

(2) 脑组织损伤症状:如瘫痪、感觉缺失、失语、偏盲、共济失调等。一般出现较迟,因病灶大多先位于脑部静区,只有当这类病灶不断扩大到足以损伤上述有关的脑部功能区时才出现相关症状。

(3) 大脑皮质刺激症状:如癫痫性痉挛发作、各类幻觉和肢体的异样感觉等。由大脑皮质的感觉-运动区受损所致。

(4) 炎症性症状:如畏寒、发热、头痛及脑膜刺激征。见于虫体侵犯脑膜或在脑内移行之时。

【辅助检查】

1. 痰 呈铁锈色,约90%的病例可在痰内找到肺吸虫虫卵,并伴有嗜酸性粒细胞增多。

2. 脑脊液 常随疾病的不同阶段而异。急性期可有以嗜酸性和中性粒细胞增多为主的类似脑膜炎的变化,病情稳定期可无异常。15%的病例可有不同程度的颅内压增高,脑脓肿病例可有明显的蛋白增多。脑脊液中有时可查得虫卵。

3. 免疫学 血清检查多呈阳性,脑脊液检查可呈阳性。

4. 影像学 颅内压增高病例的颅骨平片可有颅内压增高改变。头颅 CT 和 MRI 检查可显示有脑蛛网膜下腔粘连或闭塞、脑萎缩、脑室扩大或移位等异常。胸片可见浸润、囊肿结节的硬结阴影。

【诊断】

对伴有脑部症状的肺吸虫病患者应疑有本病的可能。胸部放射线检查发现有肺吸虫病灶,在痰或脑脊液中找到肺吸虫虫卵,或在皮下找到肺吸虫虫体即可确诊。脑脊液常规、细胞学和免疫学检查,以及颅脑 CT 及 MRI 检查均有助于诊断。但需注意与其他原因所致的脑炎、脑膜炎、癫痫和颅内占位性病变等鉴别。

【治疗】

1. 治虫 丙硫咪唑或吡喹酮为目前较理想的药物,以前者更佳。其疗效高,疗程短,杀虫作用强且迅速,剂量为 10 mg/kg 每日 3 次,共 2 d;或 15~20 mg/kg 每日 3 次,共 1 d。可有不同程度的头痛、头昏、恶心和乏力等不适,个别病例还可出现颅内压增高等毒副症状。需要时可加服适量泼尼松等药,以减免其毒副作用。

2. 治疗继发性细菌感染 可酌情选用适量的抗生素。

3. 对症处理 如降颅内压和抗癫痫治疗。对呕吐、腹泻患者,应注意水的供应和营养上的保障。对肢体瘫痪者,给予神经营养代谢药和早期康复治疗。

4. 手术治疗 彻底切除脑内虫体及病灶。其指征为:① 病变属扩张型者;② 病灶局限且可完全切除者;③ 根据分析,病灶内仍存在活成虫者(如脑脊液中找到虫卵,临床症状还在继续进展和伴有急性脑炎样症状者)。下述情况则不宜手术治疗:① 病灶过于广泛或为多灶性,且难以全部切除者;② 处于急性脑膜炎期者;③ 脑萎缩病变且定位有困难者。

脑管圆线虫病

【病因】

脑管圆线虫病(cerebral angiostrongylosis)又名嗜酸性粒细胞增多性脑膜炎或脑膜脑炎病。是由管圆线虫幼虫侵入脑部所引起的一种脑寄生虫病。我国由广州管圆线虫所致,螺类等多种软体动物为其中间宿主。临床表现以脑膜炎或脑膜脑炎为多见。

管圆线虫成虫寄生于鼠类的右心房和肺动脉内。雌虫所产之卵随血流进入肺部并在肺泡内孵出幼虫。幼虫穿出肺泡沿气管向上移行至咽部,被咽下后至鼠的胃肠道随粪便排出体外。幼虫在体外生活约 2 周,如遇合适的螺类或蛞蝓等其他软体动物,可侵入或被其吞食入体内,在螺体内的幼虫经两次蜕皮发育成第三期幼虫。当人进食了被这类幼虫污染了的生或半生螺肉等食物或水后,幼虫可经胃肠壁上的小血管或淋巴管进入血液,并随血液散布全身,但主要聚集在脑部、脑膜、肌肉和眼球。幼虫在脑内蜕皮 2 次发育成童虫(又称第五期幼虫)而致病。童虫在脑内不再继续发育。如鼠类吞食了第三期幼虫,在鼠脑内发育成童虫后移行和进入血管,随血液到达肺动脉及右心内,约经半个月发育成成虫。

鼠、螺、蛞蝓、虾、鱼和蟹等动物以及人均可成为其储存宿主,其中以鼠和螺最为重要。褐云玛瑙螺(又名非洲巨螺)早已被证明是该虫最主要的中间宿主。目前世界上已查明有近 60 种软体动物可作为该虫的中间宿主(我国主要为福寿螺)。本病经口传播,如进食了含有第三期幼虫的生或半生的螺等肉类,或被其污染了的蔬菜或饮水等。男女老少均可感染。饮食卫生条件差、喜好进食生的水产海鲜和生水者易受感染和发病。由于我国沿海地区居民有生吃螺、鱼、虾和蟹等水产海鲜的习惯,故本病在该地区较为多见。近年来,随着上述水产海鲜大量进入我国内陆,内陆居民开始仿效沿海地区居民的生食习惯,我国内陆地区也会有发病和病例增多的可能。

【临床表现】

可表现为脑膜炎、脑炎、脑膜脑炎、脑神经炎、脊神经根炎、神经根脊髓炎、脊髓炎、周围神经炎和重症性肌痛等,但以前三者最为常见。

患者可先有低热(或无热)和间歇性头痛。随病情进展头痛逐渐加重呈持续性跳痛、钝痛或炸裂痛,剧烈时可伴有恶心、呕吐等颅内压增高症状。颈项强直等脑膜刺激征阳性占 15%,感觉异常者占 50%,搐抽、嗜睡、昏迷者仅见于少数严重病例。极少数颅内压增高严重者可出现脑疝症状。肌肉受损广泛而严重者,可出现不同程度的肌痛、压痛和运动性痛,但临床上一般少见。病情轻重与食入幼虫的次数和数量多少有关。患有严重中枢神经系统损伤的成年人的死亡率要高于嗜酸性粒细胞性脑膜炎的儿童。

【辅助检查】

脑脊液白细胞计数明显增高,大多数人可高达 $(5\sim20)\times10^9/L$ 或更高,其中嗜酸性粒细胞常可达 20%~70% 或更高。在脑脊液中偶可查得短而圆的线状虫体。脑脊液压力和蛋白质含量可有不同程度的增高,糖含量偏低或正常。周围血象常有嗜酸性粒细胞增多。

【诊断】

根据近期曾有过进食生或半生的螺肉等水产海鲜史,典型的脑膜炎或脑膜脑炎临床表现,周围血象和脑脊液细胞学检查均可见以嗜酸性粒细胞增多为主的白细胞计数升高等特点,常可作出诊断。如能在脑脊液中找到致病的管圆线虫童虫或经杀虫药治疗疗效确切者可予确诊。但应注意与其他脑寄生虫病、脑膜炎和脑膜脑炎等进行鉴别。

【治疗】

1. 治虫　可选用下述 1 种或 2 种杀虫药。常用的有丙硫咪唑(阿苯达唑)、噻苯达唑、甲苯咪唑、氟苯咪唑、苯硫咪唑和左旋咪唑等药物。且以阿苯达唑为首选药物,该药能不可逆地抑制线虫对葡萄糖的摄取,使虫体内源性糖原耗竭,同时还能抑制延胡索酸还原酶,阻止三磷酸腺苷的产生而导致虫体死亡;此药还可引起虫体细胞胞质微管变性并与微管蛋白结合,造成细胞内的运输堵塞,致使高尔基器内分泌颗粒积累、胞质逐渐溶解和虫体死亡。其剂量为每日 400 mg,连服 3 d,2 周后再重复 1 疗程。具体疗程可根据病情酌情加减。

2. 对症治疗　可酌情给予抗变态反应、抗高热、抗癫痫、抗颅内压和抗精神病等药物治疗。

第六节 螺旋体感染

螺旋体(spirochaeta)是呈螺旋状运动的单细胞原核生物,全长 3~500 μm,细长、柔软、弯曲,具有细菌细胞的所有内部结构。螺旋体广泛分布在自然界和动物体内,在生物学上的位置介于细菌与原虫之间,共分 5 个属:包柔螺旋体属(*Borrelia*)(又名疏螺旋体属)、密螺旋体属(*Treponema*)、钩端螺旋体属(*Leptospira*)、脊螺旋体属(*Cristispira*)、螺旋体属(*Spirochaeta*)。其中引起的神经系统感染主要是由苍白密螺旋体引起的神经梅毒和钩端螺旋体引起的莱姆病。

神 经 梅 毒

梅毒(syphilis)是由苍白密螺旋体(*Treponema pallidum*)感染所引起的一种慢性性传播疾病,几乎可侵犯包括神经系统在内的全身各个器官,其临床症状和体征多样。当苍白螺旋体入侵和累及神经系统时,称为神经系统(或神经)梅毒(neurosyphilis)。

【病因】

苍白密螺旋体,又称梅毒螺旋体,是一种小而纤细的螺旋状微生物(螺旋体),长度为 5~20 μm(平均为 6~10 μm),直径<0.2 μm,具有 6~12 个螺旋。苍白密螺旋体因其透明和不易被染色而得名,主要特征为:① 螺旋整齐,固定不变;② 折光力强,较其他螺旋体更亮;③ 规律而缓慢地运动,通常是围绕其长轴旋转并前后移动,或伸缩其螺旋间距而移动,或全身弯曲如蛇行。梅毒螺旋体在体外难以生存,煮沸、干燥、肥皂水以及升汞、石炭酸、酒精等一般消毒剂均可将其杀死。

本病传染源为梅毒患者,其传播途径包括以下方面。

1. 性传播 为本病的主要传染途径。未经治疗的患者在感染后的 1~2 年内具有较强的传染性,随病程的延长其传染性会越来越小。

2. 垂直传播 患梅毒的孕产妇可通过胎盘感染胎儿。一般认为感染多发生在妊娠 4 个月以后,孕妇所患梅毒的病程越短,胎儿的损伤越重。病程超过 2 年而未经治疗的梅毒妇女,一般虽无性接触传染的可能性,但仍可传染胎儿,病程越长传染性越小,超过 8 年或以上者的传染性很小。

3. 其他途径 如接吻、哺乳、接触由具有传染性的患者所污染的日常生活用品(如衣服、毛巾、剃刀、餐具及烟嘴等),甚至输血等也可导致感染,但其概率较低。

【临床表现】

1. 无临床症状性神经梅毒 患者通常无明显主诉,神经系统检查也无异常体征;但其脑脊液检查可有白细胞计数增多与蛋白质含量增加,性病研究实验室(venereal disease research laboratory,VDRL)试验呈阳性。

2. 脑膜血管性梅毒 多于梅毒患病后 5~12 年发病。以脑膜,脊膜和局灶性脑、脊髓和(或)颅、脊神经根受损症状为其主要临床表现。

(1) 脑膜梅毒:非常罕见。根据病情可见不同程度的脑膜和脑神经炎性症状和体征。

(2) 脑血管梅毒:可表现为偏瘫和失语等局灶性脑受损症状和体征。

(3) 脊膜血管梅毒:罕见。可见脊膜和局灶性脊髓和(或)脊神经根受损症状和体征。

3. 麻痹性痴呆(general paresis of insane) 多发病于梅毒患病后的 15~20 年内,主要是脑实质严重受损。可出现性格变化、注意力不集中、智力及记忆力逐渐减退甚至发展成痴呆,情绪变化无常,常有夸大妄想、虚构和抑郁,以及震颤(多见于唇、舌及手部)、阿-罗瞳孔(对光反应消失、调节反应存在)、口吃及言语含糊、癫痫发作、肢体瘫痪及大小便失禁等症状。95%~100%患者的梅毒血清试验呈阳性,大部分患者的脑脊液 VDRL 试验呈阳性。

4. 脊髓痨 又称 Abadie 综合征,多发病于梅毒患病后的 20~25 年内。主要引起脊髓后索变性。在受损脊髓节段支配的体表和(或)体内出现闪电样疼痛,病灶水平以下的躯干和肢体出现深感觉减退或消失(可出现典型的昂博征阳性)、腱反射减弱及消失、感觉性共济失调和夏科关节病,同时还可出现内脏危象(胃、肠及直肠痉挛)、阿-罗瞳孔,低张力性膀胱排尿障碍(低张力性膀胱)以及性欲减退等症状。约 70%患者的梅毒血清试验呈阳性。脑脊液检查可见白细胞计数及蛋白含量均增高,VDRL 试验呈阳性。

5. 视神经萎缩 罕见。视力呈进行性下降甚至失明。常先从一侧开始,而后波及另一侧。眼底检查可见视神经乳头色泽苍白、边界清晰。

【诊断】

1. 病史 有冶游史、嫖娼史或配偶有感染史,以及早期梅毒病史。

2. 神经系统症状 典型的神经系统受损症状和体征,如阿-罗瞳孔和夏科关节病等。

3. 腰椎穿刺脑脊液检查 神经梅毒多表现为脑脊液白细胞数和蛋白质增高,亦可无脑脊液生化、细胞明显异常。脑脊液白细胞数增高,通常在 $5 \times 10^6/L$ 以上,最高可达 $(100 \sim 300) \times 10^6/L$,淋巴细胞为主,可有少量浆细胞和单核细胞,蛋白含量增高 $(0.4 \sim 2.0 \text{ g/L})$,葡萄糖含量减低或正常。

4. 梅毒血清学检查 在各种实验室检查中,血清学检查是首要的、最便捷的诊断方法。临床检测常包括高效价血清 VDRL 反应、密螺旋体荧光抗体吸附试验(FTA - ABS)、快速血浆反应素试验(rapid plasma regain test,RPR)和梅毒螺旋体凝集试验(TPHA)。血清学实验阳性只表明以前接触过梅毒螺旋体,诊断神经梅毒需要进行脑脊液梅毒试验。

5. 影像学 神经梅毒影像学往往没有特异性,头颅 CT 和 MRI 可见脑萎缩,以额叶和颞叶为主。部分病例 MRI 可见额叶、颞叶、海马等部位的高信号。合并脑膜血管梅毒的患者可见相应血管供应区的脑梗死病灶。部分病例可见脑膜强化。脑血管检查可见脑血管弥漫性不规则狭窄,狭窄动脉近端瘤样扩张,呈串珠状或腊肠状,狭窄远端小动脉梗死。如颅内出现典型树胶样脓肿,则高度提示脑内梅毒肉芽肿的存在。

【治疗】

1. 驱梅治疗 一般均选用以下药物。

(1) 水剂青霉素 G:200 万~400 万 U 每 4 h 静脉滴注 1 次,连续 10 d。继以苄星青霉素 G(长效青霉素)240 万 U 肌内注射每周 1 次,共 3 次。

(2) 普鲁卡因青霉素 G:240 万 U 肌内注射每日 1 次,同时给予丙磺舒 0.5 g 口服每日 4 次,共 10~14 d。必要时继以苄星青霉素 G240 万 U 肌内注射每周 1 次,共 3 次。

在注射青霉素前 1 天开始口服泼尼松 5 mg,每日 4 次,连服 3 d,以避免一时杀死苍白螺旋体的数量过多导致病情恶化,而引发赫克斯海默(Herxheimer)反应(赫氏反应)。

(3) 对青霉素过敏者,可口服四环素 500 mg 每日 4 次,连服 30 d。

2. 对症处理 如加强抗癫痫、抗内脏危象发作和抗精神异常药物,以及神经营养代谢药物等方面的治疗。如有排尿障碍者,应注意防治尿路梗阻和感染等并发症。

3. 疗效的判断 梅毒经过治疗后是否痊愈,现在通常是用梅毒血清学检测来加以判断,目前国内各大医院比较常用的是 RPR(快速血浆反应素环状卡片试验)和 TPHA(梅毒螺旋体血清凝集试验)。RPR 是非特异性梅毒血清学试验,常用于诊断早期梅毒,但对潜伏期梅毒和神经梅毒却不敏感。TPHA 检测血清中特异性梅毒螺旋体抗体,有较高的敏感性和特异性。检测结果一旦阳性,无论治疗与否或疾病是否活动,通常终身保持阳性不变,其滴度变化与梅毒是否活动无关,故不能作为评价疗效或判定复发与再感染的指标,只能够作为梅毒的确诊试验。

凡确诊为梅毒者,治疗前最好做定量试验。两次定量试验滴度变化相差 2 个稀释度以上时,才可判定滴度下降。梅毒患者在经过正规治疗以后,前 3 个月应当每月复查 1 次 RPR 的滴度,以后可改为每 3 个月复查 1 次 RPR,第 2 年每 3 个月或每半年复查 1 次 RPR,以观察、比较当次与前几次的 RPR 滴度变化情况。因此,梅毒患者治疗后的随访观察应持续 2 年的时间。如果每次检测的 RPR 滴度呈现不断下降趋势,说明抗梅毒治疗是有效的。如果连续 3~4 次检测的结果都是阴性,则可以认为该患者的梅毒已经治愈。

梅毒患者在抗梅毒治疗后,其血清反应结果一般有 3 种可能性:① 血清检查转阴;② 血清滴度下降但不转阴,或血清抵抗;③ 血清反应表明复发。

各期梅毒接受不同药物的治疗,血清反应转阴率可有差别。早期梅毒接受任何抗梅毒药物治疗,血清反应转阴率皆高,通常在 1 年内可达 70%~95%,个别报道可达 100%。当早期梅毒正规治疗后 6 个月,或晚期梅毒正规治疗后 12 个月,血清反应仍然维持阳性,临床上称之为血清抵抗或血清固定,其发生原因可能与体内仍有潜在的活动性病变、患者免疫力差、抗梅毒药物治疗剂量不足或有耐药等因素有关。三期梅毒的实质性神经梅毒(如脊髓痨、麻痹性痴呆),即使经长期正规的抗梅毒药物治疗,仍然有 50%~80% 的患者会发生血清抵抗。因此,早诊断、早治疗、足疗程是避免发生血清抵抗的最佳手段。

如果梅毒患者接受了不足量的抗梅毒药物治疗后,血清反应可以在暂时转阴后不久又重新转为阳性,或者滴度升高4倍(如由1∶2升至1∶8),此即谓"血清复发"。由此可见,抗梅毒药物治疗的正规、足量与否与血清复发存在密切关系。

综上所述,梅毒的药物治疗宜早期、正规、足量,RPR滴度的前后对比可作为抗梅毒药物治疗疗效观察的可靠手段。

莱 姆 病

莱姆病(lyme disease)或称莱姆包柔螺旋体病(lymeborreliosis),是一种经蜱传播的包柔螺旋体感染。神经系统损害主要为慢性淋巴细胞性脑膜炎,并伴有周围神经和脑神经病变的综合表现。我国1985年首次报道,该病例在黑龙江林区,近年来陆续在北方林区和南方林区发生。

【病因和病理】

莱姆病是由硬蜱属蜱为媒介传播的,黑线姬鼠和棕背鼠是我国莱姆病螺旋体的重要中间宿主。在北半球,莱姆病多集中在5～7月间,正是硬蜱属蜱蛹的高峰期。临床症状可以在各个月份出现,各年龄段和性别均可感染。经蜱叮咬感染人体后,螺旋体从皮肤表面进入血液和淋巴液,侵入器官、皮肤其他部位或骨骼肌组织。莱姆病的临床病理多变,轻型患者可以仅仅表现为游走性红斑(莱姆病皮疹)或无症状;随疾病进展,心脏损害可持续数周,脑膜炎、脑神经炎和脊神经根炎常可持续数月。

【临床表现】

根据临床表现,莱姆病可分3个阶段:初期(第一阶段)表现为游走性红斑伴有流行性感冒样或脑膜炎样症状;继之为第二阶段,持续数周到数月的神经或心脏异常、骨骼肌症状和间歇发作性关节炎表现;第三阶段为数月到数年后的慢性皮肤、神经系统和(或)关节损害。包柔螺旋体既可影响周围神经系统,也可损害中枢神经系统。在莱姆病的第一阶段,神经系统损害患者可以出现脑膜刺激症状,如头痛发作、颈痛、颈项强直或压迫,可持续数小时,但脑脊液检查正常。第二阶段也可有脑膜损害,约15%伴有脑神经或脊神经炎的淋巴细胞性脑膜炎,持续数周到数月。多数患者(50%～68%)的神经系统损害有脑神经损害,常见累及面神经的运动纤维,有时可以为双侧周围性面瘫。32%～50%患者会出现周围神经异常,影响躯干和(或)肢体。较少出现多发性单神经炎或四肢瘫痪或吉兰-巴雷综合征表现。脑脊液典型改变是淋巴细胞增多,约100×10^6/L、蛋白质含量增高、糖含量和颅内压正常。许多伴脑膜炎的患者脑脊液存在针对螺旋体的局部合成IgG、IgM和(或)IgA抗体。脑电图呈现非特异性弥漫或局灶慢波和尖波活动;电生理研究发现原发性轴突损害,累及远、近神经的节端;神经病理研究提示主要是轴突损害,血管周围淋巴细胞浸润和浆细胞围绕神经外膜。临床患者的标本培养或直接检查包柔螺旋体是十分困难的,目前主要用血清学试验作诊断。起病后包柔螺旋体的特异性IgM在3～6周时达高峰,特异性IgG逐渐升高并持续数月至数年。

【诊断和鉴别诊断】

莱姆病的诊断主要依据流行病学资料和临床表现。神经莱姆病发生在莱姆病第二阶段,临床需与慢性或复发性脑膜脑炎鉴别,如白塞综合征,类肉瘤病,色素脑膜脑炎,钩端螺旋体病,结核性、真菌性和癌性脑脊膜炎等。莱姆病周围神经损害易被误诊为吉兰-巴雷综合征或慢性炎症性脱髓鞘多发性神经病而延迟治疗。晚期神经莱姆病必须与更多神经系统疾病鉴别,如与进行性脊髓膜炎和多发性硬化及肿瘤鉴别,以局灶性脑炎为表现的莱姆病应与单纯疱疹或其他病毒性感染鉴别;出现行为异常、记忆衰退或疲劳的莱姆病患者应该除外原发性精神疾病或慢性疲劳综合征,而有较严重认知损害的患者需和早期阿尔茨海默病鉴别。

【治疗】

药物敏感试验发现,高度敏感抗生素有红霉素、四环素、氨苄青霉素和头孢曲松;青霉素G、苯唑西林和氯霉素中度敏感;而氨基糖苷类抗生素和利福平对莱姆病螺旋体不敏感;然而实际情况不如药物敏感试验。激素应用效果不明,数项研究结果表明对莱姆病无效。但是抗生素广泛使用前,泼尼松每日40～60mg可以治疗心肌炎和改善房室传导阻滞,对有严重心脏损害患者可以应用激素治疗。

【预防】

在高发流行地区,公众健康教育是一个重要手段,可使公众了解疾病,通过放置醒目标牌,提醒公众注意防止蜱叮咬。人们生活或逗留在流行区时应穿保护衣或喷杀虫剂,淋浴并检查有无蜱(蜱蛹非常小、不易觉察)。在高发流行区,预防性应用抗生素防止蜱叮咬报道不多。因蜱叮咬导致感染的风险远远小于蜱感染率,如传染螺旋体可能需要蜱接触人体有 24 h 或更久时间。目前尚无资料显示有疫苗可供临床使用。

第七节 朊蛋白病

朊蛋白病(prion disease)是由病原体朊蛋白(prion)感染所引起的一类亚急性进展的、罕见的致死性神经系统变性病,又称传染性海绵状脑病(transmissible spongiform encephalopathy,TSE)。目前已明确的人类朊蛋白病包括克-雅病(Creutzfeldt-Jakob disease,CJD)、格斯特曼综合征(Gerstmann syndrome,GSS)、致死性家族型失眠症(fatal familial insomnia,FFI)及 Kuru 病四种。已明确的动物朊蛋白病为:疯牛病、羊瘙痒病等。动物朊蛋白病和人朊蛋白病在病原学、病理特点和症状表现及实验室检查等方面均极为相似。

【病因】

人类朊蛋白基因(prion protein gene,*PRNP*)位于第 20 号染色体,由 2 个外显子和 1 个内含子构成。*PRNP* 编码的蛋白称为细胞膜型朊蛋白(cellular prion protein,PrP^C),是保持神经系统信息传递不可缺少的重要物质。当正常朊蛋白 PrP^C 构象异常变化时可形成致病性朊蛋白(PrP scrapie,PrP^{SC}),PrP^C 与 PrP^{SC} 一级结构与共价修饰完全相同,但空间结构不同。PrP^C 主要由 α 螺旋组成,表现为蛋白酶消化敏感性和水溶性,而 PrP^{SC} 主要由 β 折叠组成,对蛋白酶消化具有显著的抵抗能力,并聚集成淀粉样的纤维杆状结构。散发型 CJD 患者体内 PrP^C 自发性地转变为 PrP^{SC},PrP^{SC} 一旦形成后,可诱导更多的 PrP^C 向 PrP^{SC} 构型转变,PrP^{SC} 沉积在脑组织中,引起神经退行性改变,造成海绵状脑病。

Kuru 病与医源型 CJD 属于获得性朊蛋白疾病。Kuru 病仅见于巴布亚新几内亚福雷族的高地居民。患者在食葬仪式上吃掉死者的脑以示悼念而罹患 Kuru 病。这种习俗被制止后,Kuru 病实际消失了。医源型 CJD 可通过颅脑手术、角膜移植(CJD 患者的角膜)、多次肌内注射生长激素(提取自 CJD 患者尸体)、接受输血和血液制品治疗等多种途径而诱发。由于朊蛋白病的传染性,临床防护至关重要。CJD 患者脑组织的 PrP^{SC} 自体外经口、注射或外科手术途径进入人体,进入人体后的 PrP^{SC} 侵入脑组织的可能途径包括:① 从感染部位直接经神经传递;② 先在单核吞噬细胞系统复制,然后经神经脊髓扩散;③ 血源性扩散等。然后诱导脑组织内的 PrP^C 转化为 PrP^{SC},使 PrP^{SC} 在中枢神经系统大量聚集,发生神经退行性改变。

朊蛋白疾病有 10%～15% 为遗传型,由 PRNP 突变所致,突变分两类:一类为点突变,造成相应氨基酸位点的替换;另一类为 N 端八肽重复区的插入或缺失突变部分。PRNP 发生基因突变如果导致蛋白质折叠方式异常,则可使形成 PrP^{SC} 的机会明显增加,引起遗传性朊蛋白疾病,包括家族性 CJD、致死性家族型失眠症(fatal familial insomnia,FFI)、GSS 综合征(Gerstmann-Straussler-Scheinker syndrome)等各种疾病。目前已经发现四十多种朊蛋白疾病与 *PRNP* 基因变异相关,常见的点突变有 P102L、A117V、F198S 和 Q217R 四型。朊病毒的发病机制尚不十分清楚,其中 D178N/V129 引起人 CJD,而 D178N/M129 能够引起人 FFI。不同朊蛋白疾病的基因变异和表型之间存在重叠。PRNP 突变基因的检测是确诊遗传性朊蛋白疾病的关键。

【临床表现】

最常见的人类朊蛋白疾病是克-雅病(CJD),首次报道于 1922 年,指由朊蛋白感染而出现精神障碍、痴呆、帕金森样表现、共济失调、肌痉挛、肌肉萎缩等的慢性、进展性疾病,又称为皮质-纹状体-脊髓变性(corticostriatal-spinal degeneration)、亚急性海绵状脑病(subacute spongiform encephalopathy)等。目前 CJD 可分为不明原因的散发型(占 85% 左右)、家族遗传型(5%～15%)、医源型(1% 左右)和地方性 Kuru 病。1996 年出现了与疯牛病发病相关的新变异型 CJD(new variant CJD,vCJD)。

1. 散发型朊蛋白病 本病好发于 50～70 岁人群,男女均可发病,感染后的潜伏期为 4～30 年。

散发性 CJD 起病多呈慢性或亚急性进展,最主要的特点是进行性认知功能障碍。主要表现为皮质功能损害、小脑功能障碍、脊髓前角损害和锥体束损害等症状及体征。最常见的(经典)表现是亚急性痴呆、肌阵挛和运动障碍(锥体外系或小脑)的三联征,可有特征性脑电图三相波改变以及脑脊液异常[脑脊液 tau 和(或)14-3-3 蛋白升高]。上述特征并不是所有患者都呈现。快速进展性痴呆患者要考虑是否存在 CJD 的可能。依据临床表现大体分为三个阶段。

（1）早期：主要为精神与智力障碍，如情绪低落、易疲劳、注意力涣散、记忆减退、失眠、易激惹等。一旦智能减退，会在数月进展到痴呆期。

（2）中期：亦称痴呆-肌阵挛期。以进行性痴呆、肌阵挛、精神异常、锥体束征和锥体外系表现为常见，部分患者可以出现视觉症状且常常是首发症状。肌阵挛常被认为是此期特征性临床表现。

（3）晚期：呈现尿失禁、无动性缄默或去皮质强直。往往因褥疮或肺部感染而死亡。

2. 获得性朊蛋白病

（1）医源型 CJD(iatrogenic CJD,iCJD)：可由组织器官移植（如硬脑膜移植或器官移植）或脑手术中使用受污染的仪器（如脑内电极）引起。医源型 CJD 的发病率自 20 世纪 90 年代以来一直在下降。余下的病例是由长潜伏期（长达 40 年）造成的。最近发现的输血相关的变异型 CJD 引发了人们对手术程序、输血和组织捐赠可能进一步继发传播的新担忧。

（2）变异型 CJD(variant CJD,vCJD)：是一种与疯牛病相关的新型 CJD，具有非常不同的表现形式和不同的组织病理学。临床表现包括发病时突出的精神病学特征，随后很快出现痴呆，但缺乏小脑体征，发生时年纪较轻（中位年龄 29 岁），生存期较长。

（3）库鲁病(Kuru disease)：库鲁病是最早被发现的人类朊蛋白病，仅见于巴布亚-新几内亚东部高地有食用已故亲人脏器习俗的部落，自从这一习俗被废止后已无新发病例。库鲁病潜伏期长，自 4～30 年不等，起病隐匿，前驱期患者仅感头痛及关节疼痛，继之出现共济失调、震颤、不自主运动（包括舞蹈症、肌阵挛等），在病程晚期出现进行性加重的痴呆、精神异常。先有震颤及共济失调，后有痴呆是本病的临床特征。患者多在起病 3～6 个月内死亡。

3. 遗传性朊蛋白病　占朊蛋白病的 10%～15%，点突变和插入（重复）突变很常见，发病年龄差异很大，疾病持续时间通常比散发型 CJD 更长。特别的表型还包括 FFI 和 GSS 病。

（1）遗传型 CJD(genetic CJD,gCJD)：又称作家族性 CJD(family CJD,fCJD)，是一种常染色体显性遗传病。临床表现上有明显的异质性。和散发性 CJD(sprotic CJD,sCJD)比较，fCJD 发病年龄更早，发病年龄从 20～80 岁不等。病程可从数月到数年（通常为 5～7 年；在极少数情况下超过 10 年）。gCJD 在症状上和 sCJD 一样，以快速进行性痴呆为主，然后发展为共济失调和肌阵挛，最终出现无动性缄默和肌阵挛性抽搐。

gCJD 的异质性源于其朊蛋白(PrP)基因(*PRNP*)变异的多样性，从高致病性到无义或错义突变、剪接位点突变以及 N 端八肽重复区的插入或缺失突变，导致患者临床表现变化较大。由于携带有致病性 *PRNP* 基因突变的个体几乎都会发病，而遗传性朊蛋白病与其他成人发病的神经退行性疾病有相同的症状，它可能常常被低估诊断。很多散发性 CJD 患者其实也具有致病性 *PRNP* 变异，因此目前建议对疑似 CJD 的患者可以考虑进行 *PNRP* 基因测序，有助于 CJD 的确诊。

（2）致死性家族型失眠症(FFI)：是一种罕见的常染色体显性遗传性朊蛋白病，病因为 *PRNP* 基因 C178 和 C129 突变。临床失眠症状突出。目前无有效治疗。其病理改变为丘脑和下橄榄核神经元丢失及胶质细胞增生。其临床表现主要为睡眠-觉醒周期异常、自主神经损害及快速进展的痴呆等。主要有三种不同的表现。

1）躯体性睡眠障碍(organic sleep-related symptoms)：绝大多数患者表现为失眠，入睡和维持睡眠困难，通常患者自诉失眠，睡眠期间激动，多梦。失眠进行性加重，并出现似梦中状态和幻觉，终末期呈木僵和昏睡状态。部分患者由于失眠而在白天昏昏欲睡，从而主诉过度嗜睡。值得关注的是患者睡眠中出现不伴低氧血症的吸气费力和喉鸣，这与延髓呼吸中枢网状核受损有关，是该病特征性的临床特点。

2）神经精神症状：快速进展性痴呆，伴或不伴有共济失调、锥体束征或锥体外系症状、体征以及精神症状，如构音障碍和共济失调，步态异常甚至可发生在疾病早期。患者会逐渐出现步态异常、步态不稳、辨距不良、自发或诱发肌阵挛和锥体束受累表现（如深反射活跃或出现病理征）。疾病的后期则表现为日益明显的肌阵挛、不能站立和走路、构音及吞咽困难、躯体运动障碍。其中构音障碍进行性加重，可至口齿不清，另呈现吞咽困难。

3）进展性交感神经性症状：患者早期除失眠外还可出现高血压、多汗、流泪、流涎、夜间低热、性能力减退。在一些病程较长的患者中，自主神经功能障碍和睡眠障碍相对不突出，而更多地表现为括约肌功能障碍和癫痫发作。

除以上表现外，FFI 患者往往还会出现脑干症状，波动性复视是早期常见的临床表现之一，引起患者注意力和视运动功能受损。后期由于觉醒水平下降导致持续的木僵状态,最终出现植物状态,死于呼吸系统或其他系统感染。

(3) 格斯特曼综合征:格斯特曼综合征(GSS)由 Gerstmann,Straussler 和 Scheinker 于 1936 年首先发现和描述,故以他们的名字命名,又称格-斯综合征。其特征是小脑共济失调伴有痴呆和脑内淀粉样蛋白沉积,多为家族性。最多见的是 PrP 在 102 位点亮氨酸(Leu)替代了脯氨酸(Pro)。该病平均发病年龄 43~48岁,是中年进行性小脑脊髓的退行性变合并痴呆;与 CJD 相反,肌阵挛罕见或没有。

1) 早期:其主要表现为小腿麻木、疼痛、感觉异常和步态不稳,检查可见小脑共济失调,伴有下肢肌肉萎缩无力,远端感觉减退,腱反射减低等外周神经病表现,病情进一步发展,可出现认知和精神障碍,痴呆出现晚而且较轻,也可伴锥体束征或锥体外束征。

2) 晚期:呈现严重的共济失调和痴呆,并可出现失明、耳聋、锥体束征和锥体外束征,同时伴有肌阵挛样发作,尤以小腿肌肉阵挛发作为多。

【辅助检查】

1. 脑电图　是 CJD 诊断和病情随访的重要辅助指标。病程早期常在额叶出现慢波,逐步出现周期性波幅的同步放电(periodic sharp wave complex,PSW),在弥漫性慢波的背景上出现周期性的尖波、三相波或多相波,周期多为每秒 1~2 次。

睡眠脑电图则是诊断 FFI 的重要依据。FFI 患者睡眠纺锤波、K 复合波和慢波睡眠进行性减少,导致总的睡眠时间缩短,并伴有异常快速眼动睡眠状态,周期性睡眠节律被打乱。另外,使用苯巴比妥和地西泮不能诱导产生纺锤波。

2. 影像学

(1) CJD:头颅 CT 早期无明显异常,中后期可出现脑萎缩性改变。头颅 MRI 弥散加权像(DWI)对 CJD 的早期诊断有很高的敏感性和特异性。早期 CJD 患者即可在 DWI 上出现皮质和(或)基底节区的异常高信号,皮质异常高信号被称为"花边征";在疾病晚期可消失。研究发现,DWI 上异常高信号出现早于其他检查。因此,DWI 是诊断早期 CJD 最为敏感的检查。

(2) FFI:脑 CT 和 MRI 可以发现大脑、小脑皮质萎缩等非特异性改变,没有出现散发性 CJD 患者常见的 DWI 皮质高信号,这可能与两者病变部位的相对选择性且 FFI 未出现海绵状改变有关。

3. 脑脊液(CSF)　脑脊液常规和生化检查正常或有轻度蛋白质增高。脑脊液 14-3-3 蛋白、神经特异烯醇化酶(NSE)、S100b 和微管相关蛋白(Tau)的测定对早期诊断 CJD 有一定意义,其中 14-3-3 蛋白最常用,但其灵敏性及特异性较差,许多急性脑损伤也可升高。

4. 血液 *PRNP* 基因检测　全血基因组 DNA 并利用 PCR 及测序方法对 *PRNP* 基因进行 129 位点多态性及基因突变分析可以鉴定出部分遗传性 CJD。全血基因组 DNA 并利用 PCR 检测 *PRNP* 基因的 D178N突变是诊断 FFI 的金标准。

5. PrP^{SC}检测　检测脑组织或标本中的 PrP^{SC}可以确诊 CJD,具体方法有免疫组化、免疫印迹法、酶联免疫吸附试验、构象免疫分析技术、PrP^{SC}蛋白错误折叠循环扩增法(PMCA)等。

6. 活组织检查　脑活组织检查免疫组化染色见到 PrP^{SC}阳性斑的沉积曾经是 CJD 确诊的唯一手段,目前也有使用咽扁桃体淋巴结和皮肤活组织检查取代脑活组织检查。

【诊断】

1. 散发型 CJD

(1) 确诊诊断:具有典型/标准的神经病理学改变,和(或)免疫细胞化学和(或)Western 印迹法确定存在蛋白酶耐受性 PrP,和(或)存在瘙痒病相关纤维。

(2) 临床诊断:具有进行性痴呆,在病程中出现典型的脑电图改变,和(或)脑脊液 14-3-3 蛋白阳性,以及至少具有以下 4 种临床表现中的 2 种:① 肌阵挛;② 视觉或小脑障碍;③ 锥体/锥体外系功能异常;④ 无动性缄默。临床病程短于 2 年。

(3) 疑似诊断:具有进行性痴呆,以及至少具有以下 4 种临床表现中的 2 种:① 肌阵挛;② 视觉或小脑障碍;③ 锥体/锥体外系功能异常;④ 无动性缄默。临床病程短于 2 年。

(4) 所有诊断应排除其他痴呆相关疾病。

2. 医源型 CJD　在散发型 CJD 诊断的基础上具有:① 接受由人脑提取的垂体激素治疗的患者出现

CJD症状;② 确定的暴露危险,例如曾接受过硬脑膜移植、角膜移植等手术。

3. **家族遗传型CJD** 确诊诊断或临床诊断CJD患者,具有一级亲属中肯定或可疑的CJD患者,和(或)本病特异的 *PRNP* 基因致病性突变存在。

致死性家族型失眠症的临床诊断标准:根据FFI患者的临床特征、家族史以及实验室检查结果,将临床诊断分为三种可能:① 可能的FFI;② 很可能的FFI;③ 确诊的FFI。三者的诊断标准如下。

(1)可能的FFI诊断标准:躯体相关睡眠障碍(A 组症状)+1 或 2 项其他核心特征(B/C 组症状):① 躯体相关睡眠障碍,失眠、深睡眠丧失、片段睡眠以及快速眼动睡眠减少或丧失、喉部喘鸣、睡眠呼吸紊乱以及不自主运动;② 快速进展性痴呆,伴或不伴有共济失调,锥体束征或锥体外系症状、体征以及精神症状;③ 进展性交感神经性症状:高血压、出汗、心动过速、呼吸不规律。

(2)很可能的FFI诊断标准:对于具有上述超过两项核心特征(A、B、C 组症状)的患者,如果出现以下提示性特征中的一项或多项,即可诊断为很可能的FFI。这些提示性特征包括:① 快速进展性痴呆(rapidly progressive dementia,RPD)以及失眠的阳性家族史;② 躯体性失眠、睡眠相关呼吸困难、喉部喘鸣以及由多导睡眠监测证实的不自主运动;③ SPECT 或 PET 显示丘脑葡萄糖摄取减低。

(3)确诊的FFI诊断标准:如果朊蛋白基因(*RPNP*)检测致病性突变结果阳性,则可确诊FFI。最常见突变为 *D178N* 基因突变,且伴有 129 密码子蛋氨酸多态性。

【治疗】

散发型CJD病例进展较快,目前尚无有效治疗。主要以对症和支持治疗为主,可用巴氯芬(baclofen)治疗痉挛性肌张力增高,氯硝西泮治疗肌阵挛癫痫。

FFI目前也无有效的治疗措施,主要是对症治疗,这类患者对常规的镇静剂和苯二氮䓬类药物反应差。有个案报道,褪黑素类药物(agomelatine)能改善患者的睡眠。

【预防】

朊蛋白病不通过常规感染传播途径传播,因此朊蛋白病患者无需隔离。但是脑组织、脑脊液、硬脑膜、角膜、血液等组织和体液具有传染性,相应的神经外科手术器械及针刺电极具有传染性。医务人员应避免开放性伤口及结膜接触此类组织。朊蛋白对常规理化消毒方法(如常规高压灭菌、紫外线及福尔马林等)具有抵抗性,需采用特殊高压灭菌方法,患者体液等可用 2 mol/L 氢氧化钠或次氯酸钠(84 消毒液)浸泡等方法进行灭活。

(冯国栋)

第八章
自身免疫性脑炎

第一节 概　　述

　　脑炎是由脑实质的弥漫性或多发性炎性病变导致的神经功能障碍。其病理改变以灰质与神经元受累为主,也可累及白质和血管。自身免疫性脑炎(autoimmune encephalitis,AE)是以急性或亚急性脑炎症状为临床表现,具有靶向神经元细胞内或细胞表面抗原(图 8-1)的特异性自身抗体介导的中枢神经系统(central

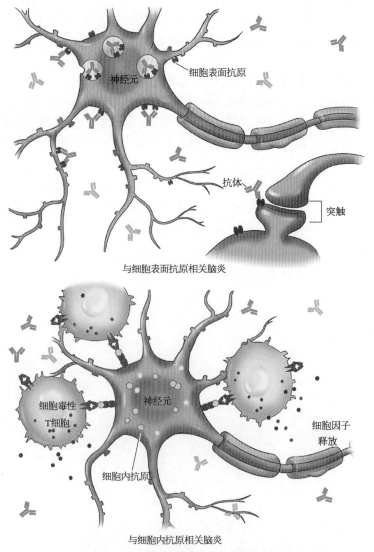

细胞表面抗原

神经元

抗体

突触

与细胞表面抗原相关脑炎

细胞毒性
T细胞

神经元

细胞因子
释放

细胞内抗原

与细胞内抗原相关脑炎

图 8-1　靶向细胞表面抗原脑炎与靶向细胞内抗原脑炎

nervous system,CNS)自身免疫病的总称。

　　AE 的病因尚未完全阐明,肿瘤、病毒、药物、疫苗等都可以是其诱发因素。不同靶抗原的发病机制也不尽相同。靶抗原位于细胞膜(神经元细胞表面)或突触蛋白者,主要通过体液免疫机制。自身抗体直接结合抗原表位并改变其结构和功能,引起可逆的神经元及突触功能障碍。靶抗原位于细胞内者,细胞免疫反应占主导地位。细胞毒性 T 细胞作用导致不可逆的神经元及突触损害。

　　靶向不同抗原的 AE 其临床表现也不同,可能会表现为癫痫发作、精神行为异常、记忆认知障碍、自主神经功能紊乱、肌张力障碍、睡眠障碍等症状中的一种或多种。实验室脑脊液检查一般提示炎性改变,有特征性的自身抗体阳性。

　　AE 除对症支持治疗外,最主要的是免疫治疗。一线免疫治疗包括大剂量激素、静脉用免疫球蛋白及血浆置换。首次一线免疫治疗不佳的患者可以酌情重复一线免疫治疗,或选用二线免疫治疗(利妥昔单抗或环磷酰胺等)。另外,某些自身抗体阳性的 AE 常常伴发肿瘤,此时抗肿瘤治疗也是必需且有效的。总体而言,AE 预后良好,但不同自身抗体相关 AE 预后存在差异。部分 AE 预后较差,有的会出现复发,可能需要长程免疫治疗(吗替麦考酚酯或硫唑嘌呤等)。AE 患者在症状好转或稳定 2 个月以上而重新出现新发神经系统症状,或者原有症状加重[改良 Rankin 评分(表 8-1)增加 1 分及以上],则视为复发。

表 8-1　改良 Rankin 评分

评分	评分标准
0 分	完全无症状
1 分	尽管有症状,但无明显功能障碍,能完成所有日常工作和生活
2 分	轻度残疾,不能完成病前所有活动,但不需要帮助照料日常事务
3 分	中度残疾,需部分帮助,但能独立行走
4 分	中重度残疾,不能独立行走,日常生活需要别人帮助
5 分	重度残疾,卧床,二便失禁,日常生活完全依赖他人

第二节　分　类

　　临床上,根据不同的自身抗体和相应的临床综合征,AE 可分为 3 种主要类型。

　　1. 抗 N-甲基-D-天冬氨酸受体(N-methyl-D-aspartate receptor,NMDAR)脑炎　抗 NMDAR 脑炎是 AE 的最主要类型,特征性临床表现符合弥漫性脑炎。

　　2. 边缘性脑炎　包括抗富亮氨酸胶质瘤失活蛋白 1(leucine-rich glioma inactivated 1,LGI-1)脑炎、抗 γ-氨基丁酸 b 受体(γ-aminobutyric acid b receptor,GABABR)脑炎、抗 α-氨基-3-羟基-5-甲基-4-异噁唑丙酸受体(α-amino-3-hydroxy-5-methyl-4-isoxazolepropionic acid receptor,AMPAR)脑炎。以精神行为异常、癫痫发作和近事记忆障碍为主要症状。脑电图和影像学符合边缘系统受累,脑脊液检查提示炎性改变。

　　3. 其他 AE 综合征　包括抗接触蛋白相关蛋白 2(contactin-associated protein 2,CASPR2)脑炎、抗 γ-氨基丁酸 a 受体(γ-aminobutyric acid a receptor,GABAaR)脑炎、抗谷氨酸脱羧酶(glutamic acid decarboxylase,GAD)相关神经综合征、抗 IgLON5 抗体相关脑病等。

　　目前,一般采用基于转染细胞的检测方法(cell-based assay,CBA)检测自身抗体。脑脊液抗体检测的临床意义一般大于血清检测。如果仅有血清标本,建议血清检测抗体阳性后,进一步将血清与大鼠脑片或原代海马神经元孵育,结果阳性方可诊断。如有条件,对怀疑 AE 的患者建议同时送检脑脊液和血清,可提高检测的敏感性和特异性。

第三节　抗 NMDAR 脑炎

　　抗 N-甲基-D-天冬氨酸受体(NMDAR)脑炎是最常见的自身免疫性脑炎(AE)。目前认为抗 NMDAR

脑炎是由于体内免疫紊乱而产生针对 NMDAR 的自身抗体所致。AE 每年发病率为 0.8/10 万,抗 NMDAR 脑炎约占其中的 80%。在 30 岁以下的脑炎患者中,抗 NMDAR 脑炎的发病率已超过任何单一病毒所致的病毒性脑炎(viral encephalitis,VE)。国外大约 80% 的抗 NMDAR 脑炎患者为女性,约 40% 的患者伴有肿瘤;但国内男性比例可能更高。

【病因】

抗 NMDAR 脑炎是近年来才被逐渐认识的中枢神经系统(CNS)自身免疫性疾病,病因和发病机制尚未完全阐明。

本病病因(诱因)和危险因素主要包括以下几方面。

1. 肿瘤 畸胎瘤是抗 NMDAR 脑炎比较明确的病因(诱因)。近 50% 的女性患者可伴发畸胎瘤。其他与抗 NMDAR 脑炎相关的肿瘤有肺癌、乳腺癌等,但很少见。有研究发现伴发畸胎瘤的抗 NMDAR 脑炎患者,其畸胎瘤组织表达 NMDAR,且有明显的 B 细胞浸润;而未患脑炎的畸胎瘤患者尽管也有 NMDAR 表达,但少有 B 细胞浸润;提示外周畸胎瘤表达的 NMDAR 可打破免疫耐受而导致相应自身抗体的产生。

2. 病毒性脑炎 近年来,越来越多的证据表明单纯疱疹性脑炎(herpes simplex virus encephalitis,HSE)可诱发抗 NMDAR 脑炎。这类患者往往表现为双相病程。首先是 VE 在治疗好转后数周至数月出现症状加重或新的症状。此时患者脑脊液中并未检测到病毒,对抗病毒治疗反应不佳,但可检出抗 NMDAR 抗体,且免疫抑制治疗有效。一项前瞻性研究表明,27% 的患者在 HSE 后出现 AE 症状,且预后较经典的抗 NMDAR 脑炎差。此外,也有其他病毒感染后出现抗 NMDAR 脑炎及其他类型 AE 的病例报道,如乙型脑炎病毒、水痘-带状疱疹病毒甚至人类免疫缺陷病毒等。VE 后出现 AE 的可能机制是病毒侵袭导致脑组织炎症和坏死、血-脑屏障(blood-brain barrier,BBB)被破坏,使 CNS 免疫耐受被打破从而产生自身抗体。因此,当 VE 患者出现病情"复发"时,应考虑到继发抗 NMDAR 脑炎的可能。

3. 性别和基因等其他因素 统计发现,约 80% 的抗 NMDAR 脑炎患者为女性,且西班牙裔白种人所占比例远高于非西班牙裔白种人,而存在肿瘤的抗 NMDAR 脑炎在亚洲人和黑种人中更多见。也有报道发现抗 NMDAR 脑炎与 CNS 脱髓鞘疾病可同时或先后发生。这些现象提示性别、遗传可能是导致抗 NMDAR 脑炎的易患因素,但它们与抗 NMDAR 脑炎是否存在直接关系尚待进一步研究。

MHCI - B * 07:02 和 *MHCII - DRB1 * 16:02* 是已知可能与抗 NMDAR 脑炎相关的遗传基因。*MHCI - B * 07:02* 仅与成人抗 NMDAR 脑炎弱相关。德国和韩国的研究认为,*DRB1 * 16:02* 与抗 NMDAR 脑炎缺乏相关性;而对中国人群的研究表明,*DRB1 * 16:02* 是抗 NMDAR 脑炎的易感基因,且携带该基因的患者预后较差。这种差异可能是 *DRB1 * 16:02* 在不同人群中频率不同造成的。

【发病机制】

本病发病机制仍未完全清楚。

NMDAR 是 CNS 中一类重要的兴奋性氨基酸——谷氨酸的受体。NMDAR 主要表达于海马及皮层,参与学习与记忆等重要生理过程。NMDAR 在调节神经元的存活、参与突触的信号传导及可塑性的形成等方面发挥重要作用。NMDAR 的过度激活可导致兴奋性临床表现,可能也是癫痫、痴呆、脑卒中的潜在发病机制之一;反之则可出现精神分裂症样症状。

目前认为 CNS 中出现抗 NMDAR 抗体既存在 BBB 通透性增加,促使活化淋巴细胞及自身抗体进入中枢,也存在鞘内自身抗体合成。抗 NMDAR 抗体结合神经细胞膜 NMDAR 受体 NR1 亚基的胞外段并与 NMDAR 交联、内吞转运至内体和溶酶体,这一过程导致 NMDAR 数量可逆性减少,从而干扰 NMDAR 功能发挥进而产生临床症状。此过程中,NMDAR 胞外段和 Ephrin - B2 受体的相互作用受影响,造成突触可塑性丧失。脑活组织检查亦证实,炎症细胞浸润和少量神经元丢失的存在。多项研究也支持 T、B 淋巴细胞对发病机制至关重要(图 8 - 2)。

【临床表现】

通常以急性或亚急性起病。约 70% 抗 NMDAR 脑炎患者起病前可存在头痛、发热等"感冒样"前驱症状。前驱期后数天至数周内出现精神行为异常,包括焦虑、失眠、恐惧、妄想、躁狂以及偏执等;有时可表现为社交退缩及刻板行为。值得注意的是,有些患者在发病早期被认为是精神疾病而收入精神科治疗。但随后可出现近事记忆障碍、癫痫发作、运动障碍(以眼、口、面部、上肢为主要累及部位)、语言障碍、意识水平下降及其他各种复杂的症状。上述症状则提示抗 NMDAR 脑炎诊断的可能。

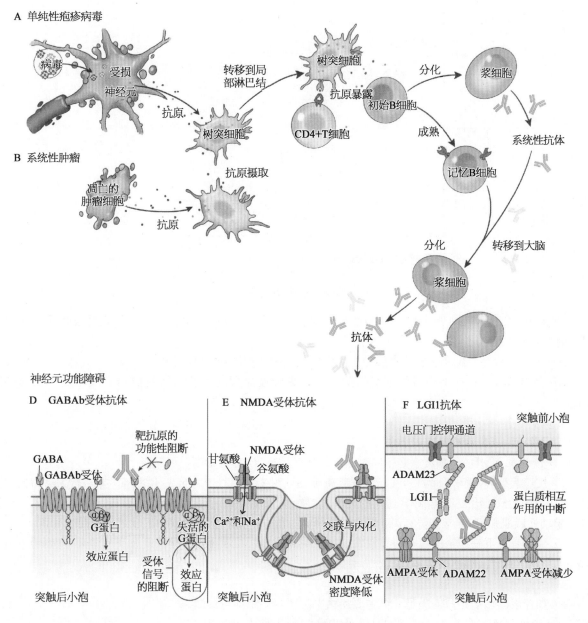

A 单纯性疱疹病毒

B 系统性肿瘤

神经元功能障碍

D GABAb受体抗体

E NMDA受体抗体

F LGI1抗体

图 8-2 发病机制

此后患者可出现对应激的反应减少，或阶段性激动与紧张交替。在这一阶段，通常出现异常的行为及自主神经功能障碍。口-舌-面肌运动障碍是最突出的表现。其他可能有肢体及躯干肌肉舞蹈样徐动、手足不自主运动、肌强直、角弓反张、动眼危象等同时或交替出现。

自主神经损害的主要表现为高热、心动过速、唾液分泌过多、高血压、心动过缓、低血压、小便及勃起功能障碍等；有的患者还可出现中枢性低通气。中枢性低通气和自主神经功能紊乱也提示抗NMDAR脑炎。

本病临床病程见图8-3。

【辅助检查】

1. 脑脊液检查　大多数的患者脑脊液都有异常，包括脑脊液细胞增多、脑脊液蛋白正常或轻度升高，部分患者脑脊液中可见特异性寡克隆带。

2. 脑电图检查　部分患者脑电图可提示异常，如局灶或弥漫性慢波、痫样放电等。近年来认为异常δ刷（extreme δ brush）可作为抗NMDAR脑炎较特异的脑电图表现，阳性率约30％。

3. 影像学检查　常规头颅MRI可发现约30％患者颅内存在皮质或皮质下信号异常，但并非特异性。增强CT或MRI可发现部分患者病灶强化。近年来研究发现功能影像学，如正电子发射断层扫描（PET）对检

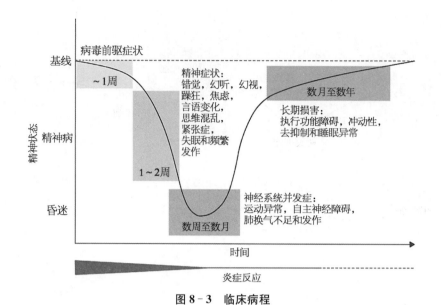

图 8-3 临床病程

测颅内病灶更为敏感,有助于发现 MRI 阴性患者的病变。此外,盆腔等部位影像学检查可发现患者是否存在肿瘤(畸胎瘤)。

4. 自身抗体检测　患者脑脊液和(或)血清中检测出抗 NMDAR 抗体可确诊该病。

5. 脑组织活检　在一些患者的脑组织活检中可见轻度血管周围淋巴细胞袖套形成以及小胶质细胞激活。

【诊断标准】

抗 NMDAR 脑炎诊断标准如下。

1. 拟诊为抗 NMDAR 脑炎　必须同时满足以下 3 项标准,方可诊断。

(1) 快速起病(病程<3 个月),临床表现具备下述 6 组主要症状中的至少 4 组:① 异常行为(精神症状)或认知功能障碍;② 语言功能障碍(连续的无法被打断的强制言语、言语减少、缄默);③ 癫痫发作;④ 运动障碍、异动症或肌强直/异常姿势;⑤ 意识水平下降;⑥ 自主神经功能障碍或中枢性通气不足。

(2) 至少有以下一项辅助检查的异常发现:① 异常 EEG(局灶性或弥漫性慢波或节律失常、痫样放电或异常 δ 刷);② 脑脊液细胞数增多或出现寡克隆带。

(3) 可排除其他可能的病因。

注:如伴发畸胎瘤则只需满足 6 组主要症状中的至少 3 组即可诊断。

2. 确诊抗 NMDAR 脑炎　必须同时满足以下 3 项标准,方可诊断。

(1) 临床表现出现前述 6 组症状中的一组或多组。

(2) 抗 NMDAR(N1 亚基)IgG 抗体阳性。抗体检测建议以脑脊液 CBA 法抗体阳性为准,如仅有血清样本,血清 CBA 检测抗体阳性后需再做基于脑组织切片的检测(tissue-based assay,TBA)验证方可认为自身抗体结果阳性。

(3) 合理排除其他可能病因。

【鉴别诊断】

1. 病毒性脑炎(VE)　是与 AE 最重要的鉴别诊断。临床表现方面,VE 往往存在高热,以及头痛、呕吐、脑膜刺激征等颅内压增高及脑膜受累表现。但抗 NMDAR 脑炎也可出现上述症状,因此单从临床表现上两者难以区别。辅助检查方面,HSE 影像学检查多见于一侧颞叶、岛叶、额叶的信号异常、肿胀甚至出血、软化的表现,严重者可出现血性脑脊液。但对于轻症患者可无上述异常表现。治疗方面,VE 一般对抗病毒治疗有效,而 AE 对抗病毒治疗无效。最可靠的鉴别诊断是脑脊液病毒核酸检测发现病原学证据。检测急性期和恢复期患者脑脊液中抗病毒 IgG 抗体滴度,如后者滴度大于前者的 4 倍及以上,有助于 VE 的诊断。

2. 精神病及精神类药物反应　抗 NMDAR 脑炎通常以精神行为异常起病,约 77% 患者首次就诊于精神科。故需与精神疾病相鉴别。很多患者都使用过抗精神病药物,而当其出现强直、自主神经功能紊乱、肌酶升高等症状时,可能被误认为是镇静药物恶性综合征,如长期大剂量使用异丙酚可出现横纹肌溶解、代谢性酸中毒、高钾血症、肾功能衰竭、肝大等输注综合征的表现。此外,某些药物可阻碍 NMDAR 的功能,如美金刚、苯环己哌啶、MK801、氯胺酮等,可导致类似抗 NMDAR 脑炎的症状,包括精神行为异常、多巴胺能通路受损的相关表现以及自主神经功能障碍等。

3. 其他免疫相关性脑炎 除 NMDAR 外,谷氨酸受体中离子型受体还包括:海人藻酸受体(kainite receptor,KAR)和 AMPAR,这些受体均与离子通道偶联,形成受体通道复合物,从而介导快信号传递。尽管 AMPAR 与 NMDAR 功能相关,在突触重塑中都起到重要作用,但抗 AMPAR(GluR1/2)相关的边缘性脑炎与抗 NMDAR 脑炎这两种自身免疫相关疾病的临床表型不同。抗 AMPAR 相关的边缘性脑炎患者中,约 70% 可伴有肿瘤,包括肺癌、乳腺癌及恶性胸腺瘤等,而且一般没有运动障碍、自主神经功能异常及通气不足的表现。

此外,Rasmussen 综合征临床表现为逐渐加重的局部性运动性癫痫发作,病程中逐渐发生偏瘫和进行性认知障碍。由于该综合征可起病于少年及成人,也需加以鉴别。

4. 其他疾病 抗 NMDAR 脑炎还需与 CNS 脱髓鞘疾病、风湿疾病神经系统累及、胶质瘤、神经梅毒、代谢性脑病、药物中毒、脑血管病、线粒体病等鉴别。

【治疗】

抗 NMDAR 脑炎是一种可治性疾病。抗 NMDAR 脑炎的治疗需着重免疫治疗及原发肿瘤的早期干预。大多数患者可予大剂量激素冲击治疗、免疫球蛋白及血浆置换作为一线免疫治疗。对一线治疗不敏感的患者或未发现原发肿瘤的患者,可考虑二线免疫治疗(利妥昔单抗、环磷酰胺及其他免疫抑制剂等)。目前认为早期治疗更有效。

1. 免疫药物治疗

(1)糖皮质激素:糖皮质激素治疗短期内能促进抗 NMDAR 脑炎急性期患者神经功能恢复,糖皮质激素维持用药对预防抗 NMDAR 脑炎的神经功能障碍加重或复发有一定作用。推荐用法为:甲泼尼龙 1 g,静脉滴注,每日 1 次共 3 d;500 mg 静脉滴注,每日 1 次共 3 d;240 mg 静脉滴注,每日 1 次共 3 d;120 mg 静脉滴注,每日 1 次共 3 d;泼尼松 60 mg 口服,每日 1 次共 7 d;50 mg 口服每日 1 次共 7 d;顺序递减,至 10~20 mg 口服,每日 1 次。根据复发的风险决定维持时间长短,目前尚无定论。须注意避免激素的副作用。

(2)血浆置换(plasma exchange,PE):部分重症抗 NMDAR 脑炎患者对大剂量甲泼尼龙冲击疗法反应差,用 PE 疗法治疗可能有效。PE 对自身抗体阳性患者均有一定疗效,特别是早期应用。推荐用法为:置换 5~7 次,每次用血浆 1~2 L。

(3)静脉注射免疫球蛋白(intravenous immunoglobulin,IVIg):对大剂量甲泼尼龙冲击疗法反应差的患者,可选用 IVIg 治疗。推荐用法:0.4 g/(kg·d),静脉滴注,连续 5 d 为一个疗程。

目前认为上述治疗方案均对抗 NMDAR 脑炎有效,一般选择序贯使用一线治疗中的一种方案或合用两种方案,如果一线治疗无效则换用二线治疗。

(4)环磷酰胺:小样本临床试验表明,环磷酰胺对减少抗 NMDAR 脑炎复发和减缓神经功能障碍进展有一定疗效,可用于其他治疗无效者。

推荐用法:每 2 周 600 mg 静脉滴注,连续 5 个月;每月 600 mg,静脉滴注,共用 12 个月,总剂量不超过 10~15 g。需监测血常规、尿常规,若白细胞减少应及时减量或停用,治疗前后嘱患者多饮水。主要副作用有恶心、呕吐、感染、脱发、性腺抑制、月经不调、停经和出血性膀胱炎。预防出血性膀胱炎可同时应用美司钠(uromitexan)注射,恶心和呕吐可适当应用止吐药。

(5)利妥昔单抗:是一种针对 B 细胞表面 CD20 的人鼠嵌合型单克隆抗体。临床试验结果显示 B 细胞消减治疗对抗 NMDAR 脑炎有疗效。

推荐用法:按体表面积 375 mg/m² 静脉滴注,每周 1 次,连用 4 周;或第一天 100 mg 静脉滴注,第二天 500 mg 静脉滴注。6~12 个月后重复应用。该方案为非适应证范围应用,应严格评估与预防感染风险后谨慎在有条件监测的相关专科中使用。

注意事项:为预防静脉滴注时副反应,治疗前可预防性给予异丙嗪、地塞米松,以减少超敏反应发生。利妥昔单抗静脉滴注速度要慢,并监测副反应。大部分患者治疗后可维持 B 淋巴细胞消减 6 个月左右。可监测 CD19/CD20 阳性 B 细胞或 CD27 阳性记忆 B 细胞。若发现 B 淋巴细胞水平增高可追加第 2 疗程治疗，但目前追加治疗的指标尚无定论。副作用除输注不良反应和感染等外，用利妥昔单抗治疗肿瘤或类风湿关节炎时合用其他免疫抑制剂，有发生进行性多灶性白质脑病的极个别报道。

2. 相关肿瘤的筛查与治疗　伴发肿瘤的排查及治疗也是 AE 诊疗的重要部分。确诊 AE 后需尽快有重点地进行肿瘤筛查，尤其是年轻女性患者。筛查手段包括 B 超、增强 CT、MRI 等。一旦发现畸胎瘤或其他可能激发抗 NMDAR 脑炎的肿瘤需尽快创造条件进行肿瘤的治疗。

3. 感染预防与控制　对存在意识障碍的患者尤其需要注意预防和控制感染。主要是肺部感染和尿路感染，严重者甚至可发生败血症。

4. 对症支持治疗

(1) 生命体征监测与维持：严重者可出现意识障碍、自主神经功能紊乱而需要重症监护。抗 NMDAR 脑炎可累及自主神经系统，患者可出现中枢性通气不足，也可出现呼吸、血压、心率、体温的异常波动，因此需要严密监测患者生命体征，维持其平稳。

(2) 癫痫及运动障碍：一般根据发作类型选择抗癫痫药物。运动障碍可使用相应的药物治疗，但需注意避免使用美金刚、苯环己哌啶、MK801、氯胺酮等阻碍 NMDAR 功能的药物。

(3) 精神症状：在疾病初期和恢复期患者可出现相当显著的精神行为异常，可以使用抗精神药或镇静剂，但需避免使用明显影响血压、心率的药物（如丙泊酚、右美托咪定等）。必要时使用保护性约束。

(4) 其他：对长期昏迷或进食障碍患者使用鼻饲或静脉营养支持；防止褥疮和深静脉血栓；口咽部护理防止误吸和自我咬伤。

5. 康复训练与随访　抗 NMDAR 脑炎的治疗周期往往较长。患者出院时可仍存在近事记忆障碍、精神行为异常、癫痫等情况，需要进行康复训练并随访调整药物。对于未发现肿瘤的患者仍需定期随访以监测相应肿瘤的发生，可每 6 个月随访，连续随访 2～5 年。

【预后】

约 75% 的抗 NMDAR 脑炎患者可恢复或伴有轻度的后遗症，其他患者则遗留严重的功能障碍或死亡。抗 NMDAR 脑炎复发率为 12%～31%，复发的危险因素包括男性、不合并肿瘤、治疗不彻底。复发的间隔平均为 5 个月，通常复发时的病情较首次发病时轻。

第四节　其他自身免疫性脑炎

边 缘 性 脑 炎

边缘性脑炎(limbic encephalitis, LE)是累及边缘系统(包括颞叶内侧、额叶、海马、杏仁核和扣带回皮层)的 CNS 炎性综合征。该病 1968 年首先在伴小细胞肺癌的副肿瘤综合征中报道。LE 的其他病因包括病毒感染及自身免疫性因素，其临床表现通常为在数天或数周内快速进展的精神行为异常（包括焦虑、抑郁等情绪改变）、短期记忆障碍以及颞叶癫痫发作。

在与 AE 相关的自身抗体中，有 3 种主要累及边缘系统，常高度局限在海马区，分别靶向 AMPAR、LGI-1 以及 GABAbR。

确诊自身免疫性 LE 必须同时满足以下条件：

(1) 亚急性起病且病情进展迅速(<3 个月)，主要表现为近事记忆减退、精神行为异常或意识状态改变。

(2) 脑 MRI 表现为局限在颞叶内侧的异常信号，或 PET-CT 提示相应部位葡萄糖代谢异常。

(3) 至少具有以下其中一项：① CSF 检查提示白细胞计数 $>5×10^6$/L；② 脑电图提示颞叶癫痫或出现慢波活动。

(4) 排除其他可能的病因。

注：若具有抗神经元细胞膜、突触蛋白抗体或副肿瘤抗体阳性，并可排除其他可能病因者，可直接确诊为自身免疫性 LE，不必满足以上(1)～(3)。

1. 抗 LGI-1 脑炎　抗 LGI-1 脑炎多见于老年男性，通常表现为近事记忆减退、精神行为异常和癫痫发作的 LE 症状。其中面-臂肌张力障碍发作(faciobrachial dystonic seizure,FBDS)和低钠血症是该病的特征性表现。

LGI-1 是分泌性神经元糖蛋白,含有两个结构域:富亮氨酸重复序列(leucine rich repeat,LRR)和表肽重复序列(epitempin repeat,EPTP)。C 端 EPTP 的疏水口袋与 ADAM23 或 ADAM22 的金属蛋白酶样结构域结合,N 端 LRR 与另一 LGI-1 的 LRR 结合,组成 2:2 的 LGI-1-ADAM23/22 异四聚体,联系突触前 Kv1.1 钾通道和突触后 AMPAR。抗 LGI-1 抗体是多克隆抗体,同时识别 LRR 和 EPTP,与 LRR 结合后影响 LGI-1-ADAM23/22 异四聚体的形成;与 EPTP 结合后,抑制 LGI-1 和 ADAM23 或 ADAM22 的相互作用。LGI-1-ADAM22 相互作用的阻断不仅导致突触上 AMPAR 的可逆性减少,还影响兴奋性突触的成熟。

抗 LGI-1 脑炎发病中位年龄是 60 岁,多数呈急性或亚急性起病。癫痫表现为各种形式的颞叶癫痫发作,先兆以"竖毛"发作("起鸡皮疙瘩"感)多见。FBDS 表现为单侧手臂及面部甚至下肢频繁、短暂的肌张力障碍样不自主动作。发作时间短,一般仅数秒,每天可发作数十次。可伴有双侧肌张力障碍样发作、感觉异常先兆、愣神、意识改变等。FBDS 被认为是抗 LGI-1 脑炎的早期症状,常常先于其他边缘系统症状出现。60% 的抗 LGI-1 脑炎会出现顽固性低血钠的表现。部分患者合并语言障碍、睡眠障碍、小脑性共济失调等。

抗 LGI-1 脑炎患者 CSF 检查可见白细胞正常或轻度升高,寡克隆带可呈阳性。抗 LGI-1 抗体阳性是特异性指标。大部分患者头颅 MRI 可见单侧或双侧颞叶内侧(杏仁核及海马)异常信号,部分可见杏仁核肥大,以 FLAIR 序列更为敏感,少数患者可见基底节区的异常信号。PET-CT 可见与头颅 MRI 一致的颞叶内侧及基底节区高代谢。仅有 21%～30% 的患者在 FBDS 发作期脑电图出现异常,可表现为轻度弥漫性慢波或双侧颞叶慢波,也可完全正常。

目前普遍认为激素冲击、IVIg 和血浆置换是抗 LGI-1 脑炎的一线治疗方案。该病一般预后良好,但仍有 27%～35% 的患者会复发。FBDS 的患者更容易出现严重的抗癫痫药物不良反应。部分患者出现记忆力减退、空间定向力障碍等后遗症。抗 LGI-1 脑炎一般不合并肿瘤,对于极少数合并肿瘤(胸腺瘤、小细胞肺癌或前列腺癌)的患者,建议抗肿瘤治疗。

2. 抗 AMPAR 脑炎　抗 AMPAR 脑炎的典型症状为短期记忆障碍、精神异常和癫痫发作。多发于中年女性。与抗 NMDAR 脑炎不同,只有少数患者有前驱的病毒感染;但超过半数患者合并肿瘤,主要是胸腺瘤、小细胞肺癌、乳腺癌、卵巢癌等,甲状腺髓样癌、膀胱癌、黑色素瘤等也有报道。

AMPAR 是离子型谷氨酸受体,介导大脑大部分快速兴奋性传递。绝大多数 AMPAR 是由 GluA1、GluA2、GluA3 和 GluA4 亚基组成的四聚体。GluA1/2 和 GluA2/3 在海马 CA3～CA1 区、下托、小脑、尾状核及大脑皮层高表达。抗 AMPAR 抗体主要靶向 GluA1 或 GluA2 亚基胞外的氨基末端结构域,抗原抗体结合后,胞膜 AMPAR 内吞,其介导的微小兴奋性突触后电流(miniature excitatory postsynaptic currents,mEPSC) 频率和幅度降低,影响兴奋性的传递。

抗 AMPAR 脑炎一般以意识障碍、癫痫发作、记忆障碍或暴发性脑炎起病。认知功能障碍是抗 AMPAR 脑炎最常见的表现,包括短期记忆丧失、定向障碍、执行功能障碍等,严重者发展为痴呆。精神症状是第二常见的临床表现,其中行为异常最常见,还可出现易激惹、情绪障碍和精神分裂症状。癫痫发作类型多样,包括肌阵挛发作、阵发性紧绷感等。除 LE 症状外,还可以出现睡眠障碍、小脑症状、失语、自主神经功能障碍等。

CSF 常规检查可见细胞数增多(淋巴细胞为主)和蛋白质升高,部分患者可见寡克隆带。除抗 AMPAR 抗体阳性外,部分患者合并其他神经抗体,最常见的是抗 Collapsin 反应调节蛋白 5(Collapsin response-mediator protein-5,CRMP5)抗体,其次是抗 NMDAR 抗体、抗 GAD 抗体、抗 VGKC 抗体、抗 SOX-1 抗体、抗 Hu 抗体、抗 amphiphysin 抗体等。头颅 MRI 常表现为颞叶内侧 T_2 FLAIR 序列的高信号,部分患者有基底节区的受累(主要累及尾状核,其次是纹状体、壳核)。此外,岛叶、额叶、小脑、顶叶、扣带回和枕叶累及也有报道,甚至可有海马或皮质萎缩。部分患者脑电图异常,出现尖波、棘波等痫样放电。

抗 AMPAR 脑炎治疗通常借鉴其他 AE 的治疗方法。除对症治疗外,主要包括免疫治疗和抗肿瘤治疗。免疫治疗包括一线治疗(激素、IVIg、血浆置换)和二线治疗(环磷酰胺、利妥昔单抗、硫唑嘌呤)。对于抗 AMPAR 脑炎患者,及时筛查相关肿瘤及副肿瘤抗体是必要的。即使在神经功能障碍恢复后,也应定期进行至少 2 年的肿瘤筛查。对于合并肿瘤的患者,及时抗肿瘤治疗、早期手术切除肿瘤有利于缩短病程,改善临床症状。

一般而言,抗 AMPAR 脑炎患者经免疫治疗和(或)抗肿瘤治疗后,大多数预后良好。抗 AMPAR 脑炎死亡率为 16.7%,主要与原发肿瘤的进展有关;少数情况下,死亡原因是癫痫持续状态、心搏呼吸骤停、心肌梗死或败血症。影响抗 AMPAR 脑炎预后的因素主要包括病程的急缓程度、是否出现精神症状、是否合并副肿瘤抗体以及是否及时实施免疫治疗。抗 AMPAR 脑炎的复发率高达 50%~60%。研究报道,未进行利妥昔单抗或环磷酰胺治疗的患者更有可能复发。

3. 抗 GABAbR 脑炎　抗 GABAbR 脑炎在 2010 年首次发现并报道。其好发于老年男性,癫痫发作常常是首发症状及主要症状,共济失调及步态障碍也较常见。

GABAbR 是 CNS 重要的抑制性递质受体,广泛分布于海马、丘脑、小脑及脊髓,是由 GABA - b1 和 GABA - b2 两个亚基组成的 G 蛋白耦联受体。GABA - b1 亚基的一个大型胞外结构域可以与 GABA 或其他配体结合,GABA - b2 主要与 G 蛋白耦联。GABAbR 主要通过对电压门控钙离子通道与内向整流钾离子通道的功能调节而起到突触前后的抑制作用。抗 GABAbR 抗体结合 GABA - b1 亚基的胞外结构域后,并未改变细胞表面及突触受体的数量,而是直接阻断 GABAbR 的功能。

抗 GABAbR 脑炎呈急性起病,多在数天至数周内达高峰。主要表现为 LE 症状。严重且难治的癫痫发作是该病的主要特点,以全面强直阵挛性发作为主,抗癫痫药物通常无效,可迅速进展为癫痫持续状态。少数患者可以合并语言障碍、睡眠障碍和小脑性共济失调。约三分之一的患者合并小细胞肺癌,可有抗 Hu 抗体阳性。

多数患者腰椎穿刺脑脊液压力正常。CSF 检查提示白细胞正常或轻度升高,以淋巴细胞为主,蛋白质也轻度升高,可见寡克隆带阳性。多数患者头颅 MRI 可见双侧或单侧颞叶内侧的异常信号。部分患者脑电图可见颞叶起源的痫样放电以及弥漫或散在分布的慢波。

目前抗 GABAbR 脑炎的治疗措施以免疫治疗为主,如发现肿瘤则考虑外科手术切除。免疫治疗包括糖皮质激素、IVIg、血浆置换或联合治疗。抗 GABAbR 脑炎对免疫治疗反应较好,但长期预后尚不肯定。合并肿瘤的患者临床预后相对较差。

其他 AE 综合征

一、抗 CASPR2 脑炎

CASPR2 及 LGI - 1 是神经元电压门控钾通道(voltage-gated potassium channel,VGKC)复合体自身抗体的主要靶抗原。VGKC 是细胞动作电位的重要调节因子,其功能障碍导致动作电位延长。CASPR2 在 CNS 和周围神经系统均有分布。抗 CASPR2 抗体相关神经系统疾病的临床疾病谱主要包括自身免疫性帕金森综合征、获得性神经性肌强直、Morvan 综合征、LE,也有报道其与小脑性共济失调、癫痫发作甚至肌阵挛性癫痫持续状态、运动障碍、舞蹈病、眼睑震颤、吉兰-巴雷综合征、慢性疼痛等相关。大约 20% 抗 CASPR2 抗体阳性患者存在潜在的胸腺瘤。

与其他神经元表面抗体介导的脑炎相比,抗 CASPR2 抗体相关 LE 的发生率相对更低,大约占 3%,但免疫治疗反应佳。该病发病年龄中位数在 60 岁左右。临床表现主要是 LE 症状,部分可出现肌颤搐、肌强直等周围神经兴奋性增高的表现,可伴有神经痛。不到三分之一的抗 CASPR2 脑炎有 MRI 的异常,主要是边缘系统的异常信号。22% 左右的患者在发作间期有脑电图的异常。

抗 CASPR2 脑炎的治疗以大剂量激素、IVIg 和(或)血浆置换为一线治疗。环磷酰胺和利妥昔单抗可用于难治性病例。免疫治疗及肿瘤切除疗法对 90% 的患者有效,25% 的患者会出现复发。

二、抗 GAD 抗体相关神经综合征

GAD 属于抑制性神经递质 GABA 合成的限速酶,主要表达于神经元、胰岛 β 细胞、输卵管黏膜上皮细胞、睾丸精母细胞和精细胞。GAD 存在 2 种亚型:GAD65 和 GAD67,分别由 10 号和 2 号染色体上的基因编码。前者主要富集于轴突末端,后者主要见于神经元胞质中。

抗 GAD 抗体最早在 1988 年被描述,是第一个被确认的突触蛋白抗体,存在于多种神经系统疾病和 1 型糖尿病(type 1 diabetes mellitus,T1DM)。临床上,抗 GAD 抗体常见于僵人综合征(stiff-person syndrome,SPS)、小脑性共济失调(cerebellar ataxia,CA)、颞叶癫痫(temporal lobe epilepsy,TLE),偶见于 LE。抗 GAD 抗体相关神

经综合征与 T1DM 患者中抗体特性有所不同。SPS 或其他神经综合征中的抗 GAD 抗体滴度明显高于 T1DM(高于 100～500 倍)。SPS 与 T1DM 中的抗 GAD 抗体识别的抗原表位不同。绝大部分 SPS 中抗 GAD 抗体与 2 种 GAD 亚型产生免疫反应,而大部分 T1DM 的抗 GAD 抗体单独作用于 GAD65。

抗 GAD 抗体的作用机制还有待研究。目前抗体滴度水平或抗原表位特异性均有报道。抗 GAD 抗体相关神经综合征是由 GABA 能抑制回路的功能障碍介导的。GABA 传入神经元丢失导致 α 运动神经元持续放电和肌肉持续活动。

抗 GAD 抗体相关神经综合征合并肿瘤少见,但对于 SPS 或 CA 患者合并 T1DM 或其他自身免疫性疾病时,应高度怀疑潜在肿瘤的可能性(如乳腺癌、胸腺瘤等)。

1. 僵人谱系疾病(stiff-person spectrum disorder,SPSD) SPSD 分为经典型和变异型,后者主要包括僵肢综合征(stiff-leg syndrome,SLS)、伴强直和肌阵挛的进行性脑脊髓炎(progressive encephalomyelitis with rigidity and myoclonus,PERM)、僵人叠加综合征(stiff-person syndrome plus,SPS‐plus)。

SPS 好发于 30～50 岁女性,约 70% 患者至少共患一种疾病,如晚发型 T1DM、其他器官特异性自身免疫性疾病(桥本甲状腺炎、Graves 病、恶性贫血或白癜风),10%～15% 可伴发癫痫。本病尚无确切的患病率报道。SPS 通常隐匿起病,呈间歇性发作。随着疾病进展,症状由躯干轴性肌强直逐渐扩散至近端肢体。腹壁"板样强直",限制躯干屈曲,呈现僵硬步态。由于缺乏正常的运动反应,常出现木头样或雕塑般跌倒。脊柱椎旁肌肉和腹部肌肉持续性同步收缩,最终导致脊柱前凸。多种刺激如噪声、触觉刺激等可诱发僵硬肌肉并出现痛性痉挛,该症状在睡眠时减轻或消失。另外,焦虑和特定情境恐惧在 SPS 中很常见。某些患者主要表现为局限于单腿的波动性、渐进性肌肉僵硬和痉挛。在数年内,症状可能局限于腿部,也可扩散到躯干和其他肢体。PERM 以肌强直、痉挛、对刺激敏感的肌阵挛、脑干症状、锥体束征和自主神经功能紊乱为表现。SLS‐plus 可叠加 CA、TLE 和 LE。

SPS 患者脑和脊髓 MRI 正常,40% 的患者 CSF 中存在寡克隆带。肌电图提示静息状态下出现持续的运动单位活动,其他特征包括振动诱发比目鱼肌的 H 反射异常。

SPS 诊断主要基于临床表现和肌电图特点。抗 GAD 抗体阳性并非诊断必须条件,但当肌电图结果难以判断时,高滴度的抗 GAD 抗体可以支持诊断。

经典型 SPS 诊断标准如下。

(1) 躯干肌僵硬和强直。

(2) 肌肉僵硬缓慢进展,逐渐累及近端肢体。

(3) 异常躯干姿态(常为过度腰椎前凸)。

(4) 发作性肌肉痛性痉挛,通常由突然动作、意外声响、精神紧张、情绪刺激诱发,睡眠可减轻或消失。

(5) 无脑干、锥体系、锥体外系和下运动神经元体征,无括约肌障碍、感觉障碍及认知受损。

(6) 肌电图可见运动单位持续放电(至少累及一块躯干肌),此电活动由形态正常的运动单元电位组成,没有失神经支配或异常的节律或高频放电的征象。

(7) 在非典型病例中,静脉注射地西泮后肌电活动好转或症状改善可有助于诊断。

2. 小脑性共济失调(cerebellar ataxia,CA) CA 以女性多见,约占全部病例的 80%,症状常在 40～50 岁时出现。抗 GAD 抗体相关 CA 通常慢性起病(数月到数年),约 40% 患者呈亚急性进展(数周至半年),主要临床表现是步态共济失调,其次是肢体共济失调、构音障碍和眼球震颤,还可以出现斜视性眼阵挛、腭震颤。20% 的患者在眩晕、复视及构音障碍症状出现数月后表现为 CA。25% 的患者在 CA 起病数年后合并 SPS 或 SLS 症状。80% 的患者伴有器官特异性自身免疫性疾病,且通常在共济失调出现数年前发病。

脑 MRI 通常可见进行性小脑萎缩。70% 患者抗 GAD 抗体和 CSF 寡克隆带阳性。其余辅助检查多正常。

3. 颞叶癫痫(temporal lobe epilepsy,TLE) 70%～80% 的抗 GAD65 抗体相关 TLE 患者是女性,发病中位年龄为 26 岁。主要表现为慢性难治性 TLE,而 CSF 或 MRI 无异常。约 40% 的患者合并自身免疫性疾病。

抗 GAD65 抗体在 8% 的健康人群和其他神经系统疾病中也可呈阳性。血清中有抗 GAD65 抗体存在,不能简单将其视为相关的具有自身免疫性发病机制的 CNS 疾病而进行免疫治疗。与神经综合征相关的血清高滴度抗 GAD65 抗体被认为是免疫介导病因的重要指标。但高滴度抗 GAD65 抗体也在少数 T1DM 患者中有发现,因此需要结合临床表型考虑相关性。另外,低滴度抗 GAD65 抗体不能完全排除其致病性。鞘内合成抗 GAD65 抗体是表明神经综合征和自身免疫有关的最有力证据,80% 的 SPS 或 CA 患者可见抗

GAD65 抗体的鞘内合成。

SPS 肌肉强直和痉挛的对症治疗:首选苯二氮䓬类药物,如氯硝西泮 1~6 mg/d 或地西泮 10~50 mg/d;效果不佳时可加用肌肉松弛剂,如巴氯芬 25~100 mg/d 或替扎尼定 10~40 mg/d。早期免疫治疗对于对症治疗无效(如难治性 TLE)或无有效对症疗法的 CA 患者非常重要。大多数患者症状进展时需要免疫治疗,可选用 IVIg、大剂量激素冲击或血浆置换。长期维持治疗可选用吗替麦考酚酯或硫唑嘌呤。

抗 GAD65 抗体相关神经综合征总体预后较差。回顾性研究表明,40% 的 SPS 患者免疫治疗无效,且在 5 年随访中仍不能行走。仅有 35% 的 CA 患者在亚急性进展期给予免疫治疗后症状得到改善。

三、抗 GABAaR 脑炎

GABAaR 是由不同亚基亚型($\alpha1 \sim \alpha6$、$\beta1 \sim \beta3$、$\gamma1 \sim \gamma3$、δ、ϵ、θ、π 和 $\rho1 \sim \rho3$)形成的电压门控氯离子通道,大多数 GABAaR 包含 2 个 α 亚基、2 个 β 亚基和 1 个 γ 或 δ 亚基,介导大多数快速抑制性突触传递,在调节大脑兴奋性中起着核心作用。研究认为,抗 GABAaR 抗体主要与 GABAaR 的 $\alpha1$、$\beta3$ 亚基结合,引起抑制性突触后电位频率及幅度的减弱、神经元兴奋性的增高。

抗 GABAaR 脑炎好发于儿童及青年。以难治性癫痫、持续性部分性癫痫发作、癫痫持续状态为主要特征,伴有行为异常、认知障碍及意识障碍。部分患者甚至会出现局灶性神经系统症状,如偏瘫、运动障碍、失语以及动眼神经功能障碍。大多数情况下,CSF 检查提示细胞数增多,蛋白也增高,部分患者可见寡克隆带。大约 75% 的患者脑 MRI 提示特征性的皮质及皮质下多发、广泛 FLAIR 及 T_2 异常信号影,主要见于额叶和颞叶,小脑及基底节区较少见。大约三分之一的抗 GABAaR 脑炎患者伴有潜在肿瘤,以胸腺瘤为主,老年患者较青年患者多见。抗 GABAaR 抗体的产生可能是肿瘤诱发机体自身免疫的结果。极少数情况下,单纯疱疹病毒感染可以成为抗 GABAaR 脑炎的诱发因素。

大部分抗 GABAaR 脑炎患者在免疫治疗后症状好转,小部分患者死因是癫痫持续状态及其他并发症。

四、抗 IgLON5 抗体相关脑病

抗 IgLON5 相关脑病在 2014 年首次被报道。该病多发于老年人(中位发病年龄 64 岁),以睡眠障碍、延髓功能障碍、进行性核上性麻痹、认知功能下降等症状为临床特征,免疫治疗常反应不佳。

IgLON5 属于细胞黏附分子免疫球蛋白超家族,广泛表达于神经元及突触表面,其具体功能尚不清楚。抗 IgLON5 抗体的抗原表位是免疫球蛋白样结构域中的非糖基化表位,且 IgG_4 和 IgG_1 是该抗体的主要亚型(主要是 IgG_4)。IgG_1 抗体会介导 IgLON5 不可逆地内化,破坏 tau 蛋白与细胞内部骨架网络的相互作用,导致微管相关 tau 蛋白的过度磷酸化和沉积,影响神经元微管系统的稳定性,最终引起神经退行性变。

大多数该病患者表现为以喘鸣和阻塞性睡眠呼吸暂停为主的睡眠障碍。此外,可能伴随步态不稳、频繁跌倒、核上性凝视麻痹、吞咽困难、自主神经功能障碍、舞蹈病和认知障碍等其他症状。这些症状可以在几年内演变,可被误诊为神经变性疾病,如进行性核上性麻痹或多系统萎缩。严重的抗 IgLON5 抗体相关脑病会出现急性呼吸窘迫综合征,需要气管插管及重症监护。患者甚至可因自主神经功能障碍而突然死亡。

神经影像学及常规 CSF 检查无明显异常。同步视频多导睡眠监测可见阻塞性睡眠呼吸暂停、喘鸣、快速眼动睡眠行为障碍,也可在非快速眼动期和快速眼动期出现运动、睡眠结构异常。神经病理学检查可见神经元的丢失和 tau 蛋白沉积,以脑干被盖及下丘脑区域为主。基因检测可见 *HLA - DRB1 * 1001* 和 *HLA - DQB1 * 0501* 异常。持续正压通气治疗不能改善症状,多数患者对免疫治疗反应不佳。

除上述 AE 综合征外,还有其他自身抗体介导的神经综合征,如抗甘氨酸受体(glycine receptor,GlyR)抗体相关 PERM、以胃肠道症状为主的抗二肽基肽酶样蛋白 6(dipeptidyl-peptidase-like protein - 6,DPPX)脑炎、累及基底节为主的抗多巴胺 2 受体(dopamine - 2 receptor,D2R)脑炎等。随着对此类疾病认知的加深、新型自身抗体也在不断被发现,如抗谷氨酸海人藻酸受体 2(glutamate kainite receptor subunit 2,GluKR2)抗体、抗电压门控钙通道 $\alpha2\delta$(voltage-gated calcium channel alpha - 2/delta subunit,$Ca_v\alpha2\delta$)抗体等,其临床研究正在进一步开展中,在此先不做赘述。

(陈向军)

第九章
脱髓鞘疾病

第一节 概　述

髓鞘是包绕神经轴索的一种膜性脂质结构,主要生理功能为电绝缘、轴索保护和保证神经兴奋的跳跃式传导。周围神经的髓鞘由施万细胞包绕形成,而中枢神经(脑和脊髓)的髓鞘则由少突胶质细胞支撑和包裹。中枢神经和周围神经的髓鞘有所不同:① 中枢神经一个少突胶质细胞可为邻近的四十根或以上轴索提供髓鞘,一根轴索也可以被邻近几个少突胶质细胞的突起包绕,这些突起相互融合,形成轴索外层"绝缘"的髓鞘;周围神经的一个施万细胞仅为一根轴索提供一段髓鞘。② 中枢和外周的髓鞘均由脂质和蛋白质组成,其蛋白质成分不一致。中枢神经髓鞘有蛋白脂质蛋白(proteolipid protein,PLP)、髓鞘碱性蛋白(myelin basic protein,MBP)、髓鞘相关糖蛋白(myelin associated glycoprotein,MAG)和髓鞘少突胶质细胞糖蛋白(myelin oligodendrocyte glycoprotein,MOG)等;周围神经髓鞘主要有P0、P1和P2蛋白。

影响中枢神经系统髓鞘的疾病包括使髓鞘形成障碍和使髓鞘破坏两类。前者主要是与遗传相关的脑白质营养不良,后者主要包括自身免疫、感染、中毒、代谢以及血管病等。

本章所述的脱髓鞘疾病主要指累及中枢神经系统的一组获得性自身免疫性炎性脱髓鞘病,包括多发性硬化、视神经脊髓炎和急性播散性脑脊髓炎,其共同的病理特征为:① 神经纤维髓鞘原发或继发地被破坏,而其他神经组织如轴索、神经细胞和支持结构相对保持完好,疾病早期没有明显的沃勒变性或继发纤维束变性;② 血管周围,特别是静脉周围炎症细胞浸润;③ 病灶主要位于白质,呈多发散在小病灶或由一个或多个病灶扩散融合形成大病灶。另外本章尚会述及脑白质营养不良、渗透性脱髓鞘综合征和肿瘤样脱髓鞘。

第二节　多发性硬化

多发性硬化(multiple sclerosis,MS)是一种常见的、经典的中枢神经系统脱髓鞘疾病。好发于青壮年,女性较多,呈慢性病程,特点为反复发作缓解的视神经、脊髓、脑的局灶性病变。这些病灶被称为硬化斑块(plaque)。MS临床表现纷繁复杂,但好发部位决定了其具有相对特征的症状群和影像表现。

MS有特殊地理分布,且与纬度有关,发病率由赤道至两极呈梯度升高,赤道地区发病率低,而北欧、北美、南太平洋、澳大利亚和新西兰地区发病率高。英国的患病率为(100～150)/10万,发病率为(3.5～7)/10万。MS在我国被列为罕见病,发病率约为0.235/10万。研究显示,青少年期前由高发区移民至低发区的人群,发病率同低发区;青少年期后移民的,则发病率同出生地。

【病因和发病机制】

MS病因复杂,难以以单独的遗传或环境因素来解释,较为公认的是:遗传和环境因素相互作用,并通过自身免疫机制而致病。

1. 遗传易感性　MS患者亲属的发病风险比正常人群高,一级亲属约为3%～5%。双胞胎研究显示:单卵双生的共患率(约30%)比双卵双生的共患率(约5%)要高得多。另外分子水平的研究也提示了MS的遗传易感性,发现其发病在一定程度上与 HLA Ⅱ 类分子有关,特别是 HLA - DRB1 * 15 和 HLA - DRB1 * 06。

2. 非遗传因素

(1) 感染:不少证据显示感染与 MS 相关,特别是 EB 病毒、人类疱疹病毒 6(HHV-6)、人内源性逆转录病毒(HERV)和肺炎衣原体等的感染,但到目前为止,尚无直接致病证据。

(2) 维生素 D 和日照:可能是 MS 发病呈特殊地理分布的潜在原因,流行病学及实验室数据证实高水平维生素 D 可以降低罹患 MS 的风险,甚至有小型研究发现使用维生素 D 可减少 MS 的复发。

(3) 吸烟:有研究发现吸烟会增加 MS 的患病风险。

总的来说,MS 病因仍然不明确,是在环境因素和遗传因素共同作用下,在某些系统诱因,特别是非特异性病毒感染的激发下发生的自身反应性 T 细胞介导为主的自身免疫病。

MS 潜在的自身抗原包括髓鞘碱性蛋白、蛋白脂质蛋白、髓鞘相关糖蛋白、髓鞘少突胶质细胞糖蛋白和 α-B 晶体蛋白等。可能的免疫致病途径如下:中枢外的激发因素(如病毒感染)激活 T 辅助细胞,并进而激活炎性级联反应,在黏附分子和趋化因子的作用下,炎症细胞被募集并进入中枢,释放各种细胞因子和炎性介质如 TNF-α、氧自由基、补体、蛋白酶和类二十烷酸等,通过直接作用、巨噬细胞吞噬作用或抗体补体介导细胞吞噬作用造成少突胶质细胞、轴索和神经元的损害。此类损害尚包括程序性死亡。之后,在调节性 T 细胞及相关细胞因子作用下,局部炎症反应得以控制。再经过更长的过程,髓鞘再生、轴索重塑,疾病得到控制和部分改善。

【病理】

MS 的特征性病理为局灶的脱髓鞘斑块或病灶,其镜下改变仍如 Charcot(1868 年)所描述的髓鞘脱失、轴索相对保留、胶质增生和不同程度炎症反应等经典表现。所不同的是,随着临床病理学研究的进展,认为轴索损害比较常见,病灶不局限于白质,可以影响到灰质以及外观正常的白质(normal appearing white matter,NAWM)。

MS 的病灶可分布于中枢神经系统的任一部位,多发于视神经、脑室周围白质、胼胝体、脑干和小脑白质、颈髓等。病灶为圆形或椭圆形。在大体标本上,粉色柔软的病灶为急性或活动病灶,灰色坚固的病灶为慢性病灶;脑萎缩、脑室扩大、脊髓和视神经萎缩可以很明显。镜下,急性病灶表现为活动性脱髓鞘和大量炎症细胞浸润,特别是 T 淋巴细胞和巨噬细胞浸润,伴不同程度的轴索损害;慢性病灶表现为大量的髓鞘缺失、星型胶质细胞增生和轴索丢失。

【临床表现】

起病急骤(见于复发缓解型)或隐匿(原发进展型)。多 10～59 岁发病,以 20～40 岁多见,偶见 5 岁以下和 60 岁以上发病的。女性较多,男女比为 1：3～1：2。临床上有空间多发(dissemination in space,DIS)和时间多发(dissemination in time,DIT)的特点。

1. 症状 MS 的症状纷繁多样,因受损部位不同而不同,脊髓、视神经和脑干是经常受累的部位。欧洲有数据显示:MS 的第一次发作中,46％表现为脊髓症状,21％表现为视神经炎,10％表现为脑干症状,还有23％为几组症状同时存在。在 MS 的常见分型中(见下述"临床分型"),复发缓解型 MS 最常见的首发症状是感觉障碍和视力障碍,而原发进展型 MS 最常见的首发症状为运动障碍。随疾病发展,各种症状均可能出现,如无力、痉挛、麻木、感觉异常、疼痛、视力缺失、复视、共济失调、震颤、眩晕、括约肌功能障碍、吞咽困难、言语障碍、乏力、认知障碍、精神异常,等等。主要包括以下症状。

(1) 视神经炎:视神经炎是 MS 常见的临床表现,通常急性起病,单侧视力减退多于双侧,伴色觉障碍,可有活动眼球时的疼痛。症状往往在 1～2 周内进展,之后逐渐缓解。

(2) 复视:复视也很常见,多由展神经麻痹或核间性眼肌麻痹造成。核间性眼肌麻痹是 MS 较为特异的症状,与 MS 病灶累及内侧纵束有关,表现为同向侧视时患侧眼内收不能及对侧眼外展时眼球震颤。

(3) 脊髓症状:脊髓症状通常不对称,感觉症状多由一侧下肢发展至另一侧,并可上升至躯干和上肢;无力常为上运动型,伴肌张力升高、反射亢进和病理征阳性;脊髓受累可影响括约肌功能。复发缓解型的脊髓症状发生较急,而原发进展型的较为隐匿。

(4) 小脑症状:以小脑症状起病的不多,但在整个疾病过程中常会出现,特别在疾病进展阶段。表现为眼球震颤、构音障碍、肢体共济失调、意向性震颤和躯干共济失调等。

（5）疲乏：疲乏对 MS 患者的日常生活和工作影响很大，可表现为运动不耐受或静息时疲乏，疾病复发时疲乏加重。睡眠障碍、药物、抑郁均可加重乏力。

另外，在环境温度上升时，MS 患者的原有症状可能加重。例如，Uhthoff 现象指的就是运动后或环境温度升高时出现一过性视物模糊。MS 患者尚可出现认知障碍、抑郁、情感障碍、精神症状等。发作性症状也是 MS 的特征性症状，包括三叉神经痛、发作性言语障碍和共济失调、痛性痉挛、发作性瘙痒等。其他的阳性症状包括 Lhermitte 征（因颈髓病变致曲颈时出现的短暂、由颈背至肢体的放电样感觉）、光幻觉、面肌抽搐、面肌颤搐、癫痫等。

2. 临床分型　根据临床过程，将 MS 分为以下 3 种临床亚型（表 9-1）。

表 9-1　MS 临床分型

临床分型	表现
复发缓解型（relapsing remitting multiple sclerosis，RRMS）	最为常见，约占 85%，有多次的复发和缓解，缓解期病情稳定
继发进展型（secondary progressive multiple sclerosis，SPMS）	上述复发缓解型经过一段时间可转化为此型，神经功能残疾进行性加重不再缓解，伴或不伴急性复发；经过 6～10 年约 41% RRMS 患者转化为此型，11～15 年约 58% 转化，20 年以上约 80% 转化
原发进展型（primary progressive multiple sclerosis，PPMS）	多见于 40 岁以上，男女患病机会相当，占 MS 的 10%～15%，发病后症状在相当长时间内缓慢进展。原有分型中的进展复发型（progressive relapsing multiple sclerosis，PRMS）现也归入此型；PRMS 指在原发进展型病程基础上出现急性发作，该型以缓慢进展为主，急性发作的症状通常不重，所以更接近 PPMS

3. 病程和预后　不同 MS 患者临床过程差异很大，可以从无症状但影像学有脱髓鞘病灶至快速进展的急进型脱髓鞘，不同类型预后不同。

（1）临床孤立综合征（clinically isolated syndrome，CIS）：指第一次发生的中枢神经系统脱髓鞘事件，并很可能是 MS 的第一次发作。据报道，发生 CIS 的患者经随访，有 30%～70% 最后演变为 MS。

（2）经典多发性硬化：随疾病多次复发和进展，一般在 15～30 年后出现神经功能残疾。首发症状为单一神经症状、传入症状（感觉障碍或视神经炎）、第一次发作后完全恢复、第一次和第二次发作间隔时间长以及早期发作频率低等，均提示预后较好。

（3）良性多发性硬化（benign multiple sclerosis）：对于良性多发性硬化目前并没有公认的定义。一般认为，经过 10～15 年后，EDSS（expanded disability status scale，EDSS）评分仍≤3 分的为良性多发性硬化。随着随访时间延长，其中一部分患者可能出现继发进展而非总是良性。

（4）急进型多发性硬化（aggressive multiple sclerosis）：急进型罕见，通常是指病情严重、发作频繁、神经功能残疾恢复差并迅速加重的一类 MS。

有研究发现，MS 患者的平均生存年限比正常人群短 6～7 年，死因多为疾病的并发症，自杀率也高于正常。

感染、分娩（产后 3 个月复发增多）和压力可能增加 MS 复发，但没有依据证明饮食和疫苗接种与复发有关。

【实验室检查】

1. 影像学检查　MRI 是 MS 诊断中极重要的辅助手段。MRI 敏感性高，能检出 MS 患者的亚临床病灶。MRI 标准序列主要为 T_2 相和液体衰减反转恢复（FLAIR）相，后者更为敏感。典型的病灶主要分布在脑室周围、胼胝体、灰白质交界处、脑干、小脑和脊髓（图 9-1～图 9-3）。病灶通常较小（直径 3～10 mm），呈圆形或椭圆形。侧脑室周围的病灶，其长轴常垂直于侧脑室表面，被称为"Dawson finger 征"。脑干和脊髓的病灶可延伸至表面，脊髓病灶多在后部和侧面，并且以一侧受累为主，纵向长度常不超过 2 个椎体节段。急性病灶均可被钆造影剂增强，强化方式为均匀强化或环型强化（图 9-4），一般持续 2～6 周。由于临床发作时常能在 MRI 中发现新发的或扩大的 T_2 病灶或 T_1 增强病灶，所以 MRI 还被普遍用于疾病的监测和随访。

2. 脑脊液检查　急性期，脑脊液细胞数可轻至中度增高，一般不超过 $50\times10^6/L$，以淋巴细胞为主。脑脊液蛋白质可轻度增高，一般不超过 100 mg/dl，以球蛋白为主。

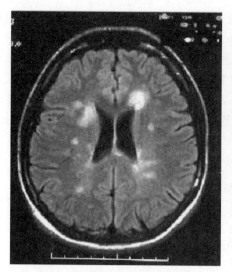

图 9-1　MRI 示脑室周围病灶

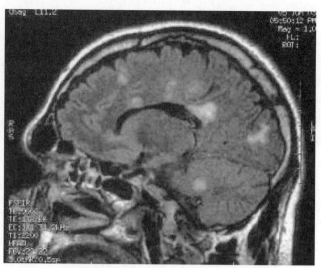

图 9-2　MRI 示胼胝体、灰白质交界处和小脑病灶

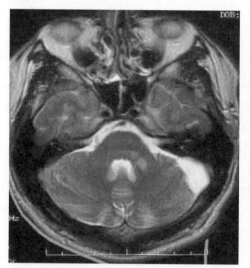

图 9-3　MRI 示脑干病灶

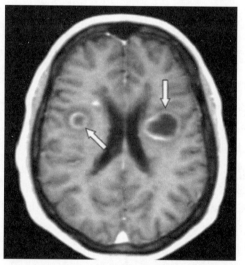

图 9-4　MRI 示病灶的环形强化

　　脑脊液检查中具诊断意义的是寡克隆带(脑脊液中出现异于血清的寡克隆条带为阳性)和 IgG 指数(＞0.7为阳性),两者均反映了脑脊液中有免疫球蛋白的合成。MS 中寡克隆带(OB)的阳性率可高达 90%。但寡克隆带并非 MS 特异,尚可见于其他神经系统感染和炎性疾病,如梅毒、莱姆病、亚急性硬化性全脑炎、人 T 淋巴细胞病毒脊髓病、带状疱疹以及血管炎、副肿瘤综合征等,不常见于中枢神经系统结节病、白塞氏病和视神经脊髓炎。

　　IgG 指数的计算方法如下:

$$IgG\ 指数 = \frac{脑脊液\ IgG/血清\ IgG}{脑脊液白蛋白/血清白蛋白}$$

　　3. 诱发电位　包括视觉诱发电位(visual evoked potential,VEP)、脑干听觉诱发电位(brainstem auditory evoked potential,BAEP)和体感诱发电位(somatosensory evoked potential,SEP),能检出各相应传导通路的亚临床病变。

【诊断和鉴别诊断】

　　MS 的诊断主要根据临床表现,其基本临床特征为时间和空间的多发,即病程多次"缓解—复发",病损位于中枢神经系统不连续的多个部位。MRI,脑脊液及视觉、听觉、体感诱发电位检查可作为支持诊断的手段。MS 的诊断标准随实验室检查,特别是影像学检查的发展而演变,从最初的 Schumacher 标准到 Poser 标准,再到 McDonald 标准(2001 版、2005 版、2010 版),MRI 的诊断地位逐渐提高,使诊断时间点不断前移。

MS 的 McDonald 诊断标准是将临床情况和 MRI 表现相结合的诊断方法,2017 年修订的 McDonald 诊断标准见表 9-2。

表 9-2 McDonald 多发性硬化诊断标准(2017)

可用以诊断的标准	诊断多发性硬化尚需附加的条件
2 次或更多次发作,2 个或更多个客观的临床病灶	无需
2 次或更多次发作,1 个客观的临床病灶	由 MRI 证实的多部位病变:4 个经典的多发性硬化中枢病变区域(侧脑室周围、皮层或紧贴皮层、幕下或脊髓)中至少 2 个区域各有≥1 个 T_2 相病灶;或等待不同部位再出现临床发作
1 次发作,2 个或更多个客观的临床病灶	由 MRI 证实的不同时间的病变:同时出现造影剂强化和非强化病灶;或者随访 MRI 出现新的 T_2 相病灶和(或)强化病灶;或脑脊液寡克隆带阳性;或等待再次临床发作
1 次发作,1 个客观的临床病变(临床孤立综合征)	由 MRI 证实的空间和时间的多发:4 个经典的多发性硬化中枢病变区域(侧脑室周围、皮层或紧贴皮层、幕下或脊髓)中至少 2 个区域各有≥1 个 T_2 相病灶;或等待不同部位再出现临床发作;同时出现造影剂强化和非强化病灶;或者随访 MRI 出现新的 T_2 相病灶和(或)强化病灶;或脑脊液寡克隆带阳性;或等待再次临床发作
隐匿起病、缓慢进展的神经系统症状和体征,怀疑为多发性硬化(PPMS)	疾病进展超过 1 年,同时满足以下 3 项中的 2 项 (1) MRI 脑内病灶证据:在经典多发性硬化中枢病变区域(侧脑室周围、皮层或紧贴皮层、幕下)有至少 1 个 T_2 相病灶 (2) MRI 脊髓病灶证据:有至少 2 个 T_2 相病灶 (3) 脑脊液检查阳性[寡克隆带和(或)IgG 指数阳性]

注:符合标准且不能用其他疾病解释的,可诊断多发性硬化;不能完全满足标准但怀疑多发性硬化的,为可能多发性硬化;若在评价过程中发现其他疾病可以为更好解释的,则不诊断多发性硬化;超过 50 岁的有血管病危险因素的患者,或有偏头痛史者,确立磁共振空间多发性时可能需要更多数量的(>1 个)侧脑室旁病灶;脑脊液寡克隆带阳性可以代表具有时间多发性。

MS 需要和很多疾病鉴别,主要包括:以白质病变为主的血管性疾病、风湿科疾病或系统性血管炎伴发的中枢神经系统病变、原发性中枢神经系统血管炎、副肿瘤性脑脊髓炎、结节病、颅内或脊髓肿瘤、神经系统特殊感染(如获得性免疫缺陷综合征、神经梅毒、进行性多灶性白质脑病等)、脑白质营养不良、亚急性联合变性,等等。

【治疗】

MS 的治疗主要包括急性期治疗、疾病修正治疗(disease-modifying therapy,DMT)和对症治疗三方面。疾病修正治疗的目的主要在于减少复发和延缓疾病进展。对于不同的临床类型和不同的疾病阶段,应选用不同的治疗方案。

1. 急性发作期的治疗

(1) 糖皮质激素:主要用于 MS 的急性发作期,一般主张冲击治疗:静脉甲泼尼龙每日 500~1 000 mg,连续 3~5 d 后直接停用;也可以在静脉激素输注完成后继以口服泼尼松每日 60~80 mg,每周减量 10~20 mg,整个过程在 1~2 个月。如果减量过程中症状有反复,可适当延长激素使用时间。

(2) 血浆置换和静脉注射免疫球蛋白:对于较为严重的 MS 急性发作,可使用血浆置换(50 mg/kg×3 次)或静脉注射免疫球蛋白[400 mg/(kg·d)×5 d]。

2. 缓解期的治疗 疾病修正治疗(DMT)可以减少 MS 患者的复发频率以及发作严重程度,且能减缓疾病的进展,减少脑内和脊髓内病灶的累积数量。目前经美国 FDA 批准的用于 MS 的 DMT 包括:干扰素 β-1a(Avonex,Rebif)、干扰素 β-1b(Betaseron,Extavia)、醋酸格拉替雷、那他珠单抗、米托蒽醌、芬戈莫德、特立氟胺、富马酸二甲酯、西尼莫德和奥法妥木单抗等。其中,芬戈莫德、特立氟胺、富马酸二甲酯和西尼莫德是口服药,米托蒽醌是静脉制剂,那他珠单抗是静脉或皮下给药,干扰素 β-1a(Avonex)用于肌内注射,干扰素 β-1a(Rebif)、干扰素 β-1b、醋酸格拉替雷和奥法妥木单抗为皮下注射制剂。

(1) β-干扰素:是临床应用最早、使用经验较丰富的疾病修正治疗药物(disease-modifying drug,DMD),用于 RRMS 的缓解期,可减少约 1/3 的复发次数。其作用机制多样,主要是促使 T 细胞平衡向 Th_2 方向转化及抑制 T 细胞迁移。常用的 β-干扰素的使用方法分别为:干扰素 β-1a(Avonex)30 μg 肌内注射每周 1 次、干扰素 β-1a(Rebif)22 或 44 μg 皮下注射每周 3 次、干扰素 β-1b[倍泰龙(Betaseron)]250 μg 隔日皮下注射。常见副作用有:流感样症状、出汗、乏力等,使用非甾体抗炎药一般能缓解。干扰素长期使用可能产生抗体而影响疗效。

（2）醋酸格拉替雷：被证实是可以减少 RRMS 复发频率的合成多肽，它由 L-丙氨酸、L-谷氨酸、L-赖氨酸和 L-酪氨酸四种氨基酸以一定比例合成。使用方法为 20 mg 皮下注射每日 1 次；2014 年，新的注射剂量即 40 mg 皮下注射每周 3 次，也获通过。

（3）芬戈莫德：是 FDA 批准的第一个口服 DMD，同样可以减少 RRMS 的发作并延缓病程进展，作用于 S1P 受体，作用机制可能与其磷酸化后抑制淋巴细胞从淋巴结进入外周血并继之进入中枢有关，推荐剂量为 0.5 mg 每日 1 次口服。副作用有黄斑水肿、肺功能障碍和心脏传导阻滞等，首剂使用需要进行至少 6 h 的脉搏、血压等监测。新近心肌梗死、不稳定型心绞痛、短暂脑缺血发作、病态窦房结综合征、房室传导阻滞等患者禁用。

（4）特立氟胺：特立氟胺通过特异性抑制增殖的淋巴细胞中高表达的双氢乳清酸脱氢酶，从而干扰嘧啶从头合成以发挥调节免疫的作用。其 7 mg 和 14 mg 制剂均被 FDA 批准用于减少 RRMS 的复发，常见副作用有头痛、脱发、腹泻、肝功能异常、感染等，禁用于肝功能受损和妊娠 MS 患者。

（5）那他珠单抗：是一种人源性单克隆抗体，可以和黏附分子 α4 整合素结合并抑制其与受体的结合，从而抑制免疫细胞的中枢迁徙。那他珠单抗治疗 RRMS 可以减少复发（可减少约 2/3 的疾病复发）并延缓疾病进展，被用于对一线 DMD 不敏感或疾病相当活跃的 MS 患者。那他珠单抗的用法是 300 mg 静脉滴注（维持 1 h 以上）每 4 周 1 次。常见副作用有：头痛、疲乏、关节痛、尿路感染、下呼吸道感染等。若用药时出现进行性多灶性白质脑病表现、变态反应等，应立即停药。

（6）奥法妥木单抗：是一种较新的人源性 CD20 单克隆抗体，使人体内 B 细胞裂解。给药方式为皮下注射。用于复发型 MS，可显著减少复发频率，减少脑内新发的增强病灶和 T_2 病灶数量，降低残疾进展的风险。

3. 进展期的治疗

（1）米托蒽醌：用于 SPMS、PRMS 及加重的 RRMS，可减少神经功能障碍和（或）减少复发，但不用于 PPMS。随剂量蓄积，米托蒽醌可以出现心脏毒性，尚有继发白血病风险。

（2）西尼莫德：为新一代口服 S1P 受体调节剂，在外周和 CNS 内高选择性结合 $S1P_1$ 和 $S1P_5$ 受体。获批的适应证包括活跃的 SPMS。西尼莫德的 III 期全球多中心 EXPAND 研究显示，与安慰剂相比，西尼莫德显著降低年复发率和 6 个月确认的残疾进展风险。

（3）奥瑞珠单抗：也是一种人源性 CD20 单克隆抗体，静脉给药。获批的适应证包括 PPMS。

4. 患者教育和对症治疗 将 MS 的病程和病情以及治疗方式告知患者及其家属，使其既对疾病高度重视同时又保持良好的心态，保持健康的生活习惯，尽可能地坚持工作和学习，很好地配合治疗。

乏力者使用金刚烷胺或莫达非尼；抑郁者使用 5-羟色胺再摄取抑制剂（SSRI）或三环类抗抑郁药；疼痛患者使用三环类抗抑郁药和（或）卡马西平、苯妥英钠、加巴喷丁等；肌张力明显增高者使用巴氯芬、苯二氮䓬类、丹曲林、加巴喷丁或局部注射肉毒毒素；尿潴留者使用氨甲酰甲胆碱或间断导尿；痉挛性膀胱可使用普鲁本辛或奥昔布宁；严重姿势性震颤可试用异烟肼、扑米酮、苯二氮䓬类、心得安等。另外，物理治疗和心理治疗也很重要。

第三节　视神经脊髓炎

视神经脊髓炎（neuromyelitis optica，NMO）又称 Devic 病，是一种在免疫和病理方面有别于多发性硬化的中枢神经系统自身免疫性炎性疾病，伴继发脱髓鞘。相对于 MS，NMO 更多见于亚洲和非洲人群，而在欧洲和北美少见。新近研究发现，曾在日本比较多见的 MS 特殊类型——视神经脊髓型 MS（optico-spinal multiple sclerosis，OSMS）与 NMO-IgG 相关，因此目前认为 OSMS 就是 NMO。

【病因和发病机制】

由于 NMO 常伴结缔组织疾病（如甲状腺异常、系统性红斑狼疮、干燥综合征等）以及阳性自身抗体（ANA、ENA 等），认为其有自身免疫病基础。近年在 NMO 患者中发现了一种自身抗体，即 NMO-IgG，它的靶抗原是水通道蛋白4（aquaporin-4，AQP-4）。AQP-4 是位于星型胶质细胞质膜上的一种整合蛋白，集中分布于血-脑屏障星型胶质细胞足突部位，在维持 CNS 内的水平衡过程中起重要作用，因此 NMO-IgG 又称 AQP4-IgG。对于 NMO 的诊断，该抗体的特异性达 94%，敏感性达 74%。经典的 MS 很少有 NMO-

IgG 阳性,因此认为该抗体更有可能是致病抗体而非附带现象。NMO 的病理改变(病灶中水通道蛋白丢失)以及对血浆置换治疗的良好反应,说明 NMO 是一种抗体介导为主的自身免疫病。

【病理】

NMO 的病灶最常见于视神经和脊髓,脑内亦可发生,特别是在室管膜附近富含 AQP-4 的区域。病灶内有明显的髓鞘脱失伴坏死、空洞和轴索变性。血管周围有以巨噬细胞、粒细胞、嗜酸细胞和抗体补体复合物为主的炎性浸润。病灶中尚可发现 AQP-4 丢失。

【临床表现】

NMO 好发于青年,平均发病年龄约 40 岁,男女均可发病,但女性更多,男女比为 1:4。

急性或亚急性起病。视神经及脊髓症状可同时或先后发生,两者的间隔期可为数天、数周、数月甚至数年。视神经脊髓炎的病程为复发缓解型(占 80%～90%)或单相型,病情严重的或多次复发的可致失明和完全截瘫。

视神经受累表现为急性或亚急性起病的单眼或双眼视力减退或缺失。受累眼球及周围或深部可出现疼痛,痛后 1～2 d 开始出现视物模糊,并在 1 周内进行性加重。视力缺失程度可不同,严重者完全失明。视力恢复一般发生在数周或数月后。急性期视神经乳头炎的眼底改变见视神经乳头水肿,伴中心暗点或中心视野缺损,还可伴周边视野缺损。球后视神经炎眼底一般无改变。恢复期可有视神经乳头苍白、萎缩。

脊髓受累表现为急性或亚急性起病的横贯性脊髓炎或上升性脊髓炎,累及胸段和颈段最为多见。病损以下相应的躯体感觉、躯体运动和自主神经功能障碍。此外,不少患者可伴有痛性痉挛和 Lhermitte 征。

除典型的视神经和脊髓症状外,很多 NMO 患者还会出现反复恶心、呕吐、顽固性呃逆及其他脑干症状,内分泌功能紊乱症状,下丘脑功能障碍表现以及脑病症状等。

【实验室检查】

1. 影像学检查　脊髓病变患者在脊髓 MRI T_2 相上通常可见相应节段明确的髓内信号异常,异常信号常纵向延伸超过 3 个椎体节段(图 9-5),急性期病变通常为横贯性并伴脊髓肿胀,注射造影剂后可见斑片状强化。随着时间推移,脊髓肿胀和强化将变为持续髓内 T_2 信号异常和(或)脊髓萎缩。NMO 的脊髓 MRI 表现与 MS 的脊髓 MRI 特点(即偏心、短节段、灶性分布)有较明显的区别。

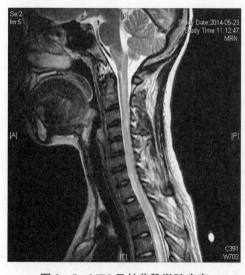

图 9-5　MRI 示长节段脊髓病变

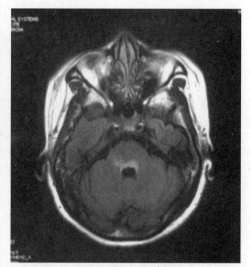

图 9-6　MRI 示第四脑室周围病灶

头颅 MRI 通常正常或出现一些非特异性的白质病灶,部分患者在下丘脑、胼胝体、第三和第四脑室周围以及脑干等原本富含 AQP-4 的部位出现一些相对特异的病灶(图 9-6)。

2. 脑脊液检查　腰椎穿刺压力正常,脑脊液细胞数增多,急性期常超过 $50×10^6/L$,对于严重的脊髓炎,甚至超过 $1\,000×10^6/L$,且以中性粒细胞为主。脑脊液蛋白常轻中度升高。相对 MS 来说,NMO 寡克隆带阳性率低,仅 20%～30%。

3. 诱发电位　视觉诱发电位及体感诱发电位多有异常。

4. 血清抗体　NMO 患者可伴 ANA、ENA、甲状腺自身抗体等阳性,合并干燥综合征者多见。NMO-

IgG 作为 NMO 特异性的生物学标志,诊断 NMO 的敏感性达 50%~80%,特异性达 85%~100%。

【诊断和鉴别诊断】

随着对 NMO 认识的不断进展,NMO 的诊断标准和概念也经历着不断更迭的过程。

1. 2006 年 NMO 诊断标准   2006 年版的 Wingerchuk NMO 诊断标准简单、易用,被广泛接受,具体见表 9-3。

表 9-3   2006 年版的 Wingerchuk NMO 诊断标准

1. 必备条件
   - 视神经炎
   - 急性脊髓炎
2. 支持条件(以下 3 条支持标准中至少满足 2 条)
   - 脊髓 MRI 病灶延伸达 3 个或以上椎体节段
   - 头颅 MRI 病灶不符合 MS 标准
   - NMO-IgG 抗体阳性

2. NMO 谱系病(neuromyelitis optica spectrum disorder,NMOSD)概念   NMO-IgG 阳性除见于明确诊断的 NMO 外,尚见于以下临床情况,这些情况经随访,很有可能演变为典型的 NMO,所以 2007 年提出了 NMOSD 的概念。NMOSD 包括:① 特发性单次或反复发生的长节段脊髓炎;② 复发性视神经炎或同时发生的双侧视神经炎;③ 亚洲型视神经脊髓型多发性硬化(OSMS);④ 与系统性自身免疫病相关的视神经炎或脊髓炎;⑤ 伴 NMO 典型颅内病变的视神经炎或脊髓炎(下丘脑、胼胝体、第三和第四脑室周围及脑干部位病变)。

3. 2015 年的国际视神经脊髓炎诊断委员会(IPND)诊断标准   为目前使用的诊断标准。

2006 年以来的临床观察研究发现:① NMO 和 NMOSD 患者在生物学特性上,如临床表现、血液和脑脊液检测结果以及 MRI 特征上并没有显著性差异;② 一些患者最初发病时没有视神经炎或脊髓炎表现,仅出现 NMO 颅内典型部位病灶及相应的典型临床表现,但发生后续发作从而最终满足 NMO 诊断的可能性非常高;③ 目前的免疫治疗策略对于 NMO 和 NMOSD 是完全相同的。鉴于上述三个原因,2015 年新的 NMOSD 诊断标准取消了 NMO 的单独定义,将 NMO 全部整合入 NMOSD 的大范畴,并进一步将 NMOSD 分为两组,AQP4-IgG 阳性组和 AQP4-IgG 阴性组,分别制订相应的诊断细则(表 9-4)。

表 9-4   2015 年 IPND NMOSD 诊断标准

AQP4-IgG 阳性的 NMOSD 诊断标准
  (1) 至少出现一项核心临床症状
  (2) AQP4-IgG 检测呈阳性结果(强烈推荐基于 AQP4 转染细胞的检测方法)
  (3) 除外其他可能的诊断
AQP4-IgG 阴性的 NMOSD 诊断标准
  (1) 在一次或多次临床发作中,出现至少两项核心临床症状,且所出现的核心临床症状必须符合下述所有要求
      - 至少 1 项核心临床症状必须是视神经炎、急性脊髓炎(MRI 上应为长节段横贯性脊髓炎)或脑干背侧极后区综合征
      - 所出现的核心临床症状应能提示病灶的空间多发性
      - 满足附加的 MRI 要求(视实际情况)
  (2) AQP4-IgG 阴性,或无条件检测 AQP4-IgG
  (3) 除外其他可能的诊断
核心临床症状包括:① 视神经炎;② 急性脊髓炎;③ 极后区综合征,即发作性呃逆、恶心或呕吐,无法用其他原因解释;④ 急性脑干综合征;⑤ 症状性发作性嗜睡,或急性间脑症状伴 MRI 上 NMOSD 典型的间脑病灶;⑥ 大脑综合征伴 NMOSD 典型的大脑病灶
附加的 MRI 要求(针对 AQP4-IgG 阴性或无法检测 AQP4-IgG 的 NMOSD 患者)包括
  (1) 急性视神经炎:要求头颅 MRI ① 正常或仅有非特异性白质病灶或 ② 视神经 MRI 有 T_2 高信号病灶或 T_1 增强病灶,视神经病灶的长度须≥视神经总长的 1/2,或者视神经病灶累及视交叉
  (2) 急性脊髓炎:相关的脊髓髓内病灶长度≥3 个椎体节段或对于既往有脊髓炎病史者,存在长度≥3 个椎体节段的局灶性脊髓萎缩
  (3) 极后区综合征:需要有相应的延髓背侧/极后区病灶
  (4) 急性脑干综合征:需要有相关的室管膜周围的脑干病灶

NMO 需要和 MS、特发性视神经炎或脊髓炎、亚急性联合变性、脊髓硬脊膜动静脉瘘、脊髓肿瘤、脊髓血管病等疾病相鉴别。

【治疗】

NMO 急性期首选甲泼尼龙冲击治疗,继以泼尼松口服。若对激素反应差,特别是上升型脊髓炎累及呼吸的,需要选用血浆置换或静脉注射免疫球蛋白治疗。对于复发型 NMO,特别是伴 NMO-IgG 阳性的患者,在其缓解期可使用硫唑嘌呤、吗替麦考酚酯、利妥昔单抗等,以减少复发和残疾累积。与 MS 不同,没有证据说明 β-干扰素能预防 NMO 复发。另外需要注意的是,NMO 患者对糖皮质激素有一定依赖性,激素减量要比 MS 慢。

近年来,针对 NMOSD 的国际多中心临床试验不断涌现。最重要的三个新获批用以预防 NMO 复发的药物分别为:① 艾库组单抗(Eculizumab),为补体 C5 的单克隆抗体;② Inebilizumab,为 CD19 单克隆抗体,同样是 B 细胞耗竭剂,由于 B 细胞发育史中表达 CD19 的时间段较 CD20 更长,所以 Inebilizumab 可以覆盖一部分利妥昔单抗不能覆盖的原始 B 细胞和部分浆母细胞;③ Satralizumab,为针对 IL-6 受体的单抗。

第四节　急性播散性脑脊髓炎

急性播散性脑脊髓炎(acute disseminated encephalomyelitis,ADEM)也称感染后/出疹后/免疫接种后脑脊髓炎(postinfectious/postexanthematous/postvaccinal encephalomyelitis),是发生在感染,特别是出疹性感染(麻疹、风疹、水痘等)后或预防接种(狂犬病疫苗等)后的急性脱髓鞘疾病,主要影响脑和脊髓。ADEM 大部分为单相性,近年也有复发性播散性脑脊髓炎(recurrent ADEM,RDEM)或多相性播散性脑脊髓炎(multiphasic ADEM,MDEM)的报道。

【病因和发病机制】

ADEM 确切发病机制至今不明,通常认为是免疫介导而非感染直接损害。有认为前驱的感染源或疫苗因和中枢髓鞘某些肽段结构相似而通过分子模拟激活自身免疫反应,也有认为感染所致的炎症反应激活了中枢已有的 T 细胞而致免疫损害。

【病理】

ADEM 的典型病理改变为脑和脊髓散在、多灶的脱髓鞘,病变多围绕小静脉和中等大小静脉,轴索和神经元相对完整。

超急性期可见明显炎症反应,灰质和白质的小血管充血、内皮肿胀、血管壁炎症细胞浸润、血管周围水肿和出血。急性期可见分布于中小静脉周围的灶性的淋巴细胞浸润和髓鞘脱失。后期相应脱髓鞘区域有星型胶质细胞增生以及轻度脑膜炎症反应。同期的病理改变通常比较均一,此与 MS 病理不同,反映了 ADEM 的相对单相性。

【临床表现】

ADEM 多见于儿童和青壮年,典型病例发生在发热性疾病或疫苗接种后的 1～4 周。往往在皮疹消退或热退后出现头痛,继而嗜睡和出现脑病症状,严重的进展为木僵和昏迷。神经系统的局灶症状包括:癫痫、偏瘫、截瘫、共济失调、视力缺失、感觉障碍、失语、脑神经麻痹、肌阵挛和大小便障碍等。ADEM 在数小时至数天内急性进展,但较少为爆发型,即在 2～3 d 内进展为颅内压升高、脑疝并死亡。脑干受累可出现呼吸衰竭。部分患者尚可有急性的精神异常、抑郁等。麻疹后的 ADEM 通常伴脊髓损害;风疹后的 ADEM 常伴癫痫、意识障碍和锥体束征;水痘后的 ADEM 可有小脑性共济失调和轻度锥体束征;狂犬病疫苗接种后 ADEM 可伴神经根神经病。

ADEM 大部分为单相性,但也有复发性播散性脑脊髓炎(RDEM)或多相性播散性脑脊髓炎(MDEM)的报道。

ADEM 通常为单相性且具有一定自限性,一般在发病数周至数月症状改善和恢复,50%～75% 的患者可以完全缓解,但仍有约 1/3 患者存在后遗症,有 5% 患者死亡。急性期出现癫痫和昏迷的预后差。常见的后遗症包括偏瘫、共济失调、失明、认知障碍和癫痫。有报道 RDEM 或 MDEM 占约 20%,对复发或多发的 ADEM 究竟是 ADEM 还是 MS 或其他脱髓鞘疾病,仍有争议。ADEM、RDEM 和 MDEM 临床特征见表 9-5。

表 9-5 ADEM、RDEM、MDEM 的临床特征

疾病	临床特征
ADEM (单相性)	第一次发生的炎性脱髓鞘事件,急性或亚急性起病,中枢多部位受累的临床表现,且包括脑病样表现(行为异常、意识改变) 之后无论临床或 MRI 都会有改善,症状可部分残存 既往无脱髓鞘事件 无其他病因可以解释 在 3 个月内新发生的症状或症状波动或 MRI 变化均视为本次事件的一部分 影像学显示灶性或多灶性病变,主要影响白质且无既往白质病变
RDEM	在 ADEM 第一次事件后 3 个月或更长时间重新出现原来的症状或者原来的症状加重 症状发生在激素治疗完成至少 1 个月以后 MRI 没有新的病灶,但原来的病灶可以扩大 没有其他更好的原因可以解释
MDEM	出现新的临床事件且存在新的中枢病灶 发生在第一次事件发生后至少 3 个月,且激素治疗完成至少 1 个月 新的临床事件同样是中枢多部位受累的表现且有脑病样表现,但与第一次不同 头颅 MRI 出现新病灶,第一次的病灶可以消退或缩小

【实验室检查】

1. 影像学检查 MRI 是诊断 ADEM 最有用的辅助手段。在 T_2 相和 FLAIR 相可见明确病灶,但超早期可以正常。ADEM 的病灶通常是多发的,且可融合成大病灶(图 9-7),病灶可以不局限在白质而影响皮层或深部灰质;也可出现肿瘤样病灶。注射造影剂后病灶多增强(图 9-8)。和 MS 不同,ADEM 的多发病灶多同时强化,说明病灶在时相上的单一性。脊髓病变常为长节段病变,伴脊髓肿胀,胸段最为好发。尽管 MRI 是诊断 ADEM 最重要的影像学检查,但并不具特异性,无法据此与 MS 鉴别,特别是第一次发生的急进型 MS,因此 MRI 随访非常重要。经典的 ADEM 约 40% 病灶可消退,若 3 个月后出现新的病灶,则不符合单相性 ADEM 的诊断。

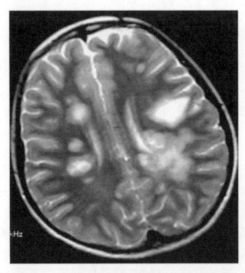
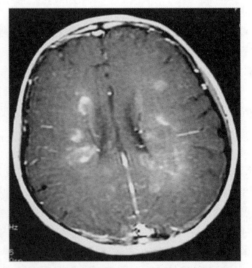

图 9-7 MRI 所示典型的 ADEM 颅内多发病变   图 9-8 增强 MRI 可见 ADEM 病灶强化

2. 脑脊液检查 约半数患者 CSF 检查正常,其他患者可有颅内压升高、细胞数增多($>50 \times 10^6$/L)、蛋白质升高。急性期约 30% ADEM 患者 CSF 寡克隆带阳性。

【诊断和鉴别诊断】

预防接种后或感染出疹后出现脑脊髓损害,结合影像学检查,一般诊断并不困难。但若仅有脑部症状或脊髓症状时,则需与中枢神经系统感染、原发性中枢神经系统血管炎或系统性血管炎、中枢神经系统肿瘤、脊髓炎、视神经脊髓炎谱系病等鉴别。单相性 ADEM 需要与 MS 的第一次发作鉴别,随访是最好的鉴别办法。

此外 RDEM 或 MDEM 尤其需要和 MS 鉴别,前者多见于儿童和男性,病前多有感染、发疹或疫苗接种史,头痛、发烧、意识改变等脑病症状比 MS 更为多见。

【治疗】

常用方法为静脉大剂量甲泼尼龙每日 500~1 000 mg,3~5 d 冲击治疗,之后改为泼尼松每日 60~80 mg 口服,每周减量 10~20 mg 直至停药。对激素不敏感的 ADEM 则试用静脉注射免疫球蛋白或血浆置换。病情严重的可同时使用激素和静脉注射免疫球蛋白或激素和血浆置换。

第五节　脑白质营养不良

脑白质营养不良是髓鞘发育不良性疾病,是一组髓鞘脂质代谢相关酶缺失的遗传性疾病,常见的有肾上腺脑白质营养不良/肾上腺脊髓神经病、球形细胞脑白质营养不良和异染性脑白质营养不良等。

肾上腺脑白质营养不良/肾上腺脊髓神经病

肾上腺脑白质营养不良(adrenoleukodystrophy,ALD)和肾上腺脊髓神经病(adrenomyeloneuropathy,AMN)是一种脂质代谢异常疾病,由于 Xq28 位点的 *ABCD1* 基因异常致其编码的过氧化物体膜蛋白异常,而致极长链脂肪酸(very long chain fatty acids,VLCFA)或其衍生物转运至过氧化物体受到影响,VLCFA 在多组织沉积,特别是脑和肾上腺皮质沉积而致病。

【病理】

ALD 的特征性病理改变为起源于顶枕叶的对称、弥漫性脱髓鞘伴血管周围炎。AMN 的病理改变主要为脊髓长束的逆行性坏死性病变和轻度周围神经病变,继发脱髓鞘。

【临床表现】

肾上腺脑白质营养不良的表型包括:儿童起病快速进展的脑型(childhood cerebral adrenoleucodystrophy,CCER),成人起病的肾上腺脊髓神经病(AMN);无神经系统表现的肾上腺皮质功能低下(addison disease),成人脑型、轻症或无症状女性携带。

CCER 最为多见,发病年龄通常在 4~8 岁,部分稍晚一些。由于是 X 性连锁遗传,一般患儿均为男孩。早期症状隐匿,常常仅表现为轻度的人格异常以及性情改变,之后出现多动、攻击性行为、智力低下、学习困难、记忆障碍、退缩等,运动障碍有步态不稳、痉挛性瘫痪。末梢神经受累不明显。此外,可见全身性或部分性癫痫发作,视、听障碍等。肾上腺皮质功能不全时,表现为轻重不等的皮肤和黏膜色素增加、变黑以及失盐征。神经症状和肾上腺症状可同时出现,或相继出现,也可单独存在。一般在出现神经症状后 1~3 年死亡。

AMN 的起病年龄较晚,平均 20 多岁,主要表现为进展性脊髓病,有痉挛性截瘫、括约肌功能障碍。末梢神经受累,下肢感觉异常。肾上腺皮质功能不全可较早出现且症状较重,可伴性腺功能减退。晚期尚可有小脑性共济失调,精神行为异常,智力倒退等。

成人脑型可以隐匿起病也可以较快起病,大约 20% 的 AMN 患者经历 5~10 年后转变为脑型,首先表现为神经心理的异常,继而出现痴呆、共济失调、癫痫直到死亡。

女性携带者一般无症状,但可能在 30 岁以后出现痉挛性轻瘫。

【实验室检查】

实验室检查可有电解质异常及皮质激素水平降低:低钠、低氯、高钾、低血浆皮质醇。脑脊液蛋白质正常或轻度增高。

肾上腺脑白质营养不良的影像学检查具有一定的特征性,CT 或 MRI 表现为两侧脑室三角区周围白质内大片对称性低密度区或信号异常区,胼胝体压部病灶呈横带状,横跨中线将两侧病灶连接起来,病灶可向两额部伸展,可有病灶边缘的强化。偶可见不对称病灶。影像学的特征性改变在 AMN 中出现较少,约 50% 头颅 MRI 可以正常。

【诊断】

男性儿童有精神行为异常、步态不稳、视听障碍等症状且出现特征性影像学改变时即应考虑本病的可能。如伴有肤色改变,实验室发现肾上腺皮质功能减退则更应想到本病。血浆极长链脂肪酸浓度增高具有诊断价值,*ABCD1* 基因异常可以确诊。

【治疗】

若有肾上腺功能不全则需要肾上腺皮质激素替代治疗。食用富含不饱和脂肪酸的饮食,避免含饱和极长链脂肪酸食物。

异染性脑白质营养不良

异染性脑白质营养不良(metachromatic leukodystrophy,MLD)是一种神经鞘脂沉积病,呈常染色体隐性遗传。由于染色体 22q13 上编码芳基硫酯酶 A(arylsulphatase,ASA)的基因异常,导致芳基硫酯酶 A 不足,其底物硫脑苷脂不能转化成脑苷脂而降解并沉积于各种不同的组织和细胞中,如少突胶质细胞、施万细胞、神经元、视网膜神经节细胞和肝、脾、肾细胞等。由于硫脑苷脂是髓鞘的主要成分,其代谢异常将导致少突胶质细胞和施万细胞的破坏,造成中枢神经和周围神经的脱髓鞘。

【病理】

患者的大脑半球、小脑、脊髓和周围神经存在着较为广泛的髓鞘脱失,胶质细胞及巨噬细胞内有具特征性的异染颗粒,主要成分为沉积的硫酸酯,苯胺染色时呈棕黄色。

【临床表现】

MLD 根据其起病年龄分为 3 个亚型:早发型(1~2 岁起病)、少年型(3~16 岁起病)和成人型(16 岁以后起病)。

1. 早发型　是 MLD 中最常见的,主要表现为进展迅速的认知障碍和运动障碍,如共济失调、痉挛性瘫痪,直至意识障碍、死亡。2 岁起病的婴儿最初发育正常,常走路较晚,逐步出现运动减少、肌张力降低、维持姿势困难、不能独立站坐,甚至抬头困难,认知减退、延髓麻痹、四肢瘫直至植物状态。对于早发型 MLD,骨髓移植可以稳定或减缓中枢的损害,但对周围神经无影响。

2. 少年型　往往以认知和行为异常起病,出现学习能力下降和学习困难,之后出现神经系统局灶症状,步态异常、言语困难、锥体外系功能障碍并逐渐进展加重。

3. 成年型　多以性格改变、行为异常起病,出现渐进的工作能力下降、认知减退、焦虑和情感失切,尚有抑郁、偏执等症状,甚至被误诊为精神分裂症。运动症状包括进行性延髓麻痹、痉挛性瘫痪、去皮层状态,可伴视神经萎缩和脱髓鞘性周围神经病。病程相对缓慢,可至 10 年以上。

【实验室检查】

T_2 相头颅 MRI 显示脑室周围和皮层下对称的白质信号异常,U 型纤维回避。周围神经受累时,神经传导速度减慢。患者白细胞和尿中 ASA 活性降低,皮肤成纤维细胞培养 ASA 活性降低更明显。周围神经活检、直肠黏膜活检可发现异染性类脂质颗粒。

【诊断】

婴幼儿出现白质损害症状及体征,头颅 MRI 示双侧半球对称性白质病灶时,即应考虑本病的可能,ASA 活性检测及 ASA 基因检测可以帮助确诊。

【治疗】

以支持和对症治疗为主,目前正在尝试酶替代疗法和骨髓移植,骨髓移植对于早期患者可能有效。由于维生素 A 是合成硫酸酯的辅酶,患儿应尽量避免摄入含维生素 A 的食物。有家族史的孕妇应检测羊水细胞内 ASA 的活性,确诊后应终止妊娠。

第六节　渗透性脱髓鞘综合征

脑桥中央髓鞘溶解症(central pontine myelinolysis,CPM)是由于血浆渗透压急剧变化、电解质紊乱或营养不良等导致的脑桥基底部对称性神经纤维脱髓鞘溶解的临床综合征。当渗透性髓鞘溶解发生在脑桥之外的其他中枢神经系统部位时,称脑桥外髓鞘溶解症(extrapontin emyelinolysis,EPM),其发病机制与 CPM

一致。此处主要介绍 CPM。

【发病机制】

发病机制未明。临床观察发现,大多数患者存在较为严重的基础疾病,如酒精中毒晚期、慢性肝肾功能衰竭、恶性肿瘤、严重感染、大手术后等。上述情况下出现的脱水与电解质紊乱,特别是严重的低钠血症和过快纠正低钠血症导致的血浆渗透压急剧变化导致发病。低钠血症时脑桥基底部中心区处于低渗状态,过多过快补充高渗液体使得脑组织进一步脱水伴血-脑屏障破坏,从而导致髓鞘的溶解和脱失。

【病理】

本病病理改变主要是脑桥基底部对称性的神经纤维髓鞘溶解脱失,而神经元和轴索相对保留,伴局部巨噬细胞浸润。

【临床表现】

任何年龄均可发病,无明显性别差异。有上述原发基础疾病或过快纠正低钠血症的病史。声音嘶哑、发音困难、假性球麻痹、眼球震颤、眼球凝视障碍、不同程度的四肢上运动神经元性瘫痪;也有呈缄默的完全或不完全闭锁综合征。中脑受波及时出现瞳孔改变及眼球运动障碍。

头颅 MRI 特征性的改变为脑桥基底部对称性的"蝙蝠翅膀"样改变的异常信号,T_1 加权呈低信号而 T_2 加权为高信号,增强无强化。

【诊断和鉴别诊断】

诊断要点包括:严重的基础疾病病史,或有低钠血症及过快纠正低钠血症的病史;脑干基底部病变的症状和体征;典型的 MRI 改变。本病需要与脑桥梗死、脑桥肿瘤、多发性硬化、脑干脑炎等疾病鉴别。

【治疗】

无特殊治疗,以预防为主。避免本病的诱发因素,缓慢纠正低钠血症(24 h 纠正血钠不超过10 mmol/L)。本病急性期可使用利尿剂、甘露醇等缓解脑水肿。大剂量激素冲击治疗可改善本病预后。

第七节 其他脱髓鞘疾病

肿瘤样脱髓鞘病变

肿瘤样脱髓鞘病变(tumefactive demyelinating lesion,TDL)一般指较大的(直径≥2 cm)的中枢神经系统炎性病灶。可为单发或多发,伴水肿或占位效应,易被误诊为肿瘤或其他占位性病变(如脑脓肿)。需要指出的是,TDL 是指具有某种影像学特征的脱髓鞘病灶类型,可见于多种中枢神经系统炎性疾病中,它不是一种独立的疾病单元。TDL 多见于多发性硬化(MS),有时在文献中也被描述为 MS 的罕见变异型,如马尔堡型 MS[又称马尔堡病(Marburg disease)];或特定的脱髓鞘综合征,如希尔德病(Schilder disease)或巴洛病[Bálo disease;又称同心圆性硬化(concentric sclerosis)]。NMO、ADEM、神经结节病、白塞病等也可出现 TDL。

TDL 的 MRI 表现可分为四类:环状增强型、浸润型、巨囊型和 Bálo 样型。支持 TDL 的 MRI 表现包括病灶呈开环强化、轻中度水肿和占位效应、病灶的表观弥散系数(ADC)呈周边低信号;TDL 的弥散加权成像(DWI)在数天至数周内迅速变化,而肿瘤或脓肿患者的 DWI 成像结果从时间上看更加稳定。此外,胶质瘤或脑转移瘤没有明显的弥散受限,脑脓肿显示病灶中央弥散受限,而 TDL 则表现为病变周围弥散受限。CT 扫描中 TDL 呈低密度,而肿瘤多为高密度。此外,MRS、PET-CT 也可用于 TDL 和肿瘤的鉴别诊断。

在有 TDL 的患者中,常见 CSF 蛋白质轻微升高或 CSF 细胞轻度增多。以 TDL 为首次临床事件的患者,CSF 寡克隆带出现的频率(52%)低于典型 MS 患者(90%)。除非临床或影像学特征不典型,TDL 的诊断通常无需活检。

急性 TDL 的治疗经验仅来自小样本病例报告。通常可使用皮质类固醇激素,在激素无反应时辅以血浆置换。对于暴发性或快速进展的 TDL 患者,可同时给予两种治疗。环磷酰胺(CTX)和利妥昔单抗也可用于激素治疗无效者,由于其免疫抑制作用的持续时间较长,可以预防复发。需要注意的是,接受芬戈莫德治疗的患者有发生 TDL 的报道,尽管相关性尚未得到证实,但在有 TDL 的多发性硬化(MS)患者中应谨慎使用芬戈莫德。当占位效应或颅内压升高可能导致脑疝时,应考虑去骨瓣减压术。TDL 的预后取决于基础疾病过程。一些暴发性 TDL 对免疫治疗无反应,但约一半的患者可在激素治疗后完全恢复。

巴 洛 病

巴洛病(Baló 病,又称同心圆性硬化)是指中枢神经系统脱髓鞘和髓鞘相对保留的区域以某个圆心向外呈层状交替形成的同心环样的病灶,可以单发或多发。同样,本病是一种具有特定病理类型和相应 MRI 特点的病灶,而不是独立的疾病单元。长期以来,同心圆性硬化的病理生理学一直存在争议。到目前为止,最被接受的假设是病变起源于中央小静脉,炎症介质以此为中心向四周呈前后相继的波浪样推进,并触发巨噬细胞介导的脱髓鞘。患者通常表现为局灶性神经系统症状和体征,也可伴头痛、意识障碍、认知功能障碍和癫痫发作。女性多于男性。与 TDL 相同,同心圆性硬化病灶常被误认为脑肿瘤而接受活检。

对于同心圆性硬化的临床数据来自个案报道和小样本病例报道。病灶可孤立存在,或与其他脱髓鞘病灶同时存在,同时存在时多提示 MS 的诊断。在 MRI T_2 加权和 FLAIR 序列上,同心圆性硬化病灶表现为高和低信号交替的同心环或螺纹样改变,在 T_1 加权上,可见低信号和等信号的交替带,病灶周围水肿极少。弥散加权成像(DWI)常显示病灶外周弥散受限,钆增强常在病灶边缘明显,也可发生在同心层内。有同心圆性硬化的患者中,约 55% 同时出现其他提示 MS 的典型病灶。

治疗通常为皮质类固醇、血浆置换或两者兼而有之,可在难治性病例中添加免疫抑制治疗。无论患者是否被确诊为 MS,疾病修饰治疗是否必要或有益尚不清楚。

希 尔 德 病

希尔德病(Schilder disease)是一种罕见的脱髓鞘病变,最常见于儿童。1986 年,Poser 等将希尔德病定义为亚急性或慢性髓鞘破坏,导致一个或两个大小至少为 3 cm×2 cm 的脱髓鞘病灶;病灶有时呈大致对称的双侧分布,累及大脑半球的半卵圆中心。根据病灶的大小和位置,患者可能出现局灶性体征或脑病,伴或不伴癫痫发作。病程为单相。

虽然 1912 首次报道的希尔德病病例被认为是炎性脱髓鞘疾病,但是 1913 和 1924 年报告的其他病例后来被认为分别是肾上腺脑白质营养不良和亚急性硬化性全脑炎。这意味着希尔德病的文献报道可能存在诊断上的混淆。

Poser 等人制定了希尔德病的诊断标准:他们指出,该病在 CNS 的其他部位不应出现病变;周围神经系统不应被累及;患者必须具有正常的肾上腺功能和脂肪酸碳链长度;不应出现发热或前驱感染等提示 ADEM 的表现。此外,在希尔德病中 CSF 寡克隆带通常不存在;双侧大面积脱髓鞘不应符合多发性硬化(MS)的病灶特点。

MRI T_2 加权和 FLAIR 相通常观察到累及半卵圆中心和胼胝体的额顶叶白质的融合性、多为对称性的高信号。病变可呈现轻微的钆增强,急性期时弥散受限,慢性期时病灶可类似于脑白质营养不良的融合性病灶。在一些患者中,病灶可呈互不相连的卵圆形,伴开环强化,类似于 TDL 或 ADEM 的病灶。

因此,希尔德病和其他不典型脱髓鞘疾病、TDL、ADEM 甚至 NMOSD 的鉴别有时很困难,尤其是病灶双侧对称存在时。且早期希尔德病被报道时尚没有 AQP4 - IgG 等抗体的检测。希尔德病的病理学不具有特异性,包括脱髓鞘和髓鞘再生、伴反应性胶质增生、相对轴突保留、血管周围淋巴细胞浸润、泡沫状巨噬细胞和胶质纤维酸性蛋白阳性的星形胶质细胞浸润。可见,希尔德病缺乏独特的病理学特征,提示它不是一种独立的疾病单元。因此,很难对其预后和治疗进行评价。

马尔堡型多发性硬化

马尔堡(Marburg)型多发性硬化是一种急性暴发性脱髓鞘疾病,1906 年由 Marburg 首先描述。有观点认为它是多发性硬化的变异型,但是随着近年脱髓鞘疾病的研究进展,这一观点是否正确值得商榷。

患者典型表现为癫痫发作、头痛、呕吐、双侧视神经炎和步态障碍伴轻偏瘫或四肢轻瘫。症状迅速进展。

典型 MRI 表现为脑室周围、近皮质和深部白质以及脑干、小脑或脊髓的多灶性脱髓鞘病变,这些病变通常较大,并显示钆增强。病灶通常具有与 ADEM 相似的周围水肿带,因此,临床和 MRI 对这两种疾病的区分较为困难。马尔堡型多发性硬化通常不存在 CSF 寡克隆带。临床和放射学特征表明,这种疾病可能是 TDL 和 ADEM 之间的中间体,尽管病理学特征表明它更接近于 TDL。马尔堡型多发性硬化的病理学类似于多发性硬化,但更具破坏性,经常可观察到巨噬细胞浸润、轴突损伤坏死、局灶性或融合性脱髓鞘区域,还可见肥大和巨星形胶质细胞浸润。空泡化病灶可能被中性粒细胞和嗜酸性粒细胞浸润,类似于 NMOSD 的病理改变。在 1 例马尔堡型多发性硬化的尸检报告中,观察到脑膜炎症、灰质病变和血管周围炎,病灶以 B 细胞浸润为主。

马尔堡型多发性硬化曾被认为是致命的,死亡通常由脑疝引起。随后,急性脱髓鞘治疗的进步显著改善了该病的预后。静脉糖皮质激素是常用的一线治疗,通常随后进行血浆置换。个案报道显示米托蒽醌和大剂量环磷酰胺治疗马尔堡型多发性硬化的成功。目前尚不清楚在多发性硬化的 DMT 治疗是否会改变本病的预后。

（全 超）

第十章
运 动 障 碍

第一节　概　　述

运动障碍(movement disorder)旧称锥体外系疾病(extrapyramidal disease)。锥体外系是运动系统的一个组成部分,广义锥体外系包括锥体系以外的所有运动神经核和运动神经传导束,包括新纹状体(尾核和壳核)、旧纹状体(苍白球)、黑质、丘脑底核(STN)、丘脑、红核,甚至脑干网状结构、延髓下橄榄核、小脑齿状核及前庭神经核等结构。而由新、旧纹状体构成的基底节(basal ganglia)是其主要的组成部分,它们之间有错综复杂的纤维连系,且接受来自大脑运动区皮质(第4和第6区)或抑制区皮质(第4s和第8s区)的纤维,经新纹状体、苍白球、丘脑又返回大脑运动区皮质,形成环路。新纹状体没有直接纤维到达脊髓。传出纤维主要由苍白球发出,形成豆状襻,到达黑质、红核、丘脑底核、网状结构、四叠体、丘脑及丘脑下部等结构。再从这些结构经单或多神经元联系,发出纤维形成网状脊髓束、红核脊髓束、前庭脊髓束、顶盖脊髓束、内侧纵束等,下行到达脊髓前角细胞。锥体外系下行通路主要控制肢体的肌张力,保证全身动作的协调,维持和调节身体的姿势,并担负反射性、刻板性、半自动性的运动。黑质纹状体通路系由黑质发出上行纤维到达纹状体(特别是尾核)的通路,在运动功能控制中十分重要。

基底节损害所出现的运动障碍临床症状可分为两类:一类是肌张力增高而运动减少综合征;另一类是肌张力减低而运动过多综合征。前者的代表是帕金森病,病变主要位于黑质和黑质纹状体通路。后者的代表是舞蹈症,与肌张力障碍的病变部位一样主要位于纹状体;偏身舞动运动(投掷运动)的病变则位于丘脑底核。

一、运动障碍疾病中的基底节皮质环路学说

基底神经节主要有两条与大脑皮质相关的神经环路(图10-1)参与运动控制。

大脑皮质——纹状体——GPi-SNr复合体——丘脑——皮质环路
直接通路
大脑皮质——纹状体——GPe——丘脑底核——GPi-SNr复合体——丘脑——皮质环路
间接通路

图 10-1　基底节的神经环路

纹状体(壳核和尾状核)是基底节环路的主要传入部分。它接受来自运动皮层及其辅助区绝大部分皮层的冲动传入,其神经元活动受黑质纹状体多巴胺能通路的明显影响。纹状体抑制性冲动通过直接通路(图10-2)投射到苍白球内侧区(GPi)。黑质致密网状部(SNr)和苍白球内侧区一起组成了基底节的输出通路。通过从GPi到丘脑运动核的抑制性投射(GABA能),和丘脑到额叶皮层之间的兴奋性联系(谷氨酸能),基底节与皮层就形成部分环路。

基底节另一传出部分即间接通路(图10-2),由苍白球外侧区(GPe)及丘脑底核(STN)组成。该通路经过两次抑制性(GABA能)冲动传递(从壳核到GPe再至STN)后,再经STN兴奋性的谷氨酸能信号输出,激动GPi,最终与直接通路共同汇聚投射到GPi-SNr功能复合体(图10-2a)。

正常情况下,直接投射到GPi的壳核神经元受多巴胺激动,壳核投射到GPe的神经元受多巴胺抑制,直

接通路和间接通路保持某种平衡,保障运动功能的正确、协调执行。大多数运动障碍疾病被认为是由于"运动"回路功能异常,引起 GPi 和黑质网状部(SNr)传出改变,最终导致运动障碍发生,如间接通路抑制导致舞蹈症,直接通路激活导致肌张力障碍、抽动症。

当帕金森病发生病理损害后,由于纹状体多巴胺的缺少,经直接通路投射到 GPi 的抑制性活动降低。与此同时,经间接通路投射到 GPe 神经元的抑制性活动亢进,导致传递到下一站 STN 的冲动降低,使得 STN 从过度抑制中解脱出来,致使 STN 神经元兴奋性谷氨酸能输出增强。间接通路的这种兴奋性冲动增强与前述直接通路的抑制性冲动降低,在 GPi - SNr 功能复合体汇总,产生协同效应,引起 GPi - SNr 功能复合体传递至丘脑的 GABA 抑制性冲动增强,丘脑返回至皮质谷氨酸能兴奋性冲动减少(图 10 - 2b),引发帕金森病少动强直的临床症状。

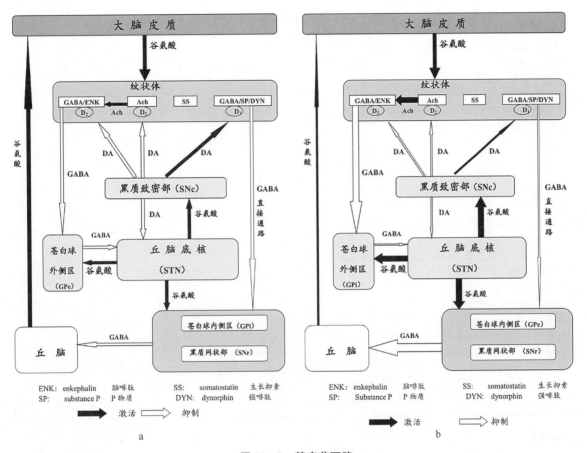

图 10 - 2 基底节环路

a. 正常人;b. 帕金森病

动作过多障碍则正好与运动减少障碍相反,运动过多障碍通过抑制间接通路,引起 GPi - SNr 功能复合体活动的过度低下,丘脑到皮层神经元冲动亢进,产生自发放电,从而引起不自主的运动过多。

近年来光遗传脑环路研究发现,皮层-丘脑底核的超直接通路参与对精准运动选择的调控;基底节与小脑之间的双向连接环路参与小脑皮层的可塑性改变,也参与帕金森症状及运动并发症的发生。

二、运动障碍疾病中的生化病理学说

纹状体中多巴胺-乙酰胆碱是一对作用互相拮抗的递质,多巴胺是抑制纹状体的递质,乙酰胆碱是兴奋纹状体的递质。对于正常人,两者经常处于平衡状态;若两者之间的平衡失调,就会发病。

帕金森病患者是因纹状体中多巴胺含量显著减少,以致乙酰胆碱的兴奋性作用相对加强而发病,故用多巴胺的前体左旋多巴补偿脑中多巴胺的不足,或用抗胆碱能药物抑制乙酰胆碱的作用,均可治疗本病。亨廷顿病则是因纹状体中多巴胺的功能增强所引起,用多巴胺受体阻滞剂(如氯丙嗪、氟哌啶醇)或耗竭多巴胺的利血平,可减轻疾病的症状;用加强乙酰胆碱功能的药物如毒扁豆碱类,亦可减轻症状。

第二节 帕 金 森 病

　　帕金森病(Parkinson disease)是发生于中年以上成人的黑质和黑质纹状体通路变性疾病。临床主要特征为进行性运动徐缓、肌强直及震颤。中国帕金森患病率在55岁以上人群中为1%,65岁以上人群为1.7%,患病率随年龄增高而增加。帕金森综合征(Parkinson syndrome)则是一组临床综合征,其中绝大多数(80%～90%)为原发性帕金森病,其余由可引起类似表现的各种继发性帕金森综合征、遗传变性性帕金森综合征和帕金森叠加综合征组成。帕金森病及帕金森综合征分类见表10-1。

表 10-1　帕金森病及帕金森综合征分类

1. 原发性(特发性)帕金森病[primary (idiopathic) Parkinson disease]
 　(1) 帕金森病
 　(2) 少年型帕金森病
2. 帕金森叠加综合征(Parkinsonism-plus)
 　(1) 进行性核上性麻痹
 　(2) 多系统萎缩
 　(3) 弥漫性路易体痴呆
 　(4) 皮质基底节变性
3. 遗传变性性帕金森综合征(heredodegenerative Parkinson syndrome)
 　(1) 亨廷顿病(又称亨廷顿)舞蹈症
 　(2) 肝豆状核变性
 　(3) 脑铁沉积性神经变性病
 　(4) 神经铁蛋白病
 　(5) 脊髓小脑共济失调(SCA 2、SCA 3和SCA 6等)
 　(6) 额颞性痴呆
 　(7) 家族性基底节钙化
 　(8) 神经棘红细胞增多症
4. 继发性(获得性、症状性)帕金森综合征[secondary (acquired, symptomatic) Parkinson syndrome]
 　(1) 感染:(昏睡性)脑炎后、亚急性硬化性全脑炎、获得性免疫缺陷综合征、朊蛋白等
 　(2) 血管性:多发性脑梗死等
 　(3) 药物:多巴胺受体阻断剂(抗精神病药物、止吐剂)、利血平、丁苯那嗪、锂、氟桂利嗪、桂利嗪等
 　(4) 毒物:甲苯氢啶(MPTP)、一氧化碳、锰等
 　(5) 其他:正常压力性脑积水、甲状腺功能减退、脑瘤等

【病因】

　　原发性帕金森病的病因不明。双生子研究提示,早发者(50岁以前起病)以遗传因素为主,晚发者(50岁以后起病)以环境因素为主。

　　1. 环境毒物因素　　绝大多数帕金森病患者均属散发病例,环境毒物的因素可能起主要作用。杀虫剂、除草剂、鱼藤酮、锰、三氯乙烯等环境毒物的暴露可以增加帕金森病的患病风险。药瘾者误用含有人工合成的甲苯氢啶[1-甲基-4-苯基-1,2,3,6-四氢基吡啶(1-methyl-4-phenyl-1,2,3,6-tetrahydropyridine,MPTP)],或给猿猴注射MPTP以破坏其黑质,都可发生酷似本病的症状,且左旋多巴疗效显著。在合成含有MPTP或与MPTP类似结构的药厂(如生产除草剂、杀虫剂的药厂)有过本病的爆发小流行。

　　2. 遗传因素　　很早就有学者注意到,5%～10%的帕金森病患者其家族成员中至少有1人罹患帕金森病。1997年发现了第一个帕金森病的致病基因(α突触核蛋白基因),位于4q21-q23。此后发现,α突触核蛋白是帕金森病(包括散发性)病理标志——路易体中最重要的组分,至此,α突触核蛋白成为帕金森病研究的最热点领域之一。此后,*Parkin*、*DJ-1*、*PINK-1*、*LRKK2*、*ATP13A2*、*PLA2G6*、*GBA*、*VPS35*、*CHCHD2*、*PSAP* 等帕金森病致病基因相继在一些帕金森病家系中被证实,新的帕金森病致病基因仍不断被发现。尽管其中有些致病基因非常罕见,但针对其致病机制的深入研究,极大促进了对帕金森病病因和发病机制的理解。

【发病机制】

帕金森病发病机制有以下几种学说。

1. 线粒体功能障碍　病理证据发现,帕金森病患者脑中黑质部位存在线粒体呼吸链复合物Ⅰ活力显著下降,此后发现在帕金森病患者的肌肉和血小板中也存在线粒体呼吸链复合物Ⅰ活力下降,但下降的程度较基底节区域轻。可以复制出帕金森病动物模型的 MPTP 就是线粒体呼吸链阻滞剂。

2. 氧化应激　与脑内其他部位相比,黑质致密部暴露于较高水平的氧化应激状态。在帕金森病患者残存的多巴胺神经元中,可能因代偿作用,使得多巴胺的毒性加速,或 MAO-B 活性增高,或还原型谷胱甘肽缺乏,导致 H_2O_2 不能有效被清除,生成高度毒性的羟自由基。

3. 蛋白质异常聚集　因为遗传突变或者环境毒物作用后,α突触核蛋白的空间构象异常,导致其异常聚集并产生神经毒性,是近年来帕金森病发病机制的主要进展。如何阻断其异常聚集、阻止该神经毒性的传播,是未来帕金森病研究的热点。

4. 免疫炎性机制　帕金森病患者免疫激活小胶质细胞,也被认为是帕金森病发病机制中的重要环节。

总之,上述发病机制中的多种因素协同作用,互为因果,恶性循环,导致选择性破坏黑质神经元,致使多巴胺合成和分泌减少等神经生化改变,并引起基底节环路中的一系列变化,最终表现出帕金森病的各种临床表现。

【病理】

主要病理变化为黑质和蓝斑含色素的神经细胞减少、变性和空泡形成,细胞质内有嗜酸性包涵体(路易体,Lewy体)。它位于残存的黑质神经元细胞质内,直径 $4\sim30\ \mu m$,核心是一个嗜酸性包涵体,周围为淡染同心圆样的晕圈。路易体的蛋白质组分复杂,最主要的成分是α突触核蛋白。在原发性帕金森病中,这种路易体除了在黑质出现以外,还可见于蓝斑、迷走神经背核、中缝核、下丘脑、交感神经节以及皮质。

2003 年,德国神经病理学家 Braak 根据不同阶段帕金森病患者的α突触核蛋白异常沉积受累部位,提出了帕金森病的 Braak 病理分级。第 1 级:延髓、延髓背部的第 Ⅸ/Ⅹ 运动神经核;第 2 级:延髓、脑桥被盖;第 3 级:中脑;第 4 级:基底前脑、中间皮质;第 5 级:新皮质(高级感觉联合区和前额新皮质);第 6 级:新皮质(初级感觉联合区和运动前区皮质,有时初级感觉皮质和初级运动皮质轻度受累)。该病理分级部分解释了帕金森病运动症状显现以前即有嗅觉减退、睡眠障碍(快速眼动睡眠行为障碍)、抑郁等非运动症状,也可以解释晚期帕金森病患者出现视幻觉、认知障碍的病理基础。

【临床表现】

帕金森病好发于 50 岁以上的中老年人,但小于 40 岁起病的患者并不少见。男女均可累及。本病起病多很缓慢,逐渐加重。主要症状包括震颤、肌强直及运动徐缓等。症状孰先孰后,因人而异。约 2/3 患者症状起自一侧上肢,之后波及同侧肢体,然后累及对侧肢体。

1. 震颤　约 2/3 患者以震颤为首发症状。震颤是因肢体的主动肌与拮抗肌节律性(每秒 $4\sim6$ 次)交替收缩而引起。震颤多自一侧上肢的远端开始,然后逐渐扩展到同侧下肢及对侧上下肢。下颌、口唇、舌及头部一般最后受累。上肢的震颤常比下肢重。手指的节律性震颤形成所谓“搓丸样动作”。在本病早期,震颤仅于肢体处于静止状态时出现,做随意运动时可减轻或暂时停止,情绪激动使之加重,睡眠时完全停止。强烈的意志和主观努力可暂时抑制震颤,但过后反有加剧的趋势。

2. 肌强直　系主动肌和拮抗肌的肌张力均增高。在关节被动运动时,增高的肌张力始终保持一致,阻力均匀,称为“铅管样强直”。如患者合并震颤,则在屈伸肢体时可感到在均匀的阻力上出现断续的停顿,如齿轮转动,称为“齿轮样强直”。四肢、躯干、颈部及面部肌肉均可受累。由于这些肌肉的强直,患者出现特殊姿势:头部前倾、躯干俯屈、上臂内收、肘关节屈曲、腕关节伸直、手指内收、拇指对掌、指间关节伸直,髋及膝关节均略为弯曲。疾病进展时,这些姿势障碍逐渐加重。严重者腰部前弯几可呈直角,头部前倾严重时下颌几乎可触胸。肌强直严重者可引起肢体的疼痛。“路标现象”是一种有早期诊断价值的体征:患者把双肘搁于桌上,使前臂与桌面成垂直位置,并让其两臂及腕部的肌肉尽量放松,此时患者由于腕关节伸肌强直而或多或少仍保持伸直位置,而在正常人腕关节与前臂约成 $90°$ 屈曲。

3. 运动迟缓　肌强直加上姿势、平衡及翻正反射等障碍可引起一系列的运动障碍。在本病初期,常因臂肌及手指肌的强直,患者上肢不能做精细动作,表现为书写困难。所写的字弯曲不正、越写越小,称为“写字过小症”。日常生活不能自理,坐下时不能起立,卧床时不能自行翻身,解系鞋带和扣纽扣、穿脱鞋袜或裤子、剃须、洗脸及刷牙等动作都有困难。行走时,起步困难,但一迈步即以极小的步伐向前冲去,且越走越快,不能及时停步或转弯,称"慌张步态"。因躯干僵硬加上平衡障碍,当患者企图转弯时,乃采取连续小步使躯干和头部一起转向。患者因失去联合运动,行走时上肢的摆动减少或完全消失。面肌运动减少,形成"面具脸",表现为面部无表情、不眨眼、双目凝视等。由于口、舌、腭及咽部等肌肉的运动障碍可引起大量流涎,而唾液分泌并无增加,仅因患者不能把唾液自然咽下所致。严重患者亦可发生明显的吞咽困难。

4. **姿位平衡障碍** 常出现在疾病的中晚期,绝大多数患者会出现平衡困难。这些患者或许对帕金森病治疗药物仍然敏感,但平衡障碍却已不能用药物纠正。一旦发生这种情况,患者应使用拐杖或助行架,避免跌倒。

帕金森病除了上述显著的运动症状以外,还常常出现许多非运动症状,近年来获得越来越多的关注。非运动症状甚至可以是对患者生活质量最主要的影响因素。这些非运动症状可出现在运动症状发生以后,甚至在运动症状出现前多年即已经显现,包括:流涎、多汗、便秘、睡眠障碍、抑郁、精神障碍(幻觉等)、体重减轻、呼吸困难、尿频、尿急、疼痛、嗅觉减退、痴呆等。

【诊断和鉴别诊断】

根据本病有运动迟缓、震颤、肌强直三主征,结合"面具脸"、头部前倾、躯干俯屈、行走时上肢无摆动及"慌张步态"、多巴制剂等药物治疗明显改善等特征,有一定病程且表现典型的病例,诊断往往并不困难。2015年国际运动障碍协会(MDS)更新了帕金森病诊断标准,见表10-2。

表 10-2　2015 年国际运动障碍协会帕金森病诊断标准

诊断的首要核心是必须具备帕金森综合征(定义为运动迟缓,伴有静止性震颤和肌强直的其中一项)。一旦诊断为帕金森综合征,按以下标准进行诊断 1. 临床确诊为帕金森病要求 　(1) 不含下列绝对排除项* 及任何警示项** 　(2) 至少具备有两条支持项*** 2. 临床诊断为很可能的帕金森病要求 　(1) 不含绝对排除项* 　(2) 允许有警示项**,但不能超过 2 条,且必须有足够的支持项*** 抵消(1 条警示项需至少有 1 条支持项抵消;2 条 　　　警示项需至少有 2 条支持项抵消;不允许有超过 2 条警示项)

注:* 绝对排除项,存在以下任何一项即可排除帕金森病:① 小脑功能障碍;② 下视不能或向下垂直扫视减慢;③ 起病 5 年内有额颞叶痴呆证据;④ 起病超过 3 年,帕金森病症状仍局限于下肢;⑤ 多巴胺受体阻断剂或耗竭剂应用史(剂量和时间均符合药源性帕金森综合征诊断);⑥ 中重度病情,但大剂量左旋多巴治疗无效;⑦ 明确的皮层性感觉减退、失用或进行性失语;⑧ 突触前多巴胺能系统的神经功能影像学检查结果正常;⑨ 其他可以解释症状的病情。** 警示项:① 发病 5 年内快速进展(需常规使用轮椅);② 运动障碍 5 年或以上不进展(除非病情稳定与治疗有关);③ 早期延髓功能障碍;④ 不自主呼吸功能障碍(喘鸣等);⑤ 起病 5 年内出现严重的自主神经功能障碍;⑥ 起病 3 年内反复跌倒;⑦ 起病 10 年内出现过度的躯干前屈或手足挛缩;⑧ 起病 5 年仍未出现帕金森病常见的非运动症状;⑨ 无法解释的锥体束征;⑩ 双侧对称的帕金森症。*** 支持项:① 多巴胺能药物疗效明且显著;② 出现左旋多巴诱导的异动症;③ 肢体不对称性震颤;④ 有嗅觉丧失,或心脏间碘苯甲胍闪烁照相技术(MIBG)显示心脏存在失交感神经支配。

对上述帕金森病诊断标准的正确领悟和实施,能够使帕金森病患者的终前诊断准确率达到 90% 以上。但在帕金森病早期,上述标准中诸多条目不适用,诊断的准确率不高,仍有待开发疾病特异的生物学标志物及长期随访项目。脑功能显像是目前可以用于帮助诊断帕金森病的重要手段,最常用的显像靶点是脑多巴胺转运蛋白(dopamine transporter,DAT)(图 10-3)显像,在帕金森病早期即可发现壳核区域 DAT 显著降低,可用于鉴别特发性震颤等。制约因素是该检查仅限于少数医学中心,普及性有待进一步提高。国际运动障碍协会(MDS,2015)帕金森病诊断标准中规定,如果 DAT 正常可以绝对排除帕金森病的诊断。

【鉴别诊断】

1. **特发性震颤**(essential tremor) 除了明显的震颤(姿位性为主)外,患者基本正常,无帕金森病的其他主征。加上该病进展缓慢,因此通常只导致轻微的功能残疾。此外,尽管多数患者起病也在中老年,但一些患者可以在青少年或成年的早期即出现症状;常有家族史,呈常染色体显性遗传;在累及单手或双手的同时,常也累及头部,产生点头或者头部摇晃,双腿一般不受累;少量饮酒可显著的短暂性症状缓解。

2. **进行性核上性麻痹**(progressive supranuclear palsy,PSP) 除了帕金森综合征、眼球垂直运动障碍、早期平衡障碍以外,还有多巴制剂等治疗疗效差、临床症状对称、躯干姿势呈伸展位、通常无震颤、无运动波动和异动等特征,可与帕金森病相鉴别。

3. **多系统萎缩**(multiple system atrophy,MSA)P 型 除了有帕金森综合征表现以外,还出现自主神经

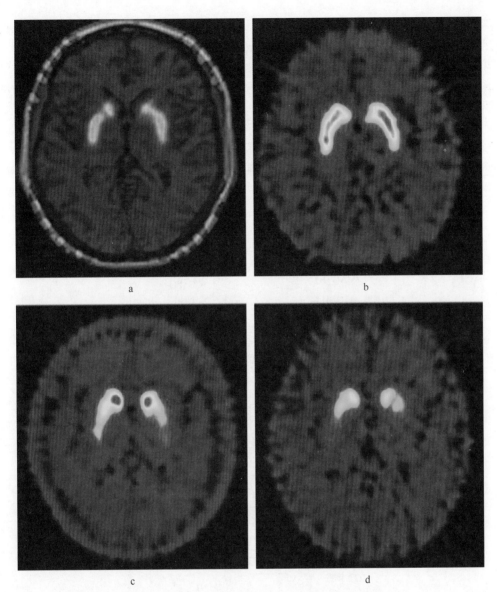

图 10-3 ^{18}F-FP-CIT PET 显像脑多巴胺转运体

a. 健康对照(与 MR 融合图);b. 健康对照;c. 早期帕金森病患者(HY I 级);d. 晚期帕金森病患者(HY IV 级)

功能障碍(体位性低血压、无汗症、括约肌功能紊乱、阳痿等)、锥体束征或小脑体征,病情进展快,对多巴制剂治疗不敏感。

4. **弥漫性路易体痴呆**(dementia with diffuse Lewy body,DLB) 除了出现帕金森综合征表现以外,同时伴有迅速进展的痴呆和幻觉。症状往往有明显波动性。有时也可有肌阵挛。对左旋多巴的反应性欠佳。

5. **其他各种继发性帕金森综合征** 如脑血管病性、药物性、正常压力性脑积水性帕金森综合征等。这些疾病通常具有相应的病史和临床特征,部分病例通过特定的辅助检查可明确诊断。

【治疗】

药物治疗通常可以使患者的症状在一定时间内获得不同程度的好转,但本病系慢性神经退行性疾病,缓慢进展是其基本特征。新近证据显示:早期诊断、早期治疗帕金森病,不仅可以改善症状,提高生活质量,而且可以延缓病情进展。药物和手术都有发生并发症的可能。医生应酌情决定选择何种治疗并及时调整药物的剂量。鉴于长期用药存在出现运动波动、异动等运动并发症风险,从早期起即坚持"剂量滴定",根据病情逐渐增量,尽可能以较小剂量达到比较满意的疗效,可降低远期出现上述运动并发症的风险。应鼓励患者尽可能多地进行体力活动,继续工作,培养业余爱好。体疗训练可使患者能更好地进行行走、进食等日常活动。

1. **药物治疗** 可使相当一部分患者的症状在一定程度和时间上得到改善。治疗中,剂量和方法应个体化。每种药物宜从小剂量开始,缓慢增加到适量,然后长期维持。药物长期服用后都存在效果减退或出现严重副作用的问题,剂量及组合需要根据病情变化不断做出相应调整。

(1) 复方左旋多巴制剂(左旋多巴和脑外多巴脱羧酶抑制剂):多巴胺替代疗法机制在于多巴胺本身不易通过血-脑屏障,故须选用能通过血-脑屏障的左旋多巴,在脑中脱羧变成多巴胺(图 10-4);为增加多巴胺进入脑实质的量,并减少其外周的副作用,可同时应用一些多巴脱羧酶抑制剂或增效剂以提高疗效。

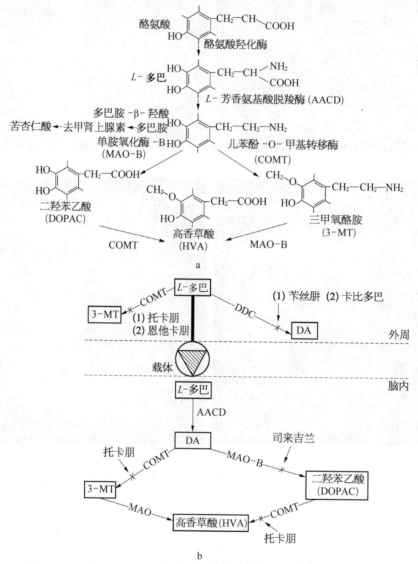

图 10-4 多巴胺合成、代谢和药物作用示意图

a. 多巴胺的合成代谢;b. 部分治疗帕金森病药物的作用机制

1) 左旋多巴:本药是目前治疗帕金森病最有效的药物。鉴于对外周(胃肠道、心血管系统)的副作用,左旋多巴目前几乎很少单独应用,多与脑外多巴脱羧酶抑制剂合用,可以增加疗效、降低副作用。主要副作用有恶心、呕吐、厌食、轻度血压降低、心脏症状、各种不随意运动(异动症)、"开-关(on-off)"现象和精神异常等。所谓"开-关"现象是动(开)和不动(关)交替出现的双相现象,患者可在几分钟内由肢体、口、面部等处的多动突然转变为强直性的不动状态,后者可持续数分钟至一小时。胃肠道副作用在治疗初期多见,不随意运动及"开-关"现象在长期治疗中多见,减量或停药后这些副作用均可消失。在服用左旋多巴期间,禁用维生素 B_6 和 A 型单胺氧化酶抑制剂(monoamine oxidase inhibitor,MAOI)。因为维生素 B_6 是多巴脱羧酶的辅酶(图 10-4),用后可加强外周多巴脱羧酶的活性,使脑外多巴加快变成多巴胺,使血中左旋多巴浓度降低,从而减少左旋多巴进入脑组织中的量,降低其疗效,并加强它的外周副作用。

2) 脑外多巴脱羧酶抑制剂:苄丝肼(Benserazide)和卡比多巴(Carbidopa)都是多巴脱羧酶抑制剂。这类药物的特点是本身不易通过血-脑屏障,故应用小剂量时,仅抑制脑外左旋多巴的脱羧作用,而不影响脑内的脱羧作用。因此与左旋多巴合用时可阻止血中多巴转变成多巴胺,使血中有更多的多巴进入脑内脱羧成为多巴胺,从而减少左旋多巴的用量,加强其疗效并减少其外周(脑外)副作用(如胃肠道及心血管系统的症状),但不减少中枢(脑内)的副作用(如不随意运动、"开-关"现象及精神症状)。应用此类药物时应加用维生素 B_6,使脑内左旋多巴的脱羧加快、加强。

3) 多巴丝肼(美多芭,Madopar):是左旋多巴和苄丝肼的复方制剂。美多芭(250′)标准片含左旋多巴 200 mg 和苄丝肼 50 mg。从小剂量起始,逐渐酌情加量。第 1 周美多芭(250′)每日半片,分 2 次服用;其后每隔 1 周增加一次剂量,直至滴定到可以显著改善症状、提高生活质量的最低有效剂量。餐前 1 h 服用可以减少左旋多巴在肠道中吸收与饮食中蛋白质吸收的冲突,如果是高蛋白饮食,最好在餐前 2 h 服用。服用后如果有胃肠道不适(恶心、呕吐、食欲不振等),可以加服吗丁啉克服,或者放在餐后服用。美多芭每日最大剂量一般不超过 8~10 片,并应分成 3~4 次服用。美多芭控释片(Madopar HBS)可延长有效血药浓度的时间。

4) 卡左双多巴控释片(息宁):是左旋多巴和卡比多巴的复方制剂。国内商品名为息宁,规格为 250′,系控释片,含 200 mg 左旋多巴和 50 mg 卡比多巴。用法基本参照美多芭的用法。控释片的优点是药性相对平稳,药效维持时间相对长,但缺点是每次的药性不如标准片显著。剂量切换计算时,控释片的有效剂量一般只相当于同等标准片的 80%。

5) 恩他卡朋双多巴片:是左旋多巴、卡比多巴、恩他卡朋三重复方制剂,商品名为 Stalevo、达灵复。目前国内上市的剂量为:左旋多巴 100 mg/卡比多巴 25 mg/恩他卡朋 200 mg,是标准片。

6) 缓释型和标准型卡比多巴和左旋多巴的混合剂型(Rytary):具备起效快、持续时间久的双重优点,可以减少给药次数,延长药性时间。国内尚未上市。

(2) 多巴胺受体激动剂:在帕金森病的早期患者,尤其是起病年龄小的患者中,可单用多巴胺受体激动剂。相比左旋多巴制剂,多巴胺受体激动剂的半衰期长,可以避免对纹状体突触后膜多巴胺受体产生脉冲样刺激,早期即启用受体激动剂的优点是后期出现运动并发症(症状波动和异动)的风险相对小。普拉克索还有显著的抗抑郁作用。多巴胺受体激动剂改善帕金森病运动症状的效果较多巴制剂相对不佳,且下肢水肿等副作用风险相对高。总之,复方多巴制剂和多巴胺受体激动剂对于早期帕金森病总体生活质量的改善效果相仿,各有利弊,需要综合权衡。中晚期多巴胺受体激动剂与复方多巴制剂及其他抗帕金森病药物合用,可以改善患者的剂末现象和"开-关"现象。

多巴胺受体激动剂均应从小剂量开始,逐渐加量,一直到出现满意疗效而无不良反应为止,之后长期维持,较易出现恶心、食欲减退、精神症状(幻觉、冲动控制障碍、性欲亢进等)、直立性低血压和下肢水肿等副反应。常用多巴胺受体激动剂按其化学结构分为麦角类、非麦角类。传统的麦角类多巴胺受体激动剂溴隐亭、培高利特由于有心脏瓣膜病变和肺胸膜纤维化等风险,已经基本退出了帕金森病的临床应用。目前临床应用的主要是非麦角类多巴胺激动剂,包括普拉克索(Pramipexole)、吡贝地尔(Piribedil)、罗匹尼罗(Ropinirole)、罗替高汀(Rotigotine)、阿扑吗啡(Apomorphine)。普拉克索起始剂量为 0.125 mg 每日 3 次;一周后日剂量加倍,第 3 周再翻倍;随后根据疗效和耐受性酌情增加。常见的维持量在 0.5~1.5 mg 每日 3 次。吡贝地尔对震颤效果相对较好,常用剂量为每日 150~200 mg。罗匹尼罗起始剂量为 0.25 mg 每日 3 次,每周总量增加 0.75 mg/d,许多患者在 2~8 mg 每日 3 次时才会出现疗效。罗替高汀贴片的每片药效可维持 24 h;可以作为单药治疗方案,也可以与左旋多巴制剂合用;起始剂量通常每日 2~4 mg,可以酌情缓慢增加到每日 8~16 mg。

(3) B 型单胺氧化酶抑制剂(MAOI):现在已知 MAO 至少分为 A 型与 B 型两型。A 型 MAOI 可阻止去甲肾上腺素(noradrenaline,NA)继续降解,使血中 NA 蓄积,从而使血压升高甚至发生高血压危象。人脑中以 B 型 MAOI 为主,若左旋多巴(或其与多巴脱羧酶抑制剂的复方制剂)和 B 型 MAOI(L - Deprenyl)合并应用,则不会有此副作用,且可加强左旋多巴的作用,并减少其用量(图 10 - 4)。第一代 B 型 MAOI 司来吉兰(selegilien,L - Deprenyl)能够抑制脑内多巴胺降解,加强脑内多巴胺能的作用。用法是每日早晨和中午各口服 1 次,每次 5 mg。第二代 B 型 MAOI 雷沙吉兰(Rasagiline)每日早晨服用 1 次(1 mg),可以与多巴制剂合用,改善有运动症状波动的中晚期帕金森病患者的症状。也可以单独应用于早期帕金森病。沙芬酰胺(safinamide)是一种可逆的 B 型 MAOI,在出现"开-关"现象的患者中,作为多巴制剂的补充治疗,治疗剂量为每日 50~100 mg。

（4）儿茶酚-氧位-甲基转移酶（COMT）抑制剂：目前有两种药：托卡朋和恩他卡朋。由于应用托卡朋有肝脏毒性的风险，故目前大部分国家的市场上已经停止使用该药。恩他卡朋（Entacapone）主要阻滞外周多巴胺降解、使血浆左旋多巴保持稳定浓度、增加其进入脑内的剂量（图 10-4）。作为多巴制剂的增效剂，它不能单独应用，只能与多巴制剂合用，用法是每服一次（复方）左旋多巴制剂，同时服用一次恩他卡朋（100 mg 或者 200 mg），可以改善中晚期帕金森病患者的运动波动症状。新一代药物奥皮卡鹏同时抑制中枢和外周 COMT，效果更强，每日仅需服用 1 次，每次 50 mg，可以显著延长有症状波动的帕金森病患者开期。

（5）抗胆碱能药物：对震颤的效果相对较好，可单独应用或与多巴制剂等其他抗帕金森病药物合用。最常用的药物是苯海索（安坦，Artane），每次 2～4 mg，每日 3 次。副作用有口干、眼花、无汗、面红、恶心、便秘、排尿困难、失眠和不宁，严重者可引起谵妄，停药或减量后可消失。有青光眼者禁用此类药物。老年患者有引发精神障碍、记忆力减退的风险。

（6）抗谷氨酸能（兴奋性氨基酸）药物：金刚烷胺（Amantadine）。目前主要用于缓解帕金森病的运动症状，及长期应用多巴制剂/激动剂后出现的异动症。该药可单独应用，或与其他抗帕金森病药物合用，用量为每日 200～300 mg。它能改善帕金森病的所有症状，但单独应用药效维持时间一般不长。副作用有下肢水肿和网状青斑、头晕、失眠、幻觉等。

（7）腺苷 2A 拮抗剂：伊曲茶碱（Istradefylline）为左旋多巴基础上的添加治疗，每日 20 mg 或 40 mg，可以延长有运动波动的帕金森病患者的"开"期。

2. 外科治疗　适应证主要为：原发性帕金森病；年龄＜75 岁；病程 4～5 年以上；早期药物治疗疗效显著，长期药物治疗后药效明显减退，在优化药物治疗方案后仍然无法满意控制的运动波动/异动，或者药物难以控制的震颤，或者不能耐受药物治疗。手术需要严格掌握适应证。手术可以显著改善运动症状，但并非根治手段。术后仍需服用药物，但所需剂量可以减少。脑深部刺激术（deep brain stimulation）因为其可逆、可调控、相对安全，目前获得更多应用，是目前最主要的手术方法。在锁骨皮下埋置带电池的刺激顺序脉冲调节器，通过电线连接颅内靶点中电极。有效脉冲因人而异。刺激靶点区分别在丘脑底核、丘脑腹中间核或苍白球。适用于左旋多巴复方剂有效的早期偏侧或晚期帕金森病左旋多巴复方制剂仍然有效但出现疗效减退或药物造成的运动障碍。毁损术也有一定疗效，但由于不可逆及不可调控，目前应用渐少。

3. 康复及运动疗法　太极拳、慢跑、快走等运动对帕金森病患者运动症状的改善甚至延缓病情可能有一定的帮助。

第三节　帕金森叠加综合征

帕金森叠加综合征是一组神经系统变性病的总称，包括多系统萎缩（multiple system atrophy，MSA）、进行性核上性麻痹（progressive supranuclear palsy，PSP）、皮质基底节变性（corticobasal degeneration，CBD）、弥漫性路易体痴呆（dementia with Lewy bodies，DLB）、关岛肌萎缩侧索硬化-帕金森-痴呆综合征（Guamanian amyotrophic sclerosis parkinsonism dementia complex，Guam-ALS-PDC）、额颞叶痴呆-帕金森综合征（frontotemporal dementia and parkinsonism linked to chromosome 17，FTDP-17）等。这些患者病程中除了出现运动迟缓、震颤、肌强直、姿势不稳等帕金森病样症候群外，还会出现自主神经症状、小脑共济失调、锥体束损害症状以及幻觉、认知功能下降甚至痴呆等精神症状。他们的中大多数对帕金森病治疗药物的反应较差。

多 系 统 萎 缩

MSA 是一组具有特征性临床表现的神经系统变性病，其病理改变主要累及自主神经、锥体外系、锥体系和小脑。临床上表现为自主神经功能障碍、帕金森症候群、锥体束征和小脑共济失调等。本病既往曾分为 Shy-Drager 综合征，纹状体-黑质变性（SND）和散发性橄榄-脑桥-小脑变性（sOPCA）。其临床表现多种多样，早期即出现自主神经功能障碍，如体位性低血压、男性勃起功能障碍、排尿无力，甚至尿失禁等，并产生帕金森症候群、小脑功能障碍和锥体束征。现常根据临床表现的不同,分为 MSA-P 和 MSA-C。前者以帕金森病样表现为主要特征,后者则以小脑共济失调表现为主要特征。在亚洲,MSA-C 多于 MSA-P。

【病因和病理】

MSA 的病因未明。其病理改变在大体标本上主要表现为脑桥、小脑和额叶萎缩。部分患者可出现腰骶段脊髓萎缩。显微镜下主要表现为黑质部、蓝斑、纹状体中多巴胺能神经元减少。小脑浦肯野细胞和下橄榄核神经细胞也显著减少,但小脑颗粒细胞、齿状核和结合臂通常无显著改变。免疫组化染色可见在少突胶质细胞内出现 α-突触核蛋白阳性的特征性包涵体。尽管此包涵体存在于胶质细胞中,不同于帕金森病和路易体痴呆,但由于这些包涵体的主要成分均是 α-突触核蛋白(α-synuclein),因此,病理学家常把 MSA、路易体痴呆和帕金森病统称为 α-突触核蛋白病(α-synucleinopathy)。

【临床表现】

本病好发于 50～70 岁的中老年人,平均发病年龄为 57 岁(尚未发现 30 岁以前发病的患者)。男性多于女性。通常慢性隐匿性起病,逐渐进展,平均存活时间为 7 年(1～16 年)。

50% 的 MSA 患者最早期的症状是膀胱和性功能障碍,表现为尿频、尿急、排尿困难,甚至出现尿失禁。男性常出现阳痿,女性患者常表现为性冷淡等。有文献认为对西地那非无效的阳痿,尤其是清晨自动勃起障碍的,高度提示 MSA,一般的勃起障碍或阳痿没有足够的特异性。MSA 患者晚期常出现尿潴留。不少患者可出现体位性低血压,卧位与立位血压(分别平卧和站立 3 分钟检测)收缩压相差 30 mmHg,舒张压相差 15 mmHg,但心率无明显变化。临床上表现为较长时间站立或行走时头昏、黑朦、下肢沉重、无力,严重时晕倒,平卧后症状逐渐好转。如果患者单纯表现为自主神经障碍达 5 年以上,则通常采用的诊断术语为纯自主神经功能衰竭(pure autonomic failure,PAF)。这类患者的 Lewy 小体的病理改变通常发生在自主神经节,黑质部也可能出现 Lewy 小体的病理改变,但尚不足以引起帕金森病样表现。极少数 PAF 患者 5 年后转变为 MSA。此外,尚可出现多汗或少汗,甚至无汗。

帕金森症候群是 MSA 的突出表现,不管是哪种类型的 MSA,其最终都会出现帕金森症候群,如运动迟缓、肌强直、震颤等。运动迟缓、肌强直进展较 PD 患者快。患者常较早就出现姿势反射障碍,跌倒通常发生在发病后 3 年内。MSA 的步态障碍可以是帕金森病步态,也可是纯小脑共济失调步态,或两者兼而有之,且常出现冻结步态、起步困难,导致跌倒。大部分患者的帕金森症状是对称的,且对左旋多巴的治疗反应不佳。约 1/3 的患者经左旋多巴治疗反应较好,但疗效维持时间不长,且易出现面部或颈部异动症。部分患者自觉服用左旋多巴无效,但停药后又感症状加重。

小脑共济失调症状也常见,且是 MSA-C 的突出表现。患者通常表现为步态不稳、易跌倒。部分患者出现构音障碍、言语不清,严重者出现吟诗状言语。

部分患者可合并有锥体束损害而出现四肢无力,40%～50% 的 MSA 患者出现腱反射增高,病理征阳性;36% 的 MSA-C 患者可出现病理性哭笑。晚期患者可出现假性球麻痹,并出现吞咽困难、饮水呛咳。不少患者需鼻饲流质或胃肠造瘘,放置 PEG,以保证患者的营养支持。

部分患者可出现情感失控、轻度认知功能障碍,但通常发生在病程晚期。也有部分患者发生快速眼动睡眠行为障碍(rapid eye movement sleep behavior disorder,RBD)或肌萎缩等。部分患者可新发打鼾或打鼾加重,甚至出现夜间或日间喘鸣等。可出现手足冰冷、雷诺现象。

【辅助检查】

1. 直立倾斜试验 直立 3 min 后收缩压或舒张压较平卧 3 min 的相应血压降低 30 或 15 mmHg,但心率无明显变化者,提示存在体位性低血压。

2. 膀胱功能评价 尿流动力学检查有助于明确膀胱逼尿肌、尿道括约肌的功能是否正常。膀胱 B 超有助于明确有无残余尿。

3. 肛门括约肌肌电图检查 通常出现失神经改变,如正常,常有助于排除 MSA。

4. 影像学检查 MSA 最典型的常规 MRI 序列影像学特征包括壳核萎缩、T_2 加权相壳核低信号伴壳核外侧边缘高信号(常见于 1.5T 场强 MRI 检查),称为"裂隙征"。同时,有一系列的幕下结构异常,如脑桥、小脑中脚(MCP)、延髓、下橄榄、小脑萎缩,以及脑桥出现"热十字包征"、MCP 和小脑 T_2 加权相高信号。磁敏感加权成像(SWI)可见壳核后外侧低信号。

大多数 ^{18}F-FDG-PET 研究涉及数量较少的 MSA 患者,且结论通常缺乏神经病理学的证实。因此,诊断准确性尚无定论。MSA 患者小脑、脑干和壳核常表现为 ^{18}F-FDG 代谢降低。

【诊断和鉴别诊断】

对年龄＞30 岁的慢性隐匿性起病,病程中逐渐出现自主神经症状、帕金森症候群、小脑共济失调症状及体征,但无阳性家族史的患者,应考虑本病的可能。目前多参照 Gilman2008 年修订的诊断标准作出临床诊断。

1. 很可能的 MSA　无家族史的 30 岁以上慢性隐匿性起病、呈进展病程的患者,同时具备下列表现。

(1) 自主神经功能障碍,如尿失禁、阳痿、女性性冷淡等,或出现体位性低血压(站立 3 min 后血压较平卧时下降≥30/15 mmHg)。

(2) 下列两项之一:① 对左旋多巴(L-Dopa)治疗反应不佳;② 小脑功能障碍:共济失调、构音障碍等。

2. 可能的 MSA　无家族史的 30 岁以上慢性隐匿性起病、呈进展病程的患者,同时具备下列表现。

(1) 下列两项之一:① 帕金森综合征;② 小脑功能障碍。

(2) 至少有下列一项提示有自主功能障碍:阳痿,无其他原因可解释的尿频、尿急或膀胱排空障碍,体位性低血压,但未达到很可能的 MSA 标准。

(3) 至少有一项下列表现。

1) 可能的 MSA-P 或 MSA-C:① 巴宾斯基征阳性,腱反射活跃;② 喘鸣。

2) 可能的 MSA-P:① 进展迅速的帕金森综合征;② 对左旋多巴(L-Dopa)治疗反应不佳;③ 发病 3 年内出现姿势反射障碍;④ 有小脑共济失调症状;⑤ 发病 5 年内出现吞咽困难;⑥ 脑 MRI 显示壳核、脑桥臂、脑桥或小脑萎缩;⑦ ^{18}F-FDG-PET 显示壳核、脑干或小脑代谢降低。

3) 可能的 MSA-C:① 帕金森综合征;② MRI 显示壳核、脑桥臂、脑桥或小脑萎缩;③ ^{18}F-FDG-PET 显示壳核低代谢;④ SPECT 或 PET 显示纹状体突触前多巴胺能纤维失神经改变。

【鉴别诊断】

在目前共识的诊断标准中,可能的 MSA 诊断仅基于临床表现,而神经影像学表现被列为可能的 MSA 的诊断辅助。MSA-P 与帕金森病、进行性核上性麻痹、路易体痴呆等之间存在重叠表型,而 MSA-C 与散发性成人发病共济失调之间也存在重叠表型,导致 MSA 在临床上常被延迟诊断或误诊。MSA 早期症状不典型或累及系统较少时诊断较困难。MSA-P 尚需和帕金森病以及其他不典型帕金森综合征相鉴别,如进行性核上性麻痹、血管性帕金森综合征、正常压力性脑积水、路易体痴呆、皮质基底节变性等。MSA-C 常需要与各种原因所致的小脑性共济失调相鉴别。

【治疗】

本病目前尚无特异性治疗,主要是治疗自主神经症状和帕金森综合征。

1. 体位性低血压　除增加钠盐摄入外,应鼓励患者少食、多餐,避免饱食后发生体位性低血压。其他物理治疗方法还有穿弹力袜、打绑腿,夜间平卧血压偏高时可抬高床头。升高血压的药物有盐酸米多君(血管 α-受体激动剂),初始剂量为每次 1.25 mg,每日 2～3 次,逐渐加量,最大剂量每日 40 mg;睡前禁用,以免引起卧位高血压。屈昔多巴(去甲肾上腺素的前体代谢产物),也可升高血压,文献报道也可改善部分患者的冻结步态。常用初始剂量为每次 100 mg,每日 1～2 次,逐渐增量,最大剂量可达每日 900 mg。可口服氟氢可的松,每日 0.1～0.6 mg,也可改善体位性低血压。

2. 排尿障碍　尿频、尿急者可选用外周抗胆碱能药,如托特罗定,但需警惕部分患者会发生尿潴留。如发生尿潴留或残余尿较多时,可采用间歇性清洁导尿等方法处理。

3. 帕金森综合征　多数患者对多巴胺能药物治疗反应不佳,约 1/3 的患者对左旋多巴(L-Dopa)治疗反应较好,但疗效维持时间不长,且易出现异动症,多位于头颈部,不同于帕金森病患者多位于肢体的异动症。部分患者自觉左旋多巴疗效不佳,但停药后又感症状加重,这类患者可用小剂量左旋多巴维持。对于采用左旋多巴诊断性治疗,文献推荐多巴丝肼片,每日 3 次,每次 1 片,连续服用 3 个月后再对比基线和服药 3 个月后运动症状,评价是否改善超过 30%。

部分患者合并有肌张力障碍,可试用肌松药或 A 型肉毒毒素治疗。

晚期患者出现吞咽困难,可鼻饲流质或行经皮内镜下胃造瘘术,以保证营养支持治疗。

进行性核上性麻痹

进行性核上性麻痹(progressive supranuclear palsy,PSP),又称为 Steele-Richardson-Olszewski 综合

征。由三位加拿大医生于1963年首先报道,因而以三人的名字命名该综合征。PSP是一种少见的中枢神经系统变性病,患病率与MSA相当。国外资料显示,PSP占帕金森叠加综合征的4%～6%。多为散发性病例,家族性病例罕见。多见于40岁以上中老年人。临床上表现为少动-强直综合征(症状常较对称),常伴有眼球活动障碍,尤其是垂直扫视障碍、姿势不稳,早期即常跌倒(经典表现为无先兆的向后跌倒)、额叶功能障碍(人格改变、额叶认知障碍)和球部功能障碍(构音障碍)。患者常出现额肌过度活动、上提肌抑制,有时出现眼睑痉挛、睁眼失用。特征性核上性眼肌麻痹(更确切地说是局部瘫痪,这是临床诊断时必须具备的特征,并据此命名该病)早期的临床表现为垂直自主扫视活动减慢,随后核上性向上凝视(无特异性)或向下凝视(均为病理性)受限,接着水平扫视也出现相似的异常。

【病因和病理】

PSP的病因不明,其病理检查显示大脑半球和脑干萎缩,以中脑被盖部萎缩最为明显。中脑黑质部、脑桥蓝斑颜色变淡,脑桥和桥臂也有不同程度的萎缩。显微镜下可见神经元丧失和胶质增生,这些病理改变主要位于黑质、齿状核、苍白球,小脑皮质也有不同程度的累及。特征性病理改变为成簇的星形胶质细胞(tufted astrocytes)和丝状的神经纤维缠结(neurofibrillary tangles,NFT)。免疫组化染色显示这些改变对tau蛋白反应呈阳性。因此,现认为PSP为一种tau蛋白病(tauopathy)。

【临床表现】

本病好发于40岁以上中老年人,男性多于女性。常隐匿起病,缓慢进展。平均病程6～10年。

临床症状多种多样。1/2～2/3的患者发病早期(发病1年内)即出现步态不稳、冻结步态等,常发生无征兆的向后跌倒。不少患者同时伴有下肢强直僵硬、震颤。

一半以上患者早期出现视物模糊、复视,逐渐出现眼球垂直凝视不能。随着病情进展,也会出现水平扫视缓慢。由于患者眼球垂直运动障碍,患者出现头颈后仰、躯干僵直的特殊姿势,不同于帕金森病患者头颈、躯干前屈的姿势。

不少患者早期出现言语含糊、吞咽困难、强哭、强笑等。也可在病程早期即出现认知功能障碍。

根据临床表现的不同,常把PSP分为几种亚型,这种分型对判定其预后和自然病程有帮助。

1. 经典型(PSP-RS) 也称为Richardson综合征,具有典型的PSP临床特征。有时也称为Steele-Richardson-Olszewski综合征。

2. 帕金森病样型(PSP-P) 以帕金森病样症状和体征为主要表现。

3. 单纯运动不能型(PSP-PA) 单纯运动不能,常以有冻结步态为主要表现,无四肢僵直等肌张力增高等表现。

4. 皮质基底节综合征型(PSP-CBS) 类似于皮质基底节变性综合征。

5. 额颞叶痴呆型(PSP-FTD) 以额-颞叶痴呆为主要临床表现。

【辅助检查】

EEG可呈轻或中度的广泛慢波。事件相关电位检查可见P300潜伏期延长,甚至检测不出。

头颅MRI可见中脑四叠体萎缩,AP线长度<14 mm,并出现"蜂鸟征""牵牛花征"。

【诊断】

PSP出现典型的临床体征时,诊断并不难,但PSP的早期临床表现常不明显,体检时不易发觉,早期诊断较困难。临床上对于任何表现为对左旋多巴治疗不敏感的帕金森综合征患者、常跌倒的姿势障碍患者、伴有垂直扫视缓慢/核上性凝视麻痹的患者、执行功能下降的患者以及早期出现构音障碍/吞咽困难的患者均应考虑到PSP的可能。10%～30%病理学上表现为PSP-tau蛋白病理改变的患者并不出现典型的PSP的临床表现,采用原有的PSP诊断标准很难做出PSP的诊断。2017年,国际运动障碍协会提出了PSP的最新诊断标准,包括核心临床特征和支持特征两部分,分别见表10-3和表10-4。然后再根据表10-3和表10-4的不同组合,组成PSP的诊断标准。将诊断可靠性程度分为四个层次,分别是确诊PSP、很可能的PSP、可能的PSP以及提示PSP,见表10-5。诊断PSP患者时,一般要求患者年龄≥40岁。

确诊PSP需要有神经病理诊断,这是诊断PSP的金标准,不管其是何种临床表现。很可能的PSP是多种临床特征相结合后得出的诊断,该标准具有高特异性。可能的PSP也是多种临床特征相结合而得出的诊断,该诊断标准具有较高的灵敏度。提示PSP是指患者的临床症状单独或组合后的特征,可能是早期PSP的微妙证据,具有适度且有用的积极预测价值。额外典型的影像学表现(IF1或IF2)支持PSP的诊断。

表 10-3 PSP 的核心临床特征

症状层级	功能域			
	眼球运动障碍(ocular motor dysfunction,O)	姿势不稳(postural instability,P)	运动不能(akinesia,A)	认知障碍(cognitive dysfunction,C)
1	O1:垂直性核上性凝视麻痹	P1:3 年内无端的反复跌倒	A1:3 年内进行性冻结步态	C1:说话/语言障碍,如原发进展性失语或进行性语言失用
2	O2:垂直扫视速度减慢	P2:3 年内后拉试验有跌倒趋势	A2:帕金森病样症状、体征,少动-强直,主要累及中轴,左旋多巴抵抗	C2:额叶认知/行为异常
3	O3:眼球频繁巨大方波急跳或"睁眼失用"	P3:3 年内后拉试验时后退 2 步以上	A3:帕金森病样症状、体征,伴有震颤和(或)不对称和(或)左旋多巴治疗有效	C3:皮质基底节综合征

表 10-4 支持 PSP 的特征

临床线索(clinical clue,CC)	影像发现(imaging finding,IF)
CC1:左旋多巴抵抗 CC2:运动减少,痉挛性构音障碍 CC3:吞咽困难 CC4:畏光	IF1:显著的中脑萎缩或代谢降低 IF2:突触后纹状体多巴胺能变性

表 10-5 结合临床特征和临床线索判断诊断 PSP 的可靠程度

诊断可靠性	定义	综合标准	主要类型	英文缩写
确诊 PSP	诊断的金标准	神经病理诊断	任何临床表现	PSP
很可能的 PSP	特异性高,但敏感性较低;适合治疗和生物学研究	(O1 或 O2)+(P1 或 P2)	PSP 伴有 Richardson 综合征	Prob.PSP-RS
		(O1 或 O2)+ A1	PSP 伴有进展性冻结步态	Prob.PSP-PGF
		(O1 或 O2)+(A2 或 A3)	PSP 伴明显的帕金森症	Prob.PSP-P
		(O1 或 O2)+ C2	PSP 伴显著的额叶症状	Prob.PSP-F
可能的 PSP	敏感性较高,但特异性较低,适合描述性流行病学研究和临床护理	O1	PSP 伴显著的眼球运动障碍	Poss.PSP-OM
		O2+P3	PSP 伴 Richardson 综合征	Poss.PSP-RS
		A1	PSP 伴进行性冻结步态	Poss.PSP-PGF
		(O1 或 O2)+ C1	PSP 伴显著的讲话/语言障碍	Poss.PSP-SL
		(O1 或 O2)+ C3	PSP 伴明显的 CBS	Poss.PSP-CBS
提示 PSP	提示 PSP,但未达到 Poss.PSP 或 prob.PSP 诊断标准,适合早期鉴别诊断	O2 或 O3	PSP 伴显著的眼球运动障碍	s.o.PSP-OM
		P1 或 P2	PSP 伴显著的姿势不稳	s.o.PSP-PI
		O3+(P2 或 P3)	PSP 伴 Richardson 综合征	s.o.PSP-RS
		(A2 或 A3)+(O3 P1,P2,C1,C2,CC1,CC2,CC3 或 CC4)	PSP 伴帕金森症	s.o.PSP-P
		C1	PSP 伴显著的讲话/语言障碍	s.o.PSP-SL
		C3+(O3 或 P3)	PSP 伴显著的额叶症状	s.o.PSP-F
		C3	PSP 伴明显的 CBS	s.o.PSP-CBS

【鉴别诊断】

PSP 需要与帕金森病以及其他不典型帕金森综合征,如多系统萎缩、路易体痴呆、皮质基底节变性、原发进展性冻结步态、血管性帕金森综合征等相鉴别。垂直性眼球运动障碍明显,而少动-强直症状较轻者需与中脑顶盖前区综合征(Parinaud综合征)相鉴别,后者影像学检查常有异常发现。

【治疗】

本病无特异性治疗,主要帕金森综合征治疗和对症支持治疗。

(1) 对于PSP-P型的患者,左旋多巴可能有一定的疗效,但持续时间短,数月或数年后疗效即减退。多巴胺受体激动剂疗效不如左旋多巴,因副作用较大,一般不用于PSP患者的治疗。不少PSP患者冻结步态明显,除加强步态训练外,可试用单胺氧化酶抑制剂司来吉兰治疗,但剂量常较大。

(2) 对于吞咽困难者可行鼻饲流质或安装PEG等,以保证足够的营养支持治疗。

(3) 由于不少患者早期即易发生跌倒,需采用相应的保护措施,以免跌倒导致外伤、骨折等并发症。

第四节 皮质基底节变性

皮质基底节变性(corticobasal degeneration,CBD)由Rebeiz于1967年首先报道,患者表现为伴有神经元退行性变的皮质、齿状核和黑质变性。1989年Gibb等报道了3个病例,临床上表现为PSP特征,但病理改变却与皮克病(Pick disease,PD)一致。结合相关文献,Gibb等提出了CBD的临床诊断。CBD是一种少见的神经系统变性病。确切患病率不详,但低于MSA或PSP。也有文献报道其与PD之比为1:18。

【病理】

CBD的病理改变为大脑皮质呈局限性、非对称性萎缩,主要位于中央沟附近,如额叶后部和顶叶。基底节核团萎缩,脑干中黑色素脱失等。显微镜下可见局限性萎缩的大脑皮质神经元膨胀,呈"气球样改变",并伴有胶质细胞增生,可见星形胶质细胞斑,主要累及额叶和顶叶。患者脑部也可出现皮克病或阿尔茨海默病的相关病理改变,但没有路易体等α-突触核蛋白病的病理改变。免疫组化染色显示,在大脑皮质和基底节残存的"气球样神经元"内存在着对tau蛋白和泛素蛋白呈阳性反应的神经丝。

【临床表现】

通常慢性隐匿性不对称起病,逐渐缓慢进展,症状长期局限在某一部位。尽管可逐渐累及对侧肢体,但仍具有明显的不对称的特点。发病年龄通常为50~70岁,平均发病年龄为63岁。病程4~10年,平均生存时间为8年。

临床症状多种多样,包括皮质基底节综合征(corticobasal syndrome,CBS)(CBD-CBS)、PSP样表现(PSP-like,CBD-PSP)、皮质后部萎缩(posterior cortical atrophy,PCA)综合征、额颞叶痴呆(CBD-FTD)、进行性非流利性失语(progressive nonfluent agrammatic aphasia,PNFA)(CBD-PNFA)和Richardson综合征(经典型PSP)。

1. CBD-CBS CBS是经典的CBD,但CBS也可由PSP、局灶性AD或FTD引起。此型约占病理证实的CBD的50%。CBS通常表现为不对称帕金森综合征、进展性失用症,通常影响手,与强直、肌阵挛和肌张力障碍有关。这些症状可发展到下肢,最终影响四肢,但仍不对称。肌阵挛通常对刺激较敏感,但不是一直存在。肌张力障碍和肌阵挛较少动-强直综合征和失用少。部分患者可见到异己肢,可通过无意识的抓握、无目的的运动或失用肢体的悬空来判断。当CBS影响到右侧肢体时,很可能出现非流利性失语;当影响到左侧肢体时,可能出现视空间和视结构障碍。患者最终可产生语言和视空间障碍,以及皮质感觉综合征和异己肢。大多数患者从上肢起病,下肢起病的CBS很少见。病情呈明显的不对称,并呈进展病程。

CBS也可引起眼球运动障碍,表现为眼球运动失用,通常累及水平性和垂直性凝视,晚期通常表现为垂直性核上性凝视麻痹。

2. CBD-PSP 临床上表现为对称性帕金森综合征、姿势不稳和眼球运动障碍。CBD-PSP患者较PSP-Richardson综合征患者表现出更多的失抑制症状。与病理证实的PSP相比,这类患者有更严重的认知和行为障碍。

3. CBD-PCA 临床表现为视空间障碍、失用和肌阵挛。与其他类型的CBS相比,这类患者肌阵挛更加频繁。

4. CBD-FTD 可为家族性或散发性,表现为行为异常、视空间障碍和语言障碍等。

5. CBD-PNFA 是CBD中最常见的失语类型,患者表现为慢性进行性失语。

【辅助检查】

1. 神经电生理　EEG 在广泛慢波节律的背景下出现前额叶、顶叶、颞叶的不对称局灶性改变。事件相关电位 P300 的潜伏期较阿尔茨海默病和血管相关痴呆患者明显延长。EMG 检查可见自发性和反射性肌阵挛。

2. 影像学研究　不对称的顶叶、额-顶-枕叶萎缩。PET 显像提示患者基底节对 ^{18}F - Dopa 摄取减少且不对称,与临床症状相对应。

【诊断和鉴别诊断】

CBD 的临床表现多样,尚无一种临床症状足够特异到能明确诊断,CBD 的确诊需要尸体解剖证实。目前 CBD 的诊断标准是 2013 年由 Armstrong 等提出,分为很可能的 CBD 和可能的 CBD,但这些标准的效度尚需要验证。除两者都必须满足不对称起病的标准外,其他标准如下。

1. 很可能的 CBD　还需满足下列标准。

(1) 满足下列 3 项中 2 项：① 肢体强直或不动；② 肢体有肌张力障碍；③ 肢体有肌阵挛；

(2) 加上下列 3 项中 2 项：① 口部或肢体失用；② 皮层感觉障碍；③ 异己肢现象。

2. 可能的 CBD　尚需满足下列标准。

(1) 至少有下列 1 项：① 肢体强直或不动；② 肢体有肌张力障碍；③ 肢体有肌阵挛；

(2) 加上至少下列 1 项：① 口部或肢体失用；② 皮层感觉障碍；③ 异己肢现象。

【鉴别诊断】

CBD 需要与帕金森病以及其他不典型帕金森综合征,如 PSP、MSA 等鉴别。由于症状和体征的不对称,部分患者需要与卒中和朊蛋白病相鉴别。以认知功能障碍为突出表现者,尚需要与皮克病、阿尔茨海默病相鉴别。

【治疗】

目前尚无特异性治疗。大部分患者不能从现有的治疗中获益。出现帕金森综合征表现者,可试用左旋多巴治疗,最大剂量可达到每日 900～1 200 mg,但多数患者对治疗缺乏反应。最有效的是肌阵挛和肌张力障碍的症状性治疗。前者的治疗药物有丙戊酸钠、氯硝西泮、左乙拉西坦等;后者的治疗药物包括巴氯芬、乙哌立松、氯硝西泮,必要时可尝试局部注射 A 型肉毒毒素。

1. 康复治疗　不少患者康复训练的获益超过药物治疗带来的好处。

2. 对症支持治疗　晚期患者可出现吞咽困难而易发生营养不良,需加强营养支持治疗。加强护理,防治各种并发症。

第五节　血管性帕金森综合征

血管性帕金森综合征(vascular parkinsonism,VP)是继发性帕金森综合征之一,是指由于脑血管病变引起帕金森病样临床表现。1929 年 Critchley 首先描述,并提出动脉粥样硬化性帕金森综合征是一种独特的疾病。由于最初缺乏病理改变证据,血管性帕金森综合征这一说法颇受争议。随着影像学的进展,脑 CT 和 MRI 等影像技术可清晰地显示脑白质病变,如腔隙性脑梗死、脑小血管病、脑出血等,脑血管病变在帕金森综合征中的作用才逐渐得到认可。

血管性帕金森综合征患者常存在多种脑血管病危险因素,如高血压病、糖尿病、高脂血症、吸烟、高同型半胱氨酸血症、皮质下动脉硬化性脑病(Binswanger 病)、血管炎等。

VP 的病理改变是累及基底节区、皮质下白质、中脑等脑组织的损害。事实上,脑血管病变导致血管性帕金森综合征的比例并不高,即使是伴皮质下梗死和白质脑病的常染色体显性遗传脑动脉病(cerebral autosomal dominant arteriopathy with subcortical infarcts and leukoencephalopathy,CADASIL)发生血管性帕金森综合征的百分比也仅为 11%。临床病理研究发现,额叶白质的损害更易发生血管性帕金森症。Binswanger 病所致的步态障碍归因于弥漫性的血管损害中断了基底节和运动皮质之间的联系。

【临床表现】

临床上,血管性帕金森综合征可分为两类,即急性/亚急性血管性帕金森综合征和慢性血管性帕金森综合征。前者少见,约占所有血管性帕金森综合征中的25%,占血管性运动障碍的22%。这类患者诊断都很明确,又称为"单纯的(pure)"或"确定的(definite)"血管性帕金森综合征,病变多位于皮质下灰质核团。后者临床上相对多见,确诊较困难,血管损害常弥漫性分布在分水岭区域。

急性血管性帕金森综合征常表现为突发的少动-强直综合征,部分患者可出现震颤。影像学检查可发现责任病灶。该病是由多种脑部小血管病(梗死或出血)导致无或有症状的双侧皮质下脑白质病变,损害纹状体或破坏基底节-丘脑-皮质环路,中断了额叶和纹状体之间的神经连接而缓慢出现的一组少动-强直症候群。患者多隐匿性起病、阶梯样加重。常以步态障碍为突出表现,如行走呈小碎步前冲,呈慌张步态,故又称为"下身帕金森综合征"。这类患者还可出现记忆力减退等认知障碍、假性球麻痹、锥体束征阳性等;但缺乏震颤、肌强直等,肢体的联带动作常存在。该病对左旋多巴治疗多无反应。

【诊断】

2004年,有人提出了VP临床诊断的新标准,其敏感性达94%(16/17)。

1. 帕金森综合征　① 双侧或急性起病的运动迟缓(自主运动的启动缓慢,尤其是下肢的运动迟缓,包括步距减少)或姿势不稳,且这些症状不是由原发性视觉、前庭性、小脑性或本体感觉功能障碍引起;② 存在静息性非搓丸样震颤不能排除VP的诊断。

2. 脑血管病　影像学(CT或MRI)发现相关的脑血管性疾病证据或存在与卒中一致的症状和体征。

3. 上述两种疾病之间存在相关性　① 发生位于或靠近基底节运动传出通路区域(Gpe或黑质致密部)或直接降低丘脑-皮质冲动区域(丘脑的VL,较大的额叶梗死)的急性或亚急性梗死。卒中后1年内发生对侧的少动-强直综合征或曳行步态;② 广泛性皮质下白质损害所致地隐匿性的帕金森综合征,发病时出现双侧症状,早期出现小碎步、认知障碍、尿失禁、假性球麻痹、锥体束损害,存在脑血管病的危险因素,左旋多巴反应不佳。

4. 排除标准　反复的头部外伤,明确的脑炎,症状发生时正在使用神经抑制剂,存在脑部肿瘤或交通性脑积水(头部CT或MRI扫描证实),或其他可解释帕金森症状的病因。

【鉴别诊断】

VP主要表现为步态障碍,常与非典型帕金森综合征,如进行性核上性麻痹、多系统萎缩、正常压力性脑积水等相混淆。临床上需要通过仔细问诊、详细的体格检查,结合相关辅助检查,尤其是脑部影像学检查明确诊断。

【治疗】

治疗方案取决于其发病机制。某些位于黑质或多巴胺纹状体通路的损害所致的急性帕金森综合征可能对左旋多巴治疗有效,但这种病例很少。大多数VP患者白质损害并没有影响到该通路,目前的抗帕金森病治疗药物疗效多不理想。DBS同样疗效不佳。

治疗血管病的危险因素有望减慢VP恶化的速度,但目前尚缺乏相关的研究数据。

一项小规模的双盲研究显示脑脊液引流可改善VP的症状,但随访时间仅3个月,长期疗效有待进一步观察。反复引流CSF或安置引流管治疗VP患者仍需要进行大规模的长时间随访对照研究,以确定这种治疗方法的疗效,同时还需要明确哪些患者最可能有效。

第六节　肌张力障碍

肌张力障碍(dystonia)是一种以持续性或间歇性肌肉收缩导致重复运动、姿势异常或两者兼而有之为特征的运动障碍。肌张力障碍性运动通常具有模式化的扭曲动作,可伴有震颤,经常由随意运动启动或加重。并伴有肌肉兴奋的泛化,是神经系统运动增多类疾病的常见类型。

【病因和发病机制】

原发性肌张力障碍的病因和发病机制尚不明确。从基底节环路的角度上,目前认为肌张力障碍可能为直接通路的过度激活所致。病理生理学资料表明,肌张力障碍患者存在着神经系统不同水平的功能学改变,基底节-丘脑-皮层环路的功能失衡是引发肌张力障碍的主要环节。纹状体功能亢进导致了苍白球抑制功能的减低,进而导致丘脑皮层投射过度兴奋,使得皮层兴奋性增高,致使运动筹划紊乱和输出增加且不协调,由此影响脊髓和脑干中间神经元的兴奋性,使其抑制功能减弱和紊乱,最终引起肌肉的不自主过度收缩或运动的不协调。另一方面,感觉反馈功能的紊乱致使中枢神经系统不能及时调整运动的异常也是假说之一。其中,"感觉诡计(sensory trick)"现象是最好的体现。感觉诡计通常是指某个特定的姿势或动作时可以暂时缓解或中断肌张力障碍,这是在肌张力障碍中特有的现象。

近年来,原发性肌张力障碍在遗传学和分子生物学方面有了重要的进展。Ozelius 等(1991)在 9q32-34 发现了第一个原发性肌张力障碍致病基因(命名为 DYT1),其编码蛋白称为扭转蛋白 A(torsin A),是一个功能与热休克蛋白密切相关的新的 ATP 结合蛋白。该基因的 3 个碱基对缺失导致 1 对谷氨酸残基的缺失,进而影响扭转蛋白 A 的功能。目前已有 28 个遗传性肌张力障碍的致病基因被定位。

继发性肌张力障碍有相应的病因,因此可伴有神经系统体征和影像学、生化及病理学等异常。

【分型】

肌张力障碍有许多种分类方法。目前最新的由国际专家共识委员会修订的分类方法(2013)从两条主线(临床特征和病因学)进行了阐述。

1. 按临床特征分类

(1) 按肌张力障碍本身的临床特征分类。

1) 按起病年龄分类:① 婴儿型,出生至 2 岁;② 儿童型,3～12 岁;③ 少年型,13～20 岁;④ 成人早期型,21～40 岁;⑤ 成人晚期型,>40 岁。

2) 按肌张力障碍范围分类:① 局灶型肌张力障碍,累及身体某一区域肌群;② 节段型肌张力障碍,累及邻近 2 个或 2 个以上部位的肌群,包括颅部、纵轴、臂部、下身;③ 多灶性肌张力障碍,累及 2 个不相邻或 2 个以上部位的肌群;④ 全身型肌张力障碍,累及躯干和至少 2 个其他区域;⑤ 偏身型肌张力障碍,累及偏侧肢体。

3) 按时间模式分类:① 按疾病进程分为稳定型、进展型;② 按变异性分为持续型、动作特异型、日间波动型、发作性。

(2) 按肌张力障碍相关的特征分类:① 肌张力障碍伴或不伴其他运动障碍,分为单纯型肌张力障碍和复合型肌张力障碍(肌张力障碍联合其他运动障碍);② 肌张力障碍合并其他神经系统或系统性疾病的表现。

2. 按病因学分类

(1) 按神经病理学改变分:① 有神经系统退行性病变的证据;② 有结构性病变的证据;③ 无神经系统退行性变/结构性病变的证据。

(2) 按遗传性或获得性分类。

1) 遗传性:已明确致病基因,包括:① 常染色体显性遗传;② 常染色体隐性遗传;③ X-性连锁隐性遗传;④ 线粒体遗传。

2) 获得性:已明确致病原因,包括:① 围生期脑损伤;② 感染性疾病,病毒性脑炎、昏睡性脑炎等;③ 药源性,左旋多巴、神经安定类药物;④ 中毒性,锰、钴、甲醇等;⑤ 血管性,脑梗死、出血、血管畸形等;⑥ 肿瘤性,脑肿瘤、副肿瘤性脑炎等;⑦ 脑损伤,外伤、手术、电击等;⑧ 免疫性,系统性免疫病、自身免疫性脑炎等;⑨ 功能性,精神心理疾病。

3) 特发性:在限定时间和条件下,尚无遗传性和获得性的病因证据,分为散发性和家族性。

【临床表现】

肌张力障碍以持续性肌肉收缩为特点。在患者情绪激动、紧张时加重,安静、放松时减轻,睡眠后完全消失。因为肌张力障碍是一组症状群,临床表现与其具体分型及累及部位有关。

肌张力障碍按累及的范围,具体的临床表现分述如下。

1. 局灶型肌张力障碍 肌张力障碍造成的不自主动作限于身体的某一部位,称为局限性肌张力障碍(focal dystonia)。成人多见,病情较稳定,很少会波及全身。儿童期如出现局灶型肌张力障碍,往往会逐渐进展,最终演变为节段型和全身型张力障碍。

(1) 眼睑痉挛:好发于 50 岁以上的中老年人,女性多见。表现为眼轮匝肌的不自主收缩,导致间歇或持久性不自主瞬目。在强光、注视、情绪紧张时加重。起初,眼睑痉挛仅持续数秒,但随着病情的进展,眼睑痉挛变得越来越强烈、持续。患者可能出现阅读、看电视、过马路等日常生活的困难。眼睑痉挛通常是原发性的,但亦可继发于脑干或基底节的病变。

(2) 口-下颌肌张力障碍:表现为不自主噘嘴、伸舌、缩唇、咬牙等面部古怪表情,可伴有张口困难;严重者可咬舌,影响咀嚼进食,引起下颌脱臼或牙齿磨损等。眼睑痉挛-口下颌肌张力障碍称为 Meige 综合征。

(3) 痉挛性构音障碍:为喉部发音肌群(如环杓肌等)的肌张力障碍。可出现发声中断或声音嘶哑、音量变低,严重者呈喘息样或耳语样声音。

(4) 痉挛性斜颈(spasmodic torticollis):是颈部肌张力障碍最常见的表现形式,多为原发性,也可继发于颈椎外伤(半脱位)或为心因性。女性多见,发病高峰年龄在 50~60 岁。通常起病缓慢,少数骤然发生。因颈肌的阵挛性或强直性不随意收缩而引起头部向一方强制性转动。颈部的深、浅肌肉均可受累,但以胸锁乳突肌、斜方肌及颈夹肌的收缩最易表现出症状。痉挛性斜颈有多种临床类型,包括:旋转型、侧倾型、前屈型、后倾型及混合型。单独一侧胸锁乳突肌收缩时引起头向对侧旋转,颈部则向对侧屈曲。一侧胸锁乳突肌合并对侧斜方肌、颈夹肌同时收缩时则头向对侧旋转并固定于此位置,不伴有头颈向收缩肌侧屈曲。两侧胸锁乳突肌同时收缩时头部向前屈曲称"颈前屈"。两侧颈夹肌及斜方肌同时收缩时则头部向后过伸,称"颈后倾"。受累肌肉呈强直性收缩,质硬,且可肥大。患者常可伴有不自主晃动、震颤、颈部酸痛、抑郁、焦虑和人格改变,还可同时伴有面部、躯干或肢体的肌张力障碍。

(5) 上肢局灶型肌张力障碍:书写痉挛(writer's cramp)最常见,表现为书写时手部异常姿势、动作不协调,书写困难,而做其他动作正常。有些患者仅在打字、进食、弹奏乐器等动作时出现肌张力障碍,称为任务特异性肌张力障碍(task-specific dystonia)。随着病情的进展,异常姿位和动作也可持久存在。

2. 节段型肌张力障碍 肌张力障碍及其不自主动作波及肢体和躯干的邻近 2 个以上部位,称为节段型肌张力障碍(segmental dystonia)。如累及一侧手臂和躯干,或双上臂肌张力障碍,呈现一侧或两侧上肢强直、扭转等异常姿势,称为臂部节段型肌张力障碍(brachial segmental dystonia)。

3. 多灶型肌张力障碍 肌张力障碍及其不自主动作波及肢体和躯干的 2 个或以上不相邻部位,称为多灶型肌张力障碍。

4. 偏身型肌张力障碍 偏身型肌张力障碍(hemidystonia)指单侧上、下肢的肌群肌张力障碍,出现异常姿势。绝大多数偏身型肌张力障碍均为继发性,在 CT 或 MRI 上基底节部位有相应的病灶。病因包括脑卒中、产伤、头颅外伤、脑炎等。

5. 全身型肌张力障碍 全身型肌张力障碍(generalized dystonia)呈现躯体和多个肢体的肌张力障碍和异常姿势,又称扭转痉挛(torsion spasm)。主要表现为一组躯干、四肢甚至全身的肌张力障碍,有明显的不随意扭转运动和各种姿势异常,常见的有以下几种。

(1) 原发性扭转痉挛:常染色体显性遗传,通常在儿童期起病,多数有家族史,即 DYT1 型,是最经典的扭转痉挛。病初只表现局限性肌张力障碍症状,多为一侧或两侧下肢的轻度足内翻跖屈,行走时足跟不能着地。以后波及其他肢体乃至全身,出现不自主的扭转动作。痉挛性斜颈、躯干及脊旁肌受累引起全身的扭转或作螺旋形运动是本病的特征性表现。常引起脊柱前凸、侧凸和骨盆倾斜,面肌受累时则挤眉弄眼、牵嘴歪唇。舌肌与咽喉肌受侵则呈现舌头时而伸出,时而缩回或时而在口内扭动等不自主动作,并有构音与吞咽障碍。扭转痉挛于自主运动或精神紧张时加重,入睡后完全消失。肌张力在扭转运动时增高,扭转停止后转为正常或减低。严重的患者不能从事正常的活动。晚期病例可因骨骼畸形、肌肉挛缩而导致严重残疾。肌力、反射、感觉和智力一般皆无改变,但少数患者有智能减退。病程进度多甚缓慢。

(2) 多巴反应性肌张力障碍(dopa-responsive dystonia,DRD):又称 Segawa 综合征或 DYT5 型。此型比较常见,约占儿童起病的肌张力障碍的 5%~10%。本病好发于 6~16 岁,女性多于男性。典型病例几乎总是从下肢起病,可出现下肢僵硬、步态异常、走路不稳,行走时呈马蹄内翻足,走路时易摔倒。随着病情发展,肌张力障碍可波及全身其他部位,在病情较严重的阶段可出现动作迟缓和平衡障碍。约75%的患者有睡眠缓解的现象,症状具有日间波动性(晨轻暮重)或活动后加重现象。应用小剂量的多巴制剂后可获得戏剧性的改善。

【辅助检查】

特发性肌张力障碍通常血液生化及影像学检查均无异常。肌电图检测受累肌群可呈群样放电。遗传性肌张力障碍行基因检测可找到相应的致病突变。

血液生化检查和头颅 MRI 等影像学检查有助于筛查或排除获得性肌张力障碍。

【诊断和鉴别诊断】

肌张力障碍的诊断通常分为 3 步：① 明确不自主运动是否为肌张力障碍；② 明确肌张力障碍是否为获得性；③ 明确肌张力障碍是遗传性还是特发性。

根据病史、不自主动作、异常的肌张力增高和（或）特异的姿势，结合通常存在"感觉诡计"等现象，不难诊断。肌电图提示受累肌群的群样放电可辅助诊断。基因检测阳性结果有助于遗传性肌张力障碍患者的诊断。获得性肌张力障碍则需进一步明确病因。

不同部位的肌张力障碍需注意与其相关的疾病鉴别。如痉挛性斜颈应与骨关节和软组织疾病如颈椎脱位、先天性 Klippel - Feil 畸形、胸锁乳突肌血肿后纤维化、类风湿性关节炎、硬皮病等造成的类似异常姿势相鉴别。Meige 综合征应与迟发性运动障碍、睁眼失用、眼肌型重症肌无力鉴别。DRD 需与脑性瘫痪、青少年帕金森病、遗传性痉挛性截瘫等鉴别。

【治疗】

获得性肌张力障碍主要针对原发病治疗，特发性及遗传性肌张力障碍通常为对症治疗。

不同类型肌张力障碍的治疗方法有所不同。头面部、手和臂部的肌张力障碍首选肉毒毒素注射，药物为辅助治疗，通常不选择手术治疗。颈部肌张力障碍以肉毒毒素注射为主要治疗，但可以辅以药物治疗；在注射和药物治疗无效时可行颈部硬膜内和硬膜外神经根切断术。获得性的节段型或全身型肌张力障碍以药物治疗为主，肉毒毒素注射为辅助，必要时可考虑脑立体定向手术治疗。部分药物难治性遗传性和特发性节段型或全身型肌张力障碍可优先选择脑立体定向手术治疗。

1. 药物治疗　除了多巴制剂对多巴反应性肌张力障碍（DRD）具有良好的疗效以外，其他原发性肌张力障碍的药物疗效个体差异很大。

（1）复方多巴制剂：多巴制剂对 DRD 疗效显著，故有学者主张对所有以全身型肌张力障碍起病的儿童患者均应该试用复方多巴制剂进行诊断性治疗。目前推荐使用左旋多巴的起始剂量为 1 mg/（kg·d），逐渐加量直到症状完全缓解或达到出现最小不良反应的剂量。大多数的患者小剂量显效，每日 50～200 mg 足以改善所有症状。而且随着治疗时间延长，患者对多巴持续有效。

（2）抗胆碱能药物（安坦、东莨菪碱）：抗胆碱能药物治疗原发性肌张力障碍中，50% 的儿童患者和 40% 的成人患者可获中等程度或显著的疗效。安坦的起始剂量为每日 2 mg，逐渐加量。在年轻患者及症状早期开始用药最有效。国外报道最高剂量可达每日 60～100 mg。但此类药物中枢和周围的副反应大，患者常常无法耐受有效的治疗剂量，而且疗效难以持久。

（3）巴氯芬：属突触前 GABA 受体激动剂。可能通过 GABA - b 受体的激动，降低来自脊髓上升性传导通路中感觉冲动的传入，因而改变运动冲动的传出，从而改善肌张力障碍的症状。口服起始剂量可为 5 mg 每日 2 次，逐渐加量，通常可加至每日 80 mg。有研究报道其有效剂量为每日 40～180 mg。国外有鞘内微泵持续注射的给药方法，对痉挛明显和躯干及下肢受累为主的肌张力障碍有良好疗效。

（4）多巴胺能阻滞剂：如氟哌啶醇、匹莫奇特、利培酮、硫必利等，在以多动为主要表现的患者中可以应用。起始宜小剂量，常引起嗜睡，需注意药物引起的锥体外系不良反应。氯氮平也有一定的疗效，但需谨防其粒细胞缺乏的潜在风险。

（5）丁苯那嗪：通过突触前抑制所有单胺类递质的释放（包括多巴胺）起效。是迟发性运动障碍的首选治疗药物。对其他类型的肌张力障碍也有一定疗效。剂量从每日 12.5～25 mg 起，可逐渐滴定至每日 100～200 mg。

（6）抗癫痫药：卡马西平、丙戊酸钠及苯妥英钠在不同患者中的有效性差异很大，可以尝试。卡马西平对某些患者有显效，但也有其可能会加重病情的报道，且易出现皮疹等不良反应，故应谨慎使用。

（7）苯二氮䓬类：氯硝西泮、劳拉西泮及地西泮都可以应用，其中以氯硝西泮最常用，近 20% 的患者有效，起始剂量为每日 0.25 mg，可加至每日 1～6 mg。

2. 肉毒毒素注射治疗　肉毒毒素（botulinum toxin，BTX）在神经科治疗领域的应用是近年来的一大进展。肉毒毒素对各种肌张力障碍都有效，尤其是各型局灶型肌张力障碍的首选治疗手段。

肉毒毒素是由肉毒梭状芽孢杆菌（肉毒杆菌）在繁殖过程中产生的嗜神经外毒素。根据血清抗原性不同，可分为 A、B、C、D、E、F、G 七型。A 型肉毒毒素（BTX - A）因其稳定性最好，易于制备和保存而普遍用于临床。肉毒毒素注射到局部肌肉后，可选择性作用于神经肌肉接头的突触前原浆膜，裂解 Synap - 25 递质转运蛋白,抑制乙酰胆碱的释放,从而导致肌肉麻痹。近年来,B型肉毒毒素(BTX-B)也应用于市场。Scott(1979)成功地将BTX-A用于斜视的治疗。1989年,美国FDA正式批准肉毒毒素作为新药用于斜视、眼肌痉挛和面肌痉挛等运动障碍疾病。肉毒毒素治疗各型肌张力障碍(尤其是眼睑痉挛、颈部肌张力障碍及面肌痉挛)有较好疗效。注射后一般2~3 d出现疗效,持续数月至1年,最终均要复发。复发后可重复注射,大多数患者仍可有满意疗效。少数患者由于体内产生了自身抗体,影响了重复注射的效果。这种情况下换用B型肉毒毒素仍可奏效。

3. **外科治疗** 对于上述内科治疗效果均不佳的多节段型或全身型肌张力障碍患者,可考虑行脑立体定向手术。靶点可选苍白球内侧(GPi)或丘脑核团。深部电刺激(deep brain stimulation,DBS)手术以其微创、具有可逆性、双侧手术副作用小,目前已取代毁损术成为主要的手术方法。双侧GPi-DBS手术对DYT1型肌张力障碍有良好的疗效,可作为此类患者的优先选择。在非手术治疗疗效不佳的Meige综合征、迟发性运动障碍及颈部肌张力障碍中,近年也有有效的临床报道。但由于手术本身都具有一定的风险,加上疗效尚不肯定,还是要掌握好手术指征。药物及肉毒毒素治疗无效的痉挛性斜颈也可尝试颈部肌肉或选择性颈神经根切断术。

4. **其他治疗** 包括支具治疗、生物反馈及行为治疗等。

【预后】

不同类型预后不尽相同,获得性肌张力障碍的预后取决于原发疾病。大部分特发性患者为良性过程,病程可持续数十年稳定,经对症治疗后可以明显改善功能,提高生活质量。但部分症状严重的节段型、多灶型、偏身及全身型患者可能因各项治疗疗效不佳而导致功能残疾。

第七节　特发性震颤

特发性震颤(essential tremor,ET)又称家族性震颤,在普通人群中患病率为0.6%~0.9%,60岁及以上人群的患病率为2.3%~14.3%,95岁以上的患病率高达21.7%,年龄越大患病率增高。

【病因】

60%患者有家族史,呈常染色体显性遗传,且具有家族史的特发性震颤患者起病年龄将更早。全基因组关联分析显示LINGO1基因及STK32B2基因的变异与特发性震颤相关。除遗传因素外,一些环境因素与ET相关。

【临床表现】

多见于40岁以上的中老年人,患病率随年龄增长而增加,但并非仅见于成人,儿童或少年发病的ET多有家族史。男女均可累及,男性多于女性。ET起病隐匿,常以双侧上肢起病,病程至少需要3年,仍主要以孤立性震颤为表现。ET的主要震颤形式是动作性震颤和(或)姿位性震颤。日常生活中,如写字、喝水、持筷都存在震颤,影响持物、书写和工具操作。约50% ET的震颤有意向性成分,当接近目标时,上肢震颤会加重。姿势性震颤在维持身体某一部位不动以抵抗重力并保持一定姿态时出现,严重程度不一。

随着时间的推移,ET的震颤会涉及上肢以外的其他身体区域,患者可能发展为头部震颤,涉及颈部、声音或下颌。颈部震颤开始时往往是单方向的,如摇头样(no-no),或点头样(yes-yes)。随着时间的推移,演变为复杂和多向震颤。

震颤症状缓慢加重。起病时震颤频率一般较快,为8~12 Hz;随着年龄增加,震颤频率降低为4~8 Hz(平均每年下降0.06~0.08 Hz),但幅度增大(平均每年增加7%)。震颤在发病10~20年后会影响活动,随年龄增长严重程度增加,以致完成精细活动的能力受到损害,至发病后第6个十年达到高峰。86%的患者在60~70岁时,震颤可影响生活能力和社会活动。震颤幅度越大,影响活动能力也越大。饥饿、疲劳、情绪激动和温度(高热、热水浴等)会加重震颤。少数患者震颤可持续保持在一定程度,并不加重。

特发性震颤患者对乙醇(酒精)的反应是特征性的。许多患者即使只摄取少量乙醇(酒精)就可减少震颤。42%~75%患者饮酒后震颤减轻,但减轻作用只是暂时的,一般维持2~4 h。

大多数ET患者,上肢震颤是唯一症状,但部分患者还可能存在轻度步态不稳,轻度肌张力障碍姿势,具有临床异质性。ET存在明显临床异质性,不但同一家族内不同成员震颤严重程度不一,且ET、肌张力障碍、帕金森病可能同存在于同一家族的成员中。

【诊断和鉴别诊断】

中老年人如出现逐渐加重的双上肢明显持续性姿势性和(或)动作性震颤,伴或不伴头部震颤,饮酒后减轻,有阳性家族史,应考虑 ET 的可能性。

ET 需具有以下特征。

(1) 双上肢孤立震颤综合征,是一种动作性震颤。

(2) 至少 3 年病程。

(3) 伴或不伴有其他部位的震颤(头部、声音、下肢)。

(4) 无神经系统其他部位的体征(例如肌张力障碍、共济失调、帕金森综合征)。

(5) 电生理检查提示为中枢性震颤。

(6) 排除以下情况:孤立的声音或头部震颤;频率>12 Hz 的直立性震颤;任务性或位置特异性震颤;病情突然开始或逐步恶化。

必须将 ET 的姿势性震颤与其他形式的震颤区分,如静止性震颤、意向性震颤、等长性震颤、任务特异性震颤。辨别不同的震颤形式有助于发现病因。许多神经系统疾病、药物、全身疾病或心因性因素均可能导致各种类型的震颤,有些常见,如甲状腺功能亢进导致的震颤;有些则少见,如遗传性肌阵挛性震颤。

ET 主要应与帕金森病鉴别。帕金森病具有静止性震颤、肌强直和运动迟缓的特征。多巴胺转运体 PET 扫描有助于鉴别。

【治疗】

目前尚无根治方法,大多数特发性震颤患者仅有轻微的震颤,仅 0.5%~11.1%患者需要治疗,其中不足 50%患者能很好地用药物控制症状,其余患者对药物不敏感或不耐受。避免一些可能加重震颤的因素尤为重要,如焦虑、咖啡因、某些药物(如丙戊酸、茶碱、锂剂、甲状腺素、肾上腺素)或温度改变均会诱发或加重震颤。

非选择性肾上腺素 β 受体阻滞剂普萘洛尔(心得安)是治疗 ET 效果最佳的药物,疗效与剂量呈相关性。起始剂量为每日 15~30 mg,分 3 次服用,逐渐增加剂量,有效剂量常在 60~90 mg 以上,国内剂量通常不足。常见的不良反应是心动过缓、低血压和勃起障碍。长期服用后撤药要慢(>1 周),以防止心动过速、出汗、震颤和全身不适等戒断反应。普萘洛尔治疗的相对禁忌证是心功能不全、Ⅱ度或Ⅲ度房室传导阻滞、哮喘或其他支气管痉挛疾病、胰岛素依赖型糖尿病。选择性 β 受体阻滞剂阿罗洛尔也可应用,每日 5~15 mg,分 2~3 次服用。禁忌使用 β 受体阻滞剂者可首选扑米酮,每日 62.5 mg 起,缓慢增加剂量,可达 250 mg,每日 1~2 次。常见不良反应是呕吐、眩晕和嗜睡。其他的抗 ET 药物主要是抗癫痫药物,如托吡酯和加巴喷丁。

A 型肉毒毒素(botulinum toxin A)可阻滞周围神经末梢释放乙酰胆碱,抑制震颤,无力是其最常见的副作用。立体定向丘脑手术能显著减轻特发性震颤,适用于严重震颤影响生活质量、药物治疗无效或不耐受者。手术包括丘脑毁损术、磁共振引导下聚焦超声(magnetic resonance-guided focused ultrasound,MRgFUS)或脑深部刺激术(deep brain stimulation,DBS)。

第八节　抽动秽语综合征

抽动秽语综合征(Gilles de la Tourette syndrome,TS)是一种儿童起病的慢性动作性和发声性抽动,伴有多种行为异常、强迫观念、人格障碍、冲动控制障碍和注意力缺陷和(或)多动障碍,是神经发育障碍的谱系疾病。TS 的患病率报道从 0.3% 到 0.9%不等,儿童出现短暂抽动(1 个月~1 年)的比例更高达 2.99%。

【病因】

病因尚未阐明。大多数研究认为,本病为常染色体显性遗传,但外显率较低,可能为遗传缺陷导致脑内单胺递质代谢障碍,出现纹状体内多巴胺突触后受体超敏、突触前多巴胺释放障碍,难以保持基底节与大脑皮质神经环路的正常功能而发病。脑内多巴胺能、去甲肾上腺素能和 5-羟色胺能系统、谷氨酸和 γ-氨基丁酸等递质异常的致病机制尚不清楚。免疫功能异常也与发病机制相关。

【临床表现和辅助检查】

起病年龄为 2～15 岁,平均 7.2 岁,其中 90% 患者在 10 岁前起病。男性多于女性(男女比为 3：1～4：1)。典型病例在青春期时症状开始减轻,近 50% 可获改善,也有 10%～20% 患者表现为波动、持续甚至恶化。

抽动是一种突发性、快速、短暂的重复刻板的动作,主要出现在面部、颈肌、上肢和躯干,下肢少见。表现为不规则、反复、短暂、急速的眨眼、蹙眉、面肌抽动、牵嘴、歪唇、轻微甩头、仰颈、耸肩等。躯干的抽动相对轻微,如抱住患者的身体检查可察觉躯干肌的多处抽动。偶见急速转身、鼓腹动作、踢腿等。

喉部发声性抽动(即所谓"秽语")通常比运动抽动出现晚 1～2 年,表现为清嗓子、吸鼻、哼哼、嗤鼻声,严重者有尖叫、吼叫。严重时有重复音节、重复词语、模仿言语,甚至有秽亵言语。抽动和(或)发声症状略有波动,有时非常明显和频发,引人注意。紧张时症状加重,入睡后消失。动作性抽动伴发声性抽动构成抽动秽语综合征的典型表现。超过 80% 的患者在抽动前有先兆感觉症状。意志可短暂控制抽动发作(一般能控制数分钟),因此抽动被认为是半随意运动。

85% 以上患者有不同程度的行为障碍,包括注意力缺陷和(或)多动障碍(attention deficit hyperactivity disorder,ADHD)、焦虑不安、强迫行动、冲动行为,个别有破坏和自残行为。由于注意力缺陷和多动,可导致学习成绩下降。

患儿一般智能不受影响。神经系统检查除不自主动作外一般无异常体征。半数左右患儿脑电图没有特征性异常,有时可发现散在高幅慢波、棘波或棘慢波等。头颅 MRI 无结构异常发现。PET 影像研究提示突触前多巴胺转运体密度增高,突触后多巴胺 D_2 受体结合力下降,壳核多巴胺释放增加。

【诊断和鉴别诊断】

根据临床特点和病程长短,抽动障碍分为短暂性抽动障碍、慢性抽动障碍和抽动秽语综合征 3 种类型。

1. 短暂性抽动障碍 最常见的抽动,18 岁以前出现一种或多种运动抽动和(或)发声抽动,抽动症状在 12 个月内缓解,排除某些药物或内科疾病所致。

2. 慢性抽动障碍 18 岁以前出现一种(或多种)运动抽动或发声抽动,但不同时出现运动抽动或发声抽动,抽动症状持续时间超过 12 个月,排除某些药物或内科疾病所致。

3. 抽动秽语综合征 18 岁以前同时存在多种运动抽动或多种发声抽动,但运动抽动或发声抽动不一定同时出现,抽动症状持续时间超过 12 个月,排除某些药物或内科疾病所致。

本病必须与习惯性多动、小舞蹈症、神经棘红细胞增多症、不宁腿综合征、药物诱发的多动症等鉴别。

【治疗】

对抽动秽语综合征的治疗包括控制运动抽动和调节神经心理异常两方面。首选行为治疗,习惯逆转训练(habit reversal training,HRT)、抽动症综合行为干预(comprehensive behavioral intervention for tics,CBIT)以及暴露和阻止应答(exposure and response prevention,ERP)是抽动障碍研究最常用的行为干预措施。

药物治疗的剂量宜个体化,从小剂量开始,逐渐加量,控制症状且无明显不良反应后维持治疗一段时间,然后逐渐缓慢减量。

目前广泛应用多巴胺受体阻滞剂控制抽动症状。硫必利起始剂量为每日 50～100 mg,分 2～3 次服用,可增加到 100～600 mg,每日分 2～3 次服用。阿立哌唑为非典型抗精神病药物,推荐为一线治疗药物,起始剂量 1.25～2.5 mg,逐渐增加至每日 5～10 mg。利培酮起始剂量每日 0.25～0.5 mg,可逐渐增加剂量至每日 1～3 mg,分次服用。由于氟哌啶醇有较明显锥体外系的不良反应,不推荐长期使用。可乐定是一线推荐药物,为 α2 受体激动剂,可同时改善注意力缺陷和冲动,从 25 μg 开始,逐渐增量。托吡酯(妥泰)可增强 γ-氨基丁酸作用,起始剂量为 12.5 mg,以后逐渐增加到每日 100 mg,分次服用。A 型肉毒毒素局部注射能改善运动及发声抽动及相关的先兆感觉异常。对于严重且药物改善不明显的抽动患者可考虑脑深部刺激术(deep brain stimulation,DBS)。

对于 TS 的共患疾病也需相应处理,5-羟色胺选择性再摄取抑制剂(SSRI)药物改善抑郁和强迫症状,哌甲酯(利他林)或托莫西汀改善注意力缺陷。

(王 坚)

第十一章
运动神经元病

运动神经元病(motor neuron disease,MND)是一组选择性侵犯上、下运动神经元而引起脊髓前角细胞、下位脑干运动神经核、大脑运动皮质细胞及锥体束进行性变性的神经退行性疾病。临床表现为不同组合的肌无力、肌萎缩、延髓麻痹及锥体束征,而感觉不受累。本组疾病除少数肯定与遗传有关外,病因不明,是神经系统疾病中的难治性疾病。患者发病年龄大多在40~60岁,男性多于女性,男女比约1.5∶1。欧洲及美国的发病率每年(1.5~2.0)/10万,患病率为(4~8)/10万。通常病程3~5年,仅10%左右的患者可存活超过10年,总体预后不佳。运动神经元病通常可分为肌萎缩侧索硬化(amyotrophic lateral sclerosis,ALS)、进行性肌萎缩(progressive muscular atrophy,PMA)、进行性延髓麻痹(progressive bulbar palsy,PBP)和原发性侧索硬化(primary lateral sclerosis,PLS)4种临床类型。其中ALS是最常见的运动神经元病,为经典型,其他为变异型。尽管分型方法不断更新,此分型仍为临床广泛接受。

【病因和发病机制】

该疾病病因不明。目前有众多的假说,主要包括以下两个方面。

1. 家族性ALS 5%~10%的患者有家族遗传史。此类患者的发病机制主要是基因突变所致。1993年第一个遗传性ALS的致病基因被发现,即第21号染色体上的Cu/Zn超氧化物歧化酶1(superoxide dismutase,SOD1)基因。SOD1基因突变约占家族性ALS(familial ALS,fALS)患者的20%,曾被认为是fALS最常见的致病基因。随着遗传学研究的进展,目前已定位的ALS致病基因有30余个,如TDP43、FUS、SETX、VAPB、OPTN、C9orf72基因等(表11-1)。其中2008年发现的C9orf72基因的突变在高加索人群中可占fALS的40%,散发患者占5%~20%,目前被认为是fALS最常见的致病基因。但此突变在亚洲人群中少见,通常不超过fALS的3%,亚洲人群仍以SOD1突变为最常见。

表11-1 ALS的致病基因定位及编码蛋白

类型	遗传方式	基因定位	蛋白	临床类型
ALS1	AD和AR	21q22	SOD1	经典型ALS
ALS2	AR	2q33	ALS2	青少年PLS,婴儿型HSP
ALS3	AD	18q21	不明	ALS
ALS4	AD	9q34	SETX	青少年ALS,伴眼球运动失用的共济失调
ALS5	AR	15q21	SPG11	青少年ALS,HSP
ALS6	AD和AR	16p11	FUS	ALS,尤文肉瘤
ALS7	AD	20p13	不明	不详
ALS8	AD	20q13	VAPB	SMA,FALS
ALS9	AD	14q11	ANG	ALS
ALS10	AD	1p36	TARDBP	FTD和ALS
ALS11	AD和AR	6q21	FIG4	CMT,FALS
ALS12	AD和AR	10p13	OPTN	ALS,伴或不伴FTD,原发性开角型青光眼
ALS13	不明	12q24	ATXN2	SALS,SCA2

续表

类型	遗传方式	基因定位	蛋白	临床类型
ALS14	AD	9p13	VCP	包涵体肌病伴 Paget 骨病和 FTD,ALS
ALS15	XD	Xp11	UBQLN2	ALS,伴或不伴 FTD
ALS16	AD	9p13	SIGMAR1	ALS,远端型 SMA
ALS17	AD	3p11	CHMP28	ALS,FTD
ALS18	AD	17p13	PFN1	ALS
ALS19	AD	2q33.3 - q34	ERBB4	ALS
ALS20	AD	12q13	HNRNPA1	ALS,多系统蛋白病
ALS21	AD	5q31.2	MATR3	远端肌病 2 型,ALS
ALS22	AD	2q35	TUBB4A	ALS,伴或不伴痴呆
ALS23	AD	10q22.3	ANXA11	ALS
ALS24	AD	4q33	NEK1	ALS 易感基因
ALS25	AD	12q13.3	KIF5A	HSP,CMT2,ALS 易感基因
ALS26	AD	2p13	TIA1	ALS,伴或不伴痴呆
FTD - ALS1	AD	9p21	C9orf72	FTD 和(或) ALS
FTD - ALS2	AD	22q11	CHCHD10	FTD 和(或) ALS,SMA,肌病
FTD - ALS3	AD	5q35	SQSTM1	Paget 骨病,ALS
FTD - ALS4	AD	12q14	TBK1	FTD 和(或) ALS
ALS - PDC	AD	15q21	TRPM7	ALS - PD 叠加综合征 1 型

注:AD,常染色体显性遗传;AR,常染色体隐性遗传;XD,X染色体隐性遗传;ALS,肌萎缩侧索硬化;HSP,遗传性痉挛性截瘫;SMA,脊髓性肌萎缩症;FALS,家族性肌萎缩侧索硬化症;FTD,额颞叶痴呆;CMT,腓骨肌萎缩症;SALS,散发性肌萎缩侧索硬化症;SCA,脊髓小脑共济失调;PD,帕金森病。

2. 散发性 ALS 病因不明,目前主要有如下假说:① 蛋白异常聚集和折叠,蛋白异常聚集后可引发伴侣蛋白活性下降、泛素-蛋白酶体通路受损;② 神经细胞外谷氨酸聚集,钙离子过度内流及胶质细胞兴奋性氨基酸转运体异常,导致兴奋性氨基酸受体激活,对运动神经元产生兴奋性毒性,导致其变性;③ 氧化应激,代谢中许多氧自由基损害生物膜脂膜类物质、核酸而毒害细胞;④ 自身免疫机制,少数 ALS 患者脑脊液中神经节苷脂 GM_1 - IgM 抗体阳性,也可合并有单克隆免疫球蛋白病;⑤ 蛋白异常聚集导致轴索运输障碍,神经传导及神经营养功能损害;⑥ 病毒感染,脊髓灰质炎后数十年,患者可出现类似运动神经元病表现的脊髓灰质炎后综合征(post-polio syndrome),因此有推测可能有病毒寄生于神经元中,在某些特定条件激发下诱发休眠病毒的激活而发病;逆转录病毒(人类免疫缺陷病毒、人类嗜 T 细胞病毒-1)也可造成运动神经元损害,如人类嗜 T 细胞病毒-1 可引起痉挛性截瘫;⑦ 环境毒素,铝、锰、硅、汞、铅等过多沉积在中枢神经系统内,破坏神经元细胞骨架而致病;关岛地区高发的肌萎缩侧索硬化-帕金森-痴呆综合征(关岛综合征),目前认为与当地寄生于苏铁根部的植物蓝绿藻所产生的神经毒素甲氨基丙酸(beta-methylamino - L - alanine,BMAA)有关;⑧ 其他,病前严重外伤史、重体力劳动者或职业运动员的过度运动可能是疾病的危险因素。

【病理】

肉眼可见脊髓萎缩变小。显微镜下见脊髓前角细胞(颈膨大处最明显)及延髓、脑桥的脑神经运动核变性破坏,肌肉显示失神经支配性萎缩;脊神经前根发生轴索断裂、髓鞘脱失;运动皮质的 Betz 锥体细胞和由它们发出的皮质脑干束和皮质脊髓束亦变性破坏。细胞内或轴索近端出现含泛素或 TDP - 43 的胞质包涵体、磷酸化神经丝聚集、Bonina 小体(胞质内小的嗜伊红小体)、轴索变性和苍白。

在有额颞叶痴呆表现的患者中,额颞叶皮质神经元中出现含泛素的包涵体及 tau 阳性的不溶性微丝聚集,类似于额颞叶痴呆的病理改变。

【临床分型】

1. 按临床病损部位 可分为上、下运动神经元均受累的肌萎缩侧索硬化(ALS)、仅下运动神经元受累的进行性(脊)肌萎缩(PMA)、主要表现为延髓受累的进行性延髓麻痹(PBP)、仅上运动神经元受累的原发性侧索硬化(PLS)。各型之间并非一成不变的,随着疾病的进程会转化,PMA 和 PBP 通常最终会发展为典型的 ALS。以上各种类型现在通常被统称为广义的 ALS,相当于过去传统的 MND。

2. **按照临床特点** 分为经典型、球部型、连枷臂综合征、连枷腿综合征、锥体束型、呼吸型、纯下运动神经元型和纯上运动神经元型等。

3. **按遗传因素** 可分为散发性和家族性。散发性占本病的90%～95%。家族遗传性占5%～10%。

4. **按是否合并其他系统损害** 分为ALS、ALS合并额颞叶痴呆、ALS合并帕金森综合征等。

【临床表现】

1. **肌萎缩侧索硬化(ALS)** 此型最多见,多见于40岁以后。脊髓前角细胞(和脑干运动神经核)及锥体束均受累,因此出现上、下运动神经元损害并存的特点。多数典型的患者从一侧上肢远端开始,表现为一侧手部肌无力和肌肉萎缩,逐步发展至前臂、上臂和胸背部肩胛带肌群,伴有肉跳。相隔数月后渐渐累及另一侧上肢,也可双上肢同时发病,但肌肉萎缩的部位和严重程度常不对称,双上肢腱反射亢进,霍夫曼征阳性。随着病情的进展,双下肢也可出现无力,多呈痉挛性瘫痪,膝、踝反射亢进,肢体肌张力增高,可有巴宾斯基征阳性。当病变进一步发展并侵犯延髓运动神经元后,则出现延髓肌受累的症状。表现为口齿不清、吞咽呛咳、流涎,舌肌萎缩,可见舌肌纤维颤动。双侧皮质脑干束受损时出现假性延髓麻痹的症状。可有言语含糊及饮水呛咳,同时出现强哭、强笑,讲到伤心的事时号啕大哭,高兴时则持续大笑而不能停止。体格检查可见下颌反射、掌颏反射、口周吸吮反射及眉心反射等阳性。患者可以有主诉的肢体酸痛麻木,但一般没有客观的感觉障碍的体征,大小便正常。患者最终均会因呼吸肌受累,死于呼吸衰竭及其并发症。平均病程3～5年,50%的患者在3年内死亡。

2. **进行性肌萎缩(PMA)** 起病隐匿,大多数病例均先侵犯脊髓颈膨大的前角细胞,少数(10%)从腰膨大开始。首发症状多为一侧或双手肌无力,大、小鱼际肌、骨间肌和蚓状肌萎缩,严重者可出现爪形手。肌无力和萎缩可向上蔓延至前臂、上臂及肩胛带肌,随病情进展逐渐扩展到下肢或延髓。晚期出现抬头无力、呼吸困难。患者肌无力及肌萎缩明显,不伴肌肉痉挛,可有明显的肌束颤动、肌张力减低、腱反射减弱或消失。感觉正常,无大小便障碍。此型病程相对进展较慢。尽管患者没有上运动神经元损害的临床表现,但在尸检病例中也可以发现锥体束损害的病理表现。部分患者可在病程进展过程中,出现上运动神经元受累的体征后转变为经典型的ALS。

3. **进行性延髓麻痹(PBP)** 约20%的患者可从延髓肌群的受累起病。多在中年后起病,出现咽喉肌麻痹,有声音嘶哑、说话不清、吞咽困难和唾液外流。进食或饮水时,常因食物或汤水误入气管而发生呛咳,或汤水由鼻孔逆流而出。咳嗽无力,痰液不易咳出,呼吸困难。检查可发现软腭不能上提,咽反射消失;一侧或两侧舌肌萎缩,舌面有明显皱褶,质地变软,并有舌肌颤动。少数病例可有胸锁乳突肌或斜方肌萎缩。双侧皮质脑干束受损时则出现假性延髓麻痹。患者有强哭、强笑,咽反射活跃,下颌反射亢进,掌颏反射阳性。延髓的上、下运动神经元损害大多并存。该型病情进展相对较快,由延髓延及肢体和躯干,平均生存期2～2.5年;若为孤立性延髓麻痹反而进展相对慢。

4. **原发性侧索硬化(PLS)** 是一种仅有上运动神经元损害的神经退行性疾病。起病多在成年后,好发于50～60岁。病变常先侵犯下胸段的皮质脊髓束,也有少部分患者以延髓麻痹或上肢无力起病。通常先有一侧下肢的僵硬,此后发展至双下肢的上运动神经元性瘫痪,有剪刀样步态,肌张力高,可有膝、踝阵挛。倘若颈段皮质脊髓束也波及,则双上肢也出现痉挛性瘫痪,手指僵硬、不灵活。如双侧皮质脑干束也受累,则有假性延髓麻痹症状。肌萎缩通常不明显,不伴肉跳,痉挛往往较无力更突出。不伴感觉症状及体征,50%左右的患者可出现痉挛性膀胱功能障碍,少数患者可有情绪不稳或轻度的认知功能损害。该型进展缓慢,预后较好,病程可达10～20年。目前最新的PLS的诊断标准中,要求肌电图检查在起病后4年内没有下运动神经元损害的依据。如在4年内出现临床或肌电图检查提示的下运动神经元损害,则诊断为"上运动神经元损害突出的ALS"。因此,多数学者认为它归于ALS的一种临床变异型。在广义的ALS中,PLS最少,仅占1%～3%。

极少数患者首先侵犯呼吸肌,以夜间呼吸困难起病,逐步出现肋间肌萎缩,此后也有颈肌及其他肌群的无力萎缩。

不管何组肌群首先受累,ALS患者感觉检查均正常,仅少数患者主诉有轻度感觉异常,但客观检查皆无感觉障碍。通常不影响患者的意识和括约肌功能。近年来发现,ALS患者临床或亚临床的认知功能损害和行为改变亦不少见。

5. **其他特殊临床亚型**

(1) 连枷臂综合征(flail arm syndrome)和连枷腿综合征(flail leg syndrome):连枷臂综合征也称

Vulpian-Bernhardt综合征或肌萎缩性双侧臂瘫(brachial amyotrophic diplegia),占ALS的10%左右。男性多见,男女比为9:1。临床特点最初为颈段脊髓前角细胞损害,导致近端肌进行性无力和萎缩,反射减弱或消失。连枷腿综合征也称肌萎缩性双侧腿瘫(leg amyotrophic diplegia)。最初表现为腰骶髓运动神经元损害,导致腿部逐渐出现无力萎缩(小腿前群肌肉通常较早受累),反射减弱或消失。上述临床症状至少在12个月内(但通常会在24个月以上,甚至更久)局限在颈段或腰骶段,以后才缓慢向其他区域发展。此类患者大部分进展比较缓慢,临床预后相对较好,生存期较长。有报道,连枷臂综合征从发病至需要使用呼吸机平均时间为51个月,5年生存率38%～69%。

(2) 孤立性延髓麻痹:此型患者少见,占ALS患者的3%～4%,起病时仅在球部区域有上和(或)下运动神经元损害,导致进行性的构音障碍和吞咽困难,早期呼吸功能保留。临床症状局限于球部至少6个月以上。此型患者肢体受累比例较低,症状较轻,与经典的延髓起病的ALS相比,预后较好。

(3) ALS合并认知功能障碍:ALS与额颞叶痴呆(frontotemporal dementia,FTD)在临床、病理及基因方面都有很多的交集。*C9orf72*、*TBK1*、*VCP*和*TARDBP*基因突变均可导致ALS或FTD,97%的ALS和50%以上的FTD患者受损的脑组织及运动神经元中有TDP-43蛋白的异常聚集。因此这两种疾病不是完全独立的,而是一个联合体。预计有近50%的ALS患者有轻度的额叶执行功能损害,通常需经过详细的神经心理学检查才能发现,同时可有人格、语言及行为功能的损害。约15%的患者可达到额颞叶痴呆的诊断标准。认知功能损害与运动症状不同步。50%伴FTD的患者有家族史,病程与典型的ALS相似。

(4) ALS合并锥体外系损害:少数ALS患者,在上、下运动神经元损害的同时,会出现肌强直、运动迟缓、姿势不稳等锥体外系损害的表现,但几乎没有静止性震颤,个别患者还可伴有痴呆。早期在关岛地区发现肌萎缩侧索硬化-帕金森-痴呆综合征高发,经流行病学研究显示这与当地居民大量食用苏铁的种子有关,推测是其中的BMAA兴奋性神经毒性所致。随着当地居民生活方式的改变,该病已显著减少。

【辅助检查】

1. 肌电图检查 这是运动神经元病诊断中最重要的客观依据。本病患者的肌电图呈广泛神经源性损害。可发现纤颤电位、正尖波、束颤电位及巨大电位,以及肌肉失神经支配等脊髓前角细胞和脑干颅神经运动核损害的改变。运动及感觉神经传导速度正常。在脊髓的颈、胸、腰骶段及脑干4个区域支配的肌肉中有3个区域出现急性失神经改变和慢性神经再生表现,可以作为电生理的确诊标准。

2. 血液检查 血清磷酸肌酸激酶(CPK)通常可轻度增高,其他没有特征性改变。

3. 脑脊液检查 脑脊液常规、生化通常正常,仅蛋白质可有轻度增高。

4. 神经影像学检查 头颅及脊髓的CT和MRI无特异性改变。MRI检查可能会显示受累的脊髓和脑干萎缩变小。MRI的T_2加权相和FLAIR在内囊后肢或脑干可见到锥体束的高信号,弥散加权锥体束成像(DTI)也可显示颅内锥体束的异常信号。质子磁共振波谱(MRS)分析双侧大脑中央前回运动区的N-乙酰门冬氨酸和肌酸比值(NAA/Cr),在部分患者中明显低于正常。

5. 肌肉活检 呈神经源性肌肉损害表现,早期可见散在的萎缩的Ⅰ型和Ⅱ型肌纤维,后期则为群组化表现。通常并不需要依靠肌肉活检进行疾病诊断,但有时可有助于鉴别诊断。

【诊断和鉴别诊断】

1. ALS的诊断标准 世界神经病学联盟于1994年提出了ALS的EI Escorial诊断标准,1998年又进行了修订和改良(2000年发表),此标准至今仍在沿用。具体如下述。

(1) ALS的诊断的基本条件:① 临床、电生理或神经病理学检查有下运动神经元(lower motor neuron,LMN)变性的征象;② 临床检查有上运动神经元(upper motor neuron,UMN)变性的征象;③ 有从全身4个区域(延髓、颈、胸、腰骶段)神经支配的任何一个区域向其他3个区域发展的病史及阳性体征;④ 通过神经影像学、电生理或病理等检查排除能够导致上下运动神经元受累的其他疾病。

(2) ALS的诊断分级:主要分为4级。

1) 临床确诊:3个区域的UMN+LMN体征。

2) 临床拟诊:至少2个区域的UMN+LMN体征,且UMN在LMN之上。

3) 临床拟诊-实验室支持:① 只有1个区域的UMN+LMN体征或1个区域的UMN体征+至少2个肢体的EMG检查显示LMN损害;② 通过神经影像或临床及实验室方法排除其他疾病。

4) 临床可能:① 只有1个区域的UMN+LMN体征或2个及2个以上区域的UMN体征;② 或LMN

体征位于 UMN 之上,而又无证据支持"临床拟诊-实验室支持";③ 必须排除其他疾病。

此诊断分级标准特异性高,目前很多药物临床试验及科学研究仍经常使用,但由于只采纳临床体征,未纳入电生理检查结果作为下运动神经元损害的依据,因此敏感性较低,不太利于临床上疾病的早期检出。

2006 年 12 月在日本制定的 Awaji 诊断标准则在原有的基础上,强调了电生理检查结果等同于临床检查,可作为诊断下运动神经元性损害的依据。并明确了束颤电位和正锐波、纤颤电位一样都是急性失神经支配的表现,使诊断敏感性提高(从 62.2% 至 81.1%),对延髓症状首发的患者则更明显。诊断分级也简化为:① 临床确诊,通过临床或电生理检查,证实有 3 个区域 UMN+LMN 损害的证据;② 临床拟诊,通过临床或电生理检查,证实有 2 个区域 UMN+LMN 损害的证据;③ 临床可能,临床或电生理检查证实只有 1 个区域的 UMN+LMN 的依据,或 2 个及 2 个以上区域的 UMN 受累的证据。这一诊断分级标准更有利于临床实践,现已广泛在临床中使用。

2012 年《中国肌萎缩侧索硬化诊断和治疗指南》参照了 Awaji 诊断标准。2015 年及 2020 年,国际上对 ALS 的诊断标准亦有过修订,但尚未被广泛接受及使用。

2. 鉴别诊断　在 ALS 患者中,一般不应出现以下肯定的症状和体征:感觉受累的体征、括约肌功能障碍、视觉和眼球运动障碍、自主神经功能损害、锥体外系功能障碍及阿尔茨海默病样痴呆等。易与 ALS 混淆的疾病有很多,通常需作如下鉴别。

(1) 进行性延髓麻痹:需与延髓空洞症、脑干肿瘤、重症肌无力鉴别。延髓空洞症有面部感觉障碍、眼球震颤、病程长等特点。脑干肿瘤多见于 5～15 岁的儿童,有交叉性瘫痪、共济失调,可有肿瘤对侧的偏身感觉减退,后期出现颅内压增高,可资鉴别。重症肌无力症状呈波动性,受累肌肉运动疲劳后症状加重,休息后好转,大多无延髓肌萎缩,重复电刺激检查低频衰减可呈阳性,肌电图检查没有急慢性失神经损害的表现。

(2) 与颈椎病、颈髓肿瘤、脊髓空洞症鉴别:颈椎病可引起上肢肌肉萎缩,有时也可以不伴感觉障碍,但肌萎缩只限于某个或几个颈神经根所支配的肌肉。肌电图检查可发现上肢相应节段慢性神经源性损害为主的改变,纤颤正尖电位较少,不累及其他脊髓区域(胸段及腰骶段)。颈髓肿瘤有感觉障碍和(或)神经根痛,可逐渐发展成横贯性脊髓损害。脊髓空洞症有节段性感觉分离现象,不难鉴别。脑干及颈髓 MRI 检查对确诊脊髓或延髓空洞症、脑干或颈髓肿瘤以及颈椎病都有很大价值。

(3) 良性青年上肢远端肌萎缩症:良性青年上肢远端肌萎缩症也称平山病(Hirayama 病)。目前已明确为一种颈曲性脊髓病,由于屈颈时颈髓前部硬膜囊和韧带压迫脊髓致脊髓前角细胞缺血而产生症状。好发于青春期男性,主要表现为上肢远端肌肉的无力及萎缩,多在 5 年内停止进展。多数患者有"寒冷麻痹",遇冷环境症状加重,热环境中则症状缓解。伸指时可有震颤。不伴感觉损害,无反射亢进及锥体束征。通常单侧受累,也可双侧不对称累及。1/3 的患者出现对侧上肢轻度损害,严重者累及二头肌、三头肌、三角肌;除受累区外的其他肢体腱反射正常;没有脑神经、自主神经或上运动神经元损害的表现。电生理检查双上肢颈$_7$～胸$_1$节段损害为主的慢性失神经改变。颈髓过屈位 MRI 检查提示下颈段脊髓变扁、萎缩,硬膜外间隙增宽及后部硬膜囊前移有助于诊断。

(4) 脊髓性肌萎缩症(spinal muscular atrophy,SMA):脊髓性肌萎缩症是一组遗传性的脊髓前角细胞病变,以四肢近端对称性无力、萎缩为主。从婴儿到成人均可发病,共分 4 型。Ⅰ型脊肌萎缩又称婴儿型脊髓型肌萎缩,也称 Werding - Hoffmann 病,常染色体隐性遗传。出生后即时或出生后 2 个月内婴儿出现全身迟缓性肌无力和肌萎缩,通常因为呼吸衰竭而于 2 年内死亡。Ⅱ型为中间型,常染色体隐性遗传。出生 6～8 个月后逐渐出现肌张力低,四肢无力。有肌束颤动及肌肉萎缩。一般可存活至 20 岁。Ⅲ型为青少年型,也称 Wohlfart - Kugelberg - Welander 综合征。常染色体显性遗传或 X 性连锁隐性遗传。多数患者在 18 个月后的儿童早期发病,少数可晚至 3～18 岁。病程进展十分缓慢。临床上以四肢近端对称性无力为主要表现,肌束颤动、痉挛较明显,下肢症状更为突出。Ⅳ型为成年起病型,发病年龄从 30～60 岁均可。临床上以肢带肌无力和萎缩为主,慢性进展,很少累及呼吸肌。Ⅰ～Ⅲ型及少部分Ⅳ型患者的致病基因均为运动神经元生存基因 1(SMN1),定位于 5q11.2 - 13.3,其余的Ⅳ型患者遗传方式及致病基因不确定。Ⅲ型和Ⅳ型 SMA 易与 PMA 混淆。但患者缓慢进展的病程、相对年轻的起病年龄、阳性家族史、肌电图检查以广泛慢性神经源性损害为主、急性失神经改变相对较少等,都是 SMA 的支持依据。SMN 基因检测阳性结果有助于确诊。

(5) 多灶性运动神经病(multi-focal motor neuropathy,MMN):是一类免疫介导的脱髓鞘性周围神经病。男性多见,男女比 2.7:1。通常中青年起病,临床表现为不对称起病的进行性肌无力和萎缩,通常上肢为重,无感觉损害的体征,无上运动神经元损害的证据。脑神经通常不受累,呼吸肌受累罕见。50%的患者可有血清 GM_1 抗体阳性。肌电图检查可见典型的多灶运动传导阻滞。病程相对良性进展,静脉输注免疫球蛋白和环磷酰胺后有良好疗效。这些特点可有助于 ALS 鉴别。

(6) 肯尼迪病(Kennedy disease):肯尼迪病亦称 X 性连锁脊髓延髓性肌萎缩(spinal and bulbar muscular atrophy,SBMA),属于 X 连锁隐性遗传疾病。由雄激素受体(AR)基因的 N 端转录域第 1 外显子中的 CAG 三核苷酸重复扩增的突变引起。本病发病率低,国外报道患病率在男性中约为 1/30 万。发病见于成年男性,20~50 岁起病,以中年居多。病程较长,可达 20~30 年。临床表现为四肢近端肌为主的萎缩和无力,多伴有言语含糊、吞咽困难等延髓麻痹症状,舌肌萎缩明显。可有面肌为主的肌束颤动,不对称的面肌无力。肢体远端的震颤常见,少数患者可有轻度的感觉减退。可伴有男性乳房发育(40%~90%)和生殖功能降低等雄激素不敏感表现。女性突变基因携带者通常无临床表现,少数有诸如肌肉痉挛等的轻微症状。本病肌电图检查有广泛下运动神经元损害的表现,慢性失神经改变为主,通常可伴有感觉神经传导速度减慢、波幅下降,运动传导速度基本正常。血清 CK 水平通常增高,可至正常上限的 10 倍。雄激素受体基因检测 CAG 拷贝数异常增多(一般>35 次)可以确诊,需要与下运动神经元损害为主要表现的男性 ALS 患者鉴别。

(7) 脊髓灰质炎后综合征:脊髓灰质炎后综合征(PPS)是一种特指患脊髓灰质炎至少 10 年后出现的下运动神经元损害的临床综合征。临床表现为既往曾患病的某个肢体出现新发的肌无力、萎缩、肌痛、疲劳及运动不耐受等表现,也可出现在以往未受累的部位。占所有脊髓灰质炎后患者的 28%~64%。病因不明,可能是存活的、因芽生而扩大肌纤维支配的下运动神经元出现代谢障碍,而导致肌无力、肌萎缩、肌痛及肌肉变性。患者还可以出现抑郁、失眠、疼痛、寒冷不耐受。无力通常不对称,近端受累多见。多数患者起病隐匿,进展缓慢,但少数患者也可以有构音障碍和吞咽困难、睡眠相关的低通气和呼吸困难。肌电图检查多可发现运动单位减少、巨大运动单位等慢性失神经支配的表现,感觉神经传导速度正常。

(8) PLS 缺乏客观的实验室检查依据来证实,因此临床上应与多种表现为双侧锥体束损害的疾病相鉴别。诸如脊髓压迫症、颈椎病、遗传性痉挛性截瘫、亚急性联合变性、原发性进展性多发性硬化等。需要进行相应的血液生化检测、影像学检查、电生理检查及基因检测以鉴别。

(9) 其他:如肿瘤、内分泌疾病、铅和汞等重金属中毒、HIV 感染、异型球蛋白血症等许多原因,可造成类似运动神经元病表现,称之为运动神经元综合征,必须详细检查以除外这类疾病。

【治疗】

本病病因不明,至今仍缺乏有效的根治方法,主要包括延缓疾病进展的药物及对症支持治疗。

1. 延缓疾病进展的药物

(1) 利鲁唑:化学名为 2-氨基-6(三氟甲氧基)-苯并噻唑,是最早被证实可适当延缓疾病发展的药物,1996 年被美国食品药品管理局(FDA)批准用于 ALS 的治疗。其作用机制为稳定电压门控钠通道的非激活状态,抑制突触前谷氨酸的释放,激活突触后的谷氨酸受体以促进谷氨酸的摄取等。用法为每次 50 mg,每日 2 次口服,可以延长从疾病发生至呼吸衰竭的时间,延长生存期。

(2) 依达拉奉:对病程<2 年、呼吸功能良好且临床评分高的部分 ALS 患者,自由基清除剂依达拉奉静脉间断注射 6 个月的治疗方案,在近年来的临床试验中显示了延缓疾病进展的疗效,该药于 2017 年被美国 FDA 批准用于 ALS 的治疗。

2. 对症支持治疗 若有吞咽困难时,应予鼻饲饮食或做经皮胃造瘘,保证营养供给。有呼吸困难者应尽早使用无创正压呼吸机辅助通气。严重的呼吸衰竭需气管切开,人工呼吸机辅助呼吸。对于疾病产生的痉挛、僵硬等症状,可予巴氯芬、加巴喷丁等对症处理。右美沙芬和奎尼丁的合剂(Neudetra)可以改善 ALS 的假性延髓麻痹症状。康复锻炼、心理治疗及社会支持等综合治疗可以改善患者的生活质量。

【预后】

本病尚无根治手段,预后很差,是一种致死性疾病。患者通常经历 3~5 年的疾病进展,最终死于呼吸衰竭及其并发症。

(陈 嬿)

第十二章
痴　呆

第一节　概　述

痴呆是一种以进行性认知功能受损为核心症状的临床综合征,其损害的程度足以影响日常生活能力或社会职业功能。在美国精神病学会《精神疾病诊断与统计手册》第 5 版(*Diagnostic and Statistical Manual of Mental Disorders*, 5th edition, DSM - Ⅴ)中,痴呆被描述为神经认知障碍(neurocognitive disorders, NCD)。痴呆与其他的认知功能障碍,如昏迷或意识模糊状态不同,其意识水平(觉醒状态或唤醒)是保留的。痴呆是由于疾病累及大脑皮质、皮质下联系通路或者两者均受累而引起的。轻度认知障碍(mild cognitive impairment, MCI)是认知功能介于正常衰老与痴呆之间的一种状态。

【诊断】

痴呆是一类临床综合征,其诊断需要根据病史、一般体格检查及神经系统体格检查、神经心理评估、实验室和影像学检查结果综合分析(图 12 - 1)。痴呆的诊断包括三个步骤:① 首先在临床上确定患者是否有痴呆;② 确定引起痴呆的原因,进行鉴别诊断;③ 明确痴呆的严重程度和有无精神行为症状。

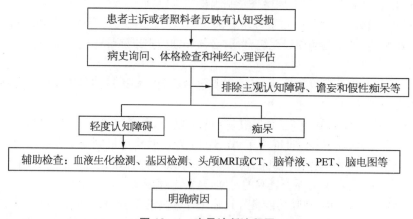

图 12 - 1　痴呆诊断流程图

2011 年美国国立老化研究所和阿尔茨海默病协会(National Institute on Aging - Alzheimer's Association, NIA - AA)制订了所有病因痴呆的核心临床诊断标准(表 12 - 1)。该标准建议的痴呆诊断涵盖严重程度范围从最轻度到最严重的阶段,具有更广泛的适用性。痴呆和轻度认知障碍的区别在于是否显著影响了工作或日常活动能力,这往往是由经验丰富的临床医生根据患者的个人情况及从患者和知情者处获得的有关患者日常事务能力的描述做出的临床判断。

2013 年美国精神病学会的《精神疾病诊断与统计手册》第 5 版(DSM - Ⅴ)将神经认知障碍分类为重度(major NCD,即痴呆)和轻度(mild NCD)。该诊断标准的神经认知损害扩展为复杂注意、执行功能、学习和记忆、语言、知觉运用和社交认知 6 个领域,除了病史和临床观察外,还需要客观量化的神经心理测评或临床评估证实。重度神经认知障碍诊断标准包括症状标准(一个或多个认知域受损)、程度标准(认知损害程度影响日常活动的独立性)和排除标准(认知损害非只发生在谵妄的背景下,不能用其他精神障碍更好地解释)。

表 12－1　2011 NIA－AA 所有病因痴呆诊断的核心临床标准

当具备以下认知或行为(神经精神)症状时可以诊断为痴呆
1. 干扰了工作或日常活动的能力；而且
2. 代表从前的功能和表现水平出现下降；而且
3. 不能用谵妄或主要的精神障碍解释
4. 通过结合①患者和知情者提供的病史和②客观认知评估(床旁精神状态检测或神经心理评估)发现和诊断的认知损害。当常规病史和床旁精神状态检测不能提供可靠的诊断时，应进行神经心理学评估
5. 认知或行为障碍至少涉及 2 个以下领域
　(1) 获取和记忆新信息的能力受损：症状包括重复提问或对话、放错个人物品、忘记事件或约会、在熟悉的环境下迷路
　(2) 推理能力、处理复杂任务的能力和判断力障碍：症状包括对安全风险认识不足、无法管理财务、决策能力差、无法规划复杂或连续的活动
　(3) 视空间能力障碍：症状包括尽管视力良好，不能识别面孔或普通物品或找到正前方的物品；不能使用简单的工具或正确穿衣
　(4) 语言功能受损(说、读、写)：症状包括找词困难、讲话不流畅；说话、拼写和书写错误
　(5) 人格、行为，或举止改变：症状包括反常的情绪波动，比如激越、动机受损、主动性缺乏、淡漠、缺乏动力、社交退缩、对以前的活动兴趣下降、同情心丧失、强迫行为、社交上不可接受行为

【病因】

　　痴呆是临床综合征，明确痴呆的病因非常重要。目前，约有 10% 的痴呆是可逆的，及时找到病因并且积极地针对病因给予特殊治疗，可以完全治愈或者显著改善患者的生活质量和寿命。对于不能治愈的痴呆，明确病因也是重要的，一方面有利于更好的药物研发；另一方面可以为患者及其家庭提供预后的信息或遗传信息，一定程度上改善患者的生活质量和减轻照料者负担。

　　许多疾病可能引起痴呆，但是常引起痴呆的只有少数几种。痴呆最常见的病因有阿尔茨海默病(Alzheimer disease, AD)、血管性痴呆(vascular dementia, VaD)、路易体痴呆(dementia with Lewy body, DLB)、额颞叶变性(frontotemporal lobar degeneration, FTLD)和帕金森病痴呆(Parkinson disease with dementia, PDD)。AD 占所有类型痴呆的 50%～70%，VaD 占 15%～20%，DLB 占 5%～10%，FTLD 占5%～10%，PDD 约占3.6%。在许多痴呆患者中，神经变性与血管性疾病并存成为病因，往往被称为混合性痴呆。

　　痴呆的可逆性病因，如正常压力性脑积水、自身免疫性脑炎、颅内占位病变、维生素 B_{12} 缺乏、甲状腺功能减退、神经梅毒等，虽然比较少见，然而这些疾病的明确诊断是非常重要的，积极地治疗可以阻止或逆转疾病的发展。约 15% 涉及痴呆评估的患者却是罹患其他的疾病(假性痴呆)。在此情况下，识别抑郁症等可治性病因非常重要。

【神经心理评估】

　　痴呆患者的神经心理评估通常包括认知功能(cognition)、社会及日常生活能力(activity of daily living)、精神行为症状(psychobehavioral symptom)三方面，可以概括为 ABC。

　　临床上常用简易智力状态量表(mini-mental state examination, MMSE)、蒙特利尔认知评估量表(Montreal cognitive assessment, MoCA)、阿尔茨海默病评估量表-认知部分(the cognitive subscale of Alzheimer disease assessment scale, ADAS-cog)和临床痴呆评定量表(clinical dementia rating scale, CDR)来评估总体认知功能状况。

　　精神行为症状在痴呆重度阶段中非常普遍，但是目前研究显示，轻、中、重度痴呆患者均可出现精神行为症状。近年来的研究显示，轻度行为异常(mild behavioral impairment, MBI)是神经变性痴呆早期除轻度认知损害外，另一个常见并且应该及早识别和评估的问题。神经精神问卷(neuropsychiatric inventory, NPI)是最常用的痴呆精神行为症状评估工具。抑郁评估常用汉密尔顿抑郁量表(Hamilton rating scale for depression, HAMD)，而焦虑评估常用汉密尔顿焦虑量表(Hamilton rating scale for anxiety, HAMA)。

第二节　轻度认知障碍

　　轻度认知障碍(mild cognitive impairment, MCI)是一种以轻度认知损害但日常生活无明显影响为特征的异质性临床综合征，是正常衰老与轻度痴呆之间的过渡阶段。

【流行病学】

流行病学研究显示,在55岁及以上人群中 MCI 患病率为12.2%,60岁及以上人群中为15.5%,65岁及以上人群中为20.8%。MCI 患病率随教育程度降低而递增,女性高于男性,农村高于城市。MCI 的临床过程存在较大变化,患者可进展为痴呆、维持稳定或随着时间推移出现认知功能的改善。随访研究发现,每年10%~15%的遗忘型 MCI 患者会进展为阿尔茨海默病(AD)。

【分类】

MCI 主要有以下2种分类方法。

1. 根据认知域受损的数量及是否涉及记忆力分类 可分为:① 单认知域遗忘型 MCI(single-domain amnestic MCI),仅存在记忆力受损;② 多认知域遗忘型 MCI(multiple-domain amnestic MCI):存在记忆力和其他一项或多项认知域(如语言、执行功能、注意、视空间能力等)受损;③ 单认知域非遗忘型 MCI(single-domain non-amnestic MCI),存在非记忆的一项认知域受损;④ 多认知域非遗忘型 MCI(multiple-domain non-amnestic MCI),存在记忆障碍以外的其他多项认知域受损。

2. 根据病因分类 MCI 可由神经退行性疾病引起,如阿尔茨海默病、帕金森病、额颞叶变性等。其他全身性、神经系统和精神性疾病也可以导致轻度认知障碍,如脑血管病、脑外伤、脑炎、营养缺乏、抑郁、甲状腺功能减退、睡眠呼吸暂停、药物副作用等。

【诊断标准】

Petersen 等于1999年首先提出 MCI 临床诊断标准,包括了"有记忆减退的主诉,有记忆减退的客观证据,总体认知功能未受影响,日常活动能力正常和非痴呆"5个方面。作为遗忘型 MCI 的诊断标准,目前仍然得到广泛应用。2004年 MCI 国际工作组提出了 MCI 广义诊断标准及诊断流程,扩展了对 MCI 综合征的认识,使人们重视 MCI 与不引起记忆损害的其他痴呆间的关系。

2011年美国国立老化研究所与阿尔茨海默病协会(NIA-AA)强调了"AD 源性 MCI(MCI due to AD)",将 MCI 诊断标准区分为核心临床标准(core clinical criteria)和临床研究标准(clinical research criteria)。前者的定义与诊断标准用于临床诊断;后者结合了生物学指标,仅用于发病机制和药物临床试验的研究。

1. 核心临床标准 ① 对认知功能障碍感到担忧,可来源于患者主诉、知情者或者有经验的医生。② 一项或多项认知域损害,包括记忆、执行、注意、语言及视空间功能,其中情景记忆受损常见于 AD 源性 MCI。理想的情况需进行多次神经心理评估,客观证据显示认知功能随时间下降。在仅有单次测验的情况下,需要从病史和(或)认知功能损害超出患者预期水平来推断。通常 MCI 患者测验分数比年龄和教育匹配的正常人群常规模型低1~1.5个标准差,但应注意的是,这不是划界分。③ 保持日常生活的独立性,完成复杂任务能力可有轻微受损。④ 没有痴呆。需要强调的是,确定存在认知下降的客观证据以及认知下降的程度都很重要。

2. 临床研究标准 根据与 AD 的关系将 MCI 分为3种诊断级别。

(1) 很可能 AD 源性 MCI:符合 MCI 核心临床标准,同时,分子生物学指标和神经损伤指标均呈阳性,该组患者发展为 AD 有"最高的可能性",因此,这部分患者被称为"很可能 AD 源性 MCI"。

(2) 有可能 AD 源性 MCI:符合 MCI 核心临床标准,β 淀粉样蛋白(amyloid-β protein,Aβ)沉积的指标阳性但未检测神经损伤;或者相反,有神经损伤的阳性指标而 Aβ 沉积的指标阴性。由于生物学指标检测不全,随着时间推移,有中度风险发展为 AD 的可能性,因此这部分患者被称为"有可能 AD 源性 MCI"。

(3) 不发展为 AD 的 MCI:反映 Aβ 沉积和神经损伤的指标均为阴性,未来发展为 AD 的可能性最低,但是,这种 MCI 患者仍然有患 AD 的可能性,其病因值得进一步研究。

对于 MCI 的诊断流程,首先根据核心临床标准做出是否 MCI 的诊断,其次根据患者的认知损害特征对患者进行初步分类,最后结合其起病和发展情况、认知损害特征、有无神经系统原发病、精神疾病或系统性疾病的病史和体征以及辅助检查做出 MCI 的病因学诊断。通过生物标志物的使用,根据研究用诊断标准确定是否存在 AD 的病理生理改变,确定 MCI 患者在一段时间内认知功能进一步衰退的可能性。

【辅助检查】

1. 神经心理测验 是诊断 MCI 的重要工具,可以客观反映患者的认知功能,明确认知损害特征,监测认知功能变化。具体测验第一节已有介绍。

2. 神经影像学检查

（1）结构磁共振（MRI）：可以清晰地显示脑萎缩及脑室扩大等大体结构的变化。海马结构的实际大小与活体神经影像学相关,通过神经影像学测定是否存在海马结构萎缩可反映实际组织学损伤及神经元丢失状况。

（2）正电子发射断层扫描（PET）：利用氟-18脱氧葡萄糖（^{18}F-FDG）作为PET示踪剂,可测定大脑的葡萄糖代谢率。边缘系统（海马、内侧丘脑、乳头体、后扣带回）的低代谢是遗忘型MCI的特征性表现。随着分子影像学的发展,PET示踪剂,如^{11}C-PIB,^{18}F-AV45,^{18}F-PPB3和^{18}F-AV1451等,得到应用,使AD中的老年斑（senile plaque,SP）和神经纤维缠结（NFT）能够得以观察。这些示踪剂能够与AD的病理特征物质（Aβ和tau蛋白）结合,比FDG-PET葡萄糖代谢改变更为敏感。

3. 生物学指标检测　MCI的血液学检查目的是识别可逆性病因,一般认为痴呆病因中8%是部分可逆的,3%是完全可逆的。常规的实验室检查包括血常规、肝功能、肾功能、电解质、甲状腺功能、维生素B_{12}、叶酸、梅毒抗体（RPR、TPPA、VDRL）、HIV抗体。有条件的单位还应该行血甲基丙二酸检测、重金属检测、莱姆病（神经Lyme病）相关检测、毒理学筛查、APOE等位基因检测等。炎性指标包括C反应蛋白、同型半胱氨酸、白细胞介素-6、红细胞沉降率、抗核抗体、可提取的核抗原、抗心肌磷脂抗体、副肿瘤抗体等。AD生物学指标检测,包括脑脊液$Aβ_{42}$、$Aβ_{40}$、磷酸化tau_{181}（$p-Tau_{181}$）蛋白和总tau蛋白（t-Tau）等。

【治疗】

寻找MCI的可逆原因,并进行针对性治疗。控制高血压、糖尿病、高脂血症、心房颤动、高同型半胱氨酸、抑郁和吸烟等危险因素可以延缓MCI的进展。适当脑力劳动和体力活动,均能够有效地降低罹患AD的风险。智能训练与加强体能训练有机结合可以使MCI患者进展为痴呆的风险有效下降。

已经有大量临床试验研究将一些用于治疗AD的药物也用于MCI治疗。这些药物包括胆碱酯酶抑制剂、谷氨酸受体拮抗剂、益智药、中医中药等。但是,这些治疗方式的确切疗效需要进一步研究。

第三节　阿尔茨海默病

阿尔茨海默病（Alzheimer disease,AD）是一种中枢神经系统退行性疾病,是最常见的痴呆类型,隐匿起病,以进行性记忆减退为核心症状,可伴随语言、执行、视空间功能下降和行为异常等。随着世界人口老龄化的日益加剧,AD已成为继心脑血管疾病和恶性肿瘤之后第三位严重危害老年人群健康的重大疾病,对社会和家庭造成了严重的负担。

【流行病学】

流行病学调查显示,我国痴呆和阿尔茨海默病患病率逐年增加。1990年我国65岁以上老年人痴呆患病率为4.60%,其中AD患病率为2.99%。2014年我国65岁以上老年人痴呆患病率上升至5.14%,AD患病率上升至3.21%。其中,女性痴呆和AD患病率高于男性,农村地区高于城市地区,西部地区高于南部、北部及中部地区。

【病因和病理】

AD的病因尚未明确,目前认为与环境因素和遗传因素及复杂的相互作用有关。高龄、低教育水平、吸烟、肥胖、高血压、糖尿病、高同型半胱氨酸、抑郁、颈动脉粥样硬化、脑外伤、心血管疾病等可以增加患AD的风险。现已明确3个致病基因突变可引起早发性AD,分别为位于21号染色体的APP基因、位于14号染色体的早老素基因1（PSEN1）和位于1号染色体的早老素基因2（PESN2）。载脂蛋白E基因（APOE）ε4等位基因可以显著增加AD发病风险。此外全基因组关联分析还发现了TREM2、SORL1等一系列风险基因。

AD的主要病理表现为脑的体积缩小和重量减轻,脑沟加深、变宽,脑回萎缩。切面上可见灰质层变薄,颞叶特别是海马区萎缩。显微镜检的典型改变为神经元缺失和胶质增生形成的皮质结构紊乱,如在皮质和海马部位出现老年斑[嗜银神经轴突突起包绕β-淀粉样蛋白（Aβ）],在海马和皮质广泛出现神经元纤维缠结（由过度磷酸化微管tau蛋白与神经元内螺旋样原纤维组成）。

【发病机制】

AD的发病机制主要有以下假说。

1. **β淀粉样蛋白级联假说**　β淀粉样蛋白沉积是 AD 发病的重要环节。Aβ 通过直接毒性引起神经元功能失调或死亡、诱导炎症反应以及神经纤维缠结等一系列的级联反应，最终造成 AD 病理和认知下降等症状。

2. **tau 蛋白异常修饰假说**　tau 蛋白在微管的合成和稳定中具有重要作用。异常磷酸化 tau 蛋白聚集形成双螺旋丝，最终形成神经纤维缠结。tau 蛋白的异常磷酸化降低了其促进微管稳定的能力，造成微管稳定性下降，轴突运输障碍，神经元丧失。

3. **胆碱能损伤假说**　AD 患者脑内胆碱能神经纤维发生退行性改变和神经元丢失，乙酰胆碱酯酶和其转移酶表达水平与酶活性异常。目前临床上广泛应用的胆碱酯酶抑制剂就是根据这一假说研制的。

4. **其他**　还有免疫炎症机制、氧化应激、脑-肠轴假说、胰岛素抵抗假说、感染假说等。

【临床表现】

1. **典型 AD 的临床表现**　其病程演变大致可分为轻、中、重度三个阶段。

（1）轻度：在此期，患者最常见的症状是记忆力下降，但由于患者的自知力缺乏，这一情况经常是由照料者、配偶或家庭成员而非患者本人提供的。患者会重复问几分钟、几小时或几天前问过的问题，不记得自己已经问过同样的问题。患者会忘记最近发生的事情和计划将来要做的事情，经常忘记东西的放置位置。这些症状在正常衰老过程中都可能出现，但 AD 与这些情况相比其记忆障碍程度更严重，经过提醒往往不能改善，而且会不可避免地进行性加重。伴随这些早期障碍出现的还可能有一些其他相关的临床特征。特别是，照料者常会反映患者变得更缺乏信心、更不积极和更淡漠，或可能会表现得沮丧。AD 患者在早期一般没有明显的行为和性格改变，他们的社会表现仍然良好，即使是在自知力受损的情况下也仍是如此，这是 AD 的一般特征。

（2）中度：除记忆障碍加重外，患者可出现思维判断力下降、性格改变和情感障碍，学习新知识和执行操作能力下降。患者可能出现语言问题。照料者常反映患者不如从前阅读量大了，这经常是由于患者记不住自己读过的东西，也跟不上情节的进展。随着时间推移，言语和命名问题会变得更加明显，最终导致显著的交流障碍。患者可能出现运用问题，对原来可以顺利使用的一些工具越来越难以使用。这在早期可能表现为难以模仿复杂的手部动作，而随着疾病进展，这一障碍变得更加明显。患者还可能出现视觉空间障碍问题，更易于在不熟悉的地方迷路，以及犯空间方位的判断错误。患者可能需要停止驾驶。

（3）重度：此期患者除上述各种症状逐渐加重外，主要问题可能是患者常容易激动，而且在感到挫败时可能会表现出攻击性。错觉与妄想也比较常见，这可能给患者及其照料者带来很大压力。患者语言能力逐渐丧失，不能完成穿衣、进食等日常简单的生活事项，逐渐与外界失接触。在 AD 的重度终末期，患者生活已经无法自理，但仍可能外出游荡，而且常有显著的睡眠觉醒周期反转。自制力障碍与癫痫通常也是一种晚期特征。患者可能出现吞咽障碍并因此引发肺炎，这也是 AD 患者的最常见死因之一。

2. **非典型 AD 临床表现**

（1）后部皮层萎缩(posterior cortical atrophy, PCA)：以视觉障碍为主要表现，主要临床特点包括 Balint 综合征（同时性失认、眼球运动失用、视觉性共济失调）、Gerstmann 综合征（失写、失算、手指失认、左右失认）、视觉失认、失读、环境失定向、穿衣失用、观念运动性失用、色盲、失语，情景记忆、执行功能和语言功能在疾病早期阶段不受影响，但随着病情进展逐渐恶化，最终发展为全面性痴呆。结构影像显示广泛皮质萎缩，以顶叶和枕叶最突出。

（2）少词型原发性进行性失语(logopenic variant of primary progressive aphasia, lvPPA)：以语言功能下降为突出表现，属于流利性失语，特点是言语缓慢，存在命名障碍（如表达"剪刀"为"用来剪东西的物体"），伴有频繁的找词停顿，句法简单，伴有语音性错误，但是无语法错误，对句子的理解和复述障碍，但是对单词的理解和复述保留。萎缩主要位于左侧颞顶叶交界，包括左侧后颞叶中上部分脑回以及顶下小叶。

（3）额叶变异型 AD(frontal variant of AD, fvAD)：主要表现为显著的行为改变，包括情感淡漠以及行为去抑制，或者是在认知检测中出现显著的执行力受损，临床症状与行为变异型额颞叶痴呆难以区分。

【辅助检查】

1. **神经心理测验**　通过神经心理学评估方法全面了解患者各认知域功能、日常生活能力、精神行为症状以及情绪状态等（具体见本章第一节）。需要注意的是，临床诊断必须结合临床表现和其他辅助检查结果，综合得出判断，不能单独依据测验结果来作出痴呆的诊断。

2. 血液学检查　目的是排除其他可逆性痴呆病因,如甲状腺功能低下、库欣综合征、亚急性联合变性、Wernicke‑Korsakoff 综合征、艾滋病、神经梅毒等。现随着免疫沉淀‑质谱法、单分子阵列(Simoa)免疫分析法和其他高灵敏度平台的建立,AD 特异性血浆标志物(如 $A\beta_{42}$、p‑Tau_{181}、p‑Tau_{217} 等)也可以得到准确检测,具有良好的诊断价值,但尚未应用于临床。

3. 头颅磁共振(MRI)　内侧颞叶萎缩被认为是 AD 早期特异性标志,MRI 是主要评估手段。临床上常采用内侧颞叶萎缩评定量表(MTA)进行分级。其评价标准如下:0 分,没有萎缩;1 分,仅有脉络膜裂增宽;2分,同时伴有侧脑室颞角扩大;3 分,海马体积中度缩小(高度下降);4 分,海马体积重度缩小。MTA 双侧分别评分并记录。MTA 结果判定标准:<75 岁,2 分或以上为异常;≥75 岁,3 分或以上为异常。

4. 正电子发射断层扫描(PET)　FDG‑PET 用于测量神经元和胶质细胞的葡萄糖摄取情况,AD 患者可出现典型的颞顶区、后扣带回皮质和楔前叶葡萄糖代谢降低。淀粉样蛋白 PET 可以发现皮层淀粉样蛋白沉积。tau‑PET 可以显示 AD 患者脑内 tau 蛋白异常沉积区域,与认知严重程度相关,可以预测认知下降及相同位置的脑萎缩。tau‑PET 在不同临床表型有特异分布模式。

5. 脑脊液检查　可以发现脑脊液 $A\beta_{42}$ 降低、$A\beta_{42}/A\beta_{40}$ 降低、磷酸化 tau_{181}(p‑Tau_{181})蛋白增高和总 tau 蛋白(t‑tau)增高。

6. 基因检测　致病基因突变(*APP*、*PSEN1* 或 *PSEN2*)有助于识别早发性、家族性 AD。易感基因突变($APOE\varepsilon4$ 等位基因)在散发性 AD 患者中携带率显著高于正常老年人。

【诊断】

关于 AD 的诊断标准有许多种,目前采用的有美国《精神疾病诊断与统计手册》第 5 版(DSM‑V)有关痴呆诊断标准、国际工作组(IWG)有关 AD 的诊断标准、美国国立老化研究所和阿尔茨海默病协会(NIA‑AA)有关 AD 诊断标准。

本节简要介绍美国 NIA‑AA 的 AD 诊断标准。2011 年发表的标准将 AD 区分为 3 个时期:无症状的生物标志物变化临床前期、AD 源性 MCI 期与 AD 型痴呆期。把 AD 痴呆分为 3 个级别:① 很可能的 AD 痴呆;② 有可能 AD 痴呆;③ 有病理生理学证据的很可能或有可能的 AD 痴呆。AD 源性 MCI 的诊断标准见第二节"轻度认知障碍"。临床医生需要熟悉的是"很可能的 AD 痴呆",其诊断标准如下。

1. 核心临床标准

(1) 符合痴呆标准(见本章第一节)。

(2) 起病隐袭:症状在数月至数年中逐渐出现,而不是数小时或数天里突然发生。

(3) 通过报告或观察得到明确的认知损害病史。

(4) 遗忘是最常见的 AD 痴呆表现。遗忘包括学习新知识、回忆最近了解的信息受损。非遗忘表现包括:语言障碍(最突出的是找词困难)、视空间障碍(表现最突出的是失认)、执行功能障碍(最突出的是推理、判断和解决问题能力受损)以及其他认知域障碍。

(5) 排除脑血管病所致认知障碍、路易体痴呆、额颞叶变性或其他情况(如同时发生的活动期神经系统疾病或非神经系统的医学共病或有对认知功能造成重大影响的药物应用的证据)。

2. 很可能 AD 痴呆

(1) 以知情者提供的信息和神经心理测验得到的信息为基础,发现了进行性认知下降的证据。这种客观确凿的认知功能下降证据增加了 AD 病理学发展过程的确定性。

(2) 在符合很可能的 AD 痴呆核心临床标准的人群中,找到致病的基因突变证据(*APP*、*PSEN1* 或 *PSEN2*),有助于进一步确定患者的临床表现源于 AD 病理改变。

2018 年 NIA‑AA 将 AD 定义为生物学个体,更新了更适用于现阶段的 AD 研究框架——AT(N)生物学标记系统:① 淀粉样蛋白病理(A),包括皮层淀粉样蛋白 PET 阳性和脑脊液 $A\beta_{42}$ 水平下降;② tau 蛋白病理(T),包括脑脊液 p‑tau 水平升高和皮层 tau‑PET 阳性;③ 神经变性或神经元损伤(N),包括结构磁共振上脑组织萎缩,FDG‑PET 上低代谢和脑脊液 t‑Tau 水平升高。按传统方法可以标记为"正常"(一)或"异常"(+),当 A+T+N± 时为 AD。

【鉴别诊断】

阿尔茨海默病的诊断应注意不要过分依据患者的主诉,因为这些患者可能带有掩饰或虚构,可向患者的亲属或照料者了解;其次,对患者的随访十分重要,尤其是高文化者,注意多种混杂因素可影响检查的结果,如患者的身体和情绪状态,以及受教育的程度甚至方言等。阿尔茨海默病还需与下列情况鉴别。

1. 假性痴呆、急性谵妄状态和局灶性认知缺损　假性痴呆是指某些抑郁症或精神分裂症患者表现类似痴呆的行为改变,有时与痴呆相似。但其发病迅速却很少进展,记忆功能和计算能力尚保留,可资鉴别。急性谵妄状态起病急骤,常于躯体疾病和手术后出现,持续时间较短,症状以夜间较重。临床表现以错觉、幻觉、恐惧、紧张为主,动作增多。局灶性认知缺损并不影响智商、记忆和人格。

2. 正常老年人的记忆减退　又称增龄相关性记忆减退或良性遗忘症,在痴呆的早期有时难以区分两者。正常老年人的记忆减退特点是以机械记忆减退为主、理解记忆尚可、自由回忆能力减退以及再认功能保留。

3. 抑郁症　抑郁症常以情绪低落、兴趣减退为主要症状,伴有失眠、食欲不佳,同时有躯体化症状。严重时有轻生想法。神经心理评估时,表现为无兴趣完成题目,在鼓励或提示下测验成绩常有改进,对抗抑郁药疗效好。AD 也可合并抑郁情绪,但主要表现为认知障碍,记忆测验经线索提示也无法回忆。两者鉴别困难时,可完善 Aβ 和 tau 蛋白相关检查协助诊断。

4. 路易体痴呆(DLB)　其主要特点是累及视空间、注意和执行功能的波动性认知损害,视幻觉,早期出现帕金森样症状和快速眼动睡眠行为障碍。头颅 MRI 显示内侧颞叶和海马萎缩不明显,脑电图可见慢波伴周期性前 α/θ 活动。

5. 血管性痴呆(VaD)　常发病急,有血管危险因素和脑卒中史,症状呈阶梯样或波动样进展,注意、执行功能受损较严重,早期出现神经系统体征。头颅 MRI 可见卒中病灶。AD 与血管性痴呆同时存在时,诊断混合性痴呆。

6. 行为变异型额颞叶痴呆(bvFTD)　表现为情感失控、冲动行为、不适当的待人接物和礼仪举止、口欲亢进、刻板行为和缺乏同情心等,执行功能和社会认知功能受损明显,记忆力减退较轻,临床上与额叶变异型 AD 难以鉴别。bvFTD 脑脊液 Aβ 蛋白检测或 Aβ - PET 显像阴性可协助鉴别 bvFTD 和 fvAD。

7. 正常压力性脑积水(NPH)　以步态障碍、认知障碍和尿失禁三联征为主要临床表现,影像学检查可见脑室扩大,Evan's 指数(两侧侧脑室前角间最大距离/同一层面颅腔最大直径)>0.3,冠状位影像显示蛛网膜下腔不成比例扩大的脑积水("DESH"征),即中线和脑凸面蛛网膜下腔变窄,侧裂池和脑室扩大。脑脊液放液试验或脑脊液持续引流后症状改善。

8. 其他　尚需与酒精性痴呆、颅内肿瘤、慢性药物中毒、肝功能衰竭、恶性贫血、甲状腺功能减退或亢进、亨廷顿病、神经梅毒、朊蛋白病等引起的痴呆综合征鉴别。

【预防和治疗】

1. 预防　包括早年积极接受教育;适当的体育锻炼,中年期避免肥胖,老年期要警惕体重减轻;保持良好的心理健康状态,适当社交;保持健康的生活方式及充足、良好的睡眠;适当摄入维生素 C;避免吸烟,减少空气污染和二手烟暴露;勿过量饮酒;避免罹患脑血管疾病、糖尿病、高血压、头部外伤、直立性低血压、抑郁、心房颤动、高同型半胱氨酸血症等疾病和体弱;听力受损者鼓励使用助听器,并避免高频噪声的影响以保护听力,降低听力受损风险。

2. 药物治疗

(1) 胆碱酯酶抑制剂(AchEI):有多奈哌齐、重酒石酸卡巴拉汀、加兰他敏以及国产药物石杉碱甲,轻、中、重度患者均可使用。目前美国食品药品监督管理局有 3 种 AchEI 被批准用于轻到中度 AD:多奈哌齐、卡巴拉汀和加兰他敏。多奈哌齐是一种特异性的可逆的胆碱酯酶抑制剂,卡巴拉汀可同时抑制乙酰胆碱酯酶和丁酰胆碱酯酶,而加兰他敏是一种胆碱酯酶的选择性的可逆竞争性抑制剂,可增强乙酰胆碱对烟碱样受体的固有作用。多奈哌齐起始剂量每日 5 mg,1 个月后可增至 10 mg。加兰他敏起始剂量每日 8 mg,分 2 次服用,持续 4 周后可调至最适剂量,最大可增至每日 32 mg。卡巴拉汀口服剂型起始剂量每次 1.5 mg,每日 2 次,逐渐增加,最大可至每日 12 mg,分 2 次服用;透皮贴剂起始剂量每日 4.6 mg,4 周后可增至每日 9.5 mg,最大可增至每日 13.3 mg。当一种 AchEI 初始药物缺乏满意疗效或不耐受时,可换用另一种 AchEI。这些药物都只能使患者获得一段时间的稳定或改善,并不能逆转疾病发展的总趋势。

(2) 谷氨酸受体拮抗剂:是一种电压依赖的、中度亲和力、非竞争性的 N 甲基天冬氨酸(N-methyl-D-aspartate,NMDA)受体拮抗剂,可通过减少钙内流进入神经元而阻滞病理性升高的谷氨酸浓度。美金刚被批准用于治疗中重度 AD,对患者的语言、记忆、精神活动有一定的改善作用。美金刚起始剂量每日 5 mg,4 周后逐渐加量至维持剂量每日 20 mg。美金刚既可以单独使用,也可以与 AchEI 合用。美金刚的副作用较少见,耐受性比较好。

3. **非药物治疗** 包括职业训练、音乐治疗、群体治疗、香氛治疗、非侵入性脑刺激等。

4. **精神行为症状的处理** 痴呆精神行为症状(behavioral and psychological symptoms of dementia, BPSD)的管理应遵循个体化原则,贯穿痴呆的全病程,即从无症状期的预防直至严重行为紊乱的干预。在抗痴呆药使用的基础上,临床首选非药物干预,只有当非药物干预无效或者 BPSD 严重影响患者的生活,影响治疗依从性,患者难以服从照料或者存在紧急情况或安全问题时才使用药物治疗。从患者、照料者和环境三方面积极寻找引起 BPSD 的可调控因素,积极给予非药物干预。胆碱酯酶抑制剂和谷氨酸受体拮抗剂等抗痴呆药对部分精神与行为症状也具有一定的改善作用。可选用小剂量的第 2 代非典型抗精神病药治疗严重的精神病样症状,尤其有攻击行为的患者;使用过程中需要权衡治疗获益与不良事件风险,应遵循小剂量起始,根据治疗反应以及不良反应,缓慢、逐渐增量的原则使用。抗抑郁治疗优先选用 5 -羟色胺再摄取抑制剂药物,但疗效有限。

5. **生活护理** 包括使用某些特定的器械等,以及对患者的有效护理,能延长患者的生命及保持一定的生活质量,并能减少摔伤、外出不归等意外发生。

【预后】

阿尔茨海默病患者的生存期和起病年龄相关,但典型病例从最早出现症状开始,一般在 5～15 年。

第四节 血 管 性 痴 呆

血管性认知障碍(vascular cognitive impairment,VCI)是脑血管病变及其危险因素导致的临床卒中或亚临床血管性脑损伤,涉及至少一个认知域受损的临床综合征。血管性痴呆(vascular dementia,VaD),也称重度 VCI,是 VCI 的痴呆阶段。临床上常表现为工作记忆和执行功能障碍,以及记忆障碍、精神行为异常和情绪症状。其他神经系统症状和体征,包括锥体束征、构音障碍或失语、帕金森样症状和尿失禁等也经常发生。具体症状和体征取决于脑血管病变的类型、累及范围和部位。中国 65 岁以上人群血管性痴呆患病率为 1.5%,年发病率为 0.313%。VaD 约占所有痴呆类型的 15%～20%,是仅次于阿尔茨海默病(AD)的常见痴呆类型。由于血管性疾病因素的可调控性,早期诊断和发现相关危险因素,在日常生活受到影响前进行干预,具有重要意义。

【病理】

主要有以下病理表现。

1. **血管病因的脑实质病变** 包括:① 大血管病变,多发梗死、重要部位梗死;② 小血管病变,多发腔隙性梗死、缺血性白质改变、血管间隙扩大、皮质微梗死和微出血;③ 出血,脑出血、蛛网膜下腔出血、多发皮质和皮质下微出血;④ 低灌注,海马硬化、皮质层状硬化。

2. **血管病变** 如动脉粥样硬化、小动脉硬化、脂质透明变、淀粉样血管病、血管炎、动静脉瘘、遗传性血管病、巨细胞动脉炎、系统性微血管病、脑静脉窦血栓以及其他血管病。

3. **合并其他退行性疾病病理改变** 阿尔茨海默病病理、突触核蛋白病病理、额颞叶变性相关 TDP-43 或 tau 蛋白病理等。

【分类】

目前,国际血管性认知损害分类共识研究(VICCCS)依据卒中病史及临床病理/影像学特征,将 VCI 分为轻度与重度(即 VaD)。VaD 可分为 4 个主要亚型。

1. **卒中后痴呆(post-stroke dementia,PSD)** 卒中后表现出即时和(或)延迟的认知障碍,时间界定在卒中后 6 个月以内出现认知障碍并持续存在,包括多发性梗死、关键部位梗死、皮质下梗死和脑出血等卒中事件引起的认知障碍,同时包括脑退行性病变在卒中后 6 个月内进展引起的认知障碍。PSD 定义的关键是时间,无论是否合并存在其他神经退行性疾病,即 PSD 和混合性痴呆都可以有混合性病理,但 PSD 是通过急性形式表现。卒中 3 个月后,有 15%～30% 的患者会出现痴呆。

2. **皮质下缺血性血管性痴呆(subcortical ischemic vascular dementia,SIVaD)** 小血管病变是主要病因,主要病变类型为腔隙性梗死和缺血性白质病变。

3. 多发性梗死性痴呆(multi-infarct dementia,MID)　存在多个大的皮质梗死,只占 VaD 中的少数。

4. 混合型痴呆(mixed dementia,MixD)　同时存在血管性脑损伤与神经变性病理。脑血管病变可能发生在其他神经退行性疾病之前、之后或同时发生。若有可能,命名的先后顺序应反映不同病理导致认知损害的贡献大小,如 VCI－AD 或 AD－VCI。

【临床表现】

血管性痴呆临床表现异质性高,与损伤功能区有关,也受到患者年龄、教育、遗传背景及 AD 等共病的影响。患者常有高血压、动脉硬化性疾病或糖尿病病史等脑血管病危险因素。卒中后痴呆常有明确的急性起病、脑血管意外(卒中)的表现。病程以呈阶梯样或波动样为特征。神经系统局灶性体征较明显,如偏身感觉减退、轻偏瘫、锥体束征、锥体外系症状、吞咽呛咳、构音不清、共济失调、失语等。认知功能障碍可以有记忆问题,但是,由于患者常常有皮质-皮质下联络通路功能受累,主要表现为以注意/执行功能障碍为特征的额叶功能受损症状。情感不稳和脆弱、易激惹,有时可见冲动行为。人格相对保持完整,幻觉、妄想较少,早期自知力好。多次发作的患者可发展至极重度痴呆,进入持续性植物状态。由于心脑血管疾病,血管性痴呆死亡率较高,中位生存期为 3~5 年。

【辅助检查】

1. 血液学检查　通过血糖、糖化血红蛋白、血脂、同型半胱氨酸、维生素 B_{12}、叶酸、甲状腺功能、梅毒血清学检测、HIV 等查找是否存在 VCI 高危因素及其他导致认知障碍的原因。

2. 神经心理测验　是识别和诊断 VCI 的重要方法,也是观察疗效和转归的重要工具(具体见本章第一节)。

3. 影像学检查　是寻找认知损害血管性病因的关键措施,同时可以排除其他原因导致的认知障碍,如肿瘤、炎症、正常压力性脑积水等。首选头颅磁共振(MRI),MRI 比 CT 更加敏感。评估内容包括脑萎缩(部位和程度)、脑白质高信号(范围)、脑梗死(位置、大小和数量)、脑出血(位置、大小和数量)等。其他 ASL、DTI 和 SWI 等影像技术有助于提高对脑低灌注、神经网络损伤、微出血和微梗死等血管性脑损伤的早期识别,然而这些先进的 MRI 技术未常规应用于临床。

4. 阿尔茨海默病特异检查　正电子发射断层扫描(PET)显像发现淀粉样蛋白(Aβ)和 tau 蛋白异常沉积,脑脊液 $Aβ_{42}$ 降低、$Aβ_{42}$ 与 $Aβ_{40}$ 比值降低、异常磷酸化 tau 蛋白增高和总 tau 蛋白增高有助于发现合并阿尔茨海默病。

【诊断】

血管性认知障碍诊断的基本路径为,首先确定认知障碍的存在,其次确定脑血管病是导致认知障碍的主要原因,排除导致认知障碍的其他原因,同时对认知障碍的严重程度及病理类型进行描述。

1. 存在认知障碍　① 主诉或知情者报告或由有经验的临床医师判断认知功能较以往减退,而且由神经心理学检测证实 1 个或以上认知域损害;② 在轻度 VCI 阶段,认知障碍不影响日常生活的独立性(工具性日常生活能力正常或轻微受损),但是为了保持独立性,需要付出更大的努力或代偿性措施。在 VaD 阶段,认知障碍严重程度影响到日常生活的独立性。

2. 明确血管性脑损害在认知障碍中占主导地位

(1) 认知功能障碍与一个或多个脑血管事件有关;或者没有脑血管事件,出现信息处理速度、复杂注意力和(或)额叶执行功能显著下降,以及以下特征之一:① 早期出现步态障碍或者行走不平衡和频繁跌倒;② 早期尿频、尿急或其他泌尿系统疾病不能解释的症状;③ 人格和情绪改变。

(2) 存在明显的脑血管病神经影像学证据(满足其中任意一条即可):① ≥1 个大血管梗阻(VaD 通常需要≥2 个);② 1 个关键位置的梗死(常位于丘脑或基底神经节);③ 脑干外多发腔隙性梗死(>2 个)或关键位置 1~2 个腔隙伴广泛的白质病变;④ 广泛融合的白质病变;⑤ 关键位置颅内出血或≥2 个颅内出血;⑥ 或者以上的组合。

3. 排除因素　① 缺乏脑血管事件或脑血管病相关影像学改变下早期出现并进行性恶化的记忆及其他认知功能障碍、早期突出的帕金森病特征;② 神经影像学检查中未见血管性损伤病变或病变程度轻微;③ 其他可解释认知损害的疾病,如脑肿瘤、多发性硬化、脑炎、抑郁症、中毒、代谢障碍或系统性疾病等。

【鉴别诊断】

鉴别诊断时需要与其他认知障碍及其他原因引起的脑白质病变鉴别,如阿尔茨海默病、多发性硬化、

Wernicke-Korsakoff 综合征、亚急性硬化性全脑炎、进行性多灶性白质脑病等。

1. 阿尔茨海默病 发病缓慢，为隐匿性，病程呈慢性进行性恶化，记忆力下降为主要表现，往往无神经系统局灶症状及体征。血管性痴呆起病缓慢时与 AD 鉴别困难，临床上目前应用 Hachinski 缺血指数评分表协助鉴别，总分在 7 分以上提示 VaD。

2. 多发性硬化(MS) 可以出现认知障碍症状和神经系统定位症状及体征。认知障碍甚至可存在于 MS 早期，需与 VaD 鉴别。MS 头颅 MRI 可见脱髓鞘病灶，呈多发性、相对对称分布，主要分布于脑室周边、胼胝体和近皮质，与侧脑室垂直，多呈圆形、椭圆形或点状。发病年龄、特征性分布的脑白质病灶及脑脊液检查中 IgG 合成量的增高和特异性寡克隆带的出现可协助鉴别。

【预防与治疗】

1. 一级预防 预防的关键是控制血管和痴呆危险因素，主要包括生活方式干预与药物治疗。具体措施包括体育锻炼、健康饮食、戒烟、教育，避免和控制高血压、糖尿病、高胆固醇血症和心血管疾病等。

2. 治疗 目标是防止认知能力进一步下降，改善认知症状、行为症状和日常生活功能，降低死亡率，管理与基础脑血管疾病或卒中有关的其他功能障碍，并为患者及其照料者提供教育和支持。

(1) 病因治疗(二级预防)：控制血管危险因素，防止卒中的再次复发。有缺血性卒中史的患者应根据卒中病因二级预防原则采用针对性的措施，如血压、血糖及血脂管理、抗血小板聚集和抗凝治疗、心脏疾病或颅内外动脉狭窄的干预。对脑小血管病患者，西洛他唑的疗效优于阿司匹林。

(2) 改善认知：胆碱酯酶抑制剂、谷氨酸受体拮抗剂能对患者认知功能有一定程度的改善。其他措施如非侵入性脑刺激(如经颅磁刺激、经颅直流电刺激)等仍需要进一步研究。

(3) 精神行为症状：精神行为症状应首选非药物治疗，去除诱因，治疗共病；其次可考虑胆碱酯酶抑制剂与美金刚，其对精神行为症状有一定的改善作用。上述治疗措施仍效果不佳，可在充分评估临床获益和潜在风险后谨慎使用抗精神病药物(如利培酮)。抑郁治疗推荐选择性 5-羟色胺再摄取抑制剂。

(4) 其他：如康复锻炼、行为治疗、心理疏导和劝慰、预防吸入性肺炎和褥疮、照料者教育和培训等，需要康复、护理、心理咨询的综合团队进行支持。

第五节 路 易 体 痴 呆

路易体痴呆(dementia with Lewy body, DLB)是一组以波动性认知功能障碍、视幻觉和帕金森综合征为突出临床特征，以弥漫性分布于大脑皮质和脑干的路易体为主要病理特征的神经退行性疾病。DLB 是神经退行性痴呆的第二常见病因，平均 75 岁发病，男性高于女性，患病率约 0.002%～3.33%，年发病率约 3.5/10 万，并随年龄增高而增加。

【病因和病理】

DLB 的病因不明。主要病理学特征是富含 α 突触核蛋白的路易体和路易突起(Lewy neurites)，主要分布于脑干(黑质、迷走神经和舌咽神经核、网状核和蓝斑等)、杏仁核、基底神经节、边缘系统和新皮层(颞叶、额叶和顶叶皮层)。除了大量路易体，其还可合并老年斑、神经原纤维缠结、海绵状空泡变性，以及黑质、蓝斑和 Meynert 核神经元脱失等。根据是否合并阿尔茨海默病病理改变，分为：① 普通型，除大量的路易体，合并老年斑、神经原纤维缠结等，皮质萎缩及神经元脱失不严重；② 纯粹型，仅有路易体，不伴阿尔茨海默病病理改变。生化方面，其胆碱能和单胺类神经递质系统均有损伤，大脑皮质、Meynert 核和尾状核等乙酰胆碱转移酶水平显著下降，基底节的多巴胺及代谢产物高香草酸浓度降低，多巴胺受体异常，多巴胺神经元丢失，壳核 5-羟色胺及去甲肾上腺素浓度显著减低。

【临床表现】

波动性认知功能障碍、视幻觉、帕金森综合征和快速眼动睡眠行为障碍(rapid eye movement sleep behavior disorder, RBD)是 DLB 的四大核心临床特征。

1. 波动性认知功能障碍 见于约 45% 患者，早期出现，逐渐进展，伴有波动性。波动性可以定义为在认知、注意和觉醒方面的自发改变，变化可出现在数周内或 1 天中。DLB 认知功能全面减退，其早期视空间、注意和执行功能受损更突出，记忆障碍较轻。但并发阿尔茨海默病病理的患者，可能早期出现明显的记忆障碍。因此,临床上单凭认知功能损害特征鉴别 DLB 与阿尔茨海默病很困难。部分患者有皮质下痴呆特点,如白天困倦、无精打采、注意力不集中、警觉性减退及语言欠流利等。

2. 视幻觉　见于一半以上的患者,DLB 的视幻觉生动、鲜明、完整,常为安静的人、物体和动物等具体图像,患者可绘声绘色地描述所见景物,并坚信不疑。其他形式的幻觉虽然不常见,也可以发生在 DLB 患者中。患者可有妄想、抑郁、焦虑、淡漠等精神情绪异常。DLB 患者更容易出现误认妄想(例如熟悉的人被冒名顶替),而阿尔茨海默病患者更易出现偷窃妄想(例如钱被偷)。

3. 帕金森综合征　发生率超过 90%。与帕金森病不同,运动迟缓和强直通常是对称的,静止性震颤不常见。对左旋多巴的反应通常不如帕金森病好。锥体外系症状可与认知障碍同时或先后发生,如两组症状在一年内相继出现,有诊断意义。

4. RBD　以快速眼动睡眠中肌肉松弛间断缺失为特点,通常表现为发声或肢体抽动,也可出现复杂剧烈的肢体或躯干运动,如系扣、摆臂,伴生动恐惧的梦境回忆。RBD 一般发生于痴呆出现前几年,随着疾病的进展,RBD 可能变得更少出现或症状更轻。与阿尔茨海默病相比,DLB 患者白天过度嗜睡也更为常见。

DLB 除了上述核心临床特征外,还会出现一系列自主神经异常,如体位性低血压、多汗、尿失禁、便秘和阳痿等,可发生反复跌倒、晕厥,甚至短暂的意识丧失。嗅觉减退可能早于认知障碍出现,但在临床上患者很少因嗅觉减退就诊神经科。

【辅助检查】

1. 神经心理测验　全面的神经心理测验可以发现 DLB 患者认知功能减退特征。如前所述,相比于阿尔茨海默病,其早期视空间、注意和执行功能受损更突出,记忆障碍较轻。

2. 影像学检查　头颅磁共振(MRI)可见弥漫性皮层和皮层下结构萎缩,尤其是顶枕皮层。与阿尔茨海默病相比,DLB 的内侧颞叶和海马通常相对保留。脑功能显像是目前可以用于帮助诊断 DLB 的重要手段。葡萄糖正电子发射断层扫描(FDG-PET)可见枕叶和后顶叶-颞叶皮质葡萄糖代谢下降。枕叶皮质低代谢,后扣带回代谢相对保留,被称为"扣带岛征"(cingulate island sign),有助于区分 DLB 和阿尔茨海默病。脑多巴胺转运蛋白(dopamine transporter,DAT)显像可见基底节区 DAT 摄取下降,对于区分 DLB 和阿尔茨海默病具有较高的灵敏度和特异度。^{123}I-MIBG 心肌扫描成像可用于评估心脏交感神经去神经支配,在 DLB 中异常下降,但须注意心脏疾病和相关药物对结果的影响。PET 显像见淀粉样蛋白和 tau 蛋白异常沉积也可在 DLB 中见到。

3. 多导睡眠图　如证实患者快速眼动期肌肉失弛缓,对路易体相关病理改变具有高特异性预测价值。

4. 脑电图　定量脑电图可见后部导联前 α 节律(5.6~7.9 Hz),或 α/θ/δ 混杂活动。

【诊断和鉴别诊断】

临床上,波动性认知障碍、视幻觉及帕金森样运动障碍患者应考虑 DLB 的可能,确诊需依靠尸检。2017年国际 DLB 联盟更新了 DLB 诊断标准,诊断 DLB 首先需要出现痴呆,即进行性认知功能减退,影响社会和职业功能以及日常生活能力,之后根据不同临床特征和生物标志物分为很可能的 DLB 和可能的 DLB。两项或两项以上核心临床特征,伴或不伴提示性生物标志物;或一项核心临床特征伴有一项或一项以上提示性生物标志物,则诊断很可能的 DLB。一项核心临床特征不伴提示性生物标志物;或一项或一项以上提示性生物标志物,但缺乏核心的临床特征,则诊断可能的 DLB。

1. 核心临床特征　① 波动性认知功能障碍,伴注意力和警觉性显著变化;② 反复出现的视幻觉;③ 快速眼动睡眠行为障碍;④ 出现一种或多种帕金森核心症状,如运动迟缓、静止性震颤或肌强直。前三者可能早期出现,持续整个病程中。

2. 支持临床特征　① 对抗精神病药物高度敏感;② 姿势不稳;③ 反复摔倒;④ 晕厥或其他短暂性意识丧失;⑤ 严重自主神经功能障碍(包括便秘、体位性低血压、尿失禁等);⑥ 嗜睡;⑦ 嗅觉减退;⑧ 其他类型的幻觉;⑨ 系统化妄想;⑩ 淡漠;⑪ 焦虑和抑郁。

3. 提示性生物标志物　① 单光子发射计算机断层扫描(SPECT)/PET 显示基底节多巴胺转运体摄取下降;② ^{123}I-MIBG 心肌扫描成像见摄取减低;③ 多导睡眠图证实快速眼动期肌肉失弛缓。

4. 支持性生物标志物　① 脑 CT/MRI 显示内侧颞叶结构相对保留;② SPECT/PET 显示弥漫性低灌注或低代谢,枕叶明显,伴或不伴扣带岛征;③ EEG 提示显著的后部慢波伴周期性前 α/θ 活动。

5. 出现以下特征,则不支持 DLB 诊断 ① 出现其他任何躯体疾病或脑部疾病,足以部分或全部解释患者的临床症状。在这种情况下,即使不能完全排除 DLB 诊断,也需要考虑混合性或多发性病变的可能性;② 在严重痴呆阶段帕金森综合征是唯一的核心临床特征,并且是首发症状。

此外,DLB 是指痴呆在帕金森综合征之前或与之同时出现。帕金森病痴呆(PDD)是指在已有帕金森病患者中出现的痴呆。两者同属于路易体病(Lewy body disease,LBD)。临床上以"1 年原则"进行区分,认知障碍在帕金森症状发生之前或 1 年内出现,认为是 DLB。在临床不能明确区分时,以采用 LBD 这一术语来诊断。

鉴别诊断时需和有类似临床表现的疾病区分,如阿尔茨海默病、进行性核上性麻痹、多系统萎缩、皮质基底节变性、血管性帕金森综合征、正常压力性脑积水等。DLB 需注意与持续性谵妄(>6 个月)鉴别,后者常有诱发事件,早期 RBD 和自主神经功能症状以及 DAT 扫描异常有助鉴别。

【治疗】

本病尚无特效治疗,预后较差,病程 2~20 年,多死于并发症。目前临床采取非药物和药物联合治疗。

1. 非药物治疗 包括体育锻炼、预防跌倒、认知功能训练、针对照料者的教育等。

2. 药物治疗 主要针对认知、精神、运动和非运动症状等进行对症治疗,要注意药物副作用加重其他症状的可能。注意不宜过度治疗,应以最低剂量开始,缓慢滴定。如果出现明显的副作用或在合理疗程后没有发现效果,药物应该逐渐减少,必要时停止使用。

(1) 运动障碍:首选左旋多巴治疗,宜小剂量开始,缓慢加量,滴定到最佳有效和耐受剂量。不建议首选多巴胺受体激动剂,因为可能会加重幻觉和自主神经症状。避免应用抗胆碱能药。

(2) 认知功能障碍:胆碱酯酶抑制剂(多奈哌齐、重酒石酸卡巴拉汀、加兰他敏)可以改善认知症状、总体功能和生活活动。但要注意突然停用胆碱酯酶抑制剂可能出现认知或精神症状突然恶化。谷氨酸受体拮抗剂(美金刚)治疗 DLB 的疗效尚不明确。

(3) 精神行为症状:首选非药物干预,比如情绪疏导、体育锻炼、社交活动以及照料者支持。胆碱酯酶抑制剂能显著减少患者淡漠症状,改善幻觉和妄想。在精神行为症状造成痛苦且其他治疗手段无效的情况下,谨慎使用非典型抗精神病药,如小剂量喹硫平或氯氮平。

(4) 情绪和睡眠障碍:可用选择性 5-羟色胺再摄取抑制剂如舍曲林、氟西汀等治疗抑郁,RBD 可使用褪黑素或低剂量氯硝西泮,并监测疗效和不良反应。莫达非尼和阿莫达非尼可用于治疗日间过度嗜睡。

(5) 其他:体位性低血压可采用补水、增加食盐摄入、避免长时间卧床、穿弹力袜或腹部绷带、体位变化时动作缓慢等措施,避免使用加重体位性低血压的药物。严重时可使用米多君、氟氢可的松或屈昔多巴。改变饮食、补充纤维、软化粪便和泻药等可以改善便秘。

第六节 额颞叶痴呆

额颞叶痴呆(Frontotemporal dementia,FTD)是一组与额颞叶变性有关的神经退行性疾病,其临床表现和病理学特征均具有明显的异质性,主要表现为进行性精神行为异常、执行功能障碍和语言损害。根据临床特征,目前将 FTD 分为 3 种主要的临床亚型,即行为变异型额颞叶痴呆(behavioural variant FTD,bvFTD)、语义型原发性进行性失语(semantic variant primary progressive aphasia,svPPA)和非流利型原发性进行性失语(nonfluent/agrammatic variant primary progressive aphasia,nfvPPA)。其中 svPPA 和 nfvPPA 可归为原发性进行性失语(primary progressive aphasia,PPA)。与其他神经退行性疾病的重叠增加了 FTD 临床的复杂性,如 FTD 合并运动神经元病(MND)、皮质基底节变性(CBD)或者进行性核上性麻痹(PSP)。FTD 是第三大常见神经退行性痴呆,仅次于阿尔茨海默病和路易体痴呆,通常在 40 岁左右发病。流行病学研究显示,在 65 岁以下人群中,FTD 的患病率为 3%~26%,从症状出现至死亡的生存期为 6~11 年,不同亚型生存期有差异,FTD-MND 中位生存期最短,svPPA 最长。

【病理】

额颞叶变性(FTLD)病理存在明显异质性,主要包括 3 种病理类型。尸检结果显示,大约一半的病例可发现 TAR DNA 结合蛋白 43(TDP-43)阳性包涵体。根据 TDP-43 阳性神经元的含量、分布范围和比例,进一步分为5种亚型(A型~E型)。36%~50%的病例存在过度磷酸化微管相关蛋白tau(MAPT)异常沉积。tau蛋白为一种细胞骨架蛋白,可促进微管与微管蛋白的结合,维持细胞微管的稳定性,tau蛋白异常磷酸化可导致轴突运输和神经元完整性的破坏。约10%病例存在肉瘤融合(FUS)蛋白阳性包涵体。这类患者通常是散发性的,与起病年龄轻和精神症状比例更高有关。这些致病蛋白引起神经退行性变和细胞死亡的机制仍有待确定。FTD各临床亚型和单一病理之间没有绝对联系,通常svPPA与TDP-43蛋白病理相关,nfvPPA与tau蛋白病理相关,而bvFTD与包括tau蛋白、TDP-43蛋白和FUS蛋白在内的一系列病理表现相关。

【病因和发病机制】

FTD的病因及发病机制尚不明确,约40%的病例有家族史,其中约10%有明确常染色体显性遗传家族史。bvFTD遗传比例最高,40%~45%,其次是nfvPPA(约5%),svPPA最少(<1%)。FTD最常见的致病基因为9号染色体开放阅读框基因(*C9orf72*)、*MAPT*和颗粒体蛋白基因(*GRN*),其他还包括*VCP*、*CHMP2B*、*TARDBP*、*FUS*、*SQSTM1*、*UBQLN2*、*TBK1*、*TREM2*和*CHCHD10*等。各突变类型的流行程度因地区而异,*C9orf72*是全球遗传性FTD和肌萎缩侧索硬化最常见的原因,而在亚洲罕见。FTD的发病机制可能是由于环境和遗传因素导致的TDP-43或tau等蛋白在脑内异常沉积,毒性蛋白沿轴突传递、突触失调或营养支持受损,引起选择性神经破坏。

【临床表现】

1. bvFTD 是FTD最常见亚型,约占50%。早期即出现人格、情感和行为改变,常常表现为去抑制、淡漠、缺乏同情心、强迫行为和饮食改变。去抑制可表现为不计后果地鲁莽行事,无理性、不恰当的个人评论或者失礼行为,如评论性生活或开玩笑、触摸或亲吻陌生人、不穿衣服四处游荡、随地便溺、偷窃行为、不计后果消费等。淡漠通常被描述为"情感迟钝",对工作、社交、爱好或卫生的兴趣下降,可能被误诊为抑郁症。缺乏同情心的bvFTD患者无法读懂他人的情绪或理解他们的经历,对他人的情感和需求响应能力下降。因此,家属和朋友在和患者交往中往往会感到不满。强迫行为包括简单的重复动作(如轻拍、抓挠)、复杂的仪式行为(如囤积物品、反复清洁和固定的行走习惯)或者重复使用习惯性短语。饮食改变可以是暴饮暴食或者特殊的食物偏好,如喜甜食、执意每顿饭都选择一个风味的食物。少数患者可出现精神症状或情绪改变,表现为妄想、幻觉、躁狂或抑郁等。

认知方面,bvFTD通常存在执行功能和社会认知功能下降。患者在与计划、解决问题、心理灵活性、注意力和工作记忆、情绪认知和心理理论相关的任务方面表现受损,而情景记忆和视觉空间能力通常早期保留。bvFTD患者自知力通常受损比较明显,患者往往不能认识到自身行为和个性的变化。因此,患者很少主动寻求医疗建议。一些患者对疼痛的敏感性降低。

2. nfvPPA 约占FTD的25%,其突出症状是语言表达不流利,语法障碍,语序不合理,言语中介词、代词、连词和动词时态等误用,偶尔伴有言语失用、口面失用。患者难以构建有语法意义的句子,在谈话中倾向使用简单的短语,缺乏连接词,导致"电报式"言语。随着疾病进展,语言能力逐渐退化,最后变得缄默不语。语言理解障碍始于语法复杂的句子,然后逐渐发展到完全无法理解。在疾病早期,书写能力、单词理解和对客体的语义知识不受影响,可有轻度命名障碍,通常动词比名词更明显。

3. svPPA 约占FTD的20%。svPPA患者临床症状核心是语义功能的障碍,典型表现为命名障碍和单词理解障碍。物品名字往往用更普遍的名字替代,例如以"东西"替代"热水壶"、以"地方"替代"上海"。单词理解能力受损主要影响不常用的词语,名词往往比动词或代词更明显。阅读时出现表层失读,将不规则字按规则字阅读(如"池"读成"也")。在疾病早期,自发言语和语言理解能力相对正常。随着病情的进展,许多患者只剩下几个典型的表达,并在理解上出现"词聋"。svPPA患者的情景记忆、定向力、计算力和逻辑能力通常在早期保留。svPPA患者行为异常通常早期不突出,但随着疾病进展通常变得明显,与bvFTD症状谱重叠。

许多运动障碍综合征可与FTD重叠,包括MND、PSP和CBS。运动症状可能出现在行为异常或语言障碍之前、之后或同时出现。重叠综合征多见于bvFTD和nfvPPA,很少见于svPPA。

【辅助检查】

1. 神经心理测验 对FTD的诊断必不可少。通过神经心理测验评估患者各认知域以及情绪、精神行为等症状,全面了解痴呆患者的疾病表现,对疾病诊断及鉴别诊断十分重要。

2. 影像学检查 结构磁共振(MRI)显示额叶及颞叶萎缩,单光子发射计算机断层扫描(SPECT)、葡萄糖正电子发射断层扫描(FDG-PET)通常显示相应区域的低灌注或低代谢。不同的 FTD 亚型对应相应的大脑萎缩或低代谢区域。bvFTD 主要累及额叶、岛叶、扣带回前部和颞叶前部;nfvPPA 多累及左侧额叶后部和岛叶;svPPA 多为左侧前颞叶,也有少部分累及右侧前颞叶。淀粉样蛋白和 tau 蛋白 PET 可以区分阿尔茨海默病、tau 蛋白病理阳性 FTD 以及 tau 蛋白病理阴性的 FTD。

3. 生物标志物 目前临床上尚无特异生物标志物用于 FTD 诊断。

【诊断和鉴别诊断】

1. bvFTD 诊断标准 本书简要介绍额颞叶痴呆联盟(FTDC)于 2011 年发表的 bvFTD 诊断标准。该标准将 bvFTD 的诊断分为 3 个级别:① 可能的 bvFTD;② 很可能的 bvFTD;③ 病理确诊的 bvFTD。首先诊断 bvFTD 首先需符合神经系统退行性病变特征,即有行为或认知功能进行性损害表现或病史,并排除其他神经系统非退行性疾病、精神疾病或内科疾病,生物标志物强烈提示 AD 或其他神经退行性病变。仅诊断可能 bvFTD 时,生物标记物可不排除。

(1) 可能的 bvFTD:至少存在以下 6 个临床特征中的 3 个,并且是经常发生或持续存在的,而不是单一或罕见事件。① 至少一项提示早期(症状出现后的 3 年内)去抑制行为:不恰当的社会行为、缺乏礼仪或社会尊严感缺失、冲动鲁莽或粗心大意。② 早期出现淡漠和(或)迟钝。③ 至少一项提示早期出现缺乏同情心/移情:对他人的需求和感觉缺乏反应,缺乏兴趣、人际关系或个人情感。④ 至少一项提示早期出现持续性/强迫性/刻板性行为:简单重复的动作、复杂强迫/刻板行为、刻板语言。⑤ 至少一项提示口欲亢进和饮食改变:饮食好恶改变、饮食过量或烟酒摄入量增加、异食癖。⑥ 至少一项提示特征性神经心理表现:执行障碍、相对较轻的记忆障碍、相对较轻的视觉功能障碍。

(2) 很可能的 bvFTD:符合可能的 bvFTD 的标准,存在生活或社会功能受损,影像学表现符合 bvFTD[CT 或 MRI 显示额叶和(或)前颞叶萎缩,或者 SPECT 或 PET 显示额叶和(或)前颞叶低灌注或低代谢]。

(3) 病理确诊的 bvFTD:符合可能的 bvFTD 的标准,活检或尸检有 FTD 的组织病理学证据或者基因检测存在已知的致病基因突变。

2. nfvPPA 和 svPPA 诊断标准 根据 2011 年的 Gorno-Tempini 诊断标准,诊断 nfvPPA 或 svPPA 必须先符合原发性进行性失语(PPA)的诊断,然后区分 nfvPPA 和 svPPA。在符合各自临床诊断标准后,同时存在特征性影像学表现即可影像学诊断,病理学发现特异神经退行性病理改变或者基因检测发现存在已知的致病基因突变即可病理确诊。

(1) 原发性进行性失语的诊断标准:符合语言障碍是最主要的临床特征,是疾病首发或早期阶段最主要的损害,影响日常生活的主要原因。同时排除早期显著的情景记忆、视觉记忆、视空间能力损害以及显著的行为异常,排除其他非退行性神经系统疾病、精神疾病或其他疾病。

(2) nfvPPA 临床诊断标准:① 具备 2 项核心特征之一,包括语言生成中语法缺失,言语失用;② 具备 3 项支持特征中的 2 项,包括对语法较复杂的句子理解障碍、单词理解保留、对客体的语义知识保留。

(3) svPPA 临床诊断标准:① 同时具备 2 项核心特征,包括命名障碍、单词理解障碍;② 至少具体 4 项支持特征中的 3 项,包括客体的语义知识障碍(特别是不熟悉的、低频率使用的物品)、表层失读或失写、复述能力保留、言语生成(语法或口语)功能保留。

根据病史、早期出现显著的精神行为症状和(或)语言障碍、特征性影像学表现,诊断基本可成立。诊断过程中应与其他具有明显精神行为或语言障碍的疾病鉴别,主要应鉴别阿尔茨海默病、路易体痴呆、血管性认知障碍、精神分裂症、双向情感障碍、抑郁症、代谢性脑病等其他原因导致的行为症状或语言障碍。额叶变异型阿尔茨海默病也表现为显著的执行功能障碍和精神行为异常,与 bvFTD 在临床症状上难以区分。少词型原发性进行性失语(lvPPA)是 PPA 的另一种亚型,目前认为也是一种特殊类型的阿尔茨海默病,主要表现为频繁的找词停顿、发音错误、句子及短语复述障碍,但语义和语法功能保留,MRI 显示左侧外侧裂后部及顶叶萎缩。脑脊液检查或淀粉样蛋白 PET 对鉴别诊断有重要价值。

【治疗】

目前尚无有效药物改变疾病进程或改善预后。保持良好的心理健康状态和生活方式,适当的体育锻炼和认知训练是治疗的主要内容。现阶段对 FTD 患者的治疗以对症治疗为主,属于经验性治疗。由于 FTD

患者不存在胆碱能系统缺陷，胆碱酯酶抑制剂对其无效。而另一类改善认知功能的药物——谷氨酸受体拮抗剂（美金刚）有可能改善中重度 bvFTD 的行为症状，但临床证据仍然不足。对于去抑制、淡漠、刻板行为、易怒和饮食变化等行为症状方面，可采用选择性 5-羟色胺再摄取抑制剂治疗。对于精神病性、顽固性攻击行为，可根据症状短期小剂量使用抗精神病药，如喹硫平或利培酮，需监测副作用。

（郁金泰）

第十三章
神经遗传代谢性疾病

神经遗传病是由于一个或多个基因缺陷导致的神经系统疾病,按病因可分为染色体病(chromosomal disorder)、线粒体遗传病(mitochondrial genetic disease)、单基因病(monogenic disease)和多基因病(polygenic disease)。染色体病是由于染色体畸变,即染色体数目和结构异常引起的疾病,比如唐氏综合征是由于多了一条第21号染色体所致,又称21三体综合征。线粒体遗传病是指线粒体DNA突变所引起的疾病,如莱伯病(Leber disease)、线粒体脑肌病等。单基因病是一对等位基因控制的遗传病,由于单个基因突变所致,遗传因素占绝对主导地位,绝大多数符合孟德尔遗传规律。单基因病又可分为常染色体显性遗传病、常染色体隐性遗传病、X连锁显性遗传病、X连锁隐性遗传病和Y连锁遗传病。染色体病和单基因病是经典的遗传病,另外尚有部分疾病虽然存在家族聚集性,但并不严格遵守孟德尔遗传规律或线粒体病遗传规律,这类疾病是由环境因素和基因异常共同造成的,因此称为多基因病或多因素病(multifactorial disease),常见的疾病包括阿尔茨海默病、帕金森病、多发性硬化等。多基因病的危险因素是近年来研究的热点,但由于十分复杂,因此不在本章的讨论范围内。本章着重讨论没有在其他章节介绍的神经系统常见的遗传性疾病以及单基因遗传性代谢病(inborn errors of metabolism,IEM)。遗传代谢病大多数在儿童和青少年期发病,但全年龄段都可能发病。

神经遗传病的症状和体征复杂多样,几乎囊括所有神经系统的临床表现,不能一言蔽之,具体见各种疾病的分论部分。相对于症状和体征,更应注意疾病的遗传方式,这是所有遗传病的共同特点。

神经遗传病的诊断依赖于详细的病史采集、全面的神经系统检查及相应的辅助检查。包括家系调查和系谱图绘制在内的病史询问是诊断神经遗传病最重要的环节。染色体检测或致病基因检测的结果对神经遗传病的确诊有重要价值。神经遗传病不仅影响患者个体,还可影响一个家庭或一个家族的生活质量和寿命。因此,该类疾病的早期诊断十分重要,是提高人口素质,做好遗传咨询和降低发病率的重要途径。

第一节　遗传性共济失调

遗传性共济失调(hereditary ataxia,HA)是一组慢性进展性、以小脑性共济失调为主要特征的神经系统遗传变性病,占神经遗传病的10%～15%。大多有家族史,病理改变以脊髓、小脑、脑干损害为主,其他神经部位如脑神经、脊神经、交感神经、基底节、丘脑、丘脑下部、大脑皮质亦可累及,有时还可伴有其他系统表现,如骨骼畸形,眼部病症,心脏、内分泌及皮肤病变受累等。由于病变部位广泛及损害严重程度轻重不等,故临床异质性极其复杂。

HA的亚型众多,至今报道了70多种,各型之间的表现交错重叠。对各型的命名有的以传统习惯命名,有的以基因分型命名,有的以受累的解剖部位命名,至今没有统一的标准。按照遗传方式的不同可将HA具体分为4种:常染色体显性遗传性小脑性共济失调(autosomal dominant cerebellar ataxia,ADCA)、常染色体隐性遗传性小脑性共济失调(autosomal recessive cerebellar ataxia,ARCA)、X连锁遗传性共济失调(X-linked hereditary ataxias)及伴有线粒体异常的遗传性共济失调(ataxias with mitochondrial disorders),临床上以ADCA居多。

临 床 类 型

一、常染色体显性小脑性共济失调

常染色体显性小脑性共济失调（ADCA）是一大组遗传异质性疾病，现在主要是指脊髓小脑性共济失调（spinocerebellar ataxias，SCA）。目前，SCA命名方法主要根据相应致病基因定位的时间顺序，由国际人类基因组织（The Human Genome Organization，HUGO）命名委员会进行统一命名。SCA各亚型中以SCA1、SCA2、SCA3、SCA6、SCA7、SCA17及DRPLA这7种最为常见（表13-1）。此外，SCA各亚型分布频率与种族有关，如SCA1和SCA2在意大利和英国多见；SCA3又称为马查多-约瑟夫病（Machado-Joseph disease，MJD），在葡萄牙、巴西和中国多见；在日本，DRPLA约占遗传性共济失调的1/3，但在其他国家该病罕见。

表 13-1　遗传性共济失调分型

1. 常染色体显性遗传性小脑性共济失调
   （1）脊髓小脑性共济失调（spinocerebellar ataxias，SCA，1～48型）
   （2）齿状核红核苍白球路易体萎缩（dentatorubral-pallidoluysian atrophy，DRPLA）
   （3）发作性（周期性）共济失调（episodic ataxias，EA，1～9型）
   （4）常染色体显性痉挛性共济失调1型（autosomal dominant spastic ataxias 1，SPAX1型）
   （5）其他常染色体显性遗传性小脑性共济失调
2. 常染色体隐性遗传性小脑性共济失调
   （1）弗里德赖希共济失调（Friedreich ataxia，FRDA）
   （2）共济失调毛细血管扩张症（ataxia telangiectasia，AT）
   （3）共济失调伴维生素E缺乏（ataxia with vitamin E deficiency，AVED）
   （4）共济失调伴眼球运动不能1型（ataxia with oculomotor apraxia 1，AOA1）
   （5）共济失调伴眼球运动不能2型（ataxia with oculomotor apraxia 2，AOA2）
   （6）婴儿起病的脊髓小脑共济失调（infantile-onset spinocerebellar ataxia，IOSCA）
   （7）Marinesco-Sjögren综合征（Marinesco-Sjögren syndrome）
   （8）Charlevoix-Saguenay型痉挛性共济失调（autosomal recessive spastic ataxia of Charlevoix-Saguenay，ARSACS）
   （9）其他罕见的常染色体隐性遗传性共济失调
3. X连锁遗传性共济失调
   （1）脆性X相关的震颤/共济失调综合征（the Fragile X-associated tremor/ataxia syndrome，FXTAS）
   （2）X连锁铁粒幼红细胞性贫血及共济失调（X-linked sideroblastic anemia and ataxia，XLSA/A）
   （3）肾上腺脑白质营养不良（adrenoleukodystrophy）
   （4）其他X连锁的先天性和儿童期发作的共济失调
4. 伴有线粒体异常的遗传性共济失调
   （1）肌阵挛癫痫伴破碎红纤维（myoclonic epilepsy with ragged red fibers，MERRF）
   （2）神经病、共济失调及色素性视网膜炎（neuropathy，ataxia and retinitis pigmentosa，NARP）

【病因、病理和发病机制】

SCA按照突变机制可分为4种类型。① 多聚谷氨酰胺（polyglutamine，Poly Q）疾病，包括SCA1～3、SCA6、SCA7、SCA17及DRPLA。在这7种亚型的致病基因编码区域内都有一段CAG重复序列，其可发生扩增突变，当重复数超过一定范围时即可致病，属于动态突变遗传病（dynamically mutated hereditary disease）。Poly Q疾病有一个显著的共同特点：遗传早现（anticipation）现象，即在家系的连续几代患者中，发病年龄逐代提前，症状逐代加重，其分子基础是扩增突变的CAG重复序列在传代过程中可发生进一步的扩增。相较于母系遗传，遗传早现现象在父系遗传中更为突出，尤以SCA7和DRPLA为甚。② 非编码区扩增所致突变，如SCA8、SCA10、SCA12、SCA31、SCA36、SCA37等。③ 传统型突变，如框移突变导致SCA11，错义突变导致SCA13等。④ 目前仍有11个亚型致病基因尚未克隆（表13-2）。

关于SCA的发病机制研究，目前主要集中在Poly Q疾病。研究提示，由于CAG重复的异常扩增导致其编码蛋白的多聚谷氨酰胺链延长，使得突变蛋白获得新的毒性功能，这种共同的突变机制导致SCA各亚型具有相似的临床症状，但各亚型的临床表现仍有差异，病理损害部位和程度也有所不同，这提示除了多聚谷氨酰胺链的毒性作用外，可能还有其他因素参与疾病的发生、发展。

表 13-2 常染色体显性遗传性小脑性共济失调基因型分型及各型临床特点

基因分型	染色体定位	致病基因	突变方式或核苷酸重复	临床特点
SCA1	6p23	ATXN1	CAG(N<39,P≥45)	锥体束征,周围神经病,扫视过度
SCA2	12q24	ATXN2	CAG(N<32,P≥32)	慢眼动,腱反射减弱,肌阵挛,帕金森综合征
SCA3	14q32.12	ATXN3	CAG(N<45,P≥51)	眼球震颤,突眼,面舌肌束颤,痉挛性截瘫
SCA4	16q22.1			腱反射减弱,深、浅感觉减退
SCA5	11q13.2	SPTBN2	缺失突变或点突变	眼球震颤,震颤,进展缓慢
SCA6	19p13.2	CACNA1A	CAG(N<18,P≥20)	进展缓慢,复视,有时呈发作性共济失调
SCA7	3p14.1	ATXN7	CAG(N≤27,P≥37)	视网膜色素变性致视力下降,红绿色盲
SCA8	13q21.33	ATXN8OS/ATXN8	CTG(≤50,P≥80)	腱反射亢进,振动觉减退,认知缺损
SCA9				眼外肌麻痹
SCA10	22q13.31	ATXN10	内含子 ATTCT(N<33,P≥850)	进展缓慢,常有癫痫发作
SCA11	15q15.2	TTBK2	缺失突变或插入突变	单纯小脑共济失调,进展缓慢,症状轻
SCA12	5q32	PPP2R2B	CAG(N<33,P≥55)	早期震颤,晚期可痴呆,精神异常
SCA13	19q13.33	KCNC3	点突变	轻微精神发育迟缓,短小身材
SCA14	19q13.42	PRKCG	点突变	早发病例伴有肌阵挛,认知功能减退
SCA15/SCA16	3p26.1	ITPR1	缺失突变	单纯小脑共济失调,震颤,进展极为缓慢
SCA17	6q27	TBP	CAG/CAA(N≤42,P≥49)	精神异常,舞蹈症,肌张力障碍,癫痫发作
SCA18	7q22-32			腱反射减弱,深、浅感觉减退,肌肉萎缩
SCA19/SCA22	1p13.2	KCND3	点突变	认知障碍,肌阵挛,震颤
SCA20	11q12			构音障碍,痉挛性咳嗽,运动迟缓,齿状核钙化
SCA21	1p36.33	TMEN240	错义突变	认知损害,锥体外系损害
SCA23	20p13	PDYN	点突变	感觉减退,锥体束征
SCA25	2p21-p13			感觉周围神经病,腱反射消失,严重小脑萎缩
SCA26	19p13.3	EEF2	错义突变	单纯小脑共济失调,进展缓慢
SCA27	13q33.1	FGF14	点突变或缺失突变	震颤,口面异动,认知损害
SCA28	18P11.21	AFG3L2	点突变	眼球震颤,上睑下垂,锥体束征
SCA30	4q34.3-35.1			晚发型单纯小脑共济失调,进展缓慢
SCA31	16q21	BEAN1/TK2	内含子(TGGAA)n插入	单纯小脑共济失调,听力下降
SCA32	7q32-33			认知损害,无精症
SCA34	6q14.1	ELOV4	点突变	缓慢进展的共济失调,皮肤过度角化
SCA35	20p13	TGM6	点突变	反射亢进,痉挛性斜颈
SCA36	20p13	NOP56	内含子 GGCCTG 扩增(P:25~2 500)	运动神经元损害
SCA37	1p32	DAB1	内含子 ATTTC(P:31~75)	单纯小脑共济失调
SCA38	6p12.1	ELOVL5	点突变	单纯小脑共济失调,感觉性周围神经病
SCA39	11q21-22.3			痉挛性共济失调,认知损害
SCA40	14q32.11	CCDC88C	点突变	痉挛性共济失调
SCA41	4q27	TRCP3	点突变	单纯小脑共济失调
SCA42	17q21.33	CACNA1G	点突变	痉挛,面部肌纤维颤搐
SCA43	3q25.2	MME	点突变	周围神经病
SCA44	6q24.3	GRM1	点突变	缓慢进展,单纯小脑共济失调
SCA45	5q33.1	FAT2	点突变	缓慢进展,单纯小脑共济失调
SCA46	19q13.2	PLD3	点突变	感觉性周围神经病
SCA47	1p35	PUM1	点突变	成人发病症状较轻,早发伴发育迟缓,智能障碍,畸形和癫痫
SCA48	16p13.3	STUB1	点突变	进行性认知损害

基因分型	染色体定位	致病基因	突变方式或核苷酸重复	临床特点
DRPLA	12p13.31	*ATN1*	CAG(N<36,P≥37)	舞蹈样动作,癫痫,肌阵挛
EA1	12p13.32	*KCNA1*	点突变	发作持续几秒至几分钟,受惊或运动诱发
EA2	19p13.2	*CACNA1A*	点突变	发作持续几分钟至几小时,体力活动、情绪应激或热诱发
EA3	1q42			发作持续1 min至数小时,伴头晕和耳鸣
EA4				发作性眩晕、复视和共济失调
EA5	2q23.3	*CACNB4β4*	点突变	发作持续数小时,伴眩晕、眼球震颤
EA6	5p13.2	*SLC1A3*	点突变	发作性眩晕、恶心、呕吐和偏头痛
EA7	19q13			发作数小时至数日,伴眩晕、构音障碍,锻炼和兴奋诱发
EA8	1p36.13 - p34.3	*UBR4*		发作数分钟至数小时,每隔2 d至每月发作,疲劳、压力诱发
EA9	2q24.3	*SCN2A*		出生后第1年即可出现发作性共济失调,持续数分钟至数小时,每隔数周或数月发作;婴儿期可有癫痫发作
SPAX1	12p13.31	*VAMP1*	点突变	双下肢进展性痉挛伴共济失调

SCA 的共同病理改变是小脑、脑干和脊髓变性及萎缩,但各亚型仍有各自的特点。如 SCA1 主要是小脑、脑桥和橄榄体萎缩,后组脑神经变性,脑干神经元丢失,脊髓小脑束及后索受损,很少累及黑质、基底节和脊髓前角细胞;SCA3 苍白球内侧病变明显重于外侧,而大脑皮质和小脑皮质、下橄榄核、丘脑均可受累,脊髓和脑干运动神经元受累而感觉神经元不受累;SCA7 的特征是视网膜神经细胞变性。

【临床表现】

SCA 各亚型临床症状相似,多有重叠,其共同特点是:中年发病,也有婴儿期及老年期发病的病例报道;大部分亚型缓慢进展;常以下肢共济失调样表现起病,表现为走路摇晃、易跌倒,其后逐渐出现双手笨拙、视物重影、言语含糊、饮水易呛等;体检常见眼球震颤、腱反射异常、病理征、小脑征、痉挛步态、深感觉异常等。除以上常见的共同表现外,SCA 各亚型还有各自的特点(表 13 - 2)。SCA 是一组临床异质性极其复杂的疾病,在不同亚型间、同一亚型的不同家系间,甚至在同一家系的不同成员间均可表现出不同的临床症状。以下简要介绍 SCA 常见亚型的各自临床特点。

1. SCA1　在中欧及南亚多见,在我国较少见,在 SCA 中的比例大约为 6%。表现为眼肌麻痹、眼球慢扫视幅度明显增大、上视常不能、进展性精神症状、痴呆及周围神经病等。

2. SCA2　在世界范围内,SCA2 在 SCA 中的比例约为 15%,在韩国较为多见,在我国的比例约为 7%,是除 SCA3 外最常见的亚型。临床特点为上肢腱反射减弱或消失、肌阵挛,少有眼震,小脑征突出。此外,SCA2 患者还可表现为类帕金森综合征样症状,且多对美多巴治疗敏感,故临床上对帕金森综合征的患者,尤其是有家族史的患者,需排除 SCA2 的可能。

3. SCA3　在 SCA 各亚型中约占 21%。在葡萄牙、巴西、德国和我国以 SCA3 最为常见;在我国的比例超过 50%,东部及东南部甚至高达 81%。SCA3 是临床异质性最为显著的 SCA 亚型,按临床表现又可分为 5 种亚型:Ⅰ型,除了常见的小脑性共济失调和眼球震颤等体征外,以锥体束征和锥体外系症状最明显,发病年龄相对较轻,一般在 10 多岁到 30 岁;Ⅱ型,小脑征和锥体束征最常见,眼球震颤和锥体外系体征有时也会出现,多在 20~40 岁发病;Ⅲ型,除小脑征等主征外,以周围神经受损为特点,发病较晚,通常在 40~60 岁;Ⅳ型,少见,以显著的帕金森样症状和多发性神经病为特点;Ⅴ型,合并痉挛性截瘫的表现,虽少见,但在我国已有多个Ⅴ型 SCA3 家系报道。故对临床表现为痉挛性截瘫的家系,除考虑遗传性痉挛性截瘫外,尚需考虑 SCA3 的可能。

4. SCA6　也较常见,在日本的比例为 31%,但在我国只占 3%。临床表现相对较温和,除常见共济失调表现外,可早期出现大腿肌肉痉挛、下视震颤、复视、位置性眩晕、深感觉减退或消失等。

5. SCA7　比例约为 5%,在北欧及南非较为常见,但在我国的比例不到 1%。主要临床表现有进展性小脑性共济失调、视网膜色素变性导致的视力下降、辨色力异常(红绿色盲)、慢眼动、腱反射亢进等。其中视网膜色素变性导致的视力下降是 SCA7 的显著特点,几乎所有的 SCA7 患者均有视力下降表现。

6. SCA17 较为罕见,目前报道的家系不超过 100 个,在我国有散在家系报道。共济失调及精神异常为起始及常见的临床表现。此外,不自主动作(包括舞蹈症及肌张力障碍)、癫痫发作、痴呆及锥体束征也是 SCA17 的常见表现。因有舞蹈症、痴呆、精神异常等表现,且呈常染色体显性遗传,故与亨廷顿病(Huntington disease,HD)的表现相似。因此,对临床上诊断为 HD 的患者,若 HD 致病基因(HTT)分析结果正常时,应考虑 SCA17 的可能。

7. DRPLA 较为罕见,大部分为日本家系,北美、欧洲及我国有散在家系报道。表现为进行性小脑性共济失调、肌阵挛、癫痫、痴呆、舞蹈样手足徐动症、肌张力障碍等,按发病年龄可分为青少年型和成人型。

【辅助检查】

颅脑 MRI 提示小脑萎缩,有时可见脑干萎缩。近来 PET 研究发现无症状 SCA3 突变携带者的小脑、脑干和枕叶代谢降低,而顶、颞叶代谢升高。脑干诱发电位可出现异常,肌电图可显示周围神经损害。脑脊液检查正常。

【诊断和鉴别诊断】

根据本病典型的共同症状和各亚型的特征性症状,MRI 发现小脑、脑干萎缩,排除其他累及小脑和脑干的变性病,可给予临床诊断,但确诊及准确判断各亚型则需基因诊断,方法是抽提患者外周血 DNA,PCR 扩增各亚型的致病基因,并通过测序了解各致病基因的突变情况。

【治疗】

目前尚无根治方法,对症及物理辅助治疗可缓解症状,改善患者生活质量。

1. 共济失调的治疗 目前缺乏足够证据支持常规使用的药物能够治疗遗传性共济失调。小规模临床研究提示利鲁唑能在 12 个月时改善共济失调评分;乙酰唑胺和 4-氨基吡啶能够降低 EA2 的共济失调发作频率;卡马西平能够减少 EA1 的发作。

2. 对症治疗 常染色体显性遗传性共济失调还可表现其他症状,需要相应治疗。如左旋多巴缓解强直等锥体外系症状,巴氯芬减轻痉挛,左乙拉西坦改善肌阵挛等。

3. 物理治疗 理疗、康复治疗及功能锻炼对维持患者的运动功能有好处。

4. 经颅磁刺激治疗 小规模临床研究支持经颅磁刺激可改善运动功能。

5. 基因治疗 当前治疗研究重点为基因治疗,其前景看好,但离实际应用仍有很大的距离。

二、常染色体隐性遗传性小脑性共济失调

常染色体隐性遗传性小脑性共济失调也有众多亚型,其中以弗里德赖希共济失调(Friedreich ataxia,FRDA)最为常见,共济失调毛细血管扩张症(ataxia telangiectasia,AT)次之。

(一)弗里德赖希共济失调

FRDA 于 1863 年首先报道,在西方国家的遗传性共济失调中约占半数,在我国罕见。其临床特征为常染色体隐性遗传,儿童期发病,肢体进行性共济失调伴锥体束征、发音困难、深感觉异常,并有脊柱侧弯、弓形足和心脏损害等其他系统受累表现。

【病因、病理和发病机制】

FRDA 的致病基因为 FXN,位于 9q21.11。除少数为点突变外,其 95% 的突变形式为 FXN 基因 18 号内含子上的一段 GAA 重复序列异常扩增。GAA 正常重复长度为 6～33,患者为 66～1 700。异常扩增的 GAA 片段可形成异常螺旋结构,可抑制基因转录。FXN 编码 Frataxin 蛋白,主要位于脊髓、骨骼肌、心脏及肝脏等细胞线粒体内膜,导致相应器官线粒体功能障碍而发病。

本病的主要病理改变在脊髓的后索及侧索,侧索中以脊髓小脑后束和锥体束尤为明显,而脊髓小脑前束病变较轻。显微镜下可见神经纤维轴突断裂与髓鞘脱失,Clarke 柱细胞消失,大量胶质细胞增生,后根也有类似改变。小脑皮层、齿状核及小脑脚受累较轻。

【临床表现】

75% 的病例于 25 岁前发病,偶见婴儿和 50 岁以后起病者,患者多因并发症或心力衰竭死亡。首发症状常为步态不稳、容易跌倒,闭眼时尤为突出。随后双上肢也出现共济失调,可有意向性震颤,但上肢症状往往

轻于下肢。发病数年后讲话含糊不清。约 1/3 患者合并心慌、气短、心绞痛、心力衰竭等心脏损害。

查体可见水平眼球震颤、双下肢无力、肌张力降低、跟膝胫试验和闭目难立征阳性、下肢音叉震动觉和关节位置觉减退。大部分患者有心律失常、心脏杂音、下肢浮肿、上胸段脊柱畸形、弓形足、马蹄内翻足。脊柱 X 线片可见骨骼畸形，MRI 示脊髓变细，小脑和脑干较少受累。心电图检查常有 T 波倒置、心律失常及传导阻滞等，超声心动图示心室肥大、梗阻。视觉诱发电位可见波幅下降。肌电图示感觉传导速度减慢。血糖升高或糖耐量异常。脑脊液蛋白质正常或轻度升高。

【诊断和鉴别诊断】

诊断要点：① 青少年期起病，自下肢向上肢渐进发展的共济失调伴骨骼、脊柱畸形及心脏损害；② MRI 示脊髓萎缩；③ 常染色体隐性遗传，FXN 基因重复超过 66 次。

需与以下疾病相鉴别：① 与遗传性运动感觉性神经病Ⅰ型，弗里德赖希共济失调患者有构音障碍和锥体束征，可以资鉴别；② 维生素 E 缺乏，可出现共济失调，鉴别需查血清维生素 E 水平；③ 共济失调毛细血管扩张症，儿童期起病，可出现小脑性共济失调，但可见特征性结合膜毛细血管扩张。

【治疗】

目前尚无特效治疗方法。FRDA 的治疗基于多学科团队的症状管理。轻者采用理疗、作业疗法、功能训练等，重者可手术矫正弓形足等畸形。

（二）共济失调毛细血管扩张症

共济失调毛细血管扩张症(ataxia telangiectasia, AT)又称为 Louis-Bar 综合征，由定位于 11q22.3 的 ATM 基因突变导致，累及神经系统和全身多系统。典型病例在 1～2 岁起病，男女发病率大致相同。主要表现为在学走路时步态不稳，随着疾病的发展，出现构音障碍和眼球运动障碍。除共济失调外，震颤、帕金森症、舞蹈样手足徐动、肌张力障碍和肌阵挛都可发生，轴索型神经病也是常见表现形式。毛细血管扩张的表现通常在 4～6 岁出现，首先见于球结合膜，后见于眼睑、颈部、锁骨上部、腋窝、肘部等，但不伴出血。皮肤有早老、变薄、干燥和不规则的色素沉着。患儿机体抵抗力降低，易反复发生鼻、支气管和肺部感染。半数患儿伴发恶性肿瘤。40%～80% 的患儿血清中分泌型 IgA 缺乏，IgM 代偿性增高。患儿通常至 10 岁左右因共济失调而不能行走。多数患者因反复呼吸道感染和(或)伴发淋巴系统肿瘤而于青春期死亡。变异型发病较晚，进展缓慢。其他相对常见的 ARCA 亚型的临床特点详见表 13-3。

表 13-3 常染色体隐性遗传性小脑性共济失调基因型分型及各型临床特点

基因分型	染色体定位	致病基因	起病年龄	临床特点
FRDA	9q21.11	FXN	75% 25 岁前发病	反射减弱，弓形足，巴宾斯基征，心肌病，糖尿病
AT	11q22.3	ATM	0～10 岁	毛细血管扩张，免疫功能低下，恶性肿瘤
AVED	8q12.3	TTPA	2～37 岁	与 FRDA 相似，头部颠摇(28%)
AOA1	9p21.1	APTX	1～16 岁	动眼不能，舞蹈样手足徐动，轻微精神发育迟缓，低白蛋白血症
AOA2	9q34.13	SETX	2～22 岁	小脑萎缩，轴索型感觉运动神经病，动眼不能
IOSCA	10q24.31	TWNK	8 月龄～2 岁	周围神经病，手足徐动症，眼肌麻痹，耳聋
MSS	5q31.2	SIL1	婴儿期	精神发育迟缓，白内障，张力减弱，肌病
ARSACS	13q12.12	SACS	1～20 岁	痉挛状态，周围神经病，视网膜神经纤维高度髓鞘化

三、X 连锁遗传性共济失调

（一）早期发作性共济失调

X 连锁铁粒幼红细胞性贫血合并共济失调(X-linked sideroblastic anemia and ataxia syndrome, XLSA/A)，其特点是早期出现共济失调、辨距不良及轮替运动障碍。共济失调或进展缓慢或不再发展。部分男性患者有上运动神经元损害表现。贫血症状很轻微。致病基因位于 ABC7 上，编码的蛋白质参与线粒体的铁离子转运。

（二）成人发作性共济失调

如脆性 X 相关震颤和(或)共济失调综合征(fragile X-associated tremor/ataxia syndrome, FXTAS)，是由 FMR1 基因 5-UTR 处 55～200 个 CGG 重复序列的扩增导致的一种神经退行性疾病，其特点是进行性震颤、步态不稳、帕金森综合征及自主神经功能紊乱。

四、伴有线粒体异常的遗传性共济失调

进行性共济失调可与一些线粒体疾病相关联，如肌阵挛癫痫伴破碎红纤维（myoclonic epilepsy with ragged red fibers，MERRF）、共济失调及色素性视网膜炎（neuropathy，ataxia and retinitis pigmentosa，NARP）。线粒体功能异常经常伴有一系列其他临床表现，如癫痫发作、耳聋、心肌病、视网膜病或身材短小等。

诊 断 策 略

遗传性共济失调的诊断主要依据下列特征：① 起病较慢；② 进行性加重的对称性共济失调症状；③ 有家族遗传史。在对遗传性共济失调的诊断过程中，需排除因继发因素造成的共济失调综合征及一些散发的共济失调。一般来说，诊断策略如下。

一、确认是共济失调综合征

典型病例表现为进行性步态不稳，伴四肢笨拙、言语障碍、吞咽困难。眼球震颤、吟诗样语言、辨距不良、震颤和步态共济失调为主要的小脑体征，指鼻试验及跟膝胫试验等共济运动试验多为阳性，并常伴痴呆、锥体束征、锥体外系征及脊髓、周围神经体征。

二、排除继发性因素引起的共济失调综合征

应首先排除由常规辅助检查（如影像和实验室检查）即可检测出的继发因素引起的共济失调综合征，对没有家族史的病例更应如此。

1. 有毒物质　毒性物质如酒精中毒、重金属（水银、铅）中毒、农药中毒及一些抗癫痫药物如苯妥英钠的蓄积，都可造成共济失调综合征。

2. 内分泌障碍　一些内分泌障碍疾病如甲状腺功能低下、糖尿病等可伴有共济失调综合征。

3. 其他神经疾病　一些神经系统疾病如多系统萎缩、多发性硬化、多发性脑梗死、酒精性脑病、小脑肿瘤等也可以合并共济失调症状。

4. 自身免疫　病程小于 6 个月的进行性共济失调要考虑副肿瘤性和非副肿瘤性自身免疫性小脑炎，排查原发于卵巢、前列腺、乳腺及肺部的肿瘤，检测相关抗体，如抗 MAG 抗体、抗 mGluR1 抗体、抗 GABAbR 抗体等。

5. 伴发生化异常　某些有家族史的共济失调综合征（多为常染色体隐性遗传或其他罕见的遗传方式）可伴有特异的生化异常。通过相应的特殊实验室检查可排除以下较常见的伴生化异常的共济失调综合征：① 因吸收障碍导致的维生素缺乏，如共济失调伴维生素 E 缺乏（ataxia with vitamin E deficiency，AVED）、无 β 脂蛋白血症等；② 共济失调伴肌阵挛或肌阵挛癫痫，包括线粒体脑肌病、蜡样脂褐质沉积症、唾液酸沉积症等；③ 少数肝豆状核变性患者可伴小脑体征；④ 脑腱黄瘤病，年轻人发病的痉挛共济失调综合征，伴发动脉硬化和白内障，腱黄瘤的存在和血清胆甾烷醇水平增高有助于诊断，颅内可发现黄瘤。

三、确定特异基因型

排除以上常见及其他继发因素导致的共济失调综合征后，需进行基因筛查以助确诊。在基因筛查前应尽可能详细地收集家族史，根据家族遗传特点确定遗传类型后进行相应的基因检测。不少散发病例亦可能为遗传性，不应遗漏。

第二节　遗传性神经皮肤综合征

神经皮肤综合征是一组原因不明的遗传性疾病，是由起源于外胚叶组织的器官发育异常（皮肤和神经系统）所引起的遗传性疾病，通常称为斑痣性错构瘤病。目前文献报道的已有 40 多种疾病，其中以神经纤维瘤

病、结节性硬化、脑面血管畸形、小脑视网膜血管瘤病等为最常见。本章仅就其中多见的数种疾病进行概述。

神经纤维瘤病

神经纤维瘤病(neurofibromatosis,NF)是由于神经嵴细胞发育异常而引起的神经系统、皮肤和眼等多系统损害的遗传病,主要病理特点为外胚层结构的神经组织发育不良、病理性增生和肿瘤形成。根据临床表现及基因定位,NF 可分为 2 型:NF1 型称为周围神经纤维瘤病,主要表现为周围神经多发性神经纤维瘤;NF2型称为听神经纤维瘤病,主要表现为听神经纤维瘤。大部分病例为常染色体显性遗传,少有散发病例。

【病因和病理】

NF1 的致病基因 *NF1* 基因位于 17q11.2;NF2 的致病基因 *NF2* 基因位于 22q11.2。它们的突变导致细胞分化、生长功能失控而引起疾病。NF1 的神经纤维瘤好发于周围神经远端、脊神经根,可伴有脊髓室管膜瘤、脑内胶质细胞瘤。NF2 型的神经纤维瘤好发于前庭蜗神经(听神经),可伴有脑膜瘤。病理主要特征为外胚层结构的神经组织过度增生和肿瘤形成,可伴中胚层结构的过度增生。

【临床表现】

1. 周围神经纤维瘤病(NF1)　两性均可受累,男性多于女性。多数患者除皮肤色素沉着外可无神经症状。由于病程发展缓慢,多数患者于成年后才就医。

(1) 皮肤症状。

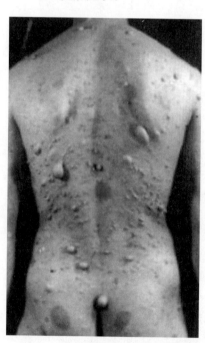

图 13-1　多发性神经纤维瘤病的皮肤纤维瘤和纤维软瘤

1) 牛奶咖啡斑:出生时即存在,色斑不高出皮面,表面光滑,边缘不整,常见于躯干不暴露部位,大小、形状和数目不一,随年龄增长而增加。儿童期躯体上有 6 个以上>5 mm 的皮肤牛奶咖啡色斑,成人有 6 个以上>15 mm 的牛奶咖啡色斑者,具有高度临床诊断意义。

2) 皮肤纤维瘤和纤维软瘤:发生通常晚于牛奶咖啡斑,于儿童晚期开始出现。纤维瘤和纤维软瘤主要分布于躯干和面部,呈粉红色,固定或有蒂,质地软而有弹性,自针头至橘子大小,数目一般较多。随年龄增长而增多和增大(图 13-1)。

(2) 神经系统症状。

1) 周围神经纤维瘤:主要分布于躯干、面部皮肤,也见于四肢,长于浅表皮神经上,为可推动的念珠样结节,按压时可出现沿神经分布的疼痛或异常感觉。多个融合的丛状神经纤维瘤体积较大,常伴发瘤区周围相应皮肤和皮下组织的增生,引起局部肥大,此称为神经瘤性橡皮病。

2) 颅内肿瘤:视神经、三叉神经、前庭蜗神经及后组脑神经发生神经纤维瘤;部分患者可发生胶质细胞瘤,常见于视神经和视交叉区;也可发生脑室管膜瘤、脑膜瘤。由于肿瘤压迫或侵犯可表现为肢体瘫痪、癫痫发作、智能减退和颅内压增高症状等。

3) 椎管内肿瘤:神经纤维瘤可累及脊神经和(或)马尾神经,表现为神经根痛和脊髓或马尾压迫症状,可合并脊髓脊膜膨出、脊髓空洞症、脊柱畸形等。

(3) 眼部症状:可有突眼。裂隙灯下可见虹膜有橙黄色、粟粒状小结节,称为错构瘤(Lisch 结节),为NF1 所特有,可伴有突眼、视力减退等眼部症状。

(4) 其他症状:部分患者可伴发多种骨骼畸形,以脊柱侧凸、后凸多见。偶有巨颅症。少数可伴发肾上腺、消化道、肺及纵隔肿瘤。

2. 听神经纤维瘤病(NF2)　发病平均年龄在 18~24 岁。

(1) 听神经损害:主要表现单侧或双侧进行性听力丧失,为感觉神经性耳聋;头部 CT 或 MRI 检查时可发现内听道中的听神经瘤;听觉诱发电位可见异常。

(2) 皮肤症状:并不显著。50%患者仅有 1~5 个牛奶咖啡色斑,约 20%患者仅有 1 个或几个皮肤纤维瘤和神经纤维瘤。

（3）中枢神经系统其他肿瘤：约 20％患者可伴脑膜瘤、胶质瘤、脊纤维瘤等，其中以脑膜瘤为多见。

【诊断】

1. NF1诊断标准　如下：① 6 个及以上皮肤牛奶咖啡色斑，青春期前直径＞5 mm，成年期＞15 mm；② 腋下或腹股沟区的雀斑；③ ≥2 个神经纤维瘤或 1 个丛状神经瘤；④ 视神经胶质瘤；⑤ ≥2 个虹膜错构瘤；⑥ 骨骼损害，如楔状骨发育异常或长骨假关节等；⑦ 一级亲属里有 NF1 患者。如果有≥2 项阳性，排除其他诊断时，即可诊断为 NF1。

2. NF2诊断标准　如下：① 双侧听神经瘤(需经 MRI、CT 或组织学检查证实)；② 一侧听神经瘤，同时一级亲属中有 NF2 患者；③ 一级亲属中有 NF2 患者，而且患者有下列任何两种疾病，神经纤维瘤、脑(脊)膜瘤、神经鞘瘤、神经胶质瘤、晶状体后包膜下混浊(5 项中任意 2 项)。需要满足以上任意 1 项，可以诊断 NF2。

【治疗】

仅有皮肤色素斑和皮下结节的患者，无须特殊治疗。单发的颅内或椎管内神经纤维瘤，或肢体、躯干部位生长迅速并压迫邻近组织的神经纤维瘤，应手术摘除。癫痫发作者应予抗癫痫治疗。多发性中枢神经纤维瘤病者予对症治疗。

结节性硬化

结节性硬化(tuberous sclerosis，TS)又称 Bourneville 病，是由于多发性错构瘤形成而引起的多系统疾病，可累及神经系统、皮肤、眼、肾等。主要临床表现为癫痫发作、智能减退和面部皮肤血管痣。本病为少见病，多数呈常染色体显性遗传，部分为散发性。

【病因和病理】

结节性硬化的致病基因是 TSC1 和 TSC2，分别定位于 9q34.1 - 34 及 16p13.3。其编码蛋白调控细胞生长和分化。TSC1 及 TSC2 基因突变，导致其编码的蛋白失活，导致细胞分化、生长功能失控而引起疾病。

特征性病理改变为大脑皮质内散在的多发性硬化结节，结节大小和数目不一，分布于大脑半球灰质和白质，以额叶最多见，亦见于丘脑、基底节、小脑、脑干和脊髓。脑室室管膜下的小结节白色闪亮、质地坚硬，似白色蜡烛油淌下所形成，故又称"蜡滴"状突起。组织学检查可见由非常致密的细胶原纤维所组成，内含形态奇异的胶质细胞和不典型的神经元。结节内可有钙盐沉着而产生钙化或发生囊性变。

【临床表现】

男女均可罹病，多系统同时受累的病例以男性为多。全身各系统均可受累。

1. 皮肤症状　90％的患者有皮损，表现为具有特征性的口、鼻三角区皮脂腺瘤，呈对称蝶形分布，淡红色或红褐色、针尖至蚕豆大小的丘疹，按之不退，质地坚硬。从儿童期出现，青春期发展更快。这些皮疹不是真的皮脂腺瘤，而是起源于皮下组织内的终末神经纤维、增生的结缔组织和血管。另外，还可见鲤鱼斑、指(趾)甲下纤维瘤等皮损症状(图 13 - 2)。

2. 神经系统症状　70％～90％的患者有癫痫发作，表现为全身性或部分性癫痫。起初多为婴儿痉挛症表现，后转为全面性发作、部分性复杂发作或部分性局灶发作等。癫痫反复发作后，多数患者伴有人格改变，表现为违拗、固执、黏滞等特征的癫痫性格。约 50％患者出现智能减退，可伴有精神发育迟缓。少数患者有颅内压增高症状、肢体瘫痪、锥体外系症状等。

3. 眼部症状　50％的患者有视网膜病变或视神经胶质瘤，眼底检查在视神经乳头或附近可见多个虫卵样结节。

4. 其他症状　主要为内脏损害，以肾脏肿瘤最常见，其次可累及心脏，伴发心肌肿瘤及其他横纹肌肿瘤。累及肺部者可有呼吸困难、自发性气胸、慢性咳嗽、咯血、支气管哮喘等。少数患者可伴发多指(趾)等骨骼畸形。

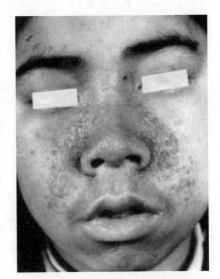

图 13 - 2　结节性硬化患者

【诊断】

脑脊液检查正常或蛋白质轻度增高。头颅 CT 检查可见室管膜下钙化结节，头颅 MRI 可见脑室壁有蚀蜡样变。根据典型的面部皮脂腺瘤、癫痫发作、智能减退，本病诊断并不困难。若头颅 CT 检查示室管膜下多处钙化小结节或眼底检查见视网膜结节，结合家族史，可以确诊；基因诊断有助于基因型分型。

【治疗】

本病无特效病因治疗，抗癫痫药物、抗精神病药物和综合心理治疗为本病治疗的基本原则。防止意外和内脏并发症可延长患者生命。颅内压增高者应予降颅压治疗。面部皮脂腺瘤可行整容手术。

Sturge‑Weber 综合征

Sturge‑Weber 综合征又称脑面血管瘤病（encephalotrigeminal angiomatosis）。主要表现为一侧面部三叉神经分布区域内毛细血管性或海绵状血管瘤，以及同侧顶叶、枕叶或额叶软脑膜的血管瘤（以静脉性为主）。主要病理改变为皮肤组织的毛细血管扩张、软脑膜血管瘤和毛细血管畸形、血管瘤下的脑皮质萎缩或钙化。临床上可有痫性发作和智能减退等，多为散发。部分患者为常染色体显性遗传或隐性遗传。

【临床表现】

自出生即有表现。

1. 皮肤症状　出生后即在一侧面部出现血管痣，呈深红色，边缘清楚，略高出皮肤，压之不褪色，主要分布在三叉神经分布区域，以三叉神经第 1 支分布区域为主。血管痣可累及眼睑、结膜，亦可累及口腔黏膜。血管痣往往从出生时即出现，此后缓慢扩大。

2. 神经系统症状　约 90% 的患者有癫痫发作，多在出生后 3 年内发生。多数表现为面部血管痣对侧肢体局灶性癫痫。随着年龄增大常有智能减退等表现，少数患者可伴有面部血管痣对侧的偏盲、肢体轻偏瘫、肢体发育细小等。

3. 眼部症状　当一侧血管痣累及前额或上睑时可伴有同侧青光眼、突眼；当一侧枕叶受损时可出现偏盲。此外，还可伴有虹膜缺失、晶状体浑浊、视神经萎缩等。

4. 其他症状　极少数患者还可合并其他先天性异常，如先天性脊柱裂、隐睾及下颌前突等。亦可伴发内脏血管瘤病而产生消化道出血或血尿等。

【辅助检查】

头颅 X 线平片可有特征性的脑皮质双轨状钙化。头颅 CT 可见脑钙化和单侧脑萎缩，头颅 MRI 可见软脑膜血管瘤改变。DSA 造影可见血管畸形。脑电图检查可见痫性波发放。

【诊断和鉴别诊断】

根据典型的面部皮肤血管痣、癫痫和智能减退等表现，结合头颅 X 线平片、头颅 CT、头颅 MRI 可作出临床诊断。

【治疗】

本病的治疗以对症治疗为主。面部血管痣可行整容手术和激光治疗。有癫痫发作者可用抗癫痫药治疗，如顽固发作不能控制者，可行脑叶切除术治疗，大部分患者可长期存活，极少数患者因癫痫持续状态或颅内出血而死亡。

第三节　类脂质沉积病

类脂质沉积病（又称脂质贮积病）是指人体内大量脂质或类脂质因缺乏关键酶导致代谢障碍而沉积于细胞及组织中，引起脑、周围神经、肝脏、脾及骨髓等多个系统、器官功能障碍的一组遗传代谢性疾病。

类脂质沉积病引起的神经系统病变大致归纳为以下 3 类：① 主要累及脑白质，如克拉伯病（Krabbe 病）和异染性脑白质营养不良；② 主要累及脑灰质，如 GM_1、GM_2 神经节苷脂沉积病等；③ 脑白质和灰质同时受累,如尼曼-匹克病(Niemann-Pick disease,NPD)和戈谢病(Gaucher disease,GD)。类脂质沉积病种类繁多(表 13-4),临床表现存在异质性,诊断困难。尽管部分疾病的致病基因已被克隆,基因检测已可用于确诊,但酶学检测仍为临床上确诊类脂质沉积病的主要手段。本组疾病发病年龄普遍较小,呈进行性发展,患者终因呼吸、循环衰竭或神经系统并发症死亡。虽然目前仍然无法治愈类脂质沉积病,各种酶替代治疗(enzyme replacement therapy,ERT)、减少底物治疗(substrate reduction therapy,SRT)和伴侣蛋白疗法(chaperone therapy,CT)的不断涌现,有助于减缓进展并改善临床症状(表 13-5)。早期识别和诊断对优化临床治疗以及预后有重要作用。症状较重者和晚期患者仍以对症处理为主。

表 13-4 类脂质沉积病(根据 ICD10 进行分类)

分类	沉积物	疾病名称	致病基因	常见临床表现
神经鞘脂贮积病	鞘磷脂	尼曼-匹克病	SMPD1(A 型和 B 型尼曼-匹克病)、NPC1(C1 型尼曼-匹克病)、NPC2(C2 型尼曼-匹克病)	A 型在婴儿期表现出肝、脾肿大和中枢神经系统严重受累,很少能存活超过 2~3 岁。B 型也有肝、脾肿大,但通常没有神经系统症状。C 型主要表现为肝、脾肿大,步态异常及共济失调,智能减退
	葡萄糖脑苷脂	戈谢病	GBA	无痛性肝、脾肿大,贫血,血小板减少,病理性骨折,伴或不伴神经系统症状
	神经节苷脂	GM$_1$ 神经节苷脂沉积病	GLB1	分 3 个亚型。1 型新生儿期即表现为智能和运动发育障碍,特殊外貌,发育不良,惊厥发作;2 型新生儿期大致正常,后出现肌阵挛发作,智能发育障碍等;3 型 20 岁后出现进行性智能减退,小脑性共济失调及视力减退,可有弥漫性血管角质瘤
		GM$_2$ 神经节苷脂沉积病	Hex A(Tay-Sachs 病、B 型)、Hex B(Sandhoff 病、O 型)、GM2A(AB 型)	Tay-Sachs 病,亦称家族性黑矇性痴呆。初生后 4~6 个月开始出现智能、运动、发育倒退现象,肌阵挛发作或不自主发笑;发病 3~4 个月内迅速发展,头围增大,视力下降而逐步出现黑矇、视神经萎缩;平均病程 2 年左右,多数患儿在 3~4 岁之前夭折;Sandhoff 病与 Tay-Sachs 病症状相似,但伴有肝、脾肿大,进展更急;AB 型起病晚,以进行性精神、运动衰退为特点
	硫苷脂	脑半乳糖苷脂沉积病(Krabbe 病)	GALC	患儿初生后数周至数月内易激惹、频繁哭叫、全身僵硬,无故发热、呕吐,进行性智能及活动能力减退,发育缓慢;此后逐渐出现身体侧扭,肌张力增高,对听、视、触觉等刺激反应过度,伴有抽搐和进行性精神运动恶化;晚期进一步出现盲、聋,有痉挛性发作和去大脑强直,对周围无任何反应;晚发型较少见,5~6 岁之后出现抽搐,痉挛性单侧下肢瘫或偏瘫,进行性小脑共济失调,视神经萎缩
		异染性白质脑病(MLD)	ARSA、SAP1	婴幼儿时期脑白质营养不良的较常见原因之一。婴儿型第一期为 1~3 岁发病,发病后患儿进行性运动障碍;第二期患儿进行性智能减退,尖叫而卧床不起,肢体伸直;第三期为晚期,患儿呈现特殊的去大脑强直体位,对外周极少反应,常有抽搐和肌阵挛发作,眼球游动或呈"玩偶头"眼征,吸吮和吞咽严重障碍。少年型和成年型患者起病晚,进展缓慢,以智能减退明显,常有周围神经感觉缺失;晚期可有精神和行为异常
	红细胞表面糖苷	弥漫性体表血管角质瘤病(法布里病)	GLA	男性儿童出现间歇发作性手指和足趾的烧灼或刺痛,随着运动、疲劳、精神紧张和环境温湿度的改变而诱发或加剧,有皮肤血管角质瘤及肾脏、心血管和神经系统的损害

续表

分类	沉积物	疾病名称	致病基因	常见临床表现
		神经元蜡样脂褐质沉积症(NCL)	目前已知 *PPT1*、*TPP1*、*CLN3*、*CLN5*、*CLN6*、*CLN8*	不同亚型临床表现各异,多在儿童期出现进行性智能及神经系统功能减退,偶见于成年人发病。主要症状有肌阵挛癫痫、进行性智能减退、共济失调及锥体和锥体外系症状
其他			目前已知的类脂质沉积病还有肾上腺脑白质营养不良(ALD)、脑腱黄瘤病(CTX)、植烷酸沉积病(Refsum 病)、β脂蛋白缺乏症(ABL)、Wolman 病等	

表 13-5 类脂质沉积病的治疗

疾病	酶替代疗法	底物减少疗法	伴侣蛋白疗法
戈谢病	伊米苷酶、他利苷酶 α、维拉苷酶 α	麦格司他、依利格鲁司他	
法布里病	阿加糖酶 β、阿加糖酶 α		米加司他
CLN2	塞利蛋白酶 α		
C 型尼曼-匹克病		麦格司他	阿莫氯醇
Wolman 病	色贝脂酶 α		

脑苷脂沉积病

脑苷脂沉积病由 Gaucher 于 1882 年首次报道,又称为戈谢病(Gaucher disease),常染色体隐性遗传,是最常见的类脂质沉积病。本病患者共同临床表现为肝、脾、淋巴结肿大和长骨受累。

【病因和病理】

编码 β 葡萄糖脑苷酶的 *GBA* 基因是本病的致病基因。正常人葡萄糖脑苷脂主要来源于白细胞的脑酰乳酸苷和衰老红细胞的基质红细胞糖苷,经脾脏中的葡萄糖脑苷酶分解为葡萄糖和脑酰胺。*GBA* 基因发生突变后,患者的脾脏和神经元中缺乏这种酶或该酶活性仅为正常人的 15%,故患者红(白)细胞衰老死亡后分解的葡萄糖脑苷无法进一步分解而被网状内皮系统丰富的肝、脾、淋巴结、骨髓等吸收,形成脑苷脂空泡,贮积在巨噬细胞内,称为戈谢细胞。脑苷脂沉积在肝、脾、淋巴结、骨髓、胸腺、甲状腺、肾和中枢神经组织(大脑、小脑、脊髓)中,继而产生内脏肿大、病理性骨折和神经症状。

【临床表现】

本病根据起病年龄可以分为成年型(Ⅰ型)、婴儿型(Ⅱ型)和少年型(Ⅲ型)。成年型较常见,起病隐匿,主要表现为无明显诱因的无痛性脾肿大、贫血、血小板减少和(或)病理性骨折,几乎不伴有神经系统症状。少数患者病程进展速度慢,可以存活至 60 岁以上。婴儿型患者在出生 6 个月或 12 个月内出现症状,3 个月内发病最多见,主要表现为脾肿大、生长发育迟滞、神情淡漠。6 个月时出现易激惹、眼球活动受限、喉痉挛、四肢抽搐等症状。晚期患儿呈痉挛过伸姿态、肝脾巨大。部分患儿症状进展较慢,但多数患儿在 3 岁以内死亡。少年型极少见,表现为进行性生长发育迟滞、眼球运动不灵活、多动、共济失调,伴或不伴癫痫发作,可出现痉挛性瘫痪。

【辅助检查】

患者血清中酸性磷酸酶活力增高,骨髓发现大量戈谢细胞,骨骼 X 线片提示典型戈谢细胞侵蚀性变化,白细胞或培养的成纤维细胞中葡萄糖苷酶活力降低。脑电图提示异常,但无特异性改变。

【诊断和鉴别诊断】

不明原因的婴幼儿进行性肝脾肿大或成人病理性骨折均应想到本病可能。*GBA* 基因检测可确诊本病。需要与尼曼-匹克病鉴别。

【治疗】

GD 患者以对症治疗为主。酶替代疗法(伊米苷酶、他利苷酶 α、维拉苷酶 α)可以改善Ⅰ型 GD 患者的症状,但需终生静脉给药,且难以通过血-脑屏障。减少底物治疗(麦格司他、依利格鲁司他)可用于不能耐受酶替代治疗的成年患者。

第四节　氨基酸代谢障碍病

氨基酸代谢障碍所引起的遗传性疾病已超过 100 多种,随着生物化学检测技术的不断进步,新发现的氨基酸代谢障碍仍将不断增加。氨基酸代谢障碍多为常染色体隐性遗传,近亲结婚的后代更为常见。主要临床特征为出生时外表和活动正常,6 个月或 1 岁以后逐渐出现智能减退,适当补充氨基酸和维生素并控制饮食,不少患者神经症状可以改善。引起氨基酸代谢障碍的主要原因有两种,即某些酶的缺乏和氨基酸的吸收障碍。前者为已知的某种酶或尚不能肯定的某种酶的活性缺乏或降低,如苯丙氨酸羟化酶的缺乏引起苯丙酮尿症,分支氨基酸 α 酮酸脱羧酶的缺乏或降低引起枫糖尿病(maple syrup urine disease),异戊酰辅酶 A 脱氢酶缺乏引起的异戊酸血症,胱硫醚合成酶缺乏引起的同型胱氨酸尿症,精氨酸酶缺乏引起的精氨酸血症;赖氨酸酮戊二酸还原酶缺乏引起的高赖氨酸血症等。后者系氨基酸的转运和吸收障碍所引起,如眼-脑-肾综合征(即 Lowe 综合征)、遗传性烟酸缺乏症(Hartnup disease)等。氨基酸代谢障碍种类繁多,本节仅就苯丙酮尿症作一介绍。

苯 丙 酮 尿 症

苯丙酮尿症(phenylketonuria,PKU)是由于肝中苯丙氨酸羟化酶(phenylalanine hydroxylase,PAH)或其辅酶四氢生物蝶呤(tetrahydrobiopterin,BH4)缺陷引起的先天性代谢性疾病,呈常染色体隐性遗传。近亲血缘婚配子女发生率较一般人高。主要临床特征为智能低下,癫痫发作,皮肤、毛发色素浅淡和鼠尿臭味。本病发病率具有种族和地域差异,我国的发病率为 1∶11 000。

【病因和发病机制】

在正常情况下,血清苯丙氨酸(Phe)的主要代谢途径是经 PAH 催化生成酪氨酸,然后通过酪氨酸的代谢途径进行代谢。PAH 是一种加单氧酶,其辅酶是 BH4。若染色体上编码 PAH 的基因发生改变或 BH4 合成缺陷会导致 PAH 活性降低甚至消失,使 Phe 无法正常转化为酪氨酸等正常代谢产物从而在体内造成蓄积。其发病机制如图 13-3 所示。

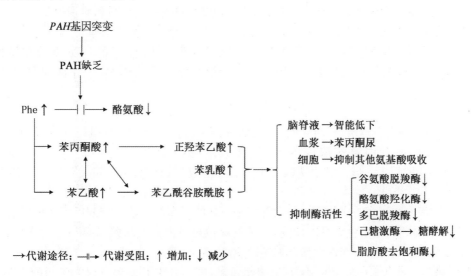

图 13-3　苯丙酮尿症发病机制模式

血液中的大分子量中性氨基酸(large neutral amino acid,LNAA)流经脑部时要竞争经过血-脑屏障进入大脑。当 Phe 浓度过高,就会竞争性抑制其他必需氨基酸的摄入,影响突触的形成,妨碍脑部的正常发育。无法经正常途径代谢的 Phe 可经旁路代谢为苯丙酮酸、苯乳酸等,苯丙酮酸随尿排出,因而产生苯丙酮尿。

人类 *PAH* 基因位于第 12 号染色体上(12q22 - 12q24),基因全长约 90 kb,有 13 个外显子和 12 个内含子,编码 451 个氨基酸。目前已发现超过 1 000 种 *PAH* 基因变异。据统计,在我国新生儿中发现的高苯丙氨酸血症,大多数为 *PAH* 基因变异所引起,其中 10%~15% 为 BH4 缺乏症,绝大多数是 6 -丙酮酰四氢蝶呤合成酶(PTPS)缺乏类型,二氢生物蝶呤还原酶(DHPR)缺乏罕见。

【病理】

苯丙酮尿症患者的脑部病理为非特异性改变,通常以白质改变为主。大致可有下列数种情况:① 脑成熟障碍,胎儿在妊娠后期即开始有脑发育异常,使脑的白质、灰质分层不清楚,灰质异位到白质中;② 髓鞘生成障碍,以视束、皮质脊髓束、皮质脑桥小脑束纤维的髓鞘形成不全为最明显;③ 灰质和白质囊样变性,多数为婴儿反复惊厥发作导致脑缺氧所引起。此外,还有脑的黑质和蓝斑部的色素消失、脑重量减轻等变化。

【临床表现】

本病为常染色体隐性遗传,父母均为致病基因携带者,以近亲结婚的子代为多见。患儿出生时无异常,3~6 个月时开始出现症状,1 岁时症状最明显。

1. 神经系统 以智能发育迟缓和言语发育障碍为主,可有行为异常,如兴奋不安、忧郁、多动孤僻等。可有癫痫发作,表现为婴儿痉挛或癫痫小发作,或其他形式的发作。随年龄增长,癫痫发作次数减少或转变为小发作或大发作。体检无明显异常,少数呈现肌张力增高和腱反射亢进,严重者可出现脑性瘫痪。脑电图检查 80% 可见异常。CT 可见脑萎缩。BH4 缺乏型 PKU 患儿的神经系统症状出现较早且较严重,常见肌张力减低、嗜睡和惊厥,智能落后明显,如不经治疗,常在幼儿期死亡。

2. 皮肤 患儿在出生数月后因黑色素合成不足,皮肤白嫩、头发细黄。皮肤湿疹较常见。

3. 体味 于尿和汗液中排出较多苯乙酸,身上有明显鼠尿臭味。

【辅助检查】

1. 苯丙氨酸浓度测定 细菌抑制法是测定苯丙氨酸的一种半定量法。载血滤纸片经扎孔,放在含有抑制剂的枯草杆菌培养基上培养,根据细菌生长环的大小,估计血苯丙氨酸的浓度。正常新生儿浓度小于 120 μmol/L(2 mg/dl)。

2. 尿三氯化铁试验 如果尿液中苯丙氨酸的代谢产物苯丙酮酸增多,尿中加入三氯化铁后立即出现绿色反应。2,4 -二硝基苯肼试验也可测尿中苯丙酮酸,尿液呈黄色荧光提示反应为阳性。分析中应注意,使用这两种检查方法在枫糖尿症等代谢性疾病中也呈阳性反应。故需进一步做血苯丙氨酸的测定才能确诊。

3. HPLC 尿蝶呤图谱分析 10 ml 晨尿加入 0.2 g 维生素 C,酸化尿液后使 8 cm×10 cm 筛查滤纸浸湿,晾干,寄送有条件的实验室分析尿蝶呤图谱,进行四氢生物蝶呤缺乏症的诊断和鉴别诊断。

4. 脑电图 约 80% 患儿有脑电图异常,可表现为高峰节律紊乱、灶性棘波等。

5. 头颅 CT 和 MRI 多数患儿头颅 CT 或 MRI 可无异常发现,也可发现有不同程度脑发育不良,表现为脑皮质萎缩和脑白质脱髓鞘病变,后者在 MRI 的 T_1 加权图像上可显示脑室三角区周围脑组织条形或斑片状高信号区。

【诊断】

乳儿期以后出现精神发育迟缓、智商降低、头发细黄、皮肤苍白,尿中可有鼠尿气味,伴或不伴抽搐发作者,应考虑本病。可作血苯丙氨酸浓度测定,正常人浓度小于 120 μmol/L(2 mg/dl),患儿可高达 1 200 μmol/L(20 mg/dl)以上。尿三氯化铁试验和 2,4 -二硝基苯肼试验用于较大婴儿和儿童的筛查。

【治疗】

除智能低下外,苯丙酮尿症的症状和体征大部分是可逆的。当 Phe 浓度控制后症状可以消失,癫痫可以控制,脑电图异常可以恢复,毛发色素可以加深,身体气味也可以消失。因此,诊断一旦明确,应尽早给予积极治疗,主要是饮食疗法。开始特殊饮食治疗的年龄愈小,效果愈好。

1. 限制 Phe 摄入 乳儿采用低 Phe 奶方,主要是母乳,因母乳中 Phe 含量仅为牛奶的 1/3,待血浓度降至理想浓度时,可逐渐少量添加天然饮食。较大婴儿及儿童可加入牛奶、粥、面、蛋等,添加食品应以低蛋白、低 Phe 食物为原则,使 Phe 的供应量维持在 25 mg/(kg·d)(相当于正常儿童的 25%~50%),血中 Phe 浓度控制在 30~100 mg/L。Phe 浓度过高或者过低都将影响生长发育。

2. 药物治疗 大多数大分子中性氨基酸即 LNAA(如半胱氨酸、异亮氨酸、亮氨酸、蛋氨酸、丝氨酸、苏氨酸、酪氨酸、色氨酸和缬氨酸)和 Phe 均通过同一种氨基酸转运体在胃肠道吸收,也共用同一种氨基酸转运体通过血-脑屏障,因此,补充 LNAA 能够有效地降低血中和脑内的 Phe 浓度。二盐酸沙丙蝶呤(sapropterin dihydrochloride)是 FDA 批准的首个治疗 BH4 缺乏型 PKU 的特异性药物,然而仅部分患者有效。培伐利酶(Pegvaliase)是一种可注射的聚乙二醇苯丙氨酸解氨酶,可降低大多数患者体内 phe 浓度。此外,对 BH4 缺乏型还可补充 5-羟色胺和左旋多巴。

3. 基因治疗　基因治疗研究虽然已初见成效,但离临床应用还很遥远。

【预防】

1. 一般措施　加强遗传咨询,避免近亲结婚,提倡母乳喂养。

2. 产前诊断　PKU 高危家庭产前诊断是优生的重要措施,对有本病家族史的夫妇及先证者进行 DNA 分析,并对其胎儿进行产前诊断。

3. 新生儿筛查　开展新生儿筛查,及早发现 PKU 患儿,尽早开始治疗,防止发生智力低下。

第五节　重金属代谢障碍病

许多金属元素是人体不可或缺的物质,按需求大小分为宏量金属元素和微量金属元素。宏量金属元素有钙、钾、钠和镁,微量金属元素有锰、铁、钴、铜、锌、钼、钒、铬、锡等。必需的宏量元素和微量元素的含量不足或过量都会影响人体的健康。目前发现的遗传性重金属代谢疾病主要涉及钙、铁、锌和铜这四种金属元素,病种繁多。金属代谢障碍疾病的机制复杂,有些病种属于金属本身代谢链障碍,如铜蓝蛋白缺乏、铁蛋白缺乏、甲状旁腺激素或受体异常等;有些则是继发于其他问题,如泛酸激酶缺乏、局部组织坏死等。多数疾病已找到致病基因,还有些只知道遗传模式。重金属代谢障碍病一般都是罕见病或少见病,甚至有些病种只有几个家系报道,因此在诊断时应十分谨慎,在没有充足证据的情况下不应盲目诊断。

遗传性铜代谢病

人体中大约含有 100 mg 的铜,约 20% 在脑内。每天通过肠道吸收和胆汁排出 2～5 mg 铜,达到净平衡。铜转运 P 型 ATP 酶(ATP7A 和 ATP7B)是细胞内铜代谢的主要调节蛋白。*ATP7B* 基因缺陷导致肝豆状核变性,*ATP7A* 基因缺陷导致门克斯病、枕骨角综合征和远端运动神经病。本节仅介绍肝豆状核变性。

肝豆状核变性

肝豆状核变性(hepatolenticular degeneration,HLD)亦称 Wilson 病(Wilson disease,WD),是一种常染色体隐性遗传性铜代谢病,因 Wilson 在 1912 年首次报道而得名。WD 主要表现为进行性加剧的肢体震颤、肌张力障碍、构音困难、精神症状、肝硬化和角膜色素环等。

【病因和发病机制】

铜是人体内一种必需的微量元素,正常人每日自饮食中摄取铜量为 2～5 mg。自肠道吸收的铜经门静脉进入肝脏,其中部分肝铜经胆管排泄回到肠道,随粪便排出;另有少量肝铜进入血液,其中一部分为未结合的游离铜(2%～5%),而大部分铜与铜蓝蛋白、白蛋白以及巨球蛋白结合,血液中的铜被运送到各器官或者由尿液排出体内。铜是许多含铜酶类的重要辅助因子,但过量的铜会氧化蛋白质和膜脂质,与蛋白质和核酸结合并产生自由基,导致细胞损害。

目前认为 WD 是 *ATP7B* 基因突变造成铜代谢异常的单基因遗传病。编码 ATP7B 蛋白的 *ATP7B* 基因位于 13q14.3,共有 21 个外显子。ATP7B 蛋白 N 末端有 6 个铜结合位点,能结合铜离子,当肝细胞内铜含量升高时,ATP7B 蛋白可将内质网内的铜以内体小泡的形式转移到细胞质,然后通过两条途径将铜排出细胞:① 融合进入胆汁颗粒,通过胆汁分泌到胆道;② ATP7B 蛋白将铜转运到铜蓝蛋白上,铜蓝蛋白再分泌进入血液。*ATP7B* 基因一旦发生突变,铜就会淤积在肝细胞内造成肝脏损伤。未与铜结合的铜蓝蛋白虽然也可以分泌进入血液,但入血后会被迅速降解,故造成 WD 患者血清铜蓝蛋白水平降低。铜沉积同样也会发生在其他器官,如脑部、肾脏和角膜等。

【病理】

神经系统的主要病理变化发生在豆状核与尾状核,其中以壳核最明显,大脑皮层、黑质、齿状核等处亦可累及。具有神经精神症状的患者,大体解剖见壳核皱缩,岛叶皮质内陷,壳核及尾状核色素沉着加深,严重者基底节可形成空洞。镜下病理表现有神经元变性和数目减少,星形胶质细胞显著增生,局部发生软化甚至形成空洞,有时在丘脑底核、苍白球、丘脑及黑质等处可发现具有细小颗粒状细胞质的 Opalski 细胞。

肝脏早期病理表现为脂肪增生和炎症,以后为肝硬化改变。肝脏通常缩小、质地坚硬、表面有结节,属大结节性肝硬化,红氨酸染色(rubeanic acid stain)镜检可见黑褐色铜颗粒沉着。脾脏可肿大充血。角膜后弹力层切片镜检可见有细小的金黄色铜颗粒,由铜的沉积引起。

【临床表现】

本病可以在任何年龄起病,多见于 5～35 岁,表现形式多样。神经系统常见的首发症状为震颤、构音障碍和步态异常。消化系统最常见的首发症状为黄疸和腹胀。

1. 神经症状　在整个病程中可能出现的神经症状有震颤、构音障碍、肌张力障碍、帕金森样表现、舞蹈或投掷运动、共济失调、肌阵挛、癫痫和认知功能减退等。

(1)震颤:表现形式比较多样,可以为静止性、姿位性、意向性甚至是扑翼样,上肢往往多于下肢。姿位性震颤是最常见的,为小幅高频震颤。扑翼样震颤国外报道比较少,但中国患者比较常见,表现为大幅度手臂近端的上下抖动。静止性震颤很少见,并且常伴随姿位性震颤或扑翼样震颤同时出现,而且程度也较两者轻。震颤在患者情绪激动时更为明显,平静时好转,睡眠时消失。

(2)肌张力障碍:中国患者发生率较高。肌张力障碍可以是局灶性、节段性、多灶性或是全身性的,表现为痉挛性斜颈、脊柱侧凸或后凸、双上肢内收内旋、手指徐动、足跖内翻、步态异常,严重者可丧失行动能力。面部肌张力障碍患者有特殊的面容:口唇张开、口角流涎和傻笑,这种表情被称为"Wilson 脸(Wilson face)"或"痉笑(risus sardonicus)"。

(3)构音障碍:构音障碍是所有神经症状中出现概率最高的,可以由肌张力障碍、帕金森样表现或共济失调等导致。肌张力障碍型患者构音障碍表现为发音费力、声音强弱起伏不定和鼻音过重。

(4)帕金森样表现:特指行动迟缓、齿轮样肌张力增高和躯体失平衡的帕金森样症候群,这组症状不包括静止性震颤。

(5)其他少见症状:舞蹈和投掷运动多见于 16 岁以前发病的患者,共济失调出现频率不高,癫痫的发生率低于 6%,其他更少见的症状包括肌阵挛、抽动和反射增高等。

2. 精神症状　30%～50% 的患者在明确诊断前已经出现精神心理症状。精神心理症状覆盖面极广,而且轻重程度不一。常见的有人格障碍、行为异常、激惹和抑郁,其他还有冲动、去抑制、焦虑和躁狂等。精神障碍出现率较低,但如果作为首发症状出现时容易被误诊为精神分裂症。部分患者出现记忆认知功能减退、学习成绩下降以致退学等。

3. 肝脏症状　肝脏表现可分为四类:急性肝炎、慢性活动性肝炎、肝硬化和急性暴发性肝衰竭。多数患者虽然有肝硬化存在,却无肝功能损害的临床表现,这点与病毒性肝炎不同。肝硬化患者可以同时存在脾功能亢进,表现为白细胞和血小板减少。

4. 角膜 K-F 环　K-F 环是角膜周围铜沉积所导致的铁锈色圆环,是 WD 的特征性表现(图 13-4)。中国人虹膜颜色深,有时需要借助裂隙灯才能观察到。K-F 环很少在 7 岁前出现;95% 以上有神经症状的患者都有 K-F 环;单纯肝型患者可以没有 K-F 环。K-F 环必须与老年环及高胆固醇血症的角膜环鉴别。极少数情况下,K-F 环可见于胆汁淤积、原发性胆汁性肝硬化和隐源性肝硬化患者。

除肝脏损害和神经精神症状外,肾脏损害、骨关节肌肉损害也较常见。肾脏损害主要表现为血尿、蛋白尿和管型尿

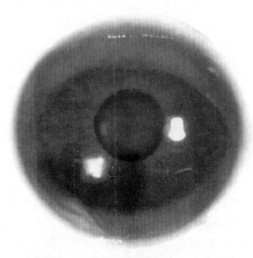

图 13-4　Wilson 病患者的 K-F 环

等;骨关节肌肉损害表现为关节酸痛、X型腿或O型腿等。

【辅助检查】

1. 与铜代谢有关的检查

(1) 血清铜蓝蛋白(ceruloplasmin,CP):正常值为200～500 mg/L。铜蓝蛋白<80 mg/L是诊断WD的强烈证据。有些患者在急性肝损害期、妊娠期、接受雌激素治疗时、伴发甲状腺功能亢进和类风湿关节炎时CP可暂时升高,而极少数患者铜蓝蛋白可始终正常。另外CP下降未必就是WD,以下情况也可能造成CP降低:① 小于2岁的幼儿;② 部分WD基因携带者;③ 少部分慢性肝炎肝硬化患者;④ 慢性严重消耗性疾病;⑤ 肾病综合征和营养不良;⑥ 无铜蓝蛋白血症等。不过以上情况下CP仅轻度下降,若铜蓝蛋白<120 mg/L应引起高度重视。

(2) 总血清铜(包括结合铜与游离铜):正常11～24 mmol/L,患者<10 mmol/L。

(3) 血清非铜蓝蛋白结合铜:正常<150 μg/L,患者>250 μg/L。

(4) 24小时尿铜:在规范的24 h尿液收集及正常肌酐清除率的前提下,正常<100 μg/24 h,患者≥100 μg/24 h;服用青霉胺后患者尿铜会进一步增加。不明原因肝酶增高的儿童尿铜≥40 μg/24 h应引起高度重视。

(5) 肝铜量:需要行肝穿刺,正常低于40～55 μg/g(肝干重),患者>250 μg/g(肝干重)。由于基因检测的普及和肝脏穿刺的有创性,不再推荐该项检查。

2. 其他实验室检查

(1) 肝功能:转氨酶、总胆红素增高,白蛋白降低;有严重肝功能损害时可出现凝血时间延长。

(2) 肾功能:常出现尿素氮增高。

(3) 血常规:伴有脾功能亢进者可见白细胞、血小板和红细胞降低。

(4) 尿常规:可有红细胞及管型增多,尿蛋白增高。

3. 影像学检查

(1) 肝脏影像学检查:B超常显示肝实质光点增粗甚至结节状改变;肝脏MRI主要表现为网格状改变,提示肝硬化。

(2) 头颅影像学检查:颅脑CT的主要表现有基底节区低密度、脑萎缩和脑室扩大等。颅脑MRI比CT特异性高,主要表现为双侧对称性豆状核(尤其壳核)、尾状核T_1加权像低信号和T_2加权像高信号,常伴中脑、脑桥或丘脑受累,小脑和大脑皮质偶可累及,其他还有不同程度的脑沟增宽、脑室扩大等。

4. ATP7B基因检查 目前报道的ATP7B基因致病变异多达900余种,以点突变为主,除了极少数为高频突变热点外,大部分为低频散在分布;以复合杂合突变为主,纯合突变少见。p.R778L、p.P992L和p.T935M突变是我国及其他东亚人群的热点突变,占我国患者所有突变的50%～60%。

【诊断和鉴别诊断】

1. WD的诊断标准 如下(表13-6):① 有神经和(或)精神损害;② 原因不明的肝脏损害;③ 血清CP降低和(或)24 h尿铜升高;④ 角膜K-F环阳性;⑤ 经家系共分离及基因变异致病性分析确定患者的2条染色体均携带ATP7B基因致病变异。

表13-6 WD诊断标准

诊断层次	标准
WD确诊	①/②+③+④,①/②+⑤
WD症状前个体	③+④/⑤+无临床症状
WD可能	①、②、③满足任2项者

2. 鉴别诊断 WD发病年龄为全年龄段,临床表现多样,涉及多系统,临床上应与相关的其他疾病进行鉴别,如暴发性肝炎、慢性肝病、各种原因的锥体外系疾病、精神障碍、癫痫、肾炎或肾病综合征、血小板减少性紫癜、溶血性贫血、类风湿关节炎、骨关节病等。

【预防】

WD是少数几种可以预防和治疗的遗传性疾病。本病是常染色体隐性遗传病,应杜绝近亲结婚;WD患者的婚育对象最好行 *ATP7B* 基因突变筛查;若已生育一个 WD 患儿,再生育时建议行产前基因检测。

WD 患者尽量避免食用含铜量高的食物,如动物内脏及血制品、贝壳类及甲壳类海产品、菌菇类、坚果类、豆类、玉米和麦子等粗粮、巧克力和部分调味品(黑胡椒、咖喱粉和肉桂等)。烹煮食物的汤汁因含铜量较高,也应避免食用。避免使用铜制餐具,家用自来水应避免使用铜制水管。

【治疗】

WD 应早诊、早治,终身治疗,终身检测。

1. 金属螯合剂　最早用于治疗 WD 的螯合剂是二巯丙醇(british anti-lewisite,BAL),后来使用的有 D-青霉胺(D-penicillamine)、曲恩汀(Trientine)、乙二胺四乙酸(ethylene diamine tetraacetic acid,EDTA)、二巯丙磺酸钠(sodium dimercaptosulphonate,DMPS)、二巯丁二酸钠(sodium dimercaptosuccinate,Na-DMS)和二巯丁二酸(dimercaptosuccinic acid,DMSA),其中青霉胺和曲恩汀是 FDA 批准的一线用药。

(1) D-青霉胺:D-青霉胺分子带有二巯基,能有效螯合铜离子,通过肾脏将铜排出体外,是最常用的排铜药物。D-青霉胺首次使用前应皮试,阴性者建议空腹服用,进餐时服用青霉胺的吸收率可降低 50%。D-青霉胺应从小剂量(每日 62.5~125 mg)开始,逐渐缓慢加量,并且每 1~2 周评估患者的神经症状,一旦出现神经症状加重,立即停用。成人最高用量每日 1 500 mg,分 2~4 次服用,儿童为每日 20 mg/kg。成人维持用量一般为每日 750~1 000 mg,儿童为每日 250 mg。服药时间应在餐前 1 h,不要与锌剂同时服用。肝型 WD 患者服用青霉胺时,肝功能、黄疸和腹水常在 2~6 个月内好转。用药期间应随访 24 h 尿铜水平,用药早期 24 h 尿铜可超过 1 000 μg,维持期间一般为 200~500 μg/24 h。当低于 200 μg/24 h 时青霉胺可以减量,但若患者依从性不佳漏服青霉胺时,24 小时尿铜也可低于 200 μg。青霉胺不良反应比较多,早期不良反应(1~3 周内)有恶心、纳差、皮疹、发热、淋巴结肿大、血细胞降低和过敏反应等,并能诱发包括红斑狼疮在内的多种自身免疫性疾病。青霉胺可螯合维生素 B_6,因此服药期间应注意补充维生素 B_6。

(2) 曲恩汀:曲恩汀是 FDA 批准的另一种一线用药,但国内使用较少。曲恩汀不良反应少,用药初期神经症状恶化极少,不易引起过敏和血常规改变,当 WD 患者不耐受青霉胺时,可用曲恩汀替代治疗。曲恩汀高温环境下不稳定,故在热带地区应注意低温保存。

(3) 二巯丁二酸钠、二巯丁二酸和二巯丙磺酸钠:这 3 种药物均具有 2 个巯基,在体内能与游离铜结合成毒性较小的硫醇化合物,从尿排泄。推荐用于有轻中度肝损害症状和神经精神症状的 WD 患者,不能耐受 D-青霉胺或使用 D-青霉胺出现症状加重的 WD 患者。二巯基丙磺酸钠儿童剂量为 20 mg/(kg·d)。成人从小剂量开始加量,直至每次 5 mg/kg,静脉推注,每日 4~6 次;或者 1~1.5 g,溶于 5% 葡萄糖溶液 250~500 ml 中缓慢静脉点滴,每日 1 次,6 d 为 1 个疗程,至少持续 6~10 个疗程。静脉推注方式更有助于尿铜排出。二巯丁二酸胶囊成人每日 0.75~1 g,分 2 次口服;儿童 35 mg/(kg·d),分 2 次口服,可长期维持治疗。

2. 锌制剂　锌制剂治疗 WD 的机制推测是诱导肠黏膜细胞内的金属硫蛋白酶合成。金属硫蛋白酶对铜的亲和力大于锌,铜与金属硫蛋白结合后滞留在肠黏膜细胞内,随细胞脱落经肠道排出体外,除了食物中的铜,唾液和肠道本身也分泌铜,因此锌剂治疗可导致负铜平衡。成人的推荐剂量为每日 150 mg(以锌元素计),分 3 次服;5 岁以下每日 50 mg,分 2 次服;5~15 岁每日 75 mg,分 3 次服。为避免食物影响锌的吸收,最好在餐前 1 h 或餐后 1 h 服药,尽量少食粗纤维以及富含植物酸的食物,因其可干扰锌的吸收。另外,锌制剂与驱铜药物的服药时间需间隔 2 h。锌剂主要用于症状前患者、儿童不典型 WD、妊娠患者、不能耐受青霉胺治疗者以及各型 WD 患者的维持治疗。锌剂对 WD 的疗效确切,主要副作用是胃肠道刺激。锌剂缺点是起效较慢(4~6 个月起效),严重病例不宜作为首选。

3. 对症治疗

(1) 震颤:静止性且幅度较小的震颤者,首选苯海索每次 1 mg,每日 2 次开始,渐加至每次 2 mg,每日 3 次,如症状缓解不明显,可加用复方多巴类制剂。以意向性或姿势性震颤为主,尤其是粗大震颤者,首选氯硝西泮,每次 0.5 mg,每日 1~2 次。

(2) 肌张力障碍:轻者可单用苯海索,帕金森综合征者可用复方多巴制剂,从小剂量起,渐加至有效量;也可单用或合用多巴胺受体激动剂。以扭转痉挛、强直或痉挛性斜颈为主者,除上述药物外,还可选用氯硝西泮或巴氯芬片。经上述治疗无效的局限性肌张力障碍并造成肢体畸形者可试用局部注射 A 型肉毒毒素。

(3) 舞蹈样动作和手足徐动症:可选用氯硝西泮,对无明显肌张力增高者也可用多巴胺拮抗剂。

（4）精神症状：对兴奋躁狂者可选用喹硫平和氯氮平。对淡漠、抑郁的患者可用抗抑郁药物选择性 5 - 羟色胺再摄取抑制剂，儿童患者建议选用舍曲林。

4. 肝移植　肝移植比较肯定的适应证是急性肝功能衰竭和用药无效的肝功能失代偿。常采用原位肝移植（orthotopic liver transplantation）或亲属活体肝移植（living - related liver transplantation）。严重神经或精神症状并不是进行肝移植手术的指征。WD 患者肝移植术后仍应坚持低铜饮食并建议口服小剂量锌制剂。

5. 不同情况个体的治疗　建议的治疗流程如下所述。

（1）症状前个体：单独使用锌制剂或合并使用青霉胺可预防症状出现。小于 3 岁的症状前患儿推荐单独使用锌制剂。

（2）维持治疗：驱铜治疗 1～5 年后，如患者症状趋于稳定，24 h 尿铜持续在 200 μg/d 以下，此时可考虑螯合剂减量或单独使用锌剂。

（3）怀孕和哺乳期妇女：妊娠期的妇女应坚持治疗，中断治疗可能导致急性肝功能衰竭。妊娠期间，锌剂的用量不必变化，但螯合剂用量应减至最低限度（平时用量的 25%～50%）。特别是准备剖宫产的孕妇，在产前 3 个月内应减药，防止伤口愈合不良。服用青霉胺的妇女不应哺乳。

（4）失代偿性肝硬化：对于失代偿性肝硬化者不应急于肝移植，近年来认为应首先联合应用螯合剂和锌剂。两者间隔 2 h 给药，每日给药 3～4 次，3～6 个月后，可改为单药治疗。如果用药无效应考虑肝移植。

（5）急性肝功能衰竭：WD 患者急性肝功能衰竭十分凶险，应给予肝移植。在等待肝源的情况下，应采用血浆置换、血液过滤等应急方案保护肾脏免遭损害。

铁代谢障碍疾病

人类经胃肠道吸收铁，通过胆汁和尿液排泄铁，正常成年人体内的铁总量为 2～6 g。铁在中枢神经系统发挥重要功能，与 DNA 合成、基因表达、髓鞘化、神经传递、线粒体功能密切相关。无论细胞内铁沉积还是铁缺乏都影响正常细胞功能，甚至导致细胞死亡。脑组织铁沉积性神经变性疾病（neurodegeneration with brain iron accumulation，NBIA）是主要的遗传性神经系统铁代谢疾病，其他的还包括累及神经系统的血色病。NBIA 是一组以脑组织代谢异常和过量铁沉积为特征的神经变性疾病，大量的铁沉积于苍白球、黑质等基底神经节结构，导致突出的锥体外系症状，如肌张力障碍、帕金森样表现、痉挛、精神障碍和视神经萎缩或视网膜变性（表 13 - 7）。本节仅介绍泛酸激酶相关的神经变性病。

表 13 - 7　脑组织铁沉积性神经变性疾病

疾病	基因	功能	NBIA 亚型/命名	遗传模式	发病年龄	临床表现
泛酸激酶相关的神经变性病（PKAN）	PANK2	辅酶 A 合成酶和脂肪酸代谢	NBIA1	AR	儿童	肌张力障碍，痉挛，认知下降，色素性视网膜病
磷脂酶 A2 相关的神经变性病（PLAN）	PLA2G6	花生四烯酸释放	NBIA2/PARK14	AR	婴儿、儿童至成年	婴儿神经轴索营养不良，肌张力低下，步态障碍，小脑萎缩；青少年或成年发病表现为肌张力障碍，共济失调，痉挛，帕金森样表现
遗传性神经铁蛋白病	FTL/FTL1	铁贮存	NBIA3	AD	青少年至成人	肌张力障碍，帕金森样表现，构音障碍，认知下降
线粒体膜蛋白相关的神经变性病（MPAN）	C19orf12	不详；脂代谢？	NBIA4/SPG43	AR	儿童	精神发育迟滞，肌张力障碍，帕金森样症状，精神症状，痉挛性截瘫
β螺旋蛋白相关的神经变性病（BPAN）	WDR45	自噬	NBIA5	XLD	儿童、青少年、成年	儿童发育迟缓，神经功能退化，快速进展的帕金森样症状，认知下降，癫痫；青少年发病为肌张力障碍，痴呆

续表

疾病	基因	功能	NBIA 亚型/命名	遗传模式	发病年龄	临床表现
辅酶 A 合酶相关的神经变性病(CoPAN)	COASY	辅酶 A 合酶	NBIA6	AR	儿童	口面肌张力障碍,构音障碍,痉挛性肌张力障碍,肢体无力,强迫行为
脂肪酸羧化酶相关的神经变性病(FAHN)	FA2H	脂肪酸羧化酶	SPG35	AR	儿童	共济失调,肌张力障碍,构音障碍,痉挛性四肢瘫,躯干张力低下,视神经萎缩
Kufor‐Rakeb 综合征(KRS)	ATP13A2	溶酶体阳离子泵,自噬体形成	PARK9	AR	青少年	早发性帕金森样症状,锥体束征,眼球活动异常,痴呆
无铜蓝蛋白血症	CP	依赖铜的亚铁氧化酶	aCP	AR	青少年至成人	痴呆,糖尿病,视网膜变性,构音障碍,共济失调
Woodhouse‐Sakati 综合征(WSS)	DCAF17/C2orf37	核仁蛋白	WSS	AR	青少年至成人	肌张力障碍,认知减退,性腺机能减退,脱发,糖尿病
伴肌张力障碍和运动神经病的脑白质营养不良	SCP2	过氧化体酶		AR	成人	肌张力障碍,痉挛性斜颈,脊髓小脑共济失调,平衡和步态障碍,血甾醇载体蛋白 X 缺乏
GTPBP2 相关的神经变性病	GTPBP2	不详 mRNA/核糖体稳定?		AR	儿童至成人	小头畸形,舌头突出,精神发育迟滞,共济失调,肌张力障碍,轴索性运动神经病,视神经萎缩

注:AR,常染色体隐性遗传;AD,常染色体显性遗传;XLD,X 连锁显性遗传。

泛酸激酶相关的神经变性病

泛酸激酶相关的神经退行性病(pantothenate kinase-associated neurodegeneration,PKAN)曾被命名为哈勒沃登-施帕茨病,亦称伴脑内铁沉积神经退行性病变(neurodegeneration with brain iron accumulation,NBIA)1 型。PKAN 是最常见的 NBIA,常染色体隐性遗传,也可为散发,常在儿童期或青春期起病。PKAN 是一种以脑部铁质沉积为特征的铁代谢障碍疾病,主要表现为进行性锥体外系障碍和痴呆。

【发病机制】

本病确切的机制尚未明确。近年来,定位于 20p13 的 PANK2 基因突变被认为是导致本病的根本原因。辅酶 A 是维持线粒体功能重要的物质,PANK2 基因编码泛酸激酶,该酶存在于线粒体中,是调控辅酶 A 生成的关键酶。在合成辅酶 A 的过程中,需要泛酸和半胱氨酸的参与,泛酸需要经泛酸激酶催化形成 4-磷酸泛酸后,才能和半胱氨酸结合形成辅酶 A,如果泛酸激酶活性下降,则辅酶 A 无法合成,并且半胱氨酸得不到充分利用,大量半胱氨酸螯合了铁离子沉积在基底节,从而导致本病发生。

【病理】

大体病理改变包括特征性的苍白球和黑质铁锈色改变,可能是铁沉积所致。其他还有广泛的脑萎缩。微观病理表现包括苍白球和黑质神经元脱失、神经纤维脱髓鞘和胶质增生;严重者可呈海绵样改变,在苍白球和黑质中广泛分布球状小体(含空泡而肿胀的神经轴突);铁锈色色素沉着,含铁的脂褐质及神经黑色素沉着;病程较长者可见神经纤维缠结和路易体。

【临床表现】

本病多呈进行性恶化,一般在儿童或青春期起病,20~40 岁死亡,病程 10~12 年。本病临床变异较大,典型的病例在 10 岁前发病,表现为进行性肌张力障碍,步态障碍突出。其他锥体外系表现为帕金森样症状、痉挛、构音障碍和吞咽困难。临床还常见痴呆,视神经萎缩和视网膜变性导致的视力下降,癫痫,成年前丧失行走能力。约 25％病例为非典型症状,成年后起病,缓慢进展的强直、少动、肌张力障碍、锥体束征、精神障碍为主要临床表现。

【辅助检查】

常规和生化检查没有特异变化。骨髓巨噬细胞和周围血淋巴细胞的 Gemsa-Wright 染色中可找到海蓝色组织细胞(sea blue histiocytes)。这种细胞在 340 nm 波长的显微镜下,可见到 PAS 阳性的荧光物质,有诊断意义。

CT 检查对诊断帮助不大,有时可见到基底节低信号和脑萎缩,基底节钙化也有过报道。MRI 检查有诊断价值,所有 *PANK2* 基因突变的患者,在 T_2 上可见双侧对称性苍白球前内侧区域高信号,伴以周围的低信号,称为"虎眼征(tiger eyes)"。苍白球内的中央 T_2 相对高信号是由于胶质增生和空泡化所致。由于异常铁沉积,SWI 序列苍白球和黑质为低信号。

【诊断标准】

Swaiman KF 等提出,确诊患者必须满足以下全部必备条件,至少要满足 2 项佐证条件,不存在排除标准中的项目。

1. 必备条件　包括:① 20 岁之前起病;② 症状进行性加重;③ 存在锥体外系运动障碍,必须满足肌张力障碍、肌强直和舞蹈样动作中至少 2 项。

2. 佐证条件　包括:① 皮质脊髓束受累;② 进行性智力下降;③ 视网膜色素病变和(或)视神经萎缩;④ 癫痫;⑤ 符合常染色体隐性遗传规律;⑥ MRI 发现基底节区低信号;⑦ 血液淋巴细胞中有异常胞质体和(或)骨髓中存在海蓝色组织细胞。

3. 排除标准　包括:① 铜蓝蛋白水平异常和(或)铜代谢障碍;② 神经元蜡样脂褐质沉积病,表现为严重的视觉损害和难以控制的癫痫;③ 癫痫症状特别突出;④ 视觉损害比其他症状先出现;⑤ 有亨廷顿病和(或)其他常染色体显性遗传的神经系统疾病;⑥ 有尾状核萎缩的影像学表现;⑦ 氨基己糖酶 A 缺乏症;⑧ 单唾液酸四己糖神经节苷脂 1(GM_1)半乳糖苷酶缺乏;⑨ 非进行性恶化的病程;⑩ 无锥体外系表现。

【治疗】

本病没有特效治疗方法。铁离子螯合剂去铁酮效果没有得到证实,辅酶 A 和高剂量泛酸的研究和试验仍在进行中。目前主要是对症治疗。

1. 肌张力障碍　左旋多巴和溴隐亭可略微改善肌张力障碍,普拉克索也可试用。当多巴制剂无效时可试用抗胆碱能制剂如苯海索,但效果短暂。肉毒毒素注射可用于受累特别严重的一块或数块肌肉。立体定向苍白球和双侧丘脑毁损术偶可用于严重的肌张力患者,可缓解部分症状。

2. 震颤　多巴制剂对震颤效果良好,也可使用抗胆碱能药物。

3. 流涎和构音障碍　唾液过多可以使用甲溴东莨菪碱和苯海索,严重者可尝试 A 型肉毒毒素注射。语言康复训练对部分患者有效,严重吞咽困难者应进行胃造瘘手术。

4. 痴呆　目前无有效治疗方法。

原发性家族性脑钙化症

原发性家族性脑钙化症(primary familial brain calcification,PFBC)是一类单基因遗传病,因其特征性的双侧脑基底节和其他脑区的钙沉积,也称为特发性基底节钙化症(idiopathic basal ganglia calcification)或双侧纹状体苍白球齿状核钙化症(bilateral striopallidodentate calcinosis)。1930 年由德国神经病学家 Karl Theodor Fahr 首次报道,故也称为 Fahr 病。

【病理和发病机制】

目前已确定有 6 个 PFBC 的致病基因,包括 4 个常染色体显性基因(*SLC20A2*、*PDGFRB*、*PDGFB* 和 *XPR1*)和 2 个常染色体隐性基因(*MYORG* 和 *JAM2*)。病理上见两侧大脑基底节(尾状核和豆状核)、两侧小脑齿状核,以及大脑深部白质(内囊和放射冠)、小脑深部白质、下丘脑外侧、视丘等处有散在的钙化灶。基底节钙化是本病造成的结果,少量的铁也随之沉积,具体机制不明。目前研究认为,血-脑屏障、神经血管单元和相关细胞类型(血管周细胞、平滑肌细胞、内皮细胞和星形细胞)在 PFBC 的致病机制中发挥关键作用。

【临床表现】

在 PFBC 中,应该考虑疾病表现的两个主要层面:作为放射学表现的脑钙化和临床表型。脑钙化多在 20 岁时就出现,但不一定产生临床症状,或者是非特异表现,如头晕、头痛等。定位性临床症状通常在 40 岁后才出现,主要表现为进行性运动障碍,如帕金森样表现、舞蹈样表现、肌张力障碍、震颤、手足徐动和面部痉挛等,癫痫常见。还可有共济失调、记忆力障碍、人格行为改变及痴呆等症状。常见首发症状有动作笨拙、疲劳、步态不稳、言语含糊、吞咽困难和肌肉痉挛等。

【辅助检查】

CT 是诊断本病的主要手段,双侧呈对称的钙化,钙化区域包括基底节、齿状核、丘脑和脑白质。脑电图、神经传导速度和视觉诱发电位一般正常。脑干听力诱发电位可有轻度异常。

【诊断】

本病为排他性诊断,必须除外甲状旁腺功能减退、线粒体脑肌病、一氧化碳中毒、铅中毒、获得性免疫缺陷综合征脑病、放疗后、氨甲蝶呤(Methotrexate)治疗后、结节性硬化症等许多原因。有病因可寻的基底节钙化不应诊断为 Fahr 病。必要时可行基因检测辅助诊断。

【治疗】

本病没有特殊的治疗方法。对症治疗,如改善运动症状、控制癫痫、治疗神经心理症状是临床主要治疗措施。有效康复改善姿势稳定性和预防挛缩有助于提高生活质量。对于有家族史的患者,产前筛查有助于优生优育。

第六节　染色体异常性疾病

染色体异常性遗传病,是指染色体的数目异常和形态结构畸变所导致的畸变。目前所知的染色体异常性疾病有 100 多种,以智能低下为主要表现的有唐氏综合征、18 三体综合征、13 三体综合征、猫叫综合征、先天性睾丸发育不全和先天性卵巢发育不全等,其中以唐氏综合征最为多见。

唐 氏 综 合 征

唐氏综合征(Down's syndrome),俗称先天愚型,1866 年由英国医生 John Langdon Haydon Down 首先描述。1959 年,Lejeune 和 Jacobs 等发现患者存在染色体异常,并以第 21 对染色体的三倍体为特征,因此又被改称为 21 三体综合征(trisomy 21 syndrome)。

【病因和发病机制】

先天愚型是一种新生儿疾病,其发生率随产妇年龄增加而增高。发病机制不清楚,可能与妊娠前 12 周的某些因素导致染色体畸变有关。第 21 对染色体的三倍体近端着丝粒部分不能分离是该病染色体异常的主要特征。根据染色体异常发生以下几种情况。

1. 21 三体型　核型为 47,XY(XX),+21。此型患儿的父母几乎完全正常,或父母中的一方有染色体三倍体畸变。在三倍体畸变的母亲与正常父亲所生的婴儿中,约有半数为先天愚型。

2. 嵌合型(mosaic)　即同一个体中,同时存在正常的二倍体和 21 三体的细胞,先天愚型的发生率与 21 三体细胞数的比例相关。一般认为,21 三体的细胞达到 25%～60% 时才出现临床症状。

3. 易位型(translocation)　指染色体断裂后,其片段离开原来的位置,连接到另一个部位,这种染色体片段的易位在先天愚型患者中发生率较高,特别是同源染色体易位(21q,21q)出生的婴儿中,先天愚型的发生率为 100%。

【临床表现】

先天愚型主要的临床表现为智能减退、发育迟缓、特殊面容、指(趾)畸形和其他器官发育异常等。

1. 智力障碍　本病的主要症状为智力障碍,但程度不一,从痴愚到痴呆均有之。多数患儿的智商(IQ)在 25～49,智力水平比正常儿童平均低 3～4 岁,能说爸爸、妈妈、吃饭等词,但不成句子,不能计算。患儿性格温顺,易接触,可以行走,但经常不能完成简单的日常生活,无法照料自己。

2. 生长发育迟缓　患儿出生时体重多在 3 kg 以下,身长亦在 50 cm 以下,发育过程中出牙晚,囟门闭合延迟,身长、体重、胸围、坐高、指距等均较正常儿童为小。多数患儿在 3～4 岁后才会走路,5 岁后才会讲话。

3. 特殊头面形态和畸形　先天愚型患儿常有特殊面容,表现为头小、宽而圆,眼裂小,鼻根低平,鼻梁凹陷,眼距增宽,口常张开,舌大而呈半伸状态,因而有伸舌性痴呆之称。此外,耳小而位置低,耳郭过度折叠,小耳垂和耳垂呈三角形亦为特征。手部可见手掌厚、宽,指短,小指内弯,手掌纹单一,通贯手者可达 70%。

此外,常有合并全身其他先天性疾病。曾报道 50%患儿合并先天性心脏病。

【诊断和预防】

诊断直接依赖于典型的临床体态和智能检查。早期和宫内诊断是预防本病的根本。宫内羊水细胞的染色体检查为先天愚型早期诊断提供直接证据。妊娠前 24 周血清中甲胎蛋白和促绒毛膜激素水平升高,均有 1/3 的概率提示先天愚型胎儿可能。本病无特效治疗方法。下列情况推荐进行产前诊断:① 已有生育先天愚型患儿史,年龄 30 岁以下;② 习惯性流产史;③ 有先天愚型家族史,并具特征性手纹、体态;④ 父母为 21 三体平衡易位的携带者。

(邬剑军)

第十四章
发 作 性 疾 病

第一节　癫痫和癫痫持续状态

癫　痫

癫痫(epilepsy)是一种由多种病因引起的慢性脑部疾病,以脑部神经元异常过度放电导致反复性、发作性和短暂性中枢神经系统功能失常为特征。

脑神经元异常过度、同步化放电活动造成的一过性临床表现称为癫痫发作(epileptic seizure)。依据涉及脑区不同,癫痫发作的临床表现可多种多样。按照有无急性诱因,癫痫发作可分为诱发性发作(provoked seizure)和非诱发性发作(unprovoked seizure)。

2005年国际癫痫病友会(IBE)对癫痫定义做了修订:癫痫是一种脑部疾病,其特点是持续存在能产生癫痫发作的易感性,并出现相应的神经生物、认知、心理以及社会等方面的后果。简而言之,癫痫不是单一的疾病实体,而是一种有着不同病因基础、临床表现各异但以反复非诱发性发作为共同特征的慢性脑部疾病状态。

【流行病学】

癫痫是神经内科最常见的疾病之一。可见于各个年龄段,出生后第一年和老年期是癫痫发病的两个高峰年龄段。据世界卫生组织(World Health Organization,WHO)估计,全球大约有七千万癫痫患者。国内流行病学资料显示,我国癫痫的患病率(prevalence)在 4‰~7‰。我国活动性癫痫的患病率(即在最近 1 年或 2 年内仍有发作的癫痫病例数与同期平均人口之比)为 4.6‰,年发病率在 30/10 万左右。据此估算,我国约有 600 万左右的活动性癫痫患者,同时每年有 40 万左右新发癫痫患者。癫痫患者标化死亡比(SMR)加权中位数在高收入国家为 2.3,低收入国家为 2.6,死亡风险较普通人群显著增高,主要死亡原因包括癫痫不明原因猝死(sudden unexpected death in epilepsy,SUDEP)、癫痫持续状态、意外伤害、自杀等。WHO 已将癫痫列为重点防治的神经精神疾病之一。

【病因】

1. 病因分类　癫痫是一种多因素疾病,是内在遗传因素和外界环境因素共同作用的结果。既往癫痫分类为特发性、症状性和隐源性。ILAE 分类工作组建议将癫痫病因分为 6 大类:遗传性、结构性、代谢性、免疫性、感染性及病因不明。一位患者可以同时有一个或多个病因。

(1) 遗传学病因:遗传性癫痫的分子机制为离子通道或相关分子的结构或功能改变,和(或)代谢、发育异常。遗传因素是导致癫痫的重要原因。目前已明确的主要的癫痫致病基因见表 14-1。

(2) 结构性病因:常见病因为海马硬化、脑瘫或围产期脑损伤、脑肿瘤、脑血管病、脑外伤或手术后、神经退行性疾病等。《新英格兰杂志》发表的癫痫手术患者神经病理学研究,共包含 7 大类疾病共 36 种组织病理学诊断。最常见的 3 种癫痫病理诊断为:① 海马硬化(hippocampal sclerosis,HS),占 36.4%(其中 88.7% 为成人);② 肿瘤,占 23.6%(主要为节细胞胶质瘤);③ 皮层发育不良(malformations of cortical development,MCD),占 19.8%,以局灶性皮质发育不良(focal cortical dysplasia,FCD)最常见(其中 52.7% 为儿童)。

表 14-1 癫痫的致病基因

基因	基因产物	癫痫综合征
电压门控离子通道		
KCNQ2	钾离子通道(Kv7.2)	BFNS,BFIS,早发癫痫脑病
KCNQ3	钾离子通道(Kv7.3)	BFNS,BFIS
KCNA1	钾离子通道(Kv1.1)	部分性癫痫,发作性共济失调
KCNJ11	钾离子通道(Kir6.2)	癫痫,新生儿糖尿病
KCNMA1	钾离子通道(Kca1.1)	癫痫,阵发性运动障碍
KCNT1	钾离子通道(KCa4.1)	MMPSI,ADNFLE
SCN1A	钠离子通道 α1 亚基	德拉韦综合征,GEFS+
SCN2A	钠离子通道 α2 亚基	BFNIS,BFIS,早发癫痫脑病
SCN8A	钠离子通道 α8 亚基	早发癫痫脑病
SCN1B	钠离子通道 β1 亚基	GEFS+
CACNA1A	P/Q 型钙通道	癫痫,游走,发作性共济失调
CACAN1H	T 型钙通道(Cav 3.2)	IGE(含 CAE)
CACNB4	钙离子通道 β4 亚基(Cav2.1)	IGE,发作性共济失调
HCN1	超极化激活通道	IGE
HCN2	超极化激活通道	FS
配体门控离子通道		
CHRNA2	烟碱型乙酰胆碱受体(α2)	ADNFLE
CHRNA4	烟碱型乙酰胆碱受体(α4)	ADNFLE
CHRNB2	烟碱型乙酰胆碱受体(β2)	ADNFLE
GABRA1	A 型 γ-氨基丁酸受体(α1)	IGE,CAE
GABRB3	A 型 γ-氨基丁酸受体(β3)	IGE
GABRD	A 型 γ-氨基丁酸受体(δ)	GEFS+,FS
GABRG2	A 型 γ-氨基丁酸受体(γ2)	GEFS+
溶质携带子家族(solute carrier family)成员		
SLC1A3	兴奋性氨基酸转运蛋白 1	癫痫,游走,发作性共济失调
SLC2A1	葡萄糖转运子(GLUT1)	早发 CAE,IGE 与运动障碍
离子转运子(Mg²⁺ transporter)		
NIPA2	镁离子转运子	CAE
其他蛋白		
LGI1	LGI1 蛋白	ADPEAF
EFHC1	EFHC1 蛋白	JME
PRRT2	富脯氨酸跨膜蛋白	BFIS

注:BFNS,良性家族性新生儿惊厥(benign familial neonatal seizure);BFNIS,良性家族性新生儿-婴儿惊厥(benign familial neonatal-infantile seizure);BFIS,良性家族性婴儿惊厥(benign familial infantile seizure);GEFS+,遗传性癫痫伴热惊厥附加症(genetic epilepsy with febrile seizures plus)德拉韦综合征(Dravet syndrome),又称婴儿严重肌阵挛癫痫(severe myoclonic epilepsy in infancy,SMEI);ADPEAF,伴听觉特征的常染色体显性遗传部分性癫痫(autosomal dominant partial epilepsy with auditory feature);IGE,特发性全面性癫痫(idiopathic generalized epilepsy);ADNFLE,常染色体显性遗传夜间额叶癫痫(autosomal dominant nocturnal frontal lobe epilepsy);JME,青少年肌阵挛癫痫(juvenile myoclonic epilepsy);CAE,儿童失神癫痫(childhood absence epilepsy);MMPSI,婴儿恶性游走性部分性发作(malignant migrating partial seizure of infancy)。

(3)代谢性病因:包括:① 营养代谢性疾病,如维生素 B_6 缺乏、低血钙、低血糖,以及甲状旁腺功能减退、水潴留、低血钠、酸碱中毒等;② 毒物,铅、汞、一氧化碳、乙醇、卡地阿唑等;③ 卟啉症,尿毒症或吡哆醇依赖性癫痫发作。

(4) 免疫性病因：自身免疫相关癫痫可能源于持续存在的脑部自身免疫因素，也可能源于相关的脑结构异常。ILAE 推荐使用术语"继发于自身免疫性脑炎的急性症状性发作"来指在免疫介导的脑炎活动期出现的发作，建议用术语"自身免疫相关癫痫"指被确定为继发于自身免疫性脑部疾病的慢性发作。

(5) 感染性病因：是发生癫痫的重要危险因素。脑炎或脑膜炎患者发生癫痫的风险是普通人群的 7 倍。常见的有脑囊虫病、肺结核、弓形虫病、获得性免疫缺陷综合征、脑疟疾和先天性宫内感染，如寨卡病毒和巨细胞病毒感染。

(6) 病因不明：虽然经过现有检查，仍不清楚癫痫病因。

总体上，不同年龄组癫痫患者往往有不同的病因(表 14-2)。遗传、先天性、围产期疾病是早期儿童期癫痫的主要病因；非遗传性外界因素是成年期癫痫的多见原因；血管性疾病是老年期癫痫的常见病因；在特定地区，感染性疾病有可能是常见致痫病因。

表 14-2 癫痫患者不同年龄组常见病因

年龄组	常见病因
新生儿期及婴儿期	先天以及围产期因素(缺氧、窒息、头颅产伤)、遗传代谢性疾病、皮质发育畸形等
儿童期及青春期	遗传性、先天以及围产期因素(缺氧、窒息、头颅产伤)、中枢神经系统感染、脑发育异常等
成人期	海马硬化、头颅外伤、脑肿瘤、中枢神经系统感染性疾病等
老年期	脑血管意外、脑肿瘤、代谢性疾病、变性病等

2. 诱发因素 一些因素不是癫痫的病因，但在特定情况下可诱导或加剧癫痫发作，称为诱发因素。

(1) 年龄：多种癫痫的外显率与年龄有密切关系，如婴儿痉挛症多在 1 岁内起病；儿童失神癫痫多在 6～7 岁时起病；肌阵挛癫痫多在青少年期起病。儿童良性枕叶癫痫、儿童良性中央回癫痫成年后都有自行缓解趋势。

(2) 内分泌：一些女性患者常在月经前后及月经期发作，称为经期性癫痫；少数仅在妊娠早期发生癫痫者称为妊娠性癫痫。

(3) 睡眠：癫痫发作与睡眠觉醒周期密切相关。强直-阵挛发作常在晨醒后发作，婴儿痉挛症常在醒后和睡前发作，伴中央颞部棘波的儿童期良性癫痫大多在睡眠中发作。颞叶癫痫在日间表现为精神运动性发作，而在夜间表现为强直-阵挛发作。剥夺睡眠可诱发或加剧癫痫发生。

(4) 生活方式：饮酒、饥饿、情感冲动，以及各种一过性代谢紊乱和过敏反应，都能诱发患者的发作。过度换气对失神发作，过度饮水对强直-阵挛发作，闪光刺激对肌阵挛性癫痫发作均有诱发作用。

(5) 特定诱因：有些患者仅在某种特定条件刺激下发作，例如闪光、音乐、惊吓、心算、阅读、书写、沐浴、下棋等，称为反射性癫痫(reflex epilepsy)。

【**发病机制**】

癫痫的发病机制尚难以通过单一途径阐明，其共同特点为中枢性神经系统的兴奋性和抑制性失衡导致神经元的异常持续兴奋性增高和过度同步化放电。

1. 神经递质失衡 γ-氨基丁酸(GABA)是中枢神经系统主要的抑制性递质，GABA 型受体介导氯离子跨膜通过，发生膜的去极化，抑制神经细胞的兴奋性。谷氨酸是脑内主要兴奋性递质，它通过许多受体亚型兴奋神经元。N-甲基-D-天门冬氨酸(NMDA)受体是一种离子型受体，它的拮抗剂有抗痫作用，协同剂则有致痫作用。因此，脑内 GABA 受体兴奋性与 NMDA 受体兴奋性的失衡是致痫的主要递质基础。目前认为破坏平衡性的因素包括离子通道异常、突触传递改变、神经胶质细胞异常、免疫炎症及 microRNA 表达异常等。

2. 离子通道异常 离子通道是一种具有孔道的膜蛋白，对进出细胞膜的离子流进行门控，在动作电位的形成中发挥重要作用。与癫痫发病密切的主要有钠、钾、钙、氯等离子通道。钠离子通道基因 SCN1A (NaV1.1)是癫痫的重要致病基因之一，迄今已报道了 1 257 个与癫痫发病相关的 SCN1A 基因异常，在有热性惊厥病史的患者更多见。钾离子通道如 KCNQ2 和 KCNQ3 的突变可导致钾离子减少或消失，延迟了神经元复极化，导致神经元兴奋性增强和癫痫发作。钙离子具有调节细胞膜的兴奋性和神经递质释放的作用。

在小鼠实验中发现,钙离子通道的突变可引起失神发作和皮层棘波放电。氯离子通道的异常与许多特发性和症状性癫痫的发病均相关,如儿童失神发作和青少年肌阵挛癫痫存在编码 $GABA_A$ 受体 α 或 γ 等亚单位的基因突变,使配体门控氯离子通道功能发生改变,导致 GABA 抑制功能缺陷、兴奋性和抑制性功能不平衡而引起癫痫发作。常染色体显性遗传夜间发作性额叶癫痫是位于 20q13.2 部位的烟碱型乙酰胆碱受体 α 亚单位的钙离子通道基因(CHRNA4)突变所致。因为有些位于突触前膜上的乙酰胆碱受体具有促进末梢释放 GABA 的功能,在基因突变后,钙离子经受体通道的内流减少,使突触的 GABA 释放减少,降低了抑制性递质,从而导致发作。

3. 苔藓纤维发芽 齿状回颗粒细胞发出苔藓纤维,与门区抑制性中间神经元、苔藓细胞和 CA3 区锥体细胞建立突触联系。在癫痫患者的海马脑组织中发现,异常出芽的苔藓纤维可形成侧支投射至内分子层,与该层的颗粒细胞树突建立突触联系。苔藓纤维发芽在颞叶内侧癫痫患者中尤为常见,与海马门区神经元的缺失相关。这些异常突触联系导致颗粒细胞的自发性兴奋性突触后电位(excitatory post synaptic potentials,EPSP)频率明显增多,可能促进了兴奋性突触环路的增加。

4. 突触传递改变 中枢神经系统神经元之间依赖突触传递活动进行信息交流。当动作电位传导至突触前膜,钙离子的活动使突触囊泡释放入突触间隙,作用于突触后膜,完成神经细胞间信息的传递。正常的突触传递功能主要依赖介导突触小泡形成和释放的突触前调控因子、突触后受体和神经传递调控因子这三个因素的协同配合,其中任何一个因素失调所引起的突触传递异常均可能引起癫痫的发病。

突触囊泡蛋白 2A(synaptic vesicle protein 2A,SV2A)是突触囊泡胞吐的调节因子,SV2A 蛋白的功能障碍可能导致重复动作电位产生过程中 Ca^{2+} 积累,神经元兴奋性增高。人类的突触蛋白 I 位于基因位点 6p21.3 中,据报道该基因与遗传性全面性癫痫有关,人类突触蛋白 I 基因的错义突变是导致癫痫出现不同表型或突变类型的原因之一。

5. 其他 在中枢神经系统中,神经胶质细胞约占所有神经细胞总体积的一半。星形胶质细胞可摄取突触间隙的谷氨酸,参与谷氨酸-谷氨酰胺循环,对维持谷氨酸代谢的稳态起重要作用。提示星形胶质细胞中谷氨酸代谢异常可能参与了癫痫的发生过程。小胶质细胞在中枢神经系统中发挥免疫功能,可能在神经保护与神经损伤中起双重作用。

目前大量动物实验以及临床证据表明,免疫炎症反应在癫痫的发生、发展过程中以及癫痫易感性中均发挥一定作用。

【分类】

癫痫分类包括癫痫发作的分类及癫痫综合征的临床分类,指在癫痫诊断明确后,根据临床症状及脑电图,确定癫痫类型。国际抗癫痫联盟曾在 1981 年公布了关于癫痫发作的分类,在 1989 年公布了癫痫综合征的分类,以后这两种分类又经多次修改,最近一次修改时间为 2017 年。

癫痫发作分类原则采用了二分法,即发作起始症状及 EEG 改变提示"大脑半球某部分神经元首先受累"的发作称为局灶性发作(既往曾称为部分性);反之,如果提示"双侧大脑半球同时受累"的发作则称为全面性发作。此外,由于资料不充足或不完整而不能分类,或在目前分类标准中无法归类的发作划归为不能分类的发作。

1. 癫痫发作分类 癫痫发作分为四大类:局灶性起源(focal onset)、全面性起源(generalized onset)、未知起源(unknown onset)以及不明分类(unclassified)。具体分类见表 14-3。

表 14-3 国际抗癫痫联盟癫痫发作分类(ILAE,2017 版)

(一)局灶性起源(focal onset):根据意识水平,可分为意识清楚型与意识受损型

1. 运动性(motor)
   (1) 自动症(automatism)
   (2) 失张力发作(atonic seizure)
   (3) 阵挛发作(clonic seizure)
   (4) 癫痫样痉挛发作(epileptic spasm)
   (5) 过度运动发作(hyperkinetic seizure)
   (6) 肌阵挛发作(myoclonic seizure)
   (7) 强直发作(tonic seizure)

　　2. 非运动性(nonmotor)
　　　　(1) 自主神经性发作(autonomic seizure)
　　　　(2) 行为终止(behavior arrest)
　　　　(3) 认知性发作(cognitive seizure)
　　　　(4) 情绪性发作(emotional seizure)
　　　　(5) 感觉性发作(sensory seizure)
(二) 全面性起源(generalized onset)
　　1. 运动性(motor)
　　　　(1) 强直-阵挛发作(tonic-clonic seizure)
　　　　(2) 阵挛发作(clonic seizure)
　　　　(3) 强直发作(tonic seizure)
　　　　(4) 肌阵挛发作(myoclonic seizure)
　　　　(5) 失张力发作(atonic seizure)
　　　　(6) 肌阵挛-强直-阵挛发作(myoclonic-tonic-clonic seizure)
　　　　(7) 肌阵挛发作-失张力发作(myoclonic-atonic seizure)
　　　　(8) 癫痫样痉挛发作(epileptic spasm)
　　2. 非运动性(失神)(absence)
　　　　(1) 典型发作(typical absence seizure)
　　　　(2) 不典型终止(atypical absence seizure)
　　　　(3) 肌阵挛失神发作(myoclonic absence seizure)
　　　　(4) 眼睑肌阵挛发作(eyelid myoclonia)
(三) 未知起源(unknown onset)
　　1. 运动性(motor)
　　　　(1) 强直-阵挛发作(tonic-clonic seizure)
　　　　(2) 癫痫样痉挛发作(epileptic spasm)
　　2. 非运动性(nonmotor)
　　　　行为终止(behavior arrest)
(四) 不能分类(unclassified)

在线资源 14-1 国际抗癫痫联盟癫痫及癫痫综合征分类

　　2. 癫痫综合征分类　　癫痫综合征是指由一组体征和症状组成的特定的癫痫现象。其具有独特的临床特征、病因及预后。临床上在明确为癫痫及其发作类型后，应结合发病年龄、发作类型、发作的时间规律和诱发因素、EEG 特征、影像学结果、家族史、既往史、对药物的反应及转归等资料，根据已被接受的癫痫综合征列表尽可能作出癫痫综合征类型的诊断(在线资源 14-1)。其对于治疗选择、判断预后等方面具有重要意义。

【临床表现】

　　以下按不同发作分类及癫痫综合征的临床表现进行描述。

　　1. 全面性发作(generalized seizure)　　指最初的症状和脑电图提示起源于双侧大脑半球，且在双侧脑部网络内的扩散者，大多伴意识障碍。

　　(1) 全面强直-阵挛发作(generalized tonic-clonic seizure)：意识丧失、双侧强直后紧跟有阵挛的序列活动是全面强直-阵挛发作的主要临床特征。可由局灶性发作演变而来，也可一起病即表现为全面强直-阵挛发作。发作可分为 3 期(图 14-1)：强直期、阵挛期和发作后期。① 强直期：表现为全身骨骼肌持续性收缩。眼肌收缩出现眼睑上牵、眼球上翻或凝视；咀嚼肌收缩出现口强张，随后猛烈闭合，可咬伤舌尖；喉肌和呼吸肌强直性收缩致患者尖叫一声；颈部和躯干肌肉的强直性收缩使颈和躯干先屈曲、后反张；上肢由上举后旋转为内收前旋，下肢先屈曲后猛烈伸直，持续 10～20 s 后进入阵挛期。② 阵挛期：全身间歇性阵挛，频率由快变慢，松弛期逐渐延长，最后一次强烈阵挛后抽搐突然终止。本期持续约 1 min，伴有口吐白沫、尿失禁。在以上两期中可见心率加快、血压升高、支气管分泌物增多、瞳孔散大、对光反应消失、呼吸暂时中断、皮肤发绀、病理反射阳性。③ 发作后期：呼吸首先恢复，继而心率、血压、瞳孔等恢复正常，意识逐渐苏醒。自发作开始至清醒历时 5～10 min。清醒后常感头昏、头痛、全身酸痛和乏力，对抽搐全无记忆，个别患者在完全清醒前有一短暂的自动症或情感异常期。部分在发作前有类似先兆的特殊不适感(本质是简单局灶或复杂局灶发作)，往往提示继发性全面性发作。

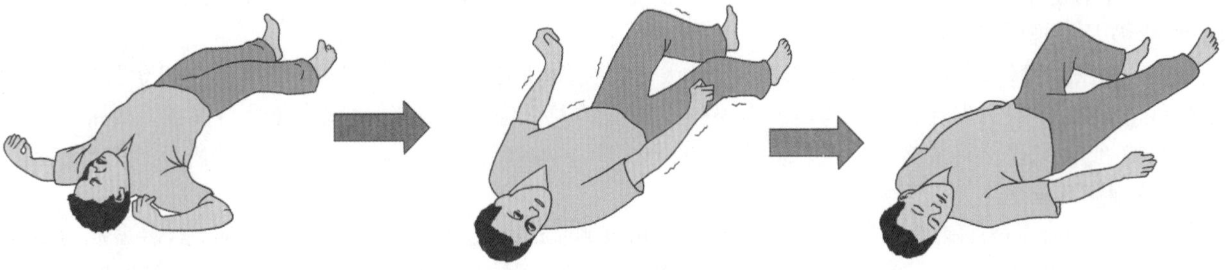

强直期　　　　　　　　　　　　　　　阵挛期　　　　　　　　　　　　　　发作后期

图 14-1　癫痫全面强直-阵挛发作示意图

（2）失神发作（absence seizure）：多见于儿童期（图 14-2）。

1）典型失神发作：表现为突然短暂的意识丧失、停止当时的活动、呼之不应、双目瞪视不动，如同"发呆"状，80%的典型失神发作持续不到 10 s。肌张力通常保留，一般不会跌倒，手中持物可能坠落。突发、突止，清醒后继续进行发作前的活动，本人对发作通常不自觉。反复发作，一日可达上百次，常于入睡和睡醒时密集发作，疲劳、困倦、过度通气、闪光刺激等可诱发。一般无其他脑损害的表现，青春期前停止发作，药物治疗反应良好。发作期脑电图呈双侧对称、同步的 3 Hz（2.5～4 Hz）棘-慢复合波。

2）不典型失神发作（atypical absence seizure）：意识障碍常不完全，发生和终止较典型失神者缓慢，患者对外界可有部分反应，对发作能部分回忆，伴有自动症和肌张力丧失。脑电图示 2～2.5 Hz 不对称、不规则的棘-慢波或尖-慢波，背景活动异常，发作期与发作间期的脑电图特征有重叠。多见于症状性癫痫、有弥漫

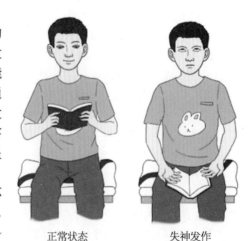

正常状态　　　　　　　　失神发作

图 14-2　失神发作示意图

性脑损害的患儿，如 Lennox - Gastaut 综合征，常合并学习障碍及其他神经系统异常，与其他多种发作形式并存，预后较差。不典型失神发作与典型失神发作的区别见表 14-4。

表 14-4　典型失神发作与不典型失神发作的鉴别

鉴别点	典型失神发作	不典型失神发作
伴随症状	无其他神经系统异常症状、体征	可伴学习障碍或其他神经系统异常
意识	完全丧失	仅部分丧失
局限性发作	无	可有
发作起始与终止	突发、突止	较为缓慢
其他发作类型	有时合并强直-阵挛和肌阵挛发作	发作形式多样，可合并各种发作类型

（3）肌阵挛发作（myoclonic seizure）：呈突然、短暂快速肌肉或肌群收缩，可能遍及全身，也可能限于面部、躯干或肢体，可致手持物品掉落甚至突然跌倒，意识可保留。可单次出现，亦可有规律的重复，晨醒和刚入睡时最易发生。脑电图示多棘-慢和棘-慢复合波。

肌阵挛包括生理性肌阵挛和病理性肌阵挛，并不是所有的肌阵挛都是癫痫发作。只有同时伴 EEG 痫样放电的肌阵挛才为癫痫发作。肌阵挛发作既可见于一些预后较好的癫痫综合征（如婴儿良性肌阵挛性癫痫、青少年肌阵挛性癫痫），也可见于一些预后较差的、有弥漫性脑损害的癫痫综合征（如早期肌阵挛性脑病、婴儿严重肌阵挛性癫痫、Lennox - Gastaut 综合征）等。

（4）强直发作（tonic seizure）：表现为全身肌肉强烈的强直性收缩，肢体伸直、头和眼偏向一侧、颜面青紫、呼吸暂停和瞳孔散大。躯干的强直发作造成角弓反张。脑电图示非同步快活动（15～25 Hz，100 μV）或类似强直-阵挛发作强直期的 10 Hz 节律放电。强直发作常合并其他发作形式，是 Lennox - Gastaut 综合征的特征性表现。

（5）阵挛发作(clonic seizure)：多见于婴幼儿，表现为全身肌肉反复阵挛性抽搐伴意识丧失，脑电图示快活动、慢波及不规则棘-慢波。

（6）失张力发作(atonic seizure)：表现为肌张力的突然丧失，造成垂颈、张口、肢体下垂或全身跌倒，持续数秒至十余秒多见，发作持续时间短者多不伴有明显的意识障碍。EEG 表现为全面性爆发出现的多棘-慢波节律、低波幅电活动或者电抑制。多见于 Lennox - Gastaut 综合征、Doose 综合征（肌阵挛-站立不能性癫痫）等癫痫性脑病患儿。

（7）痉挛(spasm)：表现为突然、短暂的躯干肌和双侧肢体的强直性屈性或者伸展性收缩，多表现为发作性点头，偶有发作性后仰。其肌肉收缩的整个过程为 1～3 s，常成簇发作。常见于婴儿痉挛，其他婴儿综合征有时也可见到。

值得注意的是，虽然强直发作、失张力发作、痉挛、肌阵挛发作大多时候归于全面性发作，但也可见于额叶或枕叶起源的局灶性癫痫，属于局灶性起源。临床及脑电图表现对于区分局灶性发作和全面性发作最为重要，各种诱发试验如过度换气、睡眠等可提高 EEG 诊断的准确率。

2. 局灶性发作(focal seizure)　是由于脑皮质某一区域的病灶造成的。由于损害的区域不同而出现不同的表现类型，如一侧或两侧颞叶损害可引起精神运动性发作，钩回前部病损引起的嗅幻觉发作，所以临床表现有一定的定位意义。局灶性发作时程相对较短，一般为一至数分钟。癫痫发作可源于任一脑区，以额、颞叶最为多见。根据发作期间是否伴有知觉障碍，以及是否继发全面性发作，又分为局灶发作不伴有意识水平的改变、局灶发作伴有意识水平下降或意识丧失以及局灶性进展为双侧强直-阵挛发作。

新的局灶性发作类型包括：自主神经性发作、行为终止、运动过度性发作、认知性发作、情绪性发作和感觉性发作。

（1）运动性起源发作：一般累及身体的某一部位，相对局限或伴有不同程度的扩展。其性质可为阳性症状，如强直性或阵挛性；也可为阴性症状，如最常见的语言中断。主要发作类型如下。

1）仅为局灶性运动发作：指局限于身体某一部位的发作，其性质多为阵挛性，即常见的局灶性抽搐。身体任何部位都可出现局灶性抽搐，但较常见于面部或手，因其在皮质相应的投射区面积较大。肢体的局灶性抽搐常提示放电起源于对侧大脑半球相应的运动皮质区，但眼睑或其周围肌肉的阵挛性抽搐可由枕叶放电所致；口周或舌、喉的阵挛性抽搐可由外侧裂附近的放电引起。

2）杰克逊发作(Jackson seizure)：开始为身体某一部位抽搐，随后按一定顺序逐渐向周围部位扩展，其扩展的顺序与大脑皮质运动区所支配的部位有关。如异常放电在运动区皮层由上至下传播，临床上可见到抽搐先出现在拇指，然后传至同侧口角（手—口扩展）。在扩展的过程中，给予受累部位强烈的刺激可能使其终止，如拇指抽搐时用力背屈拇指可能终止发作。

3）偏转性发作(adversive seizure)：眼、头甚至躯干向一侧偏转，有时身体可旋转一圈或伴有一侧上肢屈曲和另一侧上肢伸直。其发作起源一般为额叶、颞叶、枕叶或顶叶，额叶起源最常见。

4）姿势性发作(postural seizure)：偏转性发作有时也可发展为某种特殊姿势，如击剑样姿势，表现为一侧上肢外展、半屈、握拳，另一侧上肢伸直，眼、头向一侧偏视，注视抬起的拳头，并可伴有肢体节律性抽搐和重复语言。其发作多数起源于额叶内侧辅助运动区。

5）发音性发作：可表现为重复语言、发出声音或言语中断。其发作起源一般在额叶内侧辅助运动区。

6）抑制性运动发作：发作时动作停止、语言中断，意识、肌张力不丧失，面色无改变。其发作起源多为优势半球的 Broca 区，偶为任何一侧的辅助运动区。

7）失语性发作：常表现为运动性失语，可为完全性失语，也可表现为说话不完整、重复语言或用词不当等部分性失语，发作时意识不丧失。有时须在 EEG 监测下才能被发现。其发作起源均在优势半球语言中枢有关区域。

局灶性发作后，可能有受累中枢部位支配的局灶性瘫痪，称为托德瘫痪(Todd paralysis)，可持续数分钟至数小时。

（2）非运动起源发作。

1）感觉性发作：其异常放电的部位为相应的感觉皮质，可为躯体感觉性发作，也可为特殊感觉性发作。
① 躯体感觉性发作：其性质为体表感觉异常，如麻木感、针刺感、电流感、电击感、烧灼感等。发作部位可限

局于身体某一部位,也可以逐渐向周围部位扩展(感觉性杰克逊发作)。放电起源于对侧中央后回皮质。② 视觉性发作:可表现为暗点、黑矇、闪光、无结构性视幻觉。放电起源于枕叶皮质。③ 听觉性发作:幻听多为一些噪声或单调的声音,如发动机的隆隆声、蝉鸣或喷气的咝咝声等。年龄小的患儿可表现为突然双手捂住耳朵哭叫。放电起源于颞上回。④ 嗅觉性发作:常表现为难闻、不愉快的嗅幻觉,如烧橡胶的气味、粪便臭味等。放电起源于钩回的前上部。⑤ 味觉性发作:以苦味或金属味较常见。单纯的味觉性发作很少见。放电起源于岛叶或其周边。⑥ 眩晕性发作:常表现为坠入空间的感觉或在空间漂浮的感觉。放电起源于颞叶皮质。因眩晕的原因很多,诊断其是否为癫痫发作有时较为困难。

2) 自主神经性发作:症状复杂多样,常表现为口角流涎、上腹部不适感或压迫感、"气往上冲"的感觉、肠鸣、呕吐、尿失禁、面色或口唇苍白或潮红、出汗、竖毛(起"鸡皮疙瘩")等。临床上单纯表现为自主神经症状的癫痫发作极为少见,常常是继发或作为复杂部分性发作的一部分。其放电起源于岛叶、间脑及其周围(边缘系统等),放电很容易扩散而影响意识,继发复杂部分性发作。

3) 精神性发作:主要表现为高级大脑功能障碍。极少单独出现,常常是继发或作为复杂部分性发作的一部分。① 情感性发作(affective seizure):可表现为极度愉快或不愉快的感觉,如愉快感、欣快感、恐惧感、愤怒感、忧郁伴自卑感等,恐惧感是最常见的症状,常突然发生,无任何原因,患者突然表情惊恐,甚至因恐惧而突然逃跑,小儿可表现为突然扑到大人怀中,紧紧抱住大人。发作时常伴有自主神经症状,如瞳孔散大,面色苍白或潮红,竖毛(起"鸡皮疙瘩")等。持续数分钟缓解。放电多起源于颞叶的前下部。发作性情感障碍需与精神科常见的情感障碍鉴别,癫痫发作一般无相应的背景经历,且持续时间很短(数分钟),发作时常伴有自主神经症状,可以资鉴别。② 记忆障碍性发作(dysmnesic seizure):是一种记忆失真,主要表现为似曾相识感(对生疏的人或环境觉得曾经见过或经历过)、陌生感(对曾经经历过的事情感觉从来没有经历过)、记忆性幻觉(对过去的事件出现非常精细的回忆和重现)等,放电起源于颞叶、海马、杏仁核附近。③ 认知障碍性发作(cognitive seizure):常表现为梦样状态、时间失真感、非真实感等,有的患者描述"发作时我觉得我不是我自己"。④ 发作性错觉:是指因知觉歪曲而使客观事物变形。如视物变大或变小、变远或变近、物体形状改变,声音变大或变小、变远或变近,身体某部位变大或变小等。放电多起源于颞叶,或颞顶、颞枕交界处。⑤ 结构幻觉性发作(structured hallucination seizure):表现为一定程度整合的知觉经历。幻觉可以是躯体感觉性、视觉性、听觉性、嗅觉性或味觉性,和单纯感觉性发作相比,其发作内容更复杂,如风景、人物、音乐等。

(3) 伴知觉障碍的局灶性发作:既往也称为复杂部分性发作(complex partial seizure)。60%起源于颞叶,30%起源于额叶,10%起源于其他皮质。临床表现反映了癫痫起源区域。其主要特征是有知觉障碍,发作时患者对外界刺激没有反应,发作后不能或部分不能复述发作的细节。典型发作可分为三个阶段:先兆、愣神(意识丧失)及自动症。

1) 先兆:源于一次简单局灶性发作,持续时间较短,通常数秒,极少数时间稍长。不少患者可同时有单纯先兆发作和完整的复杂局灶性发作。先兆形式较为丰富,根据放电部位不同,可表现为言语障碍,记忆障碍(似曾相识/似不相识感,后者又被称为旧事如新感),梦样状态,不真实感和抑郁、愤怒、无故发笑等情感异常,视物变大、变小、变形,幻视、幻听、幻嗅等。

2) 愣神:为动作或言语的中断,患者常表现为"瞪视不动"。

3) 自动症(automatism):是癫痫发作期或发作后出现的无意识或意识水平低下的不自主运动,可以是貌似有目的、与周围环境相关、相当复杂的动作,但患者对此事件通常完全不能回忆。应注意与发作后意识模糊相鉴别。自动症是颞叶、额叶癫痫的最常见表现,包括:① 口咽自动症,包括咀嚼、咂嘴、吞咽、流涎等表现,提示内侧颞叶起源;② 手部自动症(gestural automatism),表现为摆弄手部,拍击,摩擦,反复整理、脱衣等,内侧颞叶癫痫常见;③ 漫游性自动症(ambulatory automatism),表现为走动、转圈、奔跑,常见于额叶癫痫,颞叶癫痫也可出现;④ 言语自动症(verbal automatism),表现为喃喃自语或发出无意义的声音、哼唱、吹口哨等;言语保留提示非主侧半球起源,言语障碍提示主侧半球病变;额叶、颞叶癫痫可出现。

伴知觉障碍局灶性发作与失神发作的鉴别可见表14-5。

(4) 局灶性进展为双侧强直-阵挛发作(secondarily generalized seizure):任何类型的局灶性发作都有可能发展成全面强直-阵挛发作、强直发作或阵挛发作。患者意识丧失、惊厥。局灶性发作也可继发全面性发作。局灶性发作可能表现为先兆,仅持续数秒,继而播散为全面性强直-阵挛、强直性或失张力发作。

表 14‑5 典型失神发作与伴知觉障碍局灶性发作的鉴别诊断

鉴别点	典型失神发作	伴知觉障碍局灶性发作
起病年龄	儿童期或成年早期	任何年龄
病因	特发性全面性癫痫	局部病灶或隐源性癫痫
潜在局灶病变	无	边缘系统,新皮层
发作持续时间	短(常<30 s)	较长,通常数分钟
其他临床表现	轻微(肌张力改变或其他运动症状)	可较显著,包括先兆、自动症
发作后症状	无	意识模糊、头痛,情感障碍较常见
发作频率	频繁,密集发作	不频繁,一般无密集发作
发作期及发作间期脑电图	3 Hz 广泛棘‑慢波	局部异常,表现多样
闪光刺激	10%～30%	无
过度通气	常显著增加发作	无,或稍有增加

根据临床和脑电图表现,可将局灶性癫痫的起源部位大致分为额叶、颞叶、顶叶、枕叶和中央区(中央前后回)。60%的局灶性癫痫起源于颞叶,脑电图可见局限于颞叶前中部的 5～7 Hz 节律放电。

(5)反射性发作(reflex seizure):反射性发作指癫痫发作具有特殊的触发因素,每次发作均为某种特定感觉刺激所诱发。诱发因素包括视觉、思考、音乐、进食、操作等非病理性因素,可以是单纯的感觉刺激,也可以是复杂的智能活动刺激,而某些病理性情况如发热、酒精戒断所诱发的发作则不属于反射性发作。反射性发作符合癫痫发作的电生理和临床特征,临床上可有各种发作类型,既可以表现为局灶性发作,也可以为全面性发作。

(6)难以分类的发作:包括因资料不全而不能分类的发作以及所描述的类型迄今尚无法归类者。如某些新生儿发作(节律性眼动、咀嚼动作及游泳样动作等)。随着临床资料和检查手段的进一步完善,难以分类的发作将越来越少。

3. 癫痫综合征 癫痫综合征诊断的确立与年龄相关,随着患者增龄可能改变,例如婴儿期的 West 综合征可演变为 Lennox‑Gastaut 综合征;同一发作类型可存在于不同的癫痫综合征中,例如肌阵挛发作既可出现于良性青少年肌阵挛癫痫,也可是难治性进行性肌阵挛癫痫的表现。现将常见的几类癫痫综合征及其临床表现分述如下。

(1)儿童良性中央回颞区棘波癫痫(benign childhood epilepsy with centrotemporal spike,BECT):又称良性中央回癫痫(benign rolandic epilepsy)。占儿童期癫痫的 15%～25%。于 3～13 岁起病,表现为一侧面、舌抽动,常伴舌部僵滞感、言语不利、吞咽困难、唾液增多,可涉及同侧肢体,偶尔扩展成全面强直‑阵挛发作。常在睡眠时发作,频率较稀疏,一般数月或更长时间发作一次,部分患儿仅在夜间发作,日间发作多与疲劳有关。不伴其他神经系统异常,智能正常。脑电图可见一侧或两侧交替出现的中央回颞区高幅棘波。预后良好,易于使用药物控制,卡马西平治疗敏感,大多在青春期前完全缓解,无长期后遗症。

(2)儿童良性枕叶癫痫(benign epilepsy of childhood with occipital paroxysm):发病年龄 15 月龄～17 岁(平均 7 岁)。常为发作性的视觉症状,如黑矇、视幻觉(移动的光点)或错觉(视物变小等),随后可有偏侧阵挛性抽搐,偶可有大发作。发作后有头痛,发作时典型脑电图表现为枕区和后颞高幅棘波或尖波,大多在闭目时出现,睁眼时消失。预后良好。

(3)West 综合征(West syndrome):又称婴儿痉挛症(infantile spasm)。出生后 1 年内发病,表现为快速点头样痉挛,常呈突然的屈颈、弯腰动作,也可涉及四肢。每次痉挛持续 1～15 s,常连续数次至数十次,以睡前和晨醒最频繁。脑电图呈特征性的弥漫高波幅不规律慢活动,杂有棘波和尖波,称为高峰节律紊乱(hypsarrhythmia)。大多熟患儿有潜在脑病,按发生频率由高至低依次为:结节性硬化、新生儿缺氧、颅内感染、先天无脑回/巨脑回畸形、唐氏综合征等,伴有精神发育迟滞和神经系统体征,半数以上转为 Lennox‑Gastaut 综合征,预后不良,5%的患儿死于急性发作。

(4)Lennox‑Gastaut 综合征(Lennox‑Gastaut syndrome):占儿童期癫痫的 1%～5%,1～7 岁起病,常由 West 综合征、新生儿癫痫、肌阵挛站立不能癫痫演变而来。可由多种病因导致,1/3 的患儿有脑发育畸形,无特征性组织病理学改变,故而也无针对性治疗。发作形式多样,以强直发作最常见,其次有失张力发作、肌阵挛发作、全面强直-阵挛发作、复杂局灶性发作、不典型失神发作等。常于非快速眼动睡眠及晨醒时发作。癫痫发作相当严重，每日数次，或持续数小时甚至数日。脑电图见双侧 1.5～2.5 Hz 棘-慢波或尖-慢波，大致同步，多不对称，背景活动异常，呈慢波，睡眠-觉醒节律减弱。抗痫药物较难控制，卡马西平和苯二氮䓬类药物可加重发作。预后不佳，50%的患者精神发育迟滞(智商<50)。

（5）青少年肌阵挛癫痫(juvenile myoclonic epilepsy)：西方报道为特发性全面性癫痫的最常见亚型，大多 12～18 岁起病，表现为突发、短促的肌肉收缩，多累及上臂及肩部，大致对称，常于醒后 1 h 内发作。80%患者在肌阵挛发作数月或数年后出现全面强直-阵挛发作，并因此就诊；1/3 患者合并典型失神发作。闪光、深呼吸、睡眠剥夺、饮酒等可加重发作。预后良好，80%～90%的患者可完全控制，但可能需终生服药。

（6）儿童失神癫痫(childhood absence epilepsy)：占新诊断癫痫的 1%～3%，儿童期癫痫的 10%。6～7 岁起病，女孩多见。表现为失神发作，疲劳、嗜睡、闪光刺激、深呼吸可诱发。典型脑电图见 3 Hz 棘-慢波。1/3 患儿合并全面强直-阵挛发作。总体预后良好，80%以上治疗后迅速缓解，仅 20%患者成年后仍有发作。

（7）颞叶癫痫(temporal lobe epilepsy)：是指发作起源于颞叶的癫痫类型。是最常见的癫痫综合征之一，主要见于成人和青少年，成人病例中约占 50%以上。部分患者有热性惊厥的病史。具体可以分为内侧颞叶癫痫(mesial temporal lobe epilepsy, MTLE)和外侧颞叶癫痫(lateral temporal lobe epilepsy, LTLE)，绝大多数此型癫痫均为前者。多种损伤性因素都可以导致发病，海马硬化是最多见的病理改变。发作类型包括以自主神经症状、特殊感觉症状以及精神症状等为特点的简单部分性发作、多伴有自动症的复杂部分性发作等。部分患者对于药物的反应欠佳，需要接受手术治疗。EEG 显示颞区的癫痫样放电。

（8）额叶癫痫(frontal lobe epilepsy)：是一组发作起源于额叶的综合征，现在的研究发现额叶癫痫并不少见。儿童以及成人都可以见到。同样，病因在于多种因素对额叶的损伤。额叶发作形式多样，如不对称强直、过度运动发作、部分运动性发作等。发作往往持续时间短暂；睡眠中更容易发生；发作可能在短时间内成串出现，发作后能够很快清醒；容易继发全面性发作。有时需要与心因性发作和睡眠障碍相鉴别。EEG 显示额区的癫痫样放电。

（9）进行性肌阵挛癫痫(progressive myoclonic epilepsy)：临床的特征包括：① 病情呈现进展性，预后不良；② 有频繁的肌阵挛发作，常伴有全身强直-阵挛发作；③ 神经系统有异常表现，认知功能呈现进行性衰退，多有小脑症状以及锥体束症状。EEG 呈现背景活动异常基础上的双侧性棘-慢波或者多棘-慢波的综合。进行性肌阵挛见于蜡样脂褐质沉积病、Lafora 病等多种遗传代谢病或变性病。

【辅助检查】

1. 脑电图(electroencephalogram, EEG) 是通过在头部放置适当的电极，借助电子放大技术，将脑部神经元的自发性生物电活动放大 100 万倍，并将脉冲直流电转变为交流电而记录到脑电活动的检测技术。以此类脑电活动的电位为纵轴，时间为横轴，记录的电位与时间相互关系的平面图即为目前常用的脑电图。EEG 是癫痫最主要检查手段，对确立诊断、癫痫分型、病灶定位、撤药评估、预后判断等均具有较高价值。根据临床检查目的的不同进行分类(如判断临床发作事件性质或脑功能情况)，现临床上广泛应用的有常规脑电图、长程视频脑电监测、重症持续性脑电监测和便携式移动脑电图等。

常见痫样放电包括尖波、棘波、尖-慢波、多棘波/棘-慢复合波等(图 14-3)，需结合其是否双侧同步、节律性、诱发

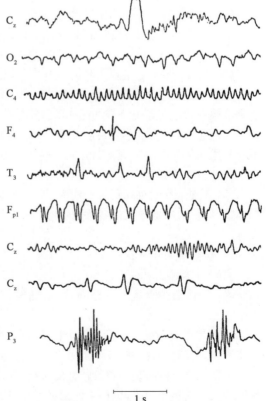

1 s

图 14-3 常见的脑电图痫样放电

因素等综合判断。发作间期有50%的患者借助脑电图可发现各种痫样放电。典型脑电图具有诊断价值。如失神发作患者可有双侧对称、同步发放的3 Hz棘-慢波放电，持续5～20 s;非典型失神发作可有2.5 Hz以下的尖-慢波放电;肌阵挛发作时可有多棘波或多棘-慢波;局灶性发作,包括良性中央回颞区棘波癫痫和枕叶癫痫,可有局限的尖波、棘波或尖-慢波,或有局限性θ波和δ波;起源于颞叶伴知觉障碍的局灶性发作表现为单侧或双侧颞叶前部的尖波或尖-慢波,有时为长段的θ活动;West综合征常有弥漫性高波幅慢活动,杂以散在的棘波,发作时程短促、波幅低平,即所谓的高峰节律紊乱。应用多种激发方法,例如过度换气、闪光刺激、睡眠等,则可使间歇期痫样放电的发生率提高。发作期视频脑电图(video EEG)可提高检出的阳性率,有助于癫痫的诊断和鉴别诊断,对难治性癫痫的药物调整有一定意义。侵袭性皮层脑电图以及立体定向脑电图随着癫痫外科手术的发展也在扩大应用人群和范围。

但应切记,癫痫是电-临床综合征,首先是临床诊断,不能单纯依据脑电活动的异常与否来确诊癫痫。脑电图有较高的假阴性率、一定的假阳性率,与读图者知识、经验密切相关。大约一半的患者发作间期脑电图正常;约0.5%的正常成人、2%的正常儿童可出现痫样放电,神经系统疾病、脑肿瘤、外伤、脑部术后患者中有10%～30%也可出现痫样放电,但并无临床发作。

2. 影像学检查　MRI最为常用。国际抗癫痫联盟建议,对于局灶起源的发作、婴儿或成年起病、神经系统检查或神经心理检查提示局灶病变、一线抗癫痫药物治疗失败或发作形式改变的患者,必须进行MRI检查,以除外脑部器质性病变。CT对某些特殊类型的综合征如结节性硬化、Sturger-Weber综合征的颅内钙化灶较为敏感。

正电子参与了大脑内大量的生理动态,通过标记示踪剂可反映其在大脑中的分布。正电子发射断层扫描(PET)可以定量分析特定的生物化学过程,如可以测定脑葡萄糖的代谢及不同神经递质受体的分布。在癫痫源的定位中,目前临床常用示踪剂^{18}F标记脱氧葡萄糖(FDG)观测局部脑代谢变化。理论上讲,发作间期癫痫源呈现低代谢,发作期呈现高代谢。其他影像学检查如MRS、fMRI、SPECT等,也有一定价值。

3. 脑磁图检查　是一种无创性的脑功能检测技术,其原理是检测皮质神经元容积传导电流产生的磁场变化,与EEG可以互补,可应用于癫痫源的定位以及功能区定位,并不是常规检查。

4. 其他实验室检查

(1)血液学检查:包括血液常规、血糖、电解质、血钙等方面的检查,能够帮助寻找病因。血液学检查还用于对药物不良反应的检测,常用的监测指标包括血常规和肝肾功能等。

(2)尿液检查:包括尿常规及遗传代谢病的筛查,如怀疑苯丙酮尿症,应进行尿三氯化铁试验。

(3)脑脊液检查:主要为明确颅内感染,自身免疫性脑炎等疾病。除常规、生化、细菌培养涂片外,还应作支原体、弓形虫、巨细胞病毒、单纯疱疹病毒、囊虫等病因检查并注意异常白细胞的细胞学检查。腰椎穿刺脑脊液检查及遗传学检查并非癫痫的常规检查。

(4)遗传学检查:尽管目前发现一部分癫痫与遗传相关,特别是某些特殊癫痫类型,但是目前医学上还不能利用遗传学手段常规诊断癫痫。通过遗传学检测预测癫痫的发生风险和通过遗传学发现指导治疗的研究也在进一步探索之中。

(5)其他:针对临床可疑的病因,可以根据临床需要或者现实条件进行相对应的其他特异性检查。例如,对于怀疑由中毒导致癫痫发作的病例,可以进行毒物筛查,怀疑存在代谢障碍的病例,进行相关的检查等。

【诊断和鉴别诊断】

癫痫的诊断必须回答以下5个问题:① 是否癫痫;② 何种发作形式的癫痫;③ 判断癫痫综合征;④ 寻求病因;⑤ 评估共患病。只有确诊、明确发作形式和明确可能的病因,才能正确地选择药物和制定治疗方案。

1. 确定是否癫痫　癫痫有2个特征,即有癫痫的临床发作和脑电图上的痫样放电。病史是诊断癫痫的主要依据。完整而详细的发作史对区分是否为癫痫发作、癫痫发作的类型、癫痫及癫痫综合征的诊断都有很大的帮助。由于癫痫是一种发作性的疾病,发作时间短暂,患者就医时绝大多数处于发作间期,医师亲眼看见癫痫发作的概率很小,因此须详细询问患者本人及其亲属或同事等目击者,尽可能获取详细而完整的发作史。完整的发作史是准确诊断癫痫的关键。

要从患者亲属或目击者中了解整个发作过程,包括可能的触发因素、起始情况、发作时程、发作时的姿态和面色、意识状况、发作后的表现,是否伴随咬舌、尿失禁及跌伤等,以及发作的次数、间歇期有无异常;了解家族史、生长发育史,有无热性惊厥、颅脑外伤、脑膜炎、脑炎史等。应留意可能被患者及家属忽略的细节,这些细节可能是诊断的重要线索。例如,发作前的胃气上升感、似曾相识感是颞叶癫痫的典型先兆;在睡醒后1 h内的上肢抽动、瞪视不动提示全面性癫痫;长时间站立后的黑矇、从坐位迅速起立的头晕等是晕厥的常见表现。进行详细的体格检查,例如特征性皮疹或色素痣可能提示某些与癫痫相关的神经皮肤综合征如结节性硬化;立卧位血压及心脏检查可发现部分心源性晕厥等。经询问后,可得出初步的诊断,必要时可做辅助检查。重要病史资料参见表 14-6。

表 14-6　癫痫诊断的重要病史资料

现病史
　首次发作的年龄
　发作频率(每年、每月、每周或每日多少次)
　发作时的状态或诱因(觉醒、困倦、睡眠、饥饿或其他特殊诱发因素)
　发作开始时的症状(先兆,或最初的感觉或运动性表现)
　发作的演变过程
　发作时观察到的表现(姿势、肌张力、运动症状、自主神经症状、自动症等)
　发作时的意识状态(知觉和反应性)
　发作持续的时间(有无持续状态病史)
　发作后表现(嗜睡、朦胧、Todd 麻痹、失语、遗忘、头痛或立即恢复正常)
　有无其他形式的发作
　是否服用抗癫痫药物,服用种类、剂量、疗程及疗效
　发病后有无精神运动发育倒退或认知损失
既往史和家族史
　有无围产期脑损伤病史
　有无中枢神经系统其他病史(感染、外伤等)
　有无新生儿惊厥及高热惊厥史
　家族中有无癫痫、高热惊厥、偏头痛、睡眠障碍及其他神经系统疾病史

癫痫的诊断是临床诊断,至少有 2 次独立发作。2014 年 ILAE 提出的癫痫的临床实用定义提出,即使只有 1 次癫痫发作也可诊断癫痫,但对于这次发作有两个条件:一是非诱发性或非反射性发作;二是在未来 10 年再发风险与两次非诱发性发作后的再发风险相当,即至少是 60%。癫痫诊断包括先前的脑损伤,脑电图提示癫痫样放电,头颅影像提示结构性损害和夜间发作。

临床上,癫痫发作应与以下几类发作性疾病相鉴别。

(1) 心因性非癫痫性发作(psychogenic non-epileptic seizure, PNES):以往称假性癫痫发作(pseudoepileptic seizure)、心因性发作(psychogenic seizure),该病的发病率为 1/50 000～1/3 000。即便在世界顶尖的癫痫中心亦有约 1/5 的患者发生 PNES。女性、青春期较为多见,多有情绪和心理触发因素。心理创伤和颅脑损伤是我国 PNES 患者主要的前因外伤性因素。发作形式不典型、非刻板,发作时间较长,意识不丧失,一般不伴有自伤和尿失禁,脑电图正常。伴有过度换气的惊恐发作(panic attack)或焦虑发作(anxiety attack),可能出现感觉症状、抽搐等。额叶起源的复杂局灶性发作有时也可出现较不典型的运动症状,但通常在清醒和睡眠中均可发作,形式较刻板。PNES 与痫性发作的临床鉴别要点见表 14-7。

表 14-7　痫性发作与心因性非癫痫性发作的临床鉴别

鉴别点	痫性发作	PNES
诱因	很少	常见,情绪或应激相关
发作场合和特点	睡眠中,独自发作常见	常有人在场
起病	通常较迅速	迅速或数分钟内逐渐起病
先兆	多样,刻板	害怕,惊恐,精神状态改变

鉴别点	痫性发作	PNES
语言	起病时大叫,自动症可喃喃自语	半自主,常听不清
运动症状	失张力,强直,阵挛(同步肢体抽动)	四肢乱动,不同步,骨盆抖动,可表现为角弓反张
受伤	舌咬伤,骨折	可有,较少
意识	全面强直-阵挛发作完全丧失,复杂局灶性发作部分丧失	一般不丧失
对刺激的反应	全面强直-阵挛发作对刺激无反应,复杂局灶性发作及发作后期对刺激可有反应	常常有反应,有时因此终止发作
尿失禁	常见	少见
瞳孔	全面强直-阵挛发作瞳孔散大,对光反应消失	正常,对光反应存在
持续时间	几分钟	较长,几分钟至几小时

(2) 晕厥(syncope):为短暂的全脑血流灌注不足所致的瞬时意识丧失和跌倒。主要由血管运动失调或心血管疾病引起。多有明显的诱因,如疼痛、情绪激动、胸内压突然增高(咳嗽、发笑、用力、憋气等)、久站、奔跑等。晕厥发生前一般先有头昏、胸闷、黑矇等先兆,跌倒较缓慢,伴面色苍白、出汗,有时脉搏微弱。少数患者可伴有短暂抽搐、尿失禁。单纯性晕厥发生于直立位或坐位时。心源性晕厥患者有心律失常和心脏疾病的体征。脑源性晕厥有动脉硬化的佐证。排尿和咳嗽性晕厥有排尿和剧烈咳嗽的病史。有时需脑电图和心电图监测来鉴别。晕厥常见原因见表14-8,晕厥与癫痫的鉴别要点见表14-9。

表14-8 晕厥常见原因

1. 神经调节性晕厥 血管迷走性	3. 颈动脉窦性晕厥
	4. 直立性低血压性晕厥
2. 特定情境性晕厥	5. 心排血量减少性晕厥
排尿	6. 心律失常
排便	7. 神经/精神系统疾病
吞咽	8. 未知病因
咳嗽	

表14-9 晕厥与癫痫的鉴别要点

鉴别点	晕厥	癫痫
诱因	精神紧张、焦虑、疼痛等	无上述诱因
体位	站立或坐位	各种体位
主要症状	意识丧失,无明显抽搐	意识丧失,强直-阵挛发作
肌张力	不高	强直
伴随症状	面色苍白,两眼微睁或闭着,大汗,心率减慢;舌咬伤及尿失禁罕见	面色青紫,两眼上翻,出汗不明显;常伴舌咬伤及尿失禁
发作时 EEG	非特异性慢波	癫痫样放电
发作间期 EEG	多正常,可有慢波	多呈爆发性异常

(3) 偏头痛(migraine):偏头痛的视觉先兆和偶然出现的肢体感觉异常要与局灶性发作相鉴别。偏头痛的先兆症状持续时间较长、程度较局灶性发作弱,随后都有明显头痛发作,常伴恶心、呕吐、畏光、畏声。常有反复头痛发作史和家族史。偏头痛与癫痫的鉴别见表14-10。

(4) 短暂性脑缺血发作(TIA):为脑局部血流灌注不足所致的短暂性功能障碍。表现为功能缺失的症状,即肢体瘫痪或感觉减退,多见于中老年患者,常伴有高血压、高血脂及脑血管疾病史。

表 14-10　偏头痛与癫痫的鉴别

鉴别点	偏头痛	癫痫
先兆症状	持续时间较长	相对较短
视幻觉	多为闪光、暗点、偏盲,视物模糊	除闪光、暗点外,有的为复杂视幻觉
主要症状	剧烈头痛,常伴恶心、呕吐	强直-阵挛发作
意识丧失	少见	多见
发作持续时间	较长,几小时或几天	较短,几分钟
精神记忆障碍	无或少见	多见
EEG	非特异性慢波	癫痫样放电

(5) 运动障碍。

1) 多发性抽动症:多发生于儿童和青少年,主要表现为不自主的反复快速的一个部位或者多个部位肌肉的抽动,多伴有发声(喉部肌肉抽动)。在临床上容易与肌阵挛发作相混淆。肌阵挛多表现为双侧全面性,多发生于睡醒后,罕有发声,发作期和发作间歇期 EEG 能够鉴别。

2) 发作性运动障碍:是近年来新认识的疾病。多于青少年期发病,于突然惊吓或者过度运动诱发,多出现手足一侧肢体肌张力障碍,舞蹈样不自主运动,意识正常,持续 1～2 min 缓解,现在认为不属于癫痫的范畴。

此外,在儿童、成人中尚存在许多非痫性发作,如屏气发作、遗尿、磨牙、梦魇、腹痛、惊恐发作、日间小睡发作、低血糖发作等,多数通过病史询问和必要的检查可以鉴别。

2. 确定癫痫的发作类型　判断癫痫的发作类型是依据发作时的临床表现和脑电图特征,即根据发作形式的描述、医师或陪伴者目睹的第一手资料,并结合脑电图检查结果确定癫痫的临床类型。

3. 确定癫痫综合征　癫痫综合征则是由一组症状和体征组成的特定癫痫现象,除有特定的发作类型外,还包含着特殊的病因、病理、预后、转归,需详细检查以鉴别。

4. 拟诊或确定癫痫的病因　根据病史和神经系统检查,针对所怀疑的病因进行有关检查,如电解质、血糖、肝肾功能,以及头颅 CT 或 MRI、DSA 等,以明确脑结构性损害,必要时可进一步做脑代谢和血流的检查,如 PET、SPECT、脑磁图(MEG)、功能磁共振(fMRI)等。

5. 评估共患病情况

【治疗】

癫痫治疗包括患者的教育和社会照料、病因与诱发因素的治疗以及癫痫症状的控制(即药物治疗和手术治疗)3 个方面。

1. 教育与社会照料　向患者宣教,对本病要有正确的认识,要解除精神上的负担,有良好的生活规律和饮食习惯,避免过度劳累、睡眠不足和情感冲动,不宜驾车、游泳和夜间独自外出,以防意外发生。应避免饮酒、喝咖啡和碳酸类饮料,不可担任高空作业和(或)在转动的机器旁工作。既要注意身体安全,又要尽可能与常人一样生活、学习和工作,不要因自卑而脱离社会,学校、家庭与社会不应歧视癫痫患者;社会、学校应注意关心癫痫患者的生活、婚姻、就业问题。

2. 病因治疗　明确病因的患者应积极对因治疗,如纠正代谢紊乱、颅内炎症的抗感染治疗、寄生虫病的药物驱虫、颅内占位病变的手术切除等。

3. 癫痫发作时的处理　单次发作时要注意防止跌伤和碰伤。应及早使用卧位,解开衣领,保持呼吸道通畅。在患者张口时,可将手巾或缠以纱布的压舌板塞入上下牙齿之间,以免咬伤舌头,但不要强行在口中塞东西,亦不要用手掐人中穴。患者抽搐时不可用力按压肢体,以免骨折或脱位。抽搐停止后,应使患者头偏向一侧,尽量让唾液和呕吐物流出,防止被吸入肺内而致窒息。对表现自动症的患者,在保证安全的前提下,不要强行约束,应防止自伤、伤人或毁物。

痫性发作有自限性,大多在几分钟内自行终止,无需采取特殊治疗措施。如强直-阵挛发作超过 5 min,需要按照癫痫持续状态处理。

4. 药物治疗　目前癫痫的治疗方法仍然以药物为主。药物治疗的目标是在无明显副作用的情况下,完全控制临床发作,使患者保持或恢复其原有的生理、心理状态和生活、工作能力。抗癫痫药(antiepileptic drug,AED)治疗可以控制临床发作,从而减轻因发作造成的意外死亡、伤害及社会心理功能损害,但对造成癫痫发作的潜在病因无治疗作用。抗癫痫药的英文全称(缩写)已逐渐被 anti-seizure medication(ASM)所替代。

(1) 药物治疗的基本原则。

1) 开始用药的时机:癫痫诊断一旦确定,原则上均应给予抗癫痫药物治疗。但是,对首次发作或每年仅发作1次和数年才发作1次的患者,应当权衡药物疗效与不良反应之间的利弊,可选择观察、随访。据统计,首次非诱发、非热性癫痫发作后有50%～80%会再发。同时,要让癫痫患者了解用药的必要性、长期性,需要规律用药,并注意药物的不良反应,要定期随诊。

2) 新诊断癫痫患者的治疗原则:首先必须确定诊断,不可诊断性治疗;按照癫痫的发作类型和癫痫综合征选择合适的抗痫药物。药物选择不当不仅治疗无效,还会增加发作频率和严重性。首选一线单药治疗,小剂量开始,缓慢加至较低维持剂量并评估疗效。如发作未能控制,逐步滴定,加至较高维持剂量(必要时监测血药浓度)。50%左右的患者发作能完全控制;对发作仍未控制的患者,换用第二种一线药物。换药时,要先在原用药基础上加用新药,然后再逐步撤除老药,或选择联合用药。如仍未控制发作,应重新考虑癫痫诊断和分型,做必要检查排除潜在进行性病变,同时对患者的服药依从性也应仔细判断;转诊至癫痫专科治疗。

3) 慢性癫痫患者的治疗原则:应对癫痫的诊断、病因、分型进行重新判断,回顾患者之前的治疗药物,明确是否达到有效剂量、治疗及观察的时间是否足够、不良反应如何等,对患者的依从性也应仔细询问,重新制订治疗方案。对于前期未达到最佳剂量或观察时间不足的药物仍可考虑使用,但应根据每个患者的年龄、性别、共患病、合并用药、体重、肝肾功能、工作生活习惯等制订个体化治疗方案。对于已经足量、足疗程但仍未显效的药物或出现显著不良反应的药物,不应再使用。应根据患者的基础发作频率给予充足的观察时间,以免观察时间不足而判断错误。药物减量需格外谨慎。即便该药物原先控制效果不佳,突然减量或停药也可使发作突然恶化,甚至导致癫痫持续状态。一次只能减一种药物。同样,加药也应逐个、缓慢进行,快速加量常导致不良反应的出现。

4) 单药治疗与联合用药:所有的癫痫患者中有70%使用单药治疗能控制发作。首选单药治疗控制发作,其优点在于:① 简单,依从性好;② 药物不良反应相对较少;③ 致畸性较联合用药小;④ 便于判断疗效和不良反应;⑤ 无药物之间的相互作用;⑥ 减轻经济负担。如果一种一线药物已达最大可耐受剂量仍然不能控制发作,可加用另一种一线或二线药物,至发作控制或最大可耐受剂量后逐渐减掉原有的药物,转换为单药。如果两次单药治疗无效,再选第三种单药治疗获益的可能性很小,预示属于难治性癫痫的可能性较大,可以考虑合理的多药治疗。

合理的多药联合治疗即"不增加不良反应而获得满意的发作控制"。合用的药物种类越多,相互作用越复杂,对于不良反应的判断越困难。因此建议最多不要超过3种AED联合使用。同时应注意药物相互作用的影响,传统的抗痫药物都经肝脏代谢,有可能竞争性抑制另一种药物的代谢。苯妥英钠、卡马西平、苯巴比妥等为肝酶诱导剂,而丙戊酸钠有抑制肝酶的作用。多药使用时可降低或增加血药浓度,也可能会增加药物的不良反应。可以选择作用机制互补的药物,并综合考虑药物相互作用、致畸性、不良反应叠加的多重因素。联合用药时应尽量避免合用药理作用相同的药物;尽量避免使用相同不良反应的药物;一般情况下联合用药不宜超过3种。血药浓度监测对达到最佳药物浓度、减少毒性及不良反应均有意义。对传统非线性代谢抗痫药物如苯妥英钠,应定期监测血药浓度。

5) 减量及停药:长时间(2～5年)无发作,也有认为单纯失神发作治疗2年,可考虑缓慢减量、停药。应根据病因、诊断、发作类型、前期治疗过程等充分评估。部分患者在减量停药过程中可能复发,相关因素见表14-11。减药过程通常需要1年左右。撤减药物时应根据癫痫类型、病因、脑电图、发育年龄等因素综合判断。特发性癫痫停药的速度可稍快,复发的可能性也较小;原来用药剂量较大、多药治疗、局灶性发作等,减药速度应当缓慢,且复发的可能性较大。如停药后复发,应迅速将药物恢复至原先剂量,有些患者很可能需终生服药,应向患者及家属充分交代风险。

6) 难治性癫痫:采用2种正规的药物足量治疗未能有效控制的癫痫。有20%～30%的患者,药物治疗不能有效控制发作,称为难治性癫痫(refractory epilepsy),或称药物难治性癫痫。在诊断难治性癫痫前,首

表 14-11 停药过程中癫痫复发有关的因素

停药前无发作的时间较短	发作完全控制前癫痫活动期较长
年龄>16岁	开始治疗后仍有癫痫发作
既往曾有肌阵挛或继发全面性发作	需要多药联合治疗控制癫痫
既往发作类型多样	脑电图上广泛棘-慢波放电
特定癫痫综合征(青少年肌阵挛癫痫、儿童期脑病等)	伴学习障碍或其他神经系统相关障碍
症状性癫痫	

先必须排除是否是医源性难治性癫痫。医源性者由下列因素引起：① 诊断错误；② 发作分型不确切；③ 选药不当；④ 用药剂量不足；⑤ 患者依从性差等。属于这一类的非真性难治性癫痫,纠正相应的"因素"就可以解决。

因此,对临床癫痫发作频繁,药物控制不佳者,应有步骤地解决下列问题：① 是癫痫发作,还是癫痫发作合并假性发作或仅为假性发作；② 重新判断癫痫发作的类型或癫痫综合征；③ 是否可以找到明确的病因及诱发因素；④ 对过去的治疗进行系统回顾,包括抗癫痫药(AED)种类、剂量、副作用以及血药浓度等,是否有不适当地使用 AED 导致发作增加,如卡马西平对失神及肌阵挛发作非但无效,还会使发作增加；⑤ 了解患者的依从性,是否有不按时服药、酗酒、熬夜等；并对患者的智力、知识水平及心理状态作出评价。

真正的难治性癫痫仅占癫痫人群的一小部分(大约 20%),临床上有些癫痫患者从诊断一开始就很有可能是难治性癫痫,如特殊类型的综合征、小儿痉挛、Lennox-Gastaut 综合征、Rasmussen 综合征等；特殊病因引起的症状性癫痫,常见的有皮质发育不全性癫痫、慢性肿瘤性癫痫等。对这样的患者,临床医生应当在控制发作和减少不良反应之间权衡利弊,或作手术前评估。有手术适应证者行手术治疗或其他治疗方法,如迷走神经刺激术、生酮饮食等。

(2) 抗癫痫药物的种类与选择。

1) 抗癫痫药物的种类：传统上抗痫药物按照化学结构进行分类。近年来随着对癫痫发作机制和药物作用的认识深入,目前将抗痫药物按照作用机制进行分类(图 14-4)。AED 的作用机制目前尚未完全了解,有些 AED 是单一作用机制,而有些 AED 可能是多重作用机制。了解 AED 的作用机制是恰当选择药物、了解药物之间相互作用的基础(表 14-12)。

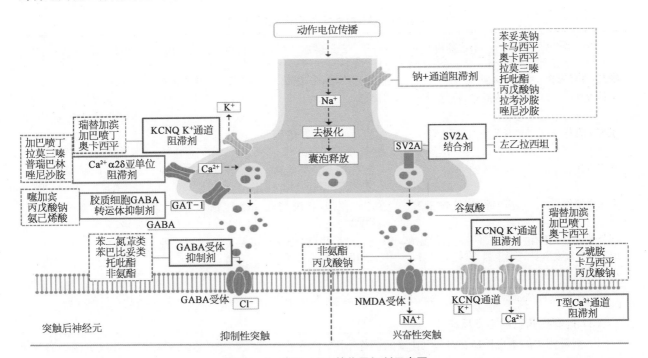

图 14-4 常见 ASM 的作用机制示意图

表 14 - 12 ASM 可能的作用机制

药物种类	作用机制					
	电压依赖性钠通道阻滞剂	增加脑内或突触的GABA水平	选择性增强 GABA_A 介导的作用	直接促进氯离子内流	钙通道阻滞剂	其他
传统 AED						
卡马西平	++	?			+(L 型)	+
苯二氮䓬类			++			
苯巴比妥		+	+	++	?	
苯妥英钠	++				?	+
扑痫酮						
丙戊酸钠	?	+	?		+(T 型)	++
新型 AED						
非氨脂	++	+	+		+(L 型)	+
加巴喷丁	?	?			++(N 型,P/Q 型)	?
拉莫三嗪	++				++(N,P/Q,R,T 型)	+
左乙拉西坦		?	+		+(N 型)	++
奥卡西平	++	?			+(N,P 型)	+
替加宾		++				
托吡酯	++	+	+		+(L 型)	+
氨己烯酸		++				
唑尼沙胺	++	?			++(N,P,T 型)	

注:++,主要作用机制;+,次要作用机制;?,不肯定。

2)抗癫痫药物的选择:初始治疗的药物选择非常重要,选药正确可以增加治疗的成功率。根据发作类型(表 14 - 13)和综合征分类(表 14 - 14)选择药物是癫痫治疗的基本原则。同时还需要考虑以下因素:禁忌证、可能的副作用、达到治疗剂量的时间、服药次数及恰当的剂型、特殊治疗人群(如育龄妇女、儿童、老人等)的需要、药物之间的相互作用以及药物来源和费用等。

表 14 - 13 根据发作类型选药的原则

发作类型	一线药物	二线药物	可以考虑的药物	可能加重发作的药物
强直-阵挛发作	丙戊酸钠	左乙拉西坦,托吡酯	苯妥英钠,苯巴比妥	—
失神发作	丙戊酸钠,拉莫三嗪	托吡酯		卡马西平,奥卡西平,苯巴比妥,加巴喷丁
肌阵挛发作	丙戊酸钠,托吡酯	左乙拉西坦,氯硝西泮,拉莫三嗪		卡马西平,奥卡西平,苯妥英钠,加巴喷丁
强直发作	丙戊酸钠	左乙拉西坦,氯硝西泮,拉莫三嗪,托吡酯	苯巴比妥,苯妥英钠	卡马西平,奥卡西平
失张力发作	丙戊酸钠,拉莫三嗪	左乙拉西坦,托吡酯,氯硝西泮	苯巴比妥	卡马西平,奥卡西平
部分性发作(伴有或不伴有继发全身强直-阵挛发作)	卡马西平,丙戊酸钠,奥卡西平,拉莫三嗪	左乙拉西坦,加巴喷丁,托吡酯,唑尼沙胺	苯妥英钠,苯巴比妥	

注:引自 NICE. Clinical Guideline 20. 2004,10 Developed by the National Collaborating Centre for Primary Care in England。

(3)抗癫痫药物的不良反应。

1)剂量相关的不良反应:如苯巴比妥的镇静作用,卡马西平、苯妥英钠引起头晕、复视、共济失调等与剂量有关。从小剂量开始缓慢增加剂量,尽可能不要超过说明书推荐的最大治疗剂量,可以减轻这类不良反应。

表 14-14　根据癫痫综合征选药的原则

癫痫综合征	一线药物	二线药物	可以考虑的药物	可能加重发作的药物
儿童失神癫痫	丙戊酸钠,拉莫三嗪	左乙拉西坦,托吡酯		卡马西平,奥卡西平,苯妥英钠
青少年失神癫痫	丙戊酸钠,拉莫三嗪	左乙拉西坦,托吡酯		卡马西平,奥卡西平,苯妥英钠
青少年肌阵挛癫痫	丙戊酸钠,拉莫三嗪	左乙拉西坦,托吡酯,氯硝西泮		卡马西平,奥卡西平,苯妥英钠
仅有全面强直-阵挛发作的癫痫	丙戊酸钠,卡马西平,托吡酯,拉莫三嗪	左乙拉西坦,奥卡西平	氯硝西泮,苯巴比妥	
部分性癫痫(症状性、隐源性)	丙戊酸钠,卡马西平,托吡酯,拉莫三嗪,奥卡西平	左乙拉西坦,加巴喷丁,苯妥英钠	苯巴比妥	
婴儿痉挛	类固醇	氯硝西泮,丙戊酸钠,托吡酯,拉莫三嗪		卡马西平,奥卡西平
Lennox-Gastaut 综合征	丙戊酸钠,托吡酯,拉莫三嗪	左乙拉西坦,氯硝西泮		卡马西平,奥卡西平
伴中央颞区棘波的儿童良性癫痫	丙戊酸钠,卡马西平,拉莫三嗪,奥卡西平	左乙拉西坦,托吡酯		
伴枕部爆发活动的儿童良性癫痫	丙戊酸钠,卡马西平,拉莫三嗪,奥卡西平	左乙拉西坦,托吡酯		
婴儿期严重肌阵挛癫痫	丙戊酸钠,托吡酯,氯硝西泮	左乙拉西坦		卡马西平,奥卡西平
慢波睡眠中持续棘-慢波	丙戊酸钠,类固醇,拉莫三嗪,氯硝西泮	左乙拉西坦,托吡酯		卡马西平,奥卡西平
Landau-Kleffner 综合征(获得性癫痫性失语)	丙戊酸钠,类固醇,拉莫三嗪	左乙拉西坦,托吡酯		卡马西平,奥卡西平
肌阵挛站立不能癫痫	丙戊酸钠,托吡酯,氯硝西泮	左乙拉西坦,拉莫三嗪		卡马西平,奥卡西平

注:引自 NICE. Clinical Guideline 20. 2004,10 Developed by the National Collaborating Centre for Primary Care in England。

2)特异体质的不良反应:一般出现在治疗开始的前几周,与剂量无关。部分特异体质不良反应虽然罕见,但有可能危及生命。几乎所有的传统 AED 都有特异体质不良反应的报道。主要有皮肤损害、严重肝毒性、血液系统损害。新型 AED 中的拉莫三嗪和奥卡西平也有报道。此类不良反应一般比较轻微,在停药后迅速缓解。部分严重者需要立即停药,并积极对症处理。

3)长期的不良反应:累计剂量有关。如给予患者能够控制发作的最小剂量,若干年无发作后可考虑逐渐撤药或减量,有助于减少 AED 的长期不良反应。

4)致畸作用:癫痫妇女后代的畸形发生率是正常妇女的 2 倍左右。造成后代畸形的原因是多方面的,包括遗传因素、癫痫发作、服用 AED 等。大多数研究者认为 AED 是造成后代畸形的主要原因。

(4)抗癫痫药物的相互作用。

1)肝酶诱导作用:肝酶诱导作用的 AED 如卡马西平、苯妥英钠和苯巴比妥等,联合用药时会使其血药浓度降低,疗效下降;也能诱导口服避孕药、抗凝药代谢,降低其血药浓度而影响疗效。新型 AED 大多数药物无肝酶诱导的特点,只有奥卡西平、拉莫三嗪和托吡酯较大剂量时(每日超过 200 mg)选择性的促进类固醇类的口服避孕药代谢,使其疗效下降。

2)肝酶抑制作用:丙戊酸钠是肝酶抑制剂,尤其抑制拉莫三嗪和苯巴比妥的代谢,使其半衰期延长,血药浓度升高,导致潜在的毒性增加。因此丙戊酸钠和拉莫三嗪联合使用时,拉莫三嗪的用量可以减少一半。

3)蛋白结合置换作用:高蛋白结合率的药物能够竞争低蛋白结合率的药物的结合位点,使其从蛋白结合状态成为游离形式,使后者血药浓度升高,最常见的是丙戊酸钠与苯妥英钠合用,由于苯妥英钠被置换为游离形式,可能在较低剂量时出现疗效和毒性反应。

4) 药效学方面的相互作用:可能是双向的。比如拉莫三嗪与卡马西平作用于电压依赖性钠通道,联合应用时可能会导致神经毒性增加(头晕、复视、共济失调)。而拉莫三嗪和丙戊酸钠联合应用时,可能由于作用机制互补而产生协同作用使疗效增加,但需要调整拉莫三嗪的起始剂量、加量速度及维持剂量,以弥补两者在药代动力学方面的相互作用。

5) AED 监测是近年癫痫治疗的重大进展之一。通过血药物浓度测定,临床医师可以根据患者的个体情况,利用药代动力学的原理和方法,调整药物剂量,进行个体化药物治疗。这不仅能提高药物治疗效果,也可避免或减少可能产生的药物毒副反应。监测血药浓度的指证如下:① 苯妥英钠具有饱和性药代动力学特点(药物剂量与血药浓度不成正比例关系),而且治疗窗很窄,安全范围小,易发生血药浓度过高引起的毒性反应;因此患者服用苯妥英钠达到维持剂量后以及每次剂量调整后,都应当测定血药浓度;② AED 已用至维持剂量仍不能控制发作时应测定血药浓度,以帮助确定是否需要调整药物剂量或更换药物;③ 在服药过程中患者出现了明显的不良反应,测定血药浓度可以明确是否药物剂量过大或血药浓度过高所致;④ 出现特殊的临床状况,如患者出现肝、肾或胃肠功能障碍,癫痫持续状态、怀孕等可能影响药物在体内的代谢,应监测血药浓度,以便及时调整药物剂量;⑤ 合并用药,尤其与影响肝酶系统的药物合用时,可能产生药物相互作用,影响药物代谢和血药浓度;⑥ 成分不明的药,特别是国内有些自制或地区配制的抗癫痫"中成药",往往加入廉价 AED;血药浓度测定有助于了解患者所服药物的真实情况,引导患者接受正规治疗;⑦ 评价患者对药物的依从性。

5. 外科治疗 癫痫外科治疗适用于药物不能控制的癫痫患者,即经抗痫药物正规治疗 2 年,仍发作频繁(每个月有 4 次以上发作),且影响工作、生活的难治性癫痫。这部分患者获益于手术的占 30%～50%。手术的目的是切除致痫灶或阻断癫痫放电的传播路径。手术成功与否的关键是致痫灶的确定。目前常用皮质脑电图、立体定向脑电图和脑磁图来确定致痫灶。

常用的手术方法有颞叶切除术(temporal lobectomy)、脑皮质切除术(cortical excision)、胼胝体切开术(corpus callosotomy)、脑立体定向手术(stereotaxic operation)等。

内侧颞叶癫痫、有明确可以切除病变的新皮质癫痫和婴幼儿期适合半球切除的癫痫类型,也称为"外科可以治疗的癫痫综合征(surgically remediable epileptic syndrome,SRES)"。另外,特殊的癫痫综合征,如偏侧抽搐-偏瘫综合征、脑穿通畸形、一侧弥漫性皮质发育不良、Sturge-Weber 综合征和 Rasmussen 脑炎等,除了每天的癫痫发作外,患者还具有严重的发育迟缓以及危及生命的可能。积极采取多脑叶切除或者半球切除可有效地挽救生命,避免更严重的残障发生。

应掌握的手术禁忌证主要有:① 有潜在的变性疾病或者代谢疾病者;② 合并有突出并且严重的全身性疾病者;③ 合并有严重精神障碍、严重的认知功能障碍者;④ 由于身体和(或)营养状况不能耐受手术者;⑤ 未经术前综合评估或未获治疗小组同意者。

6. 神经调控 神经调控技术是指利用植入性或非植入性技术,采用电刺激或药物手段改变中枢神经、周围神经或自主神经系统活性从而改善患者的症状,提高生命质量的生物医学工程技术。癫痫的神经调控治疗包括有创的反应性神经电刺激(responsive neurostimulator,RNS)、脑深部刺激术(deep brain stimulation,DBS)、迷走神经刺激(vagus nerve stimulation,VNS)以及无创的三叉神经刺激(trigeminal nerve stimulation,TNS)、重复经颅磁刺激(repetitive transcranial magnetic stimulation,rTMS)、经颅直流电刺激术(transcranial direct current stimulation,tDCS)等。RNS 是通过植入脉冲发生器,感知分析发作前脑电信号,自动发出电刺激终止发作,2013 年美国 FDA 批准 RNS 应用于癫痫。DBS 采用立体定向技术调控脑深部神经元电活动,癫痫的常见刺激位点有海马、皮层下、尾状核、丘脑中线核群、丘脑前核、丘脑底核和小脑等。TNS 通过刺激外周三叉神经传入,低频 rTMS 通过磁场产生诱发电位,阴性 tDCS 产生恒定直流电以抑制皮层兴奋性,均为无创神经调控技术迷走神经刺激。

1997 年,美国 FDA 批准了左侧颈部 VNS 应用于难治性癫痫的辅助治疗。2013 年美国神经病学学会(ANN)报道,VNS 辅助治疗儿童局灶和全面性癫痫,>50% 癫痫下降率的患者占 55%;对 Lennox-Gastaut 综合征,>50% 癫痫下降率患者占 55%。VNS 植入后 1～5 年可使>50% 癫痫下降率提高约 7%,并能改善成人癫痫患者的情绪。

7. 生酮饮食 是指碳水化合物含量非常低、蛋白质含量适中、脂肪含量高的饮食,旨在诱导酮病或酮体的产生。酮体能够使让大脑兴奋性神经递质(如多巴胺,5-羟色胺和谷氨酸)水平降低。有些儿童期特殊的癫痫性脑病(如 West 综合征、Lennox-Gastaut 综合征、Landau-Kleffner 综合征等)可采用生酮饮食。

【预后】

癫痫的预后取决于病因、发作类型、病程长短和药物疗效等多种因素。特发性癫痫较易控制,典型失神发作在各型癫痫中预后最好。肌阵挛性癫痫伴脑部病变者常难以控制。症状性癫痫中,发病较早、病程较长、发作频繁、形式多样,伴神经系统阳性体征以及脑电图背景活动明显异常者预后差。50%~60%的患者在发作起始后的 5 年内可得到长期缓解。但约有 20%的癫痫长期反复发作,30%的女性因此影响生育。

癫痫患者的病死率为一般人群的 2~3 倍,其中大部分与致病原发病有关。与癫痫发作有关的是癫痫持续状态、猝死、发作时窒息、吸入性肺炎、严重跌伤、意外事故以及突发而不明原因的癫痫死亡(sudden unexpected death in epilepsy,SUDEP)。

癫痫持续状态

癫痫持续状态(status epilepticu,SE)指一次癫痫发作持续 5 min 以上,或连续多次发作,而发作间期意识未恢复至清醒的一种状态。任何类型的癫痫发作均可出现癫痫持续状态,以全面强直-阵挛发作的持续状态为多见。具体分类可见表 14-15。停药不当或不规范的抗癫痫药物治疗是最常见的原因。诱发因素包括感染、过度疲劳、孕产和饮酒等。成人的症状性癫痫中,部分以癫痫持续状态为首发表现。

【分类】

SE 有多种分类方法。目前倾向于按照癫痫发作类型进行分类。国际抗癫痫联盟推荐的分类见表 14-15。

表 14-15 癫痫持续状态分类

惊厥性癫痫持续状态
  全面性:强直-阵挛持续状态、强直持续状态、阵挛或肌阵挛持续状态
  局灶性:单纯局灶运动性(可留有 Todd 麻痹)持续状态、局灶运动性扩展到全面性持续状态
非惊厥性癫痫持续状态
  全面性:失神发作持续状态
  局灶性:复杂局灶性(精神运动性)持续状态、单纯局灶感觉性持续状态

癫痫持续状态是一种危重状况,惊厥性全面性抽搐(强直)一次接着一次,意识始终不清,如不及时控制,可引起高热、感染、电解质紊乱和酸中毒,导致心、肺、肝和肾等多脏器功能衰竭和肌红蛋白尿等,并可导致死亡;非惊厥性失神发作持续状态也可导致数小时的意识障碍、精神错乱等。局部抽搐有时可持续数小时、数日甚至数周,形成持续性局灶性癫痫,称为局灶性癫痫持续状态(epilepsia partialis continua),亦属非惊厥性癫痫持续状态亚型(nonconvulsive epileptic status,NCSE)。

【治疗】

癫痫持续状态是一种危急情况,可导致不可逆的脑及其他系统损害,甚至危及生命,必须设法于最短时间内终止发作。准确鉴别癫痫持续状态、假性癫痫持续状态以及其他非痫性发作是十分必要的。EEG 在诊断、鉴别诊断、分类、监护、疗效判断等方面有重要的价值。

1. 对症处理 包括:① 保持呼吸道畅通,鼻导管或面罩吸氧,必要时做气管切开;② 进行心电、血压、呼吸、体温、脉搏监护,定时进行血气、生化分析;③ 防止脑水肿,可给予 20%甘露醇静脉滴注;④ 打开静脉给药通路,必要时深静脉置管;⑤ 注意脑膜刺激征或其他感染征象,控制感染或预防性应用抗生素;⑥ 预防并发症,纠正代谢紊乱,监测血糖、动脉血气,维持水及电解质平衡,给予营养支持,高热者可给物理降温。

2. 药物治疗

(1) 地西泮(安定):常用量为每次 10~20 mg,以 2~5 mg/min 的速度缓慢静脉推注,15 min 后可重复一次。如出现呼吸抑制,则需停止注射,并做人工呼吸。推注后症状短暂控制后,改用地西泮 30~50 mg,加入 5%~10%葡萄糖氯化钠液 500 ml 中静脉滴注,控制再发。

(2) 10%水合氯醛：以 20~30 ml 保留灌肠。

(3) 氯硝西泮：药效是地西泮的 5 倍,应注意首次剂量。

(4) 丙戊酸钠注射液：对大多数类型癫痫持续状态有效。由于该药不影响呼吸、意识和心脏传导功能,尤其适用于老年及危重病伴发癫痫持续状态。首次剂量为 15~30 mg/kg,在 3~5 min 内静脉推注完毕,继以每小时 1 mg/kg 的剂量维持。

(5) 其他：上述治疗无效者,可选用以下药物：① 咪达唑仑,由于其起效快(5~15 min 出现抗癫痫作用)、使用方便、对血压和呼吸的抑制作用比传统药物小,近年来广泛用于替代异戊巴比妥,成为治疗难治性癫痫持续状态的趋势；常用剂量为首剂 0.15~0.2 mg/kg 静脉推注,然后按每小时 0.06~0.6 mg/kg 静滴维持,儿童可按每小时 0.1~0.4 mg/kg 持续静脉滴注；② 丙泊酚,一种非巴比妥类的短效静脉用麻醉剂,能明显增强 GABA 能神经递质的释放,平均起效时间为 2~6 min；建议首次剂量 1~2 mg/kg 静脉注射,继之以每小时 2~10 mg/kg 持续静脉滴注维持；常见的不良反应有中枢神经系统的兴奋症状,如肌强直、角弓反张、舞蹈样手足徐动；咪达唑仑和丙泊酚在使用前最好先行气管插管、机械通气和进行血流动力学检测；③ 利多卡因,对苯巴比妥无效的新生儿癫痫状态有效,终止发作的首剂负荷剂量为 1~3 mg/kg,大多数患者发作停止后仍需静脉维持给药。

抽搐停止后可给苯巴比妥 0.1~0.2 g,肌内注射,每 8~12 h 1 次维持。同时鼻饲或口服抗痫药物,待药物达稳定浓度后逐渐停用苯巴比妥。

发 热 惊 厥

发热惊厥(febrile seizure,FS)是婴幼儿最常见的发作性惊厥类型,多见于 6 月龄~5 岁儿童,高峰发病年龄为 18 月龄,多数发生于 1~3 岁。我国儿童发病率约为 3.9%,男性略多于女性。该病具有明显的遗传倾向,多数预后良好。

【病因】

热性惊厥的病因和发病机制仍不太明确。某些病例具有家族遗传倾向,但也有一部分病例为散发性,提示遗传和环境因素均可促进热性惊厥的发病。

【临床表现】

与热性惊厥相关的发热,体温至少达 38℃。21% 的儿童热性惊厥发作发生在发热前或发热 1 h 内,57% 发生于发热 1~24 h 内,22% 出现于发热 24 h 后。

热性惊厥主要表现为短暂性、全面性强直-阵挛发作,4%~16% 的患者有局灶性发作,少数患者可表现为肌阵挛样发作。热性惊厥发作持续时间多较短,87% 的儿童持续时间少于 10 min,仅 9% 的儿童痫样发作持续时间超过 15 min。5% 的儿童可出现惊厥持续状态(>30 min),常伴有局灶性神经系统体征。

热性惊厥根据临床表现不同,可分为以下 2 型：单纯型热性惊厥(simple febrile seizure,SFS)和复杂型热性惊厥(complex febrile seizure,CFS),单纯型占 75%。SFS 具有以下临床特征：惊厥呈全面性发作,通常为全面性强直-阵挛发作；发作持续时间不超过 15 min；24 h 内无反复发作。SFS 患者今后癫痫发病的风险为 2%~3%,高于普通人群。CFS 必须具备以下任何一项特征：发作持续时间 >15 min；24 h 内反复发作≥2次；局灶性发作,持续性痫样发作,在 15 min 内用抗癫痫药物控制发作者也属于此型。CFS 今后发展为癫痫的概率为 4%~15%。

热性惊厥发展为癫痫的高危因素包括：神经发育异常、复杂热性惊厥、癫痫家族史和发作前发热持续时间。发作前发热持续时间是热性惊厥复发和继发癫痫的唯一共同危险因素,发热 1 h 内出现热性惊厥者也容易继发癫痫。

【实验室检查】

1. 脑脊液检查　对于发热伴痫样发作患儿首先必须排除颅内感染的可能。

2. 脑电图　AAP 指南认为,脑电图可不作为神经系统正常的 SFS 患儿的常规检查,但 CFS 患儿仍应检查脑电图。

3. 影像学检查　神经系统检查有异常及反复发作的热性惊厥患儿,应进行头颅影像学和脑电图检查。

4. 血液学检查　为排除代谢紊乱等导致的惊厥发作,可行血电解质、血糖和血常规等检查,不推荐常规用于查明 SFS 患儿病因的主要检查。

【诊断和鉴别诊断】

2011 年 AAP 发布了热性惊厥的标准性定义：热性惊厥指的是发生于 6～60 月龄婴儿和儿童中，与发热≥38℃（或 100.4℉）（任何测量方法）相关的惊厥，并除外中枢神经系统感染。

热性惊厥必须与其他中枢神经系统感染导致的症状性痫样发作和癫痫儿童发热后诱发的痫样发作进行鉴别。热性惊厥相关的癫痫综合征如全面性癫痫伴热性惊厥附加症（generalized epilepsy with febrile seizures plus，GEFS＋）、Dravet 综合征、Doose 综合征；学龄期热性感染反应性癫痫脑病（febrile infection responsive epileptic encephalopathies of school age，FIRES）是一种与发热性感染相关的癫痫综合征。

【治疗】

1. 向家属解释病情　向家属说明发热与抽搐的关系和可能的预后。

2. 控制癫痫发作　大多数热性惊厥发作短暂，数分钟内可自行停止，无需应用抗惊厥药物。对持续时间较长的惊厥发作或 FSE，应将患儿置于侧卧位防止呕吐物吸入，适当吸氧。缓慢静脉推注地西泮或劳拉西泮。

3. 降温　可积极物理降温，避免超量应用。

4. 预防性治疗　可分为间歇短程预防治疗和长期持续口服抗癫痫药物治疗。SFS 发展为癫痫的风险很低，尚无依据提示预防性治疗可以降低这种风险。

【预后】

热性惊厥多数预后良好。

第二节　偏　头　痛

偏头痛（migraine）是一类周期性反复发作的以单侧或双侧搏动性剧烈头痛且多发生于偏侧头部为特征的疾病，常见于儿童期、青春期或成年早期发生，发作时可伴有恶心、呕吐、畏光、畏声和倦怠等症状。

【病因和发病机制】

本病病因不明，已知与下列因素有关。

1. 遗传　长期以来人们注意到，偏头痛在一些家族内有集中发病的倾向，但其遗传方式迄今未能确定。这很可能反映了其遗传形式的多样和外显率的不一，也可能是多个基因与环境因素相互作用而产生的综合征。某些有先兆的偏头痛和家族偏瘫型偏头痛具有明显的常染色体显性遗传，且外显率很高。偏头痛通常表现出家族聚集性，表明偏头痛发病机制中存在遗传成分。研究表明，偏头痛是一种遗传复杂的疾病，复杂性状被认为是由基因-基因和基因-环境相互作用、遗传异质性和潜在的其他未知原因引起的。根据对双胞胎的研究，偏头痛的遗传性估计为 42% 左右。无先兆头痛先证者的一级亲属患无先兆偏头痛的相对风险为 1.9，先兆偏头痛先证者的一级亲属患先兆偏头痛的相对风险为 3.8。家族偏瘫型偏头痛已确认有 3 个基因位点，FHM1 带有 CACNA1A 基因、FHM2 带有 ATP1A2 基因、FHM3 带有 SCN1A 基因。其他基因已被提出作为罕见的单基因偏头痛亚型（即 PRRT2、SLC1A3、SLC4A4 和 KCNK18）的可能生物标志物，但目前仍有争议。最近的一项全基因组关联荟萃分析确定了 38 个易感位点，主要表现为血管和平滑肌组织中表达的基因富集。对偏头痛中 DNA 甲基化的全基因组分析，分析了血液样本中 62 个独立的差异甲基化区域，研究发现，表观遗传机制可能是偏头痛病理生理学的部分原因。

2. 内分泌因素　女性患者倾向于月经期前发作，约 15% 女性偏头痛患者仅在月经期前后发生（所谓"单纯月经性无先兆偏头痛"）。据认为，此种偏头痛与雌二醇撤退有关。全部女性患者中有 75%～80% 在孕期停止发作，其余患者发作频率也明显减少；但也有极少数在孕期的前 3 个月首次发作。应用避孕药可使头痛程度和频率增加，甚至导致永久性神经功能损害。

3. 饮食因素和其他　某些患者偏头痛发作与特定食物有关，如巧克力、奶酪、脂肪、番茄、橘子、洋葱、红葡萄酒等。其中有些食物富含酪胺，后者已被确认为独立诱发因素。此外不良情绪、疲乏、饥饿、头部轻微创伤等在一些敏感个体都能造成头痛。目前，还不能确定哪一种理论来阐明偏头痛的病因和发病机制。部分患者头痛前的紧张或其他不良情绪都不是恒定出现的，有些只是加重头痛的因素。尽管少数家庭显示出常染色体显性遗传,但这些基因缺陷如何被翻译为周期性发作的局灶神经功能损害和单侧头痛还是有待研究的难题。

20 世纪 80 年代以前,占主导地位的观点仍是 Harold Wolff 等提出的血管学说,即头痛是由于颈外动脉的分支过度膨胀和搏动引起的。皮质扩布性抑制(cortical spreading depression,CSD)学说最早由 Leao 首先提出,CSD 是发生在神经元和神经胶质细胞上的一种缓慢传播的去极化波,速度为 2~5 mm/min,持续约 1 min 左右,随后导致数分钟的脑电活动抑制。一般认为与偏头痛先兆症状相关。CSD 的发生被认为与离子浓度失衡有关,其潜在的机制可能与细胞内、外离子浓度的快速变化相关,包括 K^+ 快速外流,Na^+、Ca^{2+}、Cl^- 以及 H^+ 的快速内流,产生内向电流。细胞内 Ca^{2+} 增加的同时,释放到细胞间隙的 K^+ 和谷氨酸浓度增加,兴奋性抑制失衡,进而改变了局部细胞的兴奋性,引发正反馈循环,最终引发偏头痛。CSD 能够激活三叉神经血管系统,诱发与头痛发病相关的神经炎性级联反应,进而引发头痛。

另一种理论为三叉神经-血管假说。由于受累的颅内外血管均由三叉神经发出的细小的无髓鞘纤维支配,后者具有传导痛觉和调节自主神经的功能。当这些细小纤维被激活后就能将 P 物质和其他肽类释放到血管壁内,使脑血管扩张并增加其通透性,从而产生搏动性头痛。介导神经元起始活动和三叉-血管疼痛效应的物质是降钙素基因相关肽(calcitonin gene-related peptide,CGRP),它是一种强力的血管扩张剂,在偏头痛期间静脉血中含量增加。三叉神经传入纤维末梢释放 CGRP 等相关神经递质作用于颅内外血管,可引起头痛和血管扩张。曲普坦类药物能激动 5-羟色胺 1B/1D 受体,引起脑血管强烈收缩、减少 CGRP 释放。新型的单克隆抗体通过结合 CGRP 受体或直接结合 CGRP,发挥抑制 CGRP 的效应,具有预防偏头痛发作的作用。

【临床表现】

偏头痛首次发作以青春期最多,亦见于儿童期,80% 以上患者在 30 岁以前发生。临床类型如下。

1. 有先兆偏头痛(典型偏头痛) 约占全部偏头痛的 10%。典型发作可分为四期。

(1) 前驱期症状:头痛发作前 24 h 或更长的时间内出现情绪不稳、易激惹、抑郁或情绪高涨等;食欲改变(特别喜欢进甜食或巧克力等)、口渴、瞌睡、打哈欠、倦怠等。这些症状可能与下丘脑单胺类(尤其 5-HT)神经递质的改变有关。

(2) 先兆期:常在早晨醒来之后,常突然出现视觉改变,看见不成形的白色亮光或多彩的亮光(闪光幻觉)或黑矇,但很少有锯齿状亮光(城堡样光谱)的先兆。有的患者突然视物模糊不清,如透过烟雾一般,或物体呈波浪状变形、扭曲等。这些闪亮幻觉可持续数分钟,也可在视野中遗留盲点(常呈双眼同象限内的点状视野缺损)。其他局灶神经症状还可有口唇、面部、双手、双脚的麻木或麻刺感,一臂或一腿的轻微无力,轻度思维模糊、轻度失语、构音障碍、头晕、嗜睡、步态不稳等。但每个患者仅出现其中的一项或几项症状。这种先兆症状可持续数十分钟之久(杰克逊癫痫仅历时数秒钟)。在这些症状逐步消退时,迅即进入头痛发作期。

(3) 头痛发作期:随着先兆的逐步消退,出现单侧钝痛或胀痛,疼痛程度逐渐加强,数分钟到 1 h 后达高峰,而呈跳痛或钻痛,迫使患者卧床蒙被而睡。此时,亮光、噪声、强烈的气味等都会造成患者疼痛加剧。头痛的位置常在一侧颞部、眶后、额顶部等,偏头痛的头痛有一定的特征,程度多为中至重度,性质多样但以搏动性最具特点。个别患者压迫颞浅动脉处可缓解疼痛。伴随症状有恶心、呕吐、食欲不振、疲乏、精神萎靡、面色苍白、懒言少语。疼痛持续数小时到 1 d,很少超过 3 d,一般在睡眠后疼痛消失。

发作间歇期无任何不适;有的患者具有敏感、多疑、细心、固执、做事追求完美等所谓“偏头痛气质”。另有一些患者发作常在数日、数周的辛勤工作或精神紧张后的“低潮期”发生。

(4) 恢复期:头痛在持续 4~72 h 的发作后可自行缓解,但患者还可有疲乏、筋疲力尽、易怒、不安、注意力不集中、头皮触痛、欣快、抑郁或其他不适。

2. 无先兆偏头痛(普通型偏头痛) 此型最多见。前驱症状不明显,先兆可为轻微的视觉模糊,或根本无先兆。疼痛可为单侧或双侧,部位可在颞、顶、额,甚至枕部,也可为双侧,疼痛性质为跳痛或胀痛,伴随症状有恶心、呕吐、倦怠等;持续时间较长,历时 1~3 d 不等。

3. 特殊类型的偏头痛 偏瘫型极少见,可见于婴儿、儿童或成年人,表现为发作性头痛伴偏瘫,后者持续时间可长于头痛。有些家庭为常染色体显性遗传,亦称家族性偏瘫型偏头痛。家族性偏瘫型偏头痛的特异性基因有:① FHM1,*CACNA1A*(钙通道),位于 19 号染色体;② FHM2,*ATP1A2*(Na^+-K^+-ATP 酶),位于 1 号染色体;③ FHM3,*SCN1A*(钠通道),位于 2 号染色体。该 19 号染色体基因编码一种电压调控的钙离子通道蛋白,这一线索提示其他类型的偏头痛可能也是一种离子通道的异常。此型偏头痛可能是一些青年女性和中年人卒中的原因。本病的起病方式、无痛性发作史以及一些病例与抗心肌磷脂（cardiophospholipid）、抗磷脂（phospholipid）抗体明显相关等事实都表明其为血管性原因。

（1）有脑干先兆偏头痛：最初的"基底动脉型偏头痛"或者"基底偏头痛"不再使用，是因为发病中是否有基底动脉受累目前仍不明确，脑干先兆型偏头痛的称呼更合适。先兆包括视觉、感觉或者言语/语言症状，可完全缓解，无运动和视网膜症状。至少存在下列脑干症状中的 2 项：① 构音障碍；② 眩晕；③ 耳鸣；④ 听力减退；⑤ 复视；⑥ 共济失调。本病由 Bickerstaff 首先描述。患者多为年轻女性，部分有家族史。首先发生视觉症状，犹如典型偏头痛者，只是双侧视野均受累，脑干、小脑症状有眩晕、步态蹒跚、构音障碍、肢体共济失调和双手或双脚麻刺感，严重者有四肢瘫痪或昏迷。这些症状历时 10～30 min，继之出现枕部剧痛。个别患者在头痛前可有头昏、意识模糊或木僵，持续数小时或更长时间。这些症状类似于椎-基底动脉供血区的缺血。此型偏头痛有时并非为短暂、良性经过，可发生基底动脉或大脑后动脉血栓形成。

（2）偏头痛等位发作：指有头痛发作但临床过程不完全的，故有人称为流产型发作。

1）偏头痛先兆：有些患者仅发生如前所述的偏头痛先兆症状，但无随后发生的头痛发作。

2）视网膜偏头痛：反复发作的单眼视觉障碍，包括闪光、暗点或者黑矇，伴随符合偏头痛特征的头痛，视觉症状被至少以下 1 项或 2 项检查结果证实：① 临床视野检查；② 自画单眼视野缺损（在充分告知后）。此为典型偏头痛的一种亚型，由于视网膜小动脉收缩而损害单眼视力，伴或不伴闪光幻觉，随后出现头痛（或眼眶后痛）。此型一则不常见，二则无法排除同侧颈内动脉系统 TIA 的可能。

3）可能与偏头痛相关的周期综合征：曾称儿童周期综合征。虽然儿童多见，但成人也有。包括：① 反复胃肠功能障碍，反复发作的不频繁的慢性或有固定间隔的腹痛或腹部不适（或恶心或呕吐），可能和偏头痛相关，包括周期性呕吐综合征和腹型偏头痛；大部分患有腹型偏头痛的孩子在以后会发展成偏头痛；② 良性阵发性眩晕，健康儿童反复发作的眩晕，发作前没有预兆，可自发缓解；发作间期神经系统检查与听力、前庭功能检查正常，需要与前庭性偏头痛进一步鉴别；③ 良性阵发性斜颈，阵发性头转向一侧或旋转，可自行缓解；一般发生在 1 岁以内的婴儿和小孩；④ 婴儿（肠）绞痛，出生后 4 个月内反复发作烦躁不安或哭闹，每天发作持续至少 3 h，每周发作超过 3 d 并且至少连续 3 周；⑤ 儿童交替性偏瘫，幼儿的偏瘫是偏侧交替，可伴随进展性脑病、其他阵发性症状和精神损害；首次发作在出生后 18 个月内；偏瘫独立出现，或伴随至少 1 项阵发性症状，如强直性轮替、肌张力障碍性姿势、手足徐动症样运动、眼球震颤或其他眼球运动异常和（或）自主神经功能紊乱；有精神和（或）神经系统功能缺陷；在至少 70% 的患者中存在 *ATP1A3* 基因（编码 Na^+-K^+-ATP 酶 α3 亚基）的突变；⑥ 前庭性偏头痛（VM），符合 VM 诊断的前庭症状包括自发性眩晕[包括内部眩晕（自身运动的错觉）及外部眩晕（视物旋转或浮动的错觉）]、位置性眩晕（头位变动后发生，VM 也会出现位置性眩晕，但大部分患者会合并其他形式的眩晕，单纯的位置性眩晕仅占少数）、视觉诱发的眩晕（由复杂或大型活动性视觉刺激诱发）、头部活动诱发的眩晕（在头部活动时发生）、头部活动诱发伴恶心的头晕（头晕的特点是感觉到空间定向受损）。

（3）偏头痛并发症。

1）偏头痛性脑梗死：Welsh 和 Levine 将其归为以下 3 类：① 卒中和偏头痛共存（即卒中的发生在时间上与偏头痛相隔很远）；② 具有偏头痛临床特征的卒中；③ 偏头痛诱发的卒中（即在偏头痛发作过程中诱发的卒中），这是由于偏头痛先兆期长时间的血流降低易使相应的缺血脑区发生梗死。

2）偏头痛持续状态：偏头痛持续状态是指一次使人心力交瘁的偏头痛发作持续 72 h 以上，疼痛或者相关症状逐渐减轻，除了持续时间和疼痛程度外，偏头痛患者的此次发作典型。

【诊断和鉴别诊断】

一般经过认真询问病史（头痛的发作性、搏动性，伴随恶心、呕吐、畏光、恐声，间歇期正常）和家族史，体格检查无神经系统损害的体征，即可考虑为偏头痛；若对麦角胺止痛剂有效，则诊断更为明确。鉴别诊断时需注意以下方面。

1. 其他血管性头痛 高血压患者常在晨起后有额、枕部搏动性头痛。动脉硬化者可因血管痉挛而出现头痛。巨细胞动脉炎常见于中、老年，头痛为持续性，可有发热、纳差、红细胞沉降率加快、颞浅动脉变硬、触痛等。

2. 颅内占位和血管病变 颅内占位性病变早期可有不典型头痛，或类似于偏头痛，而无神经损害的临床证据,一般经头颅 CT、MRI 能发现 5 mm 以上的占位性病变、血管瘤、血管畸形等。

表 14-16 列出了国际头痛协会的偏头痛诊断标准。

表 14-16　偏头痛诊断标准(国际头痛协会 ICHD-3)

类型	诊断标准
无先兆(普通型)偏头痛	1. 每次头痛(不经治疗)持续 4~72 h 2. 头痛性质至少具备下列特征的 2 项:① 单侧性;② 搏动性;③ 程度中到重度;④ 头痛可为体力活动诱发或加重 3. 至少有下列 1 项伴随症状:① 恶心和(或)呕吐;② 畏光和畏声 4. 具备前 3 项所述特征的头痛至少有 5 次发作 5. 排除其他器质性病变
有先兆(典型)偏头痛	1. 头痛至少具备下列特征的 3 项 　(1) 至少有一个可完全恢复的先兆症状:视觉、感觉、语音/语言、运动、脑干、视网膜 　(2) 至少符合下列 4 项中的 2 项:① 有一个先兆症状发生超过 5 min,和(或)2 个或更多的症状连续出现;② 每个独立先兆症状均不超过 60 min;③ 至少有一个先兆是单侧的;④ 头痛和先兆的间隔时间不超过 60 min,头痛也可在先兆的同时或之前发生 　(3) 不能用其他诊断更好地解释,排除短暂性脑缺血发作 2. 符合以上情况至少有 2 次发作 3. 有充分证据排除器质性原因

【治疗】

偏头痛的治疗可包括药物治疗和综合治疗两方面。药物治疗又可分为急性发作期的治疗和预防性治疗。前者是指头痛已经发生的时候给予治疗,使疼痛尽快停止;后者是指头痛尚未发生前即给予长期的药物干预,以减少头痛发作频率并减轻头痛发作时的程度。对患者进行预防性治疗的目的是降低发作频率、减轻发作程度、减少失能、增加急性发作期治疗的疗效。通常,偏头痛致使存在以下情况,应考虑预防性治疗:① 患者的生活质量、工作和学业严重受损(需根据患者本人判断);② 发作频率为每月 2 次以上;③ 急性期药物治疗无效或患者无法耐受;④ 存在频繁、长时间或令患者极度不适的先兆,或为偏头痛性脑梗死、偏瘫性偏头痛、伴有脑干先兆偏头痛亚型等;⑤ 连续 2 个月,每月使用急性期治疗 6~8 次以上;⑥ 偏头痛发作持续 72 h 以上等。对每个首次就诊的偏头痛患者,医师都应耐心解释,减少其思想顾虑,并对药物治疗可能带来的不良反应予以说明。

1. **急性发作期的治疗**　常用药物包括非特异性止痛剂(如甾体类抗炎药)和特异性止痛剂(具有抗偏头痛作用但无一般止痛作用)。

(1) 特异性药物治疗。

1) 麦角胺类药物:① 酒石酸麦角胺(ergotamine tartrate):0.5~1.0 mg 肌内或静脉注射,可用于偏头痛发作早期;但该药的不良反应明显,可产生恶心、呕吐,偶有心肌缺血、期前收缩等。现已极少应用。② 麦角胺咖啡因片(ergot amine caffeine):每片含麦角胺 1 mg、咖啡因 100 mg,每次 1~2 片,用于偏头痛发作早期,可缓解发作;每日最大剂量不超过 6 片;适用于发作持续时间长的患者。另外,极小量的麦角胺类即可迅速导致药物过量性头痛,因此应限制药物的使用频率,不推荐常规使用。③ 双氢麦角胺(dihydroergotamine,DHE)用于难治性偏头痛,剂量为 0.3~1.0 mg,与甲氧氯普胺(胃复安)10 mg 联用,每 8 h 给予 1 次,绝大多数在 24 h 内缓解。

2) 曲坦(triptan)类药物:为 5-羟色胺 1B/1D 受体激动剂,能特异地治疗偏头痛的头痛症状。舒马曲普坦有口服剂(片剂、速释剂)、皮下注射剂、鼻喷剂及肛门栓剂,其中 100 mg 片剂是所有曲坦类的疗效参照标准。皮下注射舒马曲普坦 6 mg,10 min 起效,2 h 头痛缓解率达 80%。舒马曲坦(sumatriptan)商品名英明格(Imigran),片剂可在发作时服用,每次 1 片,24 h 内最多不超过 300 mg;注射剂可 6 mg 皮下注射,24 h 内可用 12 mg;用药后 1 h 内有 72% 的患者缓解,49% 的患者头痛完全消失,一般再次用药时也不会增加疗效。副作用轻微且短暂,包括头部沉重感、胸部发紧,个别患者会出现严重胸痛,心电图显示 ST 段抬高。皮下注射时,个别患者有麻刺感、发热等,也可有头晕。同类药物有佐拉曲坦(zolmitriptan)、佐咪格和纳拉曲坦(naratriptan)等。

3）降钙素基因相关肽（CGRP）受体拮抗剂：通过将扩张的脑膜动脉恢复至正常而减轻偏头痛症状，且该过程不导致血管收缩。

（2）非特异性止痛剂：阿司匹林（aspirin）、对乙酰氨基酚（acetaminophen）、双氯芬酸钠（diclofenac）、布洛芬（ibuprofen）、萘普生，以及复方制剂，包括阿司匹林、对乙酰氨基酚及咖啡因的复方制剂，对乙酰氨基酚与咖啡因的复方制剂，双氯酚酸与咖啡因的复方制剂等，均用于偏头痛急性发作期。到目前为止，非特异性止痛剂仍是偏头痛发作时治疗最有效的Ⅰ级证据药物。但亦应注意长期使用后有疗效减退、药物反跳性疼痛乃至耐受和药物依赖，甚至偏头痛持续状态等。

（3）其他药物：久患偏头痛者，常伴焦虑、烦躁。此时可联合使用镇静剂（地西泮、异丙嗪）、神经安定剂（氯丙嗪）、泰必利、止吐药（甲氧氯普胺）等。此外，严重头痛者，可静脉滴注利多卡因 100 mg。

2. 预防偏头痛的药物

（1）非处方药：① 非甾体抗炎药：阿司匹林对偏头痛预防的研究结果不一。两项大型队列研究发现每日 200～300 mg 阿司匹林可降低偏头痛发作的频率。阿司匹林与有确定疗效药物的对比试验显示其效果相当或较差，而在与安慰剂的对照试验中却从未被证实有效。② 其他药物：大剂量核黄素（每日 400 mg）及辅酶 Q10 的对照试验结果显示有效。口服镁盐的结果矛盾，1 项结果阴性，另 1 项结果为阳性。2015 年国外发表的最新一项随机、双盲、安慰剂对照多中心研究表明，含有核黄素、辅酶 Q10、镁盐的复方制剂对预防偏头痛发作有效，减少偏头痛发作频率。

（2）处方药：① 钙离子拮抗剂：非特异性钙离子拮抗剂氟桂利嗪对偏头痛的预防性治疗证据充足，剂量为每日 5～10 mg。研究表明，氟桂利嗪预防性治疗 4 周末、8 周末及 12 周末与治疗前相比，头痛程度明显减轻，头痛频率明显减少。② 抗癫痫药物：托吡酯对发作性及慢性偏头痛有效，并可能对药物过量性头痛有效。双丙戊酸钠/丙戊酸钠对偏头痛预防有效，但长期使用需定时监测血常规、肝功能和淀粉酶，女性患者需注意体重增加及卵巢功能异常。③ β受体阻断剂：证据最为充足的是普萘洛尔和美托洛尔。另外，比索洛尔、噻吗洛尔和阿替洛尔可能有效，但证据质量不高。β受体阻滞剂的禁忌证包括反应性呼吸道疾病、糖尿病、体位性低血压及心率减慢的某些心脏疾病。不适用于运动员，可发生运动耐量减低。有情感障碍患者在使用时可能会发生心境低落，甚至自杀倾向。常用药物有普萘洛尔，起始剂量 20 mg，每日 3 次，逐渐增加到每日 240 mg，无效的主要原因是剂量不足。美托洛尔剂量为每日 50～200 mg。④ 抗抑郁药：在抗抑郁药物中，阿米替林和文拉法辛预防偏头痛的有效性已获得证实。

3. 非药物治疗

（1）调整生活方式：偏头痛的发作有很多诱发因素，间歇期应管理诱因、改变生活方式、避免复发。系统的生活方式指导包括 4 个步骤：第一步，让患者学习和掌握哪些不良生活方式会影响偏头痛的发生和转归；第二步，让患者充分了解自己的生活方式，分析其生活方式在哪些地方需要改变；第三步，记录偏头痛日记能有效帮助患者评估自己的生活方式对偏头痛发作的影响，筛查导致自身偏头痛发作的特定诱发因素；第四步，指导患者改变既往生活方式，并记录偏头痛日记，观察调整生活方式后对偏头痛发作频率的影响。

（2）针灸疗法：急性期针灸方法包括毫针刺法、电针、火针、放血等具有较强刺激的操作方式。在恢复期以辨证论治为主，兼顾辩经论治，以达到缓则治其本的目的，多采用毫针刺法、温针灸、耳穴压丸等操作方式。

（3）神经调节技术：包括无创迷走神经刺激、经皮眶上神经刺激、经皮枕神经刺激、单脉冲经颅磁刺激、重复经颅磁刺激、枕大神经阻滞。

（4）行为疗法：包括放松训练、认知行为疗法、生物反馈。

第三节　睡眠障碍

发作性睡病

发作性睡病（narcolepsy）是慢性嗜睡症的最常见病因之一。临床表现为难以控制的白天过度嗜睡，伴或不伴发作性猝倒（cataplexy），呈慢性进行性过程。患病率具有地区差异，北美和欧洲为（2～10）/10 000，以色列仅为 1/50 万,日本可达(1~5)/1 000。由于很多临床医生不熟悉该病,相当一部分发作性睡病患者无法确诊,实际发病率可能更高。

【病因和发病机制】

发作性睡病分为 1 型和 2 型,1 型表现为发作性睡病伴猝倒发作,2 型则不伴有猝倒发作。发作性睡病 1 型是由于下丘脑产生食欲素(orexins)的神经元严重选择性缺失所致,患者脑脊液中食欲素亚型 orexin - A 水平明显降低。发作性睡病 2 型患者下丘脑产生食欲素的神经元仅后部区域部分性受累,患者中仅 10%~24%存在食欲素水平下降。在发作性睡病患者中,由于食欲素信号通路的损害,对促醒脑区不能产生连续性的刺激,导致患者频繁进入睡眠。食欲素还具有抑制快速眼动睡眠(REM)的作用,因此食欲素信号通路的损害会引起清醒时 REM 成分的增多,如麻痹或梦样幻觉。猝倒症通常由强烈的正性情绪诱发,通过前额叶内侧、杏仁核激活脑桥回路,引起肌肉麻痹。此外,食欲素信号通路还可增加代谢、促进交感活性和奖赏行为,故损害时还可促进肥胖和抑郁。

发作性睡病的病因尚未明确,遗传因素、感染因素在其发病中均可能起了重要的作用。

【临床表现】

发作性睡病症状常开始于青春期,高发年龄在 15~25 岁。部分患者症状可出现于 2 岁以前,在食欲素基因突变的患儿中发病年龄可提前至 6 月龄。60 岁以后发病者常以猝倒为主要表现。性别分布无明显差异。经典的发作性睡病四联症包括白天过度嗜睡(excessive daytime somnolence,EDS)、发作性猝倒、睡瘫症、入睡前幻觉和醒前幻觉。值得注意的是,患者很少同时存在以上四种症状。

【实验室和辅助检查】

发作性睡病患者大多有明显的临床表现,确诊需结合实验室检查。

1. 多导睡眠图(polysomnography,PSG) 在发作性睡病患者中,REM 潜伏期常缩短,40%~50%患者出现睡眠初始阶段 REM,由于频繁觉醒,睡眠被多次中断,总的睡眠时间减少。

2. 多次小睡潜伏期试验(multiple sleep latency test,MSLT) 发作性睡病患者的平均睡眠潜伏期缩短,均≤8 min,且经过充足的睡眠(≥6 h)后,次日试验可见≥2 次睡眠初期出现 REM 次数(SOREMP)。

3. 脑脊液中食欲素水平的检测 脑脊液中食欲素≤110 pg/ml 或为正常值的 1/3,对发作性睡病 1 型患者其诊断的敏感度和特异度均>95%,而 2 型患者仅 40%出现脑脊液中食欲素≤110 pg/ml。对于诊断困难的患者,该检测具有重要的参考价值。

4. 基因亚型的检测 虽然发作性睡病患者中人类白细胞抗原 HLA - DQB1 * 06:02 等的阳性率很高,但由于普通人群也有一定的阳性率,故一般不作为常规检查项目。

【诊断和鉴别诊断】

根据 ICSD - 3 的分类标准,发作性睡病可分为发作性睡病 1 型和发作性睡病 2 型,具体诊断标准如下。

1. 发作性睡病 1 型 需同时满足以下条件。

(1)患者存在白天难以遏制的困倦和睡眠发作,症状持续至少 3 个月以上。

(2)满足以下 1 项或 2 项条件:① 有猝倒发作,标准的 MSLT 检查平均睡眠潜伏期≤8 min,或出现≥2 次 SOREMP;推荐 MSLT 检查前夜进行夜间多导睡眠图(nocturnal polysomnogram,nPSG)检查,nPSG 中出现 SOREMP 可以替代 1 次白天 MSLT 中的 SOREMP;② 免疫反应法检测脑脊液中食欲素浓度≤110 pg/ml 或<正常参考值的 1/3。

2. 发作性睡病 2 型 需同时满足以下条件:① 患者存在白天难以遏制的困倦和睡眠发作,症状持续至少 3 个月以上;② 标准的 MSLT 检查平均睡眠潜伏期≤8 min,或出现≥2 次 SOREMP;推荐 MSLT 检查前夜进行 nPSG 检查,nPSG 中出现 SOREMP 可以替代 1 次白天 MSLT 中的 SOREMP;③ 无猝倒发作;④ 脑脊液中食欲素浓度没有进行检测,或免疫反应法检测值>110 pg/ml 或>正常参考值的 1/3;⑤ 嗜睡症状和(或)MSLT 结果无法用其他睡眠障碍如睡眠不足、阻塞性呼吸睡眠暂停综合征、睡眠时相延迟障碍、药物使用或撤药所解释。

如果患者随后出现猝倒发作,应重新诊断为发作性睡病 1 型;如果随后检测脑脊液中食欲素浓度≤110 pg/ml 或<正常参考值的 1/3,也应重新诊断为发作性睡病 1 型。

发作性睡病需要与睡眠不足、阻塞性呼吸睡眠暂停综合征(obstructive sleep apnea syndrome,OSAS)、睡眠位相后移症候群、周期性肢动症、倒班工作睡眠障碍、应用镇静药物、原发性嗜睡症、抑郁症等疾病相鉴别。

【治疗】

1. 非药物治疗　主要是指行为心理疗法。应让患者尽量避免驾驶、高空及水下作业。

2. 药物治疗　主要有改善白天过度嗜睡症状的药物和改善猝倒症的药物,莫达非尼可选择性激活下丘脑催醒位点,可能的主要作用是使多巴胺再摄取减少,可作为轻中度白天过度嗜睡患者的优先选择用药。阿莫达非是消旋莫达非尼的 R 型异构体,较莫达非尼的半衰期稍长。

哌醋甲酯、苯丙胺和右旋苯丙胺的促醒作用较莫达非尼要强,但副作用也相对更常见,而且滥用风险较大,故必须滴定其最低有效剂量。

低剂量的抗抑郁药物可减少猝倒发作。文拉法辛缓释片作用时间较长而且副作用较小,可作为猝倒症的首选用药。应用抗抑郁剂后如撤药,需逐步减停,因突然停药可能会导致猝倒症状反弹性严重发作。

非苯胺类精神振奋剂用于缓解白天嗜睡和抗抑郁剂不能缓解的猝倒发作。马吲哚(mazindol)可使 85% 的患者日间嗜睡症状得到改善,并可减少 50% 的猝倒发作。其常见不良反应有口干、心悸、厌食、紧张和头痛等。司来吉兰(selegiline)是选择性和可逆性的 B 型单胺氧化酶(MAO - B)强抑制剂,它在肝脏代谢为苯丙胺和甲基苯丙胺,使用剂量为每日 5~20 mg,在临床上具有缓解嗜睡和抗猝倒效果。当大量服用时,注意需低酪氨酸饮食。

镇静催眠类药物如唑吡坦、佐匹克隆和右佐匹克隆等可用来治疗夜间睡眠不安症状。如果患者合并 REM 期行为障碍,可首选氯硝西泮治疗,其他可选药物还有褪黑素、阿戈美拉汀、雷美替胺、普拉克索等。

【预后】

发作性睡病多呈慢性过程,不伴自发缓解,严重者可明显影响生活质量,甚至酿成意外事故而危及生命,需早期明确诊断并进行干预。

异 态 睡 眠 症

异态睡眠症(parasomnia,简称异睡症),又称睡眠行为障碍,指觉醒-睡眠转换过程中、睡眠中或从睡眠中醒来时发生的行为异常。

一、非快速眼动睡眠相关异睡症

非快速眼动睡眠(NREM)相关异睡症是从 NREM 期(多数自慢波睡眠期)不完全觉醒所致的一组觉醒障碍性疾病。多发生于夜间睡眠周期的前1/3,包括异常的睡眠相关复杂运动和行为、自主神经症状和对外界环境的不认识或不合适的反应。患者通常无梦境的主诉,对发生过程部分或完全不能回忆。

ICSD - 3 将 NREM 相关异睡症分为两大类:① 觉醒障碍,包括意识模糊性觉醒、睡行症和夜惊症;② 夜食症。睡眠相关异常性行为(sleep-related abnormal sexual behavior,sexsomnia)归类于意识模糊性觉醒和睡行症的一个亚型。觉醒障碍在儿童中较为常见,1.5 岁的儿童中夜惊症的发生率高达 34%,10 岁左右儿童中睡行症的发生率达 13%,儿童起病的觉醒障碍多于青春期缓解。成人的觉醒障碍发生率为 2%~4%。目前异睡症病因尚不明确,可能与遗传因素、个体性格特征、精神心理因素有一定关系,此外,发热、药物滥用、烟酒过度、睡眠剥夺和睡眠不规律等也可能是诱因。

【临床表现】

意识模糊性觉醒、睡行症和夜惊症具有不同的行为学表现,但这几种状态并非完全独立的疾病,同一患者可能同时存在 2~3 种状态,如多数睡行症患者同时也存在夜惊症和意识模糊性觉醒,睡行症和夜惊症还具有家族聚集性,提示它们可能存在共同的病理生理学基础。

1. 意识模糊性觉醒(confusional arousals)　患者常从床上坐起、睁眼,貌似清醒,但其意识状态并非完全清醒,表现为时间和地点定向力障碍、精神活动迟滞、反应迟钝、说话颠三倒四以及怪异行为,通常伴有躁动表现,可持续数分钟至数小时(常为 5~15 min),次日对夜间发生的事毫不知晓。

2. 睡行症(sleepwalking)　又称梦游症。好发于儿童,成人少见,发生的高峰年龄为 8~12 岁,15 岁后逐渐消失。无性别差异,常有家族史。患者从睡眠中醒来,呈意识模糊状态,也可突然从睡眠中起床,漫无目的地游走,动作缓慢且能避开障碍物,衣衫不整、喃喃自语,有时手中还持有一些物品。某些患者甚至表现为不合适的行为,如爬出窗户或向垃圾筒里小便。若试图将其叫醒,可能会造成意识混乱并有躁动现象。患者可自行回到床上,并很快继续入睡,清晨醒后对夜间发生的事毫无记忆。

3. 夜惊症(sleep terrors) 多发生于4~12岁儿童,男孩多于女孩,可有家族史。患者常于慢波睡眠期突然坐起,尖叫或哭闹、躁动,表情恐惧,并可伴有自主神经系统症状,如心动过速、呼吸加快、面色潮红、大汗、瞳孔散大等。安抚无效是其特征性表现。患儿肌张力增加,并对任何身体接触有抗拒行为。若将患者强行唤醒,可表现为意识混乱、语无伦次,但不久又入睡,次日对夜间发生的事毫不知晓。随着年龄的增长,夜惊症可逐渐消失。少数情况下甚至有自伤和伤人行为的报道,多见于有夜惊症的男性成人患者。

约40%的觉醒障碍患者可出现白天过度嗜睡,少数研究显示患者还会出现认知功能轻度受累,主要累及视空间工作记忆和选择性视觉注意力。此外,觉醒障碍患者还可能与焦虑、抑郁等精神疾病共病。

【辅助检查】

1. 多导睡眠图和视频多导睡眠图(video-polysomnography,vPSG) 对区分患者是正常睡眠还是NREM相关异睡症的作用不大,故不作为常规推荐。

周期性交替模式(cyclic alternating pattern,CAP)是由两种NREM脑电长时间周期性交替出现的一种脑电图模式:A指的是睡眠期事件,B指的是背景节律,它们与觉醒水平的波动有关。CAP可反映整个NREM睡眠维持和碎片化情况。睡行症和夜惊症患者均可观察到CAP率增高。此外,高度同步化的δ波(hypersynchronous delta wave,HSD)指的是NREM持续性高波幅($\geq$150 μV)δ波,它可能是睡行症患者的脑电图标志,除了行为事件外,睡行症患者通常较对照组有更多的HSD活动。但HSD并不是诊断觉醒障碍患者的特异性脑电图表现,因为正常人也可出现HSD,尤其是在睡眠剥夺的情况下。

2. 自主神经活动的检查 夜惊症通常伴有明显的自主神经症状,发作时患者的心率和呼吸明显增快,而且这些反应通常是突发性的,无逐步演变的过程。研究显示,在睡行症事件发生前5 min其心率变异性功率明显增加,提示交感神经兴奋性增高。

3. 定量脑电图 定量脑电图分析显示觉醒障碍患者存在慢波活动的异常,在患者的中央顶区导联通常存在慢波活动功率的下降。有研究在睡行症患者的第一个睡眠周期中观察到睡眠纺锤波数量的下降。在复杂的觉醒行为发生前则通常观察到慢波活动的增加。

4. 神经影像学检查 通常无特异性发现。

【诊断】

ICSD-3对NREM相关异睡症的诊断标准如下。

(1)反复出现自睡眠中不完全清醒的事件:① 这些事件通常发生于主要睡眠期的前1/3;② 在该事件发生后的数分钟甚至更长的时间内患者可能持续呈意识模糊和定向力障碍。

(2)在该事件发生过程中,患者对他人试图干扰或引导其行为无反应或采取不合时宜的反应。

(3)无或非常少的认知或梦境,如有,则仅为某个单调的视觉情景。

(4)对事件部分或完全不能回忆。

(5)该事件不能用其他的睡眠障碍、精神疾病、药物应用后状态、药物或物质滥用来解释。

【治疗】

一线治疗包括:① 尽量避免各种促发因素,如睡眠剥夺、使用镇静类药物、睡眠前情绪刺激等;② 环境安全措施,如使用报警装置,建议与患者一起睡眠的同伴尽量采用安静的指导以使患者重新回到床上。

如患者症状严重,经常会出现伤害自己或他人的事件,或者患者白天嗜睡和乏力等症状严重,则要采取行为或药物性治疗措施。药物治疗可首选苯二氮䓬类,尤其是小剂量氯硝西泮每日0.5~1.0 mg,可缓解74%~86%的成人患者的觉醒障碍症状。其他可应用的药物包括帕罗西汀、地西泮、卡马西平、褪黑素和褪黑素激动剂。

二、REM相关异睡症

1. REM睡眠行为异常(RBD) 指的是患者反复出现REM期与梦境相关的复杂运动行为,同时PSG显示REM期无肌张力丧失(REM sleep without atonia,RSWA)。RBD的发病率为0.5%~2%,在60岁以上的人群中更高,可达到5%~13%。在50岁以下人群中男女发病率相当,但50岁以上的中老年人群中男性多于女性。

RBD 的病因尚不明确,促使其发病的危险因素有服用抗抑郁剂、精神疾病病史、教育水平低、脑外伤病史、职业杀虫剂暴露、农业从业者、吸烟、缺血性心脏病病史、吸入皮质类固醇类药物等。有研究显示服用抗抑郁剂的患者发生 RBD 的风险较普通人群高 5 倍,有精神疾病病史者发生 RBD 的风险为普通人群的 10 倍。RBD 的发病机制多认为是由于脑桥背侧蓝斑核附近的损害导致对延髓控制脊髓前角运动细胞的抑制性作用减弱,引起 RSWA 的发生。

RBD 的平均发病年龄在 52～62 岁,年轻人少见。常见症状包括挥舞手臂、拳打脚踢,少数患者可表现为拍打床面、在床上跳跃或爬行、奔跑等。部分患者可出现行走,但与 NREM 觉醒障碍不同的是,RBD 患者行走时双眼是闭合的。发作频率少则 3 个月 1 次,多则每晚发作数次。除了睡眠中异常行为外,患者还可出现其他睡眠障碍如白天过度嗜睡和睡眠期周期性肢动症等。

根据是否有明确的病因可将 RBD 分为原发性和症状性。症状性 RBD 的病因通常包括自身免疫性或炎性疾病、脑部病变及应用抗抑郁剂等。原发性 RBD 与神经变性疾病密切相关。

对 RBD 患者的治疗首先要告知其卧室环境安全事项,如尽量降低床垫与地板的高度以防跌落摔伤,床的周围不要放置尖锐危险物品,床边地上可铺软垫等措施。药物治疗方面主要采用氯硝西泮和褪黑素。氯硝西泮的用法为 0.25～2 mg 睡前服用,1 周左右起效,可能主要是通过减少做梦或复杂运动行为起作用,有研究显示它并不能减少 RSWA。褪黑素的副作用相对较小,对于合并 OSAS 和认知障碍的患者可选用,起始剂量一般为 3 mg 睡前服用,可逐步增加至 6～12 mg,有研究显示褪黑素可增加 REM 肌张力丧失水平,从而可部分减少 RSWA。普拉克索可能对 RBD 有效,但仍有争议。少数研究支持应用左旋多巴和帕罗西汀,但某些研究认为这两种药物会加重 RBD。其他可能有效的药物包括:多奈哌齐、佐匹克隆、除了氯硝西泮以外的其他苯二氮䓬类、地昔帕明、氯氮平、卡马西平、羟丁酸钠等。抗抑郁剂米氮平、β 受体阻断剂和曲马多则可能会加重 RBD,应尽量慎用或必要时停药。

2. 复发性孤立性睡瘫症(recurrent isolated paralysis) 多于青春期开始发生,20～30 岁发作明显。临床表现为患者在刚入睡或觉醒时出现身体欲动不能或无法发声的恐怖性体验,呼吸不受累,患者意识清楚,可伴有视幻觉。持续时间为数秒至数分钟,可被感官刺激终止。该症也可出现于正常人群中。睡瘫症是发作性睡病的四大主症之一,但也可独立发生而与发作性睡病无关,可具有家族遗传性。促发该症发生的危险因素有:急性睡眠剥夺、睡眠-觉醒周期紊乱(如倒时差和夜班轮班工作)、饮酒、白天小睡时间过长等。此类异睡症多无需治疗,主要是养成良好的睡眠习惯、规律的睡眠时间及治疗并发的睡眠疾病。

3. 梦魇(nightmare disorder) 梦魇现象非常普遍,10%～50% 的儿童夜间睡眠中可出现梦魇,约 2/3 的人能回忆起一次或数次儿童期发生的梦魇。主要表现为以恐惧或焦躁不安为主的梦境体验。患者在 REM 期出现噩梦而惊醒,对梦境能详细回忆,醒后难以入睡。梦魇的内容多为身体上的威胁或不愉快的感受。频繁的梦魇发作很少见,主要见于急性外伤或创伤后应激障碍(PTSD)的患者。女性、家庭低收入、失眠、睡眠呼吸障碍等与梦魇发生频率有关,某些药物如左旋多巴、β 肾上腺素受体阻断剂、抑制 REM 药物突然撤药也可促使梦魇产生。PSG 检测显示患者自 REM 期中突发觉醒并伴有 REM 期密度增加以及心率变异性和呼吸频率增快。频繁梦魇的患者精神疾病发病风险为普通人群的 5.74 倍。

对频繁梦魇患者可进行特定的认知行为治疗,如清醒期梦境模拟、脱敏治疗或催眠治疗等。研究显示,认知行为治疗对外伤后梦魇疗效显著。心理治疗无效患者可考虑药物治疗。对 REM 期有抑制作用的药物如三环类和 SSRI 类抗抑郁剂可应用。哌唑嗪对外伤后梦魇有效,一般 1 mg 起始,1 周即可见效。50～200 mg 的曲唑酮可改善 PTSD 患者的梦魇症状。此外,奈法唑酮、加巴喷丁、托吡酯、奥氮平对梦魇症状也有效。对 PTSD 后难治性梦魇患者可考虑实验性应用庚苯吡酮(一种内源性阿片受体激动剂)。

三、其他类型异睡症

1. 头爆炸感综合征(exploding head syndrome) 任何年龄均可出现,多见于 58 岁左右的女性。在临睡或醒来时感到突发的巨响或头部爆炸样感觉,不伴有明显疼痛,患者常较恐惧。应激或睡眠剥夺时发作次数增多,部分患者可有丛集性发作。

一般无需治疗。如严重影响患者日常生活,氯米帕明、硝苯地平、氟桂利嗪、氯硝西泮、托吡酯治疗可能有效。

2. 睡眠相关的幻觉(sleep related hallucination) 女性和年幼者多见。包括入睡幻觉或醒前幻觉,多为视幻觉,可伴有反复的睡瘫发作。患者常难以分清梦境和现实。与梦境无关的复杂、生动的视幻觉(常为动物或人类)是一种不同的亚型,称为复杂夜间幻觉,可见于发作性睡病、帕金森病、路易体痴呆、视力丧失、中脑或间脑病变。

该病的诊断主要依据临床表现,如怀疑存在器质性病变,特别是伴有复杂夜间幻觉者,必须进行仔细的神经系统和影像学检查。治疗方面尚无直接研究证据。

3. 睡眠遗尿症(sleep enuresis) 多见于儿童,青春期前男性发病率是女性的 2 倍,青春期后男女发病率相似。在进入睡眠状态后,膀胱充盈所产生的神经冲动不能唤醒患儿,患儿在非清醒的睡眠状态下排尿。可能与神经系统发育相对滞后,导致脑桥排尿中枢和大脑皮层未能有效地参与排尿反射有关。此外,睡眠过深、觉醒障碍、膀胱功能异常、遗传因素、心理因素可能也是睡眠遗尿症的促发因素。治疗方面主要是给予患儿教育和引导,排查中枢神经系统和泌尿系统的器质性疾病。行为治疗无效者可给予米帕明、奥昔布宁、去氨加压素治疗。

(汪 昕 丁 晶)

第十五章
肌肉及神经肌肉接头疾病

第一节 概　　述

　　骨骼肌是躯体运动的效应器官,亦是机体能量代谢的重要组织。它在成人中占体重40％～50％,新生儿约占25％。肌肉的血液供应非常丰富,约占心脏总输出量的12％,占全身耗氧量的18％。在人体剧烈运动时,肌肉耗氧量可增加10～20倍,代谢活动可增加50～100倍。骨骼肌受运动神经支配,一个运动神经元所支配的所有肌纤维统称为一个运动单位。一个运动神经元到达肌肉之前可分出数十至数千个分支,分别与不同肌细胞膜上特殊分化的膜结构相接触,构成突触,即神经肌肉接头。

一、肌纤维

　　一块骨骼肌由数个至数百个肌束组成,每个肌束由数十至数千根并行排列的肌纤维(肌细胞)聚集并经纤维膜包绕而成。一根肌纤维为一个肌细胞,它由细胞膜(肌膜)、细胞核(肌核)、细胞质(肌浆)和线粒体、溶酶体等细胞器组成。每个肌细胞内都含有上千条沿细胞长轴走形的肌原纤维,肌原纤维沿长轴呈现规律的明带(I带)和暗带(A带)交替,暗带中央有一段较亮的区域,称为H带,H带的中央有一条横向的线称为M线,明带的中央也有一条线,称为Z线或Z盘。两个相邻Z线之间的区域称为肌小节,是肌肉收缩和舒张的基本单位。

　　暗带主要含有粗肌丝,由肌球蛋白(myosin)组成。亮带主要含有细肌丝,由肌动蛋白(actin)、原肌球蛋白(tropomyosin)和肌钙蛋白(troponin)组成。在肌肉松弛时,粗肌丝与细肌丝间只有部分重叠,细肌丝的两端只伸展到H带,在A带中央没有细肌丝。在明带区域,只有细肌丝,拴缚在Z线上。当肌肉收缩时,细肌丝的游离端沿肌原纤维纵轴在粗肌丝间滑行入H带内,两细肌丝的游离端在滑行中互相接近、靠拢、重叠,H带变窄甚至消失,完成肌小节收缩(图15-1)。

　　肌原纤维表面有两套独立的肌管系统,与肌原纤维平行的称为纵管,也就是肌浆网,它包绕在肌原纤维周围。横向穿行于肌原纤维间者称为横管,它与肌原纤维表面的肌浆网相沟通,沟通部分的肌浆网称为连接肌浆网(终池),终池的钙离子浓度约比肌浆高1000倍,膜上有雷诺丁受体(ryanodine receptor,RyR)。横管与其两侧的终池形成三联管结构,在兴奋-收缩耦联过程中有重要作用。

　　肌纤维膜(sarcolemma)(以下简称肌膜)包绕每一根肌纤维,近年来对肌膜上的蛋白质组成和功能有了较为深入的了解。肌纤维膜由于有特殊蛋白质聚集因而形成许多功能区,通过跨膜蛋白网络将肌纤维内部结构与胞外基质相连接。抗肌萎缩蛋白(dystrophin)位于肌膜胞浆面,其氨基末端与肌动蛋白分子结合,羧基端与肌膜糖蛋白复合体〔肌养蛋白聚糖(dystroglycan)和肌膜蛋白聚糖(sarcoglycan)复合体〕结合。肌养蛋白聚糖复合体直接连接抗肌萎缩蛋白和肌膜外侧面基质中的层粘连蛋白(laminin),α-肌养蛋白聚糖位于膜外,与层粘连蛋白-α2链(merosin)相连,而β-肌养蛋白聚糖为跨膜部分,与抗肌萎缩蛋白相连。肌膜蛋白聚糖有α、β、δ、γ四个部分,跨越肌膜,但其与肌养蛋白聚糖复合体的关系以及具体功能尚未明确,可能与β-肌养蛋白聚糖呈松散连接。抗肌萎缩蛋白、肌膜蛋白聚糖、肌养蛋白聚糖以及层粘连蛋白-α2链等组成一个以抗肌萎缩蛋白为核心的功能复合体(DGC),其功能主要在于稳定肌膜。这些蛋白的基因编码缺陷就会引起临床上各种类型的肌营养不良症。此外,膜上的dysferlin和小窝蛋白-3(caveolin-3)也是重要的骨架蛋白,对维系肌膜稳定有重要作用。胞质中的肌膜蛋白聚糖为衔接蛋白,与抗肌萎缩蛋白相互作用,保证DGC的稳定性(图15-2)。

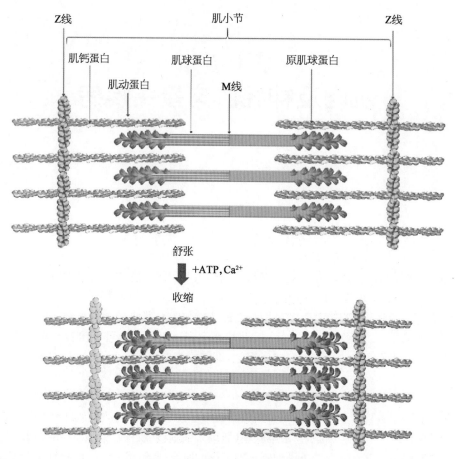

图 15-1 肌小节和肌纤维收缩

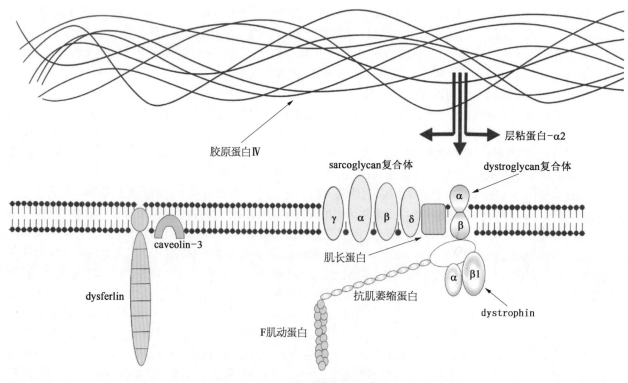

图 15-2 肌纤维膜蛋白模式

二、神经肌肉接头

1. **突触前膜** 是运动神经的末梢,其内有许多突触囊泡,内含大量以"量子"形式存在的乙酰胆碱(acetylcholine,ACh),每一个直径约为 50 nm 的突触囊泡含有约 1 万个 ACh 分子,每一个运动神经末梢约有 15 万~30 万个囊泡。囊泡的磷脂双分子层上有许多跨膜蛋白,其中包括将突触前膜胞质内合成的 ACh 转运到囊泡内的蛋白转运体,囊泡上的小突触泡蛋白(synaptobrevin)参与神经胞吐过程,突触结合蛋白(synaptotagmin)为钙敏蛋白,两者与突触前膜上的 SNAP - 25 和突触融合蛋白(syntaxin)相结合后,在其他蛋白的调节下,促进突触囊泡与突触前膜融合并使 ACh 释放到突触间隙,此过程为 Ca^{2+} 依赖,主要与前膜活性区(active zone)的电压门控 Ca^{2+} 通道(voltage-gated calcium channel,VGCC)有关(图 15 - 3)。

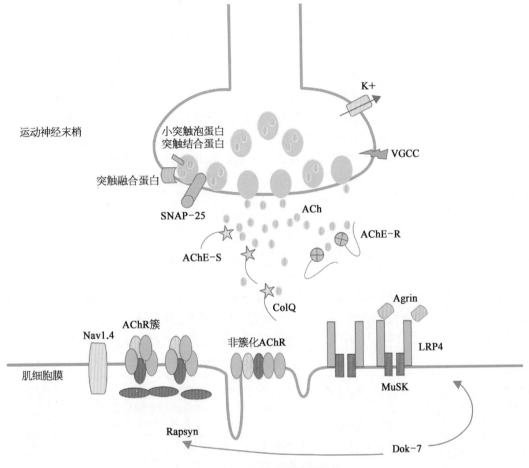

图 15 - 3 神经肌肉接头模式

2. **突触间隙** 突触间隙内含有维系神经肌肉突触结构和功能的重要蛋白,被锚定于基底层的基质中,其中最重要的是乙酰胆碱酯酶(AChE),可将 ACh 分解为胆碱和乙酸。AChE 有 2 种主要异构体,包括突触型 AChE(AChE - S)和通读型 AChE(read-through AChE,AChE - R),后者为水溶性单体,当使用 AChE 抑制剂或发生应激情况时,AChE - R 会剪切合成增加,反馈性抑制胆碱能传递。AChE 通过胶原 Q(ColQ)的尾部嵌入胞外基质中,与基底膜聚糖(perlecan)相连,还可能通过其催化区锚定于间隙的层粘连蛋白。

3. **突触后膜** 即肌细胞膜,本身形成许多皱褶,隆起部分称为终板栅,终板栅之间的小间隙称为次级突触间隙。突触后膜上有丰富多样且功能各异的蛋白质,它们的分布具有空间特异性,位于皱褶顶部最重要的蛋白为烟碱样 AChR,是一个跨膜成簇大分子,由 5 个同源亚单位组成,成人型为 $2\alpha\beta\delta\epsilon$,胎儿型为 $2\alpha\beta\delta\gamma$。各个亚单位高度同源,次级结构和折叠均极为相似,围绕中央的孔道组成桶状,其间供阳离子通过。AChR 有 2 个 ACh 结合位点,分别位于 α/ϵ(或 α/γ)和 α/δ 界面。

对于维系突触后膜的稳定和 AChR 的簇集,肌肉特异性酪氨酸激酶(muscle-specific tyrosine kinase,MuSK)、低密度脂蛋白受体相关蛋白 4(low-density lipoprotein receptor-related protein,LRP4)和后膜内

DOK7 等一系列重要蛋白质形成信号通路,发挥重要作用。分泌蛋白 agrin 从突触前膜释放后与后膜的 LRP4 结合,促进 LRP4 与 MuSK 的联结并使 MuSK 磷酸化,继而募集 DOK7 使其酪氨酸磷酸化,激活胞质内信号转导通路后通过锚定 Rapsn 诱导 AChR 的簇集,AGRN - LRP4 - MUSK - DOK7 蛋白组的存在有助于维系神经肌肉接头(neuromuscular junction,NMJ)功能的完整性。

在后膜皱褶底部有大量的电压门控 Na^+ 通道($NaV1.4$)分布,突触区域高密度的 $NaV1.4$ 使得肌膜的放电阈值降低而易于兴奋。

三、神经肌肉接头的兴奋传递

兴奋从神经末梢传递到肌纤维导致肌肉收缩是一个非常复杂的过程,其机制可简单概括如下:① 神经冲动到达突触前膜的神经终末,引起电压依赖性 Ca^{2+} 通道开放,使末梢内 Ca^{2+} 浓度升高,促使终末内的突触小泡(含 ACh)按照全或无定律释放;② 释放出的 ACh 进入突触间隙,并弥散到突触后膜;③ ACh 与突触后膜上的 AChR 结合,引起突触后膜对 K^+、Na^+ 和 Ca^{2+} 通透性的改变;Na^+ 大量细胞内移而产生肌细胞膜的去极化并形成终板电位;④ 终板电位沿肌膜向邻近扩散,沿横管系统扩布至终池,同时激活横管膜和肌膜上的 L 型 Ca^{2+} 通道,继而激活终池上的雷诺丁受体,使得胞质内的 Ca^{2+} 升高,并与细肌丝上的肌钙蛋白结合发生构象变化,使原肌球蛋白移动,暴露出肌动蛋白的活化位点,遂使肌球蛋白头部与肌动蛋白暂时结合而引起粗细肌丝相互滑动,肌纤维收缩;由肌膜电位扩散并引起肌纤维收缩的电位称为动作电位;许多肌纤维的同时收缩则产生了肌肉的兴奋和收缩;肌肉的收缩需要自身代谢所产生的三磷酸腺苷(ATP)提供能量;⑤ 神经兴奋终止后,与 AChR 结合的 ACh 很快被 AChE 水解而清除,肌细胞的膜通透性和膜电位相继恢复正常,并能接受下一次冲动的到来;肌浆网内的肌钙蛋白亦迅速解离 Ca^{2+} 而被泵回终池,粗、细肌丝重新分离,肌肉放松。

第二节　神经肌肉接头病

神经肌肉接头病是一组影响神经肌肉接头乙酰胆碱传递的疾病,按病因分为遗传性(先天性肌无力综合征)和获得性(Lambert - Eaton 综合征和重症肌无力)两大类。神经肌肉接头病可累及突触前膜、突触间隙和突触后膜,临床上以疲劳后骨骼肌无力为主要特征,主要分类见表 15 - 1。

表 15 - 1　神经肌肉接头病变的分类

突触前膜	突触间隙
Lambert - Eaton 综合征	有机磷农药中毒
肉毒毒素中毒	先天性肌无力综合征
先天性肌无力综合征	突触后膜
获得性神经性肌强直(Isaac 综合征)	重症肌无力
	先天性肌无力综合征

重 症 肌 无 力

重症肌无力(myasthenia gravis,MG)是一种累及突触后膜乙酰胆碱传递的自身免疫性疾病,临床特征为受累骨骼肌极易疲劳,短期收缩后肌力减退明显,休息和使用抗胆碱酯酶药物后肌无力可暂时恢复。MG 的患病率为$(150\sim250)/100$ 万,年发病率为$(8\sim10)/100$ 万,中国年发病率约为 6.8/100 万。目前可根据血清抗体、胸腺异常、发病年龄和疾病严重程度等分为不同临床类型。

【病因和发病机制】

尽管本病曾被认为是"研究最为彻底的人类自身免疫病",但在发病机制方面仍存在许多争议,近些年来,有关非 AChR 抗体机制的研究对原有认识做出了重要补充,目前对于 MG 的认识已从体液免疫介导的自身免疫病转变为整个免疫系统(抗体介导、细胞依赖和补体参与)均参与的神经-肌肉接头信号传递障碍性自身免疫病,其发病机制可归纳为以下几方面。

1. 自身免疫 在遗传易感性和分子模拟等特殊情形下,抗原呈递细胞(antigen presenting cell,APC)摄取抗原乙酰胆碱受体(AChR),经加工处理后与 APC 产生的主要组织相容性复合体(major histocompatibility complex,MHC)结合成复合物,被 CD4 阳性处女 T 细胞受体(naive T cell receptor,TCR)特异性识别,下调调节性 T 细胞的活性,降低免疫耐受;同时,导致 IL-21、IL-6 和 TGF-β 等细胞因子上调。一方面,激活 Th17 分泌 IL-17 进而使免疫细胞分泌大量炎性因子维系促炎微环境;另一方面,激活 Tfh 分泌 IL-21 等细胞因子进而激活 B 细胞分化为浆细胞,产生抗 AChR 的抗体(anti AChR-Ab)(图 15-4)。在终板区,AChR 抗体主要通过以下 3 种机制影响神经肌肉接头信号传递:① 直接阻断 AChR 上 ACh 的结合位点而影响其信号传递;② 与 AChR 二价交联后促进胞吞作用和加速受体的降解;③ 激活补体导致突触后膜的破坏。

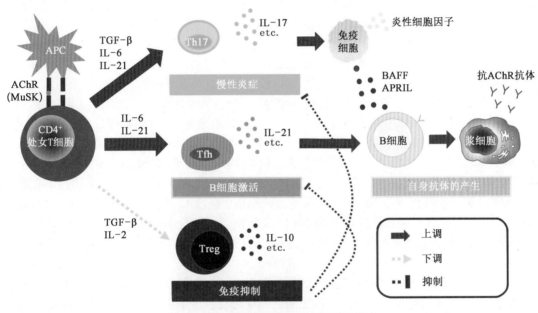

图 15-4 重症肌无力免疫病理机制模式

大约 20% 的全身型 MG 患者 AChR 抗体呈阴性,在这些患者中 30% 血清中可检测到 MuSK 抗体;而在 AChR 和 MuSK 抗体双阴性的患者中,约有 19% 可在血清中检测到低密度脂蛋白受体相关蛋白 4(LRP4)抗体。MuSK 的血清抗体主要是 IgG$_4$ 型,且滴度与疾病严重程度相关。MuSK 抗体不激活补体,主要阻断了在蛋白聚糖(agrin)诱导下 LRP4 与 MuSK 的结合,同时也可能影响了锚定 AChE 的 ColQ 与 MuSK 的结合。血清 LRP4 抗体主要为 IgG$_1$ 型,小鼠和兔的主动和被动免疫模型表明 LRP4 抗体有致病作用。

2. 胸腺异常 临床上,约 80% 的 MG 患者有胸腺异常,其中 70% 伴胸腺增生,即使胸腺大小正常者亦有生发中心增多。10%～15% 的患者伴发胸腺瘤。胸腺增生多伴发于早发型 MG,而在晚发眼肌型和抗体阴性的患者中也有发生。许多 MG 患者胸腺切除术后症状明显改善,AChR 抗体的滴度明显下降。这些现象均表明胸腺与 MG 明确相关。

研究发现,胸腺肌样上皮细胞表面存在 AChR,MG 胸腺组织中可发现数量异常增加的成熟 T 细胞,胸腺瘤和增生胸腺内富含 AChR 反应性 T 细胞。当把患者胸腺移植到严重联合免疫缺陷鼠模型上时可以产生抗人 AChR 抗体,许多 MG 胸腺可见产生 AChR 抗体的 B 细胞。目前认为,胸腺是激活和维持 MG 自身免疫反应的重要场所,针对 AChR 的自身反应性 T 细胞逃逸了正常状态下胸腺内部的免疫监视并输出到外周,刺激 B 细胞产生自身抗体。

3. 遗传因素 MG 不是孟德尔遗传病,在同卵双生子中,MG 的患病一致率为 30%～40%,而异卵双生子中患病一致率为 4%～5%。组织相容抗原(HLA)检测发现,欧美高加索人种的早发型 MG 与 HLA A1-B8-DR3-DQ2 单倍型有关,DRB1*15:01、DQB1*05:02 和 DRB1*16 与挪威和意大利的晚发型 MG 有关,DQ9 与中国南方儿童型 MG 有关,DRB1*0901 与中国北方的 MG 有关。此外,蛋白酪氨酸磷酸酶非受体 22 型(PTPN22)、TNFAIP3 互作蛋白 1(TNIP1)、细胞毒性 T 淋巴细胞相关蛋白 4(CTLA-4)等蛋白质的基因多态性与 MG 的发病有关。因此,本病可能与多基因易感性有关。

4. 环境因素 MG 的环境风险因素所知甚少,有研究和假说提示 EB 病毒、西尼罗病毒和寨卡病毒等感染与 MG 发病有关,而免疫检查点(PD-1、PD-L1)抑制剂治疗肿瘤的患者约有 0.47% 会出现 MG。

【临床表现】

任何年龄均可患病,女性略多于男性。儿童型 MG 在不同人种的发病率有很大差异,高加索人种 10 岁以下起病者占所有 MG 病例的 10%,日本人 15 岁以前起病者占 29.2%,中国香港地区 15 岁以下起病者占 38.4%,国内 14 岁以下起病者占 47.8%。成年人 MG 有两个发病高峰:第一个高峰为 30 岁,以女性多见,常伴有胸腺增生;第二个高峰为 50 岁,男性较为多见。近年来,随着整体人群的年龄老化,55 岁以上人群中的发病并不少见。

临床特征可归纳为"随波逐流"。"随"指受累的是骨骼肌(随意运动肌),包括眼外肌、面部表情肌、延髓肌、颈肌和肢带肌均可受累,临床上可表现为眼睑下垂、复视、吞咽困难、构音障碍、饮水呛咳、抬头或四肢无力等症状,其中眼外肌症状最为常见;"波"指病情波动,极易疲劳,短期收缩后肌力减退明显,休息后可暂时恢复;"逐"指受累肌群常从一组肌肉无力开始,在一至数年内逐步累及其他肌群,譬如从眼外肌逐渐发展到全身骨骼肌,反之亦然;"流"指受累肌群可轮流出现肌无力,譬如常见的交替性眼睑下垂。

随着对本病认识的深入和临床免疫学的发展,MG 按临床特点和血清抗体可分为不同亚类。

1. AChR-早发型 MG 患者在 50 岁前起病,女性多于男性,男女比为 1:3,血清 AChR 抗体阳性,伴有胸腺瘤的不包括在本类。患者常有胸腺增生,但不作为先决诊断条件,胸腺切除疗效较好。早发型 MG 与 HLA-DR3、HLA-B8 等免疫相关基因有关联,患者血缘亲属可伴有其他自身免疫病。

2. AChR-晚发型 MG 患者于 50 岁后起病,男性较女性多见,血清 AChR 抗体阳性,不伴有胸腺瘤,但可伴有胸腺增生,对胸腺手术反应可能欠佳,与 HLADR2、HLA-B7 和 HLA-DRB1*15:01 有弱关联。

3. 伴胸腺瘤 MG 胸腺瘤相关 MG 属于广义的副肿瘤综合征,MG 是胸腺瘤最常伴随的自身免疫病,占所有 MG 的 10%~15%,几乎所有患者血清 AChR 抗体为阳性,且为全身型 MG,大多伴肌连蛋白(titin)、雷诺丁(Ryanodine)抗体阳性。单纯胸腺瘤中约 30% 会发展为 MG,其中更多比例血清 AChR 抗体阳性,但没有 MG 的症状。

4. 眼肌型 MG 部分患者的肌无力仅限于眼外肌,但仍有可能在病程早期发展为全身型,对于病程超过 2 年的眼肌型患者,90% 不再进展。约有 50% 的眼肌型 MG 可在血清中检测出 AChR 抗体,MuSK 抗体罕有检出。

5. MuSK-MG 可发生于任何年龄的人群,临床上以脑神经支配肌和延髓肌受累为主要特点,发生危象的风险高,但并非所有患者病情都很严重。患者也可以眼睑下垂和复视为主要表现。本类 MG 的面肌萎缩和舌肌萎缩发生比例高,是区别于 AChR-MG 的重要特征。患者胸腺一般正常,但也有少数伴胸腺增生或胸腺瘤。

6. LRP4-MG 多数患者表现为眼外肌无力或轻度全身无力,20% 的患者仅表现为单纯眼肌型,除了同时合并 MuSK 抗体的患者,本型 MG 发生危象的可能性极小。2/3 的患者胸腺萎缩或呈现与年龄相符的改变,但也有胸腺增生的报道。

7. 儿童 MG 我国儿童 MG 占总数的 20%~47%,比例高于白种人。除少数病例之外,绝大多数病例仅表现单纯眼外肌麻痹,为一侧或双侧眼睑下垂、复视等,可呈左右交替发病。进展为全身型者少见。上呼吸道感染、发热等可能为诱发因素。约有 1/4 患儿可自发缓解,但也常复发。

8. 新生儿 MG 由患病母亲血清中的抗 AChR 抗体经胎盘垂直传播至胎儿体内引起,新生儿表现为喂食困难、肌张力低下、哭声低弱、动作减少等,但随着抗体在新生儿体内的消亡逐渐恢复正常。

9. 危象 系由于疾病的严重发展,或药物应用不当、感染、分娩、手术等诸多因素所致的肌无力加重,呼吸肌麻痹而不能维持正常的换气功能的危急状态。可分为肌无力危象、胆碱能危象和反拗性危象。① 肌无力危象:由于疾病发展、胆碱酯酶抑制剂不足或反应不佳,神经肌肉接头阻滞剂(链霉素、卡那霉素等)或呼吸抑制剂(吗啡)等应用所致。② 胆碱能危象:胆碱酯酶抑制剂应用过量所致,伴有毒蕈碱样中毒症状。③ 反拗性危象,胆碱酯酶抑制剂突然失效所致。无论是哪一种危象发生,紧急改善通气功能是救治成功的关键。

【实验室和辅助检查】

有 75%~80% AChR 抗体阳性,阴性者中有 30%~40% MuSK 抗体阳性,7%~33% LRP4 抗体阳性,

仍有一定比例患者上述三种抗体均为阴性,可能与检测方法的敏感性不够高或仍存在新抗体有关。伴胸腺瘤患者可测到肌连蛋白、雷诺丁抗体。胸腺 CT 检查常可见到胸腺增生或伴发胸腺瘤。合并甲状腺功能亢进者可有 T_3、T_4 增高,TSH 降低。

肌电图低频重复刺激(3 Hz)后,第 4 个 CAMP 波幅较基线衰减 10% 以上者视为阳性,全身型 MG 阳性率约为 75%,眼肌型 MG 仅为 50% 左右。单纤维肌电图(SFEMG)表现为 Jitter 增宽和阻滞,是 MG 最敏感的诊断方法,敏感性 >95%,但其特异性欠佳,也可见于其他神经肌肉疾病,如肌萎缩侧索硬化等,临床应用中需加以鉴别。

【诊断和鉴别诊断】

根据受累骨骼肌的易疲劳性和病情波动,一般诊断并不困难。怀疑者可作疲劳试验,即令患者受累骨骼肌作重复或持续收缩动作,如持续上视(上睑提肌;在线资源 15-1)、重复闭眼-睁眼(眼轮匝肌)、咀嚼(咀嚼肌)、举臂(三角肌)等,连续数十次或持续数十秒后即可见被测肌肉肌无力明显加重,即疲劳试验阳性。亦可作药物试验,方法为:记录患者肌无力程度,肌内注射新斯的明 0.5~1 mg,30 min 后比较注射前后肌力改变,有明显改善者可确诊(在线资源 15-2)。进一步可行重复电刺激和血清抗体检测确定诊断。临床上,MG 需与以下疾病鉴别。

在线资源 15-1 上睑提肌疲劳试验

在线资源 15-2 新斯的明试验

1. 先天性肌无力综合征(congenital myasthenic syndrome,CMS) 为神经肌肉接头传递通路相关蛋白编码基因缺陷性疾病,目前已报道 30 多种,其功能缺陷蛋白可分布于突触前膜、突触间隙或突触后膜,大多为隐性遗传,少数为显性,临床上易与 MG 混淆。可借起病年龄小、先天发育异常(面部狭长、高腭弓等)、阳性家族史、血清自身抗体阴性以及免疫治疗无效等与 MG 鉴别,确诊依赖于基因检测。

2. Lambert-Eaton 综合征(LEMS) 是累及突触后膜的自身免疫性疾病,超过 90% 患者血清中可检测到电压门控依赖性 Ca^{2+} 通道(VGCC)抗体,约 60% 伴有恶性肿瘤,主要是小细胞肺癌。可借下肢为主的肌无力、伴有自主神经功能障碍(如口干、出汗异常、性功能障碍或瞳孔对光反应异常等)、踝反射减弱、血清 VGCC 抗体阳性以及高频重复电刺激 CMAP 波幅递增大于 100% 等与 MG 相鉴别。

3. 线粒体肌病 为线粒体基因缺陷所致的肌肉病变,临床上可有肌无力和不能耐受疲劳,尤其是眼外肌和(或)延髓肌受累者极易与 MG 混淆。可借助肌电图呈肌源性损害、重复电刺激无明显衰减、血清乳酸增高、肌肉病理检查有线粒体异常予以鉴别,确诊有赖于肌肉组织的线粒体基因检测。

4. 眼咽型肌营养不良症 属常染色体显性遗传病,可凭借 OPMD 的家族史、眼睑下垂或眼球活动障碍、吞咽困难、下肢远端肌无力不明显以及肌电图呈肌源性损害等予以鉴别。

【治疗】

1. 药物治疗

(1)抗胆碱酯酶药物:首选溴吡啶斯的明,每日剂量为 180~480 mg,分 3~4 次服用。剂量原则上以副作用最小、改善肌力效果最好为标准。抗胆碱酯酶药物的共同副作用为腹痛、腹泻、肌肉跳动和分泌物增加等。

(2)免疫抑制剂。

1)首选肾上腺糖皮质激素或联用硫唑嘌呤。① 肾上腺糖皮质激素:有效率为 72%~96%,症状通常在 2~3 周内出现改善。约有 50% 的患者在应用早期(7~10 d 内)可有短暂症状加重,一般持续 1 周左右,其中约 10% 的患者需要机械通气,医师和患者均需充分估计和准备,以免危象发生。常用方法为:a. 递增法,予泼尼松,每日 10~20 mg 顿服开始,1~2 周后增加 10 mg,直至达到目标剂量 0.75~1 mg/(kg·d)或 60~100 mg 隔天;对于症状较轻的患者,尤其是单纯眼肌型者,初始剂量可予每日 20 mg,根据情况可加至 0.75~1 mg/(kg·d)或 60~100 mg 隔天 1 次;持续 6~8 周或病情稳定后逐渐减量;b. 递减法,先用大剂量甲泼尼龙静脉冲击治疗,按一定梯度递减,而后减至目标剂量维持治疗,鉴于部分患者冲击后病情会明显加重,仅适用于难治性眼肌型患者或经良好医患沟通并已有辅助呼吸安排的重症全身型患者;常以甲泼尼龙每日 500~1 000 mg 静脉注射,连续 3~5 d 后减半量,再 3~5 d 后改为泼尼松目标剂量 0.75~1 mg/(kg·d)或 60~100 mg 隔天一次口服,以后逐步减量。② 硫唑嘌呤:通过代谢产物 6-巯基嘌呤竞争性抑制参与细胞 DNA、RNA 合成的次黄嘌呤,从而抑制处于增殖阶段的 T、B 淋巴细胞。常用剂量为 50 mg,每日 2 次。服药期间需要随访白细胞和肝功能。

2) 在皮质固醇类激素和(或)硫唑嘌呤治疗效果不满意或有反指征时,次选用药为:① 他克莫司(FK-506),抑制神经钙蛋白磷酸酶通路,减少活化 T 细胞的增殖而发挥免疫抑制作用,建议剂量为每日 3 mg;② 环孢霉素,作用机制与他克莫司类似,但效应不及他克莫司,建议 50～100 mg,每日 2 次;③ 环磷酰胺,属于烷基化物,能够嵌入 DNA 螺旋,主要作用于快速分裂的细胞,可抑制 T、B 淋巴细胞;可用 200 mg 静脉滴注,每 2～3 d 1 次,连续数周;或静脉滴注 0.5～1.0 g/m²(体表面积),每月 1 次,总量以 8～10 g 为一个疗程;④ 利妥昔单抗(Rituximab),是针对 B 细胞表面抗原 CD20 的人鼠嵌合型单克隆抗体,主要通过抗体依赖细胞毒作用、补体依赖细胞毒作用和凋亡等机制清除循环 B 细胞;多参照弥漫大 B 细胞淋巴瘤的治疗剂量,也有每 6 个月使用 600 mg 有效的多例报道;⑤ 依库组单抗(eculizumab):是针对补体 C5 的单克隆抗体,起效时间平均在 4 周之内,约 12 周达到最大疗效;⑥ Efgartigimod,是靶向新生儿 Fc 受体(FcRn)蛋白的 Fc 片段,通过阻断 FcRn 加速体内免疫球蛋白 IgG 的内源性清除,降低 IgG 水平而发挥治疗作用,起效较快。

2. 胸腺切除　除非特殊情况,所有胸腺瘤的 MG 患者均应当手术切除肿瘤。对于血清 AChR 抗体阳性而非胸腺瘤成人型 MG 患者,MGTX 研究已证实中早期实施胸腺手术有利于远期预后和减少激素使用剂量。

3. 挽救治疗(rescue therapy)　包括血浆置换和人免疫球蛋白,适用于全身型 MG 急需改善症状、阻止危象发生或胸腺切除术前患者。血浆置换推荐每次 2～3 L,每周 3 次,需在有经验的医院进行。人免疫球蛋白剂量为 0.4 g/(kg·d),静脉滴注,5 次为一个疗程。挽救治疗起效快,但维系疗效时间相对短,要获得长期疗效仍需使用激素或免疫抑制剂。

4. 危象处理　不管何种类型危象,首要救治措施为保证呼吸道通畅。应当及时气管插管和人工辅助呼吸,监测血氧饱和度,应用足量和适当的抗菌药物控制呼吸道感染。在抗生素选择时,应当避免用氨基糖苷类药物,如链霉素、多黏菌素、卡那霉素、新霉素、万古霉素等抑制神经兴奋传递的药物。多数危象患者可暂时停用抗胆碱酯酶药物。

5. 甲状腺功能亢进合并 MG　7%～9% 的 MG 患者合并甲状腺功能亢进(简称甲亢),应同时进行甲亢治疗,少数病例在甲亢治疗后缓解。亦有少数在甲亢治疗后发生 MG,若无内科禁忌证者可应用糖皮质激素治疗,亦可进行胸腺摘除。

6. 妊娠与 MG　妊娠时约有 1/3 患者肌无力症状加重,而 1/3 症状减轻,另有 1/3 无明显变化。分娩和产后常使症状加重,严重者发生肌无力危象。育龄肌无力妇女症状无波动或改善时方可妊娠。重症肌无力患者妊娠后,应在有神经内科、重症监护和妇产科等科室,具备处理肌无力危象能力的综合性医院分娩。

【预后】

由于免疫抑制剂的应用和重症监护医学的发展,全身型 MG 的死亡率大大降低,目前文献报道仅为 3%～4%。大多数患者通过现有的治疗均能获得一定疗效,但也有 10%～15% 的患者治疗效果欠佳,严重影响日常生活,称为难治性 MG。如何改善此类患者的病情仍是医师和研究者面临的难题。

Lambert‐Eaton 肌无力综合征

Lambert‐Eaton 肌无力综合征(Lambert‐Eaton myasthenic syndrome,LEMS)又称为肌无力综合征,是一种突触前膜 ACh 释放异常导致类似 MG 临床表现的综合征,以肌无力、自主神经功能障碍、腱反射下降为主要特点。约 1/2 患者伴有恶性肿瘤,其中 80% 为小细胞肺癌,亦可为特发性自身免疫病。本病罕见,发病率约为 0.48/100 万,患病率约为 3.42/100 万。

【病因和发病机制】

发病机制主要与自身免疫有关,超过 90% 的患者血清中可检测到针对突触前膜的电压门控 Ca^{2+} 通道(voltage gated calcium channel,VGCC)P/Q 型抗体。ACh 在神经肌肉接头及自主神经突触前膜的释放依赖于 VGCC(包括 L、N、P/Q、R 及 T 亚型)的 P/Q 亚型。正常情况下,VGCC 在突触前膜规则、平行排列,在 LEMS 患者和注射 LEMS‐IgG 的小鼠中,抗 VGCC 的二价 IgG 与 VGCC 交联,使其数目和功能异常,导致 ACh 释放减少。当肌肉短时间内持续收缩,可使 ACh 累积,从而造先无力后有力的现象,但随着 ACh 的耗竭而后续供应不上,重新出现肌无力的症状。

有研究表明,小细胞肺癌的癌细胞与周围神经有交叉抗原并含有高浓度的 VGCC,可诱导自身抗体产生并与突触前膜发生交叉免疫反应,肿瘤可于本病之前或之后被检出。不伴恶性肿瘤患者的诱因尚不明确,但与 HLA‐B8 和 DR3 显著相关。血清中常可检测到副癌综合征的某些特异性抗体。

【临床表现】

典型的临床三联征包括近端肢体无力、自主神经症状和腱反射减弱。起病隐匿,常于起病数月乃至数年后方得到确诊。患者以近端肌受累为主,下肢重于上肢,短暂收缩后肌力可获改善,但持续时间较久后却出现病态疲劳。脑神经支配的肌肉也可受累,约 25% 的患者有睑下垂或复视,少数有咀嚼、吞咽困难,但症状轻且短暂,较少出现呼吸肌无力。静止状态下腱反射减弱或消失,但重复肌肉收缩后可出现反射加强(在线资源 15‐3)。可伴有口干、眼干、阳痿以及体位性低血压等自主神经功能障碍。多数患者瞳孔可扩大并且对光反应迟钝。感觉检查无明显异常,新斯的明试验肌无力可改善,但程度不及 MG 明显。

在线资源 15‐3　腱反射易化

伴小细胞肺癌的 LEMS 患者还可出现其他副癌综合征的表现,如抗利尿激素分泌异常、感觉运动周围神经病或亚急性小脑变性等。相关肿瘤可于本病之前或之后被检出。如果在 LEMS 发病后 2 年内未发现肿瘤,则伴随肿瘤可能性较小。

【辅助检查】

高频(30~50 Hz)重复电刺激、病肌持续收缩 15 s 以及寒冷状态下,动作电位波幅明显增高,增幅可达 200% 以上;而低频重复电刺激时电位波幅明显降低。约 90% 的患者血清中可检测到 P/Q 型 VGCC 抗体,部分患者血清中可测到 SOX‐1 抗体。伴恶性肿瘤者可在肺、乳腺、胃等相关脏器发现伴发肿瘤。

【诊断和鉴别诊断】

根据近端肢体无力、自主神经症状、腱反射减弱/易化现象、高频重复电刺激递增阳性和血清 P/Q 型 VGCC 抗体阳性,可确诊本病;所有患者均应行肺 CT 或全身 PET‐CT 除外肺癌等恶性肿瘤。临床上本病需与 MG、炎性肌病和周围神经病等鉴别。

【治疗】

患者一经确诊,应当首先给予磷酸二氨吡啶或溴吡斯的明进行对症治疗,然后检查有无伴发肿瘤。对于伴恶性肿瘤的 LEMS 患者,应优先治疗肿瘤。对于对症治疗效果欠佳者,必要时可予免疫治疗。

1. 对症治疗　主要包括:① 磷酸二氨吡啶,为 K^+ 通道阻断剂,通过阻滞突触前膜的 K^+ 通道使 Ca^{2+} 通道开放时间增多,从而释放更多 ACh,延长运动神经末梢动作电位持续时间,以此改善肌无力症状;一般建议 10 mg 口服,每日 3~4 次,连续 2 周,以后每隔 2 周增加 5 mg 直至最佳疗效出现,日剂量不超过 100 mg;② 溴吡斯的明,为胆碱酯酶抑制剂,60~90 mg 口服,每日 3~4 次。

2. 免疫治疗　主要措施包括血浆置换、静脉注射免疫球蛋白(IVIg)、糖皮质激素、硫唑嘌呤、利妥昔单抗等,具体可参照 MG 的治疗。

【预后】

患者的预后取决于是否与恶性肿瘤相关,伴恶性肿瘤者预后差,而不伴肿瘤的 LEMS 预后较好,但需长期应用免疫抑制剂稳定病情。

先天性肌无力综合征

先天性肌无力综合征(congenital myasthenia syndrome,CMS)是一组由遗传缺陷导致神经肌肉接头功能障碍的疾病,常见于新生儿或婴儿,也可见于儿童或成人。本组疾病在临床上较为罕见,在英国 18 岁以下儿童中的平均发病率为 9.2/100 万,根据地理区域不同,发病率在(2.8~15.5)/100 万,国内未有相关数据报道。

【病因和发病机制】

本组疾病由神经肌肉接头多种蛋白的编码基因缺陷所致,包括突触前的胆碱乙酰转移酶(ChAT),突触间隙的 COLQ,维持终板稳定和促进发育的 DOK7、RAPSN,突触后的乙酰胆碱受体,肌细胞内糖基化蛋白等。在正常情况下,神经肌肉接头的传递与安全因素(safety factor,指神经肌肉接头传递在各种生理条件和压力下保持有效的能力,是由于每一次神经冲动释放的乙酰胆碱量大于肌纤维触发动作电位所需量)密切相关,突触前膜释放足量 ACh、AChR 数量和突触后膜 Na^+ 通道数量等决定着安全因素,这些神经肌肉接头通路上重要蛋白质的功能异常会降低安全因素,从而降低神经肌肉接头传递效率,引起临床上的肌无力。

突触前的 *CHAT* 基因缺陷导致乙酰转移酶缺乏症,引起突触前膜的肌无力症状;*COLQ* 基因缺陷引起终板乙酰胆碱酯酶缺乏;AChR 不同亚单位基因缺陷(*CHRNE、CHRNA1、CHRNB1、CHRND*)可引起受体功能缺陷和受体动力异常(包括功能强化的快通道综合征和功能缺失的慢通道综合征)。

【临床表现】

CMS 大多为常染色体隐性遗传,少数为显性遗传。临床特点包括:① 出生或婴幼儿起病;② 肌肉易疲劳,肌无力症状波动,可呈一天内或季节性波动;③ 肌无力分布范围广,除肢体近远端无力,患儿可因延髓无力出现喂养困难、啼哭声弱;因呼吸困难出现反复肺部感染,甚至需要机械通气;与重症肌无力一样,CMS 也好累及上睑提肌和眼外肌而易出现眼睑下垂和眼球活动障碍症状;④ 可出现先天性肌病样表现,如狭长面容、翼状肩和关节挛缩等。某些类型的 CMS 具有自身特点,譬如 *COLQ* 相关 CMS 有瞳孔对光反应延迟,*COLQ*、慢通道综合征和 *DOK7* 等相关 CMS 对胆碱酯酶抑制剂疗效不佳甚至可使病情加重;*CHAT* 相关 CMS 常由发热引起病情加重和呼吸暂停,家族中可有婴儿猝死。几种常见 CMS 的特点见表 15 - 2。

表 15 - 2　几种常见先天性肌无力综合征的临床特点

缺陷基因	占全部CMS 比例	CMS 类型	临床特点	治疗反应
CHRNE、CHRNB1、CHRND、CHENA1、CHRNG	50%	慢通道综合征	新生儿或 10 岁内发病,手腕、手指伸肌无力,眼外肌受累相对轻,颈肌无力	氟西汀、奎宁、奎尼丁可改善症状,溴吡斯的明、3,4 - 二氨基吡啶可加重病情
		快通道综合征	病情轻至重度	溴吡斯的明、3,4 - 二氨基吡啶可改善病情
		乙酰胆碱受体缺陷	常有眼外肌无力,包括眼睑下垂和眼球固定;轻至重度延髓肌和四肢肌无力	溴吡斯的明、3,4 - 二氨基吡啶沙丁胺醇可改善病情
RAPSN	15%~20%	终板 rapsyn 缺陷	关节挛缩、呼吸衰竭、阵发性呼吸暂停,眼外肌受累不明显	溴吡斯的明、3,4 - 二氨基吡啶沙丁胺醇可改善病情
COLQ	10%~15%	终板胆碱酯酶缺陷	全身肌无力,中轴肌受累明显,瞳孔对光反应延迟	溴吡斯的明、3,4 - 二氨基吡啶可加重病情
DOK7	10%~15%	*DOK7* 相关肢带型肌无力	肢体近端肌无力,鸭步,睑下垂,声带麻痹,喘鸣	沙丁胺醇或麻黄碱有效,溴吡斯的明无效或加重
CHAT	5%	伴阵发性呼吸暂停的先天性肌无力	发热诱发呼吸暂停,婴儿猝死,低张力,睑下垂	溴吡斯的明有效

【辅助检查】

本组疾病患者大多数低频重复电刺激阳性,慢通道综合征、乙酰胆碱酯酶缺乏症和 COLQ - CMS 单一低频电刺激可引出重复 CMAP 波,CHAT - CMS 低频重复电刺激在高频重复电刺激后方呈阳性。糖基化蛋白相关 CMS 肌电图可同时呈肌源性损害,肌肉病理检查可见管聚集现象(图 15 - 5)。

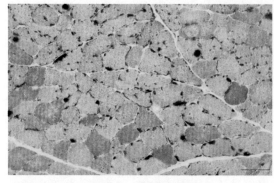

图 15 - 5　管聚集现象

【诊断和鉴别诊断】

根据自幼起病、波动性肌无力、骨骼发育异常、阳性家族史、高频/低频重复电刺激异常以及 MG 或 LEMS 自身抗体阴性,需疑诊本组疾病,确诊依赖于基因检测。临床上本组疾病需与 MG、LEMS、先天性肌病、肢带型肌营养不良症和周围神经病等鉴别。但是,由于本组疾病临床上具有高度异质性,部分患者可起病晚、没有家族史、电生理异常仅于部分肌肉中发现或呈间歇性改变,大部分患者仍诊断困难,最终确诊依赖基因检测。

【治疗】

目前本组疾病主要以改善神经肌肉接头安全因素的对症治疗为主,但不同基因缺陷所致 CMS 的治疗有所差别。

1. 慢通道综合征 可用氟西汀 40～80 mg 口服,每日 2～4 次;奎尼丁 600～900 mg 口服,每日 3～4 次。

2. DOK7/COLQ - CMS 可用 β 受体激动剂沙丁胺醇 4～12 mg 口服,每日 1～3 次;麻黄碱 37.5～100 mg 口服,每日 3 次。

3. 其他 CMS 可用溴吡斯的明 60～90 mg 口服,每日 3～4 次;也可用 3,4 -二氨基吡啶 0.25～0.5 mg/kg口服,每日 3 次;β 受体激动剂 4～12 mg 口服,每日 1～3 次。

【预后】

新生儿期后起病、早期诊断和适当治疗是影响 CMS 预后的保护性因素。对 CMS 进行精准基因分型后,进行选择性的药物治疗可显著改善症状,提高患者生活质量。加强对患者相关常识和自我管理的宣传教育,也是改善生活质量的关键。

第三节 骨骼肌离子通道病

骨骼肌离子通道病(ion channelopathies)是一组肌细胞生物膜离子通道基因突变所致的骨骼肌疾病,临床上以反复发作性肌肉无力或强直为主要特点。包括周期性麻痹、先天性肌强直、先天性副肌强直、恶性高热等,其主要分类见表 15 - 3。

表 15 - 3 骨骼肌离子通道病分类

病名	临床表现	遗传方式	基因定位	基因
Cl⁻ 通道病				
先天性肌强直				
Thomsen 病	肌强直	AD	7q35	*CLC1*
Becker 病	肌强直和肌无力	AR	7q35	*CLC1*
Na⁺ 通道病				
先天性副肌强直	副肌强直	AD	17q13.1 - 13.3	*SCNA4A*
高钾性周期性麻痹	周期性麻痹伴肌强直或副肌强直	AD	17q13.1 - 13.3	*SCNA4A*
低钾性周期性麻痹	周期性麻痹	AD	17q13.1 - 13.3	*SCNA4A*
钾恶化性肌强直				
Ca²⁺ 通道病				
低钾性周期性麻痹	周期性麻痹	AD	1q31 - 32	二氢吡啶受体
K⁺ 通道病				
Andersen - Tawil 综合征	周期性麻痹、心律失常、骨骼异常	AD	17q23	*KCNJ2* (Kir 2.1)

注:AD,常染色体显性遗传;AR,常染色体隐性遗传。

【病因和发病机制】

本类遗传性疾病涉及的离子通道主要包括 Na⁺、K⁺、Ca²⁺ 和 Cl⁻。当骨骼肌肌细胞膜上离子通道出现功能障碍,动作电位不能使 Na⁺ 通道完全关闭时,可出现两种相反的症状:① 去极化程度轻和反复自发兴奋,出现肌强直;② 去极化强和无兴奋则出现肌无力。同一基因的不同位点突变导致不同临床表现型,称为临床表型异质性(phenotypic heterogeneity),如 Na⁺ 通道基因突变可导致低钾性周期性麻痹、高钾性周期性麻痹、先天性副肌强直或其他类型钠通道肌强直。不同基因突变导致相同的疾病表型称为遗传异质性(genetic heterogeneity),如低钾性周期性麻痹可由 Na⁺ 通道、K⁺ 和 Ca²⁺ 通道的基因突变引起。

【临床表现】

根据发作时的血钾水平,原发性骨骼肌离子通道功能障碍所致的肌无力可分为低钾性周期性麻痹和高钾性周期性麻痹(包括正常血钾性周期性麻痹)。发作性无力可持续数分钟到数天不等,并可自发完全缓解;发作频率因人而异,可每日发作,亦可一生仅发作数次;无力症状可呈局灶性或全身性。部分患者随年龄增长可缓慢进展为下肢近端肌肉为主的固有性肌无力。

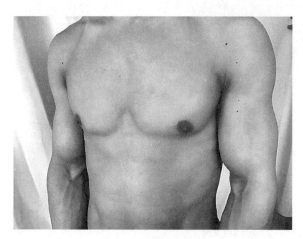

图 15-6　肌强直患者体格检查酷似运动员体魄

肌强直表现为肢体活动僵硬、动作笨拙,静止休息后或寒冷环境中症状加重。患者常出现吃饭时第一口咀嚼后张口不能、久坐后立即站起不能、握手后不能立即放松、发笑后表情不能立即终止;严重者跌倒时不能用手去支撑,酷似门板倒地。上述症状均在重复运动后减轻或消失,休息或寒冷刺激后加重。副肌强直则在重复运动后不会减轻。体格检查可见全身骨骼肌肉肥大,酷似运动员体魄(图 15-6)。叩击肌肉可出现持久凹陷或肌肉强直收缩呈肌球(在线资源 15-4)。几种常见骨骼肌离子通道病的临床特点见表 15-4。

在线资源 15-4 叩击性强直

表 15-4　几种常见离子通道病的临床特点

特点	HypoPP	HyperPP	PMC	MC	SCM
起病年龄	20 岁左右	10 岁左右	10 岁之前	婴幼儿	10~20 岁
发作持续时间	数小时至数日	数分钟至 2 h	数小时至数日	数分钟至数小时	—
发作严重程度	中至重度	轻至中度	轻至中度	轻至中度	轻至重度
诱发因素	运动后、高糖饮食	剧烈运动休息后、高钾饮食	寒冷、运动后	休息后突发运动	高钾饮食
肌强直	多无,少见	有	有	有	有
血清 K^+	常低	正常或高	低或正常	正常	正常
进行性肌无力	部分患者	部分患者	无	无	无
肌无力的治疗	CAI	CAI	CAI	—	—
肌强直的治疗	—	美西律	美西律	美西律,苯妥英钠	CAI

注:HypoPP,低钾性周期性麻痹;HyperPP,高钾性周期性麻痹;PMC,先天性副肌强直;MC,先天性肌强直;SCM,钠离子通道肌强直;CAI,碳酸酐酶抑制剂。

【实验室和辅助检查】

周期性麻痹患者发作时血清 CK 可轻度增高,低钾者血 K^+ 浓度降低,高钾者 K^+ 浓度增高,亦可在正常范围。心电图可出现相应异常,肌肉电生理提示长时程运动实验波幅明显下降。对于伴有肌强直的患者,肌电图示肌强直样放电,而无肌源性损害表现,长时程运动实验肌肉复合动作电位(CMAP)无波幅明显下降,短时程运动实验可见波幅明显衰减,随重复运动逐渐回升,肌肉遇冷后衰减更加明显。

【诊断和鉴别诊断】

根据阳性家族史、发作性四肢无力、伴或不伴有肌强直/副肌强直、血清 K^+ 水平、肌电图检查等临床特点可高度拟诊,但确诊仍需要基因检测,需要注意基因型和临床表型之间的关系。在临床上,周期性麻痹需要与癔症、癫痫失张力发作、发作性睡病等鉴别,各类肌强直需与强直性肌营养不良症鉴别。

【治疗】

周期性麻痹发作期根据血钾水平给予相应补充或降低处理;间歇期可予乙酰唑胺 250 mg,每日 2 次,或二氯磺胺 25 mg,每日 2 次,或螺内酯 20~40 mg,每日 3 次。改善肌强直症状的药物有:美西律 75~150 mg,每日 3 次;苯妥英钠 0.1 g,每日 3~4 次;卡马西平 0.1~0.2 g。

【预后】

总体预后良好，周期性麻痹在发作间隙期可完全正常，少数反复发作出现固有性肌病。肌强直可通过服用药物和避免寒冷刺激改善症状。

低钾性周期性麻痹

低钾性周期性麻痹(hypokalemic periodic paralysis, HypoPP)是骨骼肌离子通道病中最常见的一种类型，为常染色体显性遗传。我国以散发多见，尚无明确的患病率流行病学资料。国外病例多为家族性，患病率约为 1/10 万。

【病因和发病机制】

低钾性周期性麻痹的致病基因呈多元性，1q31 - q32 上编码骨骼肌细胞膜 Ca^{2+} 通道亚单位(CaV1.1)的 *CACNA1S* 基因和 17q 上编码 Na^+ 通道亚单位(NaV1.4)的 *SCN4A* 基因突变均与本病有关。主要致病机制在于由静息膜电位自发去极化引起的肌肉兴奋性一过性丧失。当肌膜外 K^+ 浓度降低时，K^+ 通过内向整流钾通道外流，产生膜的超极化。K^+ 浓度越低，肌膜对外流 K^+ 通透性越小。当 K^+ 浓度降到一定程度时，基因突变造成的内向漏电流及 Cl^- 通道产生的内向电流超过 K^+ 外向电流，即肌膜的反常性去极化，故在低血钾时更易诱发无力发作。

【临床表现】

一年四季均可发病，秋冬季节较多。男女比约为 3：1。以 20～40 岁男性最为好发，40 岁后趋向发作减少而逐渐终止发作，偶见儿童起病者。受冷、过度疲劳、饱餐、酗酒以及月经前期等均为本病发生的诱因。常于清晨起床时发现肢体无力，不能活动。可伴肢体酸痛、重胀、针刺样或蚁走感。肢体无力以下肢为重，常从下肢开始逐步累及上肢和整个躯干肌肉，面颈部肌肉受累少见。严重者可出现四肢软瘫伴腱反射消失。

部分患者表现为局部肌肉无力，呈现不对称性。极少累及脑神经支配肌肉和呼吸肌。偶有眼睑下垂、复视和呼吸肌麻痹而危及生命。肌无力或瘫痪持续数小时至数日后逐步恢复，最后累及的肌肉最先恢复。每次发作持续时间数日至一周，个别患者可长达数周。发作间期完全正常，可为数周至数年，甚至终身仅发作 1 次。

神经系统检查可见瘫痪肢体近端较重，肌张力降低，腱反射降低或消失。部分反复发作的患者可进展为固有性肌病。女性患者的临床表现常较男性轻，无症状或由于症状较轻而没有察觉者并不少见。低血钾可引起心动过缓或窦性心律失常。

【实验室检查】

血清 CK 可轻度增高。血清 K^+ 浓度降低，严重者可下降至 2 mmol/L 以下。血清 K^+ 浓度的高低与肌肉瘫痪程度不成比例。血 K^+ 浓度降低先于肌肉瘫痪，但恢复中又以肌力恢复先于血 K^+ 的恢复。心电图检查可见典型的低钾性心电图改变，P - R、Q - T 延长，QRS 波群增宽，T 波平坦，ST 段降低和 U 波出现等。电刺激瘫痪肌肉无动作电位发生，膜电位低于正常。轻症患者肌肉病理可正常，部分患者有肌细胞内空泡样结构和管聚集。

【诊断和鉴别诊断】

根据家族史、典型发作史、神经系统检查所见、血清 K^+ 降低、排除甲状腺功能亢进、皮质醇增多症等继发性低血钾因素，一般诊断并不困难。基因分析依赖于分子诊断。在首次发作时，需与吉兰-巴雷综合征、急性脊髓炎、高钾性周期性麻痹、肉毒毒素中毒和癔症等急性四肢无力的疾病相鉴别。

此外，还需与其他原因所致的低钾血症鉴别，包括原发性醛固酮增多症、甲状腺功能亢进、肾小管酸中毒等。常见引起低血钾的原因见表 15 - 5。

表 15 - 5　常见引起低血钾的原因

病因	具体情况
内分泌	甲状腺功能亢进、原发性醛固酮增多症、皮质醇增多症
胃肠道	胃肠炎
肾脏	肾小管酸中毒
药物/中毒	甘草、利尿剂、泻药、酒精、硫酸钡等

【治疗】

治疗包括急性瘫痪期和间歇期预防发作两方面。

1. 急性瘫痪期 可予口服氯化钾 0.25 mg/kg,每半小时服用 1 次直至症状改善。瘫痪严重且血钾低者需静脉补钾并严密监测电解质和心电图变化,可予 10% 氯化钾 30～40 ml 加入生理盐水或林格液 1 000 ml 静脉滴注,每日 1 次,避免与葡萄糖水混用以免加重低血钾。伴有呼吸肌和延髓肌无力的患者应加强监护,及时改善通气。

2. 发作间歇期 忌高糖饮食,限制钠的摄入。避免过度疲劳、受寒和酗酒等激发因素。平时多食榨菜、芹菜、橘子等富含钾的蔬菜、水果。亦可口服氯化钾 0.5 g,每日 3 次。多数患者需服用以下药维持治疗。

(1) 乙酰唑胺:为碳酸酐酶抑制剂,可减少发作次数和发作时的严重程度,建议予 125 mg,每日 2 次开始,逐渐增加剂量至 250 mg,每日 3 次。

(2) 二氯磺胺:也是碳酸酐酶抑制剂,剂量为 25 mg,每日 2 次,逐渐增加剂量至 25～50 mg,每日 2～3 次。

(3) 保钾利尿剂:如螺内酯(安体舒通)或氨苯蝶啶,可用于碳酸酐酶抑制剂治疗无效者,与钾剂合用时需慎重。可予螺内酯 20～40 mg,每日 3 次;或予氨苯蝶啶 25～50 mg,每日 2 次。

先天性肌强直

先天性肌强直(myotonia congenita, MC)是一种遗传性骨骼肌离子通道病,为常染色体显性或隐性遗传,显性遗传者称为 Thomsen 型肌强直,隐性遗传者称为 Becker 型肌强直。Becker 型肌强直患者多携带复合杂合突变,更为常见且临床症状更重。两者临床上均以运动诱发的骨骼肌强直和肌肉肥大为主要表现。

【病因和发病机制】

Thomsen 型和 Becker 型肌强直均与 Cl^- 通道的异常有关,其致病基因(CLCN1)定位于 7q35。CLCN1 的功能缺失性突变引起 Cl^- 通道蛋白表达异常或功能障碍,肌膜上 Cl^- 传导性降低导致 K^+ 通道代偿性过度激活,K^+ 外流带来的 K^+ 在肌细胞横管内蓄积,使横管膜过度去极化而再度激活 Na^+ 通道,最终引起肌细胞重复放电,产生了临床和电生理上的肌强直。

【临床表现】

Thomsen 型肌强直及 Becker 型肌强直常于婴幼儿期起病,首发症状多为用力闭眼后睁眼困难,随后可表现为肢体活动僵硬、动作笨拙,静止休息后或寒冷环境中症状加重。动作启动困难是本病的特征表现,而在重复运动后会减轻或消失,休息或寒冷刺激后加重。体格检查可见骨骼肌肥大,部分可有运动员体格;可诱发握拳性肌强直、闭目肌强直,多伴有热身现象;叩击肌肉(大鱼际肌、舌肌、腿部肌肉等)可出现持久凹陷或肌球(叩击性肌强直;在线资源 15 - 4)。

【实验室和辅助检查】

Thomsen 型的血清 CK 可轻度增高,Becker 型可中度增高。肌电图示肌强直样放电,而无肌营养不良症样电生理表现。长时程运动实验无 CMAP 波幅明显下降,短时程运动实验可见波幅明显衰减,随重复运动逐渐回升,肌肉遇冷后衰减更加明显,此现象在 Becker 型患者中更为多见。肌肉病理可见 ⅡB 型纤维减少,无特异性。

【诊断和鉴别诊断】

依据家族史、典型肌强直症状和体征、无肌营养不良症样表现和肌电图呈肌强直放电等,诊断并不困难。但由于基因外显率的不同及新发突变的可能,对于无家族史的患者,区分 Thomsen 型和 Becker 型有一定困难。可借助不伴肌肉萎缩、脱发、白内障和内分泌功能障碍等特征与强直性肌营养不良症鉴别;肌肉肥大、热身现象、没有寒冷刺激亦有肌强直症状可与先天性副肌强直鉴别。

【治疗】

治疗取决于症状严重程度和药物副作用。轻者不需任何药物治疗,只需避免突发运动及寒冷刺激即可。可尝试电压门控 Na^+ 通道阻滞剂,首选美西律(mexiletine),部分患者有较好的疗效,初始剂量为 150 mg 口服,每日 2 次,根据需用逐渐增加剂量,可加至 200 mg,每日 3 次;主要副作用为胃肠道不适、头痛、皮疹、震颤和心动过缓等,老年或有心脏传导阻滞的患者需慎用。疗效不佳者可用妥卡胺(tocainide)每日 400～

1 200 mg,需严密注意可能引起的骨髓抑制作用。苯妥英钠由于副作用相对少,可以每日 300～400 mg,分 3 次服用。此外,奎宁、普鲁卡因酰胺也可应用。部分患者应用乙酰唑胺有效,剂量为 125 mg,每日 2 次,根据需用逐渐加至 250 mg,每日 3 次。

第四节 肌营养不良症

肌营养不良症是一组遗传性肌肉疾病,其特点是进行性肌无力和肌肉萎缩,病理呈现肌纤维变性坏死、脂肪和结缔组织增生。肌营养不良症最初是根据肌无力的分布、起病年龄和遗传方式来分类的,譬如假肥大性肌营养不良症、肢带型肌营养不良症、面肩肱型肌营养不良症和强直性肌营养不良症等。随着对分子遗传学研究的深入,这一大类肌病中,多数已经发现了突变的致病基因和异常基因产物。常见的肌营养不良症归类见表 15 - 6。

表 15 - 6 主要肌营养不良症的分类

疾病	遗传方式	基因位点	缺陷基因/蛋白
X 性连假肥大型肌营养不良症(Duchenne 型和 Becker 型)	XR	Xp21	抗肌萎缩蛋白
面肩肱型肌营养不良症 1 型	AD	4q35	*D4Z4* 重复大片段缺失
面肩肱型肌营养不良症 2 型	AD	18p11	*SMCHD1*
强直性肌营养不良症 1 型	AD	19q13	*DMPK* CTG 三核苷酸重复
强直性肌营养不良症 2 型	AD	3q21	*ZNF9* CCTG 四核苷酸重复
眼咽型肌营养不良症	AD	14q11	*PABP2* GCG 三核苷酸重复
肢带型肌营养不良症	AR/AD	多个	多个
Emery - Dreifuss 肌营养不良症	AR/AD/XR	多个	多个

注:XR,X 性连锁遗传;AD,常染色体显性遗传;AR,常染色体隐性遗传。

Duchenne 型和 Becker 型肌营养不良症

为肌营养不良症中最常见类型之一,亦称为假肥大性肌营养不良症,与肌膜骨架蛋白抗肌萎缩蛋白(dystrophin)缺陷有关。根据基因型和表型的关系,与孤立性 X 连锁性心肌病、孤立性股四头肌肌病、伴肌红蛋白尿肌痉挛、无症状性高肌酸肌酶以及抗肌萎缩蛋白基因缺陷携带者统称为抗肌萎缩蛋白病(dystrophinopathy),其中 Duchenne 型肌营养不良症(DMD)是最常见的儿童型肌营养不良症。据估计,DMD 发病率在男婴中约为 1/3 500,国外资料报道 DMD 男性患病率为(15.9～19.5)/10 万;Becker 型肌营养不良症(BMD)发病率约为 DMD 的 1/10。约有 1/3 的患者无明确家族史,为散发病例。

【病因和发病机制】

本组疾病均为 Xp21 上抗肌萎缩蛋白基因缺陷所致,属 X 性连锁隐性遗传。该基因是迄今为止,人类确认的最大基因,有 79 个外显子,约 2/3 的患者是由于部分基因缺失或重复拷贝致病。其缺失"热区"位于外显子 45～52,若缺失或突变基因使读码框移位而致转录提前终止,则不能产生抗肌萎缩蛋白蛋白,导致蛋白在肌膜上缺失,其临床表型为 DMD。若缺失或突变位于读码框内,则可产生长度变短而功能部分保留的不完全抗肌萎缩蛋白蛋白,蛋白在肌膜上表达减少,则临床表型为 BMD(图 15 - 7)。约有 1/3 的患者无明确家族史,可能与母亲生殖细胞或受精后早期胚胎的自发突变有关。

骨骼肌细胞的抗肌萎缩蛋白蛋白在稳定肌膜的力学机制中发挥重要作用,与肌膜蛋白聚糖、肌养蛋白聚糖等跨膜分子形成抗肌萎缩蛋白相关复合体(dystrophin-associated protein complex,DAP)并充当轴心作用,使得肌纤维内的肌动蛋白微肌丝系统与肌纤维外的基质保持有机连接。抗肌萎缩蛋白的表达决定着其他 DAP 蛋白的表达,在 DMD 患者和 mdx 小鼠模型的肌肉组织中可见 DAP 糖蛋白的继发性表达减少。

组织病理和动物实验研究发现,抗肌萎缩蛋白减少可导致肌膜的力学稳定性降低,在收缩时局部容易

抗肌萎缩蛋白基因2.6 Mb 97个外显子

正常人

大片段缺失，读码框完好 BMD轻型

小片段缺失或点突变，读码框移位 DMD重型

图 15-7　DMD 和 BMD 的基因突变示意图

"撕裂"；Ca^{2+} 大量内流，激活蛋白水解酶，导致肌纤维逐渐坏死。此外，抗肌萎缩蛋白还被认为是一种多功能蛋白，与 DAP 其他相关蛋白质在应答细胞外刺激过程中起到信号转导作用，例如细胞外基质的层粘连蛋白与 α-肌养蛋白聚糖结合后，在肌动蛋白变形过程中参与 Rac1、NOS 等信号分子的募集。当抗肌萎缩蛋白缺失时，肌纤维的信号机制不能正常进行，从而参与变性的病理过程。

【临床表现】

DMD 和 BMD 均呈 X 性连锁隐性遗传，男性患病，女性为携带者。DMD 病情较重，通常在婴儿期即可发现血清 CK 明显增高，幼儿期表现为学步困难、易跌倒、跌倒后不易爬起。臀中肌受累致行走时骨盆左右上下摇动，跟腱挛缩致足跟不能着地，腰大肌受累致腹部前凸，直立行走时头后仰，呈"鸭步"。从平卧位起身，有

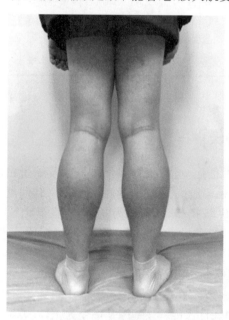

图 15-8　腓肠肌肥大

"Gowers 现象"(在线资源 15-5)。继骨盆带肌受累之后，逐步出现肩胛带肌萎缩、无力，双臂上举不能，肩胛骨可呈翼状耸起，称"翼状肩"。多数患者有腓肠肌肥大(图 15-8)，病初肥大肌肌力可相对较强，但后续病情逐步发展而力弱。

少数儿童由于本身生长发育的影响，可能在一段时间内出现病程相对稳定或好转。多数 DMD 患儿到 10 岁已丧失行走能力，依靠轮椅或坐卧不起，出现脊柱和肢体畸形；晚期四肢挛缩，活动完全不能。常因伴发肺部感染、褥疮等于 20 岁之前夭折。约 20% 的患者有不同程度智能减退。多数患者可有心肌损害，早期可无症状，晚期可出现心功能衰竭。

在线资源 15-5 Gowers 现象

BMD 常于 12 岁左右起病，受累肌群的分布、假肥大和心电图异常与 DMD 相似，股四头肌萎缩较为突出，总体病情相对较轻，部分患者即使在晚年也无明显症状，总体预期寿命略低于正常人。

女性携带者所生育的男性后代有 50% 患病可能，女性后代有 50% 可能成为携带者。女性携带者通常无症状，但少数情况下也会出现轻度肢带肌无力，50% 的女性携带者 CK 水平会升高。极少数女性因另一条 X 染色体失活也可罹患本病。

【实验室和辅助检查】

患者血清 CK 显著增高。5 岁以前起病的 BMD 患者血清 CK 高于正常值上限 20～100 倍，DMD 则为 50～100 倍，晚期 CK 水平可能正常。患儿的乳酸脱氢酶、丙氨酸转氨酶、天冬氨酸转氨酶等均可明显增高。肌电图检查呈典型的肌源性损害，自发电位如纤颤电位和正尖波常见，运动单位电位时限短、波幅小、多相波增多。

MRI 检查可见受累肌肉有不同程度的脂肪浸润和水肿。肌肉病理可见肌纤维大小不等，核内移，肌纤维变性和坏死明显，有大量脂肪组织和纤维结缔组织增生。晚期肌纤维普遍消失、坏死，在残留的肌纤维间充填大量脂肪细胞和结缔组织。免疫组化染色可见 DMD 患者肌膜的抗肌萎缩蛋白蛋白表达缺失，而 BMD 患者则呈斑片状表达减弱或分布异常。

【诊断和鉴别诊断】

根据男性患儿、进行性四肢近端肌无力、腓肠肌肥大、血清 CK 明显增高等临床特点，需高度拟诊；确诊依赖于抗肌萎缩蛋白基因检测，发现外显子缺失、重复、微小突变或点突变等致病性缺陷。临床上需与以下疾病鉴别。

1. 肢带型肌营养不良症　由抗肌萎缩蛋白之外的多种肌细胞骨架蛋白缺陷引起，其中 2C、2D、2E、2F 和 2I 型可有腓肠肌肥大，临床表现和血清 CK 变化可与 DMD/BMD 极为相似，但可借遗传方式为常染色体显/隐性遗传、肌肉病理抗肌萎缩蛋白染色正常以及相应基因检测存在致病突变等予以鉴别。

2. 脊肌萎缩症　为运动神经元存活蛋白 1 基因（survival motor neuron 1，*SMN1*）缺陷所致，常染色体隐性遗传。发病年龄与 BMD 相近或更迟，临床症状相似，可表现为近端肌无力和萎缩，但两性均可罹患。可依据血清肌酶不增高或轻度增高、肌电图和肌活检均为神经源性损害等鉴别。

3. 炎性肌病　儿童期起病的皮肌炎或免疫介导坏死性肌病可表现为近端肌无力和高 CK 血症，但两性均可罹患，病程偏短，肌肉病理可见符合炎性肌病的特点，可借特异性肌炎抗体检测进一步明确分型，特别混淆者可行靶向基因测序予以鉴别。

【治疗】

DMD 尚无有效治疗，主要目标是基于多学科合作对患者实施综合治疗，延长患者生存期。药物治疗推荐口服泼尼松，推荐的起始剂量为 0.75 mg/(kg·d)，可延长行走能力保留的时间和增加肌力。目前基因治疗已经取得了初步进展，Eteplirsen 是首个获批治疗 DMD 的药物，采用了寡核苷酸和外显子跳跃技术，目的是修复 mRNA 的阅读框来部分纠正遗传缺陷，通过跳跃 51 号外显子，产生一种较短但仍具有功能的抗肌萎缩蛋白，从而稳定或减缓疾病的进程。此外，Ataluren 获得欧盟药监机构的有条件上市批准，用于≥5 岁无义突变型 DMD 非卧床患者的治疗。Ataluren 可选择性与核糖体相互作用，跳过无义突变，继续功能性蛋白的翻译过程。

【预后】

DMD 预后较差，患儿常于 10 岁左右丧失行走能力，常于 20 岁前因呼吸衰竭伴或不伴肺部感染、心力衰竭等夭折。随着支持治疗的发展，尤其是矫形技术和机械通气的应用，患者寿命有所延长。有文献报道，呼吸支持的患者平均生存期延长 6～25 年。BMD 较 DMD 相对良性，进展缓慢，有的患者最终在轮椅上生活，总体预期寿命略低于正常人。

肢带型肌营养不良症

肢带型肌营养不良症（limb-girdle muscular dystrophies，LGMD）是临床上以肩胛带和骨盆带肌无力或萎缩为主要特点的一大类遗传性肌病，由于涉及诸多肌纤维功能骨架蛋白，不同疾病在遗传方式、起病年龄、病情进展以及肌无力程度等方面均存在很大差别。

【病因和发病机制】

根据遗传方式分为 1 型（常染色体显性遗传）和 2 型（常染色体隐性遗传），每型根据不同基因缺陷又分为许多亚型。目前已确认的有 29 个亚型，LGMD 1 型有 5 个亚型，LGMD 2 型有 24 个亚型。由于涉及诸多基因，发病机制较为复杂，涉及的环节包括抗肌萎缩蛋白-糖蛋白复合体、肌小节、肌养蛋白聚糖糖基化、囊泡和分子转运、信号转导通路以及细胞核功能等。在这些环节中，部分蛋白质形成大型蛋白质复合体（如抗肌萎缩蛋白复合体、肌膜蛋白聚糖复合体等），维持肌肉细胞的锚定、收缩和舒张等重要生理功能，部分蛋白质则参与肌细胞的信号转导、膜修复以及毒性代谢产物的清除等。这些环节一旦发生问题，肌细胞就会出现病理改变。这些机制并非在不同 LGMD 中独立发挥作用，而是彼此重叠，共同参与不同功能蛋白编码基因缺陷所致的疾病。

【临床表现】

LGMD 2 型通常起病较早且病情稍重，而 LGMD 1 型则通常起病晚且病情相对较轻。约 50% 的患者以骨盆带肌无力首发，然后进展到肩带肌，另 50% 则相反。面肌一般不受累，除非疾病发展到晚期。四肢带肌无力虽然是本组疾病的共性，但根据基因不同，不同 LGMD 类型之间的临床表型还是有所差别，如 LGMD 2C、2D、2E、2F 和 2I 可有小腿腓肠肌肥大，LGMD 2A 可有翼状肩胛和跟腱挛缩，LGMD 1D 可伴有心肌病，

LGMD 2K 可有小头畸形和智能发育迟缓等,主要的 LGMD 新旧命名和临床特点见表 15-7。

表 15-7　LGMD 的新旧命名和临床特点

新名称	旧称	基因	蛋白	临床特点
常染色体显性遗传(1 型)				
LGMD D1	LGMD 1D	*DNAJB6*	DnaJ 热休克蛋白家族(Hsp40)成员 B6	合并心脏病
LGMD D2	LGMD 1F	*TNPO3*	转运素-3	遗传早现
LGMD D3	LGMD 1G	*HNRNPDL*	异质核核糖核蛋白 D 样蛋白	可伴有白内障,手指屈肌挛缩
LGMD D4	LGMD 1I	*CAPN3*	钙蛋白酶-3	肌萎缩,常有关节挛缩
LGMD D5		*COL6A1*	胶原蛋白 6 α·1 链	远端关节过伸、皮肤瘢痕
常染色体隐性遗传(2 型)				
LGMD R1	LGMD 2A	*CAPN3*	钙蛋白酶-3	肌萎缩,常有关节挛缩和翼状肩胛
LGMD R2	LGMD 2D	*DYSF*	dysferlin	可同时有远端肌萎缩,常于 20 岁左右起病
LGMD R3	LGMD 2B	*SGCA*	肌聚糖 α	病情轻重不一,类似 DMD 或 BMD,常伴肺或心脏病变
LGMD R4	LGMD 2E	*SGCB*	肌聚糖 β	
LGMD R5	LGMD 2C	*SGCG*	肌聚糖 γ	
LGMD R6	LGMD 2F	*SGCD*	肌聚糖 δ	
LGMD R7	LGMD 2G	*TCAP*	telethonin	可伴有腓肠肌肥大和垂足
LGMD R8	LGMD 2H	*TRIM32*	tripartite motif-containing 32	
LGMD R9	LGMD 2I	*FKRP*	fukutin 相关蛋白	腓肠肌肥大,常伴肺或心脏病变
LGMD R10	LGMD 2J	*TTN*	连接素	
LGMD R11	LGMD 2K	*POMT1*	O-甘露糖转移酶蛋白 1	可伴有小头畸形和智能发育迟缓
LGMD R12	LGMD 2 L	*ANO5*	anoctamin 5	不对称,可伴有心肌病
LGMD R13	LGMD 2M	*FCMD*	fukutin	婴儿期起病,发热后加重
LGMD R14	LGMD 2N	*POMT2*	O-甘露糖转移酶蛋白 2	可伴有腓肠肌肥大和智能障碍
LGMD R15	LGMD 2O	*POMGnT1*	O-链甘露糖 N-乙酰氨基葡萄糖转移酶 1	可有腓肠肌和股四头肌肥大
LGMD R16	LGMD 2P	*DAG1*	营养不良聚糖 1	可伴有踝关节挛缩和智能发育迟缓
LGMD R17	LGMD 2Q	*PLEC1*	网蛋白	
LGMD R18	LGMD 2S	*TRAPPC11*	转运蛋白颗粒复合体 11	儿童期起病,可伴有肌痛和智能发育迟缓
LGMD R19	LGMD 2T	*GMPPB*	GDP-甘露糖焦磷酸化酶 B	可伴有重症肌无力样病情波动,肌肉痉挛

续表

新名称	旧称	基因	蛋白	临床特点
LGMD R20	LGMD 2 U	*CRPPA*	CDP－L－核糖醇焦磷酸化酶 A	可伴有肌张力低下和肌肉肥大
LGMD R21	LGMD 2Z	*POGLUT1*	O-葡糖基转移酶 1 蛋白	可伴有翼状肩胛和呼吸无力
LGMD R22		*COL6A1/2/3*	胶原蛋白 6 亚单位 A1、A2 或 A3	远端关节过伸、皮肤瘢痕
LGMD R23		*LAMA2*	层粘连蛋白 α2 亚基	可伴有周围神经病、癫痫、智能减退和脑白质病变
LGMD R24		*POMGNT2*	O-链甘露糖 N-乙酰氨基葡萄糖转移酶 2 蛋白	可伴有腓肠肌肥大和智能减退

【实验室和辅助检查】

血清 CK 通常明显增高，LGMD 2 型尤为突出，但 CK 正常也不能排除本组疾病。肌电图提示活动性肌源性损害。肌肉 MR 可见大小腿肌肉不同程度脂肪变，不同基因型有相对特征性脂肪变模式。肌肉病理可见肌纤维大小不一和变性坏死，部分呈分裂样、轮状或分叶状，也可见嗜碱性新生肌纤维。部分类型 LGMD 免疫组化染色可见相应缺陷基因编码蛋白缺失或减少，譬如 2B 型可见 dysferlin 染色缺如，2C、2D、2E 或 2F 可见肌膜蛋白聚糖染色缺如或表达减少等。

【诊断和鉴别诊断】

根据父母近亲婚配或阳性家族史、慢性病程、进行性肢带肌无力、血清 CK 增高、肌电图示肌源性损害、肌肉 MR 提示明显脂肪变，可高度拟诊 LGMD，进一步明确和分型依赖于高通量靶向基因测序。临床上主要需与面肩肱型肌营养不良症、强直性肌营养不良症、Duchenne 型肌营养不良症和 Becker 型肌营养不良症等鉴别。

【治疗】

本组疾病缺乏特殊治疗，基因治疗是未来探索、发展的方向。针对可能伴发的关节挛缩和心肺功能不全，可参照 Duchenne 型肌营养不良症的处理原则。

【预后】

LGMD 种类较多且异质性强，其发展速度取决于类型，但一般均发展缓慢。伴有心肌病变的类型可能因出现心律失常或充血性心力衰竭而缩短预期寿命，晚期出现呼吸肌无力者可因肺炎和呼吸衰竭而死亡。

面肩肱型肌营养不良症

面肩肱型肌营养不良症（facioscapulohumeral muscular dystrophy，FSHD）是继 Duchenne 型肌营养不良症和强直性肌营养不良症之后第三常见的肌营养不良症，患病率约为 1/20 000，呈染色体显性遗传，外显率较高，在同一家族内表现轻重不一。根据缺陷基因目前分为 1 型和 2 型，两者临床表现类似。

【病因和发病机制】

大部分 FSHD 患者是由于染色体 4q35 亚端粒区 *D4Z4* 大片段重复缩短致病（正常人携带 10 个以上），*D4Z4* 远端有一个 10 kb 的等位基因呈多态性，命名为 4qA 和 4qB，仅发生于 4qA 等位基因的 *D4Z4* 大片段缺失（FSHD 携带 1～10 个）才会致病，导致该染色体区域变为低甲基化的疏松状态，进而表达在正常情况下失活的促凋亡因子 DUX4 蛋白。此类患者约占所有 FSHD 患者的 95%，称为 1 型（FSHD1 型）。此外，染色体结构维持蛋白 SMCHD1 突变可导致染色体甲基化程度降低，这样通过改变表观遗传学促进 DUX4 表达所导致的 FSHD 称为 2 型（FSHD2 型）。

【临床表现】

两性罹患概率相等，自婴儿至中年均可起病。婴儿期的闭眼不全可能不被家长注意。主要临床表现为：眼睑闭合无力(图 15-9),皱额、鼓腮、吹哨和露齿不能或无力,嘴唇肥厚而微翘。颈部胸锁乳突肌明显萎缩或变细,两臂平举时可见颈肌悬吊肩胛而呈特殊的"蝠翼状"。肩胛带肌肉明显萎缩,可见翼状肩胛(图 15-10);胸大肌萎缩内陷,锁骨凸起明显,呈现"衣架肩"。两上臂肱肌萎缩明显,但三角肌相对保留。双下肢受累相对较轻,但也可有鸭步和足下垂。眼外肌、延髓肌和呼吸肌基本不受累。病初肌无力和萎缩常不对称,以翼状肩胛最为突出。部分患者腹部 Beevor 征阳性(在线资源 15-6)。

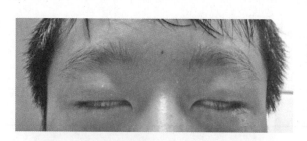

图 15-9 面肩肱型肌营养不良症的闭目无力

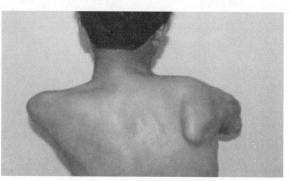

图 15-10 翼状肩胛

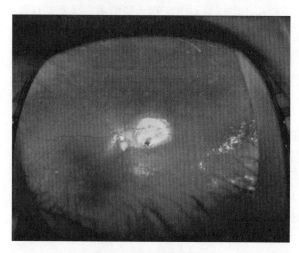

图 15-11 Coats 综合征

不典型者可仅有肩臂肌群受累而不影响面肌,也可仅有孤立性翼状肩胛或局灶性肌无力(譬如足下垂)。早发严重者进展相对较快,除双侧面瘫外,可有感觉神经性耳聋或渗出性视网膜剥离(Coats 综合征,图 15-11)。

【实验室和辅助检查】

血清 CK 正常或轻度增高;认知功能检测正常;肌电图提示活动性肌源性损害;伴 Coats 综合征者眼底荧光血管造影可见毛细血管扩展、阻塞、狭窄、渗出或微动脉瘤(图 15-11)。肌肉病理改变不具有特异性,病变轻重不一,轻者仅表现为肌纤维大小不一,少数纤维坏死与再生。部分患者病理可见局灶性炎性细胞浸润。重者可表现为重度肌营养不良的病理改变,大量纤维结缔组织增生和脂肪替代。

【诊断和鉴别诊断】

依据典型常染色体显性遗传,面、肩、肱肌和踝背屈肌萎缩无力,临床诊断一般不难。肌肉无力、萎缩不对称,肌群由上而下逐步受累,三角肌保留,Beevor 征阳性伴有高频听力丧失或视网膜血管病变等,也是提示本病的重要线索。但临床上仍需与肢带型肌营养不良症、肩胛综合征等鉴别。目前 FSHD 诊断的"金标准"是基因检测,传统的 Southern 印迹法和最近发展的分子梳技术适用于诊断 FSHD1 型的 D4Z4 拷贝数变异,而 FSHD2 型需要基因和 D4Z4 甲基化水平检测来诊断。

【治疗】

主要是支持治疗。对于翼状肩胛明显和手举过头困难的患者,可通过外科手术固定肩胛骨以改善症状;足下垂者可使用足踝矫形器。沙丁胺醇和一水肌酸可能会改善患者的肌力,但有待进一步证实。

【预后】

本病进展缓慢,预期寿命与正常人相近。部分患者症状轻微甚至不自知,部分病情顿挫或停止发展,但仍有 20%~30%最终需要使用轮椅。

强直性肌营养不良症

强直性肌营养不良症(myotonic muscular dystrophy,DM)是一组以肌强直、进行性肌萎缩、白内障、心脏传导阻滞、性腺萎缩以及智能低下为主要特点的多系统疾病。目前分为强直性肌营养不良症 1 型和 2 型

（DM1 型和 DM2 型）。DM1 型是最为常见的肌营养不良症之一，新生儿发病率为 13.5/10 万，患病率为（3～5）/10 万。

【病因和发病机制】

强直性肌营养不良症为常染色体显性遗传性疾病。病因尚未完全明确，分为 DM1 型和 DM2 型。① DM1型与 19q13.3 上肌强直蛋白激酶（DMPK）基因 3′端非翻译区的 CTG 三核苷酸过度重复有关，疾病严重程度随重复拷贝数不同而有差异，正常个体拷贝数为 5～30 个，轻者为 50～80 个，严重者达 2 000 个以上。CTG 拷贝数从双亲到子代有扩增趋势，因此本病有遗传早发现象。② DM2 型与 3q21 上锌指蛋白 9（ZNF9）基因的 CCTG 四核苷酸过度重复有关，正常个体与患者 ZFP9 基因（CCTG）n 拷贝数分别为 104～176 个和 75～11 000 以上（平均 5 200 个）。

核苷酸过度重复可引起 RNA 毒性功能增益（function gain of RNA toxicity），RNA 在细胞核的毒性增益可导致 RNA 结合蛋白功能异常，使得前信使 RNA 剪接异常。因此，DM1 型的发病机制可能与 RNA 毒性功能增益和 RNA 蛋白毒性有关。

在 线 资 源
15 - 7 收
缩性肌强直

【临床表现】

经典型 DM1 型常在 10～30 岁起病，主要特征为受累骨骼肌肌肉萎缩、无力和肌强直，以前两种症状为突出。强直症状在重复运动后可有缓解。随着肌萎缩进展，肌强直可消失。体格检查可见唇微翘、颧骨隆起、额肌萎缩而呈斧头状（图 15 - 12）；颈细长，胸锁乳突肌萎缩而头部前倾伸长，称鹅颈；构音不清或伴吞咽困难，握拳后不能立即放开，手指不能伸直（在线资源 15 - 7）。叩诊槌叩击被检肌肉时出现肌球（在线资源 15 - 4）。

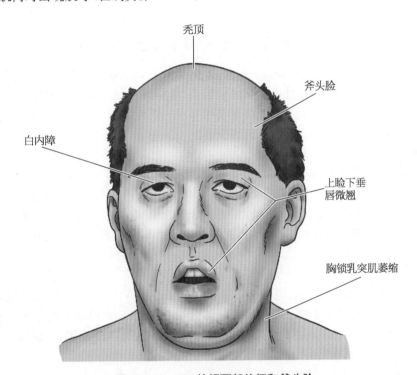

图 15 - 12　DM 的颅面部特征和斧头脸

此外，由于累及心脏、眼部、消化道、内分泌及神经系统等，多数患者出现不同程度心脏传导阻滞、白内障、腹痛、腹泻、性欲减退、早秃、糖尿病、认知障碍和人格改变等。头颅 MR 可见脑白质多发病变，尤其以颞叶前部最易累及，同时伴有脑萎缩和脑室扩大。39％的患者出现日间过度睡眠。女性患者流产率高。

DM2 型多于 30 岁后起病，多系统受累与 DM1 型极为相似，其中以心脏传导阻滞、白内障和胰岛素抵抗较为常见，认知功能受损轻于 DM1 型。DM2 型骨骼肌受累相对较轻，主要累及近端肌肉和颈部屈肌，肌痛和僵硬较 DM1 型常见，但预后相对较好。

【实验室和辅助检查】

血清 CK 常见轻度增高，肌电图可出现典型的肌强直电位发放，表现为持续性放电，伴有频率和波幅的明显变化,同时可听到类似"轰炸机俯冲"的声响。肌肉病理为非特异性改变,可见肌纤维有核内移现象或出现核链(图 15 - 13),肌纤维有萎缩,也有肥大。

【诊断和鉴别诊断】

依据典型的肌强直、进行性肌萎缩和多系统损害等临床特征,一般不难诊断。但亚型的确诊需依赖基因分析。主要需与同样会有肌强直表现的先天性肌强直、先天性副肌强直和其他伴有肌强直的钠离子通道病鉴别。

【治疗】

主要以对症支持治疗为主,可用脚踝矫形器改善足下垂,夹手板改善手功能。对于晚期严重的患者,呼吸训练和体位引流法可以避免肺部感染。奎宁(每日200～1 200 mg)、苯妥英钠(每日 300～400 mg)、普鲁卡因酰胺(每日 125～1 000 mg)、美西律(Mexiletine;每日

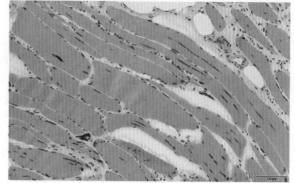

图 15 - 13　强直性肌营养不良症肌肉病理示纵向肌纤维中可见核链(HE 染色)

150～1 000 mg)、乙酰唑胺(每日 125～1 000 mg)可用于改善肌强直症状。莫达非尼(Modafinil;每日 200～400 mg),可改善 DM1 型的日间多睡。

【预后】

本病进展缓慢,一部分患者因肌肉萎缩和心、肺等并发症而在 40 岁左右丧失工作能力,常因继发感染或心力衰竭而死亡。病情较轻者可长期稳定而不危及生命。

眼咽肌型肌营养不良症

眼咽肌型肌营养不良症(oculopharyngeal muscular dystrophy,OPMD)是一种常染色体显性(少数为隐性)遗传性疾病,其临床特点为进行性眼外肌和咽喉肌麻痹,病理可见丝状核内包涵体。本病世界各地均有报道,以加拿大魁北克地区、法国以及美洲的西班牙裔中多见。隐性遗传型在加拿大魁北克、法国和日本地区也见报道,但较为少见,国内也有不少病例发现和报道。

【病因和发病机制】

本病与 14q11.213 上编码多聚腺苷结合蛋白 2(PAB2)基因的 GCG 过度重复有关。正常个体与患者(GCG)n 拷贝数分别为 6 个和 8～13 个。PAB2 是一种参与 mRNA 多腺苷酸化的核蛋白,在所有组织中均有表达,但肌肉组织中表达较多。有学者推测基因缺陷导致 PAB2 的 N 端多聚丙氨酸区域延长,PAB2 携带入核的延长多聚丙氨酸区域具有致病性,随时间聚集增加形成病理上的丝状核内包涵体,核功能可能因此受影响,导致细胞死亡。

【临床表现】

显性 OPMD 30～70 岁起病。主要表现为睑下垂和眼外肌无力,早期可不对称,最终发展至双侧睑下垂和眼球固定。部分患者出现头面部、咽喉部、颈部和肢体近端无力、萎缩。晚期出现消瘦。吸入性肺炎是其严重并发症,但患者的寿命较少受到影响。隐性 OPMD 的临床表现与显性 OPMD 相似,但程度较轻,起病年龄相对较大,由于症状轻且家族史不明确常易漏诊。

【实验室和辅助检查】

血清 CK 正常或轻度增高,肌电图提示为肌源性损害,肌肉病理为非特异性肌病表现,可见镶边空泡和核包涵体。

【诊断和鉴别诊断】

根据有 OPMD 的家族史、眼睑下垂或眼球活动障碍、吞咽困难、下肢远端肌无力不明显以及肌电图呈肌源性损害,可拟诊本病,确诊依赖基因分析。临床上主要需与重症肌无力、慢性进行性眼外肌麻痹、Kearns - Sayre 综合征(KSS)、眼咽远端肌病等进行鉴别。

【治疗和预后】

本病无特殊治疗。严重病例可行上睑提肌腱膜切除术或上睑前额悬吊术改善上睑下垂,环咽肌切开术可减轻部分严重吞咽困难患者的症状。预期寿命接近正常人。生活质量明显受影响,应加强对患

者的护理和关怀。

第五节　遗传性代谢性肌病

遗传性代谢性肌病是一大类由遗传缺陷所致肌纤维能量代谢[主要指三磷酸腺苷(ATP)]异常的骨骼肌疾病,根据在能量代谢过程中涉及的环节不同,主要包括糖原累积病和脂质沉积性肌病,广义上也包括线粒体肌病。常见的代谢性肌病见表 15-8。

表 15-8　常见的代谢性肌病

葡萄糖/糖原代谢障碍(酶缺乏)
　　0 型:糖原合成酶 1
　　Ⅱ型:α-1,4-糖苷酶(酸性麦芽糖酶)
　　Ⅲ型:脱支酶
　　Ⅳ型:分支酶
　　Ⅴ型:肌磷酸化酶(McArdle 病)
　　Ⅶ型:磷酸果糖激酶(Tarui 病)
　　Ⅷ型:磷酸化酶激酶 B
　　Ⅸ型:磷酸甘油酸激酶
　　Ⅹ型:磷酸甘油酸变位酶
　　Ⅺ型:乳酸脱氢酶
　　Ⅻ型:醛缩酶 A
　　ⅩⅢ型:烯醇酶
　　ⅩⅣ型:葡萄糖磷酸变位酶 1
　　ⅩⅤ型:糖原生成素 1

脂代谢障碍
　　肉碱棕榈酰转移酶 2 缺乏症
　　原发性肉碱缺乏
　　极长链乙酰辅酶 A 脱氢酶缺乏症
　　长链乙酰辅酶 A 脱氢酶缺乏症
　　中链乙酰辅酶 A 脱氢酶缺乏症
　　长链羟基/乙酰辅酶 A 脱氢酶缺乏症
　　多种酰基辅酶 A 脱氢酶缺乏症(MADD)
　　伴肌病的中性脂肪沉积症
　　黄素腺嘌呤二核苷酸合成酶缺乏

线粒体肌病
　　慢性进行性眼外肌麻痹(CPEO)
　　Kearns-Sayre 综合征(KSS)
　　线粒体脑肌病伴乳酸血症和卒中样发作(MELAS)
　　线粒体神经胃肠型脑肌病(MNGIE)
　　肌阵挛癫痫伴破碎红纤维(MERRF)
　　线粒体 DNA 缺失综合征
　　Wolff-Parkinson-White 综合征
　　胸苷激酶 2 缺乏症

糖原贮积症 Ⅱ 型

糖原贮积症 Ⅱ 型(glycogen storage disease type Ⅱ,GSD Ⅱ),又称庞贝病(Pompe disease),是一种较为罕见的溶酶体贮积病。临床表现具有一定异质性,从新生儿期至成年期均可发病,主要表现为新生儿肌张力低下、运动发育迟缓、肥厚性心肌病,躯干肌和四肢近端肌无力、呼吸困难等。荷兰的一项研究中,糖原贮积症 Ⅱ 型的估计发病率在活产新生儿为 1/40 000,中国台湾地区的新生儿筛查发现婴儿型糖原贮积症 Ⅱ 型发病率为 1/57 000,大陆地区尚无明确的流行病学数据。

【病因和发病机制】

在溶酶体低 pH 环境中,需要溶酶体内的酸性 α-葡糖苷酶(acid α-glucosidase,GAA)来水解糖原的 α-1,4-糖苷键和 α-1,6-糖苷键。该酶缺乏可导致糖原在溶酶体中大量贮积,引起细胞损伤,最终导致骨骼肌、心肌、肝脏等组织和器官破坏,从而引起相应的临床表现。GSD Ⅱ是由于编码 GAA 酶的 *GAA* 基因突变所致的常染色体隐性遗传病,也是目前所知唯一属于溶酶体贮积症的糖原贮积症。临床表型与突变后残余的 GAA 酶活性有关,在婴儿期发病的患者中 GAA 无活性或活性极低;而晚发型患者中 GAA 酶活性呈不同程度的降低。

【临床表现】

根据发病年龄、受累器官和疾病进展速度,糖原贮积症 Ⅱ 型分为婴儿型庞贝病(infantile-onset Pompe disease,IOPD)和晚发型庞贝病(late-onset Pompe disease,LOPD)。

1. IOPD 定义为 1 岁以内起病,大多数患儿于新生儿期至出生后 3 个月内起病,表现为四肢松软、运动发育迟缓、喂养及吞咽困难、呼吸费力等。体格检查示肌力和肌张力低下、心脏增大、肝脏肿大及舌体增大。常伴体重不增、反复肺炎、呼吸困难、胃食管反流、胃排空延迟等,亦可见眼睑下垂及斜视。

2. LOPD 1 岁后起病,可进一步分为儿童型和成年型(18 岁以后起病)。

(1)儿童型 LOPD:临床表现以缓慢进展的大运动发育迟缓、中轴肌和四肢(尤其下肢)近端肌无力为主,表现为仰卧起坐不能、椎旁肌萎缩,跑步、上下楼梯及蹲起困难。如选择性累及膈肌、肋间肌、腹肌,还会出现咳嗽无力、呼吸困难、夜间睡眠呼吸障碍、晨起后头痛和思睡等二氧化碳潴留的症状。部分患者合并脊柱侧弯或脊柱强直,在疾病早期可能就诊于骨科或风湿科。一些患儿还可出现非典型表现,如上睑下垂、面瘫、眼肌麻痹等。在病程晚期,患者可能会出现言语含混不清,进食、咀嚼和吞咽困难。

(2)成人型 LOPD:表现较儿童型轻,因此起病更为隐匿。由于病程较长,患者往往对低氧血症和高碳酸血症产生一定耐受,部分患者直至感染诱发呼吸衰竭加重,甚至昏迷,才在呼吸科或急诊科就诊。成人型 LOPD 还可出现其他系统受累的症状,如肝大、肺动脉高压、餐后腹痛、慢性腹泻、缺血或出血性脑血管病、心脏预激综合征、感音性耳聋、小纤维神经病等。

【实验室和辅助检查】

血清 CK 增高。IOPD 患儿胸部 X 线片显示心脏增大。心电图表现为 P-R 间期缩短、QRS 波群电压增高和 T 波倒置,可伴有不同程度的心律失常。超声心动图提示全心肌肥厚、心腔狭小;早期伴或不伴左心室流出道梗阻,左心室射血分数多正常;晚期可出现左心室扩张,左心室射血分数明显下降。肺功能测定有助于评估患者的呼吸功能:用力肺活量(FVC)低于预计值的 80% 提示呼吸功能下降。肌电图提示肌源性损害,可出现纤颤电位、复合重复放电(CRD)和肌强直放电,后者在脊旁肌及髂腰肌检出的阳性率高。肌肉活检可见肌纤维内大小、形态不一的空泡和(或)嗜碱性颗粒,糖原异常增多(图 15-14)。用干血纸片(DBS)、新鲜外周血淋巴细胞、皮肤成纤维细胞以及肌肉组织检测 GAA 酶活性显著低于正常值(30% 以下)。基因检测发现 *GAA* 基因两个等位基因上的致病性突变为确诊 GSD Ⅱ 的重要依据。

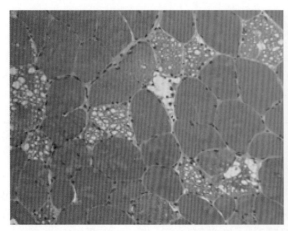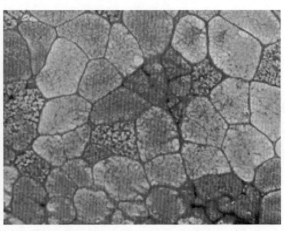

a   b

图 15-14 糖原贮积症 Ⅱ 型的病理改变

a. 肌纤维内见大小不一的空泡,个别纤维完全空泡化(HE 染色);b. 糖原含量显著增多(过碘酸 Schiff 染色)

【诊断和鉴别诊断】

根据典型临床表现和肌肉病理改变可予拟诊,确诊有赖于 GAA 酶活性缺乏或降低,以及 *GAA* 基因两个等位基因检出致病变异。如果发现一个已知致病突变和一个意义未明的变异或两个可能致病的变异,则需要结合酶活性测定或肌肉活检组织学证据来进一步确认。IOPD 需与注意与婴儿型脊髓性肌萎缩症 1 型、先天性肌营养不良症、心肌炎、遗传性肥厚型心肌病等鉴别。LOPD 需与肢带型肌营养不良、易引起早期呼吸衰竭或脊柱强直的多种遗传性肌病相鉴别。

【治疗】

早期诊断和早期治疗是改善糖原贮积症Ⅱ型患者预后的关键。以人重组 GAA 酶(rhGAA)治疗为核心的酶替代治疗(ERT)是目前各型 GSD 最有效的治疗方法。rhGAA 的初始推荐剂量为 20 mg/kg,每 2 周 1 次,缓慢静脉滴注,建议长期治疗。静脉输注可能发生输注相关反应(如发热、皮疹、颜面部水肿等)和超敏反应,应在密切的临床监护下进行。不同 IOPD 患儿的 ERT 受益存在差别,与治疗时患儿疾病负担、交叉免疫反应物质(cross-reactive immunologic material,CRIM)状态等有关。对于 CRIM 阴性 IOPD 患儿,在接受 ERT 前可给予免疫耐受诱导治疗,通过给予患儿免疫抑制剂以避免或减少抗体的产生。GSD Ⅱ 是多系统疾病,除 ERT 治疗外,需要心脏科、呼吸科、神经科、骨科、康复科、营养科、语言训练等多学科团队进行综合疾病管理。

【预后】

IOPD 患儿病情进展迅速,若无有效治疗,常于 1 岁左右死于心力衰竭及呼吸衰竭。LOPD 患者的预后与发病年龄相关,通常发病越晚,进展越慢,预后最终取决于呼吸肌受累的程度。

多种酰基辅酶 A 脱氢酶缺乏症

多种酰基辅酶 A 脱氢酶缺乏症(multiple acyl-CoA dehydrogenase deficiency,MADD),又称戊二酸血症Ⅱ型(glutaric acidemia Ⅱ),是一种较为常见的脂肪酸氧化代谢障碍。临床表现高度异质,从新生儿期至成年期均可发病,主要表现为运动不耐受、四肢和躯干肌无力、呕吐,重症者可出现咀嚼、吞咽和呼吸困难。新生儿发病者症状重,还可合并先天畸形,有致死性。本病在亚洲地区发病率较高,但尚缺乏大规模的流行病学数据。

【病因和发病机制】

脂肪酸是机体重要的能量来源,在禁食、饥饿以及应激的情况下,脂肪酸进入线粒体进行 β 氧化,为机体供能。电子转移黄素蛋白(ETF)和电子转移黄素蛋白脱氢酶(ETFDH)是线粒体呼吸链中电子传递的关键转运体。支链氨基酸脱氢酶、戊二酰辅酶 A 脱氢酶以及胆碱脱氢酶也需要 ETF 进行电子传递。ETF 位于线粒体基质内,是由 ETFA 和 ETFB 这两个亚基组成的异源二聚体;ETFDH 位于线粒体内膜。当 ETF/ETFDH 功能缺陷,使线粒体氧化呼吸链多种脱氢酶脱氢产生的电子不能传递,就会导致脂肪酸、支链氨基酸及胆碱代谢障碍,能量生成受阻而导致疾病。MADD 是常染色体隐性遗传病,由编码 ETF/ETFDH 的 *ETFA*、*ETFB*、*ETFDH* 基因突变所致。临床表型与基因突变类型、位置有一定相关性。基因变异后的酶残余活性还受到温度和分子伴侣等因素影响。

【临床表现】

新生儿期起病者多表现为肝大、非酮症性低血糖、高氨血症、呼吸窘迫、肌张力低下,部分有心肌病、脑病,严重者可出现代谢危象,出现"汗脚"味体臭、昏迷,多数治疗无效在新生儿期死亡。存活的患儿常由于肥厚型心肌病或瑞氏综合征样代谢失调于婴儿期死亡。迟发型患者的发病年龄和症状在不同病例中差异很大,大多数患者表现为慢性肌病症状,包括运动不耐受、肌痛、肌无力,严重者出现横纹肌溶解。肌无力多累及躯干肌和颈伸肌,咀嚼肌、呼吸肌也可受累。部分患者伴心脏增大、心肌病、肝损害等器官损伤。迟发型患者在感染、发热、手术、低能量饮食或减肥、妊娠等应激情况下可发生急性代谢紊乱,表现为呕吐、嗜睡、低血糖、代谢性酸中毒、肝衰竭和呼吸衰竭,严重者可猝死。大部分迟发型患者症状呈间歇性,对大剂量维生素 B₂ 反应良好。

根据发病年龄和临床表现,将 MADD 为 3 型:Ⅰ 型和 Ⅱ 型均于新生儿期起病,Ⅰ 型伴先天畸形(多囊肾、面中部发育不全等);Ⅲ 型为迟发型,于婴儿期至成人期发病。MADD Ⅰ 型多为 *ETF/ETFDH* 基因无义突变导致酶功能完全丧失；Ⅱ型的基因变异影响有重要功能的氨基酸或剪切位点，仍残余少量酶活性；Ⅲ型通常为 ETFDH 突变，携带至少1个 ETFDH 错义突变，而且变异位置多不在酶的活性中心，残余酶活性水平较高。

【实验室和辅助检查】

生化检查在间歇期可无异常，急性发作期可有低酮症性低血糖、肝功能损害、CK 及乳酸脱氢酶 LDH 升高、高氨血症等。血液氨基酸、游离肉碱及酰基肉碱谱分析显示，短链、中链和长链酰基肉碱（C4～C18）均有不同程度升高。尿有机酸分析主要是戊二酸和乳酸升高。超声或 CT 可见受累器官（肝脏、肾脏）肿大。磁共振扫描可见肌肉水肿，部分患者可见脑白质病变。肌电图以肌源性损害为主，部分患者可合并轴索性感觉神经病。肌肉活检提示脂质沉积性肌病表现（图 15 - 15）。皮肤成纤维细胞的脂肪酸流量分析显示 ETF/泛醌氧化还原酶（ETF‐QO）酶活性降低。基因检测为确诊 MADD 的重要依据，可采用高通量测序对 ETFA、ETFB、ETFDH 基因进行检测，最常见的变异为 ETFDH 基因变异，占 90% 以上，多为迟发型。

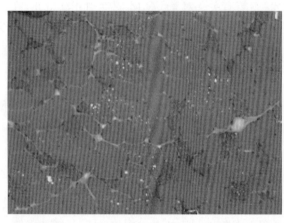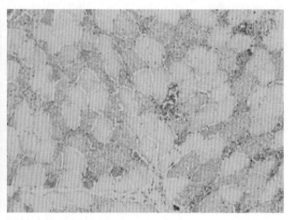

a   b

图 15 - 15　脂质沉积性肌病的病理改变

a. 肌细胞大小不等，部分肌纤维内可见空泡（HE）；b. 肌纤维内脂滴显著增多（油红 O）

【诊断和鉴别诊断】

根据临床表现、血液酰基肉碱谱、肌肉病理和基因分析结果可诊断。大多数患者在代谢失代偿期血液酰基肉碱和尿液有机酸改变比较明显，但是在间歇期可能不典型，单次串联质谱检测阴性不能排除 MADD。MADD 需要与其他血液短、中、长链酰基肉碱增高的疾病（如肉碱棕榈酰转移酶Ⅱ缺乏症）、炎性肌病相鉴别。

【治疗】

总的治疗原则是避免低血糖及能量代谢障碍的发生。MADD 患者应当低脂、高碳水化合物、中等量蛋白质饮食，避免剧烈运动或长时间空腹。婴儿需频繁喂养，每 2～3 h 喂奶 1 次。急性的失代偿期应加强抗感染、纠正低血糖及酸中毒，降氨等对症处理，缩短喂养间隔，予鼻饲或静脉营养，维持足够热量及水、电解质平衡；静脉注射左卡尼汀 50～100 mg/(kg·d)，分 2～4 次，避免肉碱耗竭。迟发型患者应用维生素 B₂（每日 100～300 mg）可改善临床症状。同时需补充左卡尼汀[50～100 mg/(kg·d)]，分 3 次口服；辅酶 Q10[60～240 mg/(kg·d)]，分 2 次口服。对核黄素无反应的患者，建议应用苯扎贝特 10～20 mg/(kg·d)，分 2～3 次口服。

【预后】

新生儿期发病者死亡率高，存活者常遗留严重脑病后遗症。迟发型患者预后较好，但仍有 5% 死于急性代谢紊乱。即使成年期发病的患者也可能在一定诱因下发生代谢危象。

线 粒 体 肌 病

线粒体肌病是一类由线粒体基因（包括线粒体基因 mtDNA 和核基因 nDNA）缺陷所致的肌肉病变，临床上以进行性肌无力、疲劳不耐受，伴或不伴多系统损害为主要表现。根据 mtDNA 以及 nDNA 基因缺陷的位点、类型和临床特点，可归纳为多种临床综合征。

【病因和发病机制】

线粒体是真核细胞的能量代谢中心,其内膜上富含氧化呼吸链复合体,为细胞进行各种生命活动提供所需要的能量。每个细胞内有多个 mtDNA 拷贝,根据细胞类型从数百到数千不等。mtDNA 独立于 nDNA 存在,编码 13 个蛋白亚基、22 个 tRNA 和两个 rRNA。而 mtDNA 和 mtDNA 编码蛋白的复制、维护、转录和翻译依赖许多 nDNA 编码的蛋白。因此,mtDNA 和 nDNA 突变均可造成线粒体结构或功能异常从而致病。因此,线粒体病的遗传模式包括线粒体母系遗传方式及孟德尔遗传方式。

mtDNA 基因突变更为常见,突变类型包括点突变、单一片段缺失或多重片段缺失等。常见的核基因突变包括以下几方面:线粒体 DNA 复制和维持(如 *POLγ* 和 *TWNK*)、线粒体的融合和分裂(如 *OPA1* 和 *MFN2*)、核苷酸合成和修正(如 *TYMP* 和 *TK2*)以及 mtDNA 的完整性和 mtDNA 拷贝数(如 *SPG7*)等。线粒体 DNA 缺陷的表型取决于突变线粒体 DNA 在组织中的分布和数量,即所谓"异质性",如果异质性超过常规阈值,就会造成肌细胞能量代谢障碍,出现临床症状。

【临床表现】

部分表现为单纯的肌病,可伴有肌痛和疲劳不耐受。mtDNA 重排或点突变通常无症状或轻微,mtDNA 缺失可引起慢性进行性眼外肌麻痹(CPEO),患者表现为缓慢进展的双侧眼睑下垂、眼球活动障碍等眼外肌麻痹(图 15-16),随后可发展出现延髓肌和肢体近端肌无力。

Kearns-Sayre 综合征(KSS)可表现为进行性眼外肌麻痹、心脏传导阻滞、糖尿病、小脑共济失调,视网膜色素变性和脑功能障碍等。线粒体脑肌病、乳酸中毒和卒中样发作(MELAS)可表现为脑病、癫痫、头痛、卒中样发作、痴呆、听力障碍、胃肠道症状、肌肉无力、运动不耐受、周围神经病变和糖尿病等多系统损害。肌阵挛性癫痫伴红色纤维破损(MERRF)常于婴儿期起病,随后出现肌阵挛癫痫、进行性共济失调、肌无力和痴呆。线粒体神经胃肠脑肌病(MNGIE)主要表现为眼外肌麻痹、胃肠道症状、恶病质、周围神经病以及白质脑病。

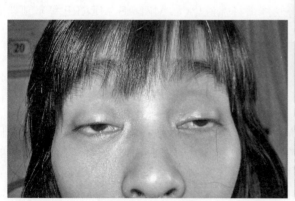

图 15-16　慢性进行性眼外肌麻痹的双侧眼睑下垂、眼球固定和眉弓上抬

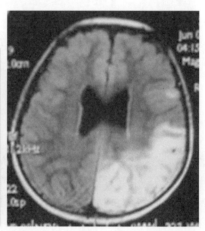

图 15-17　MELAS 患者头颅 MR T₂ FLAIR 可见左侧顶、枕叶跨血管分布区异常信号

Wolff-Parkinson-White 综合征可表现为身材矮小、视觉障碍、色素性视网膜病变、听力损失、脂肪瘤和心脏受累。原发性辅酶 Q10 缺乏症的临床表现包括肌无力、运动不耐受、脑病、肌张力减退、癫痫、肌张力障碍、小脑共济失调、癫痫、卒中样发作、痉挛、认知障碍、周围神经病、感音性耳聋、肥厚性心肌病、视网膜病和视神经萎缩等。孤立性线粒体复合体 III 缺陷症可表现为肌病、运动不耐受、肌红蛋白尿和多系统受累。

胸苷激酶 2 缺乏症(TK2d)根据发病年龄分为 3 种临床表型:婴儿型以伴有呼吸衰竭的肌病为特征,部分有脑病、癫痫、构音障碍、吞咽困难;儿童型表现为近端肌无力和呼吸困难;12 岁以后起病的迟发型表现为延髓肌、四肢肌和不同程度的呼吸肌无力,可有进行性眼外肌麻痹。

【实验室和辅助检查】

血清 CK 和乳酸可增高。肌电图可正常或呈肌源性损害,部分会有周围神经病变。MELAS、KSS 等综合征头颅 MR 可有异常,图 15-17 示 MELAS 的特殊影像学改变,病灶跨血管分布区。KSS 可有视网膜色素变性,心电图可见心脏传导阻滞,肌电图可呈现肌源性和(或)周围神经病改变,肌肉病理可见肌纤维有破碎红纤维和(或)琥珀酸脱氢酶(SDH)异常深染纤维(图 15-18 示线粒体酶学异常)。

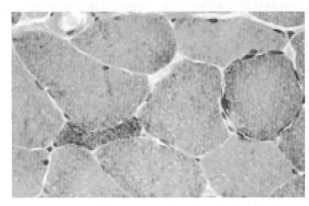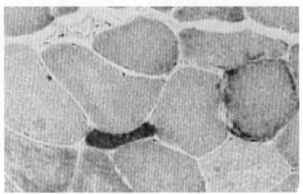

图 15-18　肌纤维有破碎红纤维(Gomori 染色)和琥珀酸脱氢酶(SDH)异常深染纤维

【诊断和鉴别诊断】

根据家族史、肌无力、疲劳不耐受、多系统损害、血清乳酸增高、肌肉病理提示线粒体功能异常等可拟诊本病,确诊依赖基因检测。临床上需要与先天性肌病、先天性肌无力综合征以及其他代谢性肌病等进行鉴别。另外,应当鉴别药物引起的线粒体肌病,如核苷类似物(齐多夫定、拉米夫定、替比夫定等)会抑制线粒体聚合酶 γ 造成线粒体结构功能障碍。

【治疗】

本类疾病没有特效治疗。线粒体酶补充治疗,包括辅酶 Q10、肌酸、左旋肉碱、维生素 B_2、精氨酸和 α-硫辛酸等,可以使用。

【预后】

取决于疾病类型,部分预后良好,部分神经功能进行性退化(如 MELAS、MERRF 等),预期寿命低于正常人群。

第六节　特发性炎性肌病

特发性炎性肌病是一大类异质性明显的炎性肌病,以临床上肌无力和病理上炎性改变为特征,可伴有皮肤、肺、关节等不同谱系的骨骼肌外损害。目前主要依据临床、病理和特异性抗体进行分类,主要包括皮肌炎、免疫介导坏死性肌病、包涵体肌炎、抗合成酶抗体综合征和重叠性肌炎。以往诊断较多的多发性肌炎目前已较少诊断。

皮　肌　炎

皮肌炎(dermatomyositis,DM)是一类伴有皮疹的四肢近端对称性无力的疾病,可累及肺、心血管和胃肠道,部分伴有潜在恶性肿瘤,常呈亚急性或隐匿性起病,粗略估计年发病率为 4.68/100 万。

【病因和发病机制】

DM 可根据血清抗体分为 6 型。检出的抗体包括抗转录中介因子 1γ(TIF-1γ)、抗核基质蛋白 2(NXP-2)、抗 Mi-2、抗黑色素瘤分化相关基因 5(MDA5)、抗小泛素样修饰激活酶(SAE);另有血清抗体阴性 DM。然而,这些特异性抗体是否真正致病仍不明了。目前认为补体沉积毛细血管及微血管病变的继发缺血是主要的发病机制,肌纤维缺氧损伤导致肌纤维萎缩,远离血管的束周肌纤维受累尤为明显,进而毛细血管密度降低。毛细血管病变是由经典途径活化补体反应所致,束周干扰素 α/β(IFNα/β)通路激活可能参与其发病,肌浆抗黏病毒蛋白 A(MxA)是 IFN 诱导蛋白,在 DM 中表达的特异性 98%～100%,敏感性 71%～77%,可用于 DM 的病理诊断(图 15-19)。

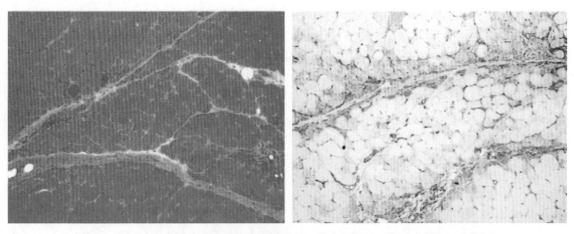

图 15-19 皮肌炎肌肉病理提示束周萎缩(HE 染色)伴 MxA 表达上调(MxA 染色)

【临床表现】

DM 可在任何年龄发病,女性多于男性,以近端肢体无力伴皮疹为主要临床特点。起病由数日至数月不等,肢体近端肌、屈颈肌及咽肌等肌群容易受累,常呈对称性;皮疹也可先于或后于肌无力出现。成人多以亚急性起病,少数为急性。儿童起病急,肌肉水肿、疼痛明显。病程早期可仅为皮疹和血清 CK 增高。

皮疹与系统性红斑狼疮相似,多发生于光敏区域,可为红斑、水肿或瘙痒性皮损。皮损稍高出皮面,表面光滑或有鳞屑。皮损常可完全消退,但亦可残留带褐色的色素沉着、萎缩、瘢痕或白斑。皮疹特征性分布于眼睑周围(向阳征)、指关节(Gottron 征)、膝关节、踝关节、前胸("V"字征)、肩背部("披肩"征)、颊部和鼻梁等部位(图 15-20)。部分患者可见指甲基底部毛细血管扩张。NXP2-DM 常有皮下钙化,MDA5-DM 可有溃疡性血管炎性皮疹,TIF-1γ-DM 的皮疹弥漫,面部呈"关公脸"。约 20% 的患者不伴肌无力症状,称为无肌损 DM(DM sine myositis),有一些患者仅有肌无力但没有皮疹,称为无皮疹性 DM(DM sine dermatitis)。

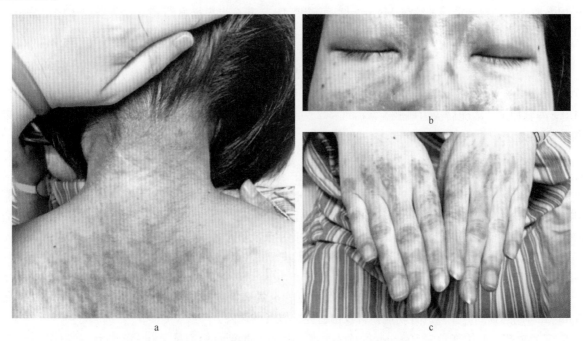

图 15-20 皮肌炎患者的"披肩"征(a)、向阳征(b)和 Gottron 征(c)

DM 可有心脏、肺、胃肠道、关节等其他系统受累。心脏受累包括传导异常、心律失常、心包炎、心肌炎、冠状动脉粥样硬化性心脏病和充血性心力衰竭等。关节受累可有关节炎、关节挛缩。15%～20% 患者可伴有间质性肺炎,其中以 MDA5-DM 最为突出,病情较重可危及生命。成人患者的肿瘤风险增加,10%～15% 在发病 2～3 年内发现恶性肿瘤。常见肿瘤包括血液系统肿瘤和淋巴瘤,以非霍奇金淋巴瘤、白血病和多发性骨髓瘤多见,其次为实体肿瘤,如肺癌、结肠癌、乳腺癌和卵巢癌等。

目前倾向于用病理-临床-血清学概念对 DM 进行分类,不同抗体相关的皮肌炎临床特点见表 15-9。

表 15-9 不同抗体相关的皮肌炎临床特点

皮肌炎	临床特点	肌肉受累	肺部受累	皮肤受累
Mi-2 抗体	轻至中度肌肉受累伴典型皮疹	中度	无	中度
NXP-2 抗体	轻至中度肌肉受累伴肌痛和典型皮疹,伴皮下钙化	中度	无	中度
TIF-1 抗体	与肿瘤强烈关联,轻度肌肉受累,伴明显皮疹,可表现为无肌损 DM	轻度	无	中度
SAE 抗体	轻至中度肌肉受累伴典型皮疹,后期可出现吞咽困难,可伴有肿瘤,可有无肌损 DM	轻度	无	中度
MDA5-抗体	严重皮疹伴致死性间质性肺炎,肌肉无受累或受累较轻,溃疡性血管炎,脂膜炎,可有无肌损 DM	无或轻度	重度	重度
抗体阴性	轻至中度肌肉受累伴典型皮疹	轻度	未知	中度

【实验室和辅助检查】

血清 CK、LDH、ALT 和 AST 水平可正常或增高。肌电图提示活动性肌源性损害。肌肉 MR 可见广泛肌肉水肿,MDA5-DM 可见脂膜炎。典型肌肉病理表现为肌纤维束周萎缩伴 MHC-Ⅰ 及 MxA 上调(图 15-19),可见束周及血管周围有炎性细胞浸润,主要为 CD4+ T 细胞和树突状细胞。电镜中可观察到内皮细胞的管网状包涵体。典型皮肤病理表现包括基底层空泡改变、淋巴细胞浸润和真皮黏液沉积增加。部分患者肺部 CT 可提示肺间质病变。约 90% 的患者可在血清中检测到 TIF-1γ、NXP-2、SAE、MDA5 或 Mi-2 抗体。

【诊断和鉴别诊断】

根据四肢近端肌无力、典型部位皮疹、血清 CK 增高、肌电图图提示肌源性损害、肌肉 MR 提示多发肌肉水肿以及肌肉病理提示束周萎缩伴 MxA 上调,可诊断 DM,进一步根据血清特异性肌炎抗体进行分型。本病主要需与同样伴有皮肤损害的抗合成酶抗体综合征、免疫介导坏死性肌病和重叠性肌炎等进行鉴别。

【治疗】

作为自身免疫性疾病,主要治疗药物包括糖皮质激素、免疫抑制剂、B 细胞耗竭剂和人体免疫球蛋白等。

1. 肾上腺糖皮质激素 泼尼松每日 1 mg/kg,早上服用,肌无力严重或伴有严重系统损害者可予甲泼尼龙 1.0 g 静脉冲击 3 d,随后改为口服。常需维持 2~4 个月,直至肌力明显改善后逐渐减量,减量方案目前没有统一标准。

2. 硫唑嘌呤 联用硫唑嘌呤可减少泼尼松剂量,起始剂量为 50 mg/d,逐渐加量至目标剂量 2~3 mg/(kg·d),分 2~3 次服用,用药期间应注意有无白细胞减少、肝功能损害等不良反应。

3. 氨甲蝶呤 联用糖皮质激素治疗儿童皮肌炎比单用糖皮质激素更加有效。应用甲氨喋呤起始剂量为每周 5~7.5 mg 口服,可间隔 12 h 分 3 次给予,每周逐渐增加 2.5 mg 直至 15~20 mg。主要不良反应为骨髓抑制、肝肾毒性、间质性肺炎、溃疡性口腔炎等。需避免用于有间质性肺炎的患者。

4. 环孢素 糖皮质激素联用环孢素治疗儿童皮肌炎比单用糖皮质激素治疗有更好的疗效。剂量为 4~6 mg/(kg·d),分 2 次服用。

5. 环磷酰胺 常用于合并间质性肺炎、系统性血管炎的病例或其他药物疗效欠佳的病例,用法为每月 500 mg/m²,用药期间应注意肝肾功能损害及出血性膀胱炎的风险。

6. 霉酚酸酯 起始剂量为 500 mg,每日 2 次,1 周后可加量至目标剂量 750~1 000 mg,每日 2 次。如肾功能不全可予 500 mg,每日 2 次。

7. 他克莫司 文献报道中部分难治性病例应用他克莫司可降低患者的肌酶并改善肌力,需监测血压、血糖、肝肾功能、电解质及血药浓度,以避免不良反应。

8. 免疫球蛋白 应用方法为 1.0 g/(kg·d),连用 2 d;或 0.4 g/(kg·d) 静脉注射,连用 5 d;每月 1 次,可连续应用 3 个月,后续使用频率及持续时间因患者的疗效等多种因素而异。

9. **新型生物制剂**　针对 CD20 的单克隆抗体利妥昔单抗和针对白细胞介素(IL)6 受体的单克隆抗体托珠单抗有治疗成功的报道。

10. **托法替布**　为 JAK－STAT 通路抑制剂,有研究表明治疗 MDA5－DM 有效,可改善皮损和致死性间质性肺病,降低死亡率,剂量为 5 mg,每日 2 次。

【预后】

本病绝大多数为慢性病程,通过规范的治疗可控制病情,但部分患者可因重症间质性肺病、恶性肿瘤和各种并发症等死亡,MDA5－DM 的死亡率较高。

免疫介导坏死性肌病

免疫介导坏死性肌病(IMNM)是一类病理上以肌纤维坏死、再生为主要特征,不伴或伴轻度炎性细胞浸润的炎性肌病,目前分为抗 3－羟基-甲基戊二酰辅酶 A 还原酶(HMGCR)IMNM、抗信号识别微粒蛋白(SRP)IMNM 和抗体阴性 IMNM,主要临床表现为四肢近端无力和血清肌酸激酶增高。据不完全统计,IMNM 约占炎性肌病总体的 10% 左右。

【病因和发病机制】

病因具体不明,考虑与包括他汀类药物、病毒感染、肿瘤和基因易感性有关。有研究表明 2 种抗体的滴度与病情严重程度和血清 CK 水平相关,肌肉病理提示的肌细胞膜补体沉积为抗体依赖性补体激活反应。体外研究发现 HMGCR 和 SRP 抗体可诱导肌纤维萎缩,增加促炎细胞因子和活性氧水平,降低 IL－4 和 IL－13 等抗炎细胞因子。小鼠实验表明,被动转移 HMGCR 抗体或 SRP 抗体阳性患者的血清可以诱发肌无力,肌纤维可出现坏死和再生,肌纤维膜上有补体沉积。

HMGCR 和 SRP 存在于肌纤维胞质和内质网上,相应的致病性抗体需要穿透细胞膜才能与之结合并致病,但越来越多的证据表明这两种蛋白可以在肌细胞膜上异位表达,因而促成了抗体与之结合的免疫病理反应。部分 HMGCR 抗体 IMNM 患者有他汀类药物暴露史,研究发现他汀类药物抑制 HMGCR 可在体外减少成肌细胞的融合,在体内妨碍肌纤维的再生。

【临床表现】

成年和儿童均可罹患,在年轻人中病情更重,可慢性进展,类似肌营养不良症。相较于 HMGCR－IMNM,SRP－IMNM 具有肌无力更重、心脏容易受累以及治疗反应相对欠佳等特点。SRP－IMNM 患者以女性更多见,往往表现为快速进展的严重肌无力,可有明显的中轴肌无力,表现为垂头综合征,治疗相对困难,肺部及吞咽受累较 HMGCR－IMNM 更常见。而抗体阴性者则常伴有结缔组织病和骨骼肌外的组织受累,罹患肿瘤的风险相对高。IMNM 也可合并其他结缔组织病(混合性结缔组织病、硬皮病等),可伴有肿瘤而成为副肿瘤综合征。

【实验室和辅助检查】

血清 CK 明显增高,HMGCR－IMNM 尤为明显;肌电图呈现肌源性损害;肌肉 MR 可见肌肉广泛水肿伴萎缩和脂肪变,筋膜水肿不明显;肌肉病理可见肌纤维散在坏死和再生,炎症细胞浸润不明显,非坏死肌纤维 MHC－1 和 MAC 表达上调。约 2/3 的患者血清中可检测到 SRP 或 HMGCR 抗体。

【诊断和鉴别诊断】

根据四肢近端肌无力、血清 CK 明显增高、肌电图肌源性损害、MR 提示广泛水肿、肌肉病理提示不伴明显炎性细胞浸润的肌纤维坏死/再生,可考虑本病,进一步血清抗体检测可确诊和分型。临床上需要与多发性肌炎、肢带型肌营养不良症、皮肌炎或抗合成酶抗体综合征等相鉴别。

【治疗】

可分为诱导期和维持期治疗。

1. **诱导期治疗**　包括:① 口服泼尼松 1 mg/kg,如果病情严重,静脉注射甲泼尼龙 0.5～1 g,3～5 d;② 在1 个月内启动以下 1～2 种治疗,氨甲蝶呤口服,儿童最多每周 15 mg,成人最多每周 20 mg;或利妥昔单抗750 mg/m²,第 2 周重复 1 次;或免疫球蛋白每月 2 g/kg,3～6 个月;③ 治疗 6 个月若无效,重复使用利妥昔单抗。

2. **维持期治疗**　包括:① 逐渐减少口服皮质类固醇的剂量,使之达到最小剂量;② 继续使用氨甲蝶呤至少2年,疾病得到很好的控制以后每周2.5 mg的维持剂量;③ 继续使用利妥昔单抗,每6个月1次,疾病得到良好控制至少要维持2年。

【预后】

为可治性疾病,通过尽早规范的免疫治疗多数患者可控制病情,但病程为慢性,容易复发迁延。

抗合成酶抗体综合征

抗合成酶抗体综合征(anti-synthetase syndrome, ASS)为一组多器官受累的综合征,其表现包括炎性肌病、间质性肺病、关节炎、雷诺现象和发热等。不同病例可以某个或几个器官受累为主,并非一定有全部临床表现。

【病因和发病机制】

病因及发病机制尚未明确,患者血清中可检测出针对细胞质中的氨基酰-tRNA合成酶自身抗体,这些合成酶催化单个氨基酸结合在其特定的tRNA上,确保蛋白质正常合成。此外,它们作为细胞外信号影响免疫细胞、成纤维细胞和内皮细胞等,作为抗原多途径参与固有免疫和适应性免疫。据推测,组织损伤可能导致受损细胞释放氨基酸tRNA合成酶,在免疫耐受失衡的情况下引发固有和适应性免疫激活的复杂级联反应,最终导致细胞介导的终末器官损伤。然而,抗体本身的直接致病作用尚未确认。此外,在患者的支气管肺泡标本中发现了合成酶自身反应性CD4 T细胞以及抗Jo-1抗体,提示本综合征可能起源于肺部。

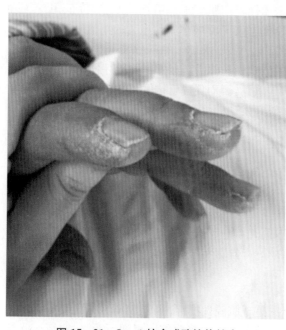

图15-21 Jo-1抗合成酶抗体综合征患者的技工手

【临床表现】

ASS的主要临床表现包括四肢近端无力、间质性肺病、技工手(手掌干燥、有裂纹、粗糙,与技术工人的手相似,故称"技工手",图15-21)、关节炎、雷诺现象和发热等。Jo-1的肌肉损害较为常见,而PL-7和PL-12的间质性肺病更为突出,约60%的ASS患者在病程中同时出现肌肉损害和间质性肺病,但总体肌肉损害轻于IMNM患者。Jo-1患者常伴有Ro-52抗体,可能与关节炎、技工手和皮肌炎样皮损的出现有关。

【实验室和辅助检查】

血清CK增高,部分C反应蛋白、红细胞沉降率和抗核抗体滴度增高,肌电图提示活动性肌源性损害,肌肉MRI提示广泛水肿改变,肌肉病理提示肌纤维束周坏死和再生,毛细血管密度减少不明显,束周坏死肌纤维无MxA上调。血清可检测到合成酶抗体,包括抗组氨酰1(Jo-1)、抗苏氨酰(PL-7)、抗丙氨酰(PL-12)、抗甘氨酰(EJ)、抗异亮氨酰(OJ)、抗天冬酰胺酰(KS)、抗苯丙氨酰(Zo)和抗酪氨酰(Ha)等抗体,其中以Jo-1,PL-7和PL-12最为常见。绝大多数患者肺部CT可见肺间质病变。

【诊断和鉴别诊断】

根据四肢近端肌无力、肺间质病变、技工手、关节炎、雷诺现象和发热等临床特点,拟诊本病不难,进一步结合血清合成酶抗体检测和肌肉病理所示无MxA上调的束周肌纤维坏死可最终明确诊断。本病主要需与皮肌炎和重叠性肌炎相鉴别。

【治疗】

基本同皮肌炎治疗方案。

【预后】

各种ARS患者的累积10年生存率估计为76.8%,但数据因研究而异。抗Jo-1阳性患者的主要死亡原因包括间质性肺病、肿瘤、肺炎等感染性疾病、严重肌炎、心血管疾病等。诊断时年龄较大、严重的肺部受累、无肌炎的间质性肺病、癌症、食管受累和钙化症被认为是ASS严重病程的风险因素。

包涵体肌炎

包涵体肌炎(inclusion body myositis,IBM)是一种慢性进展性肌病,病理上以炎性细胞浸润伴镶边空泡或包涵体为特点,其流行病学资料不全,荷兰估计患病率为 4.9/10 万,但实际患病率可能更高。

【病因和发病机制】

由于病理可见非坏死肌纤维有单核细胞(多数为 CD8 阳性 T 细胞)浸润,与多发性肌炎相似,且合并其他自身免疫病及自身抗体,包括近年来发现的细胞质 5′-核苷酸酶 1A(CN-1A)抗体,均支持其有免疫机制参与。然而,另一些证据表明,肌纤维存在蛋白质的异常折叠及内质网应激,引发肌纤维变性,临床上对免疫治疗无效,表明变性在发病机制中占主导地位。

【临床表现】

IBM 是 50 岁以上人群中最常见的炎性肌病,男女均可发病,但中老年男性更为多见,男女之比为 3∶1,常隐袭起病,慢性进展,主要表现为近端或远端肌无力,以股四头肌受累最为多见。患者以单侧或双侧局部肌无力起病,如股四头肌、手指屈肌、腕屈肌或足背屈肌,随后在数月或数年内扩展至其他肌群,拇长屈肌的选择性肌无力最具特征性。约 1/3 患者有面肌无力,眼外肌不受累。患者可有早于肢体肌无力出现的吞咽困难。查体可见股四头肌萎缩伴膝反射消失,其他腱反射最初正常,但随病情进展可有减弱。IBM 可伴有结节病、干燥综合征等自身免疫病,血清中可检测到多种自身抗体。

【实验室和辅助检查】

血清 CK 正常或轻度增高,肌电图提示肌源性损害,但少数患者的下肢远端表现为轻度多发感觉神经轴索损害。部分患者血清中可检测到 CN-1A 抗体,但没有绝对特异性。肌肉病理可见 CD8 阳性 T 细胞和巨噬细胞侵犯表达 MHC-1 的非坏死肌纤维,存在镶边空泡和包涵体,电镜下可以发现管状细丝,部分肌纤维 P62 染色呈阳性。

【诊断和鉴别诊断】

根据 50 岁以上发病、不对称隐袭起病、股四头肌或拇长屈肌选择性无力、肌电图呈肌源性损害、病理提示炎性细胞侵犯非坏死肌纤维,伴镶边空泡和 P62 染色阳性,临床上可予以确诊。但需要与肌营养不良症、多发性肌炎和运动神经元病相鉴别。

【治疗】

目前无确凿证据支持免疫抑制或免疫调节治疗可明显改善患者的症状。支持治疗包括物理康复,踝部、足部手术矫正及吞咽功能管理等。

【预后】

病情逐渐进展,可导致严重残疾,35%～50%患者在 14 年后需要轮椅行动,但预期寿命与正常人相当。

重叠性肌炎和多发性肌炎

重叠性肌炎(overlapping myositis)是异质性很强的临床血清学综合征,患者在肌炎的基础上,合并:① 至少一种结缔组织病的临床特点,譬如系统性红斑狼疮(SLE,约 40%的 SLE 可伴有肌炎)、类风湿性关节炎、干燥综合征和混合性结缔组织病等;② 要么合并一种包括抗多发性肌炎/硬皮病(PM/Scl)、抗 Ku、抗 U1-核糖核蛋白(RNP)或抗 U3-RNP 抗体等在内的特殊抗体;③ 或者①+②。结缔组织病的临床特点包括雷诺现象、关节炎、间质性肺病、钙化、技工手和食管运动障碍等。伴抗 PM/Scl 者有 30%合并系统性硬化,病理上常见血管周围炎性细胞浸润;伴抗 U1-RNP 者可有心包炎和肾小球肾炎;伴抗 Ku 者临床肌无力较轻,但有激素抵抗性间质性肺病,病理上可表现为坏死性肌病。临床上需要与皮肌炎、抗合成酶抗体综合征相鉴别。治疗药物与皮肌炎类似,但治疗反应有异质性,发病年龄较大,存在难治性结缔组织病和肺动脉高压时预后较差。Ku 抗体重叠性肌炎一般为单向病程,治疗效果较好。

多发性肌炎(polymyositis)这一诊断曾被广泛应用,其诊断要点为亚急性或隐袭性起病四肢近端无力、血清 CK 增高、病理上 CD8 阳性 T 细胞浸润 MHC-1 高表达的非坏死肌纤维以及不伴有皮疹,但随着肌炎特异性抗体不断被发现和检测普及,多数既往诊断为多发性肌炎的患者可重新归类为 DM、ASS、IMNM 和 IBM,因而目前有趋向不再将多发性肌炎作为独特的诊断实体。然而,临床实践中仍有不少医生使用这一诊断名词命名具备上述临床病理特点而又不能被血清学和病理确切归类的患者。

第七节 其 他 肌 病

类 固 醇 肌 病

类固醇肌病(steroid myopathy)是一种与内源性或外源性糖皮质激素水平增加有关的肌肉疾病。临床上以慢性或急性起病的四肢近端无力为主要表现,一般以慢性起病者最为常见。几乎所有的合成类糖皮质激素均可引起本病,但以含氟者最为多见。

【病因和发病机制】

发病机制不清,可能与皮质类固醇激素影响了肌细胞代谢和功能活动的若干环节有关,皮质类固醇激素可导致肌肉的活性氧增加,损伤线粒体;可抑制兴奋-收缩耦联的多个环节;可抑制蛋白质合成,促进其分解;可抑制成肌细胞的增殖,削弱成肌细胞的分化能力,甚至引起细胞凋亡。泼尼松剂量≥30 mg/d 或等效剂量时可使得肌病风险及萎缩程度增加;而剂量<10 mg/d 或等效剂量及隔日应用时,严重肌萎缩的发生风险降低。

【临床表现】

起病隐匿,发生在持续用药数周或更长时间用药后,常表现为无痛性肌无力和肌萎缩,以四肢近端肌受累为主,下肢重于上肢,延髓肌受累少见,肌痛少见,腱反射常正常。CK 通常不高甚至较低。患者同时可伴有其他皮质类固醇的副作用,如满月脸、多毛、体重增加等。肿瘤患者、哮喘患者、高龄患者及运动量少的患者更易发生皮质类固醇肌病。

【实验室和辅助检查】

血清 CK 多正常或仅轻度增高,部分患者有乳酸脱氢酶(LDH)增高。肌电图可正常或呈肌源性损害,若病情严重且 I 型纤维受累时可见 MUP 呈多相、时限缩短、波幅变小。病理特征为选择性 II 型肌纤维萎缩(图 15 - 22),尤其是 II b 型纤维,部分肌纤维有肌核内移,而肌纤维的坏死及再生不常见。

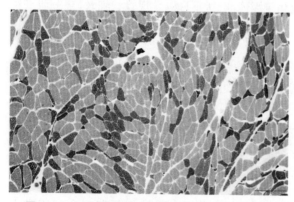

图 15 - 22　ATP9.6 染色提示选择性 II 型纤维萎缩

浅色纤维为 I 型,深色为 II 型

【诊断和鉴别诊断】

根据皮质类固醇激素暴露史、以下肢为主的肌无力、肌电图相对轻于临床肌无力以及肌肉病理 II 型纤维选择性萎缩,可诊断本病。临床上主要需与皮质类固醇激素治疗的原发性神经肌肉病病情反复加重进行鉴别,如重症肌无力、炎性肌病和慢性炎性脱髓鞘性多发性神经根神经病等。

【治疗和预后】

治疗上应撤药或减少药物剂量,将氟化皮质类固醇改为非氟化皮质类固醇,给药方式可改为隔日给药,采用低碳水化合物饮食及加强锻炼以防止废用性萎缩。一般剂量减半后 2 周内肌力可以得到明显恢复,完全恢复则需要更长时间。

甲状腺功能减退性肌病

甲状腺功能减退性肌病(hypothyroid myopathy)是一种内分泌相关的代谢性肌病,它继发于各种原因引起的甲状腺功能减退状态,如原发性甲状腺功能减退、继发于垂体功能减退性甲状腺功能减退、甲状腺切除后以及服用抗甲状腺药物等。临床上主要表现为肌无力、痛性肌痉挛、肌肉水肿和易疲劳,可伴肌肉肥大、假性肌强直及畏寒等。

【病因和发病机制】

发病机制尚不完全清楚。有假说认为由于游离 T_4（FT_4）的下降，其作用靶点线粒体转录因子-A（h-mtTF-A）水平下降，细胞色素 C 氧化酶活性下降，从而线粒体功能障碍，导致主要氧化途径和呼吸链受抑制，肌细胞产生能量减少。另一方面，肌球蛋白（myosin）亚型和跨膜运输受损导致能量利用减少，从而表现出肌无力的症状。运动不耐受则与糖酵解、Ca^{2+} 代谢及 Na^+-K^+ ATP 酶等异常有关。

【临床表现】

男女均可发病，起病年龄不一。主要累及以肩带肌和大腿肌为主的近端肌群，肌无力伴肌痛、肌痉挛和肌肉僵直。受累肌群可出现肌肉肥大和肌丘反应，后者指肌肉在受到用力叩击后出现反应性暂时性局部丘状隆起。严重者可出现横纹肌溶解和急性肾功能衰竭。

【实验室和辅助检查】

血清 CK 水平通常轻至中度增高，甲状腺功能检测提示甲状腺功能减退线索，肌电图可见肌源性损害，肌肉病理无特异性发现。

【诊断和鉴别诊断】

根据有甲状腺功能减退病史、四肢近端肌无力、伴有肌痛或肌肉僵直和血清 CK 增高，可临床诊断，予以补充甲状腺素治疗后肌无力和血清 CK 水平明显改善可进一步确认本病。临床上需与炎性肌病、肌营养不良症和先天性肌强直等鉴别。

【治疗和预后】

肌病可随着甲状腺功能减退的治疗而好转，但少数在甲状腺功能恢复正常 1 年以后仍有一定程度的肌无力存在。

散发性晚发型杆状体肌病

散发性晚发型杆状体肌病（sporadic late-onset nemaline myopathy，SLONM）是一种成人期起病、亚急性进展的罕见肌病，主要累及肢带及中轴肌，肌肉病理以肌纤维内的杆状体为主要特征。

【病因和发病机制】

部分患者合并有单克隆免疫球蛋白病，两者之间的病理生理关系尚不明确。目前认为杆状体的形成可能与 α-辅肌动蛋白过度生成或肌球蛋白合成减少、降解加快，造成肌动蛋白和辅肌动蛋白相对过剩有关。有报道称 SLONM 伴单克隆免疫球蛋白病患者接受自体造血干细胞移植后，其肌肉病理中杆状体减少或消失提示肌病和浆细胞病变间有一定的相关性。有患者在肌肉病理中发现轻链沉积，提示 IgG 轻链沉积可能产生了肌细胞毒性。

【临床表现】

患者常于 40 岁以后起病（平均 52 岁），男女比例相当。亚急性起病，以中轴肌和四肢近端肌受累为主，少数患者远端受累。伸颈无力、呼吸困难和吞咽困难较为常见。少数有面肌受累、肌痛、肌痉挛及心肌受累。偶有眼外肌麻痹及眼睑下垂。约半数患者可发现伴有意义未明的单克隆免疫球蛋白（monoclonal gammopathy with undetermined significance，MGUS），主要为 IgG，轻链 κ 和 λ 均可见。合并 MGUS 的患者男性多见，症状更重，进展快且预后较差。

【实验室和辅助检查】

血清 CK 正常或轻度升高，肌电图提示肌源性损害为主，少数伴神经源性损害。肌肉病理在改良 Gomori 染色上可见成簇的紫红色杆状体，呈泥沙样，多分布在萎缩肌纤维的肌膜下（图 15-23），少数可分布在核内，电镜下可见电子密度与 Z 线相似的杆状小体。

【诊断和鉴别诊断】

临床表现不具特异性，肌肉病理在改良 Gomori 染色上发现肌膜下紫红色杆状体可确诊本病，约有半数以

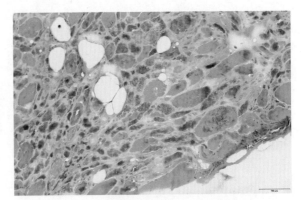

图 15-23 改良 Gomori 染色上可见成簇的紫红色杆状体，多分布在肌膜下

上患者血、尿单克隆免疫球蛋白阳性。临床上需与炎性肌病、轻链型淀粉样变性相关肌病和先天性杆状体肌病相鉴别。

【治疗和预后】

免疫抑制治疗是主要的治疗方法。激素、免疫球蛋白、血浆置换均有部分疗效。伴有 MGUS 的患者治疗效果较差，自体干细胞移植联合美法仑化疗对伴有 MGUS 的患者有效。

（赵重波）

第十六章
自主神经系统疾病

自主神经系统包括交感神经和副交感神经,其功能是不由意识控制的,与整个神经通路有非常密切的整合。胸腰段的交感神经通路和脑干、骶髓的副交感神经通路,支配每一个器官,并与下丘脑、大脑皮质保持紧密联系。下丘脑是自主神经系统的重要皮质下中枢。根据所释放的神经递质不同,分为胆碱能神经和肾上腺素能神经,前者包括交感和副交感神经的节前纤维、副交感神经节后纤维和主要支配汗腺和子宫的交感神经节后纤维,后者包括主要支配血管和心脏的交感神经节后纤维(图 16-1)。

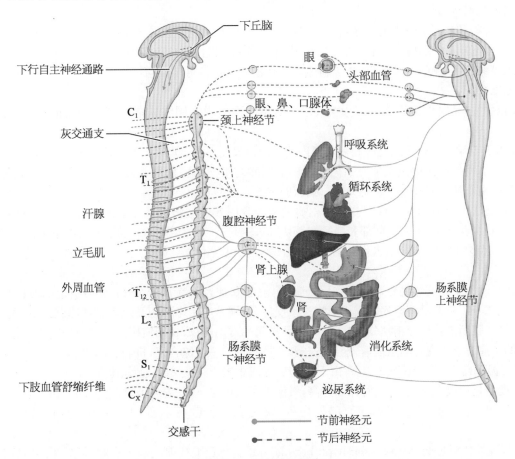

图 16-1　自主神经系统

根据目前对自主神经系统疾病的研究,可将其分为功能性病变和器质性病变。功能性自主神经病包括反射性晕厥、雷诺病、肠易激综合征等。器质性病变可分中枢性和周围性自主神经病。前者包括多系统萎缩(尤以 Shy-Drager 综合征为主)、帕金森病、路易体痴呆、下丘脑病变、脑干病变或脊髓病变等有特别突出的自主神经损害表现者。周围性自主神经病还可以进一步分为以传入神经病变为主的和以传出神经病变为主的两大类。传入神经病变为主的有家族性自主神经病、压力感受器功能衰竭(baroreflex failure)等。传出神经病变为主的有单纯性自主神经功能障碍、急性全自主神经病和自主神经病(小纤维神经病)。

第一节　间　脑　病　变

间脑位于脑干的吻部、中脑的前上方，由大脑半球覆盖其上，第三脑室将间脑分为左右两半。间脑由许多不规则灰质团块组成，包括丘脑、后丘脑、底丘脑、上丘脑和下丘脑等，是大脑皮质与各低级部位联系的主要结构。丘脑内部结构复杂，可分为前核群、内侧核群、外侧核群，与皮质、脑干、脊髓等有丰富的纤维联系。内、外侧膝状体属后丘脑，分别接受听神经和视神经的传入纤维。除嗅觉外，人体一切感觉均在丘脑（包括后丘脑）中继，到达皮质，同时丘脑还接受大脑皮质发出的下行抑制纤维，据此认为丘脑是非常复杂的感觉性整合中枢。底丘脑核与皮质、苍白球和黑质有较多纤维联系，其受损可产生偏身投掷。上丘脑包括髓纹、缰三角和松果体。松果体细胞分泌多种激素，调节昼夜节律、抑制生殖腺功能和延缓性早熟。下丘脑是运动、自主神经反应和控制垂体前叶和后叶神经内分泌功能的最重要整合结构，与体温调节、水电解质平衡、摄食与代谢、睡眠与觉醒、情绪、生殖与性行为等密切相关，并作为边缘系统的一部分，与杏仁体、扣带回、岛叶等共同对体内外环境保持平衡有关。

丘脑病变产生的间脑综合征包括一组非常复杂的神经内分泌、自主神经症状群，主要表现为体温调节障碍、水电解质紊乱、睡眠障碍、性功能障碍、情绪障碍等。

【病因和发病机制】

间脑的结构和功能均较为复杂，随着影像学技术和神经内分泌检测技术的进步，能发现间脑综合征更多的病因。急性起病者，以外伤、脑血管病、炎症、中毒为多见。慢性起病者多为累及该部位的肿瘤（如垂体瘤、胶质瘤、生殖细胞瘤、颅咽管瘤等）和结节病等。但有相当多的病例，病因不明。

【临床表现】

表现极为复杂，因累及部位、病变大小、性质的不同而出现不同临床症状群。主要的临床表现有以下几种。

1. **体温调节障碍**　下丘脑前区和视前区内侧是中枢温度感受器所在部位，调节自主神经、内分泌和躯体感觉运动反应，使体温保持在 37℃ 左右。体温调节同时与第三脑室前腹侧端的神经元有关。此外，还与血压、血容量和电解质的调节等有密切关系。临床的主要表现形式如下。

（1）体温过高（hyperthermia）：指由中枢病变或全身因素通过影响下丘脑的体温调节中枢而出现的体温升高。动物实验证实，下丘脑前部和脑桥尾部切开可引起持续的体温升高，亦证明脑室内或下丘脑区注射 IL-1β 可引起体温升高。因此，人们认为人体的中枢性发热系由全身免疫反应分泌炎性因子直接作用于下丘脑所致。

临床上，除感染性发热之外，还可见由骨骼肌溶解症和神经阻断剂（neuroleptic）引起的恶性综合征，高热是其表现之一。骨骼肌溶解症常见于药物过敏反应，特别是应用麻醉药氟烷和琥珀胆碱后，偶见于非甾体抗炎药。神经阻断剂是治疗精神分裂症、锥体外系疾病的常用药物，长期应用的不良反应有迟发性肌张力障碍，少见的重症者可表现为剧烈抽搐、全身盗汗和恶性高热的恶性综合征，机制尚不明。

（2）变温障碍（poikilothermia）：常由下丘脑后部或中脑上部病变引起体温调节障碍，表现为体温随外界环境温度变化而改变，气温升高时体温升高，气温下降时体温下降，温差波动超过 2℃。此类体温升高时往往不伴皮肤出汗。本病多见于脑炎后、脑外伤后，偶见于低血糖、甲状腺功能减退、应用镇静剂和正常老年人。

（3）阵发性体温过低（paroxysmal hypothermia）：系由下丘脑视前区病变引起，可见于颅咽管瘤或垂体瘤等手术后，或由肿瘤直接侵犯，亦有原因不明者。主要表现为发作时体温呈持续性低温，可达 32℃，常伴有嗜睡、意识不清、血压下降、水电解质紊乱、心律失常。较轻者可有扑翼样震颤、低血钠、共济失调。发作可自动缓解。此类患者应用非甾体抗炎药消炎痛（吲哚美辛）等环氧化酶抑制剂可以改善症状，但用抗癫痫药物多无效，而应用氯丙嗪等药物极其危险。

2. **睡眠障碍**　上、下丘脑前部，漏斗部和膈部与睡眠有关，这些部位的损害均可发生嗜睡、昏睡等睡眠过多综合征。丘脑后部结构常与觉醒有关。睡眠障碍的临床表现十分复杂，现仅就与间脑功能密切相关的常见睡眠障碍介绍如下。

（1）异睡症（parasomnia）：表现为异常嗜睡，呼之能醒，醒后能吃，能洗漱，吃完后又睡，如此症状常可持续数天至十数日。发作期不伴体温升高、血压波动和水电解质紊乱。患者多肥胖。多数病因不清。头颅外伤、病毒感染可能与之有关。

（2）发作性睡病：典型者可有发作性睡病、猝倒、睡瘫、睡前幻觉四联症。可在进食、开车等各种场合睡眠，白天睡眠过多，易被唤醒，很少超过 15 min（除非躺着）。且有快速眼动睡眠行为障碍，多在 20～40 岁起病。85％发作性睡病猝倒患者伴有 HLA‐DQB1 和 HLA‐DR2。

（3）Kleine‐Levin 综合征：多见于青少年，男性多，犹太裔多见。表现为发作性嗜睡，每日可睡 20 h，觉醒时有认知障碍，多伴暴饮暴食，男性多有性欲亢进，女性多抑郁状态。发作多在 2 周内，可反复发作。男性病程更长。病变位置不明确，脑炎累及下丘脑可有类似表现。

3. 摄食障碍　解剖学证实下丘脑腹内侧核存在饱食中枢，下丘脑外侧区存在摄食中枢，这些部位受累可出现不知饥饱和摄食。下丘脑存在较多的瘦素（leptin）受体，瘦素为饱食信号，可减少摄食。瘦素基因或受体缺陷，可致贪吃和肥胖。丘脑前部低级别星形细胞瘤的患儿摄食基本正常，但极度消瘦、过度警觉和兴奋，甚至可致命。

Prader‐Willi 综合征是由于 15q11‐13 基因缺失，多认为是下丘脑病变所致，出生时肌张力低下，喂养困难；1～6 岁可因食欲旺盛而致肥胖。性腺功能减退和精神发育迟滞，可有特异的面部表现，如双额直径窄小、鼻梁窄、下垂卷曲的嘴巴。多身材矮小，有睡眠呼吸窘迫表现。可有生长激素缺乏。已开始用注射生长激素治疗本病。另外，肥胖性生殖无能症（Froehlick 综合征）可与 Prader‐Willi 综合征相似，多有肥胖和性腺功能下降；尚有视力丧失、攻击行为。其常见原因是颅咽管瘤、胶质瘤、垂体瘤、血管肉瘤等。

4. 水、电解质平衡紊乱　多数是由于病变影响下丘脑视上核、室旁核致抗利尿激素分泌减少，而出现烦渴、低渗性尿量增多、血容量减少、睡眠规律紊乱。常继发于脑肿瘤、肉芽肿、头部外伤、颅脑手术，以及脑肿瘤全脑放疗后数年出现下丘脑功能障碍。少数为特发性，视上核、室旁核发育不良，垂体后叶变小，这是由于抗利尿激素运载蛋白糖肽基因突变所致，其症状终身存在。极少见的患者表现为原发性剧渴，无血容量不足，渗透压过高，亦可无抗利尿激素分泌减少，仍饮水过多，见于累及下丘脑的脑炎后遗症。

【诊断】

本综合征临床表现极为复杂，病因多样，往往定位困难而不能及时诊断。若能综合神经症状的规律、体征特点等，可做出临床诊断。继而根据头颅 CT、MRI 和神经内分泌的多项检查发现，必要时可做立体定向活检，为本综合征作出病因诊断。但在临床实践中，仍需与颞叶癫痫、边缘脑病变等鉴别。

【治疗】

1. 病因治疗　根据病因给予不同处理。肿瘤可予手术、放射治疗或化学药物治疗、伽马刀治疗等。肉芽肿可予激素等免疫抑制剂治疗。其他炎症应尽量明确炎症性质后予相应处理。损伤和血管病变均应予相应处理。

2. 对症处理　可根据临床表现。若为功能不足者予以替代治疗，如尿崩症者补充抗利尿激素，生长激素不足者也可相应补充。嗜睡者可予苯丙胺、哌醋甲酯或溴隐亭，但效果均欠佳。若为发作性者，可试用抗癫痫药物治疗。

第二节　直立性低血压

直立性低血压（orthostatic hypotension，OH）是以自主神经功能障碍为主要表现的一类综合征，可分为原发性直立性低血压和继发性直立性低血压。后者常为周围神经病变的一部分表现，尤其多见于糖尿病、淀粉样周围神经病、吉兰‐巴雷综合征、副癌综合征、卟啉病；也可见于颅后窝及第三脑室和丘脑的肿瘤等。既往，原发性直立性低血压至少可分为 Shy‐Drager 综合征（Shy‐Drager syndrome，SDS）和单纯性自主神经功能障碍（pure autonomic failure）。SDS 以直立性低血压为突出表现，随着疾病进展，帕金森综合征或小脑症状也会出现，现已被证实是多系统萎缩的一种表现，具体参见帕金森综合征章节。本节主要描述全自主神经病（panautonomic neuropathy，PAF）和急性全自主神经病（acute panautonomic neuropathy）。

【临床表现】

原发性 OH 包括 SDS 和全自主神经病（PAF），现多用 PAF 来描述没有中枢神经系统损害的自主神功能障碍。PAF 多为中老年起病,直立性低血压是 PAF 的主要临床表现,患者主诉头晕、眼花、注意力不集中、晕厥,严重者只能长期卧床。早期为晨起重,白天好转。发热、进食、运动或高温环境可使得 OH 加重。PAF 中收缩压下降可达 50 mmHg 以上,甚至出现伴抽搐的晕厥。同时可伴卧位高血压。5% 患者有类似心绞痛发作但无相应的冠状动脉硬化表现,心脏功能多保持正常。PAF 患者对高海拔地区无法耐受。多伴大小便障碍,小便障碍多为小便费力、尿潴留(残余尿可超过 100 ml)或夜尿增多。排便障碍为大便失禁,且可有腹泻、便秘、恶心和胃轻瘫。男性性功能障碍多见,以勃起和射精障碍为主。女性性功能障碍表现不明确。可见无汗症,皮肤很干燥或很热,甚至无法耐受运动或高温。尚可出现睑下垂、瞳孔不等大或强直性瞳孔、霍纳征等。PAF 中血儿茶酚胺降低,尤其是去甲肾上腺素,可只有正常的 10%。血肾上腺素和多巴胺也有明显下降。PAF 在组织病理学上多表现为脊髓内侧柱细胞受累,交感神经节后神经元丧失,神经元中有路易体聚集,且为突触核蛋白阳性,也被归为突触核蛋白病(synucleinopathy)的一种。

急性全自主神经病(acute panautonomic neuropathy),亦称为自身免疫性自主神经病(autoimmune autonomic neuropathy)或急性全自主神经功能障碍(acute pandysautonomia),较少见。自 1975 年 Young 等报道后有较多病例被报道。主要表现为急性或亚急性起病,广泛的周围性交感和副交感神经功能障碍。患者可在一周或几周内进展,出现直立性低血压、位置性晕厥;胃肠道症状(胃肠道功能障碍),如腹胀、恶心、便秘,甚至肠梗阻;尿潴留;视物模糊,瞳孔扩大,对光反应明显减弱或消失;汗液、泪液和唾液分泌减少,可至无汗症,并有皮肤温度异常和不耐受热。多有阳痿等性功能障碍。大多数患者有严重疲劳感,或以腹痛和呕吐为主要表现,还有少数患者可出现睡眠呼吸暂停或低钠血症(抗利尿激素分泌过多综合征)。患者多有四肢末梢深、浅感觉障碍,腱反射消失。大多数患者几个月内可完全恢复或基本恢复,也有遗留胃肠道功能障碍和性功能障碍。目前本病病因不明,可能与自身免疫障碍有关,或继发病毒感染。腓神经活检提示有髓鞘和无髓鞘纤维均减少,单核细胞或淋巴细胞浸润。部分病例腰椎穿刺发现脑脊液蛋白质增高,细胞正常。1/3～2/3 的病例发现有神经节的烟碱型乙酰胆碱自身抗体。另有约 1/4 的急性全自主神经病患者不伴有直立性低血压,但有直立性心动过速,称为体位性直立性心动过速综合征(postural orthostatic tachycardia syndrome,POTS),在直立位时心率增加 30 次/分而血压无下降,可出现头晕、视物模糊、心悸或晕厥、出汗障碍等,现有证据表明 POTS 主要累及交感神经,与去甲肾上腺素转运体缺陷有关。

【诊断和鉴别诊断】

1. 直立性低血压诊断方法　站立 3 min 观察其血压变化,若收缩压至少下降 20 mmHg,或舒张压至少下降 10 mmHg,而心率不增加,则可诊断。

2. PAF 与多系统萎缩的鉴别诊断　后者随病程进展逐步出现共济失调等小脑功能障碍和行动缓慢、强直等帕金森综合征表现,头颅 MRI 显示小脑脑干萎缩等。而 PAF 局限在周围的交感和副交感神经。

3. 急性全自主神经病的诊断和鉴别诊断　急性或亚急性起病,出现广泛的自主神经损害表现,并除外其他病因。鉴别诊断主要包括其他急性或亚急性起病的周围神经病,如吉兰-巴雷综合征、副癌性自主神经病、卟啉病、肉毒毒素中毒、药物性或中毒性周围神经病。

【治疗】

对于直立性低血压的治疗可采取对症治疗。

1. 一般治疗　包括:① 体位改变要慢,切忌突然坐起或站立;避免诱发血压降低,慎用影响血压药物;② 多采用交叉双腿、蹲位、压迫腹部、前倾,可能会预防直立性低血压的发作;③ 穿束腹紧身裤和弹力袜,能增加回心血量;④ 在床上时,头部和躯干较腿部抬高 15°～20°,这种体位可促进肾素释放和刺激压力感受器;⑤ 增加水和盐分摄入,进食后低血压者,可少食、多餐,饭前喝水或咖啡。

2. 药物治疗　有多种药物可治疗直立性低血压,但目前没有理想疗效。

(1) 口服类固醇皮质激素:氟氢可的松,每日 0.1～0.4 mg,增加水钠潴留,升高血容量和血压,但应避免过度应用,以防心力衰竭。对平卧位高血压者要慎用。

(2) 米多君(midodrine):是选择性 α 受体激动剂,每次 2.5 mg,每日 2 次开始,逐步增加至 10 mg,每日 2～3 次。

(3) 促红细胞生成素:25～50 U/kg,皮下注射,每周 3 次,防治贫血,增加红细胞容积,使收缩压升高。

(4) IVIg:用于急性全自主神经病,可静脉注射免疫球蛋白(剂量可高达 2 g/kg),以及泼尼松、血浆置换等自身免疫调节治疗,但多为病例报告和经验性治疗。

(5) 其他:如去氨加压素、麻黄素、消炎痛等,效果有限。

【预后】

PAF 总体进展缓慢,预后较好。急性全自主神经病发病 1~2 年后部分可恢复。

第三节　其他自主神经系统疾病

家族性自主神经病

家族性自主神经病又称为 Riley - Day 综合征,即赖利-戴综合征,现被分为遗传性感觉神经病和自主神经病Ⅲ型。主要因为 IB 激酶相关蛋白(IB kinase - associated protein,*IBKAP*)基因突变,使其表达减少,进而影响神经递质的正常表达。主要见于德系犹太家族(Ashkenazi Jewish)。

【临床表现】

为常染色体隐性遗传疾病,于婴幼儿或儿童期起病。误吸、口部活动不协调、胃食管反流,使得婴幼儿喂养困难,并容易产生慢性肺部感染。由小纤维传导的痛温觉明显减退,而大纤维传导的本体觉和触觉相对保留。自主神经功能障碍非常明显,无泪或泪液明显减少、异常多汗、皮肤红斑,缺少能辨别甜味的舌部菌状乳头,情绪多不稳定,可诱发自主神经危象,出现恶心、呕吐、激越、高血压等。可有显著的高血压或直立性低血压而不伴有心动过速。对乙酰胆碱能和肾上腺素能药物敏感。对低氧耐受差,在肺炎和高海拔地区易出现低血压、心动过缓和晕厥。多行走不稳,视物模糊。发育迟缓多见,但最终智力多正常。主要是传入交感神经损害,压力感受器、内脏神经和化学感受器的传入信息障碍。给予组胺注射时产生直径小于 2~3 cm 的环形斑而非大的红色肿块,主要是由于缺乏介导神经免疫反应的 C 型纤维。周围神经病理可见无髓神经和小纤维神经的减少。亦有中枢神经系统髓鞘损害表现,尤见于视放射和小脑中脚。

【诊断】

有相应的以自主神经系统损害为主的病史、症状、体征和 *IBKAP* 基因突变测定,据此可明确诊断。

【治疗】

胃造瘘可以保证营养、减少误吸。氟氢可的松和米多君治疗直立性低血压。苯二氮䓬类药物和可乐定控制自主神经危象。人工泪液等保持眼部湿润。

【预后】

可活至成年。

自　主　神　经　病

自主神经病(autonomic neuropathies)是一组累及全身周围神经的小纤维或无髓鞘神经纤维的神经病,一般症状较轻,但免疫介导的特发性自主神经病,症状也可能很严重。

自主神经病表现为早期男性有勃起障碍,继而伴小便潴留和失禁,便秘或失禁,眼干和嘴干,胃肠麻痹,最后可出现直立性低血压。感觉障碍多为肢体远端烧灼样疼痛和皮肤颜色改变,疼痛剧烈时可严重影响睡眠。有一半的自主神经病病因为糖尿病,可以发生于长期糖尿病患者,也可发生在糖耐量异常出现前的数月或数年,且与自身免疫介导相关;早期激素治疗有效,控制血糖部分有效。其次,病因包括干燥综合征、系统性狼疮、类风湿性关节炎等结缔组织病,其他如副癌综合征、POEMS 等单克隆蛋白相关的神经病、感染后神经病、代谢(如法布里病、卟啉病)或药物、中毒性神经病,均可累及自主神经。免疫介导特发性自主神经病主要包括自身免疫性自主神经节病(a3 - AChR 抗体介导)、肠道神经病,急性炎性脱髓鞘性神经根神经病也可以引起比较严重的自主神经疾病。

本病可根据相应临床表现和病史来获得诊断。

应根据不同的病因进行治疗。对症治疗与原发性自主神经病类似。

雷 诺 病

雷诺病(Raynaud disease)是因血管神经功能紊乱引起的肢端小动脉异常痉挛性疾病。主要临床特征为阵发性四肢末端(手指为主)对称性发白、发紫和感觉异常。局部受寒和情绪激动为常见诱发因素。女性多于男性。

【病因和病理】

病因不明。可能是由于交感神经功能紊乱引起肢端血管痉挛或功能性闭塞所致的局部缺血;也有认为因组胺缺乏引起舒张血管张力下降,导致肢端血管异常痉挛;该病的血管组织结构异常或是动脉对寒冷刺激的敏感性增加。本病早期在指、趾的动脉壁中一般并无病理发现,但随着病情发展,可见动脉管腔狭窄、内膜增厚、中层纤维化、血栓形成及机化,致使管腔逐渐闭塞,出现表皮营养改变。血管造影示肢端血管显影差,指、趾血管腔直径缩小。

【临床表现】

常在 20～30 岁发病,女性显著多于男性。起病隐匿,寒冷和情绪紧张为常见诱因。表现为间歇性肢端血管痉挛,伴有疼痛及感觉障碍,每次发作可分为 3 期。

1. 缺血期　遇冷后或情绪激动时,双手指(足趾)、鼻端、外耳对称性地从末端开始突然发白、发凉,肢端皮温降低,同时皮肤出冷汗,伴有感觉异常,如麻木、疼痛、蚁走感等,上肢重,下肢轻或不累及下肢。检查可有感觉障碍(过敏或减退),每次发作时间和频率不等,持续数分钟至数小时。

2. 缺氧期　继缺血期后出现肢端毛细血管扩张,仍有感觉障碍和皮温降低,肢端青紫,界限明确,压迫后青紫消退,伴有疼痛。此期持续时间较长,一般持续数小时至数日,然后消退,或转入充血期。

3. 充血期　血管痉挛解除,动脉血供恢复正常,皮肤温度上升,色泽先转潮红,以后恢复正常。部分病例长期反复发作,皮肤营养障碍、弹力减退,甚至晚期指尖可有溃疡或坏疽,肌肉及骨骼可有轻度萎缩。

【诊断和鉴别诊断】

根据起病年龄、性别、诱因,肢体远端相继出现苍白、青紫及潮红的皮肤改变,不难诊断本病。

需与下列疾病鉴别。

1. 雷诺现象　指继发于颈椎病、脊髓空洞症、结缔组织病等所见到的肢端动脉痉挛现象,可见于任何年龄,症状可不对称。

2. 血栓闭塞性动脉炎　亦称 Buerger 综合征,病程较长,几乎均为男性患病,重度吸烟者可使病情加重。病变累及四肢血管,特别是下肢的中小动脉,如胫前、胫后动脉,伴行的静脉亦可同时受累。足背动脉搏动微弱或消失可资鉴别。

3. 硬皮病　雷诺现象可为其晚期并发症,此时硬皮病的皮肤和皮下组织改变已非常明显,常见于上臂、面部、胸部及颈部皮肤。而雷诺病先有皮肤色泽改变,数年之后,皮肤才产生硬皮样变化。

4. 遗传性冷指症　暴露于寒冷后,有数根手指苍白、发紫及麻木,病情很少进展,症状可改善或完全消失。

【治疗】

1. 一般治疗　本病尚无特效治疗,减少肢体受凉,注意保暖,避免情绪激动和精神过度紧张是减少发作的良好办法。

2. 血管痉挛期治疗

(1) 扩血管药物:如妥拉苏林 25～50 mg 口服,每日 3 次;或 25～100 mg 肌内注射,每日 1 次。烟酸 100～200 mg 口服,每日 3 次,或静脉滴注。罂粟碱 30～60 mg 口服,每日 3 次;或 60～90 mg 静脉滴注,每日 1 次,7～10 次为一个疗程。

(2) 钙离子拮抗剂:可使血管扩张及增加血流量,常用药物有维拉帕米(verapamil)40～90 mg 口服,每日 3 次,连用 2 周;尼莫地平 40 mg 口服,每日 3 次,连用 2 周;硝苯地平 20 mg,每日 3 次。

3. 充血期治疗　主要是调整自主神经及中药治疗,常用 B 族维生素、小剂量甲状腺素。也可用复方丹参注射液及毛冬青等中药制剂。有条件时可作理疗,冷、热水交替治疗,光疗,直流电按摩等。

4. 外科疗法　可采用交感神经切除术,适用于保守治疗无效、病情严重的患者。应用长效普鲁卡因阻滞有一定效果,尤其对下肢雷诺病效果明显。

红斑肢痛症

红斑肢痛症(erythromelalgia)是一种少见的阵发性血管扩张性周围自主神经疾病。主要表现为肢端,特别是足底、足趾的阵发性疼痛、红肿与发热。

【病因】

病因迄今未明。可能是由于周围性自主神经功能障碍,使末梢血管舒缩功能失调,肢端小动脉扩张造成局部充血。当血管内张力增加,压迫和刺激邻近的神经末梢时,产生剧烈疼痛等临床症状。

【临床表现】

1. 主要症状 多见于20~40岁中青年人,男性多于女性。症状以肢端,尤以双足最常见,表现为足底、足趾、手指和手心的红、肿、热、痛,疼痛呈阵发性针刺样或烧灼样。

2. 疼痛特点 久站、步行、肢体下垂或在温度较高的环境均可引起或加剧疼痛。因此患者不愿穿袜子或戴手套,入睡时喜欢将双足、双手置于被外。在冰冷的地面行走、用冷水浸足、将患肢抬高或休息均可缓解疼痛。

3. 体格检查 可见肢端皮肤充血、红肿,轻压可使红色暂时消退,局部皮温增高、轻度肿胀、多汗。无运动、感觉及反射障碍。本病常有缓解、复发,少数患者晚期可出现自主神经营养障碍,如肢端皮肤与指甲变厚或破溃,甚至坏疽。

【诊断和鉴别诊断】

肢端出现阵发性红、肿、热、痛,受热时疼痛加剧,局部冷敷可使疼痛减轻,排除局部感染性炎症,则诊断即可成立。肢端红、痛亦可伴发于真性红细胞增多症、血小板增多症、血管闭塞性脉管炎、痛性多发性神经病如糖尿病周围神经病变、颈椎病合并雷诺现象、脊髓空洞症等,均需予以鉴别。

【治疗】

1. 一般治疗 急性期应卧床休息,抬高患肢,局部冷敷或将肢体置于冷水中以减轻疼痛。避免久站、长期步行或负重,避免湿热环境,可预防或减少发作。

2. 药物治疗 用交感神经阻滞剂及血管扩张剂,但疗效尚待证实。

(1) β受体阻滞剂:普萘洛尔20~40 mg口服,每日3次,可使大部分患者疼痛减轻,部分停止发作;但有低血压、心力衰竭史者禁用。

(2) 阿司匹林:0.3 g口服,每日1~2次,可使症状减轻。

(3) 5-羟色胺拮抗剂:如二甲麦角新碱2 mg口服,每日3次,或苯噻啶0.5 mg口服,每日1~3次,常可缓解症状。

(4) 0.15%普鲁卡因:500~1 000 ml静脉滴注,每日1次,5次为一个疗程。

(5) 肾上腺皮质激素短期冲击治疗能控制症状。

偏侧面肌萎缩症

偏侧面肌萎缩症(hemifacial atrophy),亦称Romberg综合征,为一种单侧面部组织的营养障碍性疾病。本病病因不明,由于部分病例伴有包括霍纳综合征在内的颈交感神经障碍症状,被认为和自主神经系统的中枢或周围性病损有关。其他发病学说有感染中毒、内分泌障碍、外伤、胶原性疾病、三叉神经炎等。

本病初发于儿童,10~20岁发展最快。起病隐匿,病程缓慢进展,发展速度不等,多数患者在进展数年乃至十余年后趋向缓解或稳定。临床特征为面部或按三叉神经分布区的皮下组织,包括皮下脂肪、结缔组织进行性萎缩,严重者可伴局部骨质疏松、萎缩。萎缩过程可于三叉神经分布的任何部位开始,以眶上部和颧部较为多见。起始常呈条状,略与中线平行;局部皮肤皱缩、毛发脱落,被称为"刀痕"。此后,病变逐步发展到半侧面部、额顶部、头颈或对侧面部,严重者累及身体其他部位或发展成偏身萎缩。病变区皮肤萎缩、光滑、色素沉着或脱失形成白斑。泌汗功能紊乱,多为泌汗增多,偶有汗闭,唾液分泌减少,但无停止分泌。部分病例伴有三叉神经痛、面部麻木感、皮肤发绀与发凉、瞳孔变化、虹膜色素减少、眼球内陷或突出,极少数患者可伴发癫痫发作或偏头痛。

根据特殊分布的局部皮肤萎缩一般诊断不难,早期仍需与条状硬皮病鉴别,后者躯干最为多见,头部首发极为罕见。

本病目前尚无特殊疗法,仅限于对症处理,此外可以试用活血化瘀的中药。

自发性多汗症

自发性多汗症(hyperhidrosis)是一组病因不明的多汗现象,临床上将其分为局限性与全身性,以局限性最常见。丘脑、内囊、纹状体病变可产生局限性或全身性多汗症。颈交感神经的刺激性病变如炎症、肿瘤或动脉瘤等可出现头面部一侧多汗,往往伴有其他交感神经症状,如瞳孔散大、眼球突出等。脊髓病变如脊髓外伤、脊髓肿瘤、脊髓炎、脊髓前角灰质炎、脊髓空洞症等均可有局限性泌汗障碍,脊髓病变时泌汗增多提示脊髓泌汗中枢或交感神经纤维属刺激性病损,如系毁坏性病变则表现泌汗减少或无汗。偏头痛、脑炎后遗症等可引起局部多汗。神经症患者因大脑皮质兴奋与抑制过程的平衡失调,亦可表现为自主神经系统不稳定,而有全身或一侧性多汗。先天性多汗症往往局限于腋部、手掌、足跖等处,皮肤经常处于湿冷状态,可能与遗传因素有关。

【临床表现】

1. 全身性多汗 表现周身易出汗,外界或内在环境刺激时加剧,见于甲状腺功能亢进、脑炎后遗症、下丘脑损害后等。

2. 局限性多汗 多见于头、颈、腋及肢体远端,尤以掌、跖部最明显,通常对称地发生于两侧,有的仅发生于一侧或身体某一小片部位。有的患者可以自发地从手指、手心或足跖出冷汗,情绪紧张时更易出汗或出汗加剧。有的患者除自发出汗外还伴指、跖发白或青紫,偶亦可伴发水疱或湿疹样皮炎。截瘫患者因病损部位以下不出汗而出现头部或病损以上部位多汗,为代偿性出汗。颈交感神经受刺激可出现头面部一侧多汗,反之,颈交感神经麻痹侧出现一侧无汗,如霍纳综合征(Horner syndrome)。

3. 偏身多汗 表现为身体一侧多汗,临床常遇到卒中后遗留偏瘫的患者,有偏瘫侧或健侧肢体多汗。

4. 耳颞综合征(auriculotemporal syndrome) 本征确切的病因尚不清楚,但普遍认为其发病机制与迷走神经再生有关,即腮腺外伤或感染使面神经受损后,再生的耳颞神经纤维错位愈合,分泌纤维误入汗腺或血管扩张神经末梢所致,或因胆碱能神经受异常刺激所致。腮腺手术后,50%~70%的患者经数月或1~2年后出现本综合征的表现。当患者进酸、辛辣食物时,在咀嚼后数分钟内,患侧面部出现烧灼感、出汗、潮红,少数患者尚伴流泪,并在进餐全过程中逐渐加重,多在餐后1h左右消退。皮肤出汗和潮红的范围多见于耳前区及颞部,鼻、上唇、颈上部及耳后则不常见。

【治疗】

自发性多汗症尚无特效治疗。除已知器质性神经病变所致的多汗症以去除病因或进行消炎、脱水等病因治疗外,其他仅能予以对症处理。四肢末端的局部多汗症可予3%~5%的甲醛溶液局部擦拭。全身多汗者可口服抗胆碱能药物如阿托品、山莨菪碱等制剂,以减轻症状。

(王　亮)

第十七章
内科疾病的神经系统并发症

第一节 概　　述

　　许多内科疾病可发生神经系统并发症,见于内科疾病的不同阶段,多数与内科系统性疾病同时发生或在其病程晚期出现。神经系统并发症严重程度有的与基础疾病严重程度相关,有的则无明显相关性。较为常见的是糖尿病周围神经病变、肺性脑病、肝性脑病等。

【发病机制】

　　不同的疾病病因不同,同一种疾病可以有多种病因参与,因此内科系统疾病并发神经系统疾病的发病机制异常复杂,主要病因有如下几种。

　　1. 中毒性　肝脏疾病直接影响代谢产物发生变化,如氨、葡萄糖、乳酸和甘氨酸等,体内有毒含氮化合物过度聚集并通过血-脑屏障到达大脑而引起意识障碍。肝性脑病时氨干扰脑的能量代谢,脑干内 ATP 及磷酸肌酸浓度下降,而人脑的意识觉醒有赖于脑干、网状上行激活系统的完整性,此为氨中毒所致意识障碍的物质基础。肾衰竭时体内氮质代谢产物潴留、水盐代谢及酸碱平衡紊乱,可引起嗜睡、乏力等神经肌肉系统功能异常。

　　2. 血管性　糖尿病脑血管病变包括颅内大血管病变和小血管病变,主要导致缺血性脑血管病高发。大血管病变的病理改变为动脉粥样硬化,小血管病变包括小动脉和毛细血管基底膜增厚、内皮细胞增生、管腔狭窄。血液病患者由于血小板减少、纤维蛋白溶解、使用肝素样抗凝物质等因素,常可发生脑或蛛网膜下腔出血。

　　3. 代谢性　高血糖加重脑部的糖负荷,脑缺血时糖的无氧酵解显著增加,乳酸产生增多,造成局部脑组织酸中毒、离子代谢紊乱和血-脑屏障功能异常,加重脑水肿。高血糖发生自身氧化,产生大量糖基化产物,使细胞内蛋白糖基化和血浆蛋白糖基化,最终产生大量活性氧,对神经系统具有损害作用。相对于高血糖引起的中枢神经系统损伤具有一定可逆性,低血糖导致的中枢神经系统损伤往往是不可逆的。原发性醛固酮增多症患者由于血钾过低可引起发作性肌肉瘫痪,血钙下降可导致手足搐溺症。维生素 B_{12} 缺乏除了导致恶性贫血外,还可导致脊髓、大脑皮质、视神经和周围神经损伤。

　　4. 浸润压迫性　椎骨旁浆细胞瘤或椎骨本身损害导致神经根或脊髓受到压迫出现相应症状。血液病可直接浸润、压迫脑神经或脊髓等部位。

　　5. 病原体直接侵入　神经梅毒、化脓性脑膜炎、病毒性脑炎、布鲁菌脑炎等系病原体直接侵犯中枢神经系统所致。获得性免疫缺陷综合征(艾滋病)神经系统损害可由病毒直接感染引起,亦可由并发症导致。

　　6. 变态反应　自身免疫性疾病发生神经系统并发症概率很高,中枢神经系统和周围神经系统都会受到累及。部分病原体感染后可继发系统性变态反应引起神经系统并发症,如链球菌感染后的变态反应导致小舞蹈病或过敏性出血性脑炎。

【临床表现】

　　系统性疾病引起神经系统并发症时,可累及中枢神经系统、周围神经系统、骨骼肌和神经肌肉接头等部位,出现相应的临床表现。肝性脑病表现出的神经症状包括认知功能障碍、昼夜节律受损、抑郁情绪、注意力缺陷以及运动障碍等。肺性脑病表现出精神障碍(兴奋、幻觉等)、意识障碍和全身性抽搐等。肾脏病累及神经系统表现为脑卒中、认知功能障碍、周围神经病变和不安腿综合征等。

【诊断】

首先根据所出现的神经系统临床特点进行定位、定性分析,进而寻找潜在的共病基础,寻找其共同的病理机制,结合相应的辅助检查结果,最终做出合乎医学逻辑的诊断。

【治疗】

1. 病因治疗　　如糖尿病的血糖控制,肝性脑病时护肝、抗病毒等治疗,感染性疾病的抗感染治疗,白血病的化疗等。

2. 对症治疗　　在病因治疗的同时,对于已出现的神经系统并发症应给予相应的治疗,可以促进神经组织的恢复,缓解症状。

第二节　高血压脑病

高血压脑病(hypertensive encephalopathy, HEP)指由于某些诱因导致脑小动脉发生持久且严重的痉挛,脑组织急性供血障碍,导致脑水肿及颅内压增高的一组临床综合征。其典型特征为血压急速升高,严重者舒张压可>130 mmHg,收缩压>200 mmHg,出现头痛、恶心、呕吐、视物模糊、惊厥发作、意识模糊或强直等表现,直至昏迷。

【病因】

HEP可见于原发性高血压和各种继发性高血压。原发性高血压中,急进型高血压容易并发HEP;继发性高血压中HEP大多数由急性肾小球肾炎、妊娠子痫、嗜铬细胞瘤等引起。缓进型高血压、原发性醛固酮增多症或主动脉狭窄较少引起高血压脑病。

【诱因】

高血压病程中,某些诱因可使血压突然急剧升高,如过度疲劳或悲伤、情绪激动、气候变化、经期或更年期内分泌失调;手术时麻醉不足、缺氧、二氧化碳潴留;喉镜、胃镜检查或气管插管;突然中断降压药物治疗者,特别是使用单胺氧化酶抑制剂(如帕吉林),或在服用单胺氧化酶抑制剂同时服用酪胺类、麻黄碱类药物或含酪氨酸的食物,如啤酒、奶酪、扁豆、巧克力、红葡萄酒等。颈动脉狭窄或颅内动静脉畸形手术后,脑灌注突然增加亦可引起高血压脑病。

【发病机制】

病因复杂,现认为与以下机制关系密切。

1. 脑血流自动调节崩溃学说　　正常人脑血管自动调节的平均动脉压压力范围在60~120 mmHg。高血压病患者因机体对高血压发生慢性适应,最高调节范围可高达180 mmHg。当血压超过上限水平(即平均动脉压迅速升高超过180 mmHg)时,自动调节机制崩溃导致脑过度灌注,血管内压超过脑间质压,血管床内液体外流,迅速形成脑水肿及颅内高压,继发点状出血或微梗死。

2. 脑血管自动调节过度或小动脉痉挛学说　　由于血压迅速增高,脑小动脉自动调节作用过强导致小动脉痉挛、血流量减少;毛细血管壁缺血、坏死,通透性增高,血管内液体外渗引起脑水肿,重者引起点状出血。小动脉痉挛导致脑血流量减少,发生梗死。视网膜小动脉的弥散或局限性强烈痉挛可致视网膜缺血和(或)出血、渗出和视神经乳头水肿。

3. 动脉压增高机制　　高血压脑病患者存在全身性动脉压增高,脑小动脉发生痉挛继发脑血流量减少、血栓形成。

【病理】

病理改变包括脑缺血、脑内点状出血、视网膜出血、视神经乳头水肿等。镜下可见前毛细血管小动脉血栓栓塞、周围环形出血。多发性出血点密集时可形成类血肿样改变。

【临床表现】

高血压脑病起病急骤,病情发展迅速,形成高血压脑病一般需要12~48 h,短则仅数分钟。初期为剧烈头痛、呕吐、黑矇、烦躁等先兆症状。发病后以脑水肿症状为主,大多数患者具有高血压脑病三联征:头痛、抽搐和意识障碍。经积极治疗后,症状常可迅速好转或大部分缓解。

1. 血压增高 新近发生的高血压,血压突然升高到 160/100 mmHg 即可出现症状。急性肾炎、妊娠高血压综合征者脑病发作时血压可升高至 180/120 mmHg,慢性高血压者血压升高至(200～250)/(120～150)mmHg 才会发生脑病。

2. 颅内压增高症状 表现为严重的头痛、头晕、恶心、呕吐和视神经乳头水肿等。最先发生的症状为剧烈头痛,局限于后枕部或弥漫至全颅。呕吐为喷射状,较为剧烈。视神经乳头水肿是颅内压增高的主要体征。

3. 癫痫样发作 HEP 病程中可出现全身性或局限性抽搐发作,严重者可出现癫痫持续状态,最常见发作类型为全面强直-阵挛发作。

4. 意识障碍 包括昏睡、谵妄甚至昏迷。

5. 神经系统局灶性症状 高血压脑病尚可出现肢体麻木、偏瘫、失语、偏盲,亦可出现定向力和判断力障碍、谵妄和痴呆等神经精神症状。

6. 眼底改变 可见视神经乳头边缘模糊,视网膜小动脉痉挛,甚至视网膜出血、渗出和视神经乳头水肿。视神经乳头水肿可在颅内压增高数小时内形成,是高血压脑病的早期诊断指征之一。

【辅助检查】

1. 脑脊液检查 压力显著增高,有少量红细胞或白细胞,蛋白质轻度增高。诊断已明确时,不需要此项检查。

2. 脑电图检查 可见局灶性异常或两侧同步的尖-慢波,以枕叶的节律性尖波和慢活动常见,弥散性慢波提示脑组织水肿严重。

3. 头颅 CT、MRI 检查 HEP 患者的头部影像学改变为血管性水肿所致,主要表现为局限性或弥漫性白质水肿,较少累及灰质,可有占位效应。病变以双侧顶、枕叶白质为主,呈对称或不对称分布,病变广泛时也可累及颞叶、额叶、基底节、小脑和脑干。偶见小灶性缺血或出血灶。

【诊断】

HEP 诊断要点如下。

(1) 血压突然显著升高,尤其是舒张压升高,常超过 120 mmHg。

(2) 急性或亚急性起病,严重头痛、恶心、呕吐、抽搐、意识及精神障碍,可伴有肢体麻木、偏瘫、失语、偏盲等一过性局灶性神经障碍。

(3) 经积极降压治疗,症状迅速好转或大部分缓解,一般不遗留脑损害后遗症。

(4) 眼底检查可见高血压视网膜病变。脑电图有弥散性慢波或癫痫性放电改变。脑 CT 和(或)MRI 可见脑白质变化为主,亦可无明显异常。

(5) 排除高血压脑出血、蛛网膜下腔出血及颅内占位性病变等。

【鉴别诊断】

1. 蛛网膜下腔出血 突发剧烈、难以耐受的头痛和脑膜刺激征阳性是其核心表现,头痛多为后枕部及颈项部位痛。神经系统局灶性体征一般不明显,有时可因继发性血管痉挛出现轻偏瘫等体征。眼底检查可有视神经乳头水肿而无小动脉痉挛;脑脊液检查呈血性;脑 CT 扫描可见蛛网膜下腔高密度影。

2. 高血压脑出血 往往有明确的神经系统定位体征,脑 CT 扫描可见脑实质内高密度血肿。

3. 脑梗死 好发于 50 岁以上人群,常见于有动脉粥样硬化、高血压、冠状动脉粥样硬化性心脏病或糖尿病基础,以及吸烟、饮酒等不良嗜好的患者。起病一般较缓慢,多在安静和睡眠中起病,眼底检查多无异常,脑 MRI 弥散加权扫描可以在极早期发现梗死改变。

4. 脑栓塞 绝大多数在数秒钟或数分钟发展到最高峰。大多数患者病前无任何前驱症状,活动中突然起病。以颈内动脉系统,尤其是大脑中动脉栓塞最常见。常有引起栓子来源的基础疾病,如风湿性心脏病合并心房颤动、长骨骨折等。

5. TIA 一般无颅内压增高症状,有一过性、局灶性神经功能缺损症状,多在 1 h 内恢复正常,可反复发作。

6. 偏头痛 多见于青年女性,易反复发作,血压多为正常范围,无意识障碍、抽搐,入睡休息后可减轻,降压药物不能使偏头痛症状缓解。

7. 癫痫 癫痫发作可来源于各种性质的大脑疾病,高血压脑病时的症状性癫痫需与其他原因导致的癫病发作鉴别。

8. 青光眼　常为单侧剧烈头痛，无意识障碍、抽搐，一般无高血压。眼科检查可发现发作时眼压升高。

9. 颅内肿瘤　颅内压增高症状及局灶性神经症状存在进行性加重的过程，血压一般正常水平，视神经乳头水肿较突出，但无小动脉痉挛存在，头部 CT、MRI 等辅助检查可确诊。

【治疗】

高血压脑病治疗原则包括尽快降低血压、控制抽搐、降低颅内压和病因治疗等。治疗的中心环节是迅速控制血压，根据不同病因选择合适的降压药。治疗开始的第 1 h 内把平均动脉压降低 10%～15%，第 1 d 内平均动脉压不应低于 25% 的基线水平，以避免发生缺血性事件。

1. 一般治疗　患者平卧，抬高床头 15°～30°。清除呼吸道分泌物及口腔内呕吐物，保持气道通畅。吸氧，氧流量 2 L/min。患者发生躁动不安、抽搐时，给予镇静药物。

2. 快速降压　在不可逆性脑损害出现之前，应进行紧急降压治疗。

(1) 降压原则：首先选用静脉给药方法，血压控制后改为口服维持。严密观察血压变化，以防血压骤然下降甚至发生休克。原发性高血压引起者，首选尼卡地平、拉贝洛尔等，必要时可选择硝普钠、卡托普利；肾性高血压引起的高血压脑病，首选肼苯达嗪，也可选择尼卡地平、拉贝洛尔；妊娠高血压综合征引起者，可选择硫酸镁、尼卡地平或拉贝洛尔；嗜铬细胞瘤患者或停用单胺氧化酶抑制剂引起的高血压脑病，首选 α 受体阻滞剂如酚妥拉明、乌拉地尔，也可选择硝普钠、尼卡地平。血压降低程度应根据患者原有基础血压而定，一般使血压降至 160/100 mmHg 左右或接近患者平时血压水平。

(2) 降压治疗注意事项：观察血压、意识状态、尿量及尿素氮变化，如降压后出现意识障碍加重、尿少、尿素氮升高，提示降压不当，应加以调整。先静脉注射、后口服，静脉用药血压降至适当水平后稳定 2～3 d 即改为口服。

3. 治疗脑水肿、降低颅内压　高血压脑病发生后多发生脑水肿，甚至引起脑疝。在降压的同时应用脱水利尿药，减轻脑水肿，尤其血压控制后颅内压仍高者，可用 20% 甘露醇 125～250 ml 静脉注射，每 4～6 h 1 次；或甘油果糖注射液 250 ml 静脉注射，每日 1～2 次。心、肾功能不全者慎用或禁用。必要时呋塞米 20～40 mg 静脉注射，每日 1～2 次，同时密切观察尿量及血压变化。

4. 控制抽搐　用地西泮 10～20 mg 缓慢静脉注射，必要时 30 min 后再注射 1 次或用地西泮 40～50 mg 加入 5% 葡萄糖溶液 500 ml 中静脉滴注，直至抽搐停止，24 h 总量控制在 100～150 mg。抽搐停止后可用苯巴比妥钠 0.1～0.2 g 肌内注射，每隔 8～12 h 1 次。

5. 恢复期治疗　高血压脑病经过有效的降压治疗，大多数患者在数小时或 1～2 d 内可完全恢复。少数有头晕、头涨及记忆力减退等症状。① 血压控制后，应口服降压药维持；② 限制钠盐的摄入并避免服用某些药物及食物，如麻黄碱、含酪胺食物等以防诱发高血压脑病；③ 进一步查明病因，尤其是继发性高血压者；④ 降压过程中可能出现脑梗死、心肌梗死、肾功能不全等，应早期发现并予以治疗。

【预防】

治疗原发性高血压及各种继发性高血压，前者应长期口服降压药物，后者在对因治疗的同时应注意控制血压。高血压患者应尽量避免各种可诱发血压升高的因素，包括控制体重、饮食中限制食盐及胆固醇摄入量、适当体育运动、戒烟控酒、避免过度紧张和疲劳、合理安排工作及休息及生活规律化，避免服用酪胺类、麻黄碱药物或过多摄入含酪胺的食物。

【预后】

高血压脑病经积极、迅速控制血压和对症治疗，绝大多数患者可以痊愈而不留神经功能受损等后遗症。

第三节　肺性脑病

肺性脑病(pulmonary encephalopathy,PE)是指由各种慢性肺部疾病伴发呼吸功能不全，机体严重缺氧和二氧化碳潴留引起的以中枢神经系统障碍为主要表现的一种临床综合征，又称肺脑综合征(pulmocerebral syndrome，PCS）。临床特征为原有的呼吸衰竭症状加重并出现神经精神症状，如神志恍惚、嗜睡或谵妄、四肢抽搐甚至昏迷等。男女均可见，以男性多见，其病死率达 30% 以上。

【病因】

1. 慢性肺部疾病　以慢性支气管炎、哮喘伴发肺气肿最为常见，占 78%～86.4%，重症肺结核占 3.9%～8.9%，胸廓畸形占 2.1%～3.9%。此外，尚有肺纤维化和肺癌等病因。

2. 神经系统疾病　急性炎症性多发性神经炎、多颅神经炎、脑干肿瘤、脑干脑炎、脑干损伤、颈髓损伤、进行性延髓麻痹、重症肌无力危象等。

【诱发因素】

1. 急性肺部感染　最常见，占 35.1%～100%。

2. 药物　慢性肺功能不全患者如应用镇静剂（如非那根、阿米妥、鲁米那）、镇痛剂（如度冷丁、吗啡）、大剂量皮质类固醇激素和高浓度氧气吸入等。

3. 水和电解质紊乱

【发病机制】

肺性脑病的机制尚未阐明：① 慢性肺部疾病导致低氧血症，引起脑缺氧，组织内酸性代谢产物增加引起血管扩张、毛细血管通透性增加，发生脑水肿；② 脑缺氧可导致红细胞渗出，引起周围血管病变而出现神经症状；③ 伴发氮质血症、心力衰竭而加重神经精神症状。

引起肺性脑病的几个重要因素如下。

1. $PaCO_2$ 和 pH　$PaCO_2$ 和动脉血的 pH 水平高低与肺性脑病的发生及其严重程度密切相关。当 $PaCO_2 > 70$ mmhg 即出现呼吸性酸中毒；$PCO_2 > 90$ mmg 且 $pH < 7.25$ 时则出现精神症状；$PaCO_2 > 130$ mmHg 且 $pH < 7.15$ 时，精神症状进一步加重，发生昏迷和颅内压增高症状，甚至瞳孔散大，直接、间接对光反应迟缓或消失。神经精神症状的出现与 $PaCO_2$ 及 pH 水平高低有一定关系，但两者并不一定平行。

2. 氮质血症　肺性脑病患者缺氧和二氧化碳潴留可能影响整个机体，可引起非蛋白氮增高，非蛋白氮增高易导致肺性脑病的发生。

3. 其他　如心力衰竭、电解质紊乱、血氨增高和继发感染等对肺性脑病的发生均有影响。

【病理】

脑部毛细血管扩张，脑水肿、充血，神经细胞肿胀及多种变性。软脑膜血管充血、扩张；脑表面渗血和点状出血，蛛网膜下腔亦可有血性渗出。脑切面呈弥漫性水肿和点状出血。镜下有弥漫性神经细胞变性，血管周围水肿和软化灶。

【临床表现】

以意识障碍为主，表情淡漠、失眠、躁动或精神错乱。早期可表现为头痛、头昏、记忆力减退、工作能力减退等症状。后期可出现不同程度的意识障碍，轻者呈嗜睡、昏睡状态，重则昏迷。

1. 前驱症状　精神萎靡、失眠、头痛及多汗和睡眠时间颠倒。性格改变，突然多语或沉默、易怒或易笑。定向力、计算力障碍。球结膜充血、水肿。

2. 临床表现　① 中枢兴奋：多由烦躁不安开始，继而呕吐、腹胀、幻听、幻视、言语错乱，甚至大喊大叫、肌颤、瞳孔改变，严重时可出现痫样抽搐、偏瘫；② 中枢抑制：先为表情淡漠、困倦、精神萎靡等，逐渐进入嗜睡、浅昏迷、呼吸不规则，甚至深昏迷；③ 兴奋和抑制症状交替出现；④ 昏迷。

此外还可有视神经乳头水肿、扑翼样震颤、肌阵挛、全身强直-阵挛发作等各种表现。

【辅助检查】

1. 动脉血气分析　$PaCO_2$ 升高、pH 下降，PaO_2 低于 60 mmHg。

2. 脑电图（EEG）　PE 患者的 EEG 异常，但缺乏特异性。

3. 影像学检查　肺及头颅 CT 检查可发现相应改变。

4. 血常规　感染时白细胞计数增高。

【诊断】

1. 临床诊断依据

（1）存在慢性肺部基础疾病，伴有呼吸功能衰竭，出现缺氧、二氧化碳潴留的临床表现。

(2) 发生意识障碍、精神神经症状和体征,并除外其他原因。

(3) 血气分析提示呼吸衰竭,$PaO_2 < 60\ mmHg$,$PaCO_2 > 50\ mmHg$,$pH \leqslant 7.36$。

2. 临床分级标准

(1) 轻度:神志恍惚、淡漠、嗜睡、精神异常兴奋,无神经系统异常体征。

(2) 中度:半昏迷、谵妄、躁动、肌肉抽动或语无伦次;结膜充血、水肿,多汗,腹胀,反应迟钝,瞳孔对光反射迟钝;无上消化道出血或弥漫性血管内凝血(DIC)等并发症。

(3) 重度:昏迷或出现癫痫样抽搐,对各种刺激无反应;结膜充血、水肿,多汗,或有眼底视神经乳头水肿,反射消失或出现病理性神经体征,瞳孔扩大或缩小;可合并上消化道出血或弥漫性血管内凝血(DIC)等并发症。

【鉴别诊断】

1. 低钠血症 多见于老年肺心病患者,可出现神经精神症状。补充钠盐后症状可迅速改善,且血氧分压无明显降低,无明显发绀。

2. 药物反应肺心病 患者应用激素、氯霉素、尼可刹米和阿托品药物时,常引发神经精神症状。停药后神经精神症状可逐渐消失,血气分析无明显缺氧表现。

3. 老年性精神障碍 患者伴有呼吸衰竭时,应分清神经精神障碍是继发还是原发。

4. 其他疾病 如脑血管意外、一氧化碳中毒、肝性脑病以及尿毒症和低血糖等,亦应注意鉴别。

【治疗】

1. 积极改善通气,纠正缺氧和二氧化碳潴留 持续性低浓度、低流量给氧,可面罩给氧,必要时无创或有创性呼吸机辅助通气。

2. 治疗呼吸衰竭

(1) 纠正缺氧:低流量持续吸氧,氧浓度保持在 $25\% \sim 30\%$ 之间,氧流量为 $1 \sim 1.5\ L/min$。必要时行机械通气。

(2) 积极控制感染:在获得细菌培养结果之前,选择广谱抗生素或能覆盖不同菌种的两种以上的抗生素联合用药,大剂量静脉给药,痰细菌培养阳性者则按细菌药物敏感试验结果选用抗生素。

(3) 使用呼吸中枢兴奋剂:在保持呼吸道通畅的前提下,可用洛贝林持续静脉滴注。

3. 纠正电解质紊乱与酸碱平衡失调

4. 防治脑水肿,促进脑细胞功能恢复

(1) 脱水疗法:常用 20% 甘露醇 250 ml,每日 $2 \sim 3$ 次静脉滴注,或人血白蛋白,每日 $1 \sim 2$ 次静脉滴注。再辅以冰帽、降温等物理措施。

(2) 肾上腺皮质激素:地塞米松每日 $10 \sim 20\ mg$,分 $2 \sim 4$ 次静脉注射或稀释于液体中静脉滴注。

5. 镇静剂的应用 肺性脑病禁用呼吸中枢抑制剂(如吗啡、哌替啶等),尽可能不用镇静剂。对烦躁严重或抽搐者应首先寻找原因(特别注意有否碱中毒与呼吸道阻塞)予以处理,必要时应用水合氯醛 15 ml 灌肠或小剂量安定肌内注射,严密观察意识和呼吸变化,若呼吸衰竭加重或痰液阻塞不能解除,应立即气管插管、吸痰与人工机械通气。

6. 积极防治并发症

(1) 上消化道出血:注意饮食,对昏迷患者宜放置鼻饲导管,适当灌注氢氧化铝凝胶等以中和胃酸或静脉滴注质子泵抑制剂。

(2) 休克:发生严重感染、缺氧、失水、电解质紊乱和酸碱平衡失调、心力衰竭、心律失常以及上消化道出血等情况时,治疗需分清主次,综合处理。

(3) 弥散性血管内凝血(DIC):完善血小板计数、凝血酶原时间、纤维蛋白原的定量、3P 试验或优球蛋白试验等实验室检查。早期使用普通肝素或者低分子肝素;低分子右旋糖酐或 10% 葡萄糖 500 ml 静脉滴注,视病情每 $4 \sim 6$ 小时 1 次。

【预后】

PE 的病死率为 $40.6\% \sim 67.2\%$。造成 PE 的死亡原因为:① 持续高碳酸血症、高 $PaCO_2$、缺氧及酸中毒、高血钾症等继发肾功能衰竭;② 慢性缺氧、消化道出血、休克;③ 弥漫性脑水肿、颅内压增高、脑疝;④ 感染不能控制而继发并发症或继发颅内感染。

第四节　肾性脑病

肾功能衰竭的神经系统并发症包括中枢神经系统、外周神经系统和自主神经系统。肾性脑病又称为肾毒症脑病，是由急、慢性肾脏疾病导致的肾功能衰竭引起的以严重精神障碍为主的一组中枢神经系统并发症。早期症状不典型，易误诊。急性肾功能衰竭的各个阶段均可出现神经精神症状，而慢性肾衰竭患者约有65％可出现神经精神症状。

【发病机制】

发病机制尚不明确，与各种代谢产物的积聚（尿素、胍基化合物），水、电解质紊乱，酸碱平衡失调，渗透压改变以及高血压和贫血相关。

1. 毒性物质的积聚　肾脏清除毒性物质的能力下降，尿素及胍基化合物在体内聚集增加，导致神经毒性、血-脑屏障（BBB）损伤、缺血改变、炎症反应、氧化应激和细胞凋亡、中枢神经递质平衡失调、血管自动调节功能障碍、脑水肿和代谢功能障碍等病理变化。

2. 甲状旁腺素　肾衰竭时甲状旁腺功能亢进。高甲状旁腺素水平损害钙离子泵，钙离子内流进入脑细胞发生细胞内钙超载。

3. 代谢紊乱　代谢性酸中毒、乳酸血症、低血糖、缺氧、低钠血症、高钾血症、低钙血症、高磷血症、低镁血症以及水中毒或脱水等，均可诱发血管性脑水肿和尿毒症脑病。

4. 继发性高血压　肾衰竭患者常可出现持续性高血压。

【病理】

肾性脑病的病理变化缺乏特异性，脑干迷走神经核和蓝斑容易受损。白质中可有小片状脱髓鞘区，胶质细胞增生并形成小胶质细胞结节。脑膜可有无菌性炎症反应。

【临床表现】

1. 脑病　通常发生于未经治疗或治疗欠佳的慢性肾脏病患者，主要特征是症状多变的精神行为异常。早期表现为轻度心理活动或认知障碍，表情淡漠、易疲劳、易激惹，对环境的注意力和感知力下降。随着肾功能进一步恶化，出现定向力障碍或谵妄、妄想、幻觉，直至出现意识障碍。症状严重程度与肾功能、肌酐、电解质变化不成正比，部分患者经过血液透析治疗后，症状可完全或局部缓解。

2. 意识障碍　轻者表现为轻度定向力障碍和精神异常，重者可以出现各种意识障碍，甚至去大脑强直。

3. 癫痫发作　慢性肾脏病的癫痫患病率为15％（CKD3 期最常见）。发作前常先有运动性不安或肌阵挛发作；发作时可表现为单纯局灶性运动发作和非运动性癫痫伴意识障碍、失神发作，晚期易发生全身性强直-阵挛发作。

4. 抽搐　特征是手部和足部远端肌肉收缩，并伴有唇周和四肢末端的刺痛感。多由电解质紊乱引起，如低钙血症、低镁血症、高磷血症和维生素 D 缺乏。其中低钙血症为最主要的原因，血钙降低到正常值的50％以下肌肉就会自发产生动作电位，导致骨骼肌收缩。

5. 运动障碍　主要表现是不宁腿综合征、扑翼样震颤、肌阵挛。

（1）不宁腿综合征：腿部不适感强烈，有不可抗拒的行走冲动意愿，常伴有感觉障碍或感觉异常，休息或夜间症状恶化，活动后部分缓解。

（2）扑翼样震颤：表现为掌指关节和腕关节的快速、无节律的伸曲运动，透析治疗后一般可以消失。

（3）肌阵挛：指各种快速、短暂的非随意运动，包括颜面部、四肢以及躯干的肌束或肌群的粗大颤搐，持续数秒到数小时不等。当脑干被激活时可能导致皮质下全身性刺激敏感型肌阵挛，同时影响近端和远端肌肉，称为网状反射肌阵挛。透析治疗后一般缓解。

6. 锥体外系症状　包括帕金森综合征、舞蹈病和肌张力障碍，为代谢产物和金属物质在基底节区沉积所致。

7. 脑桥髓鞘中央溶解综合征　主要症状为痉挛性四肢瘫痪、假性延髓麻痹、意识障碍、闭锁综合征，与快速纠正低钠血症相关。纠正低钠血症的速率不超过 10 mmol/(L·24 h)。

8. 进行性认知功能障碍　随病程进展,发生从轻度认知功能减退到痴呆的演变。肾小球滤过率降低、蛋白尿和肾功能衰竭是认知障碍的独立危险因素。经过透析治疗后,症状可缓解,但总病程一般难以逆转。

【辅助检查】

1. 血生化检查　尿素氮、肌酐升高及代谢性中毒,但其严重程度与肾性脑病的发病不平行。还往往存在电解质失衡、维生素 D 缺乏、硫胺素缺乏以及肾性贫血、缺铁性贫血等。

2. 脑电图　脑电图的低频成分(低于 5～7 Hz)明显上升,并可出现弥漫性慢波、三相波、阵发性棘波或尖波。

3. 影像学检查　典型影像学表现是基底核区、皮质或白质受累,磁共振成像主要表现为弥漫性脱髓鞘改变。

【鉴别诊断】

1. 透析性脑病　在透析过程中或透析结束后出现的以神经系统功能障碍为主的综合征。一般于透析 1～2 h 后或透析刚结束时发生。轻者常表现为一些非特异性的临床症状,如恶心、呕吐、乏力、剧烈头痛、血压升高、视物模糊等。重者则出现不同程度的精神障碍或意识障碍,癫痫大发作或局灶性发作。

2. 高血压性脑病　肾衰竭常合并高血压,当血压急剧上升时,脑小动脉痉挛并出现脑水肿,可出现颅内压增高症状。检查时可见血压极度升高,视网膜痉挛,MRI 常表现为可逆性后部脑白质病,脑脊液压力增高或呈血性。

【治疗】

1. 透析治疗　是改善肾性脑病症状最有效的措施,包括血液透析和腹膜透析,血液透析疗效更佳。血液透析每周至少 3 次,透析持续时间为每次 3.5 h,或每日腹膜透析。大多数慢性肾功能不全的患者经过透析治疗后,症状可趋于稳定并逐步改善,轻症可完全恢复。

2. 肾移植治疗　可从根本上治疗尿毒症。对于充分透析仍不能恢复或恢复缓慢的患者,肾移植可以有效治疗。移植数月后患者的认知功能会得到不同程度的改善。

3. 支持治疗　纠正营养不良及其他一些可逆因素,如电解质紊乱、脱水、酸中毒、高血压等。重视由肾功能不全引起的肾性贫血、硫胺素缺乏等,及时予促红细胞生成素、口服补铁剂、口服硫胺素等对症处理。

4. 避免使用肾毒性药物以及通过肾代谢的药物

5. 继发性癫痫的治疗　癫痫大发作时可静脉应用安定等镇静药物;在癫痫长期治疗中,首选通过肝代谢的抗癫痫药,如卡马西平、乙琥胺、苯妥英钠、丙戊酸钠等。慎用通过肾代谢的抗癫痫药物,如加巴喷丁、左乙拉西坦、拉莫三嗪、奥卡西平、苯巴比妥、普瑞巴林、扑米酮、托吡酯和唑尼沙胺等。

第五节　肝性脑病

肝性脑病(hepatic encephalopathy,HE)是由急、慢性肝功能严重障碍或门静脉-体循环分流(以下简称门-体分流)异常所致的,以代谢紊乱为基础、轻重程度不等的神经精神异常综合征。其临床表现可从性格改变、行为异常发展到意识障碍。40% 的住院肝硬化患者有轻微型肝性脑病,30%～45% 的肝硬化患者和 10%～50% 的经颈静脉肝内门-体分流术后患者发生显性肝性脑病。HE 与预后不良相关。

【病因和诱因】

根据肝性脑病发病的缓急分为急性和慢性。急性肝性脑病主要见于爆发性肝炎;慢性肝性脑病主要见于严重的慢性肝病患者,常见原因包括肝硬化、原发性肝癌及门-体分流术后等。肝硬化是慢性肝性脑病最常见病因,包括肝炎病毒性肝硬化、酒精性肝硬化、心源性肝硬化、晚期血吸虫病、慢性药物性肝病等。质子泵抑制剂(PPI)、感染幽门螺旋杆菌(HP)增加肝硬化患者发生肝性脑病的风险。肝性脑病最常见的诱发因素是感染,以腹腔感染最为常见。其次是高蛋白饮食、便秘、上消化道出血、过量应用利尿剂或镇静剂、大量放腹水、电解质紊乱、手术等。

【病理生理】

急性病例的脑部病变主要为弥漫性神经细胞变性、坏死,同时伴有胶质细胞反应性增生,形成 Alzheimer II 型细胞。慢性病例则表现出弥漫性片状大脑皮质坏死。肝细胞功能障碍时,对氨等毒性物质的解毒功能降低,有毒物质浓度过高;同时门-体循环分流,使大量肠道吸收入血的有毒性物质经门静脉,绕过肝脏直接流入体循环并进入脑组织。

【发病机制】

HE的发病机制尚未完全阐明,目前主流学说认为氨中毒合并多种因素共同致病。

1. 氨中毒学说 食物中的蛋白质在肠道经细菌分解产氨,肠道淤血时肠壁通透性增加可导致氨进入门静脉增多,血氨不能经足够的健康肝组织进入鸟氨酸循环进行有效解毒,同时门-体分流致含有血氨的门静脉血流直接进入体循环。高浓度血氨浓度穿过血-脑屏障,经过星形胶质细胞谷氨酰胺合成酶将氨和谷氨酸转化为谷氨酰胺,谷氨酰胺反过来引起渗透调节作用失衡发生脑水肿导致神经系统症状。氨还可直接导致兴奋性和抑制性神经递质比例失调。

2. 氨基酸失衡学说和假性神经递质学说 肝硬化肝功能障碍时,芳香族氨基酸的代谢能力降低,抑制正常神经递质生成。增多的苯丙氨酸和酪氨酸生成苯乙醇胺和羟苯乙醇胺等假性递质,大量假性神经递质代替正常神经递质,导致肝性脑病。

3. γ-氨基丁酸/苯二氮䓬复合受体假说 HE时血γ-氨基丁酸含量升高,且通过血-脑屏障量增加,耦合脑内内源性苯二氮䓬类水平升高。

4. 炎症反应损伤 高氨血症与炎症介质相互作用促进HE的发生发展。炎症可导致血-脑屏障破坏,从而使氨等有毒物质及炎性细胞因子进入脑组织。同时,高血氨能够诱导中性粒细胞功能障碍,释放活性氧,促进机体产生氧化应激和炎症反应,形成恶性循环。

5. 脑干网状系统功能紊乱 严重肝硬化患者的脑干网状系统及黑质-纹状体系统的神经元活性受到不同程度的损害,导致HE发生,产生扑翼样震颤、肌张力改变。

【临床表现】

1. 临床分类 Child-Pugh分级依据基础肝病的类型将其分为A、B、C三型。

(1) A型:发生于急性肝衰竭基础上,进展较为迅速,其重要的病理生理学特征是脑水肿和颅内压增高。多无明显诱因,经过短期兴奋、躁动等谵妄状态后很快进入昏迷甚至死亡。

(2) B型:常见于门-体静脉分流术后或门静脉型肝硬化,无明显肝功能障碍,症状反复、易波动。

(3) C型:发生于肝硬化等慢性肝损伤基础上,波动性意识障碍与运动障碍、定向力障碍、性格行为改变,进而发生昏迷。

HE的核心临床表现为慢性神经功能减退和急性脑水肿。急性重症肝功能衰竭的患者可不经过轻度意识障碍阶段直接进入昏迷状态,原因是急性暴发性肝性脑病血氨水平迅速上升,导致弥漫性脑水肿和脑干结构性损伤。而慢性肝病相关脑病相对可逆。

轻微型肝性脑病(minimal hepatic encephalopathy,MHE)是肝硬化患者出现神经心理学或生理学异常而认知功能正常,无定向力障碍、无扑翼样震颤等。MHE介于West-Haven标准0～1级之间(表17-1)。在肝硬化的不同阶段,MHE的发病率可高达80%。

ISHEN指南制定了SONIC分级标准,将MHE和1级HE归为隐匿性肝性脑病(covert hepatic encephalopathy,CHE),即存在神经心理学和(或)神经生理学异常但无定向力障碍和无扑翼样震颤,将2～4级HE归为显性肝性脑病(overt hepatic encephalopathy,OHE)。

17-1 严重程度分级(West-Haven标准)

分级	临床表现	神经系统体征
0级	难以觉察的人格或行为异常	神经系统体征正常,神经心理测试可能存在异常
1级	存在轻微临床征象,如轻度认知障碍,注意力下降,睡眠障碍(失眠、睡眠倒错),欣快或抑郁	扑翼样震颤可引出,神经心理测试异常
2级	明显的行为和性格改变,嗜睡或淡漠,轻微的定向力异常(时间、定向),计算能力下降,运动障碍,言语不清	扑翼样震颤可引出,不需做神经心理测试
3级	明显定向力障碍(时间、空间定向),行为异常,浅昏迷,有应答	扑翼样震颤通常无法引出,踝阵挛、肌张力增高、腱反射亢进,不需做神经心理测试
4级	昏迷(对外界刺激无反应)	肌张力增高或中枢神经系统阳性体征,不需要做神经心理测试

【辅助检查】

1. 血氨　血氨升高对 HE 的诊断有较高的价值。HE 特别是门-体分流性患者血氨多数增高,但血氨的升高水平与病情的严重程度不完全一致,血氨正常亦不能排除 HE。血氨送检条件比较严格。

2. 生物化学指标　肝生物化学指标包括胆红素、丙氨酸氨基转移酶(ALT)、天冬氨酸氨基转移酶(AST)、白蛋白和凝血酶原,以及肾功能和血常规。

3. 脑电图检查　脑电图可以反映大脑皮质功能,但只有在严重 HE 患者中才能检测出典型的脑电图改变,2 期以上患者表现为 δ 波或三相波,昏迷时表现为高波幅 δ 波。

4. 影像学检查　头部 CT 或 MRI 检查无法判断急性肝病脑病患者分级,但可发现脑水肿。

5. 心理智能检测　神经心理学测试方法是肝性脑病筛查或早期诊断的重要方法。包括心理学评分(PHES)、木块图试验(block design)、数字连接试验(NCT - A 和 B)、数字符号试验(DST)、轨迹描绘试验、系列打点试验、控制抑制试验(ICT)、临界闪烁频率检测(CFF)、Stroop 测试。可重复性成套神经心理状态测验(RBANS)测查内容包括即时记忆、延迟记忆、注意、视觉空间能力和语言能力。新的神经心理学测试方法包括动物命名测试(animal naming test,ANT),姿势控制及稳定性测试和多感官组合测试。

【诊断】

1. 显性肝性脑病(OHE)诊断标准　① 存在原发性肝病;② 有肝性脑病的诱因;③ 有明显肝功能损害表现;④ 神经精神改变、昏睡或昏迷;⑤ 扑翼样震颤和肝臭;⑥ 血氨增高;⑦ 脑电图可见明显异常。上述①~④是主要的诊断条件,⑤~⑦则有重要参考价值。

2. 轻微肝性脑病(MHE)诊断标准　① 有原发性肝病;② 传统神经心理学测试指标中至少 2 项异常;③ 新的神经心理学测试方法中(ANT、姿势控制及稳定性测试、多感官整合测试)至少 1 项异常;④ 临界闪烁频率(CFF)检测异常;⑤ 脑电图、视觉诱发电位(VEP)、脑干听觉诱发电位(BAEP)异常;⑥ fMRI 异常。符合主要诊断①、②,及③~⑥中任意一条或以上,即可诊断。

【鉴别诊断】

1. Wernicke 脑病　多见于严重酒精性肝病患者,由维生素 B₁ 缺乏导致。主要表现为凝视麻痹、小脑性共济失调、记忆力障碍或者精神行为障碍。补充维生素 B₁ 后患者症状可显著改善。

2. 精神障碍　以精神行为异常,如性格改变、行为异常等为首发症状的肝性脑病易被误诊为精神障碍。既往无精神障碍,有严重肝脏疾病或有门-体分流既往史的患者出现精神行为异常,应警惕肝性脑病的可能。

3. 硬膜下血肿　急性患者常有昏迷、单侧瞳孔散大等脑压迫症状,慢性患者症状较轻,颅内压增高症状出现较晚。

【治疗】

积极治疗原发病,消除各种可能诱发肝性脑病的因素,纠正各种代谢障碍和防止各种并发症。

1. 减少体内氨的产生

(1) 乳果糖:是肝性脑病的一线用药,也是显性肝性脑病急性发作时首选治疗。常用剂量为每次口服 15~30 ml,每日 2~3 次,以每天产生 2~3 次 pH<6 软便为宜。对于复发性肝性脑病,可以在乳果糖中加入利福昔明(550 mg,每日 2 次)。

(2) 蛋白质摄入:急性发作期应停止进食蛋白质食物,每日保持足够的热量并以碳水化合物为主,每日热量维持在 35~40 kcal/kg;慢性患者或缓解期不应该绝对限制蛋白质摄入,长时间过度限制蛋白质饮食可造成肌肉群减少,更容易出现肝性脑病,复发性或持久性 HE 患者可以每日摄入 30~40 g 植物蛋白质。

(3) 清洁灌肠:保持大便通畅,便秘患者可以灌肠,清除结肠内的积血或积粪。

(4) 微生态制剂:可以促进对宿主有益的细菌菌株的生长,并抑制有害菌群如产脲酶菌的繁殖,减少肠道氨产生。

2. 镇静药物的应用　肝硬化患者睡眠-觉醒周期紊乱,镇静催眠或止痛药物可诱发肝性脑病。对于严重精神异常,可谨慎使用苯二氮䓬类镇静药控制症状,出现不良反应时可以用氟马西尼来拮抗。禁用氯丙嗪、水合氯醛及哌替啶。

3. 改善和恢复脑细胞功能　左旋多巴和卡比多巴能通过血-脑屏障进入脑内转化为多巴胺,代替假性神经递质羟苯乙醇胺的作用,使肝性脑病患者神智转清。支链氨基酸(BCAA)、细胞活性药物可作为对常规治疗无反应患者的替代治疗。

4.替代治疗

(1)人工肝治疗：人工肝能在一定程度上清除部分炎症因子、内毒素、血氨、胆红素等。

(2)肝移植：内科治疗效果不理想，反复发作的难治性肝性脑病伴有肝衰竭是肝移植的指征。

5.一般治疗

(1)加强保肝治疗：肝性脑病患者常有长期酗酒史，有维生素尤其是维生素 B_1 缺乏的可能，可应用各种维生素，并酌情使用护肝药物和能量合剂。

(2)维持水电解质及酸碱平衡：急性脑水肿是肝性脑病出现昏迷的主要原因，在使用甘露醇或高渗盐水降颅压的过程中注意高钠血症等电解质紊乱和酸碱失衡可能。

第六节　糖尿病相关神经系统并发症

糖尿病神经系统病变与糖尿病肾病、糖尿病视网膜病是糖尿病最常见的三大并发症。随着现代医学诊断及治疗的进步，糖尿病相关急性并发症已明显减少，慢性并发症却呈增加趋势。许多糖尿病患者缺少"三多一少"的典型临床症状，常以神经系统病变为先发主诉，例如先以脑血管病、多发性周围神经病等就诊，经检查发现原发疾病为糖尿病。

【发病机制和病理改变】

1.糖代谢异常　高血糖可致神经髓鞘蛋白和微管蛋白糖基化加重，影响微管系统的结构和功能，高血糖还可使多元醇通路活性增强，大量的葡萄糖经醛糖还原酶催化生成较多的山梨醇和果糖，而神经组织内缺少果糖激酶，造成山梨醇和果糖的堆积，山梨醇过量蓄积致神经组织内渗透压升高及肌醇竞争性抑制，促进神经组织轴突变性、髓鞘脱失。

2.氧化应激　高糖条件下活性氧生成增加，氧化应激产生过多的活性氧自由基（ROS）和活性氮自由基（RNS）导致早期炎症和内皮损伤，从而引起血管炎症和血-脑屏障损伤，还可通过诱导线粒体裂变不平衡引起糖尿病神经病变。

3.生长因子　糖尿病造成体内生长因子缺乏导致周围神经损害。

4.自身免疫因素　调节 T 淋巴细胞亚群变化为主的细胞免疫参与糖尿病免疫介导的炎症调控机制。糖尿病性周围神经病变时在神经束膜和神经内膜处均有 IgG、IgM 和补体 C3 沉积。

5.炎症反应　相比无神经病变的糖尿病患者，糖尿病神经病变患者的 P2 选择素和细胞间黏附分子-1 基础值升高，导致周围神经传导速度减慢。

6.血管内皮功能障碍　长期高血糖不仅影响血管结构，刺激内皮使血管内膜增厚，管壁狭窄，还可以影响到血管内皮功能。大血管病变可促进动脉硬化，微血管病变主要是毛细血管基底膜增厚、血管内皮细胞增生和管腔狭窄。

7.脂代谢异常　脂代谢紊乱可以直接破坏神经细胞的结构和功能，损伤血管内膜。

8.遗传因素　糖尿病神经病变与糖尿病的严重程度不平行。部分轻微糖尿病或糖尿病早期，甚至是亚临床糖尿病或仅有糖耐量下降患者即有糖尿病神经病变，提示可能与个体的遗传易感性有关。

【临床表现】

1.糖尿病合并急性神经系统并发症

(1)糖尿病性脑血管病：糖尿病性脑血管病以糖尿病性脑梗死为主，除了针对脑梗死治疗之外，做好血糖控制。一般空腹血糖在 7 mmol/L，餐后 2 h 血糖在 10 mmol/L 左右即可。

(2)急性低血糖发作：对非糖尿病患者来说，低血糖的诊断标准为血糖<2.8 mmol/L，而接受药物治疗的糖尿病患者只要血糖<3.9 mmol/L 就属于低血糖。临床表现与血糖基础水平以及血糖的下降速度有关，可表现为交感神经兴奋症状，如心悸、出汗、头晕、手抖、饥饿感等，以及中枢神经症状，如意识障碍、认知障碍和抽搐等。需尽快补充葡萄糖或含糖食物，糖尿病患者应给予 15～20 g 葡萄糖并在 15 min 后复测血糖。严重病例需要根据意识和血糖情况给予相应的治疗和监护。

(3)糖尿病酮症酸中毒（DKA）：是由于胰岛素不足和升糖激素过度增高引起的糖、脂肪和蛋白质代谢严重紊乱综合征，临床以高血糖、高血酮和代谢性酸中毒为主要特征。美国糖尿病协会制订 DKA 诊断标准为：血糖>13.9 mmol/L，血酮体或尿酮体阳性，代谢性酸中毒(pH<7.30)，血碳酸氢盐浓度≤18.0 mmol/L。

临床表现为食欲减退、恶心、呕吐，常伴烦躁、嗜睡等症状，呼吸深快，呼气中有烂苹果味(丙酮气味)，进一步发展出现尿量减少、血压下降、四肢厥冷，甚至昏迷。长期饮酒并伴有近期暴饮暴食(酒精性酮症酸中毒)、恶心和呕吐的患者也可能出现血酮体阳性，需鉴别。

治疗上应尽快补液，纠正酸中毒。大量或快速输注等渗盐水后易出现短暂的正常阴离子间隙性酸中毒，需要加以警惕。

(4) 高渗性高血糖状态(HHS)：临床以严重高血糖而无明显酮症酸中毒、血浆渗透压显著升高、脱水和意识障碍为特征。常先出现口渴、多尿和乏力等糖尿病症状，多食不明显，病情加重时出现脱水以及神经系统症状和体征，如意识障碍、偏瘫、失语、局灶性癫痫发作等。

治疗上应积极补液，首选 0.9%氯化钠溶液，原则上先快后慢，并积极纠正水电解质及酸碱失衡，小剂量输注胰岛素并密切监测血糖。

2. 糖尿病合并慢性神经系统并发症

(1) 糖尿病性多发性周围神经病：糖尿病性多发性周围神经病(diabetic polyneuropathy)又称为对称性多发性末梢神经病(distal symmetric neuropathy)，是最常见的神经系统并发症，约占所有糖尿病神经病变的75%。多见于中老年患者，与糖尿病病程、血糖控制状况、肥胖、胰岛素抵抗和慢性低度炎症等因素相关。但有些患者神经症状明显但仅有糖耐量异常，经过检查后才确诊糖尿病。

临床表现各异：① 病变部位多为下肢；② 多出现肢端感觉异常，伴麻木、针刺、灼热等；③ 多为双侧肢体同时受损；④ 可出现自主神经功能紊乱；⑤ 肢体无力较轻或无，查体时可见腱反射减弱或消失，一般无肌萎缩；⑥ 早期病变相对可逆，积极治疗后症状能减轻或缓解；晚期只能控制症状，病变不可逆转。

本病诊断依据为：① 以感觉和自主神经症状为主的多发性周围神经病的症状和体征；② 血糖增高、糖化血红蛋白增高或糖耐量异常；③ 肌电图提示神经传导速度减慢或轴索改变；④ 排除导致周围神经病变的其他原因。

当病情进展迅速、病变部位不对称、运动功能损伤明显重于感觉功能损伤等情况时，需排除其他病因引起的周围神经病变。

(2) 糖尿病性单神经病：糖尿病性单神经病(diabetic mononeuropathy)是指单个脑神经或周围神经受累，如果侵犯两个以上神经称为多发性单神经病。脑神经主要以动眼神经受累最常见，其他包括面神经、展神经、三叉神经及听神经受累等。单发周围神经损伤包括尺神经、正中神经、股神经和腓总神经等。单神经病变多由血液循环障碍所致，髓鞘损害较轴索病变严重，因此急性和亚急性发病居多，感觉、运动神经均受累。

多以急性或亚急性起病，发生受损神经相应支配区域的感觉、运动障碍，肌电图检查以神经传导速度减慢为主。病程呈自限性，多在 2 个月内痊愈，治疗与多发性周围神经病相同。部分病程可持续数周到数月，直到侧支支配建立才痊愈，个别患者经治疗无改善。

(3) 糖尿病性自主神经病：糖尿病性自主神经病可以发生在糖尿病的任何时期，但最易发生在病程 20年以上和血糖控制不良的患者中。影响心脏、血管及汗腺自主神经时出现汗腺分泌异常、血管舒缩功能不稳定，表现为四肢发冷、多汗或少汗、皮肤干燥；影响消化系统时表现为吞咽困难、呃逆、胃轻瘫、便秘及腹泻等；影响泌尿生殖系统时，膀胱功能障碍表现为排尿障碍、尿失禁、尿潴留、尿路感染等。

(4) 糖尿病性脊髓病：是糖尿病少见的并发症，主要包括脊前动脉综合征、糖尿病性肌萎缩和糖尿病性假性脊髓痨。为免疫介导的微血管神经外膜病变，主要损害腰段神经根及脊髓的后根和后索。肌电图显示以支配近端肌肉和脊旁肌为主的神经源性损害。

(5) 糖尿病脑病：糖尿病脑病(diabetic encephalopathy，DE)是由糖尿病引起的以认知功能障碍和行为缺陷为主要表现的中枢神经系统疾病。主要表现为学习能力、记忆功能、时间和空间定向力、语言能力、理解判断力和复杂信息处理能力下降，严重的可发展为痴呆。1 型糖尿病脑病患者主要以联想记忆学习能力及注意力障碍为主，2 型糖尿病脑病患者主要表现为学习记忆障碍。

(6) 糖尿病周围神经病变相关并发症。

1) 糖尿病性周围神经病理性疼痛(diabetic peripheral neuropathic pain，DPNP)：最常见的表现形式为以肢体远端受累为主的对称性周围神经病理性疼痛，也可表现为单神经痛或臂丛、腰骶丛神经痛。症状以双侧对称性肢体远端疼痛为主要特征,下肢重于上肢、远端重于近端,夜间痛甚。常见的疼痛包括自发性疼痛和刺激诱发性疼痛。自发性疼痛可表现为持续灼痛,间断刺痛、撕裂痛、电击痛、感觉迟钝等。刺激诱发性疼痛包括痛觉过敏和痛觉超敏。早期感觉神经传导可正常或仅有轻微改变,病程后期大纤维受累时神经传导速度逐渐下降,波幅减小。

2) 糖尿病足:糖尿病足指初诊糖尿病或已有糖尿病病史的患者,足部出现感染、溃疡或组织的破坏,通常伴下肢神经病变和(或)周围动脉病变。临床特点为早期肢端麻木、疼痛或无感觉,发凉和(或)有间歇性跛行、静息痛,继续发展则出现下肢远端皮肤变黑或组织溃烂、坏疽。

【治疗】

以控制血糖、改善微循环、加强神经营养为主。

1. 积极控制血糖　积极、严格地控制高血糖并减少血糖波动是预防和治疗糖尿病神经病变的最重要措施,良好的血糖控制可以延缓糖尿病神经病变的进展。同时还要积极控制血脂,保持适当的体重,肥胖是周围神经病理性疼痛的主要危险因素。

2. 改善微循环　适当给予扩张血管及改善血液高凝状态的药物,提高神经细胞的血氧供应可以有效改善临床症状。

3. 神经营养　包括甲钴胺、维生素 B_1、B_6 等。

4. 疼痛管理　治疗原则为个体化用药、联合治疗和有效的血糖管理等。抗惊厥药可有效改善疼痛,包括普瑞巴林、加巴喷丁和卡马西平等。

5. 情绪不稳　可用抗焦虑和抗抑郁药物,此类药物通常对自主神经症状也有一定疗效。

第七节　甲状腺疾病相关神经系统疾病

甲状腺功能亢进性神经系统病变

甲状腺功能亢进(hyperthyroidism)简称甲亢,是指由多种原因导致的甲状腺功能增强,甲状腺激素分泌过多引起多系统受累的高代谢症候群。甲亢神经系统并发症主要包括中枢神经系统并发症及周围神经系统并发症。

1. 中枢神经系统并发症

(1) 运动障碍:甲亢可以诱发多种形式的运动障碍。甲亢导致的舞蹈症多表现为双侧,少数为单侧,常见于 Graves 病的青年女性患者。甲亢亦可引起节段性的肌张力障碍、发作性运动诱发性运动障碍、颈阔肌阵挛等运动障碍性疾病。对于合并帕金森病的甲亢患者,震颤症状明显,这是因为甲状腺激素增加肾上腺素能受体的敏感性从而强化帕金森病患者对酪胺的敏感性;同时甲状腺激素可以加速脑多巴胺的代谢,修饰多巴胺受体增加其敏感性。

(2) 皮质脊髓束损害:甲亢相关的皮质脊髓束损害较为少见,主要表现为双下肢痉挛性瘫痪,腱反射亢进,踝、膝关节阵挛,病理征阳性。部分患者可同时出现上、下运动神经元损害的表现,类似肌萎缩侧索硬化,其发病机制尚不明确。

(3) 癫痫发作:甲亢患者可能引起癫痫发作,严重时会出现癫痫持续状态,尤其是甲状腺危象患者。甲亢引起的癫痫发作临床上主要表现为全面强直-阵挛发作,EEG 上可见弥漫性慢波、三相波以及散发的尖波等。当甲状腺毒症纠正后,癫痫发作会随之得到缓解。癫痫患者在患甲亢后痫性发作会加重。单用抗癫痫药治疗效果不佳,需要合用抗甲状腺药物。

(4) 情绪和认知障碍:甲亢患者会出现不同程度的情绪和认知障碍,Graves 病患者抑郁及焦虑症状的比例更高,甲状腺激素水平恢复正常后这些症状可以缓解。

(5) 脑血管病:亚临床甲亢是脑梗死后 3 个月不良预后的危险因素,甲亢可合并颅内动脉狭窄导致 TIA 及脑梗死的发生。甲亢患者中,心房颤动发病率为 $10\%\sim15\%$,心房颤动会进一步引起心源性卒中的发生。同时甲亢也可以导致血液的高凝状态,从而增加非心源性卒中、脑静脉血栓形成的风险。甲亢作为一种自身免疫性疾病,还与脑动脉炎及烟雾病的发生有关。

2. 周围神经系统并发症

(1) 震颤:甲亢患者中,细小震颤是神经系统最常见的临床表现,表现为节律性、非自主性肌肉收缩,频率8～12 Hz。震颤最常见于手部,也可发生在头面部、声带、躯干以及下肢,静止及运动时均可出现,发生率约 70%,可见于各个年龄段。这种震颤多认为是生理震颤的加强,服用 β 肾上腺素能受体阻滞剂后症状迅速缓解。

(2) 甲状腺肌病:甲状腺肌病是一种常见的甲亢并发症,60%～80%的甲亢患者会出现肌无力症状,主要包括慢性甲状腺毒性肌病、甲亢合并周期性麻痹、急性甲状腺毒性肌病、甲亢合并重症肌无力以及甲亢突眼性眼肌麻痹,Graves 病可以合并多发性肌炎。慢性甲状腺毒症的患者肌萎缩表现明显,尤其是肩胛肌及盆带肌,甚至可以出现翼状肩。甲状腺功能恢复正常后,肌无力的症状多会缓解,少数患者会出现恶化。

甲亢合并周期性麻痹主要见于青年男性,表现为突发的低钾血症及软瘫,以下肢更为常见,严重时出现呼吸肌麻痹,而面肌、吞咽肌、咀嚼肌及眼外肌受累较轻。

急性甲状腺毒性肌病较少见,好发于甲状腺危象的患者,病情通常可在数日内迅速进展至延髓麻痹,累及呼吸肌,多在 1～2 周内死亡。

甲亢患者的重症肌无力发病率比一般人群高 20～30 倍,女性多见,其临床表现类似一般重症肌无力,以眼肌及延髓支配肌无力常见,主要特点为症状波动、病态疲劳,新斯的明试验阳性。

甲亢突眼性眼肌麻痹是指与免疫功能障碍有关的眼部组织损害性病症,Graves 病有 25%～50%患者可出现临床可察觉的眼肌损害,常与突眼并存。主要临床表现为眼球活动受限,出现复视、斜视、视物不清等。

甲亢肌病主要是治疗原发疾病,防止肌病并发症的产生。多数患者在甲亢症状缓解后 3～6 个月内临床症状缓解、EMG 恢复正常。

(3) 周围神经损害:周围神经损害在甲亢患者中较少见,但其表现形式较为多样,既可以出现单根躯体神经(正中神经、尺神经、胫神经、腓神经等)和单脑神经(视神经、前庭神经、喉返神经)损害,也可表现为多发性周围神经病。周围神经损害主要由甲状腺素的直接刺激作用所引起,多可在甲状腺毒症得到纠正后出现症状缓解。视神经损害多因眼外肌增粗及眼球内压增加而导致神经压迫,喉返神经损害多见于肿大的甲状腺压迫喉返神经所致,部分神经损害可能为长期甲状腺肌病肌萎缩所致。

甲状腺功能减退性神经系统病变

甲状腺功能减退(hypothyroidism)简称甲减,属于临床比较常见的一类内分泌紊乱疾病。甲减的诱发因素较多,包括甲状腺发育不良、甲状腺异位、过氧化物酶缺乏、碘缺乏、合成酶缺乏等。甲减具有起病隐匿的特点,神经系统紊乱是甲减的重要特征,轻者记忆减退、反应迟钝、抑郁、淡漠等,重者步态不稳、共济失调、嗜睡、痴呆、精神错乱,甚至出现甲减昏迷而死亡。

甲状腺功能减退时,脑组织发生黏液性水肿,脑血流缓慢,脑细胞缺血缺氧,代谢降低,出现退行性变化及神经功能障碍,导致临床出现类似脑血管病和神经精神系统症状,如行动迟缓、精神萎靡智力和记忆力减退、注意力不集中、头晕、耳鸣、声音嘶哑、发音不清、吞咽障碍、语言缓慢等,重者可嗜睡甚至昏迷。

甲减时细胞间液积聚透明质酸、黏多糖硫酸软骨素和水分而产生黏液性水肿,甲减患者常见肌肉疼痛、痉挛、反射迟钝、肢带肌无力及肌容积增加。累及脑神经病变可有视物模糊、视野缺损、视神经萎缩、三叉神经痛及面神经麻痹等。甲减继发脑垂体肿大压迫视神经可导致视力改变。累及脊神经表现为四肢远端感觉异常,临床上以麻木、疼痛为主。

桥本甲状腺炎脑病

桥本甲状腺炎脑病(Hashimoto's encephalopathy, HE)是一种与自身免疫性甲状腺疾病相关的脑病。HE 呈急性或亚急性发病,可表现为痫性、卒中样发作及精神异常等多种临床症状,呈复发-缓解或进展性病程。HE 患者的甲状腺功能可为正常、亢进或低下,以血中抗甲状腺抗体增高为特征,应用肾上腺皮质激素后治疗效果显著,故又被称为激素反应性自身免疫性甲状腺炎相关脑病。

【病因和发病机制】

HE 是一种因自身免疫反应累及中枢神经系统而产生的疾病。免疫炎性反应累及血-脑屏障,血-脑屏障受损致脑内多发性局灶性水肿或弥漫性脑水肿,可累及脑干和皮层,从而出现局灶性神经功能缺失或昏迷等临床症状,并可随糖皮质激素的应用而迅速缓解。

【病理】

1. 炎性反应　小血管周围轻度淋巴细胞浸润,甚至形成血管周围淋巴细胞套袖。

2. 胶质增生　皮层、基底节、丘脑、海马等灰质胶质增生明显,白质较轻。

3. 髓鞘脱失但轴索保留

【临床表现】

本病的临床表现多样且缺乏特异性,主要临床特征如下。

1. 性别和年龄　多见于女性,性别比例与桥本甲状腺炎相近,成人及儿童皆可患病,发病年龄在8~86岁之间,平均年龄为46岁。

2. 临床类型　一种是反复卒中样发作伴轻度认知功能损害的血管型,临床表现为锥体束症状如偏瘫、四肢瘫,也可出现失语、失用、失读、小脑性共济失调、感觉障碍等。另一种为持续进展型,多为精神症状,幻觉以幻听常见,兴奋症状如激越、易怒等,抑制症状如抑郁、淡漠等,还会发生意志缺乏、认知功能低下和妄想。

3. 意识与精神症状　意识障碍发生率高达54%,多数为意识模糊,可同时伴有幻觉、行为异常等症状。

4. 癫痫发作　约占66.1%,可表现为复杂部分性发作、局灶性运动发作、肌阵挛发作、强直发作以及全身强直-阵挛发作,其中以继发于复杂部分发作后的全身强直-阵挛发作较为常见。

5. 锥体外系症状　以不自主运动多见,肌阵挛占33.9%,震颤样动作占26%,肌阵挛及震颤多出现在双侧上肢远端,少数出现斜视眼阵挛、舞蹈样运动、节律性肌阵挛、软腭震颤和眼睑痉挛,也可出现失语、失用和失读等大脑皮质症状。

6. 其他　可有小脑性共济失调(28%)。少数患者可出现帕金森样锥体外系症状、听觉过敏、神经痛性肌萎缩以及脱髓鞘性周围神经病。

【辅助检查】

1. 实验室检查　血清抗甲状腺过氧化物酶抗体(TPO)和(或)抗甲状腺球蛋白抗体(Anti-Tg)明显增高。抗促甲状腺激素(TSH)受体抗体可轻度升高,抗MBP抗体可为阳性。其他免疫学检查及常规实验室检查多无异常发现。甲状腺功能多正常。

2. 脑脊液检查　脑脊液压力可偏高,蛋白质多轻中度增高,寡克隆带多阳性,少数患者淋巴细胞数轻度增多。近年来发现脑脊液内α-烯醇化酶抗体是HE重要的标志物。

3. 脑电图EEG　大多为非特异性的改变,表现为弥漫性慢波或局灶性慢节律(以颞叶、额叶多见),还可见三相波、癫性活动。脑电图异常多与疾病临床过程相关,一般于临床症状改善2周后恢复正常。

4. 头颅MRI　约46%患者有异常表现,可见皮质和(或)皮质下改变,脑萎缩最常见,可有非特异性弥漫性白质病变和脑膜强化。

5. 脑组织病理检查　脑白质血管(包括静脉及动脉)周围袖套状炎性细胞(多为淋巴细胞)浸润,与ADEM相似,病理检查亦可正常。

【诊断】

Peschen-Rosin诊断标准为不能解释的复发性肌阵挛、全面性癫性发作、精神异常或局灶性神经功能缺损,并且包括以下5项中的至少3项。

1. 脑电图　慢波多见,特异性不高,但90%有异常,常提示为慢波背景,可呈弥漫或局限性,常伴有高幅尖波,但癫样放电少见,弥漫性慢波或额叶慢波最常见。

2. 抗体　为必需条件,几乎100%伴有血清TPO-Ab(甲状腺过氧化物酶抗体)增高和(或)伴TG-Ab(甲状腺球蛋白抗体)增高。高滴度的抗甲状腺抗体可存在于5%~20%的正常人群中。滴度高低与甲状腺功能水平及临床表现无明显相关,激素的应用并不能使抗体滴度降低。

3. 脑脊液蛋白　80%患者升高。

4. 对激素反应性　98%有效,绝大多数1周见效。

5. 影像学改变　部位特异性差,不同时期表现不同。本病为细胞毒性导致的缺血性脑组织损害,急性期DWI高信号。

【治疗】

1. 急性期治疗　急性或亚急性发作时,可用大剂量皮质类固醇冲击疗法,如口服泼尼松每日 50～150 mg 或静脉应用甲泼尼龙每日 1 g,连用 3～7 d,然后逐渐减量至维持量。口服泼尼松维持时间 4 个月～8 年(平均 1 年),维持剂量每日 10～30 mg/d。病情多于 1 周内缓解,复发时对激素的反应与初发相同。

2. 免疫治疗　可应用硫唑嘌呤、氨甲蝶呤等免疫抑制剂,那他珠单抗(natalizumab)等免疫调节剂;也可应用免疫球蛋白,每日 400 mg/kg,连续 5 d。

3. 血浆置换疗法　应用血浆置换治疗 HE 的报道例数尚少,不能耐受激素的 HE 患者可尝试血浆置换。

4. 对症支持治疗　抗癫痫、维持水电解质平衡及营养等一般对症支持治疗。

第八节　系统性红斑狼疮神经系统并发症

系统性红斑狼疮(systemic lupus erythematosus,SLE)是一种以抗体和免疫复合物形成并介导器官组织损伤的自身免疫性疾病,患病率为(6～50)/100 000,约 50% 的 SLE 患者可出现神经精神症状,当出现神经精神症状时称为神经精神性狼疮(neuropsychiatric systemic lupus erythematosus,NPSLE)或狼疮性脑病,以精神症状和癫痫发作最为常见,此外可出现周围神经病变、舞蹈症以及肌肉病变等表现。

【病因】

SLE 是一种病因不明的多因素疾病,其发病可能与遗传因素、环境因素及女性激素等有关。

1. 药物　有些药物可诱发 SLE 症状,常见有青霉素、链霉素、头孢菌素、磺胺类、保泰松、金制剂等;还有些药物通过引起 DNA 去甲基化和改变自身抗原从而导致狼疮样综合征,如肼屈嗪、普鲁卡因胺、氯丙嗪、苯妥英钠、异烟肼等。

2. 日光和紫外线　紫外线和阳光照射。

3. 病毒感染　SLE 与病毒感染有关,儿童和成人 SLE 患者 EB 病毒(EBV)抗体携带者比例较高。

4. 吸烟　吸烟会导致 SLE 的发生,且具有剂量反应。

5. 其他潜在的诱因　二氧化硅暴露、维生素 D 缺乏、情绪及心理状态、生物制品及血制品、苜蓿芽和含黄花碱的食物等。

6. 女性性激素　女性的性激素是影响 SLE 发生的重要危险因素之一。雌激素和催乳素可促进自身免疫,增加 B 细胞活化因子的产生,并调节淋巴细胞和 pDC 的活化,雌激素和催乳素增高与 SLE 高发生率相关。

【发病机制】

SLE 发病机理复杂,暴露于特定环境因素中的遗传易感个体耐受力下降导致自身免疫激活。由感染和其他环境因素引起的细胞损伤使免疫系统识别自身抗原,从而导致 T 细胞和 B 细胞活化,继而细胞因子释放、补体激活和自身抗体产生,导致器官损伤。中枢神经系统不同部位(皮层、脑干、脊髓)发生小血管病变,出现类纤维素性或透明变性,伴有坏死以及小血管增生性改变且容易发生闭塞。

1. 抗神经元自身抗体　抗神经元组织抗体、抗心磷脂抗体和其他磷脂抗核抗体、抗淋巴细胞毒性抗体以及免疫复合物或碎片沉积在脉络丛或血管内皮。

2. 血管闭塞

(1) 血管炎:较少,仅在 8%～16% 的 NPLE 患者中有。

(2) 血管病:血管内皮增殖、内膜纤维化、透明样变性、血栓形成。

(3) 抗心磷脂抗体:40% SLE 患者抗心磷脂抗体与内皮细胞和血小板膜结合,使内皮损伤、血小板高凝聚而形成血栓。

(4) 细胞活素释放:如成纤维细胞生长因子和内皮细胞生长因子表达过高,引起内皮增殖和纤维化。

(5) 补体衍生物:如 C3a、C5b 等可激活炎症细胞造成白血栓。

(6) 栓塞:心源性栓塞。

3. 其他复合机制　包括:① 细胞活素影响情绪和行为;② 脑脊液中白细胞介素 IL‐6、TNF‐α、IFN‐α、IFN‐γ 等水平很高,推测可能与狼疮致病有关。

【病理】

NPSLE 的病理改变主要是脑部小动脉、毛细血管和小静脉发生弥漫性炎症变化,脑实质中形成小梗死灶或继发性出血。

【临床表现】

1. 中枢神经系统

(1) 头痛:是 SLE 中一种常见但非特异性症状,发生率达 58%,主要表现为偏头痛,其次是紧张性头痛。偏头痛可以是有先兆的偏头痛,也可以无先兆,且可在 SLE 确诊之前单独出现。需排除其他原因,如静脉窦血栓形成、蛛网膜下腔出血和无菌性脑膜炎等。

(2) 脑血管病:脑血管事件是 NPSLE 最常见的表现之一,20% 的患者发生脑血管事件,死亡率为 15%,包括脑血管炎、脑出血、脑梗死、颅内静脉窦血栓形成等,可表现为发热、精神错乱和头痛,几小时到几日内出现抽搐、精神异常或偏共济失调、紫癜等症状。继发的颅内静脉窦血栓形成主要症状为头痛、癫痫、眼睑或结膜水肿、视力模糊、复视和(或)精神状态改变。

(3) 认知、情绪及精神障碍:大多数 SLE 患者有轻度至中度认知障碍,注意力、视觉记忆、非语言记忆、执行功能最容易受影响。情绪障碍在 SLE 患者中常见,抑郁患病率约 25%,焦虑患病率约 37%。糖皮质激素治疗过程中容易发生精神病症。

(4) 癫痫:癫痫发作是 SLE 的直接症状或与疾病相关的其他并发症(微梗死、可逆性后部白质脑病、脑含铁血黄素沉着或自身抗体直接毒性)的表现,其患病率为 15%,青少年比成人更为普遍。患者可发生强直-阵挛性癫痫发作(67%~88%),单纯或复杂部分性发作相对较少。

(5) 运动障碍:舞蹈症是一种连续的、不自觉的、不规则的运动,是 SLE 中最常见的运动障碍,患病率 1%~4%,常见于儿童或青少年。抗多巴胺治疗、免疫抑制剂、免疫球蛋白、抗凝以及血浆置换可改善症状。

(6) 意识障碍:急性发作时意识水平波动明显,注意力减退,感染和代谢紊乱容易诱发。CSF 中 IL-6 水平、IgG 指数、抗 nr2 和抗 sm 抗体水平与急性精神错乱状态有关。脑电图可以帮助诊断潜在的癫痫发作。如果患者有局灶性神经体征、头部损伤史、恶性肿瘤、发热,则可进行头颅 MRI 检查,白质改变最常见。

(7) 无菌性脑膜炎:包括急、慢性脑膜炎,常常出现在 SLE 早期,可以是首发症状,易于复发。可能是由狼疮本身引起的,也可能是机体对某些药物的反应,特别是非甾体抗炎药或免疫抑制剂使用者。其特征是发热、头痛和淋巴细胞或多形核细胞增多,微生物学阴性。

(8) 脊髓病变:较为罕见,发生于 1%~2% 的 SLE 患者群,与 APS 抗体的存在有关。通常表现为快速发展的横贯性脊髓炎,可以是 SLE 最初的临床表现,也可发生在疾病不同时期。急性或亚急性发病,胸髓受累居多,表现为双下肢无力,甚至完全性截瘫,受损平面以下感觉减退和消失、大小便功能障碍等。

(9) 可逆性后部白质脑病:发生于 1% 的 SLE 患者群,与女性、活动性狼疮、肾脏受累、淋巴细胞减少、年轻、血脂异常和高血压有关。通常症状表现为短暂的脑病、癫痫、头痛、视力障碍或局灶性神经功能障碍。头颅 MRI 显示血管源性水肿,主要发生在后循环,双侧对称。

2. 周围神经系统

(1) 脑神经病变:主要为视神经受累,也可累及面神经、三叉神经及后组脑神经。

(2) 脊神经病变:较少见,主要是非对称性神经炎。最常见的症状是感觉异常,可有手套-袜套样痛觉减退,其次是感觉性共济失调。也可以累及神经根,表现为急、慢性炎症性脱髓鞘性多发性周围神经,少数报道也可出现单神经病、多发性神经病、弥漫性神经病等。

3. 神经肌肉接头病变

(1) 重症肌无力:重症肌无力和 SLE 可同时发生,重症肌无力患者胸腺切除后亦可发生 SLE。

(2) Lambert-Eaton 综合征:本综合征亦称类重症肌无力,常由肺癌引起。临床上症状与重症肌无力相似,本综合征亦可发生在 SLE 患者中。

【辅助检查】

1. 血清免疫学 免疫方面检查符合 SLE 的诊断,血清中部分抗体与临床表现有一定关系:抗淋巴细胞抗体与认知障碍有关,抗核蛋白 P 抗体与神经症有关,抗心磷脂抗体与脑梗死、舞蹈症和脊髓炎有关。

2. 脑脊液 35% 的患者脑脊液压力升高,一般为轻度升高,但也有高达 400 mmH$_2$O 以上者。74% 的患者有蛋白质升高,多在 0.51~2.92 g/L。18% 的患者可伴有白细胞轻度升高,每微升几个到几十个,以淋巴细胞升高为主,糖和氯化物多正常。此外还可查到抗神经元或淋巴细胞的 IgG 抗体,半数患者出现寡克隆带。CSF 中 C4 补体和糖的含量降低常提示活动性狼疮性脑病。

3. 影像学　SLE 脑病的 CT、MRI 表现多样,主要有以下几种:① 脱髓鞘样改变,CT 表现为片状低密度灶,以脑白质为主,MRI 示大脑、小脑半球的深部白质、基底核或脑干区长 T_1、长 T_2 信号,病灶多发,呈条状、斑片状,无周围水肿和占位效应;② 大片脑梗死,单发或多发;③ 腔隙性脑梗死;④ 脑出血;⑤ 脑炎改变,MRI 示脑实质内片状长 T_1、长 T_2 信号,邻近脑回肿胀;⑥ 脑萎缩,可单独出现,亦可同时伴有梗死灶。虽然 MRI 表现没有特异性,但在发病 24 h 内有典型的长 T_1、长 T_2 信号,应用激素后迅速消退,均提示 SLE 脑病的存在。

4. 脑电图　脑电图异常可反映发病早期脑功能异常,对早期诊断、疗效观察以及判断预后有一定的意义。

(1) 轻度异常:主要表现为 α 波较多散在或短至中程 H 波节律活动,以额、中央、颞区多见。

(2) 中度异常:主要表现为基本频率减慢,以 H 波及 D 波活动为背景,少量 α 波,呈长程阵发性或持续性、弥漫性出现。

(3) 重度异常:弥漫性非节律性 δ 波或 θ 波发放。

5. 肌电图　累及周围神经患者可出现神经传导速度减慢,个别有轴索损害的改变。

【诊断和鉴别诊断】

根据典型的 SLE 表现且伴有神经、精神症状,不难诊断,但如果 SLE 本身症状不典型,特别是神经精神症状出现于 SLE 之前者,容易误诊。根据青、中年女性起病,有皮肤损害、关节疼痛、低热、乏力等症状,伴有神经精神症状、红细胞沉降率加快、白细胞和血小板降低、蛋白尿或管型尿、抗核抗体阳性等诊断可以确立。同时脑脊液检查白细胞和蛋白轻度增高、抗核抗体阳性、C4 降低,大剂量皮质激素治疗好转等均有助于诊断。鉴别诊断需除外动脉硬化及其他危险因素所致的脑梗死、脑出血及蛛网膜下腔出血,此外还需要除外多发性硬化。

【治疗和预后】

1. 一般治疗　应尽早诊断、尽早治疗。本病是一种慢性疾病,需要长期随访,不断调整治疗方案。应避免诱发因素,如紫外线照射、感染、精神刺激等,注意休息。应慎用普鲁卡因胺、肼屈嗪等药物,避免应用肾毒性药物。

2. 神经科治疗　主要是对症治疗,例如癫痫可应用抗癫痫药物,高凝状态可应用抗血小板聚集、抗凝及改善循环药物,周围神经病可用皮质类固醇激素和 B 族维生素,舞蹈病可用氟哌啶醇治疗,颅内压增高可使用降低颅内压药物等。无菌性脑膜炎可以用激素治疗。

3. SLE 治疗　SLE 主要治疗方法是糖皮质激素或免疫抑制治疗或两者联合。激素应用方法倾向于先甲泼尼龙冲击治疗,然后给予地塞米松或泼尼松治疗。其他免疫抑制剂治疗,如环磷酰胺、硫唑嘌呤和氨甲蝶呤等,均有缓解病情作用。

本病预后不良,晚期出现多器官衰竭,也可以死于癫痫、大面积脑梗死以及药物不良反应等。

第九节　神经系统副肿瘤综合征

神经系统副肿瘤综合征(paraneoplastic neurological syndromes,PNS)是由恶性肿瘤造成的其远隔部位的神经系统损害的一组综合征,可累及中枢或周围神经系统的任何部分,并非由癌症转移、癌症治疗的副作用、营养不良、代谢紊乱或凝血功能障碍直接引起的神经系统疾病。

经典的 PNS 包括脑脊髓炎、边缘性脑炎(limbic encephalitis,LE)、亚急性小脑变性、感觉神经病、Lambert-Eaton 肌无力综合征(Lambert-Eaton myasthenic syndrome,LEMS)、皮肌炎等。PNS 引起的临床症状复杂,既可出现周围神经、肌肉的改变,又可出现中枢神经系统损伤的症状。

【病因和发病机制】

目前普遍认为 PNS 发病是由自身免疫介导的,肿瘤细胞能够异位表达通常只在神经系统中表达的抗原,当机体抗肿瘤免疫时,肿瘤抗原与神经抗原相同,免疫系统错误攻击神经抗原,最终导致神经系统发生功能障碍。许多肿瘤均可表达肿瘤抗原,但仅少部分肿瘤患者发生副肿瘤。副肿瘤综合征最常见的原发性肿瘤为小细胞肺癌、卵巢癌、乳腺癌、神经内分泌肿瘤、胸腺瘤和淋巴瘤,此外还有前列腺癌、甲状腺癌、胰腺癌、睾丸癌等。

【病理】

受累神经系统改变主要为血管周围间隙炎性细胞浸润,脑脊液检查常发现细胞数增多、IgG 增多及寡克隆带阳性。

【临床表现】

神经系统副肿瘤综合征临床表现多样,受累部位包括大脑皮质、小脑、脑干、脊髓、脑神经、边缘系统、视网膜、周围神经、肌肉、神经肌肉接头等。约 1/2 的患者在肿瘤早期即出现副肿瘤综合征。副肿瘤综合征确诊时 27% 患者已出现肿瘤转移。多为慢性隐匿或亚急性起病,症状进行性加重,治疗效果多数不佳。

临床上常见的病变有副肿瘤性小脑变性、斜视眼阵挛-肌阵挛、脑脊髓炎、急性感觉神经病、边缘叶脑炎、僵人综合征、Lambert-Eaon 肌无力综合征、视网膜变性、周围神经病。其中 Lambert-Eaton 肌无力综合征在小细胞肺癌中发病率达 3%,重症肌无力在胸腺癌中发病率达 15%。其他绝大多数实体瘤发生副肿瘤综合征的概率远小于 1%。周围神经副肿瘤综合征在恶性单克隆浆细胞病中发生率达 5%~15%。

1. 副肿瘤性小脑变性(paraneoplastic cerebellar degeneration,PCD) 是最常见的 CNS 副肿瘤性神经综合征,其特征性表现是亚急性起病的躯干和肢体共济失调、构音障碍和眼球震颤。约 40% 患者以非对称性的共济失调起病,随着疾病的进展发展为对称性受累。通常数周内进展为全小脑受累,个别情况下进展更快。主要临床特征如下。

(1) 亚急性或慢性病程,症状在几周到几个月内进行性加重,达到高峰后趋于稳定。神经系统症状往往是双侧的,也可以不对称。首发症状多是步态不稳,出现肢体及躯干共济失调,可伴有构音障碍、眩晕、恶心、呕吐、眼球震颤等。

(2) 除了小脑损伤的症状和体征外,还会见到轻微的锥体束征和锥体外系改变,也可有精神症状、认知功能障碍以及周围神经症状和体征。

(3) MRI 和 CT 早期正常,晚期可有小脑萎缩。

(4) CSF 检查可有轻度淋巴细胞升高,蛋白质和 IgG 也可升高,可出现寡克隆带。

(5) 相关抗体:约 60% 的 PCD 与肿瘤神经元抗体相关,少数病例与电压门控性 Ca^{2+} 通道(voltage-gated calcium channels,VGCC)抗体相关。最常见的肿瘤神经元抗体为 Yo、Hu、VGCC 和 VL2/CRMP5 抗体,Tr 抗体较少见,近 40%PCD 患者抗体检测结果阴性。

PCD 通常对治疗反应(包括肿瘤定向治疗和免疫治疗)欠佳,这可能与早期 T 细胞介导的不可逆性小脑浦肯野细胞损伤有关,抗 Hu 或 Tr 抗体阳性的 PCD 患者较 Yo 抗体阳性 PCD 的残疾风险相对较低。

2. 副肿瘤性脑脊髓炎(paraneoplastic encephalomyelitis,PEM) 是侵及中枢神经系统多个部位的副肿瘤综合征。当同时累及多个部位时即诊断为 PEM,当主要侵及某一部位时,应进行针对性诊断。以颞叶内侧的边缘叶损伤为主的称为副肿瘤性边缘叶性脑炎,以脑干损伤为主的称为副肿瘤性脑干脑炎或脑干炎,以脊髓症状为主的称为副肿瘤性脊髓炎。引起 PEM 最常见的肿瘤是小细胞肺癌,近一半患者血清和脑脊液中检测到抗 Hu 抗体。

(1) 副肿瘤性边缘叶性脑炎(paraneoplastic limbic encephalitis):50%~60% 原发肿瘤为肺癌,主要是小细胞肺癌;20% 为睾丸癌;其他如乳腺癌、胸腺瘤等。主要累及大脑边缘叶,包括胼胝体、扣带回、穹隆、海马、杏仁核、额叶眶面、颞叶内侧面和岛叶。临床以亚急性、慢性或隐匿起病,表现为短时记忆缺失、痫性发作、幻觉、抑郁、睡眠障碍、行为异常等,多进行性加重。头颅 MRI 和 CT 异常率达到 65%~80%,主要是一侧或双侧颞叶、丘脑及脑干在 T_2WI 和 FLAIR 像呈高信号,增强扫描不强化或只有轻度小斑片状强化。脑电图可正常或单侧、双侧颞叶慢波或尖波。CSF 检查 80% 患者淋巴细胞、蛋白质、IgG 轻至中度升高,可出现寡克隆带。肿瘤抗体的检测可以帮助提高检出率,60% 患者可以检出抗 Hu 或 Ma2 抗体,可以伴有抗 Ma1、CV2/CRMP5 及 Amphiphysin 阳性。部分年轻女性患者合并卵巢畸胎瘤,表现为记忆障碍、精神症状、意识障碍和通气不足等。血清和脑脊液抗 NMDA 体的自身抗体阳性称为抗 NMDAR 脑炎,该病需与脑转移瘤、病毒性脑炎等鉴别诊断。

(2) 副肿瘤性脑干炎(paraneoplastic brainstem encephalitis):主要累及下橄榄核、前庭神经核等下位脑干结构,特别是延髓,表现为眩晕、眼球震颤、复视、凝视麻痹、吞咽困难、构音障碍和共济失调,甚至出现锥体束征。

(3)副肿瘤性脊髓炎(paraneoplastic myelitis):快速起病、进行性进展的脊髓病可能复发或为单相病程。可累及脊髓的任何部位,主要以损害脊髓前角细胞为主,表现为慢性进行性对称或不对称性肌无力、肌萎缩,上肢多见。大多数脊髓病同时合并其他神经系统综合征(副肿瘤性脑脊髓炎)。

3. 副肿瘤性周围神经病　主要包括副肿瘤性感觉神经元病(paraneoplastic sensory neuronopathy,PSN)和自主神经病。

PSN临床上女性多见,呈亚急性起病,常以一侧或双侧不对称的肢体远端疼痛、麻木等感觉异常为首发症状。大多在数日到数周内进展为四肢远端对称性各种感觉减退或消失,下肢深感觉障碍为主;重者可累及四肢近端和躯干,甚至出现面部感觉异常,可伴有自主神经功能障碍。大多数PSN患者的神经病变先于肿瘤症状,最常见的潜在肿瘤是小细胞肺癌,也可见于腺癌、淋巴瘤和胸腺瘤等各类肿瘤。

约80%的PSN患者存在副肿瘤性自身抗体,以抗Hu抗体和抗CV2/CRMP5抗体最常见。抗Hu抗体相关性PSN常累及中枢神经系统(脑脊髓炎),约25%表现为孤立性感觉神经受累。当抗CV2/CRMP5抗体阳性时,PSN常与小脑性共济失调、边缘性脑炎或视神经病变重叠。与抗Hu抗体阳性患者不同,抗CV2/CRMP5抗体相关的PSN常表现为混合性轴突和脱髓鞘性神经病变,可有运动功能受累,以下肢多见,疼痛症状较少。对于抗Hu抗体或抗CV2/CRMP5抗体阴性的感觉神经元病患者,如果经肿瘤治疗后症状明显改善,则支持PNS的诊断,否则不能确定其与肿瘤的相关性。

本病尚无特效治疗方法。血浆置换、皮质类固醇及免疫球蛋白治疗对多数患者无效。早期切除原发肿瘤可延缓本病病程,但预后不良。

关于自主神经病目前关注较少,临床所见主要是慢性假性肠梗阻,而其相关机制尚不明确。

4. 亚急性运动神经元病(subacute motor neuronopathy)　主要侵及脊髓前角细胞和延髓运动神经核,表现为非炎性退行性变。原发肿瘤以骨髓瘤和淋巴细胞增殖性肿瘤多见。

临床表现为亚急性进行性上、下运动神经元受损的症状。以双下肢无力、肌萎缩、肌束震颤、腱反射消失等下运动神经元损害多见,上肢和脑神经受损较少,感觉障碍轻微。上运动神经元损害表现类似肌萎缩侧索硬化。

脑脊液检查正常,部分患者蛋白质含量常增高。肌电图表现为失神经电位。诊断主要依据查到肿瘤证据和相关肿瘤抗体。

目前尚无特效的治疗办法,病程进展缓慢,有时经过数月或数年后神经症状趋于稳定或有所改善。

5. Lambert‐Eaton综合征(Lambert‐Eaton syndrome,LES)　LEMS是罕见的自身免疫性神经肌肉接头疾病,其典型临床症状是进行性肌无力、自主神经功能障碍(口干、勃起功能障碍和便秘)和反射消失。

诊断LEMS应基于临床特征、肌电图表现和VGCC抗体阳性。50%~60%LEMS病患者有神经内分泌特征的SCLC及神经系统症状。85%~90%的LEMS患者VGCC抗体阳性,副肿瘤性LEMS患者抗体阳性率几乎100%。LEMS是由VGCC抗体直接介导致病的,该抗体通过下调突触前VGCC而减少乙酰胆碱释放。新斯的明或腾喜龙试验往往阴性,部分患者可有弱反应,但不如重症肌无力敏感。最具特征性的改变是肌电图检查结果,表现为低频(3~5 Hz)刺激时动作电位波幅变化不大,而高频(>10 Hz)重复电刺激时波幅递增到200%以上。胆碱酯酶抑制剂通常无效。

与其他PNS不同,由于体内抗体不断产生,单独应用血浆置换治疗的效果不理想,血浆置换加用免疫治疗可能有效。针对原发肿瘤进行相应治疗也可使症状明显改善,但不稳定。另外还应注意避免应用钙通道阻滞剂类药物如尼莫地平、维拉帕米、氟桂利嗪等。

6. 副肿瘤性肌病　25%的皮肌炎是副肿瘤性的,现已发现皮肌炎综合征特异性抗体Mi‐2、Jo1、SRP抗体,但仍不能明确肿瘤相关的抗体。皮肌炎相关肿瘤最常见的是卵巢癌、肺癌、胰腺癌、胃癌、结肠/直肠癌和淋巴瘤。初诊皮肌炎时必须考虑进行全面性肿瘤筛查,以3年为周期重复筛查可以提高检出率。

【辅助检查】

1. 脑脊液检查　可有蛋白质和IgG增高,发病早期可有细胞数增多,在数周和数月后消失或持续存在。血及脑脊液的抗体检测对该病的诊断有重要意义,与副肿瘤综合征相关的抗体分两大类。一组抗体靶向神经元核蛋白,如抗ANNA‐1(antineuronal nuclear antibody type 1),即抗Hu,一旦检测到此抗体基本可以定性为副肿瘤疾病,这类副肿瘤综合征对免疫治疗反应不佳。另一组抗体以神经元细胞表面或突触上的蛋白质或受体为靶点,这些抗体通过直接与靶抗原相互作用介导神经元功能障碍,此类副肿瘤综合征对免疫治疗反应良好。

表17-2、表17-3为神经系统副肿瘤综合征抗体与肿瘤之间的关系。

表17-2 神经细胞内抗体与肿瘤的关系

抗体	主要副肿瘤综合征	与肿瘤相关性(%)	相关肿瘤类型与占比
Anti-Hu (ANNA-1)	边缘脑炎,脑脊髓炎,感觉神经元病,自主神经功能障碍	>90	SCLC(75%),NSCLC(10%),胸外肿瘤(15%)
Anti-Ri (ANNA-2)	脑干脑炎,斜视眼阵挛,小脑变性	>85	乳腺癌(51%),肺癌(30%),其他(19%)
Anti-Yo (PCA-1)	小脑变性	>90	卵巢癌(62%),乳腺癌(26%),输卵管肿瘤(12%)
Anti-Tr	小脑变性	>90	霍奇金病
Anti-Ma1,Mal2	边缘性脑炎,脑干脑炎	>90	睾丸癌(47%),肺癌(17%),其他肿瘤(36%)
Anti-SOX1	肌无力综合征,小脑变性	>95	SCLC(93%),NSCLC(4%),胸外肿瘤(3%)
Anti-CRMP5	脑脊髓炎,感觉神经元病	>90	SCLC(77%),NSCLC(5%),胸腺瘤(8%),胸外肿瘤(10%)
Anti-MAP1B(PCA2)	脑脊髓炎,感觉神经元病	>90	SCLC(45%),NSCLC(27%),胸腺瘤(28%),胸外肿瘤(10%)

表17-3 神经细胞表面抗体与肿瘤的关系

抗体	主要副肿瘤综合征	与肿瘤相关性(%)	相关肿瘤类型与占比
Anti-AMPAR	边缘脑炎(0~60%),非局灶性脑炎(40%)	58	卵巢畸胎瘤
Anti-NMDAR	抗NMDAR脑炎	>50	肺癌(36%),胸腺瘤(32%),乳腺癌(20%)和其他(12%)
Anti-GABAbR	边缘性脑炎(0~90%),小脑性共济失调、斜视眼阵挛综合征或其他(10%)	>50	SCLC
Anti-mGluR5	非局灶性脑炎	60	霍奇金病
Anti-P/Q型VGCC	肌无力综合征,小脑变性	50	SCLC

2. 头颅MRI 大部分PNS头颅MRI缺乏特异性的表现,以边缘叶最常见,包括颞叶内侧的海马结构、海马旁回、扣带回等,大多数为双侧对称性受累,少数为单侧。可结合神经系统症状、体征与病史,在排除其他诊断的基础上,结合特异性的抗体进行诊断。

3. 肌电图及肌活检 部分PNS以周围神经及肌肉疾病为主要表现,如副肿瘤性周围神经病、LEMS肌无力综合征等。对于这部分疾病,肌电图的应用尤为重要。肌肉活检可见神经末梢变性和芽生,偶有周围神经少数淋巴细胞和浆细胞浸润。

4. 正电子发射断层扫描/X线计算机断层扫描(PET/CT) 可显示全身范围内潜在的恶性肿瘤病灶,且可早期发现脑部代谢异常。当临床怀疑PNS但常规检查未发现恶性肿瘤时,无论抗体阳性与否,FDG-PET/CT均应作为诊断或随访的重要工具。

【诊断】

Graus诊断标准:5年内发生神经系统异常,有典型的临床表现并发现肿瘤病灶,无论副肿瘤抗体异常与否均可诊断为PNS。在排除神经系统症状自发缓解情况并接受抗肿瘤治疗后,不典型PNS的临床症状明显缓解或消失亦可诊断PNS。有典型或不典型的PNS临床症状且可检测到特征性抗体,虽然当时未发现肿瘤,也需长期密切随诊。PNS 出现神经系统症状常早于原发肿瘤的发现,甚至发生于数年前,而且部分 PNS 不伴副肿瘤抗体异常,或一些抗体增高的患者无神经系统症状,导致 PNS 确诊困难,目前多采用的是排除性诊断方法。

【治疗】

首先是针对基础肿瘤的治疗,手术切除、化学治疗、放射治疗等。治疗肿瘤的目的是终止免疫反应对神经元的损害。快速、有效治疗肿瘤可以改善 PNS 患者症状及预后。作为与免疫介导的相关疾病,免疫调节治疗是积极治疗肿瘤同时兼顾治疗 PNS 的重要方法之一。目前常用的免疫治疗方法包括以下几种。

1. 传统的免疫治疗　一线免疫治疗主要是糖皮质激素、静脉注射免疫球蛋白及血浆置换,二线免疫治疗主要是细胞毒性药物(包括环磷酰胺、硫唑嘌呤等)。

2. 新型免疫抑制剂　环孢素、吗替麦考酚酯、他克莫司、西罗莫司等新型的免疫抑制剂均有一定疗效。

3. 免疫靶向药物治疗　利妥昔单抗已应用于一些自身免疫性疾病(如类风湿性关节炎、系统性红斑狼疮、特发性血小板减少性紫癜等)的治疗,同时还可应用到免疫介导的神经系统疾病,如重症肌无力、多发性硬化、视神经脊髓炎等。

第十节　理化因素中毒所致神经系统损害

乙 醇 中 毒

乙醇中毒(alcohol intoxication)是指饮用大量乙醇或含乙醇饮料后出现的中枢神经系统功能紊乱状态,多表现行为和意识异常,严重者损伤脏器功能,导致呼吸循环衰竭,进而危及生命,也称为酒精中毒。

【发病机制】

乙醇具有脂溶性,可迅速透过脑中神经细胞膜,并作用于膜上的某些酶而影响细胞功能。过量乙醇对中枢神经系统具有抑制作用,随着剂量的增加,由大脑皮质向下通过边缘系统、小脑、网状结构直至延脑。小剂量则出现兴奋作用,这是由于乙醇作用于脑中突触后膜苯二氮䓬和 γ-氨基丁酸受体,从而抑制氨基丁酸(GABA)对脑的抑制作用。血液中乙醇浓度增高,作用于小脑引起共济失调;作用于网状结构引起昏睡和昏迷。极高浓度乙醇抑制延脑中枢引起呼吸、循环功能衰竭。乙醇在肝内代谢生成大量 NADH,使细胞内还原氧化比(NADH/NAD)增高。酒精中毒时,依赖于正常 NADH/NAD 的代谢可发生异常,如乳酸增高、酮体蓄积导致代谢性酸中毒;糖异生受阻可出现低血糖。长期大量饮酒时进食减少,可造成明显的营养缺乏。缺乏维生素 B_1 可引起 Wernicke 脑病和 Korsakoff 综合征、周围神经病。

【临床表现】

对中枢神经系统的主要影响是认知功能障碍。患者可有轻至中度短期或长期记忆问题,也可能发生类似阿尔茨海默病样的严重痴呆,与乙醇的直接毒性影响有关,还与乙醇相关性营养缺乏相关。乙醇还能引起多神经病,表现为感觉异常、麻木、无力、慢性疼痛等。少数(<1%)乙醇依赖性患者可能发生小脑中线结构变性,主要表现为步态不稳。

1. 韦尼克脑病　典型的韦尼克脑病患者表现为三联征:眼肌麻痹、精神异常和共济失调。多呈急性或亚急性发病,呕吐和眼球震颤最早出现,眼肌麻痹是本病的相对特征性表现。共济失调常在眼部症状之后发生。多数患者初起时症状即相当严重,几天之内发展到难以站立及步行;轻型患者则表现为小脑性共济失调,行走时步基较宽,易于倾跌。80%以上患者合并精神症状。

2. 柯萨可夫综合征　又称酒精遗忘综合征。典型的临床表现包括遗忘、虚构、错构、认知功能障碍、定向障碍和人格改变。患者往往不能保留新的信息,出现遗忘表现,但患者为了填补这方面的空白而将过去时间内曾经发生过的事件说成是这一时间发生的,或虚构事实填补所遗忘的那一段经过,并对其坚信不疑。患者常出现冷漠、缺乏主动性、固执、欣快等人格改变。

3. 慢性酒精中毒性痴呆　个人生活能力显著下降,不修边幅,个人卫生差,而且对饮酒的需求超过一切。晚期言语功能也严重受损,最后卧床不起,尿便失禁,多因各种并发症而死亡。

4. 酒精性震颤-谵妄　可由外伤、感染等因素诱发,典型的前驱症状是失眠、恐惧和震颤,经典的三联征表现为伴有生动幻觉或错觉的谵妄、行为紊乱及明显的震颤。震颤多为粗大性震颤,尤其多见于手指、面部、舌等部位。症状一般持续数日,患者对病程中的经历通常不能回忆。

5. 酒精性癫痫　临床表现为多种类型的癫痫发作,以全身强直-阵挛发作较常见,严重时可呈现癫痫持续状态。

6. 酒精性精神和行为障碍　发生人格、情绪障碍或精神病性障碍。患者情绪混杂、多变,稳定性差,持续时间长,对治疗药物反应不佳,且伴发幻觉、睡眠障碍或认知功能障碍。戒酒发生戒断反应时也可诱发精神症状。

【诊断标准】

1. 具备以下两点可以临床诊断急性酒精中毒

(1) 明确的酒精或含酒精饮料过量摄入史。

(2) 呼出气体或呕吐物有酒精气味并有以下之一者:① 表现多语或沉默、语无伦次、情绪不稳、行为粗鲁或攻击行为、恶心、呕吐等;② 感觉迟钝、肌肉运动不协调、共济失调、眼球震颤和复视;③ 出现较深的意识障碍如昏睡、浅昏迷、深昏迷、神经反射减弱、颜面苍白、皮肤湿冷、体温降低、血压升高或降低、呼吸节律或频率异常、心搏加快或减慢,二便失禁等。

2. 临床确诊急性酒精中毒　在上述诊断的基础上,血液或呼出气体酒精检测乙醇浓度>11 mmol/L (50 mg/dL)。

【鉴别诊断】

急性酒精中毒是一个排他性诊断。在诊断患者酒精中毒以前,应考虑到低血糖、低氧血症、肝性脑病、混合性酒精-药物过量等情况。

类双硫醒反应　患者在应用某些药物过程中饮酒或饮酒后应用某些药物出现类似服用戒酒药双硫醒 (disulfiram,又名双硫仑)后的反应,多在饮酒后 0.5 h 内发病,主要表现为面部潮红、头痛、胸闷、气短、心率增快、四肢乏力、多汗、失眠、恶心、呕吐、视物模糊,严重者血压下降及呼吸困难,可出现意识丧失及惊厥,极个别引起死亡,易造成误诊,应注意鉴别诊断。

【治疗】

1. 单纯急性轻度酒精中毒　不需治疗,居家观察,防止呕吐误吸等并发症。类双硫醒反应严重者宜早期对症处理。

2. 消化道内酒精促排　由于酒精吸收迅速,催吐、洗胃和活性炭不适用于单纯酒精中毒患者。洗胃建议仅限于以下情况之一者:① 饮酒后 2 h 内无呕吐,评估病情可能恶化的昏迷患者;② 同时存在或高度怀疑其他药物或毒物中毒;③ 已留置胃管特别是昏迷伴休克患者,胃管可试用于人工洗胃。洗胃液一般用 1‰碳酸氢钠液或温开水,每次量不超 200 ml,总量多为 2 000~4 000 ml,胃内容物吸出干净即可。

3. 药物治疗

(1) 促酒精代谢药物:美他多辛能拮抗急、慢性酒精中毒引起的乙醇脱氢酶(ADH)活性下降;加速乙醇及其代谢产物乙醛和酮体经尿液排泄。每次 0.9 g 静脉滴注给药,哺乳期、支气管哮喘患者禁用,适当补液及补充维生素 B_1、B_6 和维生素 C,有利于酒精氧化代谢。

(2) 促醒药物:纳洛酮能特异性拮抗内源性吗啡样物质介导的各种效应。中度中毒首剂用 0.4~0.8 mg 加生理盐水 10~20 ml,静脉推注,必要时加量重复;重度中毒时则首剂用 0.8~1.2 mg 加生理盐水 20 ml,静脉推注,用药后 30 min 神志未恢复可重复 1 次,或 2 mg 加入 5%葡萄糖或生理盐水 500 ml 内,以 0.4 mg/h 速度静脉滴注或微量泵注直至神志清醒。

(3) 镇静剂应用:急性酒精中毒应慎重使用镇静剂,烦躁不安或过度兴奋,特别是有攻击行为的可用地西泮肌内注射,注意观察呼吸和血压。避免用氯丙嗪、吗啡、苯巴比妥类镇静剂。

(4) 胃黏膜保护剂:胃黏膜 H_2 受体拮抗剂或质子泵抑制剂可常规应用于重度中毒特别是消化道症状明显的患者。

4. 血液净化疗法与指征　病情危重或经常规治疗病情恶化并具备下列之一者可行血液净化治疗:① 血乙醇含量超过 87 mmol/L(400 mg/dL);② 呼吸循环严重抑制的深昏迷;③ 酸中毒(pH<7.2)伴休克表现;④ 重度中毒出现急性肾功能不全;⑤ 复合中毒或高度怀疑合并其他中毒并危及生命,根据毒物特点酌情选择血液净化方式。

5. 对症与支持治疗　对昏睡及昏迷患者应评估其气道和通气功能,必要时气管插管。做好患者的安全防护,躁动或激越行为者必要时给予适当的保护性约束。注意保暖。维持水、电解质、酸碱平衡,纠正低血糖,脑水肿者给予脱水剂,中药醒脑静等可以应用。

放射性脑损伤

放射性脑损伤是指电离辐射后出现的脑部损伤,可以发生在电离辐射后的任何时间,以照射结束后 6～47 个月最为常见。

【发病机制】

电离辐射损伤 DNA 分子,改变蛋白质、糖类、脂类及其他活性分子功能,干扰信号传导和代谢活动,造成细胞损伤甚至死亡。大剂量照射后,辐射敏感组织的实质细胞明显减少、再生障碍,常代以纤维组织;间质中血管内皮细胞损伤而纤维组织增生,可致血管壁增厚、管腔狭窄。凝血机制障碍引起出血综合征。机体免疫功能显著下降、皮肤或肠道等上皮组织屏障功能破坏,容易继发感染。受照组织弥漫性炎症反应和免疫功能紊乱可致多器官功能损伤。

【临床表现】

根据出现时间分为急性型、早迟发反应型和晚迟发反应型。多数患者起病较隐匿,常因放射治疗后复查或急性发作性症状就诊。

1. 脑部局灶症状　临床表现与受累的脑区功能密切相关。大脑半球受累常表现为一侧运动、感觉障碍及失语等,脑干受累常见表现为复视、头晕、构音不清、吞咽困难、走路不稳,神经系统检查示眼球外展受限、眼球震颤、面神经瘫痪、舌肌萎缩、咽反射消失、肢体共济失调等脑桥及延髓受损征象,严重者出现呼吸肌麻痹、心搏骤停,导致死亡。

2. 皮质功能障碍　包括认知功能障碍、精神异常、癫痫等。认知功能障碍主要表现为记忆力减退,包括远近记忆力均受累,特别是近事遗忘,严重者表现为重度痴呆。精神异常表现为易激惹、退缩、答非所问,个别病例出现幻觉。放射性脑损伤累及大脑半球时,癫痫发作是常见的临床症状。癫痫发作可表现为各种类型,包括部分性发作和全面性发作。

3. 颅内高压症状　轻者表现为慢性头晕、头痛,头痛性质常为紧箍性、压迫性或胀痛。病情进行性加重可出现剧烈头痛、呕吐、意识障碍甚至昏迷,进而危及生命。

4. 下丘脑垂体轴功能异常　放射性垂体功能减退是放射性脑损伤患者较常见的综合征之一,可导致生长激素缺乏、性腺轴失调综合征、继发性肾上腺皮质功能减退、继发性甲状腺功能减退。由于放射性垂体功能减退的症状常隐匿存在,或被其他放射性脑损伤症状所掩盖,在临床上需要定期监测。

【诊断和鉴别诊断】

放射性脑损伤的诊断首先需要明确相应的头面部放射病史,结合临床表现、神经影像学结果,必要时做脑活检。

【治疗】

多数放射性脑损伤病程较长,患者可能出现病情反复或进行性加重,应遵循早期诊断、早期治疗原则,定期复诊,积极防治相关并发症。

1. 药物治疗

(1) 糖皮质激素治疗:甲泼尼龙总剂量为 3 g(1 g 静脉滴注,每日 1 次,连续 3 d);老年患者或心功能不全的患者,使用甲泼尼龙 0.5 g 静脉滴注,每日 1 次,连续 6 d,随后在 10 d 内口服泼尼松并减停;症状和病灶严重的患者 3 个月后重复以上方案;病灶进展的患者 6 个月后可重复以上方案。激素治疗不适用于肿瘤残留或复发、感染高风险、电解质紊乱未纠正以及存在激素副作用高风险患者。

(2) 贝伐珠单抗:贝伐珠单抗 5 mg/kg 静脉滴注,每 2 周 1 次,共 4 个疗程;或贝伐珠单抗 7.5 mg/kg 静脉滴注每周 1 次,根据病情使用 2～4 个疗程。贝伐珠单抗不适用于存在出血、囊性变的放射性脑损伤病灶,有动脉栓塞史或出血高风险患者应慎用。贝伐珠单抗最常见的不良事件为高血压,使用后 2 周内应注意监测血压。

(3) 脱水药物:患者出现病情急速进展,影像学证实放射性脑损伤病灶且有急性占位效应时短期应用,疗程在 5～7 d 以内。

2. 高压氧治疗 高压氧舱内压强为 2～2.4 atm,每次 90～120 min,每个疗程为 20 次,必要时可重复 1 个疗程。

3. 对症支持治疗 抗癫痫治疗可用卡马西平、丙戊酸钠、苯妥英钠等,新型抗癫痫药物包括奥卡西平、拉莫三嗪、左乙拉西坦、托吡酯等。积极治疗精神情感症状。头面部神经病理性疼痛是放射性脑损伤患者常见症状,普瑞巴林 75 mg,睡前 1 次,3～4 周内逐渐加量至有效剂量或最大耐受剂量。

4. 手术治疗 手术指征主要是针对积极内科保守治疗无效、囊性变或者脑水肿等占位效应明显、颅高压症状或者相应神经功能障碍进行性加重的患者。

重 金 属 中 毒

一、铅中毒

铅中毒性脑病(Lead encephalopathy,LE)见于重症铅中毒,急性或慢性铅中毒损害中枢神经系统,引起脑部严重功能性和器质性改变。铅中毒也可以导致周围神经损伤。

【发病机制】

铅可损伤血-脑屏障,增加血-脑屏障通透性。铅可诱导海马神经元凋亡。铅致体内 δ-氨基-γ 酮戊酸脱水酶增多,该酶与 γ-氨基丁酸(GABA)化学结构相似,竞争性抑制、阻断 GABA,干扰神经功能。铅可影响递质受体,如 N-甲基-D-天冬氨酸受体(NMDAR)。铅通过破坏钙稳态,引起细胞内钙超载。铅可致周围神经施万细胞(肿胀,节段性脱髓鞘和轴索改变,使神经传导速度减慢,甚至周围神经麻痹)。铅与阿尔茨海默病的发生密切相关。

【临床表现】

中枢神经系统症状在中毒初期一般不明显,常被忽视。包括易激惹、失忆、睡眠障碍、焦躁不安、倦怠、头痛和头晕等。也可表现晕厥样发作、定向异常、软弱无力、共济失调、呕吐、脑神经麻痹、精神症状、嗜睡、癫痫样发作、失明以及昏迷等。四乙基铅中毒可引起欣快感、神经质、失眠、幻觉、惊厥以及明显的精神症状。周围神经受损中腕下垂和足下垂最为常见,脊髓也可以累及,其表现甚似肌萎缩性侧索硬化。

【诊断和鉴别诊断】

根据职业史、生活接触史,铅线、铅容、贫血等临床表现和化验结果综合分析判断有无铅中毒基础,再结合神经系统改变,其诊断不难确立。

1. 腹痛鉴别 铅中毒腹绞痛须与阑尾炎、肾绞痛、胃十二指肠溃疡、胃穿孔、血卟啉病、肠道寄生虫病等鉴别。

2. 铅线鉴别 铅线并非铅中毒所特有,需与慢性齿龈炎、汞中毒齿龈炎鉴别。

3. 周围神经病鉴别 周围神经病需与感染毒血症、营养不良或代谢障碍引起周围神经病相区别。

4. 点彩红细胞鉴别 点彩红细胞阳性,需除外白血病、溶血性贫血、疟疾、癌症、苯胺、一氧化碳、酚及巴比妥类药物中毒。

5. 其他脑病鉴别 铅中毒性脑病应与脑肿瘤、脑部感染、砷中毒等鉴别。

【治疗】

1. 脱离毒物 经呼吸道吸入者,应立即脱离有毒环境;经消化道吸收者,立即用 1% 硫酸镁或硫酸钠溶液洗胃,以形成难溶性铅,阻止铅被人体大量吸收,并给予硫酸镁导泻。洗胃后可灌服药用炭吸附毒物,由大便排出。

2. 驱铅治疗 铅中毒的特效解毒药为金属络合剂,包括钙促排灵(CaNa-DTPA)1g、依地酸钙钠(CaNay-DTPA)、二巯丁二钠(Na,DMS)、二巯丁二酸(DMSA)。

3. 铅性脑病 宜用二巯丙醇(BAL)和 EDTA 联合治疗。

4. 对症治疗 腹绞痛可用阿托品或 654-Ⅱ,重症铅性脑病患者应予肾上腺糖皮质激素、脱水剂降低颅内压等治疗。其他治疗包括纠正贫血,营养神经,保护肝、肾、心肌功能以及对症支持治疗。

5. 急性四乙基铅中毒 无特效解毒药,主要是避免刺激、保持安静、镇静、营养脑细胞,防治脑水肿等对症支持治疗。

二、汞中毒

汞中毒(mercury poisoning)主要是生产中长期吸入汞蒸气或汞化合物粉尘所致,多为慢性中毒,以精神神经功能异常、口腔炎、震颤为主要症状,并可累及呼吸道、胃肠道、肾脏等。

【发病机制】

工业生产环境中汞主要以蒸气形式经呼吸道进入人体,汞蒸气迅速弥散透过肺泡被吸收。进入体内的汞首先分布在红细胞和血浆中,随血液循环到达全身,最初集中在肝脏,随后转移至肾脏,肾脏积蓄量达体内总汞量的70%～80%,半衰期约60 d。汞在红细胞和其他组织中被氧化成二价汞离子(Hg^{2+}),在血液中大部分汞与血红蛋白结合,组织中与蛋白质结合而蓄积。Hg^{2+}可通过血-脑脊液屏障进入脑组织,小脑和脑干中最多,并长期蓄积。

【临床表现】

汞的慢性毒性靶器官主要是脑、消化道及肾脏,神经系统首发神经衰弱症状,如头昏、健忘、多梦等,或有心悸、多汗、情绪不稳定。病情发展到一定程度时,出现三大典型表现:易兴奋症性、意向性震颤和口腔炎。

1. 易兴奋性　表现多样,如失眠、孤僻急躁、易紧张激动等性格和情绪变化,甚至可有幻觉。

2. 意向性震颤　手指、舌尖、眼睑明显震颤,以手及手指震颤最突出。初呈细小震颤,进而呈粗大抖动式震颤,并可累及手臂,甚至两脚和小腿,被人注意和激动时更明显。

【诊断和鉴别诊断】

慢性汞中毒的诊断应强调接触史,临床有精神神经症状、震颤等主要表现,并需除外其他病因引起的类似临床表现。尿汞和血汞等测定值增高对诊断有辅助意义。慢性汞中毒患者可有脑电图波幅和节律电活动改变,周围神经传导速度减慢。

【治疗】

驱汞原则为小剂量、间歇用药。5%二巯丙磺钠2.5～5.0 ml,肌内注射,每日1次,连续3 d,停药4 d,为一疗程,一般用药2～3疗程。二巯丁二钠、二巯丁二酸亦为常用驱汞药物。苯海索治疗震颤常效果不明显。早期患者经驱汞治疗,症状可减轻或消失,但汞中毒性脑病难以治愈。

三、锰中毒

急性锰中毒(manganese poisoning)是因口服高锰酸钾所致急性腐蚀性胃肠炎或吸入高浓度氧化锰烟雾所致支气管炎、肺炎。慢性锰中毒见于长期吸入锰烟尘的工人,临床表现以神经系统损害为主,特别是锥体外系症状明显,可伴精神情绪障碍。

【发病机制】

锰主要通过呼吸道吸收,锰烟及小于5 μm的锰尘由肺泡壁吸收,被巨噬细胞吞噬,经淋巴管入血,以三价锰形式在血液中转运,在肝中与β球蛋白结合为一种特殊的转移蛋白"转锰素",蓄积在肝、胰、肾、心和脑中。锰首先沉积在苍白球,随后沉积在黑质、纹状体、松果体嗅球,纹状体致密部是锰中毒首先发生退化的部位。体内锰清除半衰期约40 d。锰中毒的病理改变主要为脑胶质细胞增生,苍白球和黑质网状带神经元变性,损伤部位相对局限。

【临床表现】

一般接触锰烟、锰尘3～5年或更长时间后发病,最短可至1～5个月。早期表现为神经衰弱综合征和自主神经功能障碍,继而激动、多汗、欣快、情绪不稳定、瞬目减少、肌张力增高、齿轮样强直、手指细小震颤、腱反射亢进。后期出现典型帕金森病综合征:说话含糊不清、面部表情减少、动作缓慢、肌张力增高、下肢沉重感,静止性震颤累及下颌、颈部和头部。还可以发生不自主哭笑、智能下降、强迫观念和冲动行为等精神症状和共济失调体征。可有好发于晚间的肌肉痉挛,以腓肠肌阵发性痉挛多见。少数患者可有手套-袜套样分布的感觉障碍。

【诊断和鉴别诊断】

应根据密切的锰接触史和以锥体外系损害为主的临床表现,参考现场空气中锰浓度测定以及尿锰、粪锰等结果,并与其他病因引起的帕金森病、肝豆状核变性、脑炎后遗症、老年性震颤、脑动脉硬化等疾病鉴别。

【治疗】

慢性锰中毒早期可行驱锰治疗,如依地酸钙钠、喷替酸或二巯丁二钠等,剂量、方法和疗程参照"铅中毒",对氨基水杨酸钠(Na PAS)也有驱锰作用。出现帕金森病症状时,可用左旋多巴、金刚烷胺、苯海索、多巴胺受体激动剂等药物治疗。

一氧化碳中毒

一氧化碳(carbon monoxide,CO)中毒分为急性和迟发性表现两类。一氧化碳中毒迟发脑病(delayed neuropsychoneural sequela followed carbon monoxide poisoning,DNS)指患者急性一氧化碳中毒神志清醒后,经过一段看似正常的假愈期后发生以痴呆、精神症状和锥体外系异常为主的神经系统症状和体征,假愈期可长达数年。

【发病机制】

一氧化碳经呼吸道吸入后,立即与血红蛋白结合形成碳氧血红蛋白(HbCO)。HbCO导致低氧血症,引起组织缺氧。一氧化碳可与肌球蛋白结合影响细胞内氧弥散,损害线粒体功能。一氧化碳还与线粒体中细胞色素a结合,延缓还原型辅酶I(NADH)的氧化,抑制细胞呼吸。急性一氧化碳中毒导致脑缺氧后,脑血管迅即麻痹扩张,脑容积增大。脑内神经细胞ATP很快耗尽,钠钾泵不能运转,细胞内钠离子积累过多,导致严重的细胞内水肿。血管内皮细胞肿胀,造成脑血液循环障碍,进一步加剧脑组织缺血、缺氧。缺氧和脑水肿后的脑血液循环障碍,可促使血栓形成、缺血性软化或广泛脱髓鞘改变。

【临床表现】

大多数为亚急性起病,于急性一氧化碳中毒后2周左右症状达高峰,少数患者于2~3 d内达高峰,极少数患者发病过程＞4周。主要临床表现如下。

1. 认知障碍　表现为不同程度的记忆力、计算力、理解力、定向力减退或丧失,注意力涣散,反应迟钝,严重者大小便失禁,生活不能自理甚至呈木僵状态。

2. 精神症状　包括行为怪异、躁狂、易怒、幻觉、错觉、言语错乱,或表现为淡漠、抑郁等。

3. 锥体外系症状　表现为运动迟缓、表情减少、四肢肌张力增高、静止性震颤、姿势步态异常等。少数患者可出现舞蹈症。

4. 锥体系症状　主要是一侧或两侧肢体的瘫痪,肌张力增高,腱反射亢进,病理征阳性;也可出现假性球麻痹。

5. 大脑皮质局灶性功能障碍　皮质性失明、癫痫发作、顶叶综合征(失认、失用、失写、失算)、运动性失语等。

【诊断和鉴别诊断】

根据一氧化碳接触史和中枢神经损害的症状和体征可作出相应诊断。病史询问有困难时,应与脑血管意外、脑膜脑炎、糖尿病酮症酸中毒等相鉴别。血中碳氧血红蛋白(HbCO)测定有确定诊断价值。正常人血液中HbCO含量可达5%~10%(尤以吸烟者为多),轻度一氧化碳中毒者HbCO在10%~30%,中度中毒30%~50%,严重中毒时,约在50%以上,HbCO含量与临床症状间不完全呈平行关系。

迟发性脑病诊断标准如下:① 有明确的急性一氧化碳中毒病史;② 有假愈期;③ 假愈期后出现以痴呆、精神症状、肌张力增高和震颤麻痹为主的典型临床表现;④ 头颅MRI存在以半卵圆中心和侧脑室周围白质为主要部位的对称性T_2高信号改变;⑤ 排除其他原因导致的脑病。

【治疗】

积极纠正缺氧和防治脑水肿。

(1) 立即使中毒者脱离中毒现场,移至空气新鲜处,保持呼吸道通畅。

(2) 吸氧,提高氧分压,对昏迷或有昏迷史的患者、心血管系统症状且伴HbCO明显增高(一般25%)者,应给予高压氧治疗。

(3) 防治脑水肿。急性中毒后2~4 h即可出现脑水肿,24~48 h达高峰,可持续多天。应及早应用高渗脱水剂、利尿剂和糖皮质激素(如地塞米松,每日20~40 mg)等药物。

(4) 经抢救,苏醒后应绝对卧床休息,密切观察2周。

（5）发生迟发性脑病时，可尝试糖皮质激素治疗，颅内压增高时予以脱水剂治疗。

有机溶剂中毒

苯(benzene)是从煤焦油分馏及石油裂解所得的一种芳香烃化合物，系无色有芳香气味的油状液体。易燃、易爆、易挥发。工业上用作溶剂、稀释剂和化工原料。苯属中等毒力物质，可引起急性或慢性中毒。

【发病机制】

急性中毒是因为苯具有亲脂性，抑制神经细胞氧化还原功能，影响神经递质，麻醉中枢神经系统。慢性毒作用机制主要有：① 苯酚直接抑制造血细胞核分裂，对骨髓造血细胞有明显的抑制作用；② 干扰细胞因子对骨髓造血干细胞的生长和分化的调节作用，造成骨髓基质损伤；③ 氢醌与纺锤体纤维蛋白共价结合，抑制细胞增殖；④ 苯及其代谢产物损伤单核巨噬细胞，削弱其维持干细胞复制的支架能力，或干扰骨髓细胞分泌造血生长因子；⑤ 苯的活性代谢物与 DNA 共价结合形成加合物，代谢产物氧化产生的活性氧对 DNA 造成氧化性损伤，从而诱发突变或者染色体损伤。

【临床表现】

急性中毒主要为中枢神经系统抑制症状。轻者酒醉状，头痛、头晕、恶心、呕吐、黏膜刺激症状，伴意识模糊、嗜睡等轻度意识障碍。重者意识丧失、肌肉痉挛或抽搐、血压下降、瞳孔散大，可因呼吸中枢麻痹或循环衰竭死亡。短时间在密闭环境内接触高浓度苯蒸气可引起猝死。

慢性中毒神经系统最常见的表现为神经衰弱和自主神经功能紊乱综合征。个别患者可有肢端感觉障碍，出现痛触觉减退、麻木，也可发生多发性神经炎。

【诊断和鉴别诊断】

急性苯中毒是指口服含苯的有机溶剂或吸入高浓度苯蒸气后，出现以中枢神经系统麻醉作用为主要表现的病理生理过程，可根据毒物接触史及临床表现做出诊断。慢性苯中毒是指苯及其代谢产物影响骨髓的造血功能，临床表现为白细胞计数持续减少，最终发展为再生障碍性贫血或白血病。除毒物接触史及临床表现外，还要根据血象、骨髓象等有关血液学实验室检查，再结合相应的神经精神症状作出诊断。

【治疗】

急性苯中毒与一般麻醉气体中毒治疗原则相同，最主要的抢救措施是将患者尽快脱离中毒现场。口服者尽早催吐、洗胃。昏迷患者则应保持其气道通畅并辅助其增加呼吸力度。积极预防脑水肿。如心搏、呼吸暂停，应进行心肺复苏，禁用肾上腺素，以免发生心室纤颤。抽搐或肌肉痉挛者可以使用镇静剂。烦躁不安者可用异丙嗪肌内注射。抽搐者可用苯巴比妥肌内注射。白细胞减少的患者可用鲨肝醇、维生素 B、肌苷进行治疗。慢性中毒为综合性对症处理，主要对造血系统各系细胞损害给予相应的治疗。

（魏文石）

专业术语汉英对照及索引

按术语首字汉语拼音排序

F

G

K

L

N

O

P

S

T

Y